Manual de asistencia respiratoria en Neonatología

Cuarta edición

Manual de asistencia respiratoria en Neonatología

Cuarta edición

Steven M. Donn

División de Medicina Neonatal-Perinatal,
Departamento de Pediatría,
C. S. Mott Children's Hospital,
University of Michigan Health System.
Ann Arbor, Estados Unidos.

Sunil K. Sinha

Departamento de Medicina Neonatal,
The James Cook University Hospital.
Middlesbrough, Reino Unido.

EDICIONES
journal

Donn, Steven M.
Manual de asistencia respiratoria en Neonatología / Steven M. Donn; Sunil K. Sinha.-
4ª ed.- Ciudad Autónoma de Buenos Aires: Journal, 2019.
638 p.; 28 x 21,5 cm.

ISBN 978-987-4922-14-4

1. Neonatología. 2. Trastornos Respiratorios. I. Sinha, Sunil K. II. Título.
CDD 618.9201

Publicado originalmente en inglés con el título *Manual of Neonatal Respiratory Care*, de Steven M. Donn y Sunil K. Sinha, edición: 4.

Esta edición se tradujo y publicó bajo licencia con Springer International Publishing AG.
Springer International Publishing AG no participó en la traducción de esta obra. Por lo tanto, no asume responsabilidad alguna ante eventuales inexactitudes o errores en esta traducción.

Viamonte 2146 1 "A" (C1056ABH) CABA, Argentina
ediciones@journal.com.ar | www.edicionesjournal.com

Producción editorial: Ediciones Journal S.A.
Diagramación: Flavio Maddalena
Diseño de tapa: Le Voyer
Traducción: Federico Campana

Revisión científica:
Patricia Bellani, Especialista Universitaria en Neonatología. Especialista en Ingeniería Clínica, Jefa de Clínica del Área de Neonatología, Hospital Juan P. Garrahan. Buenos Aires, Argentina.
Diana Fariña, Especialista en Neonatología. Jefa de Neonatología, Hospital de Pediatría Prof. Dr. Juan P. Garrahan. Directora Nacional de Maternidad e Infancia. Consejera de Consensos, Sociedad Iberoamericana de Neonatología. Buenos Aires, Argentina.

Importante: se ha puesto especial cuidado en confirmar la exactitud de la información brindada y en describir las prácticas aceptadas por la mayoría de la comunidad médica. No obstante, los autores, traductores, correctores y editores no son responsables por errores u omisiones ni por las consecuencias que puedan derivar de poner en práctica la información contenida en esta obra y, por lo tanto, no garantizan de ningún modo, ni expresa ni tácitamente, que esta sea vigente, íntegra o exacta. La puesta en práctica de dicha información en situaciones particulares queda bajo la responsabilidad profesional de cada médico.

Los autores, traductores, correctores y editores han hecho todo lo que está a su alcance para asegurarse de que los fármacos recomendados en esta obra, al igual que la pauta posológica de cada uno de ellos, coinciden con las recomendaciones y prácticas vigentes al momento de publicación. Sin embargo, puesto que la investigación sigue en constante avance, las normas gubernamentales cambian y hay un constante flujo de información respecto de tratamientos farmacológicos y reacciones adversas, se insta al lector a verificar el prospecto que acompaña a cada fármaco a fin de cotejar cambios en las indicaciones y la pauta posológica y nuevas advertencias y precauciones.

Esta precaución es particularmente importante en los casos de fármacos que se utilizan con muy poca frecuencia o de aquellos de reciente lanzamiento al mercado.

Libro de edición argentina
Impreso en India – Printed in India, 01/2019.
Replika Press Pvt Ltd, Haryana, 131028
Queda hecho el depósito que establece la Ley 11.723
Se imprimieron 1000 ejemplares

Prólogo

La transición exitosa desde la vida fetal hacia la neonatal depende de las profundas adaptaciones cardiorrespiratorias que ocurren en este momento. Desafortunadamente, estos eventos por lo general requieren intervención médica, en especial en neonatos prematuros. Las consecuencias de los cambios fisiopatológicos y de las intervenciones terapéuticas resultantes en tales neonatos pueden tener efectos prolongados sobre el desarrollo del sistema respiratorio e incluso sobre el resultado del neurodesarrollo de esta población de alto riesgo.

Reconocer la importancia del tratamiento respiratorio neonatal fue uno de los primeros objetivos en la historia de la Neonatología. Hace más de 50 años se constató el papel de la deficiencia de surfactante en la etiología del síndrome de dificultad respiratoria neonatal; esto allanó el camino para la introducción de la ventilación asistida en esta población en la década de 1960. Tuve el privilegio de introducirme en la Pediatría neonatal a principios de la década de 1970, en una época en la que el surgimiento de la presión positiva continua en la vía aérea demostró cómo el conocimiento de la fisiología se puede traducir en un tratamiento efectivo. La década de 1970 proporcionó muchas otras innovaciones a la atención respiratoria en Neonatología. Estas incluyeron el monitoreo no invasivo de gases en sangre, el tratamiento con xantinas para la apnea y nuestra primera comprensión real de la patogenia y del tratamiento del síndrome de aspiración de meconio, de la neumonía por estreptococos del grupo B y de la circulación fetal persistente o hipertensión pulmonar primaria del recién nacido, tres trastornos frecuentemente interrelacionados. La década finalizó de manera destacable con la introducción del tratamiento con surfactante exógeno y el reconocimiento de que la novedosa técnica de ventilación de alta frecuencia permite un intercambio gaseoso efectivo en neonatos enfermos. Sin embargo, aún quedan muchas preguntas por responder respecto de la asistencia respiratoria en Neonatología.

Para neonatos prematuros, el enorme desafío sigue siendo reducir la incidencia inaceptablemente alta de displasia broncopulmonar, que se aproxima al 50% en los sobrevivientes más pequeños de la unidad de cuidados intensivos neonatales. Esta cuarta edición aborda este dilema de forma directa, reconociendo claramente problemas tales como el papel creciente de las técnicas ventilatorias no invasivas y el desafío de la optimización de la oxigenación, tanto en la sala de partos como fuera de ella. Sin embargo, queda por ver si las últimas medidas de soporte ventilatorio, junto con la farmacoterapia segura, pueden disminuir la morbilidad de los pacientes que egresan de la UCIN. Las nuevas secciones sobre recolección de datos y mejora de la calidad demuestran sus papeles claves para enfrentar estos desafíos.

Para neonatos prematuros o de término con malformaciones del sistema respiratorio, los avances en las imágenes prenatales y posnatales, y en las técnicas quirúrgicas, resultan prometedores para mejorar el resultado. Simultáneamente, hemos hecho grandes avances sobre nuestra comprensión del fundamento molecular para el desarrollo pulmonar normal y anormal. Además, se reconoce cada vez más que las características genotípicas pueden influir en gran medida en las consecuencias sobre el desarrollo pulmonar que resultan de las exposiciones ambientales posteriores. Es necesario traducir estos avances científicos en una mejora de los resultados neonatales adversos, tales como la tasa inaceptablemente elevada de trastornos con sibilancias y de asma en los sobrevivientes de la unidad de cuidados intensivos neonatales. Como cuidadores de neonatos, es nuestra responsabilidad promover ensayos clínicos y otras investigaciones basadas en pacientes que nos permitan optimizar el resultado de la asistencia respiratoria en Neonatología.

La cuarta edición del *Manual de asistencia respiratoria en Neonatología* es exhaustiva y sirve como una importante herramienta educativa para abordar muchos de estos desafíos. De nuevo, está minuciosamente editada por el equipo transatlántico formado por Steven Donn y Sunil Sunha. Una vez más, estos profesionales han reunido a líderes médicos y científicos del campo de la Neumonología del desarrollo, quienes proporcionan una verdadera perspectiva internacional sobre la atención respiratoria en Neonatología. Tanto los colaboradores anteriores como los nuevos brindan una revisión concisa que abarca la fisiología neonatal, la patogenia de la enfermedad y estrategias terapéuticas específicas de trastornos respiratorios neonatales simples y complejos. El resultado es un texto completo en un formato práctico y fácil de utilizar.

Richard J. Martin
Pediatría, Biología reproductiva, Fisiología
y Biofísica, Hospital Rainbow de Neonatos y Niños,
Escuela Universitaria de Medicina Case Western Reserve.
Cleveland, Estados Unidos.

Prefacio

Desde la publicación de la tercera edición de este Manual en 2012, mucho ha sucedido en el campo de la asistencia respiratoria en Neonatología. Estamos experimentando una especie de divergencia: el equipamiento sigue avanzando tecnológicamente, pero la filosofía del tratamiento se está desplazando hacia una estrategia más simplista, caracterizada por una mayor popularidad del soporte no invasivo. Esta edición del *Manual de asistencia respiratoria en Neonatología* abarca ambos aspectos del cambio en la práctica en Neonatología.

Se han actualizado los capítulos estándares para reflejar los avances tanto en los equipamientos como en la práctica. Hemos eliminado capítulos dedicados a equipamientos que ya no se utilizan y los reemplazamos con nuevos capítulos que reflejan las estrategias internacionales para abordar la insuficiencia respiratoria neonatal, como la insuflación sostenida, la optimización del volumen pulmonar y el uso de capnografía volumétrica, terapia con aerosol y tratamiento del quilotórax. Una incorporación importante es un extenso capítulo sobre las alteraciones de la vía aérea neonatal. Hemos aumentado el número de nuestros colaboradores para incluir expertos de todo el mundo. Se puso especial énfasis en la ventilación no invasiva, incluyendo el CPAP, la terapia con cánula nasal, la ventilación nasal con presión positiva intermitente y dispositivos asociados.

Además, se incorporan capítulos sobre la evaluación de grandes bases de datos e implementación de programas de mejora de la calidad en la asistencia respiratoria en Neonatología. También se analiza la ventilación crónica del neonato con dependencia no respiratoria del ventilador.

Una característica principal que hemos añadido en esta edición es la adopción de una taxonomía estándar para clasificar los ventiladores mecánicos. Durante mucho tiempo hemos creído que esto ha sido una deficiencia de la industria y que los fabricantes, por lo general, se refieren al mismo objeto mediante terminología diferente y confusa, lo que frecuentemente produce un riesgo para la seguridad del paciente. Tuvimos la fortuna de incorporar los servicios de Rob Chatburn en este tema. Él ha defendido la creación de un sistema de clasificación único. No solo fue el autor de ese apartado (Capítulo 44), sino que también coeditó amablemente y minuciosamente los capítulos sobre ventilación mecánica e introdujo una "Tabla de modos" para cada uno de los dispositivos incluidos en esta edición. Estamos muy agradecidos con él por tomarse el tiempo y el esfuerzo de hacer esto.

También merecen nuestra gratitud otras personas que participaron en la preparación de esta edición, incluyendo a Susan Peterson, quien estandarizó el formato y el aspecto de los 100 capítulos de más de 100 colaboradores; Brian Halm, nuestro editor de desarrollo en Springer; Andy Kwan, nuestro revisor editorial en Springer; y Shelley Reinhardt, una previa editora de adquisiciones en Springer, que resultó fundamental para el soporte continuo del Manual al inicio de la cuarta edición. Sobre todo, agradecemos a nuestro estimado grupo de colaboradores por seguir compartiendo su tiempo y experiencia con la esperanza de mejorar la asistencia de recién nacidos con dificultad respiratoria.

Steven M. Donn, Ann Arbor, Estados Unidos

Sunil K. Sinha, Middlesbrough, Reino Unido

Índice

Sección 4 Monitoreo del paciente ventilado

Sección 5 Técnicas de ventilación no invasiva

Sección 6 Modos y modalidades de ventilación

Sección 7 Ventilación de alta frecuencia

Sección 8 Ventiladores neonatales utilizados frecuentemente

Sección 9 Terapias complementarias

Sección 10 Tratamiento de enfermedades respiratorias neonatales frecuentes

Sección 11 Displasia broncopulmonar

Sección 12 Complicaciones asociadas a la ventilación mecánica

Siglas y abreviaturas

a	arterial
A	alveolar
A-aDO_2	gradiente de oxígeno alvéolo arterial
a/A	relación arterial/alveolar
A/C	asistido controlado
ACT	agua corporal total
ADI	apnea de la infancia
ADN	ácido desoxirribonucleico
ADP	adenosina difosfato
AdP	apnea del prematuro
AFO	alta frecuencia oscilatoria
AGPI	ácidos grasos poliinsaturados
AI	aurícula izquierda
AIO	aguja intraósea
ALTE	eventos de aparente amenaza a la vida
AM	de mañana
AMP	adenosina monofosfato
AMPc	adenosina monofosfato cíclico
Ao	aórtico
AOS	apnea obstructiva del sueño
AP	anteroposterior
APC	autorización previa a la comercialización (Estados Unidos)
APP	arteria pulmonar principal
ATP	adenosina trifosfato
BLO	base de la lengua obstructiva
BPN	bajo peso al nacer
C	distensibilidad (*compliance*)
C20	distensibilidad en el último 20% de la insuflación
CAP	conducto arterioso permeable
CAT	compensación automática del tubo
CAU	catéter arterial umbilical
CAVA	compensación automática de la vía aérea

cc	centímetro cúbico
CC	cardiopatía congénita
C_D o C_{Din}	distensibilidad dinámica
C_{EST}	distensibilidad estática
CFP	circulación fetal persistente
CHAOS	síndrome de obstrucción congénita de la vía aérea superior
CI	capacidad inspiratoria
CIA	comunicación interauricular
CID	coagulación intravascular diseminada
CIM	concentración inhibitoria mínima
CIV	comunicación interventricular
cm	centímetro
CMV	citomegalovirus
CNAF	cánula nasal de alto flujo
CO-Hb	carboxihemoglobina
CO_2	dióxido de carbono
CP	controlado por presión
CPAP	presión positiva continua en la vía aérea
CPAPn	presión positiva continua en la vía aérea por vía nasal
CPIP	crecimiento pulmonar inducido por perfluorocarbono
CPT	capacidad pulmonar total
CRF	capacidad residual funcional
$CTCO_2$	coeficiente de transporte gaseoso para el dióxido de carbono
CVol	controlado por volumen
CV	capacidad vital
CVAA	compensación de la vía aérea artificial
CVCP	catéter venoso central percutáneo
CVRP	controlado por volumen y regulado por presión
CVU	catéter venoso umbilical
D	fin de diástole
D5%	dextrosa en agua al 5%
DAP	ductus arterioso permeable
DBP	displasia broncopulmonar
DDI	duración de la internación
DIVI	diámetro interno del ventrículo izquierdo
DIVID	diámetro interno del ventrículo izquierdo en diástole
DIVIS	diámetro interno del ventrículo izquierdo en sístole
dL	decilitro
DM	distancia minuto
DP	drenaje postural
DPB	difosfoglicerato
DPPC	dipalmitoilfosfatidilcolina
DTDVI	diámetro telediastólico del ventrículo izquierdo
E	elastancia
EBPN	extremadamente bajo peso al nacer
ECA	ensayo controlado y aleatorizado

ECG	electrocardiografía
ECMO	oxigenación por membrana extracorpórea
ECN	enterocolitis necrotizante
EDRF	factor relajante derivado del endotelio
EEG	electroencefalograma
EG	edad gestacional
EGB	estreptococo del grupo B
EIC	espectroscopia de infrarrojo cercano
EIP	enfisema intersticial pulmonar
ELC	enfisema lobar congénito
EMG	electromiograma
EMLA	mezcla eutéctica de lidocaína y prilocaína
EPC	enfermedad pulmonar crónica
EPM	edad posmenstrual
EPOC	enfermedad pulmonar obstructiva crónica
ERGE	enfermedad por reflujo gastroesofágico
ERO	especies reactivas de oxígeno
ET	endotraqueal
$ETCO_2$	dióxido de carbono al final de la espiración
ETCPAP	presión positiva continua en la vía aérea endotraqueal
EV	endovenoso
EXIT	tratamiento extraútero intraparto
F	frecuencia
FC	frecuencia cardíaca
FDA	*Food and Drug Administration* (Estados Unidos)
FE	fracción de eyección
FEES	evaluación endoscópica con fibra óptica de la deglución
FEO	fracción de extracción de oxígeno
FGF	factor de crecimiento de fibroblastos
FiO_2	fracción inspirada de oxígeno
FLL	fijación lengua-labio
FQ	fibrosis quística
FR	frecuencia respiratoria
Fr	French
FR	frecuencia respiratoria
FSC	flujo sanguíneo cerebral
FTA	anticuerpos treponémicos fluorescentes
FTE	fístula traqueoesofágica
FTT	fisioterapia torácica
FVIIar	factor VIIa recombinante
g	gramo
G	grávida
GB	glóbulos blancos
GC	gasto cardíaco
GCs	guanilato ciclasa soluble
GMPc	guanosina monofosfato cíclico

GR	glóbulos rojos
GRE	glóbulos rojos empaquetados
GSA	gases en sangre arterial
GSC	gases en sangre capilar
GTP	guanosina trifosfato
GVD	gasto del ventrículo derecho
GVI	gasto del ventrículo izquierdo
h	hora
H_2O	agua
HA	humedad absoluta
Hb	hemoglobina
HCH	humidificador con condensador higroscópico
HCO_3^-	bicarbonato
HDC	hernia diafragmática congénita
Hg	mercurio
HIV	hemorragia intraventricular
HIV-PV	hemorragia intraventricular y periventricular
HPPRN	hipertensión pulmonar persistente del recién nacido
HR	humedad relativa
hs	horas
Hz	Hertz
I	inertancia
I:E	relación inspiración/espiración
IC	intervalo de confianza
ICH	intercambiador de calor y humedad
Ig	inmunoglobulina
IGU	interfaz gráfica del usuario
IL	interleuquina
IO	índice de oxigenación
ISO	índice de saturación de oxigenación (100 × PMVA × FiO_2/SpO_2)
IVT	integral velocidad-tiempo
K	constante
kDa	kilodalton
kg	kilogramo
kPa	kilopascal
L	litro
LAM	líquido amniótico meconial
LCD	pantalla de cristal líquido
LCR	líquido cefalorraquídeo
LED	diodo emisor de luz
LMA	mascarilla laríngea
LP	limitado por presión
LPC	linfangiectasia pulmonar congénita
LPV	leucomalacia periventricular
m	metro
MAQC	malformación adenomatoidea quística congénita

MBPN	muy bajo peso al nacer
MC	mejora de la calidad
MCC	mejora continua de la calidad
mcg o μg	microgramo
MCVAP	malformación congénita de la vía aérea pulmonar
mEq	miliequivalente
MetHb	metahemoglobina
mg	miligramo
min	minuto
mL	mililitro
MLB	microlaringoscopia y broncoscopia
mm	milímetro
MOR	movimientos oculares rápidos
mOsm	miliosmoles
MPSI	medidor de libras de fuerza por pulgada cuadrada
MRP	maniobra de reclutamiento pulmonar
mseg	milisegundo
NAR	neumonía asociada al respirador
NAV	neumonía asociada al ventilador
NAVA	ventilación asistida ajustada neuralmente
NIV-NAVA	ventilación asistida ajustada neuralmente no invasiva
NNAP	programa de Auditoría Neonatal Estadounidense
NO	óxido nítrico
NO_2	dióxido de nitrógeno
NOS	óxido nítrico sintetasa
NPT	nutrición parenteral total
O_2	oxígeno
OAF	oscilación de alta frecuencia
ºC	grados Celsius (centígrados)
ºK	grados Kelvin
ONi	óxido nítrico inhalado
ORL	otorrinolaringólogo
OVC	objetivo de volumen corriente
P	presión
p-BLV	ventilación de doble nivel pulsátil
P50	punto de saturación del 50% de la hemoglobina con oxígeno
PA	presión arterial
$Pa\text{-}ACO_2$	gradiente de CO_2 arterial/alveolar
$Pa\text{-}etCO_2$	gradiente de CO_2 arterial/al final de la espiración
$PACO_2$	presión parcial alveolar de dióxido de carbono
$PaCO_2$	presión parcial arterial de dióxido de carbono
PAM	presión arterial media
PAO_2	presión parcial alveolar de oxígeno
PaO_2	presión parcial arterial de oxígeno
PBI	producto bruto interno
PCF	persistencia de la circulación fetal
PCR	proteína C reactiva

PDC	presión de distensión continua
PDF	productos de degradación de la fibrina
PDSA	*plan, do, study, act*
PE	presión estática
$PECO_2$	presión parcial media de CO_2 espiratorio
PEEP	presión positiva al final de la espiración
$PETCO_2$	presión parcial de CO_2 al final de la espiración
PFC	perfluorocarbono
PG	prostaglandina
PH_2O	presión parcial de vapor de agua
PI	presión inspiratoria
P_I	presión inercial
P_{IP}	presión intrapleural
PIP	presión inspiratoria pico
PLF	productos líticos de la fibrina
PMVA	presión media en la vía aérea
PN_2	presión parcial de nitrógeno
POE	pletismografía optoelectrónica
ppm	partes por millón
PPS	presión de soporte proporcional
PR	presión resistiva
PRI	pletismografía respiratoria por inductancia
PS	presión de soporte
PSG	polisomnografía
PSI	libras por pulgada cuadrada
PSP	presión de soporte proporcional
PSV	presión de soporte ventilatorio
PSVA	presión de soporte con volumen asegurado
PTP	presión transpulmonar
PVA	presión en la vía aérea
PVC	presión venosa central
PvO_2	presión parcial de oxígeno en sangre venosa mixta
Q	perfusión
r	radio
R	resistencia
RAPTE	respuesta auditiva provocada del tronco encefálico
RCA	análisis de causa raíz
RCIU	restricción del crecimiento intrauterino
RCP	resucitación cardiopulmonar
RE	resistencia espiratoria
RGE	reflujo gastroesofágico
RI	resistencia inspiratoria
RM	resonancia magnética
RME	registros médicos electrónicos
RNEBP	recién nacidos de extremadamente bajo peso
ROP	retinopatía del prematuro
RP	respiración periódica

RPC	relación pulmón-cabeza
rpm	respiraciones por minuto
RR	riesgo relativo
RT	radiografía de tórax
R_{VA}	resistencia de la vía aérea
RVP	resistencia vascular pulmonar
RVS	resistencia vascular sistémica
S	fin de sístole
S1	primer ruido cardíaco
S2	segundo ruido cardíaco
S3	tercer ruido cardíaco
S4	cuarto ruido cardíaco
SALAM	síndrome de aspiración de líquido amniótico meconial
SAM	síndrome de aspiración meconial
SaO_2	saturación arterial de oxígeno
SDR	síndrome de dificultad respiratoria
SDRA	síndrome de dificultad respiratoria aguda
s	segundo
sem	semanas
Shunt VP	*shunt* ventrículo-peritoneal
SMSL	síndrome de muerte súbita del lactante
SNAP	puntuación de fisiología neonatal aguda
SNC	sistema nervioso central
SOD	superóxido dismutasa
SP	sala de partos
SPN	espontánea/o
SPN-PPS	presión de soporte proporcional espontánea
SpO_2	saturación por oximetría de pulso
SpO_2/ FiO_2	relación entre la saturación por oximetría de pulso y la fracción inspirada de oxígeno
SPOC	controlador de SpO_2
SV	soporte de volumen
SvO_2	saturación venosa de oxígeno
T	temperatura
TAF	terapia de alto flujo
TC	tomografía computarizada
TCA	tiempo de coagulación activada
$TcPCO_2$	nivel de dióxido de carbono transcutáneo
$TcPO_2$	nivel de oxígeno transcutáneo
TCPS	temperatura corporal, presión y saturación con vapor de agua
TDAH	trastorno de déficit de atención e hiperactividad
T_E	tiempo espiratorio
TET	tubo endotraqueal
TGF	factor de crecimiento transformador
T_I	tiempo inspiratorio
TIV	tabique interventricular
TMIS	terapia mínimamente invasiva con surfactante

TP	tiempo de protrombina
TPAS	temperatura y presión ambiente y con saturación con vapor de agua
TPSE	temperatura, presión y sequedad estándar
TPT	tiempo parcial de tromboplastina
TRH	hormona liberadora de tirotropina
TRIS	trisaminometano
TSMI	terapia con surfactante menos invasiva
TTC	tiempo total de ciclado
TTRN	taquipnea transitoria del recién nacido
TTV	volumen corriente específico
TVP	tiempo de velocidad pico
U	unidades
UCIN	unidad de cuidados intensivos neonatales
V	volumen
V-A	veno-arterial
V-V	veno-venoso
V/Q	ventilación/perfusión
V_A	ventilación alveolar
VA	volumen anatómico
VACF	velocidad de acortamiento circunferencial de la fibra
VAF	ventilación de alta frecuencia
VAFO	ventilación de alta frecuencia oscilatoria
VAP	ventilación asistida proporcional
VC	volumen controlado
VCF	válvula de control del flujo
VCI	vena cava inferior
VCO_2	eliminación de dióxido de carbono
CTLP	ciclada por tiempo y limitada por presión
VCS	vena cava superior
VCTLP	ventilación ciclada por tiempo y limitada por presión
VCV	ventilación controlada por volumen
VCVRP	ventilación controlada por volumen regulada por presión
VD	volumen de espacio muerto
VD_{alv}	espacio muerto alveolar
VD_{fis}	espacio muerto fisiológico
VDRL	*Venereal disease research laboratory*
VD_{VA}	espacio muerto de la vía aérea
VEc	ventilación espontánea continua
$VECO_2$	volumen de CO_2 espirado en cada respiración
VEGF	factor de crecimiento endotelial vascular
VFSS	estudio videofluoroscópico de la deglución
VG	volumen garantizado
VGP	ventilación gatillada por el paciente
VGT	volumen de gas torácico
VHS	virus herpes simple
VIG	velocidad de infusión de glucosa

VILI	lesión pulmonar inducida por la ventilación mecánica
VJAF	ventilación *jet* de alta frecuencia
VLP	ventilación líquida parcial
VLPVA	ventilación con liberación de presión en la vía aérea
VLT	ventilación líquida total
VM	ventilación mecánica
Vmin	ventilación minuto
VMc	ventilación mandatoria continua
VMC	ventilación mecánica convencional
VMI	ventilación mandatoria intermitente
VMIS	ventilación mandatoria intermitente sincronizada
VMM	ventilación minuto mandatoria
VNI	ventilación no invasiva
VNPPI	ventilación nasal con presión positiva intermitente
VNPPSI	ventilación nasal con presión positiva sincronizada intermitente
VPP	ventilación con presión positiva
VPPI	ventilación con presión positiva intermitente
VPPIn	ventilación con presión positiva intermitente nasal
VPPIS	ventilación con presión positiva intermitente sincronizada
VPPNI	ventilación con presión positiva no invasiva
VPS	ventilación con presión de soporte
VR	volumen de reserva
VRE	volumen de reserva espiratorio
VRI	volumen de reserva inspiratorio
VS	volumen de soporte
VSR	virus sincicial respiratorio
V_T	volumen corriente (*tidal*)
V_{TE}	volumen corriente espirado
V_{TI}	volumen corriente inspirado
VTV	ventilación con objetivo de volumen
$\ddot{V}$	velocidad de cambio del flujo
$\dot{V}$	flujo
ZEEP	presión cero al final de la espiración

Colaboradores

Adamkin, David H.
Neonatal Department, University of Louisville, Hospital. Louisville, Estados Unidos.

Alexiou, Stamatia
Division of Pulmonary Medicine, The Children's Hospital of Philadelphia, University of Pennsylvania. Philadelphia, Estados Unidos.

Ambalavanan, Namasivayam
Division of Neonatology, Department of Pediatrics, University of Alabama at Birmingham. Birmingham, Estados Unidos.

Attar, Mohammad A.
Division of Neonatal-Perinatal Medicine, Department of Pediatrics, C.S. Mott Children's Hospital, University of Michigan Health System. Ann Arbor, Estados Unidos.

Bamat, Nicolas
Division of Neonatology, The Children's Hospital of Philadelphia, University of Pennsylvania. Philadelphia, Estados Unidos.

Bancalari, Eduardo
Division of Neonatology, Department of Pediatrics, University of Miami Miller School of Medicine. Miami, Estados Unidos.

Barrington, Keith J.
Department of Neonatology, CHU Sainte Justine. Montreal, Canadá.

Beck, Jennifer
Keenan Research Centre for Biomedical Science, St. Michael's Hospital. Toronto, Canadá.

Bermick, Jennifer R.
Division of Neonatal-Perinatal Medicine, Department of Pediatrics, C.S. Mott Children's Hospital, University of Michigan Health System. Ann Arbor, Estados Unidos.

Bhandari, Vineet
Departments of Pediatrics and Obstetrics and Gynecology, Drexel University College of Medicine, St. Christopher Hospital for Children. Philadelphia, Estados Unidos.

Bhatt-Mehta, Varsha
Department of Pediatrics, College of Pharmacy, C.S. Mott Children's Hospital, University of Michigan. Ann Arbor, Estados Unidos.

Bhutani, Vinod K.
Department of Pediatrics, Lucille Packard Children's Hospital, Stanford University. Palo Alto, Estados Unidos.

Boyle, Elaine M.
Department of Health Sciences, University of Leicester. Leicester, Reino Unido.

Bunnell, J. Bert
Department of Bioengineering, University of Utah. Salt Lake City, Estados Unidos.

Carlo, Waldemar A.
Division of Neonatology, Department of Pediatrics, University of Alabama at Birmingham. Birmingham, Estados Unidos.

Castoldi, Francesca
Neonatologia e Terapia Intensiva Neonatale, Ospedale dei Bambini "V. Buzzi"- ASST FBF/Sacco. Milán, Italia.

Chapman, Rachel L.
Department of Pediatrics, USC Keck School of Medicine, Center for Fetal and Neonatal Medicine, Newborn & Infant Critical Care Unit, Children's Hospital Los Angeles. Los Ángeles, Estados Unidos.

Chatburn, Robert L.
Department of Medicine, Respiratory Institute, Cleveland Clinic, Lerner College of Medicine of Case Western Reserve University. Cleveland, Estados Unidos.

Chiswick, Malcolm L.
Centre for Paediatrics and Child Health, University of Manchester. Manchester, Reino Unido.

Clark, Reese H.
Pediatrix Medical Group. Sunrise, Estados Unidos.

Claure, Nelson
Division of Neonatology, Department of Pediatrics, University of Miami Miller School of Medicine. Miami, Estados Unidos.

Colacchio, Kathryn
Department of Neonatology, Coastal Carolina Neonatology, PLLC, New Hanover Regional Medical Center. Wilmington, Estados Unidos.

Courtney, Sherry
Department of Pediatrics, Section of Neonatology, Arkansas Children's Hospital, University of Arkansas for Medical Sciences. Little Rock, Estados Unidos.

Davis, Jonathan M.
Division of Newborn Medicine, Department of Pediatrics, The Floating Hospital for Children at Tufts Medical Center, Tufts University School of Medicine. Boston, Estados Unidos.

Davis, Peter G.
Newborn Research, The Royal Women's Hospital. Parkville, Australia.

Deeming, Jenna
Neonatal Unit, University Hospitals of Leicester NHS Trust. Leicester, Reino Unido.

Donn, Steven M.
Division of Neonatal-Perinatal Medicine, Department of Pediatrics, C.S. Mott Children's Hospital, University of Michigan Health System. Ann Arbor, Estados Unidos.

Fanaroff, Avroy A.
Division of Neonatology, Department of Pediatrics, Rainbow Babies and Children's Hospital, Case Western Reserve University. Cleveland, Estados Unidos.

Fanaroff, Jonathan M.
Division of Neonatology, Department of Pediatrics, Rainbow Babies and Children's Hospital, Case Western Reserve University. Cleveland, Estados Unidos.

Field, David
Department of Health Science, University of Leicester. Leicester, Reino Unido.

Fielder, Alistair R.
Optometry and Visual Science, City University. London, Reino Unido.

Finer, Neil N.
Division of Neonatology, Department of Pediatrics, University of California-San Diego School of Medicine. San Diego, Estados Unidos.

Fuentes, Louis
R.R.T. Jackson, Estados Unidos.

Gates, Molly R.
Perinatal Nursing, C.S. Mott Children's Hospital, University of Michigan Health System. Ann Arbor, Estados Unidos.

Goldsmith, Jay P.
Section of Neonatology, Tulane University School of Medicine. New Orleans, Estados Unidos.

Greenough, Anne
Division of Asthma, Allergy and Lung Biology, King's College London. London, Reino Unido.

Greubel, Elizabeth
Division of Neonatology, The Children's Hospital of Philadelphia, University of Pennsylvania. Philadelphia, Estados Unidos.

Gupta, Samir
Department of Neonatal Paediatrics, University Hospital of North Tees. Stockton-on-Tees, Reino Unido.

Hirschl, Ronald B.
Division of Pediatric Surgery, C.S. Mott Children's Hospital, University of Michigan Health System. Ann Arbor, Estados Unidos.

Hooven, Thomas
Division of Neonatology, Department of Pediatrics, New York Presbyterian- Morgan Stanley Children's Hospital, Columbia University. New York, Estados Unidos.

Hummler, Helmut D.
Division of Neonatology and Pediatric Critical Care, Children's Hospital University of Ulm. Ulm, Alemania.

Iannetta, Anthony
Critical Care Support Services, Pediatric Respiratory Therapy, C.S. Mott Children's Hospital, University of Michigan Health System. Ann Arbor, Estados Unidos.

Ives, Nicholas Kevin
Newborn Care Unit, John Radcliffe Hospital, Oxford University. Oxford, Reino Unido.

Kamlin, C. Omar
The Royal Women's Hospital, Neonatal Services. Parkville, Australia.

Keszler, Martin
Department of Pediatrics, Women and Infants' Hospital of Rhode Island, Alpert Medical School of Brown University. Providence, Estados Unidos.

Kinsella, John P.
Section of Neonatology, Department of Pediatrics, Pediatric Heart-Lung Center, Children's Hospital Colorado, University of Colorado School of Medicine. Aurora, Estados Unidos.

Kirpalani, Haresh
Division of Neonatology, The Children's Hospital of Philadelphia, University of Pennsylvania. Philadelphia, Estados Unidos.

Lagatta, Joanne
Department of Pediatrics, Medical College of Wisconsin. Milwaukee, Estados Unidos.

Lal, Mithilesh
Department of Neonatal Medicine, The James Cook University Hospital. Middlesbrough, Reino Unido.

LaMar, Kimberly
Chamberlain College of Nursing. Downer's Grove, Estados Unidos.

Lampland, Andrea
Department of Newborn Medicine, Children's Hospitals and Clinics of Minnesota, St. Paul. Department of Pediatrics, University of Minnesota. Minneapolis, Estados Unidos.

Laventhal, Naomi
Division of Neonatal-Perinatal Medicine, Department of Pediatrics, C.S. Mott Children's Hospital, University of Michigan Health System. Ann Arbor, Estados Unidos.

Lemyre, Brigitte
Division of Neonatology, Department of Pediatrics, Children's Hospital of Eastern Ontario, University of Ottawa. Ottawa, Canadá.

Lioy, Janet
Division of Neonatology, The Children's Hospital of Philadelphia, University of Pennsylvania. Philadelphia, Estados Unidos.

Lista, Gianluca
Neonatologia e Terapia Intensiva Neonatale, Ospedale dei Bambini "V.Buzzi"- ASST FBF/Sacco. Milán, Italia.

Lucaya, Javier
Department of Radiology, Hospital Infantil Vall d'Hebron. Barcelona, España.

Mammel, Mark C.
Department of Pediatrics, University of Minnesota, Minneapolis, MN, Estados Unidos; Department of Newborn Medicine, Children's Hospitals and Clinics of Minnesota. St. Paul, Estados Unidos.

Martin, Richard J.
Division of Neonatology, Department of Pediatrics, Rainbow Babies and Children's Hospital, Case Western Reserve University. Cleveland, Estados Unidos.

Mazela, Jan
Department of Neonatology and Infectious Diseases, Poznan University of Medical Sciences. Poznan, Polonia.

McDonald, Howard
Maquet Medical Systems. Wayne, Estados Unidos.

William Meadow
Department of Pediatrics, The University of Chicago. Chicago, Estados Unidos.

Miller, Cyndy
Manager Global Clinical Marketing for Ventilation, Respiratory and Monitoring Solutions, Medtronic, Inc.. Carlsbad, Estados Unidos.

Milner, Anthony D.
Division of Asthma, Allergy and Lung Biology, King's College London. London, Reino Unido.

Morley, Colin J.
The Rosie Maternity Hospital. Cambridge, Reino Unido.

Moya, Fernando
Department of Neonatology, Coastal Carolina Neonatology, PLLC, New Hanover Regional Medical Center. Wilmington, Estados Unidos.

Murthy, Pranshanth
Department of Pediatrics, University of Calgary. Calgary, Canadá.

Myers, Timothy
American Association for Respiratory Care. Dallas, Estados Unidos.

Nemshak, Michelle
Perinatal Nursing, C.S. Mott Children's Hospital, University of Michigan Health System. Ann Arbor, Estados Unidos.

Neunhoeffer, Felix
Pediatric Intensive Care, Tuebingen University Children's Hospital, Tuebingen University. Tuebingen, Alemania.

O'Connell, Joseph
Division of Neonatal-Perinatal Medicine, Department of Pediatrics, C.S. Mott Children's Hospital, University of Michigan Health System. Ann Arbor, Estados Unidos.

Patrinos, Mary Elaine
Division of Neonatology, Department of Pediatrics, Rainbow Babies and Children's Hospital, Case Western Reserve University. Cleveland, Estados Unidos.

Perlman, Jeffrey M.
Division of Newborn Medicine, Department of Pediatrics, Weill Cornell Medical College. New York, Estados Unidos.

Pfurtscheller, Klaus
Children's Hospital, Medical University of Graz. Graz, Austria.

Piccione, Joseph
Division of Pulmonary Medicine, The Children's Hospital of Philadelphia, University of Pennsylvania. Philadelphia, Estados Unidos.

Pilgrim, Barbara
SLE, Ltd., Croydon. Surrey, Reino Unido.

Poets, Christian F.
Department of Neonatology, Tuebingen University Hospital, Tuebingen, Alemania.

Polin, Richard A.
Division of Neonatology, Department of Pediatrics, New York Presbyterian- Morgan Stanley Children's Hospital, Columbia University. New York, Estados Unidos.

Raju, Tonse N.K.
Eunice Kennedy Shriver National Institute of Child Health and Human Development. Bethesda, Estados Unidos.

Randis, Tara M.
Division of Neonatology, Department of Pediatrics, New York University School of Medicine. New York, Estados Unidos.

Saigal, Saroj
Department of Pediatrics, McMaster Children's Hospital. Hamilton, Canadá.

Sánchez, Ramón
Section of Pediatric Radiology, C.S. Mott Children's Hospital, University of Michigan Health System. Ann Arbor, Estados Unidos.

Sánchez Luna, Manuel
Neonatology Division, Instituto de Investigacion Sanitaria, Gregorio Maranon, Complutense University. Madrid, España.

Sarkar, Subrata
Division of Neonatal-Perinatal Medicine, Department of Pediatrics, C.S. Mott Children's Hospital, University of Michigan Health System. Ann Arbor, Estados Unidos.

Saugstad, Ola Didrik
Department of Pediatric Research, Oslo University Hospital, Rikshospitalet. Oslo, Noruega.

Schulze, Andreas
Division of Neonatology, Dr. von Hauner Children's Hospital, Klinikum Grosshadern—Ludwig Maximilian University. Munich, Alemania.

Schumacher, Robert E.
Division of Neonatal-Perinatal Medicine, Department of Pediatrics, C.S. Mott Children's Hospital, University of Michigan Health System. Ann Arbor, Estados Unidos.

Singh, Nitesh
Neonatal Unit, University Hospitals of Leicester. Leicester, Reino Unido.

Sinha, Sunil K.
Department of Neonatal Medicine, The James Cook University Hospital. Middlesbrough, Reino Unido.

Smith, Alexandra M.
Division of Newborn Medicine, Department of Pediatrics, The Floating Hospital for Children at Tufts Medical Center, Tufts University School of Medicine. Boston, Estados Unidos.

Sobol, Steven
Division of Pediatric Otolaryngology, The Children's Hospital of Philadelphia, University of Pennsylvania. Philadelphia, Estados Unidos.

Spitzer, Alan R.
Pediatrix Medical Group. Sunrise, Estados Unidos.

Sumesh, Thomas
Department of Pediatrics, University of Calgary. Calgary, Canadá.

Tin, Win
Department of Neonatal Medicine, The James Cook University Hospital. Middlesbrough, Reino Unido.

Tingay, David G.
Department of Neonatology, The Royal Children's Hospital; Neonatal Research, Murdoch Children's Research Institute; Department of Pediatrics, The University of Melbourne. Melbourne, Australia.

Travers, Colm P.
Division of Neonatology, Department of Pediatrics, University of Alabama at Birmingham. Birmingham, Estados Unidos.

Tsai, Wan Chong
Pediatric Pulmonology, Kaiser Permanente Northern California, Roseville Medical Center. Roseville, Estados Unidos.

Van Kaam, Anton H.L.C.
Department of Neonatology, Emma Children's Hospital, Academic Medical Center. Amsterdam, Holanda.

Vartanian, Rebecca
Division of Neonatal-Perinatal Medicine, Department of Pediatrics, C.S. Mott Children's Hospital, University of Michigan Health System. Ann Arbor, Estados Unidos.

Vergales, Brooke D.
Division of Neonatology, University of Virginia. Charlottesville, Estados Unidos.

Weiner, Gary M.
Division of Neonatal-Perinatal Medicine, Department of Pediatrics, C.S. Mott Children's Hospital, University of Michigan Health System. Ann Arbor, Estados Unidos.

Wiswell, Thomas E.
Department of Pediatrics, University of Central Florida College of Medicine. Orlando, Estados Unidos.

Wyllie, Jonathan P.
Department of Neonatal Medicine, The James Cook University Hospital. Middlesbrough, Reino Unido.

Yap, Vivien
Division of Newborn Medicine, Department of Pediatrics, Weill Cornell Medical College. New York, Estados Unidos.

Zobel, Gerfried
Children's Hospital, Medical University of Graz. Graz, Austria.

Zobel, Joachim
Children's Hospital, Medical University of Graz. Graz, Austria.

Sección 1

Desarrollo pulmonar y sus alteraciones

1

Desarrollo del sistema respiratorio

Vinod K. Bhutani

I. Introducción:

A. El sistema respiratorio neonatal es un sistema complejo cuya función es sostener la vida desde su inicio y mantener continuas interacciones dinámicas entre múltiples tipos de tejidos de diversos orígenes embriológicos.

B. Tiene dos áreas funcionales: el sistema de conducción y el sistema de intercambio gaseoso:

1. Los conductos nasales, la faringe, la laringe, la tráquea, los bronquios y los bronquiolos, por lo general, tienen un soporte cartilaginoso hasta los bronquiolos terminales, lo cual evita el colapso de la vía aérea durante la espiración.
2. Los tejidos adyacentes incluyen el músculo liso de la vía aérea, que regula la resistencia de esta, mientras que el tejido fibroelástico de soporte brinda elasticidad durante ambos ciclos respiratorios.
3. Las capas estructurales mucosas están revestidas por células ciliares, células caliciales productoras de moco y células basales que permiten la regeneración y la curación.
4. Las capas submucosas contienen glándulas submucosas y células de Clara.
5. El sistema de intercambio gaseoso comprende a los bronquiolos respiratorios sin contenido cartilaginoso que conducen el aire hacia los conductos alveolares, los sacos y los alvéolos. Estas áreas están revestidas por neumocitos tipo I (que producen el líquido pulmonar prenatal durante la vida intrauterina) y los neumocitos cuboidales tipo II que producen y secretan surfactante. Las áreas de intercambio gaseoso interactúan con los vasos pulmonares a través de la barrera hematogaseosa.
6. Nuestro conocimiento de los procesos genéticos, moleculares y del desarrollo celular, que continúan durante toda la vida, indica que estos procesos son modificados por la maduración, las enfermedades, los factores ambientales y la curación.

C. El complejo proceso del desarrollo pulmonar en mamíferos incluye la morfogénesis de la ramificación de las vías aéreas y la alveolización, junto con la angiogénesis y la vasculogénesis:

1. En niños, los defectos graves de alguno de estos eventos del desarrollo resultan en insuficiencia respiratoria neonatal y muerte. Sin embargo, en el pasado se ha ignorado el impacto de los defectos estructurales o funcionales más leves, que se producen como resultado de un desarrollo pulmonar aberrante, debido a una falta relativa de signos respiratorios tempranos, además de las dificultades técnicas de realizar un diagnóstico anatómico o fisiológico *in vivo*.
2. Los datos acumulados obtenidos como resultado de los significativos avances en los estudios de genómica humana y la manipulación genética de roedores indican que las alteraciones del desarrollo pulmonar temprano efectivamente pueden ser un factor de susceptibilidad significativo en determinadas enfermedades respiratorias que se pueden detectar clínicamente durante la niñez o, incluso, más tarde en la vida, tales como la enfermedad pulmonar obstructiva crónica (EPOC), la fibrosis quística (FQ) y el asma.

D. El pulmón se origina a partir del piso del intestino anterior primitivo en la forma del brote laringotraqueal alrededor del día 26 de vida fetal (aproximadamente 4 a 6 semanas de gestación en humanos) (Figura 1.1):

1. La porción proximal de esta estructura primitiva da origen a la laringe y a la tráquea, la cual se separa del esófago, mientras que las células progenitoras localizadas en la parte distal de la tráquea primitiva dan origen a los bronquios principales izquierdo y derecho.
2. La morfogénesis de la ramificación de los bronquios izquierdo y derecho forma ramas específicas lobares, segmentarias y lobulares. En humanos, este proceso se extiende a lo largo de la etapa canalicular del desarrollo pulmonar hasta aproximadamente las 20 semanas de gestación.

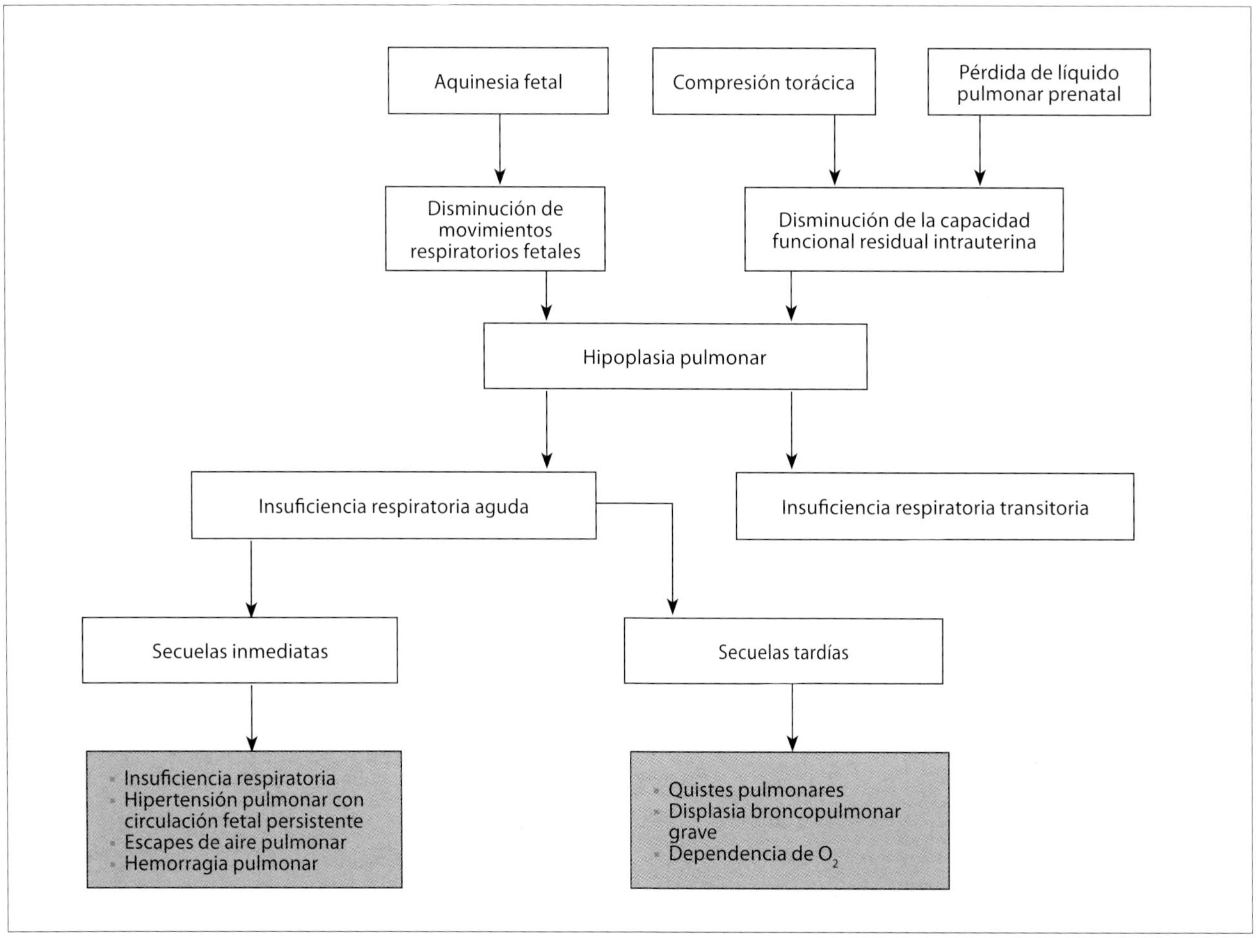

Figura 1.1 Probables mecanismos y secuelas del desarrollo pulmonar durante una pérdida de líquido amniótico prolongada (Modificado de Bhutani VK, Abbasi S, Weiner S. Neonatal pulmonary manifestations due to prolonged amniotic leak. Am J Perinatol 1986; 3: 225, © Thieme Medical Publishers, con autorización).

3. En humanos, las primeras dieciséis de estas veintitrés generaciones de vías aéreas son reproducibles, las otras son distribuidas al azar y el resto presenta una geometría fractal, pero con un patrón particular de proximal a distal respecto del diámetro y la diferenciación epitelial, que están "programados" genéticamente.
4. En humanos la alveolización comienza aproximadamente a las 20 semanas y continúa al menos hasta los 7 años de edad, lo que da origen a una eventual superficie de difusión gaseosa de 70 m^2 con un espesor de 1 mm.
5. Esta enorme superficie está en estrecho contacto con una red de capilares alveolares capaz de alojar un flujo sanguíneo de entre 5 L/min en reposo y 25 L/min en un estado de máximo consumo de oxígeno en los adultos jóvenes y con buen estado físico.
6. Todo el proceso de desarrollo pulmonar está orquestado por redes finamente integradas y mutuamente reguladas de factores de transcripción, factores de crecimiento, componentes de la matriz y fuerzas físicas.
7. Los factores que impactan de manera adversa al pulmón en desarrollo incluyen la prematuridad, la exposición al oxígeno, la exposición precoz a corticoides, cantidades incorrectas de factores de crecimiento (factor de crecimiento derivado de plaquetas, factor de crecimiento de fibroblastos [FGF], factor de crecimiento endotelial vascular, familia del factor de crecimiento transformador [TGF]-β y Wnt), regulación anormal o lesión de los vasos capilares pulmonares. De forma individual y acumulativa, todos estos factores resultan en hipoplasia de la superficie epitelial alveolar, con la consiguiente deficiencia del transporte gaseoso, particularmente durante el ejercicio. Por ejemplo, las personas prematuras que sobreviven y que presentan displasia broncopulmonar sufren desaturación ante un esfuerzo máximo durante la niñez y, en la actualidad, algunas de dichas personas se están convirtiendo en adultos jóvenes con problemas de difusión gaseosa cada vez más graves.
8. Además, las fuerzas físicas cumplen un papel importante en la regulación de la formación de los pulmones:
   a. En la vida intrauterina, el pulmón es un sistema hidráulico lleno de líquido.
   b. La secreción de líquido hacia la luz de la vía aérea se genera osmóticamente por la secreción activa de cloro a través de canales iónicos específicos. Esto da origen a un flujo anterógrado continuo de líquido pulmonar que drena en el líquido amniótico.

c. La laringe actúa como una válvula hidráulica y mantiene una presión hidráulica intraluminal de aproximadamente 1,5 cm H_2O en las vías aéreas.
d. Un drenaje excesivo de líquido durante la vida fetal da como resultado hipoplasia pulmonar.
e. Por el contrario, la obstrucción de la tráquea durante el período embrionario con el pulmón en desarrollo, puede resultar en una duplicación de la tasa de ramificación de la vía aérea.
f. Asimismo, las fluctuaciones fisiológicas en la presión intraluminal causadas por las contracciones peristálticas coordinadas del músculo liso de la vía aérea han demostrado que cumplen un papel importante en la morfogénesis de la ramificación del pulmón embrionario.
g. Los movimientos respiratorios fetales generan una fluctuación cíclica de la presión intratraqueal durante la vida fetal.
h. Luego del pinzado con *clamps* del cordón y la descarga de catecolaminas que acontecen al nacimiento, la luz pulmonar se seca y cambia rápidamente hacia una respiración aérea.
i. La eliminación de líquido intraluminal pulmonar es mediada por la detención de la secreción de cloro hacia la luz y la activación del transporte activo de sodio hacia afuera de la luz. La mutación nula de los genes de los canales transportadores de sodio (canal epitelial de sodio-α, ENaC-α) es letal en la etapa neonatal, ya que impide esta absorción osmótica del líquido.
j. Es relativamente poco lo que se conoce sobre el "surgimiento" de los tabiques alveolares. No obstante, la correcta organización del nicho de la matriz de elastina es importante, al igual que el remodelado de la red de capilares alveolares. Esto sugiere que la presión de perfusión hidráulica vascular puede cumplir un papel clave en el surgimiento de las estructuras septales en el espacio alveolar.
k. Este concepto está respaldado, además, por el hecho de que resulta necesaria la secreción de factor de crecimiento endotelial vascular por parte del epitelio alveolar para mantener la integridad y el remodelado vascular, y, por ende, la correcta ramificación epitelial, así como la morfogénesis alveolar.

E. El desarrollo prenatal del sistema respiratorio no está completo en tanto no se haya formado una superficie de intercambio gaseoso suficiente para sostener al recién nacido en el nacimiento.
F. Además, los vasos pulmonares deben adquirir capacidad suficiente para transportar dióxido de carbono y oxígeno a través de los pulmones.
G. La superficie de intercambio gaseoso debe ser estructuralmente estable, funcional y elástica para permitir un esfuerzo ventilatorio mínimo y responder a las necesidades metabólicas del niño.
H. La madurez estructural de las vías aéreas, la pared torácica y los músculos de la respiración y la maduración nerviosa del control respiratorio son esenciales para el funcionamiento óptimo de la "unidad" de intercambio gaseoso.
I. El desarrollo del sistema respiratorio continúa tras el nacimiento hasta bien avanzada la niñez (Tabla 1.1).
J. Procesos fundamentales que impactan en la función respiratoria:
   1. Ventilación y distribución de volúmenes de gases.
   2. Intercambio y transporte gaseoso.
   3. Circulación pulmonar.
   4. Fuerzas mecánicas que inician la respiración y aquellas que dificultan el flujo del aire.
   5. Organización y control de la respiración.

II. Desarrollo pulmonar:
   A. Contexto: el esquema del desarrollo pulmonar se basa en el objetivo funcional de permitir la interacción entre el aire y la sangre a través de una amplia área de superficie y de una barrera tisular muy delgada aunque dispuesta de manera complejamente organizada. La maduración durante el desarrollo es tal que el crecimiento (un fenómeno cuantitativo) progresa de forma separada de la maduración (un fenómeno cualitativo). Un esqueleto de sostén compuesto por fibras de tejido conectivo determina las propiedades mecánicas de los pulmones: los tabiques axiales, periféricos y alveolares:

Tabla 1.1 Magnitud del desarrollo pulmonar: desde la edad fetal hasta la adultez

	30 semanas	Término	Adulto	Veces de aumento al finalizar la EPCo
Área superficial (m^2)	0,3	4,0	100	23
Volumen pulmonar (mL)	25	200	5000	23
Peso pulmonar (g)	25	50	800	16
Alvéolos (cantidad)	Pocos	50 m	300 m	6
Diámetro alveolar (mm)	32	150	300	10
Ramificación de la vía aérea	24	24	24	0

1. Las fibras de tejido conectivo axial tienen una distribución centrífuga desde el hilio hacia las ramificaciones de la vía aérea.
2. Las fibras periféricas tienen una distribución centrípeta desde la pleura hacia el interior de los pulmones.
3. Las fibras de los tabiques alveolares conectan las fibras axiales con las periféricas.

B. Anatomía funcional (Tabla 1.2):
1. El desarrollo pulmonar fetal se produce en siete fases.
2. Las delimitaciones no son exactas, sino arbitrarias, y existen transiciones y progresiones entre ellas.
3. Se conoce poco acerca de los efectos de los esteroides prenatales sobre la transición y la maduración del desarrollo pulmonar fetal.

C. Factores que impactan en el crecimiento pulmonar fetal:
1. Factores físicos, hormonales y locales cumplen un papel significativo (Tabla 1.3).
2. Los factores físicos cumplen un papel crucial en el desarrollo estructural e influyen en el tamaño y la capacidad de los pulmones.
3. Las influencias hormonales pueden ser estimulantes o inhibitorias.

D. El líquido pulmonar fetal y variaciones en el desarrollo pulmonar. La producción, la liberación y la fisiología dependen del control fisiológico del líquido pulmonar fetal:
1. Producción: la secreción comienza a mitad de la gestación, durante la fase canalicular, y la composición difiere netamente de la del plasma fetal y del líquido amniótico (Tabla 1.4).
2. Presión de distensión: las tasas de producción diaria de 250 mL/24 h a 300 mL/24 h resultan en una presión de distensión de 3 a 5 cm H_2O dentro del sistema respiratorio. Esta presión hidrostática parece ser crucial para el desarrollo pulmonar fetal, de las ramificaciones progresivas de la vía aérea y del desarrollo de los sáculos terminales.
3. Respiración fetal: durante los movimientos respiratorios fetales, la salida del líquido pulmonar a través de la tráquea (hasta 15 mL/h) durante la espiración (en comparación con una mínima pérdida durante la apnea fetal)

Tabla 1.2 Etapas del desarrollo estructural pulmonar prenatal y posnatal

Fase	Edad posconcepcional	Longitud: bronquiolo terminal a pleura	Desarrollo pulmonar
Embrionaria	0 a 7 semanas	< 0,1 mm	Surgimiento a partir del intestino anterior
Seudoglandular	8 a 16 semanas	0,1 mm	Comienza la división de la vía aérea y la formación de bronquiolos terminales
Canalicular	17 a 27 semanas	0,2 mm	▪ Tres generaciones de bronquiolos terminales ▪ Formación de sáculos primitivos con células epiteliales tipo I y II ▪ Capilarización
Sacular	28 a 35 semanas	0,6 mm	Formación de sáculos transicionales ▪ Aparecen los alvéolos verdaderos
Alveolar	> 36 semanas	11 mm	Formación de sáculos terminales ▪ Aparecen los alvéolos verdaderos
Posnatal	2 meses	175 mm	Cinco generaciones de conductos alveolares ▪ Se forman los alvéolos con tabiques
Niñez temprana	6 a 7 años	400 mm	Remodelación de las vías aéreas ▪ Se produce el surgimiento del saco alveolar

Tabla 1.3 Factores que influyen en la maduración pulmonar fetal

Físicos
▪ Respiración fetal ▪ Líquido pulmonar fetal ▪ Volumen torácico (CRF)
Hormonales
▪ Glucocorticoides ▪ Prolactina ▪ Insulina ▪ Hormonas sexuales
Locales
▪ cAMP ▪ Metilxantinas

CRF: capacidad residual funcional.

Tabla 1.4 Características químicas de los líquidos fetales

	Osmolalidad (mOsm/L)	Proteínas (g/dL)	pH	Sodio (mEq/L)	Potasio (mEq/L)	Cloro (mEq/L)	Bicarbonato (mEq/L)
Líquido pulmonar fetal	300	0,03	6,27	140	6,3	144	2,8
Plasma fetal	290	4,1	7,34	140	4,8	107	24
Líquido amniótico	270	0,1 a 0,7	7,07	110	7,1	94	18

garantiza que el volumen pulmonar permanezca en alrededor de 30 mL/kg (equivalente a la capacidad residual funcional, [CRF]). La evacuación excesiva se ha asociado a hipoplasia pulmonar (*v.* Figura 1.1), mientras que la ligadura de la tráquea se ha asociado con hiperplasia pulmonar.

III. Desarrollo de la vía aérea superior:

A. Las vías aéreas son heterogéneas, conducen el flujo de aire y no participan en el intercambio gaseoso:

1. Comenzando desde las vías aéreas superiores (nariz, boca, faringe y laringe), estas conducen aire hacia la tráquea. Desde aquí, las vías aéreas cartilaginosas se van estrechando hacia los pequeños bronquios y luego continúan hacia las vías aéreas membranosas y la última ramificación: los bronquiolos terminales (Tabla 1.5).
2. Las vías aéreas inferiores y el área de intercambio gaseoso comienzan con los bronquiolos respiratorios.
3. Las vías aéreas superiores no son rígidas, sino que son distensibles, extensibles y compresibles. La ramificación no es simétrica y dicotómica, sino irregular. La luz no es circular y sufre rápidos cambios en el área transversal y en el diámetro, debido a una variedad de factores extramurales, murales e intramurales.

B. La anatomía incluye la nariz, la cavidad oral, el paladar, la faringe, la laringe, el hueso hioides y la tráquea extratorácica.

C. Su función es conducir, humidificar, calentar (o enfriar) hasta la temperatura corporal y filtrar el aire que se dirige hacia los pulmones. Además, ayudan a separar las funciones respiratoria y alimenticia y participan en el proceso de vocalización.

D. Control de la permeabilidad: el equilibrio estable entre las fuerzas que colapsan la vía aérea (propiedades viscoelásticas intrínsecas de las estructuras y tono constrictivo) y las fuerzas dilatadoras por parte de la musculatura de sostén ayuda a mantener la permeabilidad de la vía aérea superior. La presión negativa en las vías aéreas, la flexión cervical y los cambios en la postura de la cabeza y del cuello estrechan las vías aéreas. Tanto los músculos intrínsecos como extrínsecos de la vía aérea superior pueden generar fuerzas que dilatan la vía aérea, tales como el aleteo nasal.

IV. Desarrollo de la vía aérea inferior:

A. Anatomía:

1. Vías aéreas de conducción de la tráquea intratorácica.
2. Regiones de intercambio gaseoso de los bronquiolos terminales, respiratorios y conductos alveolares.

B. Función del músculo liso de la vía aérea:

Tabla 1.5 Clasificación, ramificación y tamaño luminal de las vías aéreas en el adulto

Orden de ramificación	Nombre	Número	Diámetro (mm)	Área transversal (cm^2)
0	Tráquea	1	18	2,54
1	Bronquios principales	2	12,2	2,33
2	Bronquios lobares	4	8,3	2,13
3	Bronquios segmentarios	8	5,6	2,00
4	Bronquios subsegmentarios	16	4,5	2,48
5 a 10	Bronquios pequeños	32 a 1025	3,5 a 1,3	3,11 a 13,4
11 a 14	Bronquiolos	2048 a 8192	1,99 a 0,74	19,6 a 69,4
15	Bronquiolos terminales	31 768	0,66	113
16 a 18	Bronquiolos respiratorios	65 536 a 262 144	0,54 a 0,47	180 a 534
19 a 23	Conductos alveolares	524 288 a 8 388 608	0,43	944 a 11 800
24	Alvéolos	300 000 000	0,2	

1. El tono muscular está presente en una etapa temprana de la vida fetal y cumple un papel significativo en el control de la luz de la vía aérea.
2. En presencia de barotrauma respiratorio, parece haber una tendencia a la reactividad de la vía aérea, quizás consecuencia de la hiperplasia del músculo liso que se observa en la displasia broncopulmonar (DBP).
3. Control de la permeabilidad: las inervaciones excitatorias e inhibitorias conducen a la broncoconstricción o dilatación, respectivamente.
4. Vías aéreas estrechas: el estrechamiento de las vías aéreas resulta en un aumento de la resistencia al flujo aéreo, una mayor carga resistiva durante la respiración y, por lo tanto, un mayor trabajo respiratorio y un gasto calórico desmedido. En la Tabla 1.6, se muestran los factores clínicos asociados con el estrechamiento de la vía aérea.

V. Desarrollo de la musculatura torácica y respiratoria:
  A. Anatomía:
    1. Tres grupos de músculos esqueléticos están involucrados en la función respiratoria:
      a. Diafragma.
      b. Músculos intercostales y accesorios.
      c. Músculos abdominales.
    2. Estos músculos conforman la bomba respiratoria, que ayuda a conducir el aire hacia adentro y hacia afuera de los pulmones.
    3. Durante la respiración de reposo, el principal músculo ventilatorio es el diafragma.
    4. El diafragma se define por sus inserciones en el esqueleto:
      a. La parte adherida a las regiones vertebrales lumbares es el diafragma crural.
      b. La parte que se inserta en las seis costillas inferiores es el diafragma costal.
      c. Ambas partes convergen y forman un único tendón de inserción.
    5. La inervación del diafragma proviene de motoneuronas alfa de los segmentos cervicales tercero a quinto: el nervio frénico.
    6. Adherido a la circunferencia de la caja torácica inferior, su contracción lleva al músculo hacia abajo, desplaza el abdomen hacia afuera y eleva la caja torácica.
    7. En presencia de una caja torácica distensible respecto de los pulmones, la caja torácica es desplazada hacia adentro (retracción esternal).
    8. Los concomitantes cambios de presión durante la inspiración son una reducción de la presión intrapleural y un aumento de la presión intraabdominal.
  B. Función contráctil respiratoria:
    1. La fuerza, la resistencia y la capacidad intrínseca de resistir la fatiga permiten evaluar el desempeño de los músculos respiratorios.
    2. La fuerza está determinada por las propiedades intrínsecas del músculo (tales como sus características morfológicas y los tipos de fibras).
    3. Desde un punto de vista clínico, la fuerza se puede medir mediante las presiones generadas en la boca o a través del diafragma a volúmenes pulmonares específicos durante una maniobra inspiratoria o espiratoria estática.

Tabla 1.6 Situaciones clínicas asociadas a estrechamiento de las vías aéreas

Inflamación de la vía aérea	• Edema de la mucosa • Exceso de secreciones • Espesamiento de secreciones • Traqueítis
Broncoconstricción	• Vías aéreas reactivas • Exposición a aire frío y seco • Exposición a fármacos broncoconstrictores
Broncomalacia	• Ventilación mecánica prolongada • Congénita • Secundaria a anomalías vasculares
Trauma	• Cuerpo extraño • Daño de la mucosa por la ventilación o por catéteres de aspiración • Estenosis subglótica
Congénitas	• Estenosis de coanas • Paladar elevado y arqueado
Químicas	• Aspiración de contenido gástrico • Líquido hiper/hipoosmolar en las vías aéreas

4. La capacidad de resistencia de un músculo respiratorio depende de las propiedades del sistema, así como de la disponibilidad de energía por parte de los músculos.
5. Clínicamente, la resistencia se define como la capacidad de mantener niveles máximos o submáximos de ventilación en condiciones de isocapnia. Se puede estandarizar como ventilación máxima por un tiempo determinado, o como ventilación mantenida contra una carga resistiva conocida, o ventilación sostenida a un volumen pulmonar específico (carga elástica). También se determina con respecto a un objetivo ventilatorio específico y al tiempo de agotamiento (fatiga).
6. Los músculos respiratorios se fatigan cuando el consumo de energía supera su suministro.
7. Es probable que la fatiga se produzca cuando aumenta el trabajo respiratorio, disminuye la fuerza o si hay ineficiencia de forma tal que el consumo de energía se ve afectado.
8. La hipoxemia, la anemia, la disminución de la irrigación sanguínea de los músculos y la depleción de las reservas energéticas disminuyen la disponibilidad de energía.
9. Las manifestaciones clínicas de la fatiga de los músculos respiratorios son hipercapnia o apnea progresivas.

C. Maduración posnatal:

1. El tamaño, el área superficial y el volumen de los pulmones aumentan de forma exponencial durante unos 2 meses luego de un nacimiento de término.
2. El control de la respiración (control por retroalimentación [*feedback*] a través de quimiorreceptores y receptores de estiramiento) y la maduración neurológica de los centros respiratorios también parecen coincidir con la maduración alrededor de los 2 meses de edad posnatal.
3. Pasada esta edad, los volúmenes pulmonares siguen creciendo durante la infancia, desaceleran durante la niñez, pero continúan creciendo estructuralmente hasta la adolescencia temprana (Tabla 1.7).
4. Es este fenómeno biológico el que brinda una posibilidad de recuperación en niños con DBP.
5. En el niño sano, el incremento del volumen pulmonar y del área transversal de las vías aéreas se asocia a una reducción en la frecuencia respiratoria normal.

VI. Embriología descriptiva del pulmón. Los siguientes párrafos describen brevemente los cambios anatómicos que se producen durante el desarrollo pulmonar. Los cambios en la expresión genética se pueden encontrar en www.ana.ed.ac.uk/database/lungbase/lunghome.html.

A. El desarrollo anatómico del pulmón se puede considerar como un proceso continuo desde el surgimiento del surco laringotraqueal hasta la adultez, aunque en el nacimiento se manifiestan cambios fisiológicos radicales evidentes. La descripción a continuación se basa en el desarrollo del sistema respiratorio de los seres humanos, aunque otros mamíferos siguen un programa de desarrollo similar, especialmente durante las etapas tempranas.

B. El sistema respiratorio comienza como un brote ventral (surco laringotraqueal) de la pared del intestino anterior, cerca de las bolsas faríngeas cuarta y sexta. El surco se profundiza, crece hacia abajo y forma una evaginación en forma de bolsa completamente abierta hacia el intestino anterior. Dos pliegues longitudinales de tejido (pliegues traqueoesofágicos) a cada lado del surco crecen juntos, se fusionan y forman un nuevo tubo (tubo laringotraqueal) separado del intestino anterior.

C. La comunicación con el intestino anterior se mantiene a través de una apertura en forma de hendidura con orientación longitudinal (orificio laríngeo).

D. La proliferación del mesénquima subyacente genera brotes alrededor del orificio laríngeo (brote epiglótico y brotes aritenoideos) a partir de los cuales se desarrollan la epiglotis, la glotis y los cartílagos y la musculatura de la laringe.

E. Al mismo tiempo, el tubo laringotraqueal se alarga hacia abajo y penetra en el mesodermo esplacnopleural subyacente. Se desarrolla un brote separado en el extremo distal que se denomina yema pulmonar (divertículo respiratorio).

F. Aproximadamente 28 días después de la fertilización, el pulmón origina ramas que forman las yemas de los bronquios primarios izquierdo y derecho, las cuales finalmente desarrollan los pulmones izquierdo y derecho. La ramificación es dirigida en parte por la interacción entre el epitelio y el mesodermo esplácnico subyacente.

Tabla 1.7 Maduración posnatal de los pulmones

	Número de alvéolos	Área superficial (m^2)	Frecuencia respiratoria (por minuto)
Nacimiento	24 000 000	2,8	45 (35 a 55)
5–6 meses	112 000 000	8,4	27 (22 a 31)
~ 1 año	129 000 000	12,2	19 (17 a 23)
~ 3 años	257 000 000	22,2	19 (16 a 25)
~ 5 años	280 000 000	32,0	18 (14 a 23)
Adulto	300 000 000	75	15 (12 a 18)

G. Hacia la quinta semana, el alargamiento, la ramificación y el surgimiento de las dos yemas bronquiales dan origen a tres ramas bronquiales a la derecha y dos a la izquierda; estas son la base para la organización lobular de los pulmones maduros.
H. La ramificación dicotómica continúa durante aproximadamente 10 semanas y se establece la porción de conducción de las vías aéreas. Se generan hasta veinticuatro órdenes de ramificación, la última constituye los futuros bronquiolos terminales. Las ramas se van formando en un mesénquima homogéneo y en rápida proliferación.
I. La diferenciación del mesénquima y los epitelios empieza en las regiones más proximales de las vías aéreas y progresa en sentido distal; comienza durante la semana 10 cuando las células mesenquimáticas se condensan alrededor de la laringe y la tráquea. Estas formarán el músculo liso y los cartílagos de sostén. Las arterias y venas pulmonares se desarrollan paralelamente a la porción de conducción de los pulmones y siguen el mismo patrón de ramificación.
J. Inicialmente, la luz de las diferentes porciones de la vía aérea es muy estrecha, revestida por un epitelio seudoestratificado. A partir de la semana 13 en adelante, las luces se agrandan y el epitelio se adelgaza hasta una estructura más columnar. Las células epiteliales pluripotenciales se diferencian en células ciliadas y células caliciales, inicialmente en las regiones proximales del pulmón en desarrollo y progresan en sentido distal.
K. Entre las semanas 16 y 24 se forman los primordios de las regiones respiratorias de los pulmones. Los bronquiolos terminales se dividen para dar origen a dos bronquiolos respiratorios, los cuales a su vez se ramifican para formar de tres a seis conductos alveolares primitivos que finalizan en sacos terminales.
L. Al mismo tiempo, la extensa angiogénesis dentro del mesénquima periférico da como resultado la vascularización de las estructuras respiratorias en desarrollo. Las células cuboidales intermedias de las vías aéreas inferiores se diferencian para formar células ciliadas y células de Clara. Las células mesenquimáticas periféricas se diferencian para formar la pleura visceral; las restantes células mesenquimáticas adquieren características de fibroblastos estromales.
M. Hacia la semana 26, los sacos terminales han comenzado a dilatarse y, eventualmente, se diferenciarán en complejos alveolares. El estroma se adelgaza y pone a la red capilar creciente en estrecho contacto con los alvéolos inmaduros. Las células cuboidales del epitelio del saco terminal se diferencian en células alveolares tipo II, que secretan escasa cantidad de surfactante. Donde las células con fenotipo tipo II se yuxtaponen a un capilar se diferencian en células tipo I, las cuales se aplanan y forman una barrera hematogaseosa funcional aunque ineficiente si el niño nace prematuramente.
N. Durante las semanas posteriores existe una rápida expansión de la porción respiratoria de los pulmones. Los sáculos terminales se dilatan y ramifican para formar generaciones adicionales de sáculos terminales, se forman tabiques vascularizados dentro de los sacos terminales en crecimiento y las células tipo I siguen aplanándose y diseminándose, lo que aumenta el área superficial disponible para el intercambio gaseoso. El parénquima pulmonar continúa adelgazándose y los fibroblastos establecen los componentes fibrosos del estroma: colágeno y elastina.
O. La composición del surfactante pulmonar está regulada por el desarrollo. Hacia la semana 30 existe un incremento significativo en la cantidad de surfactante secretado por las células tipo II.
P. Hacia la semana 36 el estroma pulmonar se ha adelgazado hasta una magnitud en la cual los capilares pueden protruir hacia los futuros espacios aéreos alveolares.
Q. Los estadios finales de la maduración del sistema respiratorio se producen luego de la semana 36 de gestación y continúan hasta la adultez. Alrededor de la semana 36 aparecen los primeros alvéolos maduros, caracterizados por delgados tabiques interalveolares tapizados por una red capilar de una capa. El diámetro de los capilares es lo suficientemente grande como para abarcar las paredes alveolares e interactuar con los espacios aéreos a ambos lados.
R. Se generan nuevos alvéolos mediante un proceso de subdivisión septal de los alvéolos inmaduros existentes. Existe un crecimiento acelerado poco después del nacimiento aunque se siguen formando nuevos alvéolos a una velocidad elevada durante 3 años.
S. A medida que los alvéolos maduran y las paredes se adelgazan, existe una disminución en la proporción relativa de estroma respecto del volumen pulmonar total, lo que contribuye significativamente al crecimiento durante 1 a 2 años tras el nacimiento. Hacia los 3 años, se ha establecido la morfología pulmonar general y se porduce una expansión posterior a través de un crecimiento proporcional de todos los componentes pulmonares hasta la adultez.

VII. Estadios del desarrollo (humano):
A. Fase embrionaria (3 a 7 semanas). Surgimiento inicial y ramificación de las yemas pulmonares a partir del intestino anterior. Finaliza con el desarrollo de los futuros segmentos broncopulmonares.
B. Fase seudoglandular (7 a 16 semanas). La ulterior ramificación del sistema ductal (hasta veintiún órdenes posteriores) genera la futura porción de conducción del sistema respiratorio hasta el nivel de los bronquiolos terminales. En este momento, las futuras vías aéreas son estrechas, con pocas luces y un epitelio escamoso seudoestratificado. Están incluidas en un mesénquima rápidamente proliferativo. La estructura tiene un aspecto glandular.
C. Fase canalicular (16 a 24 semanas). El inicio de esta etapa está marcada por una extensa angiogénesis dentro del mesénquima que rodea los tramos más distales del sistema respiratorio embrionario para formar una densa red capilar.

El diámetro de las vías aéreas aumenta con una posterior disminución del espesor epitelial hasta una estructura más cuboidal. Los bronquiolos terminales se ramifican para formar varios órdenes de bronquiolos respiratorios. La diferenciación del mesénquima progresa en sentido distal a lo largo del árbol respiratorio en desarrollo y da origen a condrocitos, fibroblastos y mioblastos.

D. Fase de los sacos terminales (24 a 36 semanas). Ramificación y crecimiento de los sacos terminales o conductos alveolares primitivos. El adelgazamiento continuado del estroma pone a los capilares en aposición con los futuros alvéolos. Los neumocitos tipo II funcionales se diferencian dentro de los futuros alvéolos a partir de células pluripotenciales y pasan por varios estadios intermedios. Los neumocitos tipo I se diferencian a partir de células con un fenotipo similar al tipo II. Estas células luego se aplanan, aumentan el área superficial epitelial mediante la dilatación de los sáculos y dan origen a alvéolos inmaduros. Hacia la semana 26 se ha formado una barrera hematogaseosa rudimentaria aunque funcional. La maduración de los alvéolos continúa mediante un mayor agrandamiento de los sacos terminales, depósitos de focos de elastina y el desarrollo de tabiques vascularizados alrededor de estos focos. El estroma sigue adelgazándose hasta que los capilares protruyen hacia los espacios alveolares.

E. Fase alveolar (36 semanas hasta el término/adultez). La maduración pulmonar indicada por la aparición de alvéolos completamente maduros comienza a las 36 semanas, aunque durante aproximadamente 3 años se seguirán formando nuevos alvéolos. Una disminución en la proporción relativa entre el parénquima y el volumen pulmonar total sigue contribuyendo de forma significativa al crecimiento durante 1 a 2 años tras el nacimiento; a partir de entonces, todos los componentes crecen de manera proporcional hasta la adultez.

2

Malformaciones, deformaciones y trastornos de la vía aérea neonatal

Janet Lioy • Elizabeth Greubel • Steven Sobol

I. Nariz: con frecuencia la obstrucción nasal en el neonato es pasada por alto, pero se vuelve sintomática casi de inmediato, debido a que los niños son preferentemente respiradores nasales. La desviación septal originada en una deformación posicional durante el parto puede explicar la insuficiencia nasal en el período neonatal inmediato. La presentación puede ser cíclica con cianosis que disminuye con el llanto, pero, por lo general, la insuficiencia de la vía aérea y las dificultades para la alimentación persisten, lo que sugiere el diagnóstico de obstrucción nasal. El diagnóstico diferencial de la obstrucción nasal incluye: estenosis/atresia de coanas, estenosis de la apertura piriforme, desviación/inflamación del tabique nasal, quiste del conducto lacrimonasal (bilateral o unilateral), hemangioma nasal y otros tumores infrecuentes, y encefalocele/glioma.

A. Atresia y estenosis de coanas (bilateral y unilateral) (Figura 2.1):

1. Etiología y epidemiología:
    a. La falla de recanalización de la membrana bucofaríngea durante las semanas 4 a 12 de la gestación resulta en atresia (obstrucción completa) o estenosis (estrechamiento) de las coanas posteriores.
    b. Puede ser unilateral o bilateral.
    c. La anomalía más frecuente es la obstrucción ósea/membranosa.
    d. Puede estar asociada a defectos de la base del cráneo o de la línea media, especialmente cuando se presenta como parte de un síndrome.
    e. Puede ser un defecto aislado o parte de un síndrome genético complejo bien definido.
    f. La relación de nacidos vivos es 1:7000, igual proporción entre hombres y mujeres.
    g. Cincuenta por ciento de los casos están asociados a síndromes o a anomalías adicionales.
2. Patogenia:
    a. La atresia ocluye el pasaje de aire o el drenaje de secreciones nasales.
    b. La estenosis aumenta la resistencia de la vía aérea.

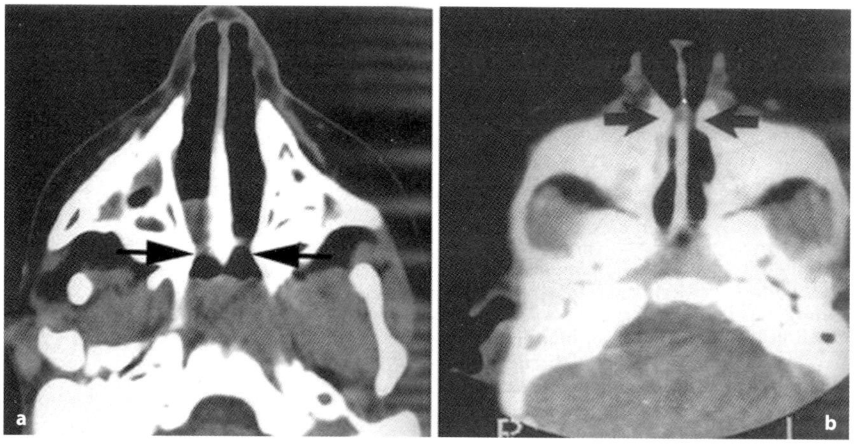

Figura 2.1 TC de la cabeza que muestra: atresia de coanas (**a**) y estenosis de la apertura piriforme (**b**). Nótense las diferencias en la ubicación de estas obstrucciones nasales embriológicamente diferentes pero similares desde un punto de vista clínico.

3. Presentación clínica:
   a. El neonato con atresia/estenosis bilateral se presenta con dificultad para respirar, desaturación, cianosis cíclica, dificultad para alimentarse y, si el cuadro es grave, bradicardia.
   b. Aliviada por el llanto o con la succión si se utiliza una tetina con orificio recortado.
   c. La estenosis unilateral, por lo general, se presenta con rinorrea/sinusitis unilateral; de manera infrecuente con dificultad respiratoria.
4. Evaluación diagnóstica:
   a. Imposibilidad de pasar un catéter 5/6 French.
   b. Endoscopia nasal que revela la placa atrésica.
   c. TC sin contraste con cortes finos de la base del cráneo/de los senos. Interconsulta con ORL pediátrica, evaluación genética.
   d. De reciente uso, la RM fetal puede indicar una malformación craneofacial, la cual puede revelar anomalías de la región media de la cara.
5. Tratamiento médico:
   a. Tratamiento conservador: vía aérea oral o tetina con "orificio ampliado".
   b. Frecuentemente ante una atresia bilateral es necesario intubar.
6. Tratamiento quirúrgico:
   a. El abordaje endoscópico es el más frecuente. Permite dilatar o reparar el estrechamiento membranoso y óseo mediante una septectomía posterior.
   b. La atresia bilateral se debe reparar una vez completas las pruebas diagnósticas.
   c. La reparación de la atresia/estenosis unilateral puede ser postergada hasta la niñez para permitir el crecimiento del cráneo y del paciente.
7. Colaboración multidisciplinaria:
   Genética: (síndromes asociados: CHARGE, otras malformaciones craneofaciales genéticas actualmente diagnosticables mediante análisis de mutaciones).

B. Apertura piriforme y estenosis nasal:
1. Etiología y epidemiología:
   a. Crecimiento excesivo de la entrada nasal o posición medial del proceso nasal del maxilar al nivel de la apertura piriforme a ambos lados.
   b. Las anomalías craneofaciales o de la base del cráneo están asociadas a obstrucción parcial de la entrada nasal.
   c. Se presenta frecuentemente con un único incisivo central o con alteraciones de la adenohipófisis relacionadas con el espectro de la holoprosencefalia con trastornos genéticos con mutación genética específica.
   d. En general es infrecuente encontrarla aislada.
2. Presentación clínica:
   a. El estrechamiento de la apertura o de la cavidad nasal produce un aumento de la resistencia nasal. Dificultad para respirar o alimentarse.
   b. La rinoscopia anterior identifica una entrada nasal estrechada; puede ser imposible hacer pasar un catéter de 6 French o una sonda de 2,2 mm por la apertura nasal.
3. Evaluación diagnóstica:
   a. La evaluación clínica se complementa con una TC de cráneo y de los senos sin contraste que incluye la hipófisis y la dentición maxilar.
   b. El diagnóstico se realiza cuando la apertura nasal es menor de 11 mm en la TC axial.
   c. Consulta genética para cada todas las estenosis de la apertura piriforme.
4. Tratamiento médico:
   a. Observación si es mínimamente sintomática.
   b. Tratamiento conservador con solución fisiológica por vía nasal o esteroides si presenta sintomatología moderada.
   c. Dispositivo que facilite la respiración oral como una tetina de agujero ampliado o intubación en caso de dificultad respiratoria aguda.
5. Tratamiento quirúrgico:
   a. Requerido con mayor frecuencia cuando el ancho de la apertura piriforme es menor de 1,5 mm.
   b. El abordaje más frecuente es el sublabial con perforación de la apertura piriforme, dilatación nasal, con colocación de endoprótesis o sin esta.
6. Colaboración multidisciplinaria:
   a. Endocrinología/neurología: asociación con anomalías de la adenohipófisis, espectro de la holoprosencefalia.
   b. Odontología/cirugía oro-máxilo-facial más adelante en la vida, ya que con frecuencia se observa un incisivo central.
   c. Genética: está siempre indicada.

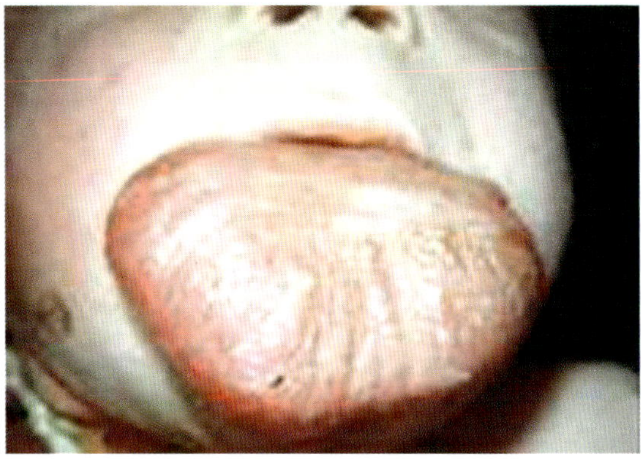

Figura 2.2 Fotografía de un niño con síndrome de Beckwith-Wiedemann que muestra una macroglosia extrema.

II. Orofaringe/lengua: en neonatos y niños, la vía aérea orofaríngea es una estructura muy compleja. La succión, la deglución y la respiración pueden verse afectadas rápidamente y obstruirse por el prolapso de la lengua o por una masa ocupante de espacio. Cuando la orofaringe está obstruida, se detiene el flujo de aire desde la cavidad nasal o la boca hacia la laringe. El diagnóstico diferencial de la obstrucción orofaríngea incluye: macroglosia (Figura 2.2); base de la lengua obstructiva (BLO), originada en una retro/micrognatia grave (Figura 2.3) con glosoptosis (Figura 2.4); extensión de un tumor nasofaríngeo; tumor orofaríngeo; quiste de la valécula; tiroides no descendida o un quiste del conducto tirogloso.

A. Glosoptosis o macroglosia:

1. Etiología y epidemiología:

a. Asociada con mayor frecuencia a la secuencia de Pierre Robin o al síndrome de Stickler, donde la presencia de micrognatia congénita resulta en glosoptosis (la base de la lengua obstruye la faringe posterior) e insuficiencia de la vía aérea. La macroglosia síndrome de Beckwith-Wiedemann también causa obstrucción de la faringe posterior.

b. Muchos casos están asociados a fisura palatina secundaria (forma de U) que compromete al paladar blando.

c. Uno cada 8500 a 14000 nacimientos.

2. Patogenia:

La obstrucción de la vía aérea es secundaria al desplazamiento de la lengua hacia la hipofaringe, que ocluye la vía aérea en la epiglotis.

3. Presentación clínica:

a. Retro/micrognatia visible e insuficiencia de la vía aérea en el neonato con obstrucción evidente, que puede ser posicional (empeora acostado de espaldas), dificultad para alimentarse, e incluye insuficiencia de la vía aérea o desaturación durante la alimentación.

b. Macroglosia que obstruye la cavidad oral.

4. Evaluación diagnóstica:

a. El diagnóstico clínico se complementa con un polisomnograma modificado configurado para neonatos para cuantificar la gravedad de la obstrucción.

b. La nasofaringolaringoscopia flexible con el niño despierto puede ayudar en la valoración de la posición de la base de la lengua respecto de la pared posterior de la faringe.

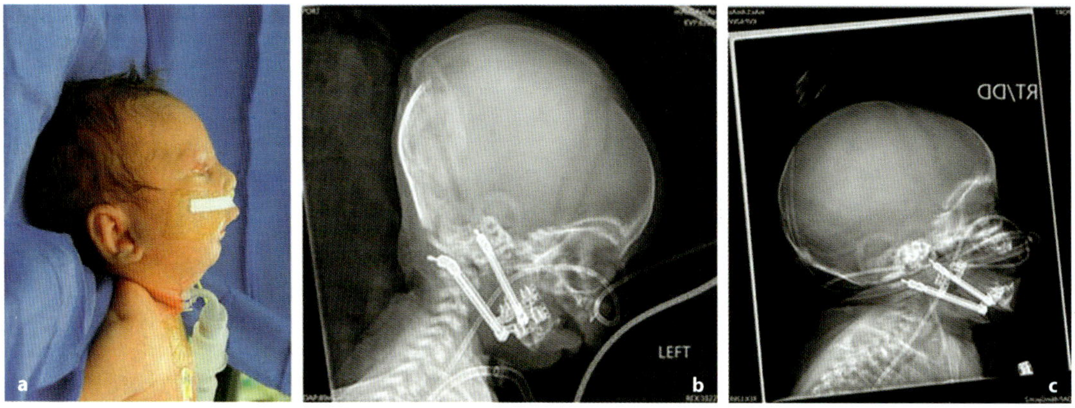

Figura 2.3 a-c Fotografía y radiografías preoperatorias y posoperatorias de un paciente sometido a osteogénesis por distracción mandibular a través de un abordaje submandibular.

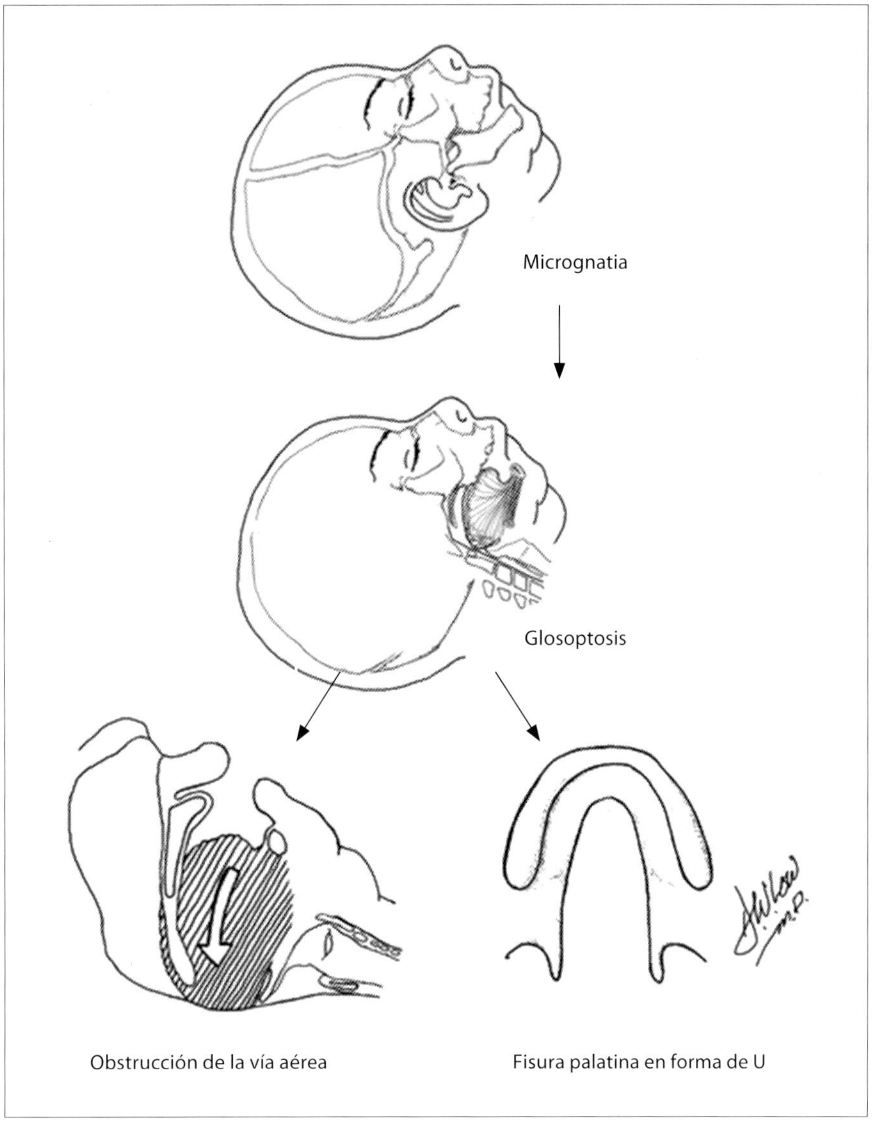

Figura 2.4 El "efecto dominó" de la secuencia de Pierre Robin.

   c. Se efectúan imágenes de radiografía simple o más frecuentemente de TC con reconstrucción 3D de la cara si se considera el tratamiento quirúrgico.
   d. Con frecuencia la RM ultrarrápida fetal puede detectar hallazgos antes del nacimiento y permite un adecuado conocimiento de la vía aérea al momento del parto.
5. Tratamiento médico:
   a. Posición en decúbito prono o lateral.
   b. Cánula supraglótica/intubación nasofaríngea.
   c. Ventilación con mascarilla laríngea (ML) si no es posible ventilar con máscara facial durante la dificultad respiratoria aguda.
   d. Soporte de la vía aérea con cánula nasal de alto flujo o ventilación con presión positiva.
6. Tratamiento quirúrgico:
   a. Previamente se realizaba la fijación lengua-labio (FLL): los músculos de la lengua se suturan a la musculatura del labio inferior para evitar la ptosis de la base de la lengua; más adelante se libera la fijación.
   b. Últimamente la osteogénesis por distracción mandibular (ODM) ha remplazado a la FLL como tratamiento primario de muchos de estos neonatos. La mandíbula se lleva hacia adelante utilizando una técnica de osteogénesis por distracción con dispositivos internos y externos. Bajo la supervisión de cirujanos experimentados, la ODM se ha vuelto una elección generalizada.
   c. Traqueostomía: tratamiento definitivo en casos refractarios o complicados.
7. Colaboración:

a. Cirugía plástica u otorrinolaringológica: se puede considerar la osteogénesis por distracción mandibular (ODM) para casos no complejos asociados a micrognatia.
b. Genética: más de cuarenta síndromes asociados. Más frecuentes: síndrome de Goldenhar, síndrome CHARGE, síndrome de Stickler y deleción 22q11.

B. Quiste de la valécula:
1. Etiología y epidemiología:
a. Relacionado a la retención de una glándula salival menor o a una variante de quiste del conducto tirogloso presente únicamente en la base de la lengua.
b. Los quistes congénitos de la vía aérea se manifiestan en 1,87 a 3,49 casos cada 100 000 nacidos vivos. Los quistes de la valécula representan ~10,5%.
2. Patogenia:
a. El quiste puede crecer lenta o rápidamente y da como resultado en una variedad de síntomas de la vía aérea. Con mayor frecuencia se presenta dentro de las 2 semanas de vida.
b. Puede presentarse laringomalacia secundaria a causa del efecto Bernoulli.
3. Presentación clínica:
a. Con mayor frecuencia se presenta con estridor inspiratorio similar a la laringomalacia.
b. Si es grande puede resultar en obstrucción completa de la vía aérea con insuficiencia respiratoria.
c. Se puede asociar a dificultades en la alimentación.
4. Evaluación:
a. Laringoscopia nasofaríngea flexible de fibra óptica portátil con el paciente despierto.
b. La microlaringoscopia muestra un quiste lleno de moco en la valécula entre la base de la lengua y la superficie laríngea de la epiglotis.
5. Tratamiento:
a. El abordaje quirúrgico es el pilar del tratamiento.
b. Microlaringoscopia y broncoscopia con marsupialización o extirpación endoscópica con instrumentos microlaríngeos, microdebridadores o láser.
c. La preservación de la superficie lingual de la epiglotis es importante para prevenir la retracción por cicatrización de la valécula.
d. La recurrencia del quiste es infrecuente.
6. Colaboración multidisciplinaria:
Terapia del habla: para evaluación y tratamiento de la aspiración, si está indicada.

III. Laringe: los trastornos de la laringe son unas de las alteraciones más frecuentes que causan múltiples síntomas en neonatos. La laringe está compuesta por estructuras supraglóticas, glóticas y subglóticas y los signos, por lo general, se asocian a estridor o respiración ruidosa. Algunas anomalías congénitas se presentan inmediatamente con insuficiencia de la vía aérea, mientras que otras son asintomáticas o se descubren más tarde en la niñez cuando surgen dificultades para la alimentación y el crecimiento. Las anomalías supraglóticas afectan a la vía aérea a nivel de la epiglotis, la cual se encuentra justo por arriba de las cuerdas vocales. Los trastornos más frecuentes incluyen la laringomalacia (Figura 2.5), la epiglotis bífida (Figura 2.6), el quiste sacular y la hendidura laríngea.

A. Laringomalacia:
1. Etiología y epidemiología:
Constituye la causa más frecuente de estridor en niños; es resultado del colapso dinámico de las estructuras supraglóticas hacia la entrada de la laringe durante la inspiración.

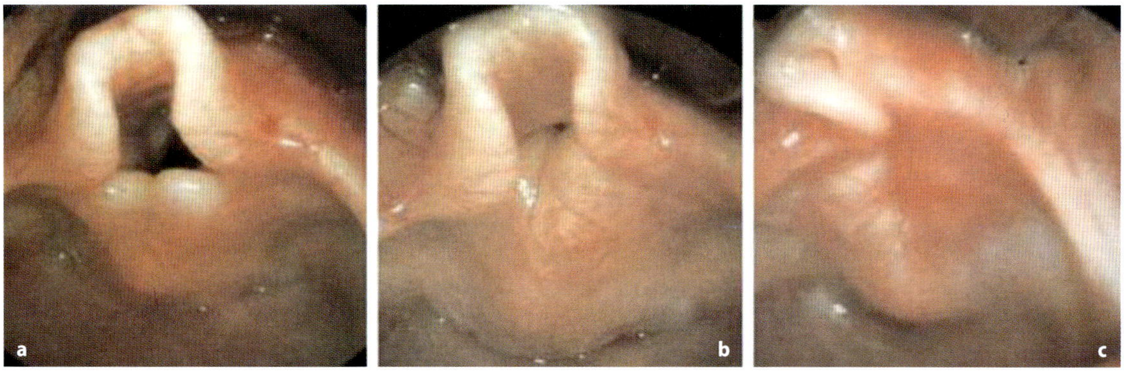

Figura 2.5 a-c Fotografías que muestran laringomalacia grave.

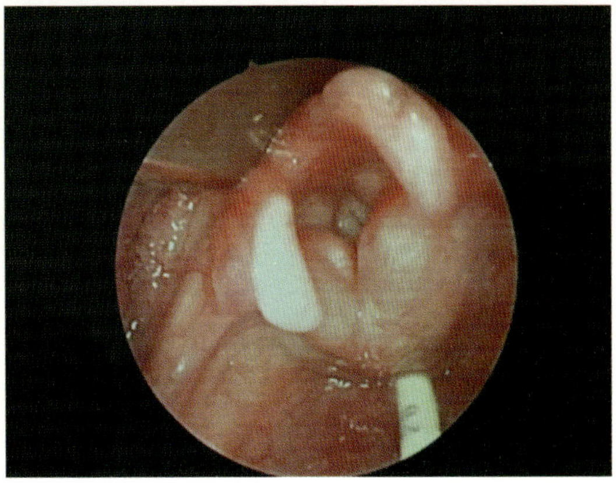

Figura 2.6 Epiglotis bífida. Una infrecuente anomalía congénita de la vía aérea que potencialmente causa obstrucción y signos clínicos tempranos.

2. Se desconoce la incidencia, pero representa del 70% al 95% de los casos de estridor neonatal:
   Su presencia junto con lesiones de la vía aérea es de ~15% (más frecuente en casos graves).
3. Patogenia:
   Colapso relacionado con una epiglotis con forma de omega, pliegues aritenoepiglóticos cortos o tejido supraaritenoideo y cartílagos cuneiformes redundantes.
4. Presentación clínica:
   a. Estridor inspiratorio más pronunciado en posición supina, con el llanto, durante el sueño o durante la alimentación.
   b. Puede presentar apnea obstructiva del sueño.
   c. Los casos graves se pueden presentar con falla del crecimiento o dificultad respiratoria.
   d. Elevada incidencia de reflujo gastroesofágico concomitante.
5. Evaluación diagnóstica:
   a. La laringoscopia de fibra óptica con el paciente despierto muestra una epiglotis en forma de omega, pliegues aritenoepiglóticos cortos o tejido blando redundante y protruyente sobre los cartílagos aritenoideos.
   b. La microlaringoscopia y la broncoscopia pueden ser necesarias para descartar lesiones concomitantes significativas de la vía aérea.
   c. Puede estar indicada la evaluación de reflujo cuando los signos clínicos se relacionan con la alimentación o la deglución.
6. Tratamiento médico:
   a. La mayoría de los casos se resuelven espontáneamente luego de 12 a 18 meses y no requieren tratamiento médico.
   b. Se debe considerar el tratamiento del reflujo en pacientes con problemas en la alimentación o respiratorios.
7. Tratamiento quirúrgico:
   a. Considerar la microlaringoscopia y broncoscopia en casos refractarios para identificar lesiones secundarias de la vía aérea.
   b. La supraglotoplastia se realiza con instrumentos microlaríngeos o con láser para niños con falla del crecimiento, crisis de cianosis, AOS grave o internaciones recurrentes de causa respiratoria.
8. Colaboración multidisciplinaria:
   a. Pulmonar: se puede considerar la PSG para detectar apnea del sueño central y obstructiva.
   b. Terapia del habla: riesgo de aspiración preoperatoria y posoperatoria.
   c. Funduplicatura quirúrgica en presencia de reflujo significativo y refractario al tratamiento médico.

B. Epiglotis bífida:
   1. Etiología y epidemiología:
      a. Hendidura epiglótica que compromete al menos dos tercios de la altura de la epiglotis. La embriología no es clara aunque la epiglotis se origina en la eminencia hipobranquial con probable compromiso del cuarto arco branquial.
      b. Puede tener anomalías asociadas del hipotálamo y de la cavidad oral.
      c. Habitualmente no se presenta como una anomalía aislada; incidencia no informada adecuadamente.
      d. Asociada con el síndrome de Pallister-Hall.
      e. Hendidura sobre la línea media de la epiglotis que la vuelve incompetente.
   2. Presentación clínica:
      a. Estridor inspiratorio que empeora con la alimentación.
      b. Asfixia y arcadas con la alimentación, si hay aspiración.

3. Evaluación diagnóstica:
   a. Laringoscopia flexible con el paciente despierto.
   b. Considerar laringoscopia y broncoscopia rígidas para detectar anomalías adicionales.
   c. Deglución de bario modificada para valorar la competencia de la epiglotis y el riesgo de aspiración.
4. Tratamiento:
   a. Estudios médicos y genéticos para detectar trastornos asociados, que incluyen síndrome de Pallister-Hall, polidactilia, hipotiroidismo congénito y disfunción hipotalámica.
   b. El tratamiento quirúrgico no está bien descrito.
5. Colaboración multidisciplinaria:
   a. Genética: asociada frecuentemente a anomalías de las manos/los pies (con mayor frecuencia sindactilia), de la cavidad oral y del eje hipotálamo-hipofisario.
   b. Endocrinología: anomalías del hipotálamo y la hipófisis.
   c. Terapia del habla si existen problemas de aspiración o en la alimentación.

C. Quiste sacular (Figura 2.7):
1. Etiología y epidemiología:
   a. Obstrucción quística de la apertura glótica, que se extiende entre las cuerdas vocales falsas y verdaderas.
   b. Se origina a partir de una obstrucción del conducto excretor de las glándulas mucosas del epitelio laríngeo.
   c. Los quistes congénitos de la vía aérea se producen en 1,87 a 3,49 casos cada 100 000 nacidos vivos.
   d. Los quistes saculares representan ~25%.
2. Patogenia:
   a. Acumulación de líquido quístico dentro del sáculo laríngeo.
   b. Puede bloquear parcial o completamente la entrada laríngea.
3. Presentación clínica:
   a. Se puede presentar con obstrucción variable de la vía aérea según el tamaño y la ubicación.
   b. Con más frecuencia se presenta con estridor similar a la laringomalacia, pero también se puede asociar a un llanto ronco o crisis de cianosis y puede progresar a obstrucción completa de la vía aérea a medida que el quiste aumenta de tamaño.
4. Evaluación diagnóstica:
   a. Laringoscopia de fibra óptica.
   b. Los quistes anteriores se proyectan medialmente hacia el ventrículo laríngeo.
   c. RM o TC complementarias para determinar el origen y la extensión del quiste, una vez que ha sido identificado.
5. Tratamiento:
   a. El abordaje quirúrgico es la base del tratamiento.
   b. Se puede utilizar la microlaringoscopia y broncoscopia con extirpación endoscópica para las lesiones protuberantes con manifestaciones clínicas utilizando extirpación/marsupialización con instrumentación fría o láser.
6. Colaboración multidisciplinaria:
   Terapia del habla para la evaluación y el tratamiento de la aspiración, si está indicada.

D. Hendidura laríngea/interaritenoidea (Figura 2.8):
1. Etiología y epidemiología:
   a. La hendidura tipo I se define como hendidura supraglótica (la profundidad de la muesca interaritenoidea se extiende hasta el nivel de las cuerdas vocales); diastasis de la musculatura interaritenoidea.
   b. La hendidura tipo II involucra la porción posterosuperior del cartílago cricoides: fusión incompleta de la región posterior del anillo cricoideo.

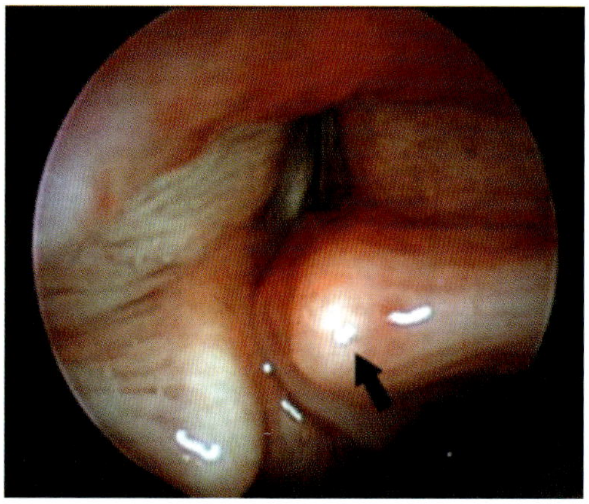

Figura 2.7 Quiste sacular con aritenoides prolapsado que causa obstrucción de la vía aérea con estridor.

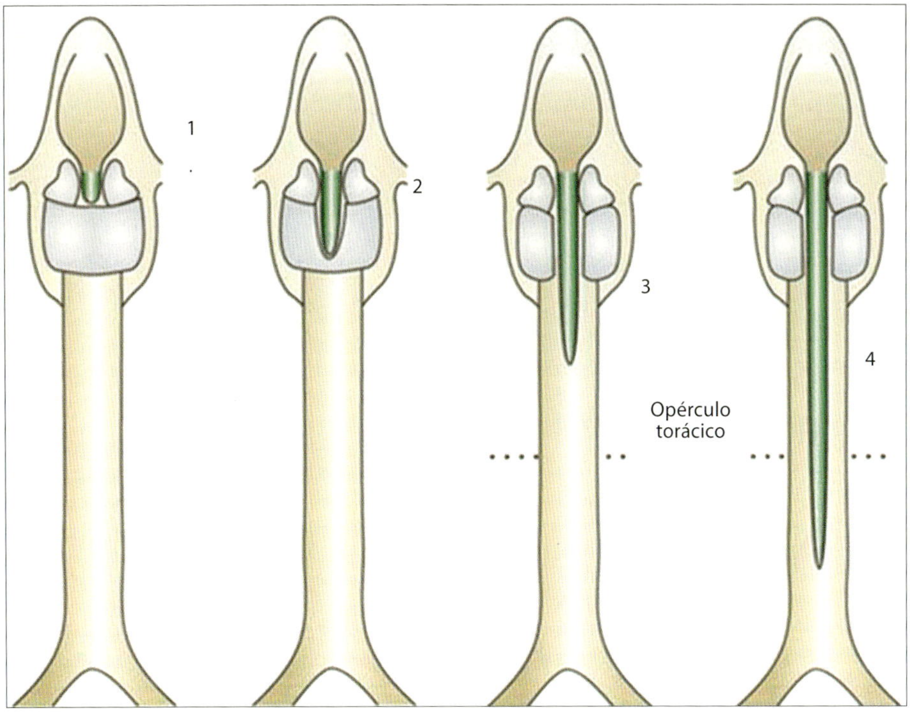

Figura 2.8 Clasificación de las hendiduras de Benjamin e Inglis.

c. La incidencia histórica es del 0,1% al 0,47%, las hendiduras tipo I son las más frecuentes.
2. Patogenia:
Anomalía branquial: falta de fusión posterior del cartílago cricoides (sexto arco).
3. Presentación clínica:
a. Aspiración o tos crónica.
b. Neumonía recurrente.
4. Evaluación diagnóstica:
a. Estudio de videofluoroscopia de la deglución.
b. Microlaringoscopia con laringoscopia de suspensión y palpación del espacio interaritenoideo.
5. Tratamiento médico:
El intento de tratamiento conservador consiste en terapia antirreflujo, un régimen de alimentación con líquidos espesados y maniobras durante la alimentación para evitar la aspiración.
6. Tratamiento quirúrgico:
Se recomienda la cirugía si existen signos persistentes a pesar del tratamiento médico o si la gravedad justifica el tratamiento inmediato. La intervención quirúrgica incluye el procedimiento de relleno interaritenoideo con inyección, reparación endoscópica de la hendidura laríngea y reparación con cirugía abierta de la hendidura laríngea a través de una laringofisura.
7. Colaboración multidisciplinaria:
Terapia del habla para la evaluación y el tratamiento del riesgo de aspiración una vez identificada la hendidura.

IV. Vía aérea glótica: las anomalías glóticas afectan a la vía aérea que contiene a las cuerdas vocales. Las alteraciones glóticas conducen a un llanto disfónico o afónico y también pueden presentarse con estridor. En el caso más extremo de agenesia laríngea, las estructuras laríngeas no logran formarse y no están presentes en la etapa prenatal, lo que requiere un procedimiento tipo EXIT (*v.* Capítulo 17) con el fin de asegurar una vía aérea. Otras anomalías analizadas aquí abajo incluyen la parálisis de las cuerdas vocales y las membranas laríngeas/glóticas:
A. Parálisis bilateral de las cuerdas vocales (Figura 2.9):
1. Etiología y epidemiología:
a. La variedad más frecuente es la idiopática. Otras variantes que son secundarias a trastornos médicos incluyen como causas: malformación de Arnold-Chiari, hemorragia intracraneal, hidrocefalia, meningocele y miastenia *gravis*.
b. Segunda causa más frecuente de estridor neonatal.
c. Incidencia de 0,75 casos por millón de nacimientos por año.

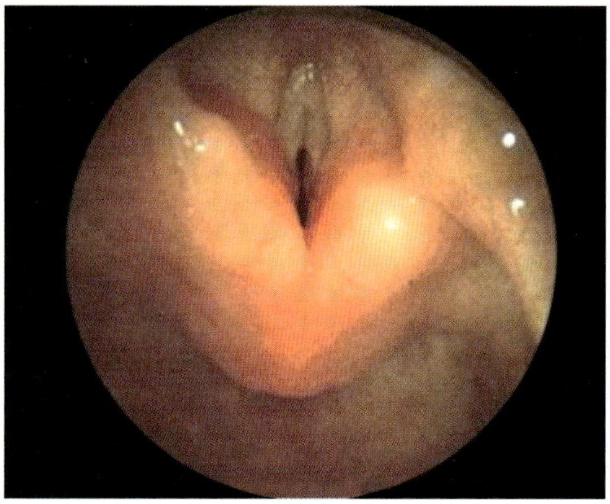

Figura 2.9 Parálisis de las cuerdas vocales que ocasiona obstrucción de la vía aérea al nacimiento.

2. Patogenia:
   La parálisis del abductor de las cuerdas vocales resulta en una posición medial de las cuerdas vocales, lo que limita la apertura glótica y da como resultado estridor y un aumento de la resistencia de la vía aérea.
3. Presentación clínica:
   a. Un estridor agudo inspiratorio o bifásico es la manifestación más frecuente, pero también puede incluir disnea, aspiración crónica y cianosis.
   b. La voz puede variar de débil a normal según el sitio de la lesión.
4. Evaluación diagnóstica:
   a. Laringoscopia de fibra óptica con el paciente despierto.
   b. Microlaringoscopia y broncoscopia con palpación de los aritenoides para descartar fijación de la articulación cricoaritenoidea y estenosis posterior de la glotis.
   c. RM (incluidas la visualización de la fosa posterior y el recorrido de los nervios laríngeos recurrentes) para explorar causas intracraneales y compresivas de la parálisis.
   d. Se puede utilizar la EMG laríngeo para monitorear la función motora y la recuperación.
   e. Se puede utilizar el estudio videofluoroscópico de la deglución (VFSS) o la evaluación endoscópica con fibra óptica de la deglución (FEES) para detectar aspiración.
5. Tratamiento médico:
   a. La resolución espontánea de la parálisis idiopática se produce en hasta el 70% de los pacientes hasta 11 años más tarde.
   b. El tratamiento de la alteración subyacente con un *shunt* VP o con descompresión de la fosa posterior puede resultar en la recuperación de la función en casos de causa secundaria.
6. Tratamiento quirúrgico:
   a. Tradicionalmente se recomienda la traqueostomía para la parálisis persistente con dificultad respiratoria o falla del crecimiento (hasta el 50% de los pacientes).
   b. Los procedimientos de cordotomía transversal endoscópica, aritenoidectomía, lateralización de los aritenoides, laringotraqueoplastia abierta o endoscópica con injerto costocondral posterior y reinervación laríngea son opciones terapéuticas.
   c. La reinervación utiliza la rama superior del nervio fénico anastomosada al músculo cricoaritenoideo posterior y el asa del hipogloso a los aductores laríngeos.
7. Consideraciones multidisciplinarias:
   a. Neurología o neurocirugía: evaluar causas centrales de parálisis.
   b. Terapia del habla: evaluación y tratamiento del riesgo de aspiración.

B. Membrana laríngea/glótica (Figura 2.10):
1. Etiología y epidemiología:
   a. Fallo parcial de recanalización laríngea durante la gestación.
   b. Infrecuente, pero puede ser fatal en el nacimiento si no se la detecta.
2. Patogenia:
   a. El compromiso de la región anterior de la glotis es más frecuente y resulta en una alteración de la vocalización.
   b. Puede presentarse dificultad respiratoria si existe una extensión posterior o inferior que conduce a un aumento de la resistencia de la vía aérea.
3. Presentación clínica:
   a. Estridor importante.

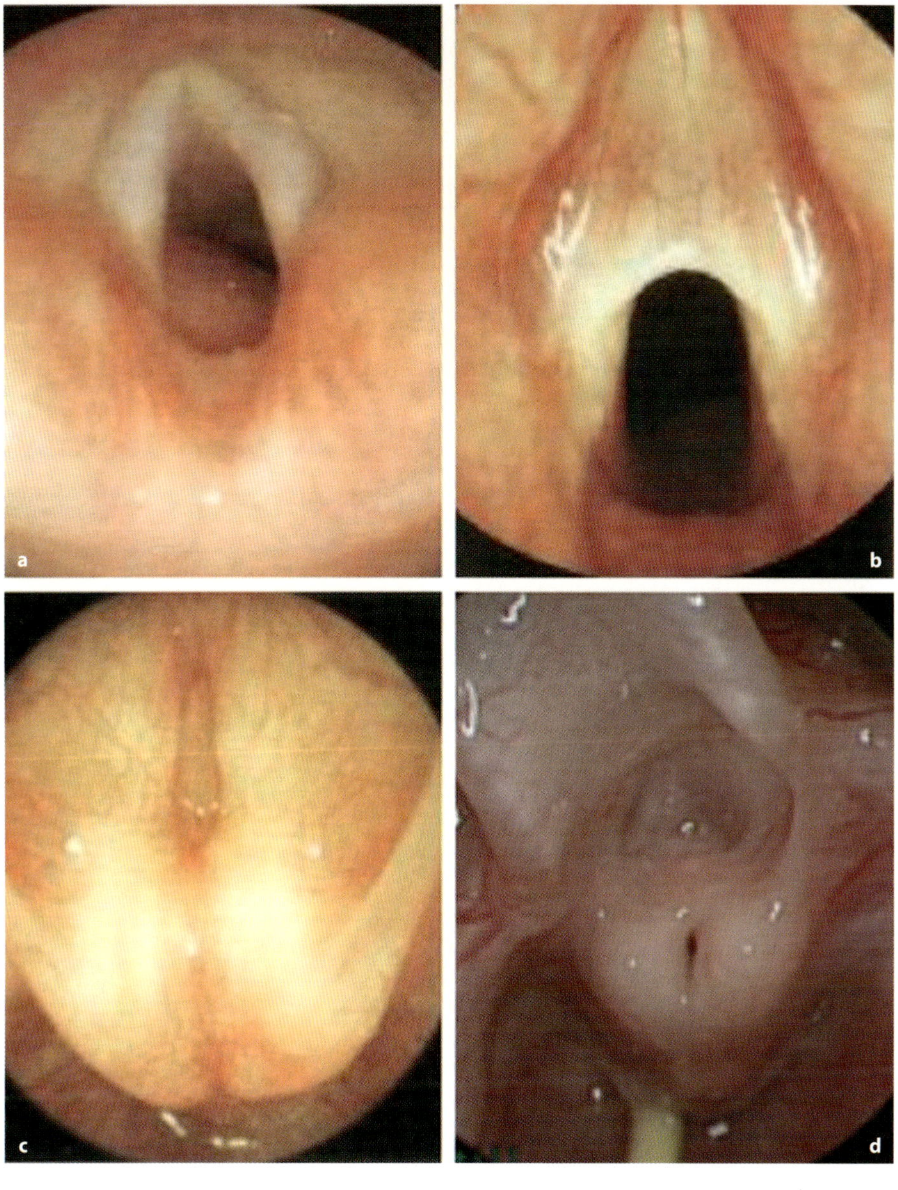

Figura 2.10 Imágenes de microlaringoscopia y broncoscopia de anomalías laríngeas congénitas que ocasionan obstrucción de la vía aérea. **a** Linfangioma glótico. **b** Membrana laríngea. **c** Atresia traqueal. **d** Atresia de cuerdas vocales.

b. Dependiendo de la longitud de la afección y de la extensión subglótica, puede dar como resultado dificultad respiratoria significativa.
c. Las infrecuentes membranas interaritenoideas se presentan con estridor secundario a la imposibilidad de abducir las cuerdas vocales.

4. Diagnóstico:
   a. Laringoscopia de fibra óptica para la identificación; microlaringoscopia y broncoscopia para valorar el carácter de la membrana y su extensión en sentido inferior.
   b. Se describe según la clasificación de Cohen:
      (1) Tipo 1: membrana glótica delgada sin extensión subglótica; obstrucción de la vía aérea menor del 35%.
      (2) Tipo 2: membrana más gruesa con mínima extensión subglótica; obstrucción de la vía área del 35% al 50%.
      (3) Tipo III: membrana sólida con compromiso subglótico; obstrucción de la vía aérea del 50% al 75%.
      (4) Tipo IV: membrana sólida con compromiso y estenosis subglótica; obstrucción de la vía aérea del 75% al 90%.
5. Tratamiento:
   a. El abordaje quirúrgico es el elemento fundamental del tratamiento.
   b. Las membranas delgadas se pueden tratar por vía endoscópica mediante lisis y dilatación.
   c. Las membranas más complejas se pueden tratar por vía endoscópica mediante reconstrucción con colgajo unilateral.

d. Las membranas de gran tamaño con compromiso cartilaginoso subglótico, por lo general, requieren una laringotraqueoplastia con injerto anterior. Las membranas persistentes se pueden tratar mediante inserción de una pieza con cirugía a cielo abierto o endoscópica y traqueostomía.

6. Colaboración multidisciplinaria:
Genética: evaluación en busca de deleción 22q11.2 y otras alteraciones asociadas.

C. Agenesia laríngea/CHAOS (síndrome obstructivo congénito de la vía aérea superior):

1. Etiología y epidemiología:
a. Ausencia completa de recanalización laríngea aproximadamente a las 10 semanas de gestación.
b. Infrecuente.

2. Patogenia:
La atresia laríngea congénita (Figura 2.11) provoca falta de conexión entre la vía aérea superior e inferior. El defecto puede ser aislado o manifestarse asociado con otras anomalías congénitas, en especial una fístula traqueoesofágica, atresia esofágica y encefalocele.

3. Presentación clínica:
a. Dificultad respiratoria al nacer.
b. La presencia de polihidramnios durante la gestación puede conducir al diagnóstico prenatal.

4. Diagnóstico:
a. El diagnóstico fetal se obtiene utilizando la ecografía y se complementa con una RM fetal. Además de polihidramnios, los hallazgos fetales incluyen aplanamiento del diafragma, dilatación de la vía aérea distal y pulmones ecogénicos. La presencia de fístula traqueoesofágica concomitante permite la salida del líquido pulmonar fetal y puede impedir el diagnóstico prenatal.
b. El diagnóstico posnatal resulta en insuficiencia respiratoria aguda con imposibilidad de ventilar al recién nacido.

5. Tratamiento:
a. El tratamiento primario es quirúrgico con traqueostomía.
b. El diagnóstico prenatal justifica el nacimiento por EXIT (*v.* Capítulo 17). La histerotomía se realiza con conservación del flujo sanguíneo placentario y recirculación del líquido amniótico.
c. Los casos con diagnóstico posnatal se tratan mediante traqueostomía de emergencia.
d. Se puede considerar la laringotraqueoplastia en casos seleccionados como tratamiento definitivo.

6. Colaboración multidisciplinaria:
Sala de parto especial para el procedimiento EXIT planificado.

V. Vía aérea subglótica: la vía aérea subglótica es el área justo por debajo de las cuerdas vocales, que se extiende hasta el nivel del borde inferior del cartílago cricoides. El estrechamiento de la subglotis típicamente se origina en una lesión fija y con frecuencia se presenta con estridor bifásico. Las anomalías analizadas a continuación incluyen quistes subglóticos, estenosis subglótica y hemangiomas:

A. Quiste subglótico (Figura 2.12):

1. Etiología y epidemiología:
a. Con mayor frecuencia se asocia a prematuridad y antecedentes de intubación.
b. Resulta de la obstrucción de las glándulas mucosas subglóticas secundaria a fibrosis subepitelial.
c. Etiología desconocida.

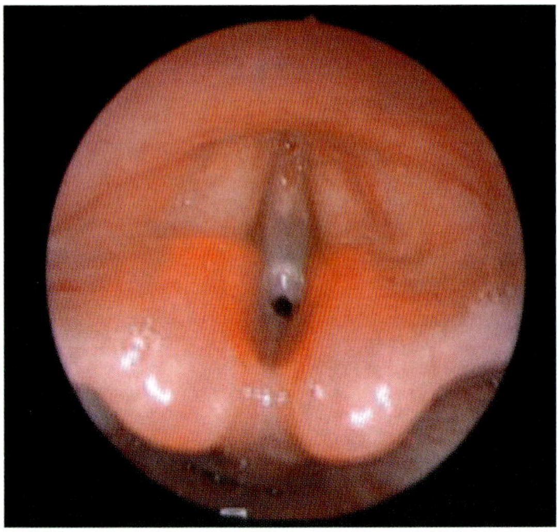

Figura 2.11 Atresia laríngea congénita con fusión casi total de las cuerdas vocales verdaderas. Nótese la pequeña glotis posterior.

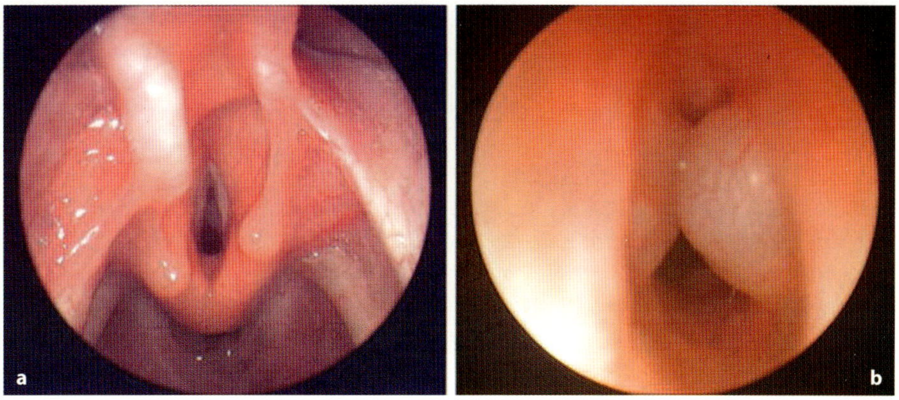

Figura 2.12 Quistes subglóticos observados desde arriba de las cuerdas vocales (**a**) y desde abajo de las cuerdas vocales (**b**).

2. Patogenia:
   Pueden existir quistes únicos o múltiples en forma de lesiones fijas en la subglotis, que aumentan la resistencia de la vía aérea.
3. Presentación clínica:
   a. Un niño con antecedentes de prematuridad e intubación previa que se presenta con estridor bifásico debe despertar sospechas médicas.
   b. También puede estar asociado a apnea, crup recurrente o problemas en la alimentación.
4. Diagnóstico:
   La microlaringoscopia y broncoscopia muestra quistes o estrechamiento subglótico evidentes.
5. Tratamiento médico:
   Los quistes asintomáticos se pueden observar considerando el tratamiento médico del reflujo ácido.
6. Tratamiento quirúrgico:
   a. Marsupialización endoscópica: la técnica depende del cirujano, con mayor frecuencia se realiza utilizando instrumentación microlaríngea o láser de CO_2.
   b. Altas tasas de recurrencia que varían entre el 12% y el 70%.
7. Colaboración multidisciplinaria:
   a. Pulmonar: se asocia frecuentemente a patología de la vía aérea inferior.
   b. Gastroenterología: el reflujo ácido puede potenciar o empeorar la inflamación subglótica.

B. Estenosis subglótica (Figura 2.13):
   1. Etiología y epidemiología:
      a. Estenosis subglótica membranosa originada en una falta de recanalización laríngea.
      b. Estenosis subglótica cartilaginosa secundaria a una deformidad del cartílago cricoides o a un atrapamiento del primer anillo traqueal dentro del cartílago cricoides.

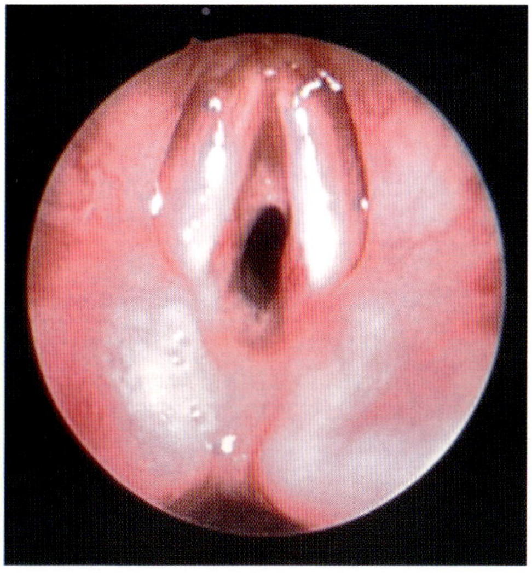

Figura 2.13 Estenosis subglótica adquirida de un niño con antecedentes de intubación prolongada.

c. Adquirida en el 95% de los casos, con mayor frecuencia secundaria a trauma por intubación.
d. Congénita en el 5% de los casos.
2. Patogenia:
Estrechamiento subglótico que conduce a un incremento de la resistencia de la vía aérea.
3. Presentación clínica:
a. El estridor bifásico es lo más frecuente.
b. Dependiendo de la gravedad, los niños pueden ser asintomáticos, tener episodios de crup recurrente en casos leves o dificultad respiratoria en casos graves.
4. Diagnóstico:
a. La laringoscopia de fibra óptica puede mostrar evidencia de estrechamiento subglótico, pero el método de referencia para el diagnóstico y la clasificación es la microlaringoscopia y la broncoscopia.
b. Las radiografías de la vía aérea pueden evidenciar estrechamiento subglótico.
c. El grado de estenosis se determina utilizando la clasificación de Cotton-Myer.
5. Tratamiento:
a. La estenosis grado I se trata frecuentemente de manera conservadora y, por lo general, se supera con el tiempo.
b. Procedimientos endoscópicos, que incluyen lisis y dilatación, para la estenosis membranosa sintomática grado I y II.
c. La estenosis membranosa grado III se puede tratar con técnicas endoscópicas, pero con frecuencia requiere una reconstrucción laringotraqueal a cielo abierto.
d. Las estenosis cartilaginosas sintomáticas requieren expansión de la vía aérea mediante laringotraqueoplastia con traqueostomía o sin esta de acuerdo con el grado de estenosis y la salud del paciente.
e. Las estenosis grado IV requieren traqueostomía y laringotraqueoplastia o resección cricotraqueal.
6. Colaboración multidisciplinaria:
a. Neumología: frecuentemente asociada con patología de la vía aérea inferior.
b. Gastroenterología: el reflujo ácido puede potenciar o empeorar la estenosis.

C. Hemangioma (Figuras 2.14 y 2.15):
1. Etiología y epidemiología:
a. Los hemangiomas son secundarios a una proliferación anormal de pequeños vasos sanguíneos.
b. El hemangioma es el tumor infantil más frecuente.
c. Incidencia del 1% al 2,6% al nacer y ~10% hacia el año de edad.
d. Relación mujer:hombre de 3 : 1; el 60% de los casos se producen en la cabeza y el cuello.
2. Patogenia:
Tumor vascular benigno que afecta a la subglotis, la glotis o la supraglotis con una historia natural similar a la de los hemangiomas cutáneos, que incluye fases de proliferación e involución.
3. Presentación clínica:
a. Estridor inspiratorio o bifásico. Aproximadamente el 30% de los casos se presentan en el nacimiento, y casi todos los casos sintomáticos se producen hacia los 6 meses. Los signos empeoran durante la fase proliferativa.
b. Historia natural: fase proliferativa (primeros 8 a 12 meses de vida), inactividad, involución lenta (comienza alrededor de los 12 meses de edad e involuciona a velocidades variables típicamente en 5 a 8 años).
4. Diagnóstico:
a. El 80% de los casos se detectan el primer mes de vida; se presentan típicamente a las 2-4 semanas de edad.
b. Los hemangiomas cutáneos están presentes en el 50% de los niños con hemangiomas subglóticos.
c. Es muy probable que la distribución en "barba" del hemangioma facial tenga un hemangioma simultáneo de la vía aérea.

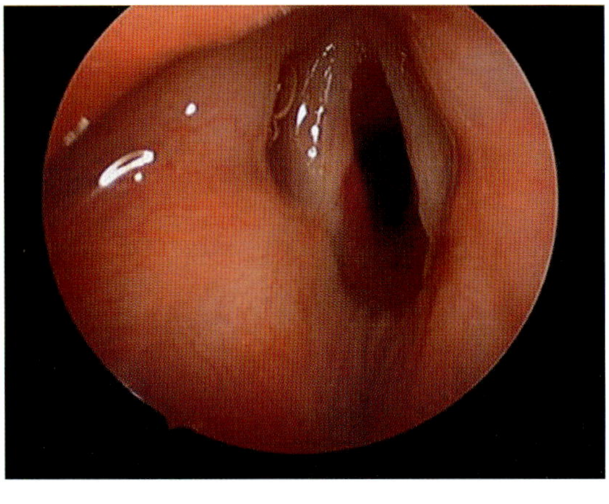

Figura 2.14 Hemangioma de la vía aérea.

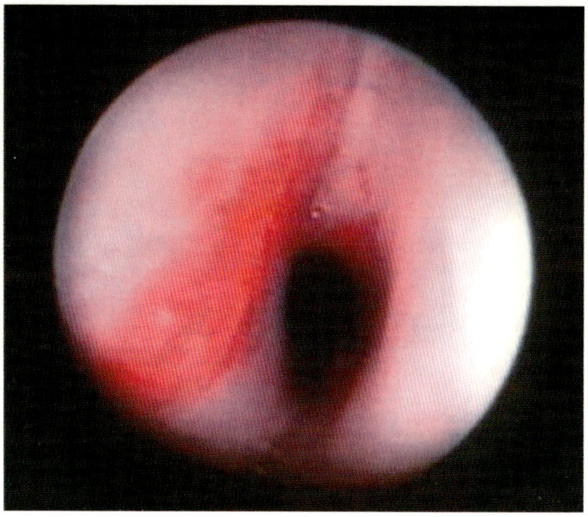

Figura 2.15 Hemangioma de la vía aérea sobre la pared posterior de la glotis y la subglotis.

d. La radiografía de la vía aérea muestra estrechamiento subglótico asimétrico.
e. La microlaringoscopia y broncoscopia revela un tumor compresible de tejido blando con congestión vascular.

5. Tratamiento médico:
   a. Los hemangiomas subglóticos pequeños con la resultante obstrucción de bajo grado se tratan con propranolol. La dosificación es escalada hasta un máximo de 3 mg/kg. El propranolol conlleva riesgo de hipoglucemia y está contraindicado en niños con asma grave.
   b. Los hemangiomas de tamaño moderado a grande con dificultad respiratoria se pueden tratar en agudo con corticoides intralesionales o sistémicos.
6. Tratamiento quirúrgico:
   a. Habitualmente el tumor es blando y compresible, lo que permite la intubación, incluso cuando la estenosis es importante.
   b. Los hemangiomas refractarios al propranolol se tratan mediante laringotraqueoplastia con resección submucosa de la lesión por cirugía abierta.
7. Colaboración multidisciplinaria:
   Dermatología: evaluar al paciente para el tratamiento médico sistémico.

VI. Tráquea: la tráquea comienza inmediatamente por debajo del cartílago cricoides y se extiende en sentido distal hacia la carina donde se separan los bronquios principales. Las anomalías de la tráquea, por lo general, requieren la intervención multidisciplinaria de cirugía pediátrica o cirugía cardiotorácica. El momento de aparición y la presentación clínica de las anomalías traqueales son más variables, ya que la patología es más heterogénea. Las anomalías analizadas a continuación incluyen anillos traqueales completos, anillos vasculares extrínsecos, hendidura traqueal, fístula traqueoesofágica y traqueomalacia:

A. Anillos traqueales completos (Figura 2.16):

1. Etiología y epidemiología:
   a. Desarrollo anormal de los anillos traqueales, probablemente después de la octava semana de gestación.
   b. El cartílago con la típica forma en "C" se fusiona en su porción posterior y hay ausencia de la porción membranosa posterior de la tráquea.
   c. Se asocian a otras malformaciones de la tráquea.
   d. Incidencia estimada de 1 en 64 500.
2. Patogenia:
   a. La porción membranosa posterior de la tráquea está ausente, lo que resulta en un diámetro traqueal fijo y estrecho.
   b. Puede consistir en unos pocos anillos traqueales o afectar a toda la longitud de la tráquea (manguito traqueal).
3. Presentación clínica:
   a. El estridor fuerte y ruidoso puede ser inspiratorio (tráquea cervical), espiratorio (tráquea torácica) o bifásico.
   b. Los signos pueden no ser evidentes hasta que se produce una estenosis mayor del 50% y se pueden detectar en un contexto de enfermedad respiratoria que exacerba el estrechamiento.
4. Diagnóstico:
   a. Las radiografías de tórax pueden aportar indicios de estenosis al demostrar una columna aérea estrecha.
   b. Se puede utilizar la fluoroscopia de la vía aérea para valorar el estrechamiento y las anomalías asociadas del árbol pulmonar, las cuales están presentes en hasta el 20% de los casos.

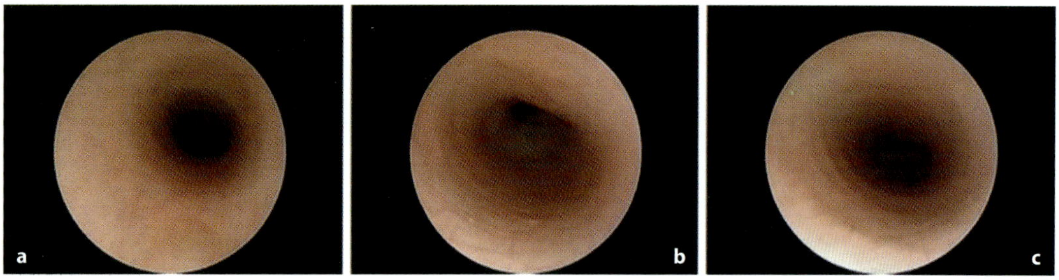

Figura 2.16 Imágenes endoscópicas de un niño con un largo segmento de anillos traqueales completos. **a** Vista que muestra el comienzo de los anillos. **b** Vista que muestra la sección media de los anillos. **c** Vista que muestra el extremo distal de los anillos.

c. Se puede utilizar la TC o la RM junto con estudios vasculares para evaluar en profundidad la estenosis así como detectar malformaciones/anomalías vasculares y compresión extrínseca.
d. La broncoscopia rígida sigue siendo el método de referencia para el diagnóstico, ya que permite evaluar la extensión del compromiso.

5. Tratamiento:
   En casos seleccionados, los pacientes con signos leves pueden ser monitoreados y ante enfermedad respiratoria pueden requerir esteroides y un control estrecho.
6. Tratamiento quirúrgico:
   a. La traqueoplastia lateral realizada a través de un abordaje esternal o cervical es actualmente la modalidad quirúrgica de elección.
   b. Se ha utilizado la técnica de ensanchamiento utilizando cartílago o pericondrio para la reparación (resultados variables).
7. Colaboración multidisciplinaria:
   a. Cirugía cardiotorácica: ante el compromiso de la tráquea torácica, para el tratamiento quirúrgico puede requerir ECMO o *bypass* cardíaco transitorio.
   b. Malformaciones vasculares presentes en hasta el 50% de los casos.

B. Anillos vasculares extrínsecos (Figura 2.17):
1. Etiología y epidemiología:
   a. Desarrollo anormal del sistema de arcos branquiales.
   b. Infrecuentes; por lo general, asociados a otras anomalías cardíacas.
2. Patogenia:
   Patrón de ramificación anormal de los vasos que se originan del arco aórtico y del tronco pulmonar.
3. Presentación clínica:
   a. La magnitud de los problemas respiratorios y las dificultades para la alimentación varía según el grado y el sitio de la compresión de la tráquea, los bronquios o el esófago.
   b. Varían desde asintomáticos hasta dificultad respiratoria grave.
   c. Pueden presentarse como infección pulmonar recurrente, tos, estridor o disfagia.
4. Diagnóstico:
   a. El esofagograma con bario, la ecocardiografía, la TC, la RM y la angiografía ayudan al diagnóstico.
   b. Broncoscopia y esofagoscopia rígidas para la evaluación definitiva y para identificar anomalías traqueobronquiales concomitantes, incluidos anillos completos y origen bronquial anormal.
5. Tratamiento médico:
   Ninguno.
6. Tratamiento quirúrgico:
   a. Anomalías heterogéneas, por lo que no se define una única intervención quirúrgica.
   b. La cirugía cardiotorácica es el medio más frecuente para abordar las necesidades quirúrgicas.
   c. Con mayor frecuencia se trata mediante pexia o división vascular con reimplante o sin este.
7. Consideraciones multidisciplinarias:
   a. Cardiología: evaluación cardíaca e identificación de anomalías cardíacas secundarias.
   b. Cirugía cardiotorácica: tratamiento quirúrgico definitivo.
   c. Cirugía pediátrica: se puede involucrar para el tratamiento esofágico.

C. Hendiduras traqueales (Figura 2.8):
1. Etiología y epidemiología:
   a. Desarrollo incompleto del tabique traqueoesofágico.
   b. Los síndromes asociados incluyen el de Pallister-Hall, el de Opitz-Frias y VACTERL.

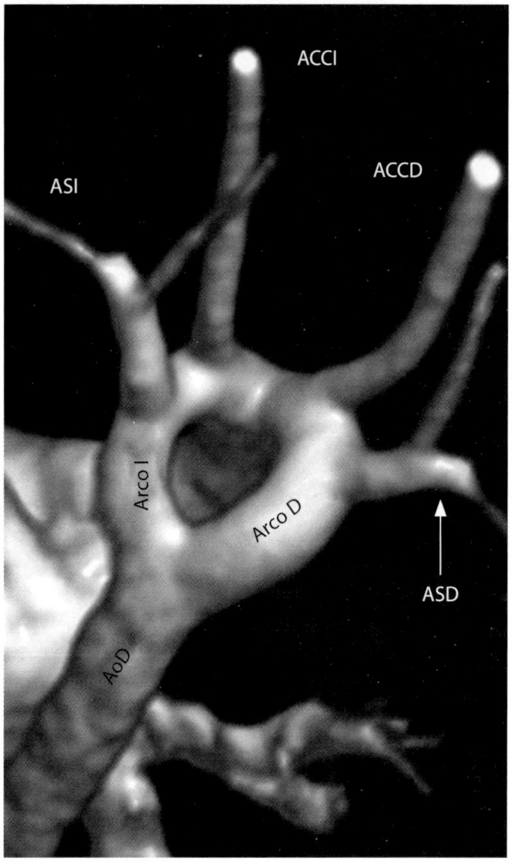

Figura 2.17 Angiorresonancia de un doble arco aórtico no obstructivo visualizado desde una vista oblicua posterior derecha con angulación craneal. Nótese que el arco aórtico derecho es ligeramente más grande. AoD: aorta descendente; Arco I: arco izquierdo; ACCI: arteria carótida común izquierda; ASI: arteria subclavia izquierda; Arco D: arco derecho; ACCD: arteria carótida común derecha; ASD: arteria subclavia derecha.

c. Las hendiduras están presentes en el 6% de los pacientes con fístula traqueoesofágica.

2. Patogenia:
   a. Con mayor frecuencia se presenta con aspiración. Como resultado, puede haber dificultad respiratoria o cianosis con la alimentación. La aspiración grave provoca fallo del crecimiento o neumonía recurrente.
   b. La mucosa redundante excesiva también puede causar estridor y obstrucción de la vía aérea.
   c. Los tipos III y IV tienen una mortalidad elevada.
3. Presentación clínica:
   a. Alto índice de sospecha de esta anomalía en niños con aspiración.
   b. Además, se puede presentar con dificultad para intubar o para ventilar como resultado de un gran escape de aire.
4. Diagnóstico:
   a. La deglución de bario modificada o la exploración por FEES pueden mostrar un patrón de aspiración de posterior a anterior.
   b. La laringoscopia de fibra óptica en hendiduras de gran tamaño muestra el "signo de Ram" con tejido blando redundante adyacente a los cartílagos aritenoides, que prolapsa hacia el borde de la hendidura.
   c. El diagnóstico adecuado requiere una microlaringoscopia y broncoscopia con exploración de la comisura posterior.
   d. La suspensión con utilización de separadores de las cuerdas vocales puede ayudar al diagnóstico.
   e. Las hendiduras frecuentemente se describen según la clasificación de Benjamin-Inglis:
      (1) Tipo I: comprende la región interaritenoidea hacia abajo e incluye a las cuerdas vocales.
      (2) Tipo II: extensión hacia el cartílago cricoides.
      (3) Tipo III: extensión a través del cartílago cricoides hacia la tráquea cervical.
      (4) Tipo IV: extensión hacia la tráquea intratorácica.
5. Tratamiento:
   a. El tratamiento endoscópico con aproximación con suturas puede ser factible ante hendiduras pequeñas.
   b. Frecuentemente para las hendiduras más profundas se indica reparación abierta mediante abordaje por faringotomía transtraqueal o lateral.
   c. Por lo general, se requiere ECMO o *bypass* cardiopulmonar (BCP) para la reparación de la hendidura tipo IV.
   d. A pesar de la reparación, existe una mortalidad mayor del 90% en pacientes con hendidura tipo IV.

6. Colaboración multidisciplinaria:
   a. Cirugía general para el tratamiento de exclusión esofágica y con frecuencia gástrica. La microgastria es un hallazgo asociado frecuente.
   b. Neumología: la traqueobroncomalacia grave frecuentemente refractaria puede resultar en una dependencia prolongada de la traqueostomía.

D. Fístula y divertículos traqueoesofágicos:
1. Etiología y epidemiología:
   a. No hay una teoría unificadora propuesta para abordar este heterogéneo grupo de anomalías.
   b. Probablemente sean multifactoriales; el 50% se asocia con otras malformaciones.
   c. Incidencia de 1 cada 2500 a 4500 nacidos vivos.
   d. Asociado con síndromes VACTERL, CHARGE, anemia de Fanconi, de Opitz G y de Goldenhar.
2. Patogenia:
   a. Diversos grados de atresia esofágica con fístula asociada o sin esta.
   b. La conexión a la tráquea impide la llegada de saliva y alimentos al estómago y establece una conexión directa por la cual el contenido gástrico pasa hacia el árbol traqueobronquial.
   c. Los signos respiratorios frecuentemente son exacerbados por la traqueobroncomalacia asociada.
3. Presentación clínica:
   a. La mayoría de los pacientes son asintomáticos las primeras horas de vida.
   b. Por lo general, el exceso de saliva y la acumulación de secreciones son los primeros signos en ser detectados.
   c. Problemas de alimentación con tos, regurgitación, cianosis durante las comidas y potencialmente dificultad respiratoria.
4. Diagnóstico:
   a. Radiografía AP/lateral con aire o contraste para ayudar a delimitar el divertículo, se puede observar un catéter enrollado/sonda de alimentación.
   b. Fluoroscopia para una evaluación más detallada de la anomalía.
   c. Microlaringoscopia y broncoscopia para la evaluación del divertículo traqueal y evaluación endoscópica con catéter blando (tipo Foley).
   d. Clasificación de Ladd y Gross:
      (1) Tipo A: atresia esofágica (AE) sin fístula (6%).
      (2) Tipo B: AE con fístula proximal (5%).
      (3) Tipo C: AE con fístula distal (84%).
      (4) Tipo D: AE con fístula doble (1%).
      (5) Tipo E: fístula traqueoesofágica sin atresia - tipo H (4%).
5. Tratamiento médico:
   a. Sonda de aspiración continua para la succión de la saliva y el contenido gástrico y así evitar la neumonía antes del tratamiento quirúrgico.
   b. Posicionamiento para minimizar la cantidad de secreciones hacia los pulmones. Elevación de la cabeza de la cama.
   c. Pueden estar indicados antibióticos.
6. Tratamiento quirúrgico:
   a. Tratamiento quirúrgico para la reparación una vez que sea médicamente posible.
   b. El abordaje operatorio de un niño con AE depende en gran medida del tipo específico de anomalía presente y la existencia de alteraciones asociadas.
7. Consideraciones multidisciplinarias:
   a. Cirugía pediátrica: frecuentemente es el equipo terapéutico primario.
   b. Genética: el 50% de los pacientes presentan malformaciones asociadas.

E. Traqueomalacia (Figura 2.18).
1. Etiología y epidemiología:
   a. La traqueomalacia primaria es una debilidad aislada de la pared traqueal, provoca sintomatología de la vía aérea.
   b. La traqueomalacia secundaria es una debilidad de la pared traqueal que se produce como resultado de la compresión extrínseca por parte de una anomalía vascular o asociada a una fístula traqueoesofágica o a una hendidura traqueal.
   c. Por lo general, la traqueomalacia secundaria persiste luego de la reparación quirúrgica de las anomalías traqueales asociadas.
   d. Se observa con mayor frecuencia en niños prematuros con ventilación prolongada e insuficiencia respiratoria dependiente del ventilador.
   e. Infrecuente.
   f. Puede estar asociada a síndromes y a otras anomalías del árbol traqueobronquial.
2. Patogenia:

   La debilidad de la tráquea cartilaginosa resulta en diversos grados de colapso dinámico de la pared traqueal durante la espiración, lo que aumenta la resistencia de la vía aérea.

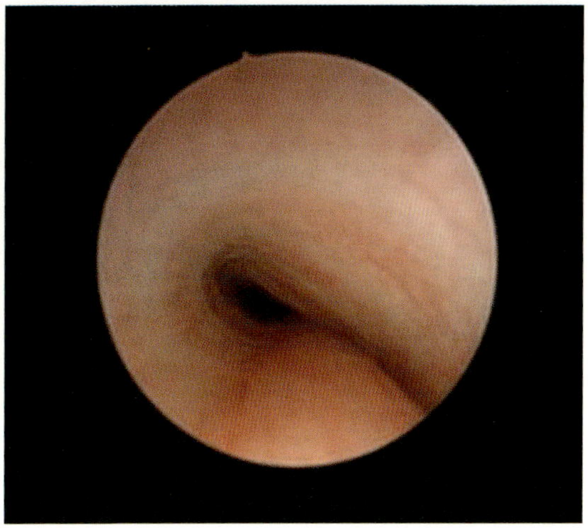

Figura 2.18 Traqueomalacia asociada a compresión por la arteria innominada y un timo de gran tamaño.

3. Presentación clínica:
   a. La presentación más frecuente es con estridor/sibilancias durante la espiración.
   b. Amplio espectro de signos respiratorios que van desde tos crónica hasta apnea recurrente potencialmente fatal.
4. Diagnóstico:
   a. La broncoscopia es el método de referencia para el diagnóstico.
   b. El tamizaje radiológico/fluoroscopia de la vía aérea, la TC de tórax, la RM o el traqueobroncograma también pueden ser útiles para el diagnóstico si no hay disponibilidad de broncoscopia.
5. Tratamiento médico:
   a. Los casos leves se deben observar.
   b. Tratamiento de sostén con fármacos inhalados, fisioterapia torácica; la ventilación con presión positiva mediante CPAP o BiPAP puede estar indicada en casos graves.
6. Tratamiento quirúrgico:
   a. Puede requerir una traqueostomía transitoria o prolongada para ventilación con presión positiva.
   b. Endoprótesis en la vía aérea; las intervenciones endoscópicas raramente se indican y son controvertidas.
   c. Tratamiento de la compresión extrínseca mediante pexia (aortopexia) o desvío vascular.
   d. Tratamiento de la fístula traqueoesofágica.
7. Colaboración multidisciplinaria:
   a. Neumología: broncoscopia flexible, tratamiento médico, ventilación no invasiva.
   b. Cirugía cardiotorácica pediátrica: tratamiento quirúrgico de trastornos asociados.

Bibliografía de consulta

Ayari S, Aubertin G, Girschig H, Van Den Abbeele T, Mondain M. Pathophysiology and diagnostic approach to laryngomalacia in infants. Eur Ann Otorhinolaryngol Head Neck Dis 2012; 129 (5): 257-63.

Belden CJ, Mancuso AA, Schmalfuss IM. CT features of congenital nasal piriform aperture stenosis: initial experience. Radiology 1999; 213 (2): 495-501.

Coran AG, Adzick NS, Krummel TM, editors. Pediatric surgery. 7ª ed. St. Louis: Elsevier Saunders, 2012; p. 893-918.

Dobbie AM, White DR. Laryngomalacia. Pediatr Clin North Am 2013; 60 (4): 893-902.

Evans KN, Sie KC, Hopper RA, Glass RP, Hing AV, Cunningham ML. Robin sequence: from diagnosis to Development of an effective management plan. Pediatrics 2011; 127 (5): 936-48.

Ho AS, Koltai PJ. Pediatric tracheal stenosis. Otolaryngol Clin North Am 2008; 41 (5): 999-1021.

Kir M, Saylam GS, Karadas U, Yilmaz N, Çakmakçi H, Uzuner N, Güzeloğlu M, Ugurlu B, Oto Ö. Vascular rings: presentation, imaging strategies, treatment, and outcome. Pediatr Cardiol 2012; 33 (4): 607-17.

Lioy J, Sobol S, editors. Disorders of the neonatal airway: fundamentals for practice. Berlín: Springer, 2015.

Sharma N, Srinivas M. Laryngotracheobronchoscopy prior to esophageal atresia and tracheoesophageal fistula repair—its use and importance. J Pediatr Surg 2014; 49 (2): 367-9.

Tsai YT, Lee LA, Fang TJ, Li HY. Treatment of vallecular cysts in infants with and without coexisting laryngomalacia using endoscopic laser marsupialization: fifteen-year experience at a single-center. Int J Pediatr Otorhinolaryngol 2013; 77 (3): 424-8.

Tsurumi H, Ito M, Ishikura K, Hataya H, Ikeda M, Honda M, Nishimura G. Bifid epiglottis: syndromic constituent rather than isolated anomaly. Pediatr Int 2010; 52 (5): 723-8.

Wine TM, Dedhia K, Chi DH. Congenital nasal piriform aperture stenosis: is there a role for nasal dilation? JAMA Otolaryngol Head Neck Surg 2014; 140 (4): 352-6.

3

Anomalías del desarrollo pulmonar

Mohammad A. Attar • Subrata Sarkar

I. Anomalías según la etapa del desarrollo:
   A. La mayoría de las malformaciones pulmonares se originan durante los estadios embrionario y seudoglandular del desarrollo pulmonar.
   B. El espectro de las malformaciones del desarrollo relacionadas con la formación de los brotes pulmonares, la morfogénesis de la ramificación y la separación de la tráquea del esófago incluyen atresia de laringe, de tráquea y de esófago; fístula traqueoesofágica; aplasia pulmonar; y quistes broncogénicos.
   C. Las anomalías del desarrollo relacionadas con el estadio seudoglandular del desarrollo pulmonar y la falta de cierre adecuado de la cavidad pleuroperitoneal incluyen el secuestro pulmonar intralobar, la malformación adenomatoidea quística, la displasia alvéolo capilar y la hipoplasia pulmonar.
   D. El espectro de anormalidades que surgen en los estadios canalicular y sacular del desarrollo pulmonar se relaciona con el crecimiento y la maduración del parénquima respiratorio y su vascularización, e incluye displasia acinar, displasia alvéolo-capilar e hipoplasia pulmonar.
   E. La lesión pulmonar aguda en el período neonatal puede alterar el posterior crecimiento y desarrollo alveolar y de la vía aérea.

II. Las anomalías congénitas del pulmón se pueden clasificar como malformaciones en los siguientes lugares:
   A. El árbol traqueobronquial (*v.* Capítulo 2).
   B. Parénquima pulmonar distal.
   C. Anomalías en los árboles arterial y venoso y en el sistema linfático pulmonar.

III. Malformaciones del parénquima pulmonar:
   A. Enfisema lobar congénito (ELC):
      1. Puede ser lobar, regional o segmentario, o por hiperinsuflación pulmonar.
      2. El ELC puede ser el resultado de una malformación en el cartílago bronquial con anillos ausentes o incompletos, un quiste bronquial, un tapón de moco o de meconio en el bronquio, o una obstrucción bronquial extrínseca causada por vasos dilatados, o tumores intratorácicos, tales como quistes broncogénicos, secuestros extralobares, ganglios linfáticos aumentados de tamaño y neoplasias. Estas lesiones causan atrapamiento aéreo, compresión del resto del pulmón o de los lóbulos homolaterales y dificultad respiratoria.
      3. El ELC habitualmente afecta a los lóbulos superior y medio del pulmón derecho y al lóbulo superior del pulmón izquierdo.
      4. La edad al momento del diagnóstico se relaciona estrechamente con la gravedad de la dificultad respiratoria y con la cantidad de pulmón funcionante.
      5. El diagnóstico se hace mediante radiografía, la cual revela la distribución lobar de la hiperaireación con compresión del parénquima pulmonar adyacente.
   B. Agenesia y aplasia pulmonar:
      1. Una forma de detención del desarrollo pulmonar que provoca ausencia del parénquima pulmonar distal.
      2. La agenesia pulmonar es la ausencia completa de uno o ambos pulmones, incluidos los bronquios, bronquiolos, vasos y parénquima respiratorio.
      3. La aplasia pulmonar se produce cuando solo existen bronquios rudimentarios; cada uno finaliza en un saco ciego, sin vasos pulmonares ni parénquima respiratorio.

4. Este defecto se origina temprano en el desarrollo pulmonar cuando el primordio respiratorio se bifurca en los brotes pulmonares primitivos derecho e izquierdo.
5. La agenesia pulmonar unilateral es más frecuente que la bilateral.
6. La radiografía muestra una densidad homogénea en el lugar del pulmón, las costillas se aprecian fusionadas del lado comprometido y existe un desplazamiento mediastinal. La TC de tórax confirma la ausencia de tejido pulmonar.

C. Hipoplasia pulmonar:
1. Se desarrolla como resultado de otras anomalías en el feto en desarrollo. Muchas de ellas restringen físicamente el crecimiento o la expansión del pulmón periférico.
2. Se presenta en niños con agenesia o displasia renal, obstrucción de la salida de la vejiga, pérdida o disminución del líquido amniótico debido a rotura prematura de membranas, hernia diafragmática, derrames pleurales de gran tamaño, anomalías congénitas del sistema neuromuscular y anomalías cromosómicas, entre las que se incluyen trisomías 13, 18 y 21.

D. Hernia diafragmática congénita (HDC):
1. La HDC se produce en 1 de cada 2000 a 3000 nacimientos.
2. El 50% de los casos se asocian a otras malformaciones, especialmente defectos del tubo neural, defectos cardíacos y malrotación intestinal.
3. En la HDC, el canal pleuroperitoneal no logra cerrarse. Esto permite que las vísceras abdominales protruyan hacia la cavidad pleural lo que restringe el crecimiento pulmonar.
4. El sitio más frecuente es el hemitórax izquierdo; el defecto diafragmático posterior (foramen de Brochdalek) se presenta en el 70% de los niños.
5. La gravedad de la hipoplasia pulmonar resultante varía, probablemente depende del momento de inicio de la compresión, y se asocia la compresión temprana grave de los pulmones con mayor hipoplasia.
6. Existe una disminución del número y tamaño de los alvéolos y una reducción de los vasos pulmonares.
7. Los niños con HDC grave se presentan en el nacimiento con cianosis, dificultad respiratoria, abdomen excavado, ruidos respiratorios atenuados del lado de la hernia y desplazamiento de los ruidos cardíacos hacia el lado opuesto.
8. El diagnóstico prenatal frecuentemente se realiza mediante ecografía, la cual, por lo general, es indicada por la existencia de polihidramnios.
9. Con frecuencia existe hipertensión pulmonar grave, probablemente debido a la mayor proporción de arterias musculares en la periferia pulmonar, lo que resulta en una mayor resistencia vascular pulmonar.

E. Malformación congénita de la vía aérea pulmonar (MCVAP):
1. La MCVAP es un trastorno del desarrollo pulmonar que afecta a las vías aéreas de pequeño tamaño y al parénquima pulmonar distal con crecimiento bronquiolar excesivo que tiene formas quísticas y no quísticas.
2. Previamente, las MCVAP se denominaban malformaciones adenomatoideas quísticas congénitas (MAQC), las cuales se dividían en tres tipos principales según el tamaño de los quistes y sus características celulares (predominantemente células bronquiales, bronquiolares o de los conductos bronquiolares/alveolares). En la clasificación actual, se añadieron dos tipos adicionales (tipo 0 que se origina en la tráquea y lesiones tipo 4 que tienen origen alveolar/acinar distal).
3. La clasificación más sencilla basada en hallazgos anatómicos y ecográficos incluye dos tipos principales: macroquístico y microquístico:
   a. En el tipo macroquístico los quistes son visibles en la ecografía fetal y el pronóstico es mejor.
   b. En el tipo microquístico, los quistes son más pequeños y el tumor tiene un aspecto sólido.
4. El pronóstico es peor si el tumor quístico es muy grande y está asociado a desplazamiento del mediastino, polihidramnios, hipoplasia pulmonar o hidropesía fetal.
5. Tras el parto, debido a que están conectados a las vías aéreas, los quistes se llenan de aire, producen una mayor compresión del pulmón adyacente y resultan en dificultad respiratoria.
6. La utilización generalizada de la ecografía prenatal ha resultado en un aumento en el diagnóstico prenatal de MCVAP. Es posible la regresión espontánea de este trastorno con pulmones de aspecto normal al nacimiento.
7. Las MCVAP asociadas a dificultad respiratoria se extirpan quirúrgicamente. En los pacientes sin dificultad respiratoria se puede evaluar las MCVAP mediante TC de tórax y se las puede extirpar al año de vida, debido al aumento del riesgo de sangrado, de infecciones y de enfermedad maligna.

F. Secuestro broncopulmonar:
1. Se desarrolla como una masa de tejido pulmonar no funcional, no conectado al árbol traqueobronquial que recibe su irrigación sanguínea de una o más arterias sistémicas anormales.
2. Existen dos formas de secuestro broncopulmonar, que dependen de si se encuentra dentro (intralobar) o fuera (extralobar) del revestimiento pleural visceral.
3. La mayoría de los niños con secuestro broncopulmonar son asintomáticos en el período neonatal.
4. Si el secuestro es suficientemente grande, puede haber cianosis persistente y dificultad respiratoria.
5. Algunos casos pueden presentarse con hidrotórax unilateral de gran tamaño, posiblemente secundario a obstrucción linfática o insuficiencia cardíaca congestiva secundaria a un gran *shunt* de izquierda a derecha a través del secuestro.

6. El aspecto clásico en la radiografía de tórax consiste en un tumor triangular u ovalado en la base pulmonar de un lado del tórax, habitualmente el izquierdo.
7. El diagnóstico se confirma con TC de tórax y angiorresonancia.

G. Displasia alvéolo capilar:
1. Existe una desalineación de las venas pulmonares.
2. Se caracteriza por una vascularización inadecuada del parénquima alveolar que resulta en una disminución del número de capilares en la pared alveolar.
3. Esta malformación causa hipertensión pulmonar persistente en el recién nacido y es siempre fatal.

H. Linfangiectasia pulmonar congénita (LPC):
1. Trastorno extremadamente infrecuente que consiste en vasos linfáticos distendidos o dilatados en forma considerable, ubicados en el tejido conectivo broncovsacular, a lo largo de los tabiques interlobulares y en la pleura. Puede ser primaria, secundaria o generalizada.
2. Este trastorno se ha asociado con los síndromes de Noonan, de Ulrich-Turner y de Down.
3. La linfangiectasia primaria es un defecto del desarrollo en el cual los vasos linfáticos pulmonares no logran conectarse con los vasos linfáticos sistémicos. Los niños afectados padecen dificultad respiratoria y derrames pleurales.
4. La linfangiectasia secundaria se asocia con malformaciones cardiovasculares.
5. La linfangiectasia generalizada se caracteriza por la proliferación de los espacios linfáticos y se produce en el pulmón como parte de una anomalía sistémica, en la cual también se encuentran múltiples linfangiomas en los huesos, las vísceras y los tejidos blandos.
6. Los pacientes con linfangiectasia pulmonar se presentan con hidropesía fetal no inmunológica y derrames pleurales. Estos últimos son típicamente quilosos. Los derrames pleurales en el período neonatal pueden ser serosos con mínimo contenido de triglicéridos, en particular antes de que se establezca la alimentación enteral.

I. Otras anomalías congénitas del sistema linfático pulmonar que se presentan con quilotórax (*v.* Capítulo 73). Estas anomalías se caracterizan por la dilatación y proliferación de los capilares linfáticos (linfangiomatosis), que puede estar limitada a los pulmones y asociada con quilotórax o comprometer otros órganos como el bazo y los huesos, y, habitualmente, es progresiva. El quilotórax congénito también puede ser idiopático (no asociado a linfangiectasia ni a linfangiomas), ser parte de un síndrome de displasia linfática congénita (enfermedad de Milroy) o como parte de un síndrome que incluye displasia linfática (como los síndromes de Turner, de Noonan y de Ehlers-Danlos).

J. Otros trastornos que se manifiestan como enfermedad pulmonar intersticial:
1. Alteraciones de la proteína surfactante (PS) B y C (deficiencias y disfunción) que se asocian a anomalías de los cuerpos lamelares relacionados con un déficit del gen ABCA3, deficiencia del factor de transcripción tiroideo 1 (TTF1) o deficiencia del receptor del factor estimulante de colonias de granulocitos y macrófagos (GM-CSF).
2. La lesión pulmonar relacionada con fibrosis quística y deficiencia de alfa-1-antitripsina también se puede presentar como disfunción pulmonar y enfisema.
3. Habitualmente se lleva a cabo una evaluación diagnóstica de estos trastornos, debido a una insuficiencia respiratoria grave persistente en el período neonatal que no responde al tratamiento convencional ni a la oxigenación mediante membrana extracorpórea.

Bibliografía de consulta

Abman SH. Fetal and neonatal physiology. 4ª ed. Philadelphia: WB Saunders, 2011; p. 864-77.
Bengtsson B-OS. Neonatal lymphatic (chylous) disorders. NeoReviews 2013; 14: e600-12.
Keller RL, Guevara-Gallardo S, Farmer DL. Malformations of the mediastinum and lung parenchyma. En: Gleason CA, Devaskar SU, editors. Avery's diseases of the newborn. 9ª ed. Philadelphia: Elsevier/Saunders, 2012; p. 672-97.
Nogee LM. Genetic basis of children's interstitial lung disease. Pediatr Allergy Immunol Pulmonol 2010; 23: 15-24.
Sandu K, Monnier P. Congenital tracheal anomalies. Otolaryngol Clin N Am 2007; 40: 193-217.
Wert SE. Normal and abnormal structural development of the lung. En: Polin RA, Fox WW, Abman Sit (eds). Fetal and Neonatal physiology. Philadelphia: Elsever Saunders, 2011; p. 864-76.

Sección 2

Principios de la ventilación mecánica

4

Respiración espontánea

Vinod K. Bhutani

I. Introducción:

A. El aire, al igual que un líquido, se mueve de una región de mayor presión a una de menor presión.

B. En el momento justo antes de la inspiración, no hay flujo gaseoso, debido a que la presión de gas alveolar es igual a la presión atmosférica.

C. Para que se produzca la inspiración, la presión alveolar debe ser menor que la presión atmosférica.

D. Para que se realice la espiración, la presión alveolar debe ser mayor que la presión atmosférica.

E. Por lo tanto, para que sea factible la inspiración, el gradiente de presión se puede lograr mediante la disminución de la presión alveolar (respiración "negativa", "natural", espontánea) o por aumento de la presión atmosférica (respiración "positiva", "a presión", "mecánica").

F. En esta sección, se analizan las implicancias clínicas y fisiológicas de las fuerzas que influyen en la inspiración y la espiración.

II. Señales de la respiración:

A. Cada ciclo respiratorio se puede describir mediante la medición de tres señales: presión de conducción (P), volumen (V) y tiempo (Figura 4.1).

B. La velocidad de cambio de volumen en el tiempo define el flujo ($\dot{V}$).

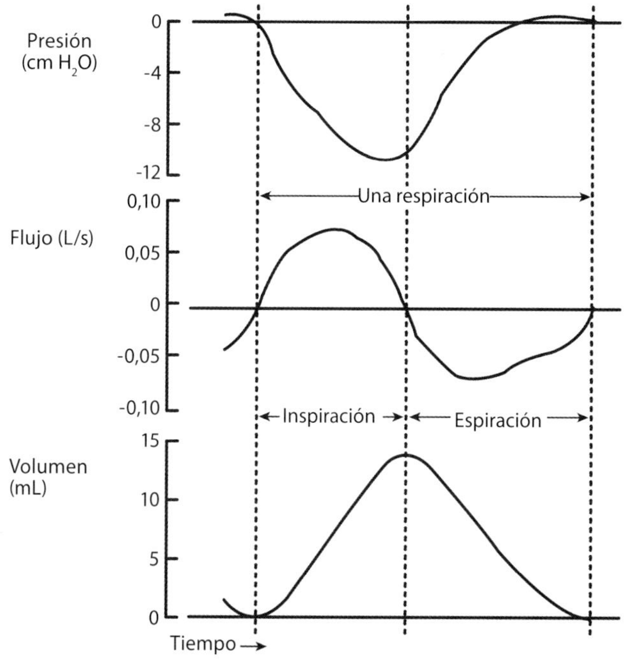

Figura 4.1 Representación gráfica de un ciclo respiratorio que muestra las ondas de presión, de flujo y de volumen. El volumen se obtiene integrando (área bajo la curva) la señal de flujo. (Modificado de: Bhutani VK, Sivieri EM, Abbasi S. Evaluation of pulmonary function in the neonate. En: Polin RA, Fox WW (eds). Fetal and Neonatal Physiology. 2ª ed. Filadelfia: W.B. Saunders, 1998; p. 1144, con autorización).

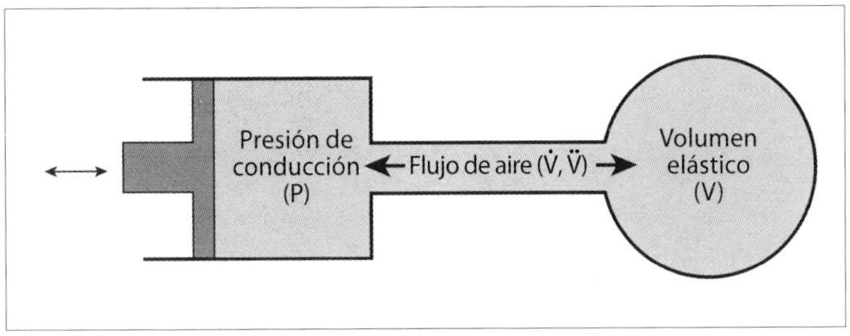

Figura 4.2 Modelo lineal de primer orden del sistema respiratorio, donde la presión aplicada hace que el gas fluya a través del tubo.

C. El acto fundamental de la respiración espontánea resulta de la generación de P, la fuerza de conducción de la inspiración necesaria para superar las propiedades elásticas, de resistencia al flujo e inerciales de todo el sistema respiratorio con el fin de lograr el ingreso de V:

1. Röhrer ha descrito mejor esta relación utilizando una ecuación de movimiento en la cual la presión de conducción (P) es igual a la suma de los componentes elástico (P_E), resistivo (P_R) e inercial (P_I) de la presión; de esta manera:
$$P = P_E + P_R + P_I$$
2. En esta relación, se asume que la presión elástica es proporcional al cambio de volumen mediante una constante elástica (E) que representa la elastancia (o resistencia elástica) del sistema.
3. Se asume que el componente resistivo de la presión es proporcional al flujo de aire mediante una constante resistiva (R) que representa las resistencias no elásticas de la vía aérea.
4. Además, se asume que el componente inercial de la presión es proporcional a la aceleración gaseosa y tisular (V) mediante una constante inercial (I). Por lo tanto:
$$P = EV + RV + IV$$
5. Este es un modelo lineal de primer orden en el cual el sistema respiratorio se trata como un sistema mecánico simple (Figura 4.2), donde la presión aplicada P hace que el gas fluya a través de un tubo (las vías respiratorias) que se conecta a una cámara cerrada elástica (alvéolos) de volumen V. En este modelo ideal, E, R e I se asumen como constantes, con una relación lineal entre la presión de conducción y el volumen.
6. En condiciones de frecuencias respiratorias normales (flujo aéreo y aceleración tisular relativamente bajos), tradicionalmente, la inertancia se considera insignificante, por lo tanto:
$$P = EV + RV$$
7. En terminología respiratoria, la elastancia, por lo general, se reemplaza por distensibilidad (D), término utilizado para representar la extensibilidad del sistema. Debido a que la distensibilidad simplemente es la inversa de la elastancia, la ecuación de movimiento se puede reescribir como vemos a continuación:
$$P = V/D + RV$$
8. Esta forma simplificada de la ecuación de Röhrer es la base de la mayoría de las evaluaciones de la mecánica pulmonar donde las mediciones de P, V y V se utilizan para calcular los diversos componentes de distensibilidad, resistencia y trabajo respiratorio.

D. Se puede estudiar en mayor profundidad la naturaleza no lineal del sistema respiratorio utilizando modelos no lineales más avanzados y analizando gráficos bidimensionales de las relaciones P-V, V- V y P-V.

E. Debido a que la naturaleza intrínseca de las señales respiratorias es que son variables (en especial en niños prematuros), es imprescindible medir dichas señales en el estado más estable posible y durante un período de tiempo prolongado (habitualmente 2 a 3 minutos).

III. Presión de conducción:

A. Durante la respiración espontánea la presión de conducción necesaria para superar las propiedades elásticas, de resistencia al flujo aéreo e inercial del sistema respiratorio es el resultado del cambio en la presión intrapleural (P_{IP}) generado por los músculos respiratorios (Figura 4.3).

B. Durante un ciclo respiratorio tanto la presión intrapleural como la alveolar cambian:

1. Justo antes del comienzo de un ciclo inspiratorio, la presión intrapleural es subatmosférica (~3 a ~6 cmH_2O), debido al efecto de retracción elástica del pulmón.
2. En este momento, la presión alveolar es igual a la atmosférica (cero), debido a que no hay flujo de aire y, por lo tanto, no hay caída de la presión en las vías aéreas de conducción.
3. Durante una inspiración espontánea las fuerzas generadas por los músculos respiratorios generan un mayor descenso de la presión intrapleural, lo que produce una caída concomitante de la presión alveolar de forma tal que se genera el gradiente de presión de conducción que impulsa el flujo de aire hacia los pulmones.
4. Durante una espiración pasiva los músculos respiratorios están relajados y la presión intrapleural se vuelve menos negativa.

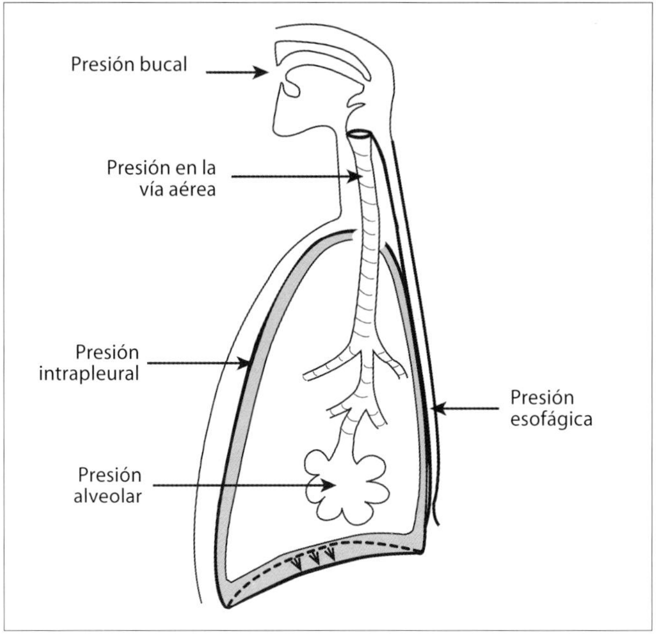

Figura 4.3 Representación esquemática de los componentes de las presiones respiratorias utilizadas en los estudios de la función pulmonar. La presión esofágica se asemeja a la presión intrapleural. (Modificado de: Bhutani VK, Sivieri EM, Abbasi S. Evaluation of pulmonary function in the neonate. En Polin RA, Fox WW (eds). Fetal and Neonatal Physiology. 2ª ed. Filadelfia: W.B. Saunders, 1998; p. 1153, con autorización).

5. Las fuerzas de retracción elástica en los pulmones y el tórax ahora expandidos hacen que la presión alveolar se vuelva positiva y, de esta manera, la presión de conducción impulsa al aire fuera de los pulmones.
6. En la espiración forzada, la presión intrapleural se eleva por encima de la presión atmosférica.
7. La magnitud del cambio de la presión alveolar depende de la velocidad del flujo de aire y de la resistencia de la vía aérea, pero, por lo general, oscila entre 1 y 2 cm H_2O por debajo y por encima de la presión atmosférica durante la inspiración y la espiración, respectivamente.
8. Este rango de cambio de la presión alveolar puede estar marcadamente aumentado en casos de atrapamiento aéreo u obstrucción de la vía aérea.

C. A continuación se mencionan algunas observaciones fisiológicas de los cambios en la presión intrapleural durante la respiración espontánea:
1. Ante ciertas situaciones respiratorias el flujo de aire es cero o muy cercano a cero:
   a. Durante la respiración a volumen corriente el flujo de aire es cero al final de la inspiración y de la espiración, donde invierte su sentido (Figura 4.4).

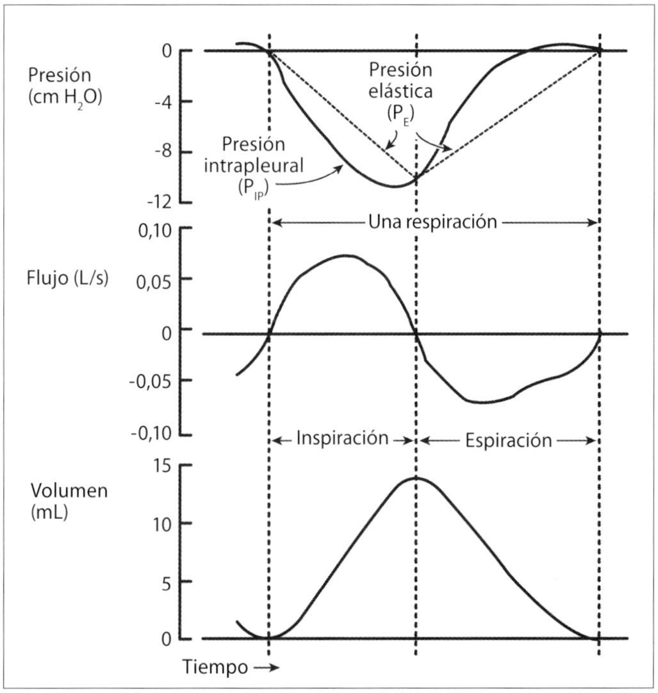

Figura 4.4 Durante la respiración corriente (*tidal*) el flujo de aire es cero al final de la inspiración y al final de la espiración, donde invierte el sentido. La diferencia de presión entre estos dos puntos representa la presión elástica neta al final de la inspiración. El componente elástico de la presión intrapleural en otros puntos se puede estimar por medio de una línea recta que une los puntos de flujo cero.

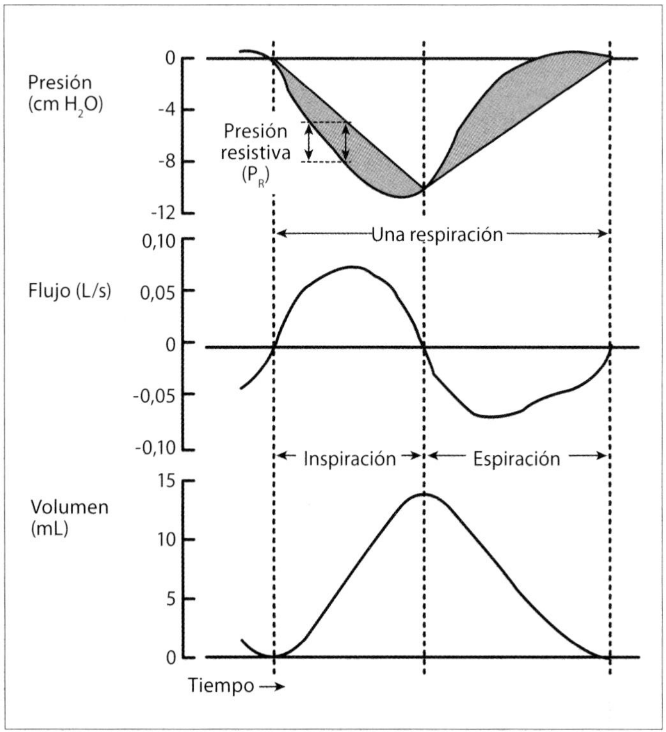

Figura 4.5 El componente elástico de la presión intrapleural se puede estimar en el gráfico de presión uniendo con una línea recta los puntos de flujo cero al final de la espiración y al final de la inspiración. La distancia vertical entre esta estimación y la presión intrapleural medida es el componente resistivo de la presión (*línea continua*).

b. Durante la insuflación estática lenta, el flujo de aire se puede suponer igual a cero.
c. En ambos casos el componente resistivo de la presión de conducción descrita previamente es cero o RV = 0 y la P_{IP} es igual a la presión elástica únicamente:

$$P = P_E = V/D$$

2. El componente elástico de la presión intrapleural se puede estimar en el trazado de las presiones uniendo mediante líneas rectas los puntos de flujo cero al final de la espiración y al final de la inspiración.
3. Habitualmente la presión resistiva es máxima en puntos de flujo pico de aire, lo que, por lo general, se produce a mitad de la inspiración y a mitad de la espiración.
4. La presión transpulmonar (P_{TP}) es la diferencia entre la presión intrapleural y la presión alveolar. Esta es la porción de la presión de conducción respiratoria total que se atribuye específicamente a la insuflación y desinsuflación del pulmón.

D. Evidentemente, en la ventilación mecánica la presión de conducción es aportada por el ventilador. A diferencia de la respiración espontánea, donde el cambio negativo en la presión intrapleural es la presión de conducción para la inspiración, el ventilador mecánico aplica una presión positiva a través de un tubo endotraqueal. No obstante, en ambos casos existe un gradiente de presión positivo entre la boca y los alvéolos. En ambos casos, el gradiente de presión transpulmonar tiene la misma dirección.

IV. Factores que afectan la mecánica del flujo de aire:

A. Factores físicos:

1. El patrón del flujo de aire es afectado por las propiedades físicas de las moléculas de gas, la naturaleza laminar o turbulenta del flujo de aire y las dimensiones de las vías aéreas, así como los otros efectos descritos por la ecuación de Poiseuille (*v.* Capítulo 8).
2. Las propiedades elásticas de la vía aérea, la presión transmural de la pared de la vía aérea y las características estructurales de la pared de la vía aérea también determinan la mecánica del flujo de aire.
3. En los recién nacidos prematuros, las vías aéreas tienen un diámetro más estrecho que resulta en una mayor resistencia al flujo de aire. La mayor distensibilidad de la vía aérea aumenta la predisposición al colapso o a la distensión. Si se genera una mayor presión transmural durante la respiración a volumen corriente (como en los niños con displasia broncopulmonar o durante la ventilación con presión positiva), es probable que las vías aéreas intratorácicas se compriman durante la espiración (Figura 4.6).
4. Durante la espiración forzada, también es probable que las vías aéreas más distensibles se compriman en presencia de una presión intratorácica elevada.
5. El aumento de la distensión de las vías aéreas, como sucede cuando están expuestas a una elevada presión al final de la espiración, puede resultar en un aumento desaprovechado de la ventilación del espacio muerto.

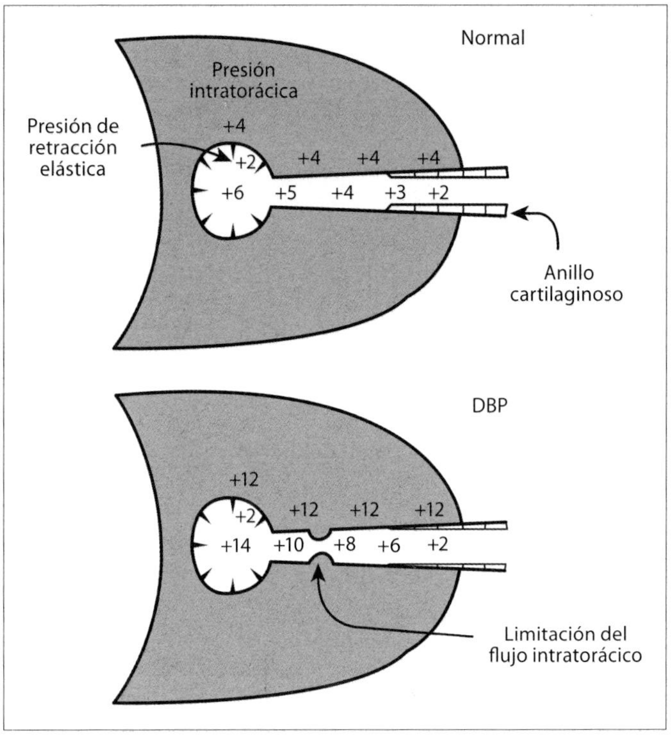

Figura 4.6 Comparación esquemática entre el flujo de aire normal y anormal. El niño con displasia broncopulmonar (DBP) tiene una mayor presión transmural generada durante la respiración a volumen corriente y es probable que las vías aéreas torácicas se compriman durante la espiración, lo que provoca una limitación del flujo. (Modificado de: Bhutani VK, Sivieri EM. Physiological principles for bedside assessment of pulmonary graphics. En: Donn SM (ed). Neonatal and Pediatric Pulmonary Graphics: Principles and Clinical Applications. Armonk: Futura Publishing Co., 1998; p. 63, con autorización).

6. La turbulencia del flujo de gas, que, por lo general, no es un problema en un individuo sano, puede resultar en la necesidad de una mayor presión de conducción en el niño prematuro enfermo con deformaciones estructurales de la vía aérea, como las que se encuentran en la DBP.

B. Fisiológicos:
1. El tono del músculo liso traqueobronquial brinda un mecanismo para estabilizar las vías aéreas y prevenir el colapso.
2. El aumento del tono como resultado de la hiperplasia o de la hiperreactividad del músculo liso resulta en una limitación del flujo de aire de mecanismo broncoespástico.
3. En la broncomalacia, la vía aérea puede desestabilizarse en presencia de relajantes de la musculatura lisa traqueal.
4. El efecto de algunos de los otros factores fisiológicos, tales como el tono del esfínter del conducto alveolar, aún no se comprende por completo.

C. Estados fisiopatológicos:
1. El taponamiento de la luz de la vía aérea, el edema de la mucosa, la cohesión y la compresión de la pared de la vía aérea tienen como resultado alteraciones del flujo aéreo traqueobronquial.
2. El debilitamiento de las paredes de la vía respiratoria secundario al barotrauma de la vía aérea estructural y los consiguientes cambios de traqueobroncomalacia también dan como resultado patrones anormales de flujo aéreo.
3. Previamente, también se han descrito los efectos de la DBP sobre el flujo de aire.

V. Volúmenes pulmonares:

La ventilación es un proceso cíclico de inspiración y espiración. La ventilación minuto (Vmin) o ventilación total es el volumen de aire espirado por minuto. El volumen de aire movilizado hacia adentro o hacia afuera durante cada ciclo ventilatorio es el volumen corriente (*tidal*) (V_T) y es la suma del aire en la zona de conducción (V_D o espacio muerto [*dead*]) y en la zona respiratoria (V_A o espacio alveolar). De esta manera, la ecuación es la siguiente:

$$\text{Vmin} = (V_A + V_D) \times \text{frecuencia}$$

El proceso de la respiración espontánea, por lo general, se presenta aproximadamente a mitad de la capacidad pulmonar total de forma tal que alrededor de dos tercios de la capacidad total está disponible como reserva.

A. Volumen ventilatorio:
1. Volumen corriente (V_T): volumen de aire inspirado en cada respiración.
2. Ventilación minuto (Vmin): producto entre la frecuencia (F, el número de volúmenes corrientes inspirados por minuto) y el V_T.
3. Espacio muerto (V_D): volumen en el cual no hay intercambio gaseoso:
   a. El espacio muerto se refiere al volumen dentro del sistema respiratorio que no participa en el intercambio gaseoso y, por lo general, es la causa más frecuente y no reconocida de hipercapnia.

b. Está formado por varios componentes:
(1) El espacio muerto anatómico es el volumen de gas contenido en la vía aérea de conducción.
(2) El espacio muerto alveolar se refiere al volumen de gas en las áreas de "ventilación desaprovechada", es decir, en los alvéolos que están escasamente ventilados o poco perfundidos.
(3) El volumen total de gas que no está involucrado en el intercambio gaseoso se denomina espacio muerto fisiológico. Es la suma del espacio muerto anatómico y alveolar.
c. En una persona normal, el espacio muerto fisiológico debería ser igual al espacio muerto anatómico. Por esta razón, algunos investigadores se refieren al espacio muerto fisiológico como espacio muerto patológico.
d. Diversos factores pueden modificar el volumen del espacio muerto:
(1) El espacio muerto anatómico aumenta en función del tamaño y de la distensibilidad de la vía aérea. Debido a la interdependencia entre los alvéolos y las vías aéreas, el espacio muerto anatómico aumenta en función del volumen pulmonar. De modo similar, el espacio muerto aumenta en función del peso corporal, de fármacos broncodilatadores y de enfermedades tales como la DBP, la traqueomegalia y las vías aéreas artificiales de tamaño excesivo.
(2) El espacio muerto anatómico disminuye con la reducción del tamaño de las vías aéreas, como sucede con la broncoconstricción, la traqueomalacia o una traqueostomía.
4. Volumen alveolar (V_A): volumen en el cual se produce el intercambio gaseoso:
$$V_A = V_T - V_D$$
5. Ventilación alveolar (Ve_A): producto entre la frecuencia y el V_A.
B. Volúmenes de reserva pulmonar:
Los volúmenes de reserva representan el volumen máximo de gas que se puede movilizar por encima o por debajo de un volumen corriente normal (Figura 4.7). Estos valores reflejan el equilibrio entre la elasticidad pulmonar y de la pared torácica, la fuerza respiratoria y la movilidad torácica.
1. El volumen de reserva inspiratorio (VRI) es el máximo volumen de gas que se puede inspirar a partir del volumen corriente pico.
2. El volumen de reserva espiratorio (VRE) es el máximo volumen de gas que se puede espirar luego de una espiración corriente normal. Por lo tanto, los volúmenes de reserva se asocian con la capacidad de aumentar o reducir el volumen corriente. Los pulmones normales no colapsan al final de la espiración máxima.
3. El volumen de gas que queda se denomina volumen residual (VR).
C. Capacidad pulmonar:
La capacidad de los pulmones se puede representar de cuatro maneras diferentes: capacidad pulmonar total, capacidad vital, capacidad inspiratoria y capacidad residual funcional (*v.* Figura 4.7):
1. La capacidad pulmonar total (CPT) es la cantidad de gas en el sistema respiratorio tras una inspiración máxima. Es la suma de los cuatro volúmenes pulmonares. En la Tabla 4.1, se muestran los valores normales, así como los valores de los volúmenes pulmonares estáticos para los recién nacidos de término.

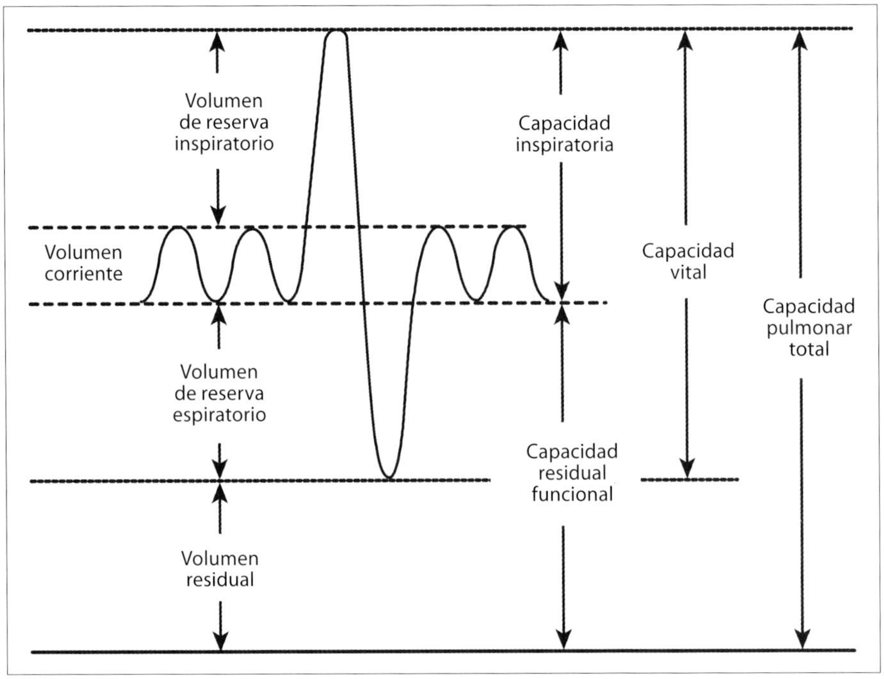

Figura 4.7 Representación gráfica de los volúmenes y capacidades pulmonares. (Modificado de Bhutani VK, Sivieri EM. Physiological principles for bedside assessment of pulmonary graphics. En: Donn SM (ed). Neonatal and Pediatric Pulmonary Graphics: Principles and Clinical Applications. Armonk: Futura Publishing Co., 1998; p. 67, con autorización).

Tabla 4.1 Volúmenes pulmonares en los recién nacidos de término

Volúmenes ventilatorios	Valores normales para los recién nacidos de término	Volúmenes pulmonares estáticos	Valores normales para los recién nacidos de término
V_T	5 a 8 mL/kg	VR	10 a 15 mL/kg
F	40 a 60 resp./min	CRF	25 a 30 mL/kg
V_D	2 a 2,5 mL/kg	VGT	30 a 40 mL/kg
Vmin	200 a 480 mL/min/kg	CPT	50 a 90mL/kg
V_A	60 a 320 mL/min/kg	CV	35 a 80 mL/kg

2. La capacidad vital (CV) es el máximo volumen de gas que se puede expulsar de los pulmones tras una inspiración máxima. De esta manera, la capacidad vital es la suma de VRI + VT + VRE. La capacidad inspiratoria (CI) es el máximo volumen de gas que se puede inspirar desde el nivel de fin de espiración; por lo tanto, es la suma de VT + VRI.
3. La capacidad residual funcional (CRF) es el volumen de gas en los pulmones cuando el sistema respiratorio está en reposo; es decir, el volumen de gas que queda en los pulmones al final de una espiración normal con vías aéreas permeables. La magnitud de la CRF está determinada por el equilibrio de dos fuerzas opuestas:
   a. La retracción elástica pulmonar hacia adentro que tiende a colapsar los pulmones.
   b. La retracción elástica pulmonar hacia afuera que tiende a expandir los pulmones. La capacidad residual funcional es el volumen de gas por encima del cual oscila un volumen corriente normal. Una CRF normal aprovecha la mecánica pulmonar y el área de superficie alveolar óptimas para una ventilación y un intercambio gaseoso eficientes.
4. Volumen residual (VR): volumen de aire que queda en el sistema respiratorio al final de la máxima espiración posible:

Volumen de reserva espiratorio (VRE) = CRF - VR

D. Es importante destacar que el volumen de gas torácico (VGT) es la cantidad total de gas en los pulmones (o en el tórax) al final de la espiración. Este valor difiere de la CRF y la diferencia indica la magnitud del atrapamiento de aire.

5

Intercambio gaseoso pulmonar

Vinod K. Bhutani

I. Introducción:
   A. La circulación pulmonar cumple una función crucial en el intercambio gaseoso pulmonar.
   B. Los procesos que rigen el desarrollo vascular, en especial en relación con el origen, la diferenciación y la maduración de los diversos tipos celulares dentro de la pared vascular pulmonar, incluyen factores que controlan el desarrollo y proporcionan una idea acerca de la diversidad genética de las células de la pared vascular pulmonar.
   C. Estos hallazgos empiezan a brindar una explicación sobre la enorme heterogeneidad funcional de las células vasculares pulmonares en situaciones tanto normales como fisiopatológicas. En el futuro, necesitaremos centrar la atención en comprender de dónde y cuándo se originan las células endoteliales y de músculo liso en el proceso del desarrollo arterial pulmonar, bronquial y venoso pulmonar.
   D. Necesitaremos identificar las señales del entorno pulmonar y las moléculas de señalización que contribuyen a la diferenciación final de células vasculares específicas a nivel local y les confieren propiedades particulares a estas células.
   E. Necesitaremos utilizar modelos que nos permitan marcar con exactitud y seguir el destino celular dentro del complejo entorno que evidentemente contribuye al fenotipo final de la célula vascular pulmonar de interés, así como modelos donde la migración celular, la interacción célula-célula y las señales ambientales adecuadas permanezcan intactas.
   F. Deberemos tener en cuenta el hecho de que los angioblastos pueden emerger de diversos sitios distantes y, en determinados estadios del desarrollo pulmonar, incluso, pueden provenir del grupo de células madre originadas en la médula ósea.
   G. Debido a que es evidente que la tensión de oxígeno cumple un papel crucial en el control del desarrollo de muchos órganos, necesitamos tener en cuenta la tensión de oxígeno con la cual se realizan los experimentos.
   H. Además, necesitamos abordar el papel que el sistema nervioso puede cumplir en el control del desarrollo vascular en los pulmones.
   I. Haciendo todo lo anterior, lograremos una mejor comprensión de los orígenes particulares de la macrocirculación y de la microcirculación pulmonar; esto también puede brindar nueva información sobre la particular expansión y la función de tipos celulares específicos que cumplen papeles cruciales en muchas enfermedades pulmonares.

II. Transición hacia el nacimiento:
   A. Es necesario que dentro de los primeros minutos tras el nacimiento se establezca el intercambio gaseoso pulmonar para reemplazar al intercambio gaseoso placentario materno.
   B. Para llevar a cabo esta transición, se producen muchos cambios fisiológicos:
      1. Ajustes en la circulación.
      2. Mecánica pulmonar.
      3. Intercambio gaseoso.
      4. Estado ácido-base.
      5. Control respiratorio.
   C. Tras la transición el intercambio gaseoso tiene lugar a través de una interfase aire-líquido formada por el epitelio alveolar, con gases en un compartimento (alveolar) y sangre en el otro compartimento (vascular). Un entendimiento entre las leyes de los gases, la ventilación alveolar y la vasculatura pulmonar es importante para lograr un intercambio pulmonar óptimo.

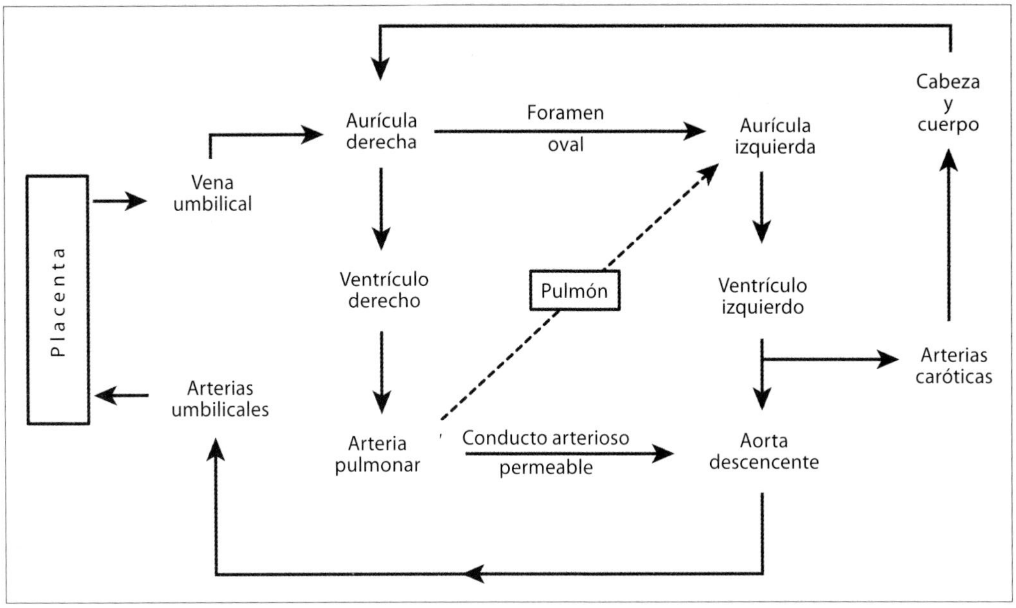

Figura 5.1 Representación esquemática de la circulación fetal. (De Bhutani VK. Extrauterine adaptations in the newborn. Sem Perinatol 1997; 1:1-12, con autorización).

III. Breve descripción de las adaptaciones cardiopulmonares:
   A. Antes del nacimiento el feto depende totalmente de la placenta (Figura 5.1) y ha efectuado ajustes cardiopulmonares para la entrega óptima de oxígeno, mientras que la fisiología materna se ha adaptado para mantener la normocapnia fetal.
   B. En la Tabla 5.1, se mencionan las características predominantes y la secuencia de eventos que se manifiestan durante la transición fetal a neonatal.

IV. Aplicación de las leyes de los gases para el intercambio gaseoso pulmonar:
   A. Existen leyes fundamentales de la física que se refieren al comportamiento de los gases y, por lo tanto, afectan el intercambio gaseoso.
   B. La comprensión de estas leyes también es específicamente pertinente para el médico en su capacidad no solo de medir e interpretar los valores de gases en sangre, sino también para evaluar el impacto del intercambio gaseoso durante condiciones clínicas como hipotermia, altitud elevada y utilización de mezclas de gases de diversas viscosidades y densidades.
   C. En la Tabla 5.2, se brinda una breve descripción de las leyes de los gases pertinentes y clínicamente relevantes.

Tabla 5.1 Características principales de las adaptaciones cardiopulmonares

Parámetro	Madre (segundo trimestre)	Feto (antes del trabajo de parto)	Recién nacido (antes de la primera respiración)	Recién nacido (alrededor de 6 h)
PaO_2	80 a 95 Torr	< 25 Torr en la arteria pulmonar	16 a 18 Torr	80 a 95 Torr
$PaCO_2$	~34 Torr	40 a 42 Torr	45 a 65 Torr	34 Torr
pH	~7,45	7,35 a 7,40	7,10 a 7,30	7,35 a 7,40
Flujo sanguíneo pulmonar	Equivalente al gasto cardíaco	13% a 25% del gasto cardíaco	~ 25% del gasto cardíaco	90% a 100% del gasto cardíaco
Shunts	*Shunts* placentarios	• *Shunts* placentarios • Foramen oval • Conducto arterioso	• Foramen oval • Conducto arterioso • *Shunts* intrapulmonares	• Foramen oval cerrado • Conducto arterioso habitualmente cerrado • *Shunts* intrapulmonares
Mecánica pulmonar	• Pulmones llenos de aire • Hiperventilación	• Pulmones llenos de líquido • CRF de 30 mL/kg	• Aire y líquido en los pulmones (16 a 19 mL/kg)	• Pulmones llenos de aire • CRF de 30 mL/kg
Control de la respiración	Hiperventilación mediada por progesterona	Respiración fetal dependiente en mayor medida del estiramiento	Primera respiración iniciada por estímulos respiratorios inespecíficos	Ciclos respiratorios rítmicos dependientes de quimiorreceptores

Tabla 5.2 Leyes que describen el comportamiento de los gases

Ley	Descripción
Ley de Boyle	A temperatura (T) constante, un determinado volumen (V) de gas varía de forma inversa a la presión (P) a la que está sometido.
Ley de Charles	El gas se expande cuando se calienta y se contrae cuando se enfría.
Ley de Dalton	La presión total ejercida por una mezcla de gases es igual a la suma de la presión parcial de cada gas.
Ley de Amagat	El volumen total de una mezcla de gases es igual a la suma del volumen parcial de cada gas a la misma temperatura y presión.
Ley de Henry	A temperatura constante, cualquier gas se disuelve físicamente en un líquido de forma proporcional a su presión parcial, aunque el coeficiente de solubilidad disminuye con el aumento de la temperatura y difiere de un gas a otro.
Ley de Graham	La velocidad de difusión de un gas es inversamente proporcional a la raíz cuadrada de su densidad.
Ley de Fick	El desplazamiento por difusión de un soluto es directamente proporcional al área transversal disponible para la difusión y a la diferencia de concentración por unidad de distancia perpendicular a dicha sección transversal.
Ecuación de gases ideales	Suma de las leyes anteriores: PV = nRT, donde R es una constante numérica.
Ecuación de van der Waal	Perfeccionamiento de la ecuación de gases ideales basado en las fuerzas de atracción entre las moléculas y en el volumen ocupado por las moléculas.
Presión barométrica y altitud	La disminución de la presión barométrica no presenta una relación lineal con el aumento de la altitud; el clima, la temperatura, la densidad de la atmósfera, la aceleración de la gravedad, etc. la afectan.

D. Una de las relaciones fundamentales y más utilizadas para describir el intercambio gaseoso pulmonar se resume de la siguiente manera:

$$PaCO_2 = 863\ (V_{CO_2}/V_A)$$

Donde, en un estado estable y con un dióxido de carbono inspirado insignificante, la presión alveolar de dióxido de carbono ($PaCO_2$) es proporcional a la relación entre las tasas de eliminación de dióxido de carbono (V_{CO_2}) y la ventilación alveolar (V_A). Esta ecuación ayuda a sintetizar muchas de las leyes de los gases. Las aplicaciones de estas leyes son las siguientes:

1. $PaCO_2$: cuando se mide como un porcentaje en un gas seco, es necesario aplicar la ley de Dalton para convertir el valor en presión parcial. La presión parcial de dióxido de carbono, en lugar de su composición porcentual, es la variable significativa, debido a que la ley de la solubilidad de Henry establece que el gas está físicamente disuelto en el líquido y en un equilibro con la fase gaseosa a la misma presión parcial.
2. 863: este peculiar número proviene de la necesidad de estandarizar las mediciones de la temperatura corporal (310 °K) a una presión y temperatura estándar (760 mmHG • 273 °K). A partir del producto 310 × (760/273), obtenemos el valor 863 (en mmHg) que corresponde a una constante para la relación en la ecuación de previa.
3. V_{CO_2}/V_A: estos valores se miden a temperatura y presión ambiente y con saturación con vapor de agua (TPAS). Es necesario convertir la eliminación de dióxido de carbono al sistema TPSE (temperatura, presión y sequedad estándar) utilizando las leyes de Boyle y de Charles, mientras que se debe corregir la ventilación alveolar al sistema TPCS (temperatura corporal, presión y saturación con vapor de agua).

V. Desarrollo de la vascularización pulmonar:

A. La arteria pulmonar principal se desarrolla a partir del sexto arco embrionario izquierdo:

1. Los sextos arcos aparecen aproximadamente 32 días después de la concepción (embrión de 5 mm) y aportan ramas para el brote pulmonar en desarrollo.
2. Posteriormente, desaparecen las ramas de la aorta que irrigan el brote pulmonar y el arco derecho.
3. Hacia el día 50 (embrión de 18 mm) ha comenzado el patrón de vascularización adulto.

B. Antes del desarrollo de las venas pulmonares principales, los vasos drenan en la circulación sistémica del intestino anterior y la tráquea:

1. Estas conexiones se pierden cuando se desarrolla la vena pulmonar principal.
2. Aproximadamente a los 35 días aparece una vena pulmonar primitiva como un brote que se origina del lado izquierdo de la cavidad auricular.
3. Comenzando como un capilar ciego, se bifurca varias veces hasta conectarse con el brote pulmonar en desarrollo.
4. Posteriormente, las primeras dos ramas se reabsorben para formar la aurícula izquierda alrededor de la séptima semana.

C. Las ramas del sistema arterial pulmonar mantienen una posición cercana a las estructuras bronquiales, ya que ambas se desarrollan durante los estadios glandular y canalicular del desarrollo pulmonar.

D. Hacia la semana 16 existe un conjunto completo de vasos que llegan hasta los bronquiolos respiratorios, los bronquiolos terminales y los sacos terminales.

VI. Inicio del intercambio gaseoso pulmonar:
A. Los procesos fisiológicos que favorecen el inicio del intercambio gaseoso pulmonar (descritos en la serie de eventos representados en la Figura 5.2) son los siguientes:
1. El efecto de la ventilación en la reducción de la resistencia vascular pulmonar (*v.* Figura 5.2 a).
2. El efecto de la corrección de la acidosis en el aumento del flujo sanguíneo pulmonar (*v.* Figura 5.2 b).
3. El efecto de la presión de conducción y el establecimiento exitoso de la respiración durante las primeras respiraciones para adquirir una capacidad residual funcional óptima (*v.* Figura 5.2 c).
4. El efecto de la presión de conducción para mantener el volumen corriente óptimo y lograr el menor trabajo respiratorio (*v.* Figura 5.2 d).
B. Estos sucesos destacan la otra serie de eventos bioquímicos y fisiológicos que se producen simultáneamente para establecer y mantener con éxito la concordancia entre ventilación y perfusión.

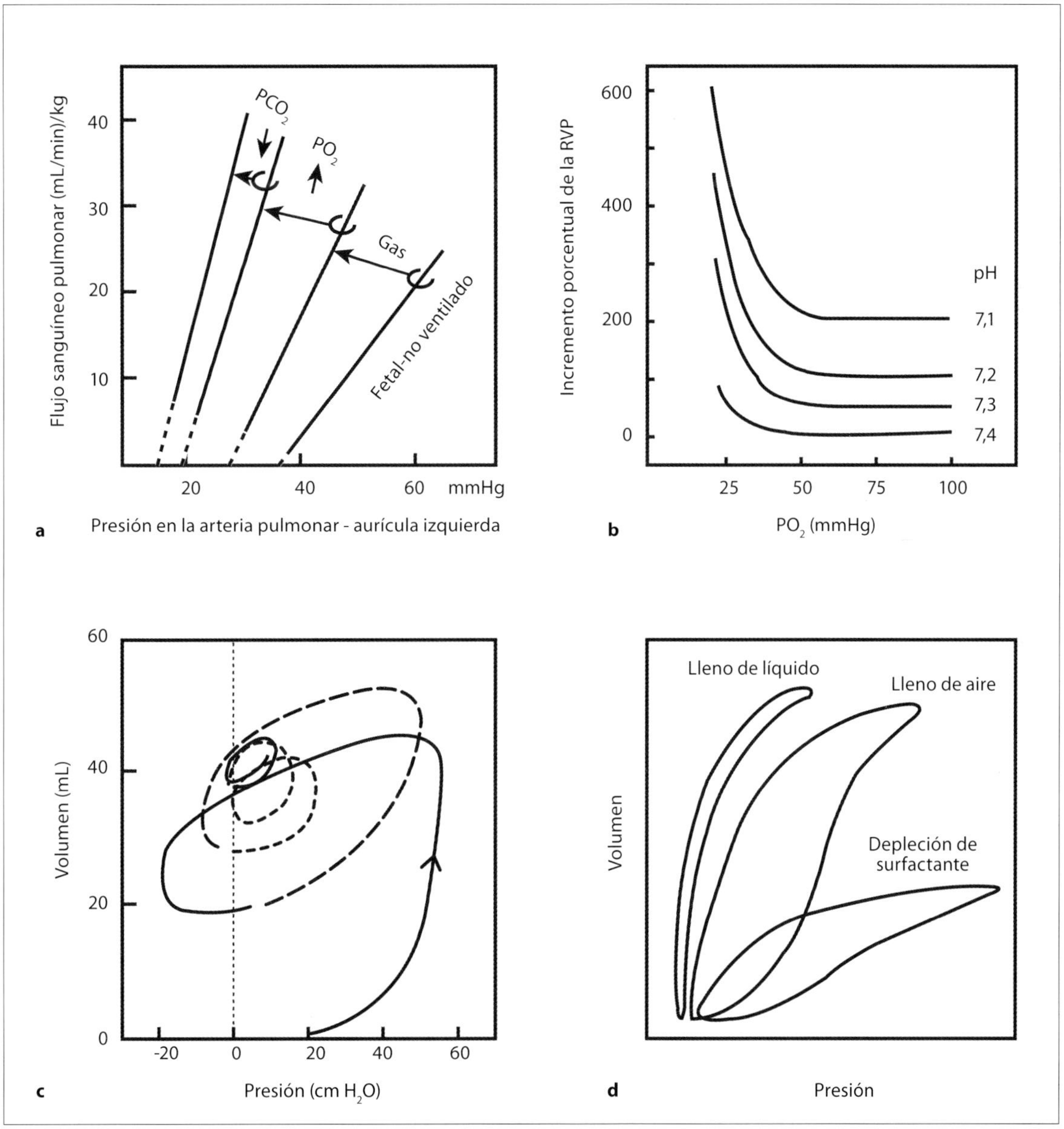

Figura 5.2 Procesos fisiológicos que favorecen el inicio del intercambio gaseoso pulmonar. **a** Efecto de la ventilación sobre la reducción de la resistencia vascular pulmonar (RVP). **b** Efectos de la corrección de la acidosis sobre la reducción de la RVP. **c** Primeras respiraciones y establecimiento de la capacidad funcional residual óptima. **d** Efecto de la presión de conducción para mantener el volumen corriente y el trabajo respiratorio óptimos. (Modificado de Bhutani VK. Differential diagnosis of neonatal respiratory disorders. En Spitzer AR [Ed.]: Intensive Care of the Fetus and Neonate. St. Louis: Mosby-Year Book, 1996; p. 500, con autorización).

C. Las fallas en la adaptación retrasan la transición hacia un intercambio gaseoso pulmonar adecuado (la falla en la adaptación puede resultar de anomalías del sistema nervioso central/periférico, así como de problemas cardiovasculares).
D. A pesar que se ha establecido que un recién nacido tiene más probabilidad de tener eventos que resulten en hipoxemia o mantener una oxigenación adecuada con incapacidad de lograr compensación hemodinámica, también se ha comprendido que un recién nacido es más tolerante a la hipoxemia que un adulto. Las razones de la aparición de eventos hipoxémicos son las siguientes:
   1. Una CRF reducida en relación con el consumo de oxígeno.
   2. Presencia de *shunts* intrapulmonares que resultan en desequilibrios V/Q.
   3. Un gradiente alvéolo-arterial de oxígeno elevado.
E. La hipercapnia que resulta de la incapacidad de mantener una ventilación alveolar adecuada frente a sobrecargas mecánicas también da como resultado una menor tensión de oxígeno alveolar.
F. Desde una perspectiva hemodinámica, la disminución de la entrega de oxígeno puede presentarse debido a los siguientes factores:
   1. Bajos valores de P_{50} debidos a una elevada afinidad de la hemoglobina fetal por el oxígeno.
   2. Aumento de la viscosidad sanguínea.
   3. Disminución de la respuesta miocárdica a la sobrecarga de volumen o presión.
   4. Inadecuada redistribución regional del gasto cardíaco.
G. En la Figura 5.3, se muestra la relación entre los valores arteriales de oxígeno y de dióxido de carbono y cómo estos se relacionan con la hipoxemia y la insuficiencia respiratoria.
H. En la Tabla 5.3, se muestra el efecto de la inhalación de oxígeno sobre la composición de las tensiones de gas en los alvéolos y en la sangre.

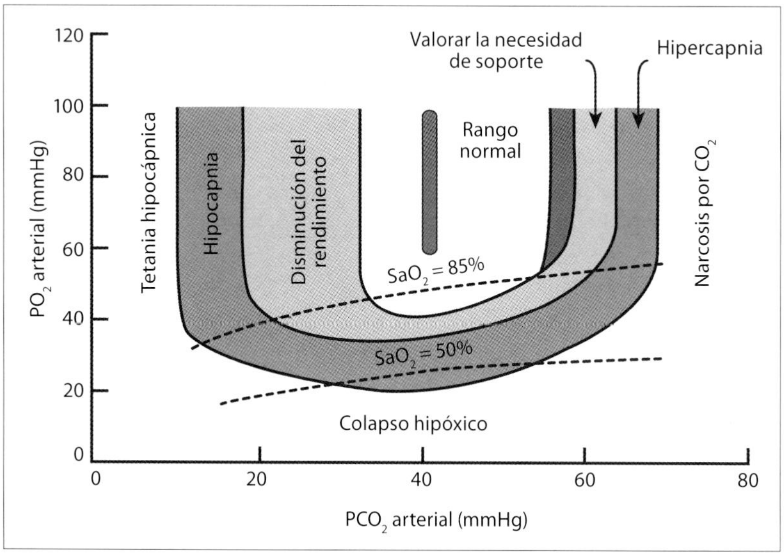

Figura 5.3 Relación entre los valores alveolares de oxígeno y dióxido de carbono y cómo se relacionan con la hipoxemia y la insuficiencia respiratoria. (Modificado de Bhutani VK. Differential diagnosis of neonatal respiratory disorders. En Spitzer AR [Ed.]: Intensive Care of the Fetus and Neonate. St. Louis: Mosby-Year Book, 1996; p. 501, con autorización).

Tabla 5.3 Efecto de la inhalación de oxígeno (100%) sobre la composición de las tensiones alveolar y sanguínea de gases

	Gas seco inspirado		Gas alveolar		Sangre capilar pulmonar terminal		Sangre arterial		Sangre capilar sistémica terminal	
	Aire	O_2	Aire	O_2	Aire	O_2	Aire	O_2	Aire	O_2
PO_2 (Torr)	1591	760	104	673	104	673	100	640	40	53,5
PCO_2 (Torr)	0,3	0	40	40	40	40	40	40	46	46
PH_2O (Torr)	0,0	0	47	47	47	47	47	47	47	47
PN_2 (Torr)	600,6	0	569	0	569	0	573	0	573	0
P_{total} (Torr)	760	760	760	760	760	760	760	727	760	146,5[a]
$SatO_2$ (%)					98	100	98	100	75	85,5

[a]Lo que le sucede a la tensión de gas total cuando un neonato respira oxígeno al 100%: la tensión de gas venoso total es ahora de 146,5 Torr.

Tabla 5.4 Factores que impactan en la éxito del intercambio gaseoso

Factores para el intercambio gaseoso	Impacto de la prematuridad
▪ Control nervioso de la respiración ▪ Cargas mecánicas: elástica y resistiva ▪ Estabilidad del volumen al final de la espiración ▪ Equilibrio ventilación-perfusión ▪ Propiedades de la curva de disociación de la hemoglobina ▪ Equilibrio entre el gasto cardíaco y el consumo de oxígeno ▪ Capacidad de mantener la ventilación alveolar	▪ Inmadurez. ▪ Elevada relación entre la distensibilidad de la pared torácica y pulmonar. ▪ Vías aéreas distensibles con cierre de las vías aéreas antes del final de la espiración. ▪ Vasculatura pulmonar reactiva. ▪ Características de la hemoglobina fetal. ▪ Elevado consumo neonatal de oxígeno. ▪ Predisposición a la fatiga de los músculos respiratorios.

VII. Intercambio gaseoso pulmonar óptimo:

A. La imposibilidad de establecer un intercambio gaseoso pulmonar óptimo conduce a una oxigenación o ventilación insuficiente.

B. En la Tabla 5.4, se enumeran los factores que impactan en la competencia del intercambio gaseoso neonatal (especialmente en un recién nacido prematuro).

C. La insuficiencia respiratoria, en un intento de compensación, puede manifestarse con un mayor esfuerzo respiratorio, seguido de una incapacidad de ventilar o apnea.

D. En la Figura 5.3, se muestran los cambios simultáneos en las tensiones arteriales de oxígeno y de dióxido de carbono en la salud y en la enfermedad.

VIII. Principios fisiológicos para mejorar el intercambio gaseoso pulmonar:

A. En la Figura 5.2 a-d se mencionan los principios fisiológicos que se pueden utilizar para mejorar la oxigenación, aumentar la eliminación de dióxido de carbono y establecer la ventilación con CRF óptima (y de esta manera con menor barotrauma y volutrauma).

B. Las estrategias de intervención clínicamente relevantes son cruciales para lograr un intercambio gaseoso óptimo.

C. También es valioso recordar que en un recién nacido sano las tensiones de gas se mantienen en un rango estrecho mediante mecanismos de retroalimentación extremadamente sensibles mediados por quimiorreceptores y receptores de estiramiento.

D. Además, durante el desarrollo fetal la fisiología materna se altera de forma significativa para mantener la normocapnia y un estado ácido-base neutro.

E. Por lo tanto, mientras los médicos asumen el control de la ventilación del recién nacido con tecnologías de soporte, se debe realizar un "control de calidad" del mapa de ruta para un intercambio gaseoso pulmonar óptimo desde perspectivas fisiológicas y con la menor cantidad de barotrauma y volutrauma.

6

Oxigenoterapia

Win Tin

I. Introducción:

A. "Los clínicos deben tener presente que el oxígeno es una droga y se debe utilizar de acuerdo con principios farmacológicos bien conocidos; es decir, debido a que tiene ciertos efectos tóxicos y no es completamente inocuo (como se creía de forma generalizada en el ámbito médico) se debe administrar solo en la mínima dosis o concentración requerida por cada paciente particular" (Julius Comroe, 1945).

B. La oxigenoterapia es el tratamiento utilizado con más frecuencia en unidades de cuidados intensivos neonatales y la toxicidad del oxígeno en los recién nacidos (retinopatía cicatrizal o fibroplasia retrolenticular como se la conocía) fue descrita por primera vez hace más de 60 años.

C. El objetivo final de la oxigenoterapia es lograr una adecuada oxigenación tisular, pero sin ocasionar toxicidad por oxígeno ni estrés oxidativo.

II. Consideraciones fisiológicas:

A. La oxigenación tisular depende de los siguientes factores:

1. La fracción inspirada de oxígeno (FiO_2).
2. El mecanismo de intercambio gaseoso dentro de los pulmones.
3. El gasto cardíaco (y los efectos de los *shunts*).
4. La capacidad de transportar oxígeno de la sangre. Aproximadamente, el 97% del oxígeno entregado a los tejidos es transportado por la hemoglobina y el 3% está disuelto en el plasma.
5. La altitud.
6. La presencia de edema o isquemia tisular local.

B. Transporte fetal de oxígeno y cambios posnatales:

1. La hemoglobina fetal (HbF) tiene una mayor afinidad por el oxígeno y una menor P_{50} (presión de oxígeno a la cual el 50% de la hemoglobina está saturada a un pH y una temperatura estándar). Esto favorece la captación de oxígeno placentario por el feto, ya que se logra una adecuada transferencia de oxígeno a una PO_2 relativamente baja.
2. Sin embargo, la elevada afinidad de la HbF por el oxígeno tiene desventajas para la entrega de oxígeno a los tejidos fetales, pero esto es compensado por el hecho de que la curva de saturación de la hemoglobina fetal es mucho más pronunciada. Por lo tanto, la hemoglobina se puede disociar adecuadamente del oxígeno con una caída relativamente pequeña en la tensión de oxígeno en los tejidos.
3. El recién nacido necesita más oxígeno que el feto (el consumo de oxígeno de la mayoría de las especies animales aumenta un 100% a 150% en los primeros días de vida); por lo tanto, la P_{50} que es adecuada para la oxigenación tisular en un feto no es suficiente para el recién nacido.
4. En la vida posnatal, se producen cambios tanto en la afinidad por el oxígeno como en la capacidad de transportar oxígeno, y en un niño nacido de término la P_{50} alcanza los niveles adultos alrededor de los 4 a 6 meses de edad.

C. Índices de oxigenación:

1. Diferencia de presión alvéolo-arterial de oxígeno [$P(A - a)O_2$]: la diferencia en la presión parcial de oxígeno entre los niveles alveolar y arterial se correlaciona correctamente con el desequilibrio ventilación-perfusión (V/Q). En un recién nacido que está respirando aire ambiente, este valor puede llegar hasta los 40 Torr a 50 Torr y puede permanecer elevado (20 Torr a 40 Torr) durante días. Por lo general, el aumento en la $P(A - a)O_2$ es causado por lo siguiente:

a. Un bloqueo en la difusión de oxígeno en los capilares alveolares.
b. Un desequilibrio V/Q en los pulmones (originado por el aumento del espacio muerto fisiológico o por *shunts* intrapulmonares).
c. *Shunt* fijo de derecha a izquierda (*shunt* intracardíaco).

2. Índice de oxigenación (IO): es el más utilizado tanto en la clínica como en estudios de investigación, debido a la facilidad para calcularlo; se piensa que es un indicador más sensible de la gravedad de la enfermedad pulmonar, ya que se utiliza la presión media en la vía aérea (PMVA) en el cálculo:

$$IO = PMVA \times FiO_2 / PaO_2 \times 100$$

3. Relación entre las tensiones de oxígeno arterial y alveolar (relación a/A).
4. No existe una diferencia significativa en la capacidad de estos índices de predecir la muerte y un resultado respiratorio adverso.

D. PaO_2 y saturación de O_2:

1. Muchos estudios clínicos han mostrado que una saturación de oxígeno fraccional superior al 92% se puede asociar a valores de PaO_2 de 80 mmHg (10,7 kPa) o incluso mayores (Figura 6.1).
2. Aunque la PaO_2 y la saturación de O_2 están directamente relacionadas entre sí, esta correlación es afectada por varios cambios fisiológicos (cantidad y calidad de la Hb, temperatura, estado ácido-base, PCO_2 y concentración de 2,3-DPG).

III. Monitoreo de la oxigenoterapia:

A. Monitoreo continuo no invasivo:

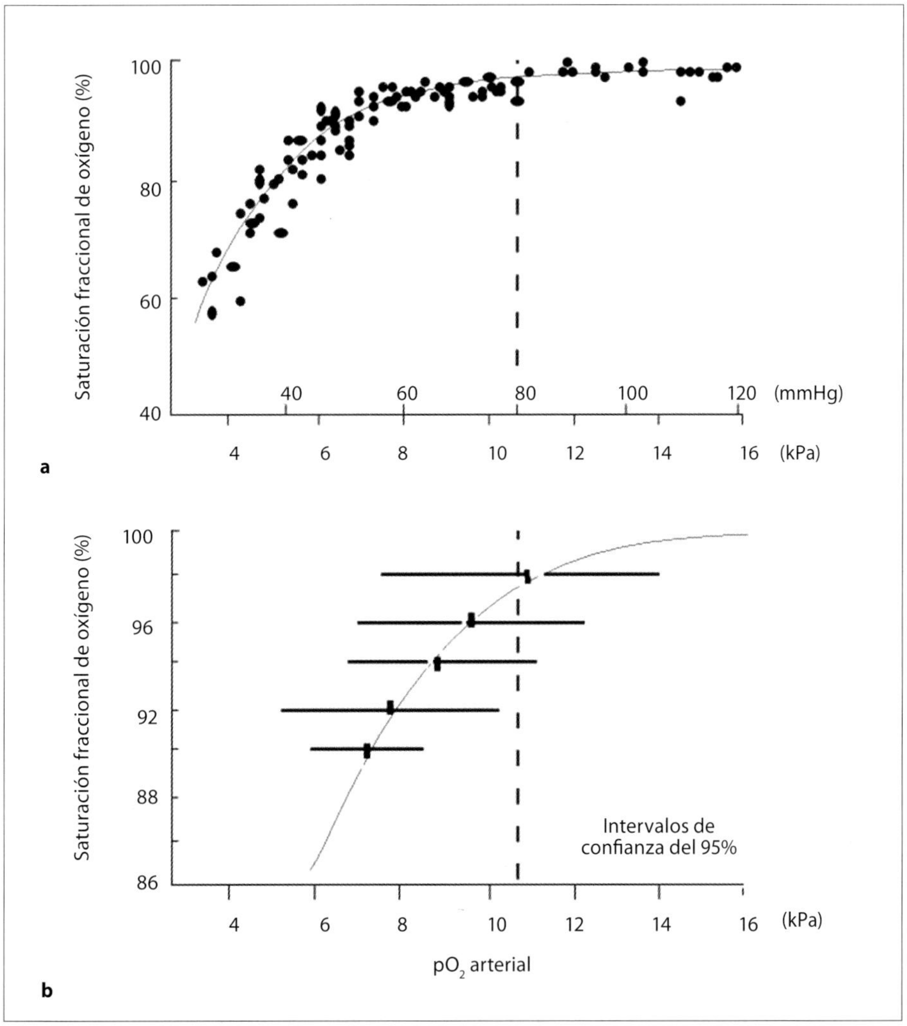

Figura 6.1 La relación entre la saturación fraccional de O_2 medida con un oxímetro de pulso y la presión parcial arterial (reproducido con autorización de BMJ Books). La *línea punteada* (**a, b**) marca la TcO_2 por encima de la cual hubo un mayor riesgo de ROP en el estudio reportado por Flynn en 1992. Las *barras* en la imagen (**b**) muestran el rango dentro del cual fluctuó el 95% de todas las mediciones de presión parcial) cuando el oxímetro medía 90%, 92%, 96% y 98% en el estudio reportado por Brockway y Hay en 1998.

1. Saturación por oximetría de pulso (SpO_2): este es el método más sencillo para el usuario y más ampliamente utilizado para monitorear la oxigenoterapia, pero tiene limitaciones, principalmente la incapacidad de detectar hiperoxia (*v.* Capítulo 19).
2. PO_2 transcutánea ($TcPO_2$): este es el método preferido por algunos médicos, en particular para el monitoreo del recién nacido en los primeros días de vida. La exactitud depende del espesor de la piel y del estado de perfusión y la temperatura del sensor. Conlleva un riesgo de quemaduras cutáneas locales en niños muy prematuros.

B. Monitoreo continuo invasivo (a través de catéteres arteriales permanentes):

1. PO_2 arterial.
2. Análisis de gases en sangre.

C. Monitoreo intermitente:

1. PO_2 arterial (a través de catéteres umbilical o periférico).
2. PO_2 venosa central mixta. Este valor, si se obtiene a partir de un catéter colocado en la vena cava inferior, refleja la tensión de oxígeno de la sangre que se ha equilibrado con los tejidos y, por lo tanto, puede ser un indicador útil de la entrega de oxígeno a los tejidos.

IV. Toxicidad del oxígeno (*v.* Capítulo 7):

A. Durante más de un siglo de trabajos experimentales y de investigación se ha mostrado que el oxígeno puede ser tóxico y, en la actualidad, es evidente que los niños prematuros son más vulnerables a los efectos perjudiciales de los radicales libres del oxígeno y del estrés oxidativo (definido como un desequilibrio entre fuerzas oxidantes y antioxidantes).

B. Oxígeno y retinopatía del prematuro (ROP, *v.* Capítulo 83): la retina es completamente avascular en la vida fetal temprana. Nuevos vasos crecen desde el centro hacia afuera alrededor del nervio óptico, controlados por el factor de crecimiento endotelial vascular (VEGF) liberado por el tejido retiniano normalmente hipóxico; este proceso se completa en la vida intrauterina alrededor de la semana 36 de gestación. El tratamiento con oxígeno suplementario en niños prematuros, que tienen retinas incompletamente vascularizadas, puede causar hiperoxia y vasoconstricción. Esto a su vez resulta en hipoxia local, secreción anormalmente elevada de VEGF y proliferación excesiva de nuevos vasos y de tejido fibroso que invaden el cuerpo vítreo. La contracción del tejido fibroso puede resultar en desprendimiento de la retina y pérdida de la visión. Si bien el desprendimiento de la retina se puede prevenir mediante ablación quirúrgica (terapia con frío o con láser), el riesgo de pérdida visual significativa sigue siendo elevado en niños que desarrollan "ROP en etapa umbral".

C. Oxígeno y displasia broncopulmonar (DBP, *v.* Capítulos 77 a 79): la toxicidad directa del oxígeno por concentraciones elevadas de oxígeno inspirado es una causa importante de DBP. Incluso si las concentraciones de oxígeno inspirado no son elevadas, puede presentarse estrés oxidativo y contribuir al daño tisular.

D. Oxígeno y daño cerebral (*v.* Capítulo 84): el estrés oxidativo y el daño de los oligodendrocitos premielinizantes en la sustancia blanca cerebral se ha propuesto como un mecanismo de leucomalacia periventricular, que aumenta el riesgo de parálisis cerebral y déficit cognitivo en niños prematuros.

V. Evidencia clínica para el monitoreo de la oxigenoterapia:

A. Hasta la fecha no hay evidencia clara que sugiera cuáles son los valores óptimos de SpO_2 o de PaO_2 en niños prematuros (que reciben oxigenoterapia) para evitar la potencial toxicidad por oxígeno mientras se logra una adecuada entrega de oxígeno a los tejidos.

B. La oximetría de pulso es la que se utiliza más ampliamente (y, por lo general, se la usa sola) como un método de monitoreo continuo no invasivo de la oxigenoterapia, aunque sigue habiendo una amplia variación en el monitoreo de la SpO_2 entre neonatólogos.

C. Muchos estudios observacionales en el pasado han propuesto que aceptar una menor saturación arterial de oxígeno (medida mediante oximetría de pulso) en el período neonatal de niños prematuros se asocia a menores tasas de ROP grave y otras complicaciones neonatales, incluida DBP.

D. El estudio STOP-ROP mostró que mantener una saturación por encima del 95% en niños muy prematuros (edad gestacional promedio de 25,4 semanas) tras detectar que han desarrollado ROP preumbral (edad posmenstrual promedio de 35 semanas) redujo ligeramente el riesgo de progreso de la enfermedad a una ROP grave que requiere cirugía retiniana, pero el beneficio solo se observó en aquellos sin "enfermedad plus". Sin embargo, el estudio también señaló que intentar mantener una mayor saturación de oxígeno se asoció a un aumento en los resultados adversos pulmonares, sin beneficio en el crecimiento o el eventual resultado retiniano según la evaluación 3 meses después de la fecha esperada de parto.

E. El estudio BOOST también mostró que intentar mantener una saturación de oxígeno alta en neonatos dependientes de oxígeno nacidos antes de las 30 semanas de gestación no se asoció a una mejora en el crecimiento y el desarrollo a 1 año, pero sí se asoció a un incremento en la duración de la oxigenoterapia y la utilización de recursos de salud.

VI. Evidencia emergente de los ensayos clínicos de objetivo de saturación de oxígeno:

A. Recientemente se han llevado a cabo cinco ensayos controlados aleatorizados ciegos (con un metaanálisis prospectivo planificado) para comparar los resultados clínicos (siendo el resultado primario muerte y discapacidad grave) obtenidos con rango de saturación objetivo de oxígeno "bajo" de 85% a 89% frente a un rango "alto" del 91% al 95% en niños pretérmino de menos de 28 semanas de gestación.

B. El metaanálisis de los ensayos de objetivo de saturación de oxígeno ciegos mostró que el objetivo de rango más alto (del 91% al 95%) en comparación con el rango más bajo (del 85% al 89%) reduce el riesgo de mortalidad y de enterocolitis necrosante, pero aumenta el riesgo de ROP grave.

C. Habrá más información disponible cuando todos los ensayos informen el resultado primario de muerte y discapacidad grave y se complete el metaanálisis correspondiente. Sin embargo, los médicos deben ser conscientes de que los ensayos actuales sobre la utilización de oxígeno pueden no resolver las preguntas y controversias sobre el "oxígeno"; una droga poderosa y la más frecuentemente utilizada en medicina neonatal.

Bibliografía de consulta

Askie LM, Henderson-Smart DJ, Irwig L, Simpson JM. Oxygen saturation targets and outcomes in extremely preterm infants. N Engl J Med 2003; 349: 959-67.

Askie LM, Brocklehurst P, Darlow DA, Finer N, Schmidt B, Tarnow-Mordi W. NeOproM: neonatal oxygenation prospective meta-analysis collaboration study protocol. BMC Pediatr 2011; doi:10.1186/1471-2431-11-6.

Brockway J, Hay WW. Prediction of arterial partial pressure of oxygen with pulse oxygen saturation measurements. J Pediatr 1998; 133: 63-6.

Delivoria-Papadopoulos M, McGowan JE. Oxygen transport and delivery. En: Polin RA, Fox WW, Abman SH (eds). Fetal and neonatal physiology. Philadelphia: Saunders, 2004.

Saugstad OD. Bronchopulmonary dysplasia—oxidative stress and antioxidants. Semin Neonatol 2003; 8: 39-49.

Saugstad OD, Aune D. Optimal oxygenation of extremely low birth weight infants: a meta-analysis and systematic review of the oxygen saturation studies. Neonatology 2014; 105: 55-63.

Schmidt B, Whyte RK, Asztaols E, Moddemann D, Poets C, Rabi Y, et al. Effects of targeting higher versus lower arterial oxygen saturations on death or disability in extremely preterm infants. JAMA 2013; 309 (20): 2111-20.

Silverman WA. A cautionary tale about supplemental oxygen: the albatross of neonatal medicine. Pediatrics 2004; 113: 394-6.

Smith LE. Pathogenesis of retinopathy of prematurity. Semin Neonatol 2003; 8: 469-73.

Stop ROP Investigators. Supplemental therapeutic oxygen for prethreshold retinopathy of prematurity (STOP-ROP), a randomised controlled trial.1: primary outcomes. Pediatrics 2000; 105: 295-310.

SUPPORT Study Group of the Eunice Kennedy Shriver NICHD Neonatal Research Network, Carlo WA, Finer NN, Walsh MC, et al. Target ranges of oxygen saturation in extremely preterm infants. N Engl J Med 2010; 362: 1959-69.

The BOOST II United Kingdom, Australia, and New Zealand Collaborative Groups. Oxygen saturation and outcomes in preterm infants. N Engl J Med 2013; 368: 2094-104.

Tin W, Gupta S. Optimum oxygen therapy in preterm babies. Arch Dis Child 2007; 92: F143-7.

Tin W, Carlo WA, Gupta S. Oxygenation targeting and outcomes in preterm infants: the new evidence. En: Bancalari E, Polin R (eds). The newborn lung: neonatology questions and controversies. Philadelphia: Elsevier; 2012.

Weis CM, Cox CA, Fox WW. Oxygen therapy. En: Spitzer AR (ed). Intensive care of the fetus and newborn. St. Louis: Mosby, 1996.

7

Toxicidad del oxígeno

Ola Didrik Saugstad

I. Toxicidad del oxígeno en el recién nacido:

A. Aspectos históricos:

1. El oxígeno fue descubierto de manera independiente por Scheele y Priestly en 1772 y 1774, respectivamente. Sin embargo, ya en 1604 un alquimista polaco había descrito el oxígeno como aire vital.
2. Lavoisier acuñó el término oxígeno en 1775. Solo 5 años más tarde ya era utilizado para el tratamiento de los recién nacidos. En 1928, Flagg publicó en la revista *Journal of the American Medical Association* (JAMA) un método para resucitar recién nacidos con oxígeno y CO_2.
3. Priestly comprendió que el oxígeno podía ser tóxico y, durante el siglo XVIII, se recolectó cada vez más información sobre sus efectos nocivos.
4. A principios de la década de 1950 el oxígeno se asoció al desarrollo de fibroplasia retiniana, actualmente denominada retinopatía del prematuro (ROP), y, a fines de la década de 1960, la toxicidad del oxígeno se asoció al desarrollo de displasia broncopulmonar (DBP).
5. Algunos años más tarde, se planteó la hipótesis de que el oxígeno podría ser tóxico durante la resucitación y se modificaron las guías internacionales para recomendar que se comience la resucitación de niños prematuros tardíos con aire en lugar de oxígeno. Aún no está definida la FiO_2 óptima para los niños con extremadamente bajo peso al nacer (EBPN).

B. Aspectos evolutivos:

1. La vida se desarrolló en una atmósfera libre de oxígeno y reductora.
2. El denominado Último Ancestro Universal Común probablemente haya sido resistente a la toxicidad del oxígeno y se plantea la hipótesis de que esto se debía al hecho de que los organismos primitivos eran empujados a través de un "cuello de botella radiactivo" que hacía que los seres vivos sean resistentes tanto a los daños de la radiación como a la toxicidad del oxígeno.
3. Esto preparó a los eucariotas para una vida en una atmósfera rica en oxígeno.

C. Mecanismos básicos:

1. En 1891, el químico escocés James Dewar descubrió que el oxígeno es paramagnético. Esto es consecuencia de la rotación de los electrones no apareados en la órbita externa, lo que dificulta que el oxígeno forme nuevos enlaces químicos.
2. Para completar el apareamiento de electrones el oxígeno únicamente puede recibir electrones solos con rotación antiparalela. La incorporación de electrones estabiliza la molécula de oxígeno.
3. Durante la fosforilación oxidativa en las mitocondrias, electrones individuales se escapan y se unen al 1%-2% del oxígeno total consumido por las células para formar radicales superóxido. Añadiendo 1, 2 o 3 electrones adicionales, se forma peróxido de hidrógeno, radicales hidroxilo y finalmente agua.
4. Los radicales libres del oxígeno o especies reactivas del oxígeno (ROS) tienen la capacidad de oxidar ácidos grasos libres insaturados, proteínas y ADN. También son importantes como sustancias de señalización y, por lo tanto, regulan procesos fisiológicos como aspectos circulatorios, así como el crecimiento y el desarrollo. Por lo tanto, es importante que los organismos controlen estrechamente el estado de óxido-reducción y el estrés oxidativo; incluso pequeñas diferencias en los indicadores de estrés oxidativo pueden desencadenar efectos a largo plazo.

D. Mecanismos de defensa:

1. El cuerpo tiene varios antioxidantes tanto intracelulares como extracelulares. En la vida fetal, las enzimas antioxidantes intracelulares, tales como las superóxido dismutasas, las catalasas y las glutatión peroxidasas, son escasas y aumentan hacia el término de la gestación.

2. La defensa extracelular no es tan escasa en los prematuros y después del nacimiento; por ejemplo, la vitamina C está elevada. Otro antioxidante importante en este período de la vida es la bilirrubina y también el ácido úrico.
3. El neonato prematuro tiene menos capacidad de ligar hierro libre y, por lo tanto, estos niños son más susceptibles al daño por la reacción de Fenton que produce radicales hidroxilo.
4. El ADN está protegido contra la toxicidad del oxígeno por una serie de glucosilasas. La reparación por eliminación de bases dañadas es el mecanismo celular más importante para reparar el daño oxidativo del ADN. Esta reparación es iniciada por ADN glucosilasas, que reconocen y reparan las bases de ADN dañadas. Se han descrito varias glucosilasas, tales como Neill 3, hMUTY, hOgg1 y otras.

E. Mecanismos de control:
1. El HIF-1α es un factor de transcripción importante que es activado por la hipoxia y anulado por la normoxia y la hiperoxia. El HIF-1α transcribe una serie de genes tales como el factor de crecimiento endotelial vascular (VEGF) y la eritropoyetina, esto aumenta la utilización de oxígeno y reduce el consumo/la demanda de oxígeno.
2. Muchos otros factores de transcripción están involucrados en la hiperoxia:
   a. El Nrf2 (factor nuclear eritroide 2) es activado por la hiperoxia, activa elementos de respuesta antioxidante (ARE), regula las enzimas desintoxicantes y antioxidantes y aumenta la expresión de enzimas antioxidantes. Brinda citoprotección en células pulmonares tipo II y en ratones mitiga la lesión pulmonar inducida por O_2.
   b. El AP-1 controla los genes que regulan la apoptosis, la inflamación y el estrés oxidativo.
   c. El NF-kB activa genes que regulan la apoptosis, la inflamación y el estrés oxidativo. Es activado por endotoxinas y por el estrés oxidativo a través de receptores tipo Toll (*Toll-like receptors*) en la membrana celular.
   d. El P53 regula la expresión de genes específicos relacionados con la detención del ciclo celular, la muerte celular y la reparación del ADN.
   e. CEBP (CCAT/proteína reforzadora de unión) regula la proliferación celular y el desarrollo tisular y está aumentada en los pulmones de ratas expuestas a hiperoxia.
   f. Los STAT son polipéptidos que participan en vías de señalización y pueden proteger contra la hiperoxia mediante la inducción de la hemooxigenasa, que es una enzima citoprotectora altamente inducible luego de la exposición a hiperoxia.

II. Riesgos potenciales de la hiperoxia y la toxicidad del oxígeno:

A. Cerebro:
1. El cerebro neonatal es susceptible a padecer hiperoxia, debido a un elevado contenido de ácidos grasos libres insaturados que están fácilmente expuestos a la peroxidación, a la presencia de hierro libre, a la escasez de enzimas antioxidantes y a la vulnerabilidad de los oligodendrocitos. Con frecuencia, estos cerebros también están expuestos a hiperoxia, así como a inflamación, lo cual aumenta el estrés oxidativo.
2. Los oligodendrocitos prematuros e inmaduros son especialmente vulnerables a la hiperoxia y al estrés oxidativo.
3. Esta vulnerabilidad probablemente dependa del tiempo. En roedores, la vulnerabilidad del cerebro a la hiperoxia parece estar confinada a una estrecha ventana temporal luego del parto, en especial en la primera semana de vida. No está bien definido si en humanos existe dicha ventana de vulnerabilidad.
4. La microglía, que alcanza su punto máximo en la sustancia blanca en el tercer trimestre, cuando se activa genera radicales libres y secreta citoquinas.

B. Retina:
1. La transición desde la vida intrauterina hacia la extrauterina aumenta la tensión de oxígeno y disminuye el VEGF no solo en la retina, sino también en otros tejidos.
2. En la retina, del neonato inmaduro se detiene la angiogénesis; sin embargo, tras unas pocas semanas, típicamente luego de las 32 semanas de edad posconcepcional, la retina se vuelve hipóxica, debido a su aumento de tamaño sin angiogénesis y, en consecuencia, el VEGF aumenta. Esto puede resultar en un crecimiento y desarrollo vascular descontrolado en la segunda fase de la ROP.
3. Para que el VEGF sea activo, el factor de crecimiento símil insulina debe alcanzar un nivel umbral. Por lo tanto, la génesis de la ROP es compleja y depende tanto de la hiperoxia como de varios otros factores no hiperóxicos relacionados con el crecimiento.
4. Varios estudios, incluido un metaanálisis, indican que la ROP grave se puede reducir significativamente manteniendo la saturación arterial de oxígeno no demasiado alta y evitando fluctuaciones.

C. Pulmones:
1. El estrés oxidativo, por lo general, induce apoptosis en un período de tiempo relativamente corto (horas).
2. La hiperoxia predominantemente induce la muerte celular no apoptótica en un período de tiempo más largo (días).
3. La lesión pulmonar inducida por hiperoxia inicialmente se caracteriza por necrosis y tumefacción de las células endoteliales capilares. Luego son afectadas las células epiteliales.
4. La lesión pulmonar inducida por hiperoxia también se caracteriza por inflamación, destrucción de la barrera alvéolo-capilar, alteración del intercambio gaseoso y edema pulmonar.

5. La hiperoxia y las ROS resultan en una mayor liberación de sustancias quimiotácticas y otras citoquinas proinflamatorias que promueven el reclutamiento de leucocitos hacia los pulmones. Estos leucocitos activados producen ROS, y se establece de esta manera un círculo vicioso.
6. La hiperoxia activa las caspasas 3 y 9, así como citoquinas proinflamatorias, como IL-1, IL-6, IL8, TGF-β, TNF-α y VEGF.
7. La hiperoxia reduce la síntesis proteica. Esto parece estar mediado por las vías mTOR. La hiperoxia inhibe la translación del ARNm.

III. Implicancias clínicas:

A. Oxigenación en la sala de partos:

1. Niños de término y prematuros tardíos. Las guías internacionales recientes recomiendan comenzar la resucitación con aire en lugar de oxígeno. Esto se fundamenta en estudios con animales y diez estudios clínicos que incluyeron a más de 2000 niños resucitados con oxígeno al 21% o al 100%. Al parecer, la utilización de oxígeno al 100% prolonga el tiempo hasta la primera respiración aproximadamente 30 s y reduce el puntaje de Apgar y la frecuencia cardíaca a los 90 s de vida. Más importante es que la resucitación con aire reduce el riesgo relativo de mortalidad neonatal en aproximadamente un 30%. Por lo tanto, se recomienda comenzar la ventilación con aire y, si es posible, tener un mezclador para poder administrar oxígeno en caso de que el niño no responda adecuadamente. Es esencial una adecuada estrategia de ventilación para expandir los pulmones antes del aporte de oxígeno.
2. En niños con pulmones enfermos (por ejemplo, tras la aspiración de meconio) puede ser necesaria la administración de oxígeno; no existen datos clínicos respecto de la FiO_2 óptima para tales neonatos. En el raro caso de la necesidad de compresiones torácicas (< 1/1000 niños de término o prematuros tardíos) no se sabe qué FiO_2 se debe utilizar, aunque los estudios con animales sugieren que el aire es tan bueno como el oxígeno puro, incluso en este grupo. Por lo general, se recomienda comenzar con O_2 al 100% y descender de forma gradual lo más rápidamente posible.
3. En caso de disponer de un oxímetro de pulso, se debe buscar como objetivo una saturación arterial de oxígeno entre los percentilos 10 y 50 de los límites de saturación normal publicados recientemente.
4. Niños EBPN. Existen pocos datos respecto de cómo oxigenar a estos niños en la sala de partos. Sin embargo, existen datos provenientes de pequeños estudios que indican que se debe evitar comenzar con un FiO_2 de 90% a 100%. Hasta que se recolecte más información se recomienda, sobre la base de un metaanálisis reciente y no a grandes ensayos aleatorizados, comenzar la ventilación con oxígeno al 21% o 30% y ajustar la FiO_2 para alcanzar una saturación arterial de oxígeno que se encuentre entre los percentilos 10 y 50 de los valores normales publicados recientemente.

B. Oxigenación después de la sala de partos en niños de hasta 36 a 40 semanas de edad posconcepcional:

1. Los niños de término deben ser destetados a aire ambiente tan pronto como sea posible; a menudo esto no es difícil, ya que sus pulmones están maduros.
2. No se conoce el rango de saturación óptima en niños EBPN. Algunos estudios indican que en especial la ROP grave se reduce manteniendo la SpO_2 entre el 85% y el 95%, y evitando fluctuaciones. Por otro lado, datos recientes indican que este objetivo de saturación quizás aumente la mortalidad, así como la incidencia de enterocolitis necrosante en comparación con un objetivo de saturación del 91% al 95%. Se debe evitar una SpO_2 > 95% y, por lo general, resulta útil un histograma para monitorear la distribución de SpO_2 para minimizar la existencia de niveles demasiado bajos o demasiado altos.

IV. Prevención de la hiperoxia y del daño hiperóxico:

A. La mejor prevención del daño hiperóxico del recién nacido es evitar la hiperoxia y la inflamación, en especial la combinación de ambas.

B. En un estudio, el nivel de beta-carotenos y de vitamina A fue menor en niños prematuros que estaban desarrollando DBP. En un ensayo multicéntrico de Estados Unidos, la administración posnatal de vitamina A redujo la incidencia de DBP (RR: 0,89, intervalo de confianza del 95%: 0,80 a 0,99, número necesario que tratar = 14 a 15).

C. Las enzimas antioxidantes, tales como la superóxido dismutasa, así como los antioxidantes, tales como la vitamina E, hasta ahora no han tenido un éxito convincente en evitar el daño hiperóxico en recién nacidos.

D. La utilización rutinaria precoz de óxido nítrico inhalado (ONi) en niños pretérmino con enfermedad respiratoria no mejora la sobrevida sin DBP.

E. Se han evaluado varios antioxidantes diferentes, tales como el alopurinol y la eritropoyetina, con ciertos efectos protectores. Los nutrientes, tales como los ácidos grasos omega-3, en especial el ácido docosahexaenoico, pueden tener propiedades antioxidantes en el recién nacido.

F. En el futuro se pueden desarrollar nuevos y más poderosos antioxidantes que tengan efectos clínicos al ser administrados tanto en la etapa prenatal como posnatal.

Bibliografía de consulta

Barrington KJ, Finer N. Inhaled nitric oxide for respiratory failure in preterm infants. Cochrane Database Syst Rev 2010; 12, CD000509.
Bhandari V. Molecular mechanisms of hyperoxia-induced acute lung injury. Front Biosci 2008; 13: 6653-61.
Bhandari V. Hyperoxia-derived lung damage in preterm infants. Semin Fetal Neonatal Med 2010; 15: 223-9.
Chen J, Smith LE. Retinopathy of prematurity. Angiogenesis 2007; 10: 133-40.
Chen ML, Guo L, Smith LE, Dammann CE, Dammann O. High or low oxygen saturation and severe retinopathy of prematurity: a meta-analysis. Pediatrics 2010; 125: e1483-92.
Dawson JA, Kamlin CO, Vento M, Wong C, Cole TJ, Donath SM, Davis PG, Morley CJ. Defining the reference range for oxygen saturation for infants after birth. Pediatrics 2010; 125: e1340-7.
Dennery PA. Oxidative stress in development: nature or nurture? Free Radic Biol Med 2010; 49: 1147-51.
Dennery PA, Buonocore G, Saugstad OD. Oxidative stress in applied basic research and clinical practice. Perinatal and prenatal disorders. New York: Humana Press, 2014.
Gerstner B, DeSilva TM, Genz K, Armstrong A, Brehmer F, Neve L, Felderhoff-Mueser U, Volpe JJ, Rosenberg PA. Hyperoxia causes maturation-dependent cell death in the developing white matter. J Neurosci 2008; 28: 1236-45.
Haynes RL, Baud O, Li J, Kinney HC, Volpe JJ, Folkerth DR. Oxidative and nitrative injury in periventricular leukomalacia: a review. Brain Pathol 2005; 15: 225-33.
Khwaja O, Volpe JJ. Pathogenesis of cerebral white matter injury of prematurity. Arch Dis Child Fetal Neonatal Ed 2008; 93: F153-61.
Lane N. Oxygen: the molecule that made the world. Oxford: Oxford University Press; 2002.
Manja V, Lakshminrusimha S, Cook DJ. Oxygen saturation target range for extremely preterm infants: a systematic review and meta-analysis. JAMA Pediatr 2015; 169: 332-40.
Saugstad OD. Oxidative stress in the newborn—a 30-year perspective. Biol Neonate 2005; 88: 228-36.
Saugstad OD. Oxygen and oxidative stress in bronchopulmonary dysplasia. J Perinat Med 2010; 38: 571-7.
Saugstad OD, Aune D. Optimal oxygenation of extremely low birth weight infants: a meta-analysis and systematic review of the oxygen saturation target studies. Neonatology 2014; 105: 55-63.
Saugstad OD, Aune D, Aguar M, Kapadia V, Finer N, Vento M. Systematic review and meta-analysis of optimal initial fraction of oxygen levels in the delivery room at ≤32 weeks. Acta Paediatr 2014; 103: 744-51.
Tyson JE, Wright LL, Oh W, Kennedy KA, Mele L, Ehrenkranz RA, Stoll BJ, Lemons JA, Stevenson DK, Bauer CR, Korones SB, Fanaroff AA. Vitamin A supplementation for extremely-low-birth-weight infants. National Institute of Child Health and Human Development Neonatal Research Network. N Engl J Med 1999; 340: 1962-8.
Vento M, Saugstad OD. Oxygen supplementation in the delivery room: updated information. J Pediatr 2011; 158 (2Suppl): e5-7.
Volpe JJ, Kinney HC, Jensen FE, Rosenberg PA. The developing oligodendrocyte: key cellular target in brain injury in the premature infant. Int J Dev Neurosci 2011; 29: 423-40.
Wright CJ, Dennery PA. Manipulation of gene expression by oxygen: a primer from bedside to bench. Pediatr Res 2009; 66: 3-10.

8

Mecánica y características energéticas pulmonares

Anton H. L. C. Van Kaam • Vinod K. Bhutani

I. Introducción:

A. Por lo general, en niños prematuros la función pulmonar está comprometida, debido a una inmadurez estructural (parénquima pulmonar, vías aéreas, pared torácica) y, a veces, bioquímica (deficiencia de surfactante) del sistema respiratorio.

B. Esto puede resultar en alteraciones significativas de la mecánica pulmonar, una reducción de la capacidad residual funcional (CRF) y un mayor trabajo respiratorio (TR). Desde el punto de vista clínico, esto se traduce en una alteración del intercambio gaseoso y (el riesgo de) insuficiencia respiratoria.

C. La única medida preventiva son los corticoides prenatales, que pueden mitigar la inmadurez tanto estructural como bioquímica de los pulmones prematuros. El tratamiento consiste principalmente en soporte ventilatorio y administración de surfactante exógeno.

D. El objetivo básico es restablecer la mecánica pulmonar y la CRF y normalizar, de esta manera, el TR y el intercambio gaseoso. El conocimiento de la fisiología respiratoria es esencial para la selección del modo y el nivel óptimos del soporte respiratorio.

II. Entrada y salida de aire pulmonar:

A. Para establecer un adecuado intercambio gaseoso, el aire debe desplazarse hacia adentro y hacia afuera de los pulmones. La inhalación o insuflación es, en términos energéticos, un proceso activo que requiere una diferencia de presión entre el inicio de la vía aérea y el espacio alveolar.

B. Durante la respiración espontánea, la contracción del diafragma genera una presión alveolar negativa y, como resultado, el aire ingresa a través del inicio de la vía aérea (presión atmosférica) y se desplaza a través de las vías de conducción.

C. Durante la ventilación mecánica, el ingreso del flujo de aire se logra creando una presión positiva en el inicio de la vía aérea respecto de la presión atmosférica por fuera del tórax. Bajo condiciones normales, la exhalación es un proceso pasivo que resulta de la diferencia de presión creada y depende de las propiedades elásticas y resistivas de los pulmones.

III. Propiedades elásticas:

A. Las propiedades elásticas del parénquima pulmonar dependen de la elasticidad de los tejidos pulmonares, de los espacios de intercambio gaseoso, del músculo liso, del tejido conectivo y del tejido vascular. De igual importancia que la elasticidad tisular es el efecto de retracción originado en las fuerzas de tensión superficial en la interfase aire-líquido, en especial durante un estado de deficiencia o inactivación del surfactante. Las propiedades elásticas de la vía aérea dependen del músculo liso, de las propiedades tisulares y de la estructura fibrocartilaginosa, mientras que las propiedades elásticas del tórax dependen de la caja torácica, de los músculos intercostales, del diafragma y de los tejidos de la pared torácica. Estas fuerzas son independientes, mantienen un complejo equilibrio y son influidas por el ciclo respiratorio y la posición del cuerpo.

B. La elasticidad es la propiedad de la materia que hace que si un sistema es estirado o expandido, dicho sistema tiende a regresar a su posición original cuando todas las fuerzas externas son eliminadas. Al igual que un resorte, los tejidos pulmonares y del tórax se estiran durante la inspiración y cuando la fuerza inspiratoria (trabajo de la musculatura respiratoria) desaparece, los tejidos vuelven a su posición de reposo. La posición o volumen pulmonar de reposo se establece mediante un equilibrio de fuerzas elásticas. En reposo, las fuerzas de retracción elástica de los tejidos pulmonares igualan exactamente aquellas de la pared torácica y del diafragma. Esto se presenta al final de cada espiración normal cuando los músculos respiratorios están relajados y el volumen que queda en los pulmonares es la CRF.

C. La pleura visceral está separada de la pleura parietal de la pared torácica por una delgada lámina de líquido que crea un espacio virtual entre las dos estructuras. En un recién nacido normal, al final de la espiración la presión media en este espacio (presión intrapleural) es de 3 a 6 cm H_2O por debajo de la presión atmosférica. Esta presión resulta de las fuerzas de retracción iguales y en sentido opuesto de los pulmones y la pared torácica y varía durante el ciclo respiratorio y se vuelve más negativa durante la inspiración activa y más positiva durante la espiración. Durante la respiración normal, la presión dentro de los pulmones depende de las propiedades resistivas friccionales de la vía aérea y de los tejidos causadas por el flujo de aire. Debido a que no hay un desplazamiento neto de aire al final de la espiración y al final de la inspiración, en estos momentos, la presión a través del pulmón está en equilibrio con el aire atmosférico.

D. Curva presión-volumen pulmonar:
   1. Una manera de caracterizar las fuerzas de retracción elástica de los pulmones es reconstruir la curva presión-volumen.
   2. Comenzando en el volumen pulmonar residual, se inyecta de forma escalonada un volumen conocido de aire en los pulmones de manera incremental, hasta alcanzar la capacidad pulmonar total.
   3. Midiendo simultáneamente la presión resultante dentro de la vía aérea en cada paso, se puede reconstruir la rama inspiratoria de la curva presión-volumen. Esta habitualmente contiene un punto de inflexión inferior y uno superior (Figura 8.1).
   4. Entre estos puntos la relación presión-volumen es lineal.
   5. Eliminando volumen pulmonar de forma escalonada se puede reconstruir la rama espiratoria de la curva presión-volumen, comenzando en la capacidad pulmonar total. La rama espiratoria también tiene un punto de inflexión superior. En la mayoría de las condiciones, la rama espiratoria está ubicada a un mayor volumen pulmonar que la rama inspiratoria y tiene más estabilidad en términos de volumen pulmonar cuando la presión disminuye.
   6. La diferencia de volumen entre las ramas inspiratoria y la espiratoria se llama histéresis pulmonar.
   7. Las fuerzas de retracción elástica tienen un impacto significativo en los volúmenes y en la forma de las curvas presión-volumen (Figura 8.2).

E. Distensibilidad pulmonar:
   Aunque aporta mucha información, la curva presión-volumen no es muy práctica para caracterizar las propiedades elásticas pulmonares. Los pacientes no inspiran desde el volumen residual hasta la capacidad pulmonar total. En cambio, la respiración a volumen corriente se sitúa en algún lugar dentro de la curva de presión-volumen, comenzando idealmente la inspiración en la CRF:
   1. La relación entre el cambio en el volumen pulmonar y el cambio en la presión de distensión durante la respiración normal define a la distensibilidad pulmonar:

Distensibilidad pulmonar = cambio en el volumen pulmonar / cambio en la presión transpulmonar

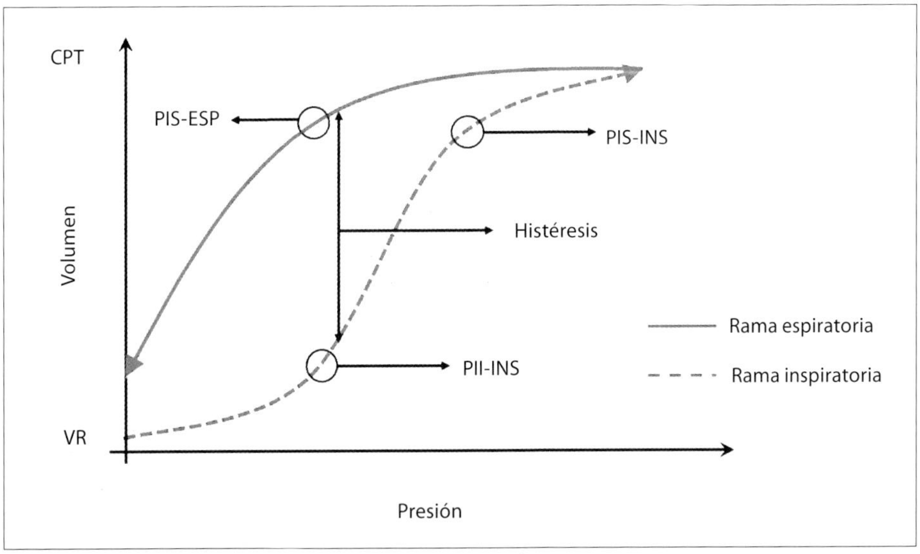

Figura 8.1 Relación presión-volumen del pulmón insuflado desde el volumen residual (VR) hasta la capacidad pulmonar total (CPT). Se visualiza tanto la rama inspiratoria (*línea punteada*) como la rama espiratoria (*línea continua*). Nótese la diferencia en el volumen pulmonar entre la rama inspiratoria y la espiratoria a presiones similares (histéresis). Se indican el punto de inflexión inferior de la rama inspiratoria (PII-INS), el punto de inflexión superior de la rama inspiratoria (PIS-INS) y el punto de inflexión superior de la rama espiratoria (PIS-ESP).

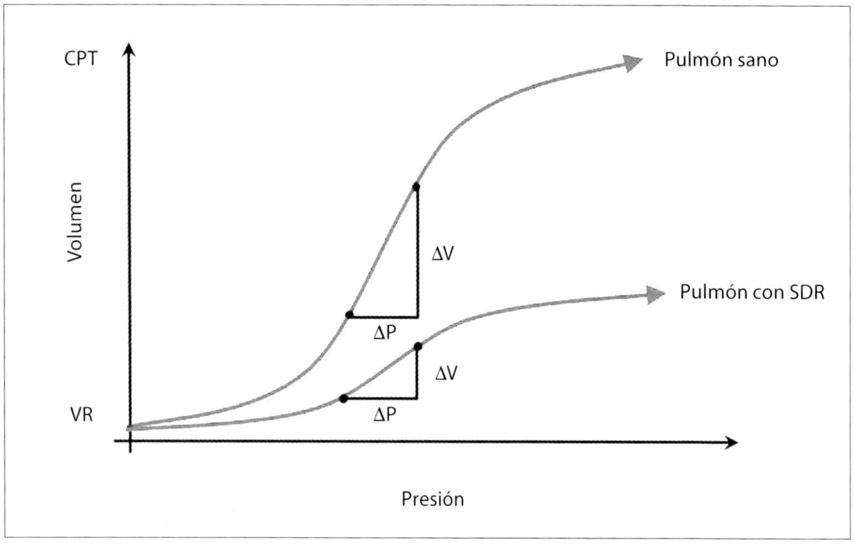

Figura 8.2 La rama inspiratoria de la relación presión-volumen de un pulmón sano y de un pulmón con deficiencia de surfactante, debido al síndrome de dificultar respiratoria (SDR) neonatal, con inspiración originada en el volumen residual (VR) hasta la capacidad pulmonar total (CPT). Nótese la clara diferencia en la forma y en los volúmenes pulmonares. Por cada unidad de presión, ingresa menos volumen al pulmón con SDR que al pulmón sano; es decir, la distensibilidad es menor en el pulmón con SDR.

Donde la presión transpulmonar (P_{TP}) es la presión de conducción neta que expande los pulmones solamente y se define como la diferencia entre la presión alveolar y la presión intrapleural. La presión intrapleural no se puede medir fácilmente de forma directa, pero se puede estimar midiendo la presión intraesofágica.

2. Por definición, la distensibilidad pulmonar es una característica estática obtenida mientras el sistema respiratorio está en un estado pasivo y no hay flujo de aire:
   a. Esto se puede lograr en niños por medio de numerosas técnicas estáticas probadas.
   b. Utilizando técnicas dinámicas especiales también se puede medir la distensibilidad pulmonar durante la respiración espontánea no interrumpida o durante la ventilación mecánica.
   c. La distensibilidad obtenida de esta manera se denomina distensibilidad dinámica.
3. En el caso de que la respiración a volumen corriente tenga lugar en la parte lineal de la relación presión-volumen del pulmón, la distensibilidad (o pendiente DV/DP) es máxima y estable en el rango normal de volúmenes corrientes comenzando en la CRF (Figura 8.3). Por lo tanto, para un determinado cambio en la presión, el volumen corriente aumenta en proporción a la distensibilidad pulmonar, o DV = C/DP:
   a. A medida que la distensibilidad pulmonar disminuye, los pulmones se vuelven más rígidos y más difíciles de expandir.
   b. Cuando la distensibilidad pulmonar aumenta, el pulmón se vuelve más fácil de expandir y, por lo tanto, es más distensible.
4. Es importante reconocer que los volúmenes pulmonares al final de la espiración por debajo o por encima de la parte lineal de la relación presión-volumen afectarán la distensibilidad pulmonar. En otras palabras, la máxima distensibilidad pulmonar no se alcanza a volúmenes pulmonares subóptimos al final de la espiración (*v.* Figura 8.3 f).
5. La distensibilidad pulmonar y las relaciones presión-volumen están determinadas por la interdependencia de los elementos elásticos tisulares y la tensión superficial alveolar. La elasticidad tisular depende del contenido de elastina y de colágeno del pulmón.
6. Un valor típico para la distensibilidad pulmonar en un recién nacido saludable de corta edad es de 1,5 a 2,0 mL/cm H_2O/kg:
   a. Este valor depende del tamaño del pulmón (masa del tejido elástico).
   b. Como se puede esperar, la distensibilidad pulmonar aumenta con el desarrollo a medida que aumenta la masa de tejido pulmonar.
   c. Cuando se comparan los valores entre diferentes sujetos, la distensibilidad pulmonar se debe normalizar para el volumen pulmonar dividiéndola por la capacidad residual funcional. Esta relación se denomina distensibilidad pulmonar específica. La distensibilidad específica de un recién nacido es similar a la de un adulto.
7. La sustancia tensioactiva (surfactante, *v.* Capítulo 58) que reviste los alvéolos pulmonares tiene una función fisiológica significativa:
   a. El surfactante reduce la tensión superficial dentro de los alvéolos, lo que disminuye, de esta manera, las fuerzas de retracción elástica y contribuye a la estabilidad pulmonar reduciendo la presión necesaria para expandir los alvéolos.
   b. Las células alveolares tipo II contienen cuerpos lamelares osmofílicos que están asociados con la transformación del surfactante.

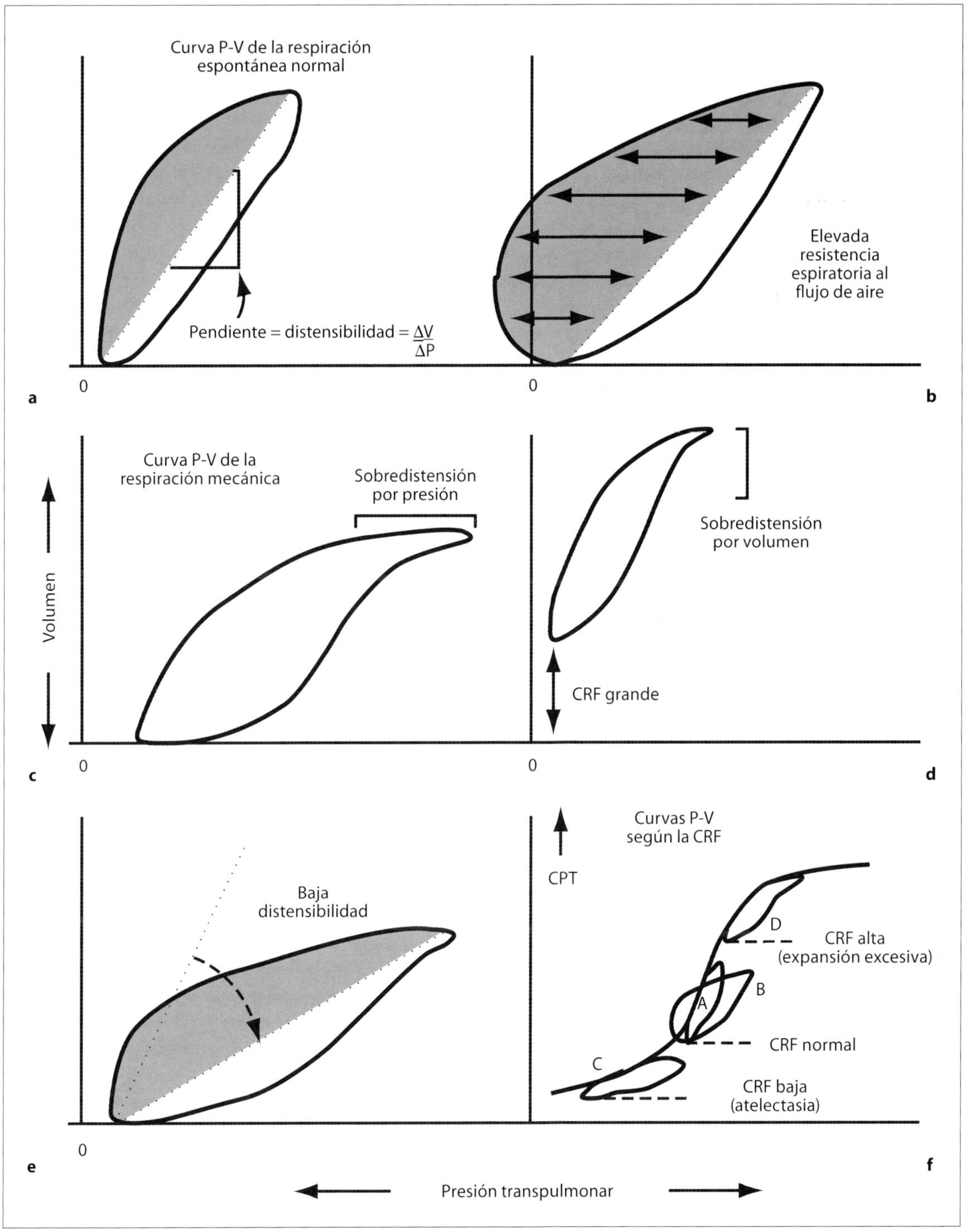

Figura 8.3 Curvas de presión-volumen que muestran el comportamiento elástico de los pulmones. **a** Respiración espontánea normal. **b** Elevada resistencia espiratoria al flujo de aire. **c** Respiración mecánica con sobredistensión por presión. **d** Respiración mecánica con sobredistensión por volumen y gran capacidad residual funcional. **e** Baja distensibilidad con desplazamiento del eje en sentido horario. **f** Curvas presión-volumen corriente según la capacidad residual funcional. Modificado de: Bhutani VK, Sivieri EM. Physiological principles for bedside assessment of pulmonary graphics. En: Donn SM (ed). Neonatal and Pediatric Pulmonary Graphics: Principles and Clinical Applications. Armonk: Futura Publishing Co., 1998; p. 70, con autorización).

c. La alteración de la actividad tensioactiva, como sucede en aquellos niños prematuros con síndrome de dificultad respiratoria (SDR), típicamente resulta en pulmones rígidos (baja distensibilidad) y propensos al colapso (atelectasia) (*v.* Figura 8.2).

8. En la displasia broncopulmonar, las áreas de fibrosis y cicatrización resultan en una reducción de la distensibilidad pulmonar. En estos trastornos el neonato debe generar una presión de conducción más alta para lograr un volumen corriente similar o, de lo contrario, se producirá hipoventilación.

F. Distensibilidad de la pared torácica:

1. Al igual que los pulmones, la pared torácica es elástica.
2. Si ingresa aire a la cavidad pleural, los pulmones colapsan hacia adentro y la pared torácica se expande hacia afuera.
3. En el recién nacido, la distensibilidad de la pared torácica es significativamente mayor que la de un adulto (Figura 8.4).
4. La pared torácica es más distensible en estadios más tempranos de la gestación.
5. Incluso si los pulmones tienen una retracción elástica y una distensibilidad normales, la CRF estará reducida, debido a que la pared torácica es incapaz de equilibrar las fuerzas elásticas.
6. La elevada distensibilidad de la pared torácica en niños prematuros puede resultar en la denominada respiración paradojal o asincrónica: durante el trabajo inspiratorio el compartimento abdominal se desplaza hacia afuera mientras que la pared torácica (distensible) se desplaza hacia adentro. Esto resulta en un intercambio gaseoso menos eficiente en comparación con la respiración sincrónica (tanto el abdomen como el tórax se desplazan hacia afuera durante la inspiración).

G. Distensibilidad total del sistema respiratorio:

1. Si se mide la presión en todo el sistema respiratorio (la presión transtorácica), entonces para un determinado cambio de volumen obtenemos la distensibilidad combinada de los pulmones y de la pared torácica:

   Distensibilidad total = cambio de volumen pulmonar / cambio de presión transtorácia

   Donde, en un sistema respiratorio pasivo, la presión transtorácica es la diferencia entre las presiones alveolar y atmosférica.
2. Debido a que la distensibilidad es la inversa de la elastancia y

   Elastancia del sistema respiratorio = elastancia pulmonar + elastancia de la pared torácica

   Esto significa, además, lo siguiente:

   1/distensibilidad total del sistema respiratorio = 1/distensibilidad pulmonar + 1/distensibilidad de la pared torácica
3. Debido a que en los niños prematuros la distensibilidad de la pared torácica es extremadamente alta en comparación con la distensibilidad pulmonar, se considera que la distensibilidad del sistema respiratorio es igual a la distensibilidad pulmonar.

IV. Propiedades resistivas:

A. Las propiedades no elásticas del sistema respiratorio caracterizan su resistencia al movimiento.

B. Debido a que el movimiento entre dos superficies en contacto habitualmente implica fricción o pérdida de energía, la resistencia a la respiración se porduce en cualquier parte del sistema respiratorio.

C. Estas resistencias incluyen la resistencia friccional al flujo de aire, la resistencia tisular y las fuerzas inerciales:

1. La resistencia pulmonar resulta predominantemente (80%) de la resistencia friccional de la vía aérea al flujo de aire.
2. La resistencia tisular (19%) y la inercia (1%) también influyen en la resistencia pulmonar.

D. El flujo de aire a través de la vía aérea requiere una presión de conducción generada por una diferencia de presiones entre el inicio de la vía aérea y el espacio alveolar.

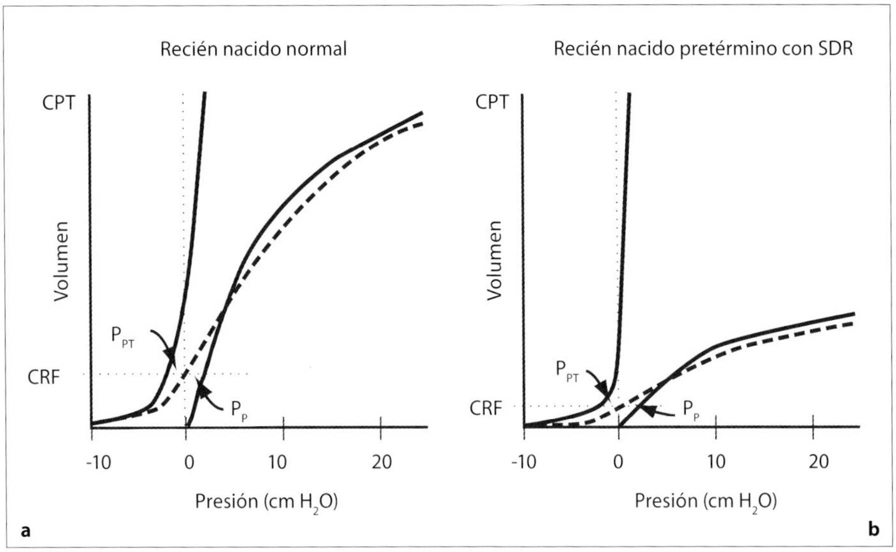

Figura 8.4 Equilibrio de la retracción elástica en reposo para mantener una capacidad residual funcional estable. **a** Recién nacido normal; la distensibilidad de la pared torácica es mayor que la del adulto. **b** Niño pretérmino con SDR. La pared torácica es aún más distensible lo que es acentuado por el estado patológico; la CRF es menor. (Modificado de: Bhutani VK, Sivieri EM. Physiological principles for bedside assessment of pulmonary graphics. En: Donn SM (ed). Neonatal and Pediatric Pulmonary Graphics: Principles and Clinical Applications. Armonk: Futura Publishing Co., 1998; p. 72, con autorización).

E. Cuando la presión alveolar es menor que la presión atmosférica (durante la inspiración espontánea), el aire fluye hacia los pulmones; cuando la presión alveolar es mayor que la atmosférica, el aire sale de los pulmones.

F. Por definición, la resistencia al flujo de aire es igual al componente resistivo de la presión de conducción (P_R) dividido por el flujo aéreo ($\dot{V}$) resultante, entonces:

$$\text{Resistencia} = P_R / \dot{V}$$

G. Cuando se determina la resistencia pulmonar (tejido y vía aérea), se utiliza el componente resistivo de la presión transpulmonar medida como presión de conducción (Figura 8.5).

H. Para obtener la resistencia de la vía aérea sola, se utiliza la diferencia entre la presión alveolar y la presión atmosférica como presión de conducción.

I. Bajo condiciones de respiración normal a volumen corriente, existe una relación lineal entre el flujo de aire y la presión de conducción:

1. La pendiente de la curva flujo-presión cambia a medida que las vías aéreas se estrechan, lo que indica que el paciente con obstrucción de la vía aérea tiene una mayor resistencia al flujo de aire.
2. La resistencia al flujo de aire depende en gran medida del tamaño de la luz de la vía aérea.
3. Según la ley de Poiseuille, la presión (DP) requerida para alcanzar un flujo determinado ($\dot{V}$) para un gas de viscosidad η y que fluye a través de un tubo cilíndrico rígido y liso de longitud L y radio r se calcula de la siguiente manera:

$$P = (\dot{V}8\eta L) / (\pi r^4)$$

Por lo tanto, la resistencia al flujo de aire se define como se detalla a continuación:

$$P / \dot{V} = (8\eta L) / (\pi r^4)$$

4. Entonces, la resistencia al flujo de aire aumenta a la cuarta potencia ante una disminución del diámetro de la vía aérea.
5. Debido a que la luz de la vía aérea del recién nacido mide aproximadamente la mitad que la del adulto, la resistencia de la vía aérea neonatal es alrededor de 16 veces mayor que la del adulto. La resistencia normal de la vía aérea en un recién nacido de término es de aproximadamente 20 a 40 cm H_2O/L/s (en adultos es de 1 a 2 cm H_2O/L/s).

J. Casi el 80% de la resistencia total al flujo de aire se produce en las vías aéreas mayores hasta la cuarta o quinta generación de ramas bronquiales:

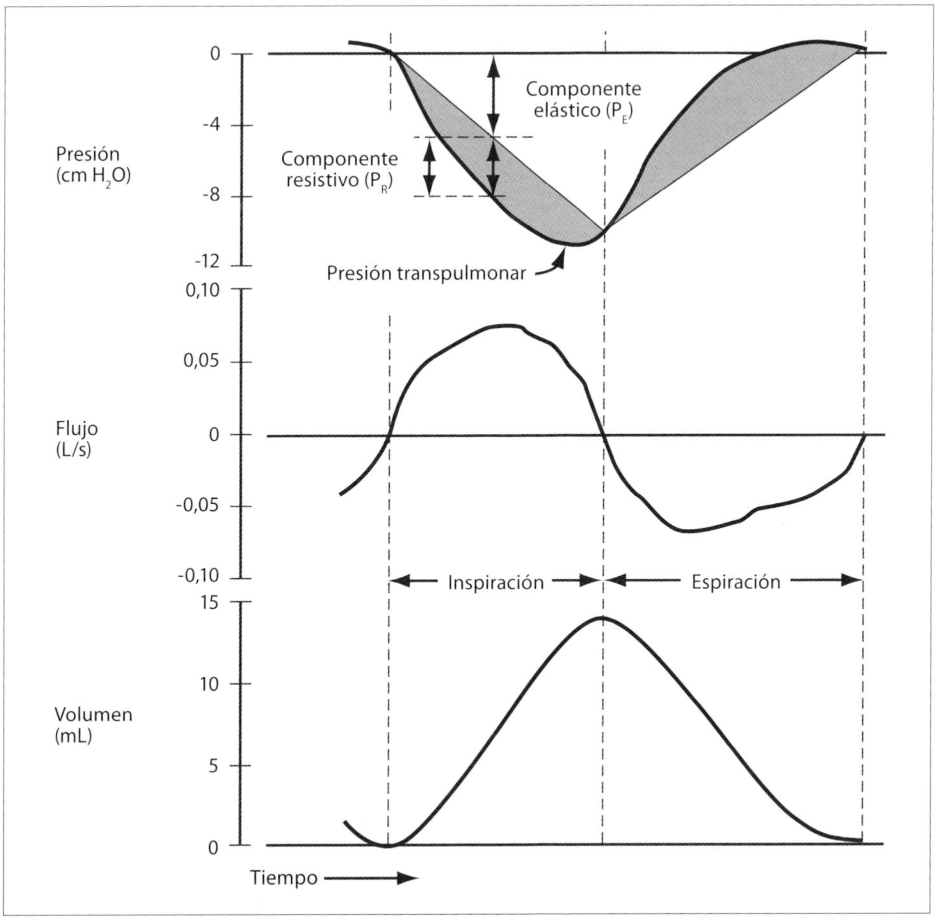

Figura 8.5 Componentes relativos elástico y resistivo de la presión transpulmonar registrados a partir de una única respiración espontánea típica. La resistencia pulmonar se determina a partir de mediciones simultáneas del componente resistivo de la presión y de la señal de flujo.

1. Cuando la resistencia al flujo está aumentada habitualmente el paciente tiene una enfermedad de la vía aérea grande.
2. Debido a que la pequeña vía aérea es responsable de una pequeña proporción de la resistencia total de la vía respiratoria, se ha denominado como "zona asintomática" del pulmón en la cual puede existir una obstrucción que puede no ser detectada fácilmente.

K. La resistencia de la vía aérea también depende del volumen pulmonar. Con el incremento del volumen pulmonar, el diámetro de la vía aérea aumenta y la resistencia disminuye. Lo opuesto es cierto con la disminución de los volúmenes pulmonares.

L. Es importante comprender que la mayoría de las interfaces utilizadas en el soporte respiratorio, tales como el tubo endotraqueal, aumentan la resistencia de la vía aérea de manera significativa.

V. Propiedades inerciales:

Por lo general, las fuerzas inerciales se consideran insignificantes para la respiración corriente normal y cuando se considera un modelo de respiración lineal. Sin embargo, durante la utilización de ventilación mecánica de alto flujo, la ventilación de alta frecuencia y en enfermedades graves de la vía aérea, se deben tener en cuenta las fuerzas inerciales.

VI. Trabajo respiratorio:

A. El trabajo respiratorio verdadero se puede expresar como la energía requerida por los músculos respiratorios para desplazar un determinado volumen corriente de aire dentro y fuera de los pulmones. Por razones obvias, es difícil determinar este tipo de trabajo con exactitud, mientras que es mucho más sencillo medir el trabajo mecánico efectivo realizado por los pulmones o sobre ellos. El trabajo mecánico invertido para comprimir o expandir un determinado volumen se obtiene a partir del producto integral de la presión aplicada y el cambio de volumen resultante:

$$\text{Trabajo} = \int P dV$$

B. Este valor simplemente es el área bajo la curva presión-volumen aplicada para cualquier gas. Por lo tanto, al integrar la curva de presión transpulmonar respecto del volumen, se calcula fácilmente el trabajo respiratorio pulmonar (Figura 8.6). Este trabajo mecánico se puede separar en sus componentes elástico y resistivo:

1. El trabajo elástico es la porción necesaria para superar la resistencia elástica para expandir los pulmones. Bajo condiciones normales este trabajo está almacenado como energía potencial y es utilizada para restablecer el sistema a su volumen de reposo.
2. El trabajo resistivo es la porción necesaria para superar las resistencias friccionales de la vía aérea y de los tejidos. La histéresis de la relación presión-volumen representa el trabajo resistivo de la respiración y se puede separar en sus componentes inspiratorio y espiratorio.

C. Normalmente, la energía elástica almacenada durante la inspiración es suficiente para aportar el trabajo necesario para superar la resistencia friccional espiratoria:

1. En neonatos con enfermedad obstructiva de la vía aérea, el componente espiratorio del trabajo resistivo de la respiración está aumentado (*v.* Figura 8.3 b).

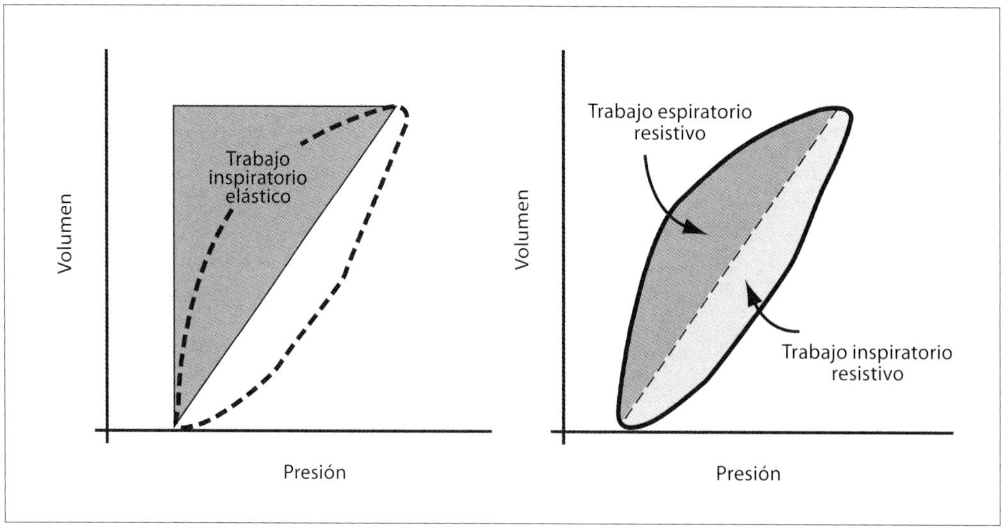

Figura 8.6 El trabajo respiratorio se calcula como el área bajo la curva presión-volumen (áreas sombreadas).

2. Las unidades del trabajo respiratorio corresponden a las unidades de presión por volumen (cm H_2O • L), o de forma equivalente, fuerza por distancia (kg • m) y habitualmente se expresa como el trabajo por cada respiración o ciclo respiratorio.

VII. Capacidad residual funcional:

A. El volumen que queda en los pulmones tras una espiración pasiva normal se denomina CRF, estimado en 20 a 30 mL/kg en un recién nacido normal.

B. Los niños pretérmino son propensos a tener una CRF baja; esto tiene los siguientes efectos en la fisiología pulmonar:

1. Disminución de la distensibilidad del sistema respiratorio (*v.* Figura 8.3).
2. Aumento de la resistencia de la vía aérea.
3. Aumento del trabajo respiratorio.
4. Aumento del *shunt* intrapulmonar de derecha a izquierda.
5. Aumento de la resistencia pulmonar.
6. Alteración del intercambio gaseoso.

VIII. Algunos valores de referencia:

A. En la Tabla 8.1, se muestran los valores calculados tanto de las propiedades elástica como resistiva determinadas en el adulto y en recién nacidos de término. Estos se comparan con valores obtenidos en niños con SDR y DBP.

B. En la Tabla 8.2, se muestran los valores de parámetros de la función pulmonar neonatal durante el primer mes provenientes de diversas investigaciones recolectadas durante muchas décadas de trabajo en esta área.

C. Mecánica y características energéticas pulmonares a una edad < 3 días para niños con SDR que recibieron tratamiento con surfactante inmediatamente tras el nacimiento (Tabla 8.3).

Tabla 8.1 Parámetros respiratorios calculados

	Unidades	Adulto	Recién nacido	Recién nacido con SDR	Recién nacido con DBP
Distensibilidad pulmonar	mL/cm H_2O/kg	2,5 a 3	2 a 2,5	< 0,6	< 1,0
Distensibilidad de la pared torácica	mL/cm H_2O	< 1	> 4	–	–
Resistencia pulmonar	Cm H_2O/L/s	1 a 2	20 a 40	> 40	> 150
Trabajo resistivo	g cm/kg	< 10	20 a 30	30 a 40	> 40

Tabla 8.2 Valores medios normales de la función pulmonar durante el primer mes

Autores	Año del estudio	EG (sem)	Edad (días)	V_T (mL/kg)	CRF (mL/kg)	D_{DIN} (mL/cm H_2O)	R (cm H_2O/L/s)
Berglund/Karlberg	1956	Término	7		27		
Cook y cols.	1957	Término	1 a 6	5,3		5,2	29
Swyer y cols.	1960	Término	1 a 11	6,7		4,9	26
Polgar	1961	Término	1 a 17		52,6	5,7	18,8
Strang/McGrath	1962	Término	1 a 6		49,5		
Nelson y cols.	1963	Pretérmino	1 a 16		38,7		
		Término	2 a 4		27		
Feather/Russell	1974	Término	1 a 3			3,7	42
Ronchetti y cols.	1975	34	4 a 28		29,5		
Taeusch y cols.	1976	Término	4 a 6	7,2		3,7	
Adler/Wohl	1978	Término	2 a 5			3,5	
Mortola y cols.	1984	Término	1 a 4	6,2		3,8	
Taussig y cols.	1982	Término	1 a 9		31,4		

▶

Tabla 8.2 Valores medios normales de la función pulmonar durante el primer mes

Autores	Año del estudio	EG (sem)	Edad (días)	V_T (mL/kg)	CRF (mL/kg)	D_{DIN} (mL/cm H_2O)	R (cm H_2O/L/s)
Migdal y cols.	1987	34	1 a 28			2,4	
		Término	1 a 29			3,2	
Anday y cols.	1987	28 a 30	2 a 3	5,9		2,0	50 esp
			5 a 7	6,6		2,3	70 esp
Gerhardt y cols.	1987	31 a 36	3 a 30		16,7	2,2	87 esp
		Término	6 a 16		17,1	3,6	58 esp
Abbasi/Bhutani	1990	28 a 34	2 a 3	6,3		2,4	54
Sivieri y cols.	1995	27 a 40	2 a 30		23,4		
		26 a 37	2 a 30		21,5 SDR		
		23 a 32	1 a 22		18,9 DBP		

EG: edad gestacional; V_T: volumen corriente; CRF: capacidad residual funcional; D_{DIN}: distensibilidad pulmonar dinámica; *R*: resistencia pulmonar; *esp*: espiratoria; SDR: niños con síndrome de dificultad respiratoria; DBP: niños que desarrollaron displasia broncopulmonar.

Tabla 8.3 Mecánica y características energéticas pulmonares a una edad < 3 días para niños con SDR que recibieron tratamiento con surfactante inmediatamente después del nacimiento

Niños agrupados por EG al nacer	≤ 26 semanas (*n* = 38)	27 a 28 semanas (*n* = 50)	29 a 30 semanas (*n* = 48)	≥ 31 semanas (*n* = 63)
Volumen corriente (mL/kg)	6,1 ± 1,7	5,7 ± 1,5	5,1 ± 1,2	5,2 ± 0,8
Distensibilidad pulmonar (mL/cm H_2O/kg)	0,27 ± 0,18	0,35 ± 0,22	0,40 ± 0,23	0,77 ± 0,75
Resistencia pulmonar (cm H_2O/L/s)	194 ± 161	139 ± 117	101 ± 64	87 ± 76
Trabajo resistivo (g cm/kg)	38 ± 29	28 ± 17	21 ± 14	15 ± 1,2

Tabla 8.4 Probabilidad pronosticada de DBP según la mecánica pulmonar y la edad gestacional a partir de un modelo predictivo para el estudio de niños con SDR categorizados por peso al nacer

Peso al nacer (g)	Edad gestacional (semana)	Distensibilidad pulmonar (mL/cm H_2O/kg)	Resistencia pulmonar (cm H_2O/L/s)	Cociente de probabilidad para DBP	Probabilidad porcentual pronosticada
500 a 750	26 ± 0,4	0,3 ± 0,03	102 ± 16	537 ± 171	93 ± 3%
751 a 1000	28 ± 0,3	0,5 ± 0,05	176 ±24	76 ± 35	73 ± 5%
1001 a 1250	29 ± 0,3	1,0 ± 0,2	96 ± 11	5,5 ± 1,8	42 ± 7%
1251 a 1500	31 ± 0,3	1,5 ± 0,2	69 ± 8	0,8 ± 0,3	15 ± 5%
1501 a 2000	32 ± 0,3	1,8 ± 0,3	69 ± 11	0,3 ± 0,1	8 ± 3%

Probabilidad pronosticada y cociente de probabilidad (CP) de DBP evaluados según el modelo predictivo informado previamente basado en la EG y la mecánica pulmonar: $CP = esp\{33,6 - 1,13EG - 0,93C_l/kg - 0,001R_t\}$.

Tabla 8.5 Mecánica y características energéticas de niños de EPM de término sobrevivientes con SDR que recibieron tratamiento con surfactante inmediatamente después del nacimiento

Niños sobrevivientes agrupados por EG al nacer	≤ 26 semanas (*n* = 25)	27 a 28 semanas (*n* = 35)	29 a 30 semanas (*n* = 38)	≥ 31 semanas (*n* = 59)
EPM de término (valores promedio) (semanas)	38,7	38,8	39,9	38,0
Volumen corriente (mL/cm H_2O)	13,3 ± 4,1	14,3 ± 4,2	15,2 ± 4,4	14,4 ± 4,7
Distensibilidad pulmonar (mL/cm H_2O)	2,6 ± 0,9	2,4 ± 0,8	2,6 ± 1,3	2,1 ± 0,6
Resistencia pulmonar (cm H_2O/L/s)	61 ± 41	50 ± 31	57 ± 31	40 ± 20
Trabajo resistivo (g • cm/kg)	29 ± 19	29 ± 20	30 ± 19	25 ± 18

D. Probabilidad pronosticada de DBP según la mecánica pulmonar y la edad gestacional a partir de un modelo predictivo para el estudio de niños con SDR clasificados por peso al nacer (Tabla 8.4).
E. Mecánica y características energéticas pulmonares a una edad posmenstrual de término de niños que sobrevivieron al SDR y recibieron tratamiento con surfactante inmediatamente después del nacimiento (Tabla 8.5).

Bibliografía de consulta

Bancalari E. Pulmonary function testing and other diagnostic laboratory procedures in neonatal pulmonary care. En: Thibeault DW, Gary GA, editors. Neonatal pulmonary care. 2ª ed. East Norwalk: Appleton-Century Crofts, 1986; p. 195-234.
Bhutani VK, Sivieri EM. Physiological principles for bedside assessment of pulmonary graphics. En: Donn SM (ed). Neonatal and pediatric pulmonary graphics. Principles and clinical applications. Armonk: Futura Publishing Co., 1998; p. 57-79.
Bhutani VK, Shaffer TH, Vidyasager D, editors. Neonatal pulmonary function testing: physiological, technical and clinical considerations. Ithaca: Perinatology Press, 1988.
Bhutani VI, Sivieri EM, Abbasi S. Evaluation of pulmonary function in the neonate. En: Polin RA, Fox WW (eds). Fetal and neonatal physiology. 2ª ed. Philadelphia: WB Saunders Co., 1988; p. 1143-64.
Comroe JH. Physiology of respiration. 2ª ed. Chicago: Year Book Medical Publishers, 1974.
Comroe JH, Forster RE, Dubois AB, et al. Clinical physiology and pulmonary function tests. 2ª ed. Chicago: Year Book Medical Publishers, 1971.
Polgar G, Promadhat V. Pulmonary function testing in children. Philadelphia: WB Saunders Co., 1971.
Rodarte JR, Rehder K. Dynamics of respiration. En: Geiger SR (ed). Handbook of physiology, Section 3: The respiratory system. Macklem PT, Mead J (eds). Volume III, Mechanical of breathing, Part I, Fishman AP (Section Ed.). Bethesda: American Physiological Society, 1986; p. 131-44.
Stocks J, Sly PD, Tepper RS, Morgan WJ. Infant respiratory function testing. New York: Wiley-Liss, 1996.
West JB. Respiratory physiology: the essentials. Oxford: Blackwell Scientific Publications, 1974.

9

Principios básicos de la ventilación mecánica

Colm P. Travers • Waldemar A. Carlo • Namasivayam Ambalavanan • Robert L. Chatburn

I. Las necesidades ventilatorias de un paciente dependen en gran medida de las propiedades mecánicas del sistema respiratorio y del tipo de anomalía del intercambio gaseoso.

II. Mecánica pulmonar (Figura 9.1):
  A. Las propiedades mecánicas de los pulmones determinan la interacción entre el ventilador y el niño.
  B. Un gradiente de presión entre el inicio de la vía aérea y los alvéolos impulsa el flujo de gas durante la inspiración y la espiración.
  C. El gradiente de presión necesario para una ventilación adecuada está determinado en gran medida por la distensibilidad y la resistencia (*v.* abajo).

III. Distensibilidad:
  A. La distensibilidad describe la elasticidad o extensibilidad de los pulmones o del sistema respiratorio (en neonatos la pared torácica es muy distensible y, en general, no contribuye sustancialmente a la distensibilidad).
  B. Se calcula de la siguiente manera:

$$\text{Distensibilidad} = \frac{\Delta\text{Volumen (mL)}}{\Delta\text{Presión (cm } H_2O)}$$

  C. La distensibilidad en niños con pulmones normales oscila entre 3 y 5 mL/cm H_2O/kg.
  D. La distensibilidad en niños con síndrome de dificultad respiratoria (SDR) es menor y, por lo general, oscila entre 0,1 y 1 mL/cm H_2O/kg.

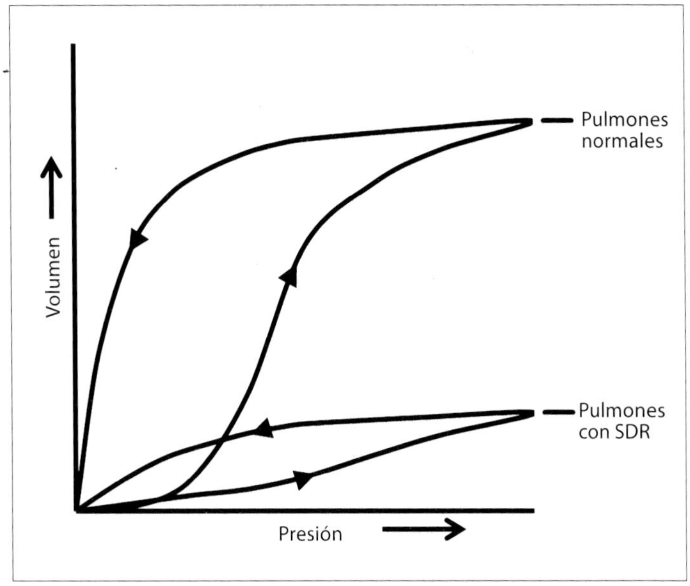

Figura 9.1 Representación de la relación presión-volumen de los pulmones en un niño con distensibilidad pulmonar normal y en un niño con síndrome de dificultad respiratoria (SDR). La disminución de la distensibilidad se manifiesta como una reducción del cambio de volumen para un determinado cambio de presión.

IV. Resistencia:

A. La resistencia describe la capacidad de las zonas de conducción de los pulmones o del sistema respiratorio (pulmones más pared torácica) para entorpecer el flujo de aire.

B. Es necesaria presión para impulsar el gas a través de las vías aéreas (resistencia de las vías aéreas) y para superar la resistencia viscosa del tejido pulmonar (resistencia tisular).

C. Se calcula de la siguiente manera:

$$\text{Resistencia} = \frac{\Delta\text{Presión (cm}H_2O)}{\Delta\text{Flujo (L/s)}}$$

D. La resistencia en niños con pulmones normales oscila entre 25 y 50 cm H_2O/L/s. La resistencia no está alterada de manera considerable en niños con síndrome de dificultad respiratoria u otros trastornos pulmonares agudos, pero se puede elevar hasta un valor de 100 cm H_2O/L/s o más por la utilización de tubos endotraqueales pequeños (ley de Poiseuille: Resistencia ∞ $L\eta/r^4$, donde L = longitud, η = viscosidad y r = radio; es una práctica adecuada utilizar tubos endotraqueales de tamaño apropiado y acortar tanto como resulte práctico luego de la intubación).

V. Constante de tiempo:

A. La constante de tiempo es una medida del tiempo (expresado en segundos) necesario para que la presión (o el volumen o el flujo) alveolar alcance el 63% de su valor en estado estable en respuesta a un cambio gradual en la presión en la vía aérea (Figura 9.2).

B. Se calcula de la siguiente manera:

$$\text{Constante de tiempo} = \text{distensibilidad} \times \text{resistencia}$$

Por ejemplo, si un niño tiene una distensibilidad pulmonar de 2 mL/cm H_2O (0,002 L/cm H_2O) y una resistencia de 40 cm H_2O/L/s, la constante de tiempo se calcula de la siguiente manera:

$$\text{Constante de tiempo} = 0{,}002\ \text{L/cm}\ H_2O \times 40\text{cm}\ (H_2O)/(L/s)$$

$$\text{Constante de tiempo} = 0{,}080\text{s}$$

(Nótese que en el cálculo de la constante de tiempo la distensibilidad no está normalizada al peso corporal).

C. Para que la inspiración o la espiración sean relativamente completas, su duración debe ser equivalente a 3 a 5 constantes de tiempo. Una vez equilibrada la presión, no habrá más flujo de aire o cambio de volumen. No se adquiere mucho más equilibrio más allá de 3 a 5 constantes de tiempo. Por lo tanto, en el niño descrito más arriba, la duración de la inspiración y de la espiración debe rondar los 240 a 400 ms cada una (o 0,24 a 0,4 s).

D. La constante de tiempo es menor si la distensibilidad está disminuida (p. ej., en pacientes con síndrome de dificultad respiratoria) o si la resistencia está reducida. La constante de tiempo es mayor si la distensibilidad es alta (p. ej., niños de gran tamaño con pulmones normales) o si la resistencia es elevada (p. ej., niños con enfermedad pulmonar crónica u obstrucción de la vía aérea).

E. Los pacientes con una constante de tiempo corta ventilan bien con tiempos inspiratorio y espiratorio cortos y frecuencia ventilatoria elevada, mientras que los pacientes con una constante de tiempo larga requieren tiempos inspiratorio y espiratorio más largos y frecuencias más bajas.

F. Si el tiempo inspiratorio es demasiado corto (es decir, una duración menor de, aproximadamente, 3 a 5 constantes de tiempo), habrá una disminución en el volumen corriente entregado (Figura 9.3).

G. Si el tiempo espiratorio es demasiado corto (es decir, una duración menor de, aproximadamente, 3 a 5 constantes de tiempo), habrá atrapamiento aéreo y presión positiva inadvertida al final de la espiración (autoPEEP) (Figura 9.4). La

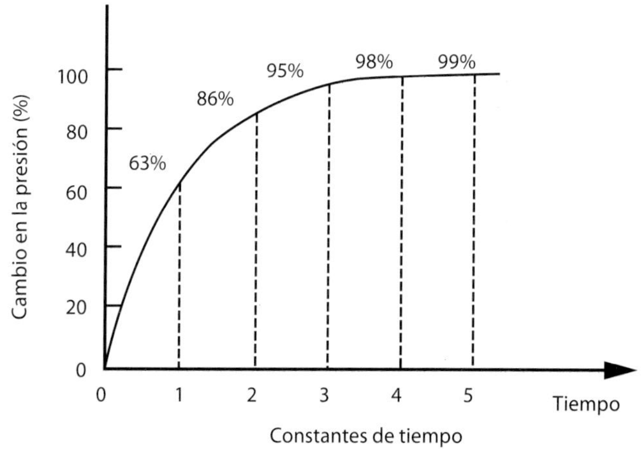

Figura 9.2 Porcentaje de cambio en la presión en relación con el tiempo (en constantes de tiempo) permitido para alcanzar el equilibrio. Mientras se permita un mayor tiempo para alcanzar el equilibrio, mayor será el cambio porcentual en la presión. Las mismas reglas rigen el equilibrio para los cambios graduales en el volumen. Se ilustran los cambios en la presión durante la inspiración y la espiración. (Modificado de: Carlo WA, Chatburn RL. Assisted ventilation of the newborn. En: Carlo WA, Chatburn RL (eds). Neonatal Respiratory Care. 2ª ed. Chicago: Year Book Medical Publishers, 1988; p. 323, con autorización).

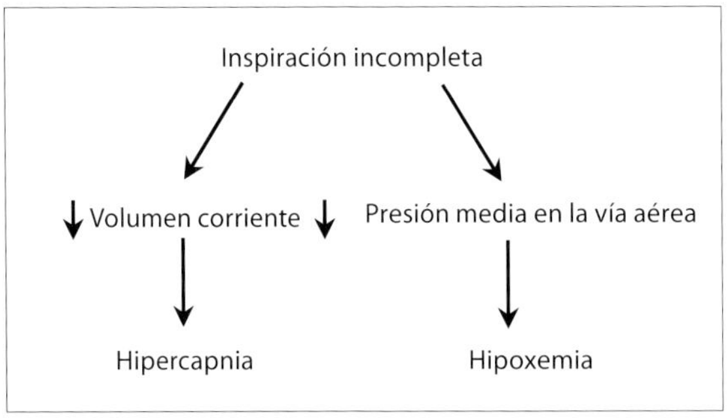

Figura 9.3 Efecto de la inspiración incompleta en el intercambio gaseoso. (De: Carlo WA, Greenough A, Chatburn RL. Advances in mechanical ventilation. En: Boynton BR, Carlo WA, Jobe AH (eds). New Therapies for Neonatal Respiratory Failure: A Physiologic Approach. Cambridge: Cambridge University Press, 1994; p. 137, con autorización).

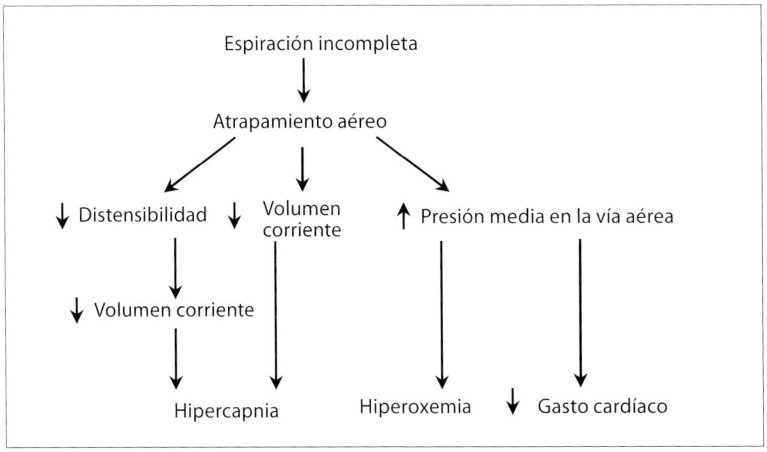

Figura 9.4 Efecto de la espiración incompleta en el intercambio gaseoso. (De: Carlo WA, Greenough A, Chatburn RL. Advances in mechanical ventilation. En: Boynton BR, Carlo WA, Jobe AH (eds). New Therapies for Neonatal Respiratory Failure: A Physiologic Approach. Cambridge: Cambridge University Press, 1994; p. 137, con autorización).

presencia de autoPEEP reduce la presión de conducción entre el inicio de la vía aérea y los alvéolos, lo que disminuye de esa manera el volumen corriente.

H. Si bien en el modelo del sistema respiratorio frecuentemente se muestra una distensibilidad y una resistencia constantes, se sabe que las propiedades mecánicas varían con los cambios en el volumen pulmonar, incluso en cada respiración. Además, las características mecánicas del sistema respiratorio cambian en cierta medida entre la inspiración y la espiración. Asimismo, la enfermedad pulmonar puede ser heterogénea y de esta manera diferentes áreas pulmonares pueden tener características mecánicas distintas.

VI. Ecuación de movimiento:

A. La presión necesaria para el funcionamiento del sistema respiratorio es la suma de los componentes elástico, resistivo e inercial y se puede calcular de la siguiente manera:

$$P = \frac{1}{D}V + R\dot{V} + I\ddot{V}$$

Donde P es la presión, D es la distensibilidad, V es el volumen, R es la resistencia, $\dot{V}$ es el flujo, $\ddot{V}$ es la velocidad de cambio del flujo, I es la inertancia.

B. Debido a que el componente inercial es pequeño en presencia de flujos fisiológicos, el último componente ($\dot{V}$) se puede despreciar.

C. La ecuación de movimiento se puede utilizar para realizar estimaciones de la distensibilidad y la resistencia. Por ejemplo, entre puntos de $\dot{V} = 0$ (puntos de ausencia de flujo), el gradiente de presión resulta únicamente de la distensibilidad (algunos ventiladores pueden calcular la distensibilidad estática entre las pausas inspiratoria y espiratoria). Entre puntos de igual volumen (p. ej., inspiración frente a espiración), el gradiente de presión resulta únicamente de la resistencia. De forma alternativa, se puede calcular la distensibilidad dinámica ajustando la ecuación de movimiento a múltiples mediciones de presión, volumen y flujo (p. ej., obtenidas cada 20 minutos durante la inspiración o la espiración).

VII. Intercambio gaseoso:
 A. Puede haber hipercapnia o hipoxemia durante la insuficiencia respiratoria.
 B. Aunque la disminución de la eliminación de CO_2 y de la captación y entrega de oxígeno pueden coexistir, algunas situaciones pueden afectar el intercambio gaseoso de manera diferente.

VIII. Intercambio gaseoso durante la transición a la vida extrauterina:
 A. Cambios hemodinámicos durante la transición a la vida extrauterina:
  1. La resistencia vascular sistémica aumenta.
  2. La resistencia vascular pulmonar disminuye.
  3. El flujo sanguíneo pulmonar aumenta.
 B. Valores de gases en sangre en el período prenatal:

	Al nacer	**10 min de edad**
PaO_2 (Torr)	15 a 20	46 a 57
$PaCO_2$ (Torr)	49 a 76	40 a 47
pH	7,10 a 7,24 (se normaliza luego de 3 a 5 h tras el nacimiento)	

IX. Determinantes del intercambio gaseoso pulmonar:
 A. Composición y volumen del gas alveolar.
 B. Composición y volumen de la sangre venosa mixta.
 C. Relación ventilación-perfusión en los pulmones.
 D. Mecanismos de intercambio gaseoso.

X. Composición de los gases inspirado y alveolar:
 A. Presión parcial de oxígeno en aire seco:
  Presión parcial de O_2 = contenido fraccional × presión gaseosa total
  Si la presión barométrica es igual a 760 mmHg, entonces

$$PO_2 = 0{,}21\ (760\ \text{mmHg})$$
$$PO_2 = 160\ \text{mmHg}$$

 B. La presión parcial de oxígeno en el aire húmedo es afectada por la humidificación, debido a que el vapor de agua también ejerce una presión parcial:
  Presión parcial de O_2 = contenido fraccional × (presión gaseosa total – presión de vapor de agua)

$$PiO_2 = 0{,}21\ (760\text{-}47\ \text{mmHG})$$
$$PiO_2 = 149\ \text{mmHg}$$

 C. Ecuación del aire alveolar. La presión parcial de oxígeno en el gas alveolar húmedo se ve afectada todavía más por la presencia de dióxido de carbono que difunde continuamente desde la sangre capilar.
  Presión parcial de O_2 alveolar = $PiO_2 - P_ACO_2\ (FiO_2 + [1 - FiO_2]/R)$
  Donde P_ACO_2 es la PCO_2 alveolar y R es el cociente respiratorio. R representa la relación entre la eliminación de CO_2 y la captación de O_2 y tiene un valor típico de 0,8. Debido a que el CO_2 difunde muy bien a través de los alvéolos, $P_ACO_2 \approx PaCO_2$. Si la presión barométrica es igual a 760 mmHg y la presión de vapor de agua es 47 mmHg, con una FiO_2 de 100, entonces PiO_2 es igual a 713.
  Si la FiO_2 es 1,00, $(FiO_2 + [1 - FiO_2]/R) = 1{,}0$, entonces $P_AO_2 = 713 - 40 = 673$ mmHg.
  Si la FiO_2 es 0,21, entonces $P_AO_2 = 0{,}21 \times (760 - 47) - 40 \times (0{,}21 + [1 - 0{,}21]/0{,}8) = 102$ mmHg.

XI. Composición de la sangre venosa mixta:
 A. La PO_2 venosa mixta (PvO_2) depende del contenido arterial de O_2, del gasto cardíaco y de la tasa metabólica.
 B. El contenido de oxígeno de la sangre cada 100 mL es la suma del oxígeno disuelto en el plasma (componente menor) y el oxígeno unido a la hemoglobina:
  O_2 disuelto = 0,003 mL de O_2 por mmHg de PaO_2
  O_2 unido a hemoglobina = Sat O_2 × 1,34/g hemoglobina × concentración de hemoglobina
  Por ejemplo, un niño de 1 kg (volumen sanguíneo ≈ 100 mL) con PaO_2 = 100 mmHg (sat O_2 = 100%, o 1,0) y hemoglobina = 17 mg/dL

$$\text{Contenido de } O_2 = O_2 \text{ unido a hemoglobina} + O_2 \text{ disuelto}$$
$$\text{Contenido de } O_2 = 1{,}00 \times 1{,}34 \times 17 + 0{,}003 \times 100$$
$$\text{Contenido de } O_2 = 22{,}78 + 0{,}3 \text{ ml de } O_2$$
$$\text{Contenido de } O_2 = 23{,}08 \text{ mL de } O_2$$

C. Contenido sanguíneo de CO_2:

El CO_2 es transportado de tres maneras: (1) disuelto en el plasma (componente principal), (2) como bicarbonato y (3) unido a la hemoglobina como compuestos carbaminos.

XII. Hipoxemia:

Los mecanismos fisiopatológicos responsables de la hipoxemia se presentan en orden de importancia relativa en los recién nacidos: desequilibrio ventilación-perfusión (V/Q), *shunt*, hipoventilación y limitación de la difusión (Figuras 9.5-9.7).

A. Desequilibrio V/Q:

Es una causa importante de hipoxemia en los recién nacidos. La administración de oxígeno puede solucionar en gran medida la hipoxemia que resulta de un desequilibrio V/Q que desplaza el nitrógeno de los alvéolos.

B. *Shunt* (cortocircuito):

El *shunt* es una causa frecuente de hipoxemia en los recién nacidos. Un *shunt* puede ser fisiológico, intracardíaco (p. ej., HPPRN, cardiopatía congénita cianótica), o pulmonar (p. ej., atelectasia). Se lo puede considerar como una relación V/Q = 0 y la administración de oxígeno no puede revertir la hipoxemia causada por un *shunt* de gran tamaño (> 30%).

C. Hipoventilación:

La hipoventilación resulta de una disminución en la ventilación minuto alveolar de manera tal que el consumo metabólico de oxígeno supera lo aportado por la respiración. Por lo tanto, la PO_2 alveolar cae y la PaO_2 disminuye. Se puede considerar como una relación V/Q disminuida y la administración de O_2 puede revertir la hipoxemia fácilmente (*v.* ecuación del aire alveolar). Las causas de hipoventilación incluyen: depresión del impulso respiratorio, debilidad de los músculos respiratorios, enfermedad pulmonar restrictiva y obstrucción de la vía aérea.

D. Limitación de la difusión:

La limitación de la difusión es una causa infrecuente de hipoxemia, incluso en presencia de enfermedad pulmonar. La limitación de la difusión se produce cuando la sangre venosa mixta no se equilibra con el gas alveolar. La administración de O_2 puede revertir la hipoxemia secundaria a la limitación de la difusión.

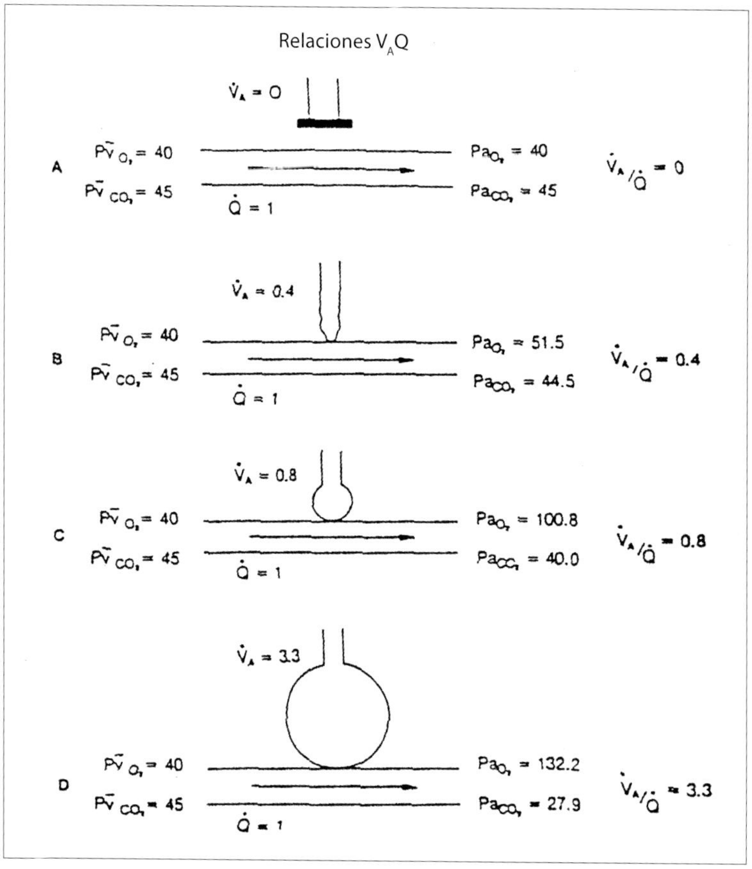

Figura 9.5 Efectos de diversas relaciones ventilación-perfusión sobre las tensiones de gas en sangre. **a** *Shunt* veno-arterial directo (VA/Q = 0). **b** Alvéolo con una relación VA/Q baja. **c** Alvéolo normal. **d** Alvéolo poco perfundido con relación VA/Q alta. (De: Kraus AN. Ventilation-perfusion relationships in neonates. En: Thibeault DW, Gregory GA (eds). Neonatal Pulmonary Care. 2ª ed. Norwalk: Appleton-Century-Crofts, 1986; p. 127, con autorización).

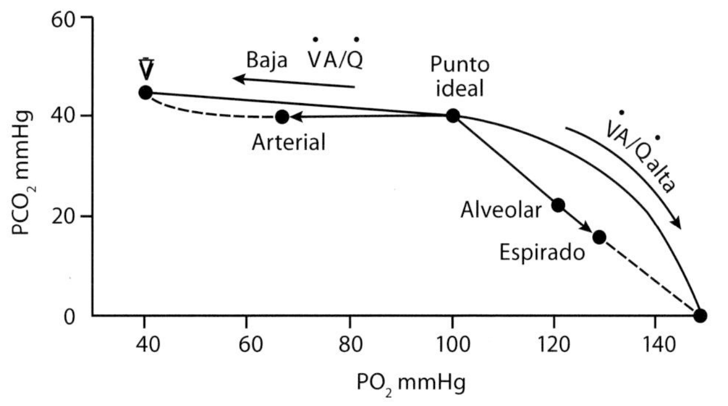

Figura 9.6 Diagrama O_2-CO_2 que muestra los puntos arterial, ideal, alveolar y espirado. La *línea curva* indica la PO_2 y la PCO_2 de todas las unidades pulmonares que tienen diferentes relaciones ventilación-perfusión (De: West BJ. Gas exchange. En: West BJ (ed). Pulmonary Pathophysiology: The Essentials. Baltimore: Williams & Wilkins, 1977; p. 27, con autorización).

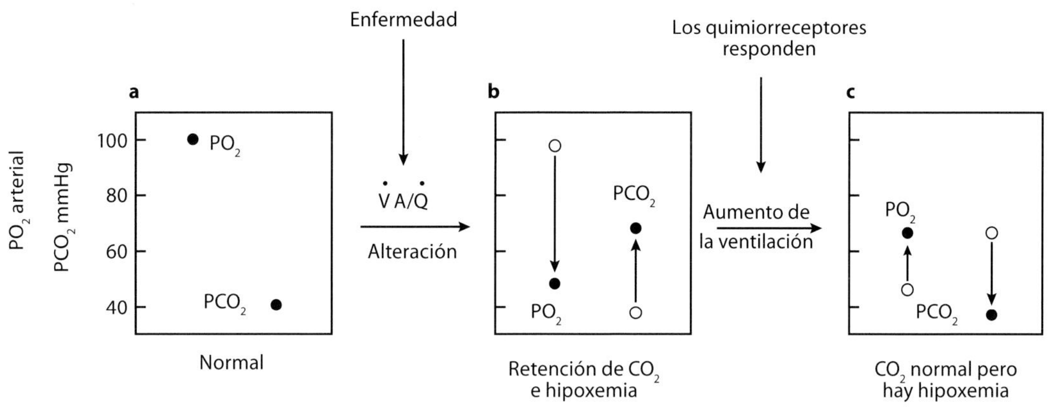

Figura 9.7 PO_2 y PCO_2 en diferentes escenarios de desequilibrio ventilación-perfusión. Inicialmente debe haber tanto una caída en la tensión de oxígeno como una elevación en la tensión de dióxido de carbono. Sin embargo, cuando aumenta la ventilación de los alvéolos la PCO_2 regresa a la normalidad, pero la PO_2 permanece anormalmente baja. (De: West BJ. Gas exchange. En: West BJ (ed). Pulmonary Pathophysiology: The Essentials. Baltimore: Williams & Wilkins, 1977; p. 30, con autorización).

XIII. Oxigenación durante la ventilación asistida:

A. La oxigenación se puede aumentar incrementando el gradiente de concentración (FiO_2), optimizando el volumen pulmonar (área de superficie), lo cual a su vez depende de la presión media en la vía aérea (Figura 9.8), o maximizando el flujo sanguíneo pulmonar (disminución de los *shunts*).

B. La presión media en la vía aérea es la presión promedio a la cual están expuestos los pulmones durante el ciclo respiratorio. De una forma gráfica, es equivalente al área de la curva presión-volumen de la vía aérea, para un ciclo, dividido por la duración del ciclo (es decir, el tiempo inspiratorio más el tiempo espiratorio).

C. Durante la ventilación controlada por presión, cualquiera de los siguientes ítems aumenta la presión media en la vía aérea: aumento del flujo inspiratorio (es decir, si es ajustable y disminuye indirectamente el tiempo de elevación de la presión), aumento de la presión inspiratoria pico (PIP), aumento de la relación inspiración/espiración (I/E) o PEEP. La disminución del tiempo de elevación de la presión (cuando su control está disponible) también tiene un pequeño efecto de aumento de la presión media en la vía aérea.

D. La presión media en la vía aérea se puede calcular de la siguiente manera:

$$\text{Presión media en la vía aérea} = K(PIP\text{-}PEEP)[T_I/(T_I + T_E)] + PEEP$$

Donde *K* es una constante que depende de la velocidad de aumento de la parte inspiratoria temprana de la curva de presión en la vía aérea (K varía desde aproximadamente 0,8 a 0,9 durante la ventilación controlada por presión); T_I es el tiempo inspiratorio; T_E es el tiempo espiratorio.

Para el mismo cambio en la presión media en la vía aérea, los incrementos en la PIP y la PEEP aumentan más la oxigenación.

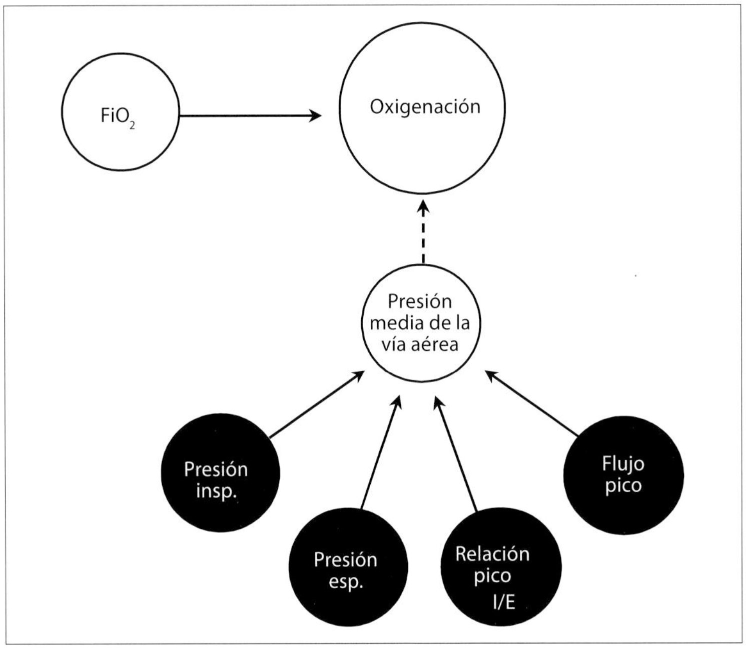

Figura 9.8 Determinantes de la oxigenación durante la ventilación ciclada por tiempo y limitada por presión. Los *círculos negros* representan las variables controladas por el ventilador. Las *líneas continuas* representan las relaciones matemáticas simples que determinan la presión media en la vía aérea y la oxigenación, mientras que las *líneas punteadas* representan las relaciones que no se pueden cuantificar. (De: Carlo WA, Greenough A, Chatburn RL. Advances in mechanical ventilation. En: Boynton BR, Carlo WA, Jobe AH (eds). New Therapies for Neonatal Respiratory Failure: A Physiologic Approach. Cambridge: Cambridge University Press, 1994; p. 134, con autorización).

E. La relación entre la presión media en la vía aérea y la oxigenación no es lineal. Una presión media en la vía aérea muy alta transmitida a las estructuras intratorácicas puede aumentar la resistencia vascular pulmonar y aumentar el *shunt* de derecha a izquierda, lo que causa una disminución del llenado de la aurícula izquierda y un menor transporte de oxígeno a pesar de una PaO_2 adecuada.

XIV. Hipercapnia:

Los mecanismos fisiopatológicos responsables de la hipercapnia son el desequilibrio V/Q, el *shunt*, la hipoventilación y el aumento del espacio muerto fisiológico. El espacio muerto fisiológico resulta en parte de áreas de intercambio gaseoso ineficiente, debido a baja perfusión (ventilación desperdiciada). El espacio muerto fisiológico incluye la ventilación de las vías aéreas de conducción y los espacios alveolares no perfundidos (es decir, espacio muerto anatómico).

XV. Eliminación de CO_2 durante la ventilación asistida:

A. El CO_2 difunde fácilmente hacia los alvéolos y su eliminación depende en gran medida de la cantidad total de gas que entra en contacto con los alvéolos (ventilación alveolar). La ventilación minuto alveolar se calcula mediante el producto de la frecuencia (número de respiraciones por minuto) y el volumen corriente alveolar (volumen corriente menos espacio muerto).

Ventilación alveolar minuto = frecuencia x (volumen corriente -espacio muerto)

El espacio muerto anatómico es relativamente constante. Por lo tanto, los cambios en el volumen corriente y en la frecuencia aumentan la ventilación alveolar.

B. Durante la ventilación controlada por volumen (es decir, volumen corriente y flujo inspiratorio predeterminados), se preestablece el volumen administrado. Durante la ventilación controlada por presión, el volumen corriente depende del gradiente de presión entre el inicio de la vía aérea y los alvéolos; esta es la presión inspiratoria pico (PIP) menos la presión positiva al final de la espiración (PEEP), o amplitud (D*P*).

C. Dependiendo de la distensibilidad y la resistencia del pulmón, y, por lo tanto, de la constante de tiempo del sistema respiratorio (y la rama espiratoria del circuito del ventilador que corresponde al paciente), un tiempo inspiratorio (T_I) muy corto puede reducir el volumen corriente, y un tiempo espiratorio (T_E) muy corto puede ocasionar atrapamiento aéreo y PEEP inadvertida, y, en consecuencia, también puede reducir el volumen corriente (*v.* arriba).

D. La Figura 9.9 muestra las relaciones entre los controles del ventilador, la mecánica pulmonar y la ventilación minuto. Los controles del ventilador se muestran en círculos negros.

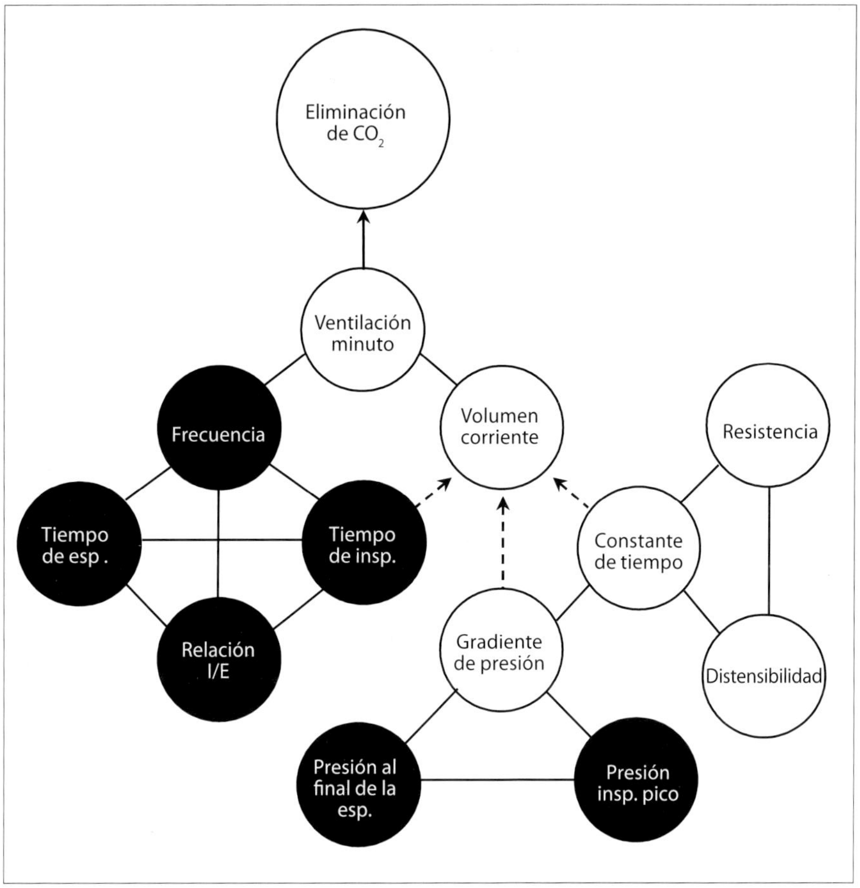

Figura 9.9 Relaciones entre variables controladas por el ventilador (*círculos negros*) y la mecánica pulmonar (*círculos blancos*) que determinan la ventilación minuto durante la ventilación ciclada por tiempo y limitada por presión. Las relaciones entre los *círculos* unidos por *líneas continuas* se obtienen matemáticamente. Las *líneas punteadas* representan las relaciones que no se pueden calcular con precisión sin considerar otras variables, tales como la mecánica pulmonar. La ventilación alveolar se puede calcular mediante el producto del volumen corriente y la frecuencia restando el espacio muerto al primero. (De: Carlo WA, Greenough A, Chatburn RL. Advances in mechanical ventilation. En: Boynton BR, Carlo WA, Jobe AH (eds). New Therapies for Neonatal Respiratory Failure: A Physiologic Approach. Cambridge: Cambridge University Press, 1994; p. 133, con autorización).

E. Una PEEP adecuada impide el colapso alveolar y mantiene el volumen pulmonar al final de la espiración. La ventilación mecánica sin PEEP causa inactivación del surfactante, disminución de la distensibilidad pulmonar y atelectrauma por fuerzas tangenciales recurrentes que reabren las vías aéreas terminales colapsadas. Sin embargo, la utilización de PEEP excesiva puede disminuir la distensibilidad pulmonar y reducir el volumen corriente para un D*P* determinado sin mejorar sustancialmente la oxigenación.

XVI. Análisis de gases en sangre:

Una interpretación meticulosa es esencial para lograr cuidados respiratorios adecuados (Tabla 9.1, Figuras 9.10 y 9.11; *v.* Capítulo 20).

A. Acidosis respiratoria (pH bajo, $PaCO_2$ alta, HCO_3^- normal):
  1. Por desequilibrio V/Q, *shunt* o hipoventilación.
  2. Compensación renal secundaria:
    a. Reducción de la excreción de bicarbonato.
    b. Aumento de la excreción de iones hidrógeno.

B. Alcalosis respiratoria (pH alto, $PaCO_2$ baja, HCO_3^- normal):
  1. Por hiperventilación.
  2. Compensación renal secundaria:
    a. Aumento de la excreción de bicarbonato.
    b. Retención de cloruro.
    c. Disminución de la excreción de sales ácidas y amonio.

C. Acidosis metabólica (pH bajo, $PaCO_2$ normal, HCO_3^- bajo):
  1. Por aumento de la producción de ácidos o disminución de su eliminación.
  2. Compensación pulmonar secundaria: hiperventilación con disminución de la $PaCO_2$.

Tabla 9.1 Clasificaciones de los gases sanguíneos[a]

Clasificación	pH	$PaCO_2$	HCO_3^-	EB
Trastorno respiratorio				
Acidosis no compensada	↓	↑	N	N
Acidosis parcialmente compensada	↓	↑	↑	↑
Acidosis compensada	N	↑	↑	↑
Alcalosis no compensada	↑	↓	N	N
Alcalosis parcialmente compensada	↑	↓	↓	↓
Alcalosis compensada	N	↓	↓	↓
Trastorno metabólico				
Acidosis no compensada	↓	N	↓	↓
Acidosis parcialmente compensada	↓	↓	↓	↓
Alcalosis no compensada	↑	N	↑	↑
Alcalosis parcialmente compensada	↑	↑	↑	↑
Alcalosis compensada	N	↑	↑	↑

[a]*Flechas*: valores elevados o disminuidos; N: normal; EB: exceso de bases. (De Carlo WA, Chatburn RL. Assessment of neonatal gas exchange. En: Carlo WA, Chatburn RL (eds). Neonatal Respiratory Care. 2ª ed. Chicago: Year Book Medical Publishers, 1998; p. 51; con autorización).

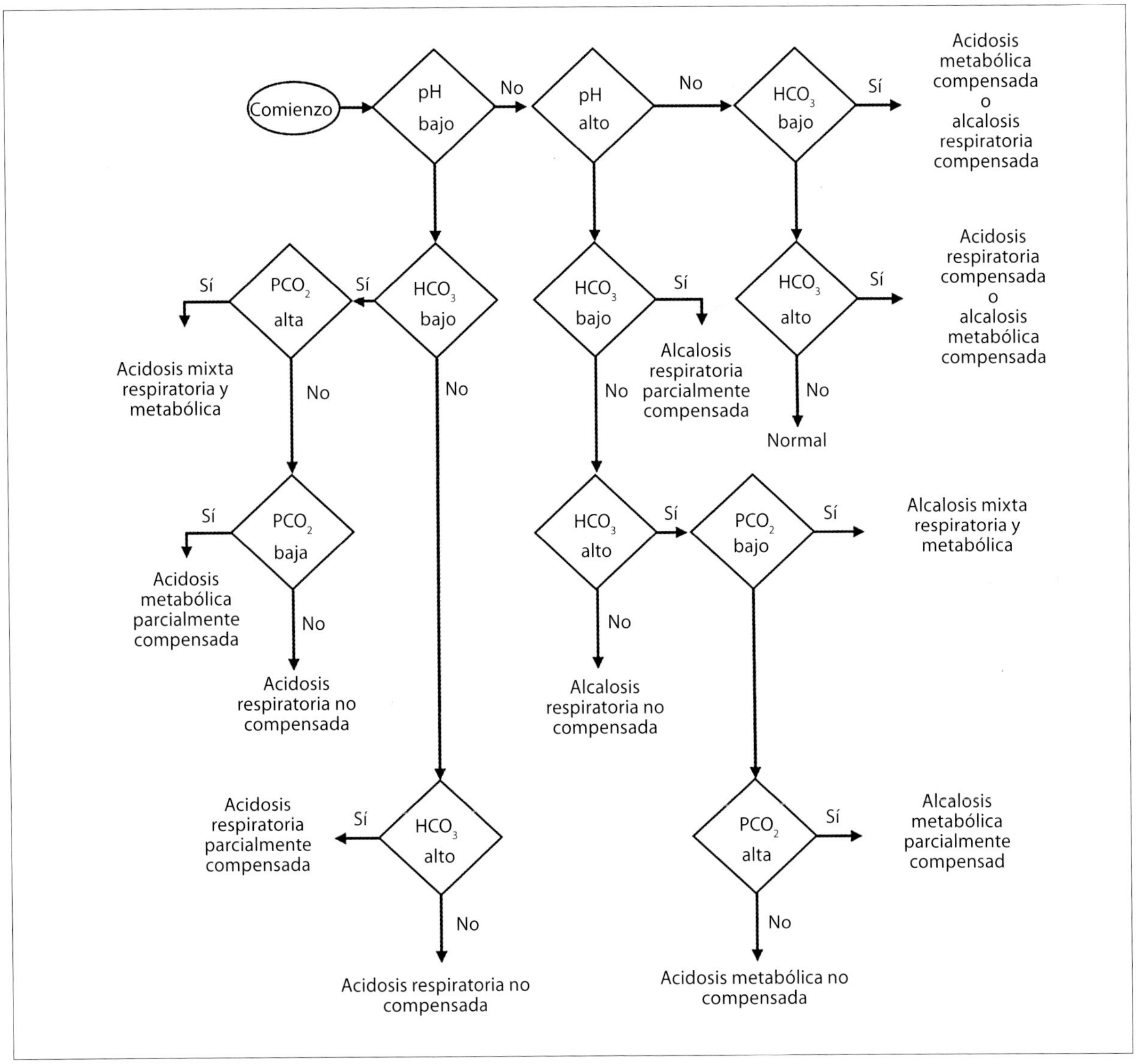

Figura 9.10 Diagrama de flujo que muestra el algoritmo mediante el cual se puede inte rpretar un conjunto de valores de gases en sangre arterial. (De Chatburn RL, Carlo WA: *Assessment of neonatal gas exchange*. En: Carlo WA, Chatburn RL. Neonatal Respiratory Care. 2ª ed. Chicago: Year Book Medical Publishers, 1998; p. 56; con autorización).

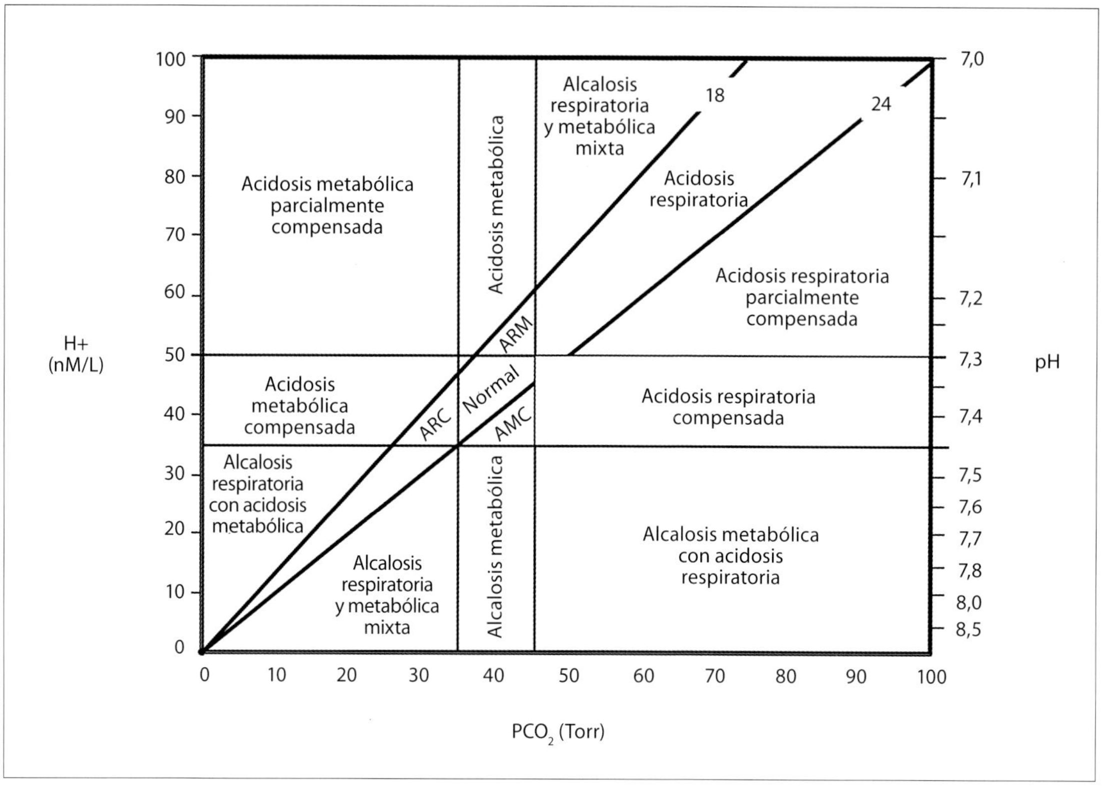

Figura 9.11 Diagrama ácido-base neonatal. ARC: acidosis respiratoria compensada; AMC: acidosis metabólica compensada; ARM: acidosis respiratoria y metabólica mixta. (De Chatburn RL, Carlo WA: Assessment of neonatal gas exchange. En Carlo WA, Chatburn RL (eds). Neonatal Respiratory Care, 2ª ed. Chicago: Year Book Medical Publishers, 1998; p. 58, con autorización).

D. Alcalosis metabólica (pH alto, $PaCO_2$ normal, HCO_3^- alto):
   1. Por administración excesiva de $NaHCO_3$, tratamiento con diuréticos y pérdida de secreciones gástricas.
   2. Compensación pulmonar secundaria: hipoventilación.

Bibliografía de consulta

Carlo WA, Chatburn RL. Assisted ventilation of the newborn. En: Carlo WA, Chatburn RL, editors. Neonatal respiratory care. 2ª ed. Chicago: Year Book Medical Publishers, 1988; p. 320-46.

Carlo WA, Greenough A, Chatburn RL. Advances in conventional mechanical ventilation. En: Boynton BR, Carlo WA, Jobe AH (eds). New therapies for neonatal respiratory failure: a physiologic approach. Cambridge: Cambridge University Press, 1994; p. 131-51.

Chatburn RL, Khatib ME, Mireles-Cabodevila E. A taxonomy for mechanical ventilation: 10 fundamental maxims. Respir Care 2014; 59 (11): 1747-63.

Donn SM. Neonatal and pediatric pulmonary graphics: principles and clinical applications. Armonk: Futura Publishing Co., 1997.

Greenough A, Milner AD. Neonatal respiratory disorders. London: Arnold Publishers, 2003.

Krauss AN. Ventilation-perfusion relationship in neonates. En: Thibeault DW, Gregory GA (eds). Neonatal pulmonary care. 2ª ed. Norwalk: Appleton, 1986; p. 127.

Mariani GL, Carlo WA. Ventilatory management in neonates. Clin Perinatol 1998; 25: 33-48.

Spitzer AR, Clark RH. Positive-pressure ventilation in the treatment of neonatal lung disease. En: Goldsmith JP, Karotkin EH (eds). Assisted ventilation of the neonate. 5ª ed. Philadelphia: W.B. Saunders Co, 2011; p. 163-85.

West JB. Gas exchange. In: West JB, editor. Pulmonary pathophysiology—the essentials. 6ª ed. Baltimore: Williams & Wilkins, 2003.

10

Clasificación de los dispositivos de ventilación mecánica

Colm P. Travers • Waldemar A. Carlo • Namasivayam Ambalavanan • Robert L. Chatburn

I. Los ventiladores, o más precisamente los modos que ofrecen, se pueden clasificar según las variables controladas (p. ej., presión o volumen), así como aquellos que comienzan (o gatillan), sostienen (o limitan) y finalizan (ciclan) la inspiración y aquellos que mantienen el soporte espiratorio (o presión basal). La tecnología de microprocesadores y de sensores ha mejorado la calidad y cantidad de información de retroalimentación disponible generada por el ventilador (Figura 10.1). Estos avances en la tecnología han resultado en varios esquemas por objetivos que justifican una mayor clasificación (*v.* Capítulo 44).

II. Variables del control de la respiración. Los modos ventilatorios se pueden clasificar como controlados por presión o controlados por volumen, lo que significa que el mecanismo que controla la administración de respiración utiliza la presión o el volumen como variables de control por retroalimentación. El fundamento teórico para identificar una variable de control es la ecuación de movimiento para el sistema respiratorio. Una versión simple para este propósito (que representa a un paciente pasivo) es la siguiente:

$$P_{vent} = E \times V(t) + R \times \dot{V}(t)$$

Donde P_{vent} es la presión generada por el ventilador para impulsar la inspiración, E = elastancia (ΔP/ΔV), V(t) = volumen en función del tiempo (t) y $\dot{V}$(t) es el flujo en función del tiempo. Si el ventilador controla el lado izquierdo de la ecuación, es decir, se preestablecen los parámetros de la onda de presión, entonces el modo es controlado por presión. Este incluye modalidades para los cuales la presión inspiratoria pico es predeterminada o ajustada automáticamente por el ventilador para que sea proporcional al trabajo inspiratorio del paciente. Si el ventilador controla el lado derecho de la ecuación, es decir, se predefine tanto el volumen corriente como el flujo inspiratorio, la variable de control es el volumen.

A. Controlada por presión:

Para los modos de control por presión, el ventilador controla la onda de presión de la vía aérea de la siguiente manera: (1) elevando la presión en la vía aérea por encima de la presión de la superficie corporal (es decir, ventilador de presión positiva); o (2) reduciendo la presión de la superficie corporal por debajo de la presión en la vía aérea (es decir, ventilación con presión negativa); o (3) se hace que la presión inspiratoria sea proporcional al trabajo inspiratorio, el cual es detectado por el ventilador como una señal generada por el diafragma (p. ej., flujo o voltaje eléctrico). Como indica la ecuación de movimiento, la presión es la variable independiente, mientras que el volumen y el flujo son las variables dependientes, cuyos valores son determinados por la elastancia (o distensibilidad) y la resistencia.

B. Controlada por volumen:

Para los modos de control por volumen, el ventilador regula el flujo según un valor predeterminado (en una variedad de ondas de flujo preestablecidas) para un tiempo predeterminado entregando un volumen corriente predefinido. Como indica la ecuación de movimiento, el flujo (y el volumen, ya que simplemente es la integral del flujo) son las variables independientes y, por lo tanto, la presión en la vía aérea depende de la elastancia (o distensibilidad) y de la resistencia. El control del volumen corriente puede ser útil en condiciones de mecánica pulmonar cambiante.

C. Controlada por tiempo:

Existen modos de ventilación para los cuales no se preestablece ni la presión ni el flujo/volumen. Lo único que se predetermina son los tiempos inspiratorio y espiratorio. Por lo tanto, decimos que la variable de control es el tiempo y el modo es una forma controlada por tiempo (frente a la controlada por volumen o por presión). La ventilación de alta frecuencia oscilatoria y la ventilación percusiva intrapulmonar son ejemplos de modos clasificados como controlados por tiempo.

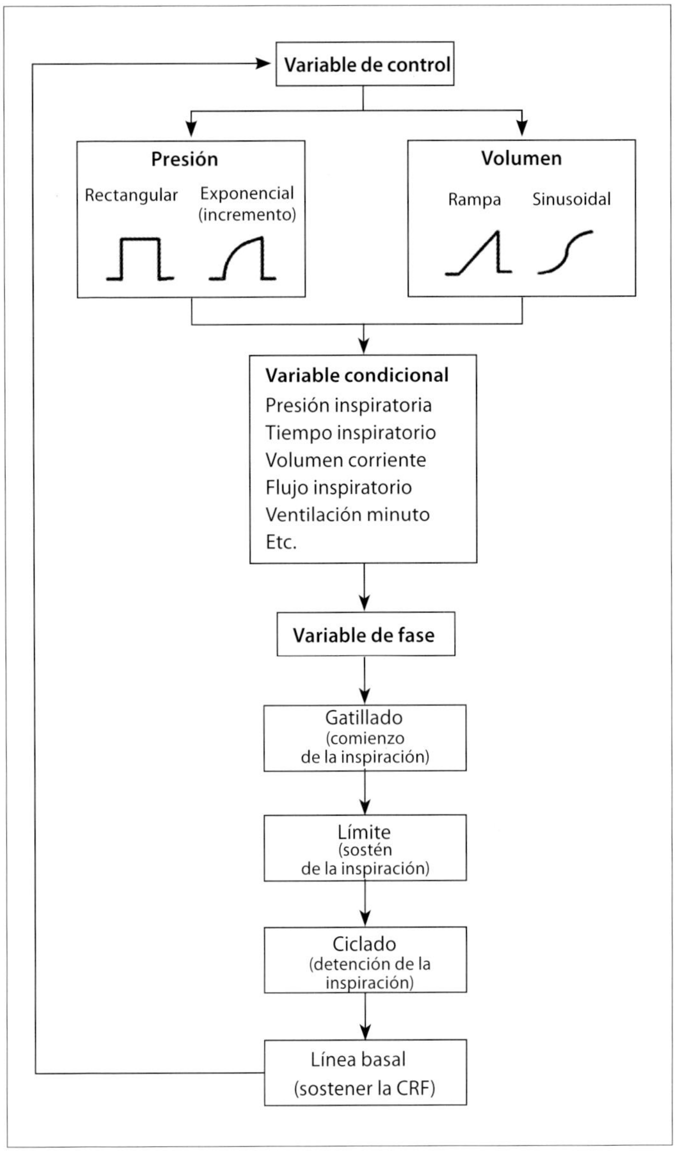

Figura 10.1 Aplicación de la ecuación de movimiento al sistema respiratorio. Se muestra una onda común para cada variable controlada. También se utilizó la presión, el volumen, el flujo y el tiempo como variables de fase que determinan las características de cada ciclo del ventilador (p. ej., sensibilidad de gatillado, tiempo inspiratorio, presión basal). Esto resalta el hecho de que cada variable controlada puede tener un diferente conjunto de variables de control y de fase, según el modo. (Adaptado de: Chatburn RL. Classification of mechanical ventilator. En: Branson RD, Huess DR, Chatburn RL (eds). Respiratory care equipment. Filadelfia: JB Lippincott, 1995; p. 280, con autorización).

III. Variables de fase del ciclo ventilatorio:

El ciclo ventilatorio tiene cuatro fases: el cambio desde la espiración hacia la inspiración (gatillado); el límite inspiratorio; el cambio desde la inspiración hacia la espiración (ciclo); y la espiración (presión basal) (Figura 10.2). Con las respiraciones espontáneas, el comienzo y la finalización de la inspiración son determinados por el paciente independientemente de los preajustes del ventilador. Las respiraciones espontáneas pueden ser asistidas (como con la presión de soporte) o no asistidas. Con las respiraciones mandatorias, el paciente no controla la duración de toda la respiración. Una respiración mandatoria por definición es asistida.

A. Gatillado:
1. La inspiración comienza cuando una o más variables controladas de la ecuación de movimiento (es decir, presión, volumen, flujo y tiempo) alcanzan un umbral predeterminado.
2. Los eventos de gatillado pueden ser iniciados por el paciente o por el ventilador.
3. Las variables de gatillado más comunes son el tiempo (es decir, luego de un tiempo predefinido el ventilador inicia la inspiración, como en la ventilación mandatoria intermitente) y la presión (es decir, cuando se detecta un esfuerzo inspiratorio como un cambio en la presión al final de la espiración, el ventilador inicia la inspiración, como en la ventilación gatillada por el paciente). El gatillado por flujo consiste en un menor esfuerzo por parte del paciente y se utiliza con mayor frecuencia en los ventiladores neonatales/infantiles. La ventilación asistida ajustada neuralmente (NAVA; *v.* Capítulo 50) gatilla una respiración del ventilador monitoreando señales eléctricas provenientes del diafragma.

B. Límite:
1. La presión, el volumen y el flujo aumentan durante la inspiración.
2. Una variable límite restringe el incremento inspiratorio a un valor predeterminado, pero no limita la duración.

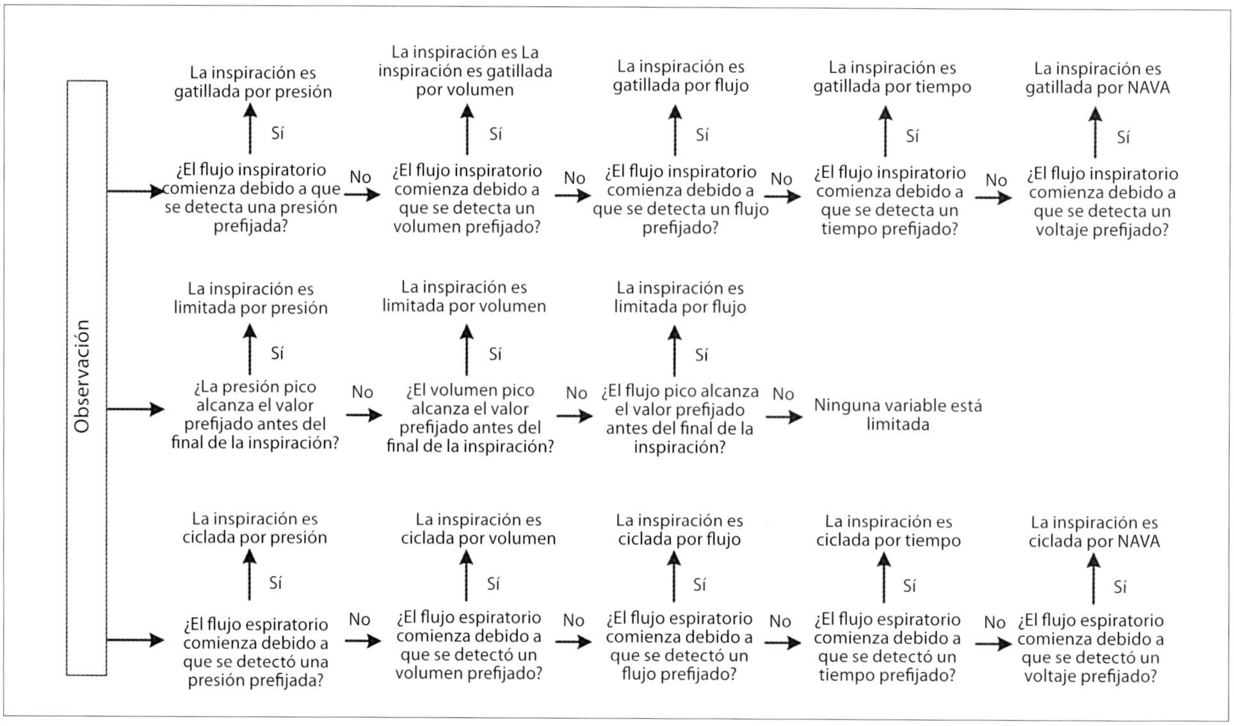

Figura 10.2 Criterios para determinar las variables de fase durante una respiración soportada por el ventilador. (Adaptado de: Chatburn RL. Classification of mechanical ventilator. En: Branson RD, Huess DR, Chatburn RL (eds). Respiratory care equipment. Filadelfia: JB Lippincott, 1995; p. 280, con autorización).

3. Muchos de los modos ventilatorios neonatales son limitados por presión.

C. Ciclado:
1. La inspiración finaliza (o se detiene por ciclado) cuando una variable controlada alcanza un umbral preestablecido.
2. Los eventos de ciclado pueden ser iniciados por el paciente o por el ventilador.
3. Muchos ventiladores neonatales, incluidos los de alta frecuencia, son ciclados por tiempo (inicio por parte del ventilador).
4. Los cambios de presión, de volumen o de flujo en la vía aérea o de las señales eléctricas provenientes del diafragma también se pueden utilizar para detener la fase inspiratoria (inicio por parte del paciente).

D. Estado basal:
La variable de base mantiene la presión espiratoria y el volumen pulmonar inspiratorio (p. ej., presión positiva al final de la espiración).

IV. Modos ventilatorios:
Debido a que los ventiladores neonatales actualmente ofrecen docenas de modos, es necesario tener un sistema de clasificación (taxonomía, *v.* Capítulo 44) para comprender las funciones del ventilador. Los modos se clasifican utilizando tres características básicas. Primero, la variable de control (descrita previamente). Segundo, la "secuencia respiratoria" o patrón de respiraciones mandatorias o espontáneas. Si todas las respiraciones son mandatorias, decimos que la secuencia respiratoria es una ventilación mandatoria continua (VMc). Si es posible que haya respiraciones espontáneas entre respiraciones mandatorias, la secuencia es una ventilación mandatoria intermitente (VMI). Finalmente, si todas las respiraciones son espontáneas, la secuencia es una ventilación espontánea continua (VEc) (Tabla 10.1). El tercer componente de un sistema de clasificación de modos aporta detalles que nos permiten distinguir entre modos similares. Este es el esquema de objetivos (descrito más abajo). Entonces, para clasificar un modo, especificamos la variable de control, la secuencia respiratoria y el esquema de objetivos. Por ejemplo, históricamente el modo más utilizado en neonatos se denomina ventilación "ciclada por tiempo y limitada por presión". Formalmente, este modo se clasifica como una ventilación mandatoria intermitente controlada por presión con un objetivo predefinido, conocida como VMI-CP.

V. Esquema de objetivos (Figura 10.3):
Un objetivo es una meta predeterminada para la entrega del ventilador. El esquema de objetivos describe la relación entre los ajustes del ventilador y lo que entrega el ventilador detectado por los sistemas de control por retroalimentación. Los objetivos se pueden establecer entre respiraciones o dentro de cada respiración. En cada modo ventilatorio

Tabla 10.1 Esquemas de objetivos

Nombre	Abreviatura	Descripción	Ventaja	Desventaja	Ejemplo de nombre del modo
Parámetro controlado	S	El operador determina todos los parámetros de la onda de presión (modos controlados por presión) o de las ondas de volumen y flujo (modos controlados por volumen)	Simplicidad	El cambio en la situación del paciente puede hacer que la configuración sea inadecuada	Ventilación mandatoria continua controlada por volumen
Dual	D	El ventilador puede cambiar automáticamente entre controlado por volumen y controlado por presión durante una respiración individual	Se puede adaptar a la situación cambiante del paciente y garantizar un volumen corriente o una presión inspiratoria pico preestablecidos, según lo que se considere más importante	Complicado de configurar adecuadamente y requiere reajustes constantes	Volumen controlado
Servo	r	La salida del ventilador (presión/volumen/flujo) deriva automáticamente de una entrada variable	El soporte ventilatorio es proporcional al esfuerzo inspiratorio	Requiere estimaciones de la vía aérea artificial o de las propiedades mecánicas del sistema respiratorio	Asistencia ventilatoria proporcional plus
Adaptativo	a	El ventilador establece automáticamente objetivo(s) entre respiraciones en respuesta a diversas condiciones del paciente	Puede mantener un volumen corriente estable controlado por presión para una mecánica pulmonar o un esfuerzo inspiratorio del paciente variables	El ajuste automático puede ser inadecuado si no se respetan las estimaciones del algoritmo o si no coinciden con la fisiología	Regulado por presión. Controlado por volumen
Biovariable	b	El ventilador ajusta automáticamente la presión inspiratoria o el volumen corriente de forma aleatoria	Simula la variabilidad observada durante la respiración y puede mejorar la oxigenación o la mecánica	El rango de variabilidad establecido manualmente puede ser inadecuado para alcanzar los objetivos	Presión de soporte variable
Óptimo	o	El ventilador ajusta automáticamente los objetivos del patrón ventilatorio para minimizar o maximizar algunas características generales de desempeño (p. ej. tasa de trabajo respiratorio)	Puede ajustarse a la mecánica pulmonar cambiante o al esfuerzo inspiratorio del paciente	El ajuste automático puede ser inadecuado si no se respetan las estimaciones del algoritmo o si no coinciden con la fisiología	Ventilación de soporte adaptativa
Inteligente	i	Esquema de objetivos que utiliza programas de inteligencia artificial, tales como lógica difusa, sistemas expertos basados en reglas y redes neurales artificiales	Puede ajustarse a los cambios de la mecánica pulmonar o al esfuerzo inspiratorio del paciente	El ajuste automático puede ser inadecuado si no se respetan las estimaciones del algoritmo o si no coinciden con la fisiología	SmartCare/PS IntelliVent-ASV

PS: presión de soporte; ASV: ventilación de soporte adaptativa. Adaptado de Chatburn RL, El-Khatib M, Mireles-Cabodevila E. A taxonomy for mechanical ventilation: 10 fundamental maxims. Respiratory care 2014; 59 (11): 1747-63, con autorización de la Academia Estadounidense de Cuidados Respiratorios.

también existen varios esquemas de objetivos que se pueden distinguir, aunque algunos ventiladores utilizan más de un esquema de objetivos. A continuación se describen los esquemas de objetivos disponibles actualmente y sus abreviaturas (entre paréntesis):

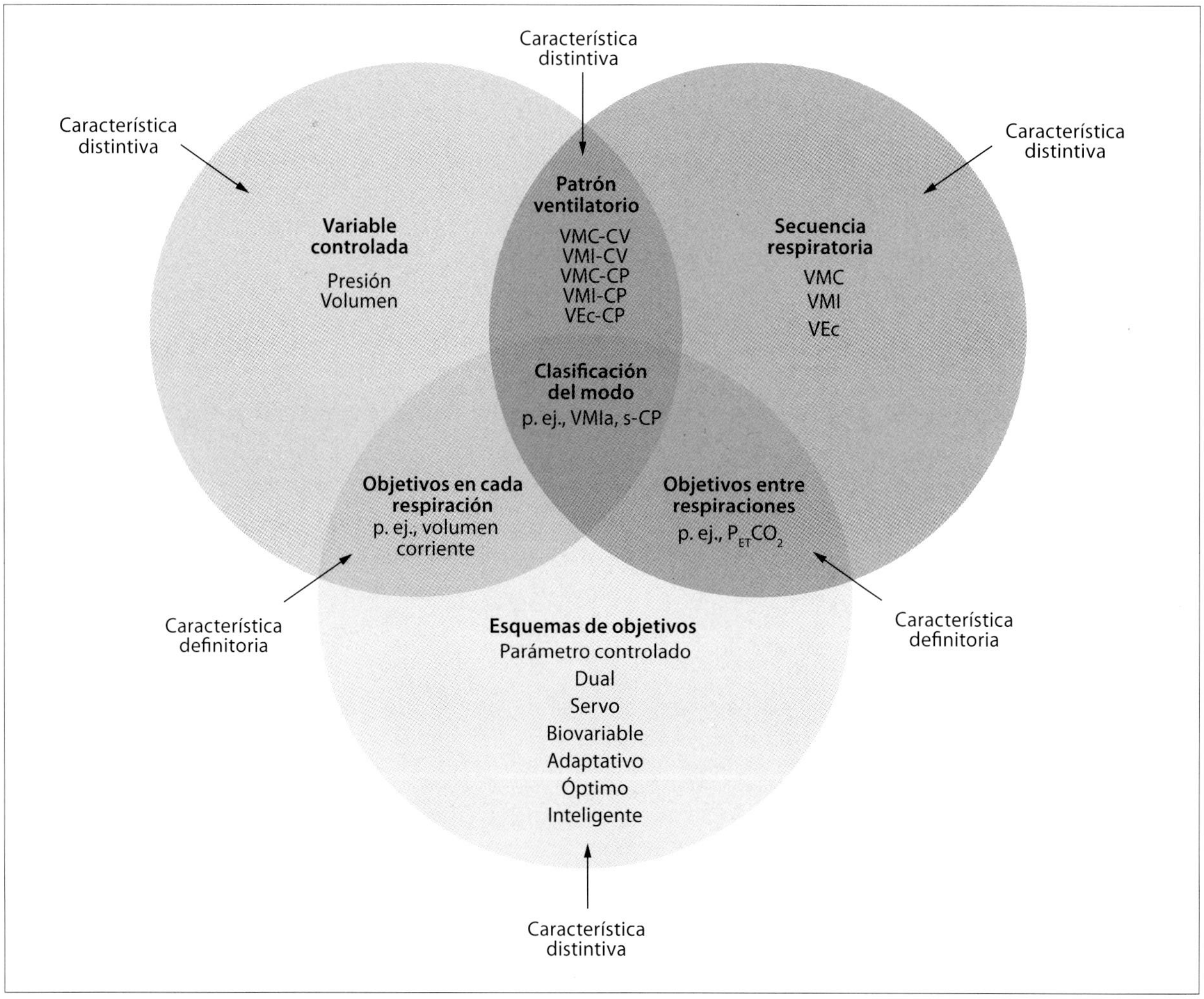

Figura 10.3 Diagrama de Venn que muestra cómo se puede interpretar la taxonomía de los modos en función de las características distintivas y las características definitorias. (De: Chatburn RL, El-Khatib M, Mireles-Cabodevila E. A taxonomy for mechanical ventilation: 10 fundamental maxims. Respiratory care 2014; 59 (11): 1747-63, con autorización de la Academia Estadounidense de Cuidados Respiratorios). VMC: ventilación mandatoria convencional; VMI: ventilación mandatoria intermitente; VEc: ventilación espontánea continua; CV: controlado por volumen; CP: controlado por presión; $P_{ET}CO_2$: presión corriente final (*end tidal*) de dióxido de carbono; a: objetivo adaptativo; s: objetivo por punto de calibración.

A. Parámetro controlado (s):
  El operador configura todos los parámetros de la onda de presión o de las ondas de volumen y flujo.
B. Dual (d):
  Varía entre controlada por volumen y controlada por presión durante una inspiración individual.
C. Servo (r):
  La salida ventilatoria (presión o volumen) deriva automáticamente de una entrada variable (esfuerzo inspiratorio).
D. Adaptativo (a):
  El ventilador establece automáticamente un objetivo (presión) para alcanzar otro objetivo controlado (volumen).
E. Biovariable (b):
  El ventilador selecciona aleatoriamente la presión o el volumen inspiratorios para imitar la variabilidad de la respiración normal.
F. Óptimo (o):
  El ventilador ajusta automáticamente los objetivos del patrón ventilatorio para minimizar o maximizar el objetivo controlado (p. ej., trabajo respiratorio).
G. Inteligente (i):
  El ventilador ajusta automáticamente los objetivos del patrón ventilatorio utilizando programas de inteligencia artificial.

Bibliografía de consulta

Carlo WA, Greenough A, Chatburn RL. Advances in conventional mechanical ventilation. En: Boynton BR, Carlo WA, Jobe AH (eds). New therapies for neonatal respiratory failure: a physiologic approach. Cambridge: Cambridge University Press, 1994; p. 131-51.

Chatburn RL. Classification of mechanical ventilators. En: Branson RD, Hess DR, Chatburn RL (eds). Respiratory care equipment. Philadelphia: J. B. Lippincott Company, 1995; p. 264-93.

Chatburn RL. Understanding mechanical ventilators. Expert Rev Respir Med 2010; 4 (6): 809-19.

Chatburn RL, Mireles-Cabodevila E. Closed-loop control of mechanical ventilation: description and classification of targeting schemes. Respir Care 2011; 56 (1): 85-102.

Chatburn RL, El-Khatib M, Mireles-Cabodevila E. A taxonomy for mechanical ventilation: 10 fundamental maxims. Respir Care 2014; 59 (11): 1747-63.

11

Parámetros del ventilador

Colm P. Travers • Waldemar A. Carlo • Namasivayam Ambalavanan • Robert L. Chatburn

I. Presión inspiratoria pico (PIP):
  A. Efectos fisiológicos:
    1. La PIP (presión inspiratoria pico en relación con la presión atmosférica) en parte determina el gradiente de presión entre el inicio y el final de la inspiración (DP = PIP – PEEP), y, por lo tanto, afecta al volumen corriente y a la ventilación minuto.
    2. Durante la ventilación con objetivo de volumen, un aumento en el volumen corriente corresponde a un aumento en la PIP durante la ventilación por presión. Si no se mide el volumen corriente, la PIP inicial se puede seleccionar observando el movimiento de la pared torácica y la magnitud de los ruidos respiratorios.
  B. Efectos sobre el intercambio gaseoso:
    1. Un aumento en la PIP incrementa el volumen corriente y, por lo tanto, aumenta la eliminación de CO_2 y disminuye la $PaCO_2$.
    2. Un aumento en la PIP incrementa la presión media en la vía aérea, lo que mejora de esta manera la oxigenación.
  C. Efectos colaterales:
    1. Una PIP elevada puede aumentar el riesgo de lesión pulmonar inducida por el ventilador, originada en barotrauma/volutrauma, y de esta manera aumenta el riesgo de escapes de aire pulmonar y displasia broncopulmonar.
    2. Existe evidencia de que la lesión pulmonar inducida por el ventilador es causada principalmente por un volumen corriente excesivo (volutrauma) y por sobredistensión pulmonar más que por presiones pico elevadas en ausencia de volúmenes corrientes excesivos (barotrauma).
    3. Es importante ajustar la PIP según la distensibilidad pulmonar y ventilar con volúmenes corrientes relativamente pequeños (p. ej., 3 mL/kg a 5 mL/kg). El ajuste de la PIP es particularmente importante en el contexto de una distensibilidad pulmonar rápidamente cambiante (p. ej., tratamiento postsurfactante).

II. Presión positiva al final de la espiración (PEEP):
  A. Efectos fisiológicos:
    1. La PEEP en parte determina el volumen pulmonar durante la fase espiratoria, atenúa el desequilibrio V/Q y evita el colapso alveolar.
    2. La PEEP contribuye al gradiente de presión entre el inicio y el final de la inspiración (DP = PIP – PEEP) y de esta manera afecta al volumen corriente y a la ventilación minuto.
    3. Se debe utilizar por lo menos una PEEP mínima "fisiológica" de 2-3 cm H_2O en la mayoría de los recién nacidos intubados para mejorar la distensibilidad pulmonar y reducir el riesgo de atelectrauma secundario a la ventilación por debajo de la presión de apertura de la pequeña vía aérea.
  B. Efectos sobre el intercambio gaseoso:
    1. Un incremento en la PEEP aumenta el volumen pulmonar espiratorio (capacidad residual funcional) durante la fase espiratoria, lo que atenúa de esta manera el desequilibrio V/Q y mejora la oxigenación en pacientes cuya enfermedad reduce el volumen pulmonar espiratorio.
    2. Un incremento en la PEEP aumenta la presión media en la vía aérea y mejora de esta manera la oxigenación en pacientes con síndrome de dificultad respiratoria (SDR).
    3. La mínima resistencia vascular, así como la mayor distensibilidad pulmonar se encuentran cuando el pulmón no está expandido en exceso ni de forma deficiente. Una PEEP adecuada mejora la distensibilidad pulmonar y puede permitir la utilización de presiones pico más bajas para alcanzar el mismo volumen corriente. Además, una PEEP adecuada maximiza la oxigenación para una determinada presión media en la vía aérea.

C. Efectos colaterales:
1. Una PEEP elevada puede causar sobredistensión pulmonar y generar disminución de la distensibilidad pulmonar, disminuir el volumen corriente para un DP determinado y afectar la eliminación de CO_2.
2. Una PEEP muy alta puede incrementar la resistencia vascular pulmonar y disminuir el gasto cardíaco y el transporte de oxígeno.

III. Frecuencia:
A. Efectos fisiológicos:
1. La frecuencia ventilatoria en parte determina la ventilación minuto ($Vmin = f \times V_T$), y de esta manera la eliminación de CO_2. La ventilación de alta frecuencia ($\geq$ 60/min), por lo general, facilita la sincronización del ventilador con las respiraciones espontáneas.
2. Las frecuencias de la respiración espontánea tienen una relación inversa con la edad gestacional, el peso y la constante de tiempo del sistema respiratorio. Entonces, los niños con pulmones más pequeños y menos distensibles (SDR) suelen respirar más rápidamente según el principio de trabajo mínimo. Cuando la frecuencia de la respiración espontánea es baja, los músculos respiratorios deben generar un trabajo excesivo para superar las fuerzas elásticas pulmonares y de la pared torácica para alcanzar mayores volúmenes corrientes. Por lo tanto, se puede lograr una ventilación alveolar metabólicamente más eficiente aumentando la frecuencia respiratoria a través del centro respiratorio cerebral más que aumentando el volumen corriente.
B. Efectos sobre el intercambio gaseoso. Las frecuencias muy altas, como las utilizadas en la ventilación de frecuencia intermedia y en la ventilación de alta frecuencia, permiten adecuar la ventilación minuto al mismo tiempo que se utilizan presiones inspiratorias pico y volúmenes corrientes más bajos.
C. Efectos colaterales. La utilización de frecuencias ventilatorias muy altas puede resultar en un tiempo inspiratorio insuficiente y en una disminución del volumen corriente o un tiempo espiratorio insuficiente y atrapamiento aéreo, lo que puede afectar negativamente la ventilación por disminución de la distensibilidad pulmonar, en especial en niños con constantes de tiempo largas (displasia broncopulmonar [DBP] establecida). Además, el atrapamiento aéreo disminuye el gradiente de presión entre la apertura de la vía aérea y los pulmones durante la ventilación controlada por presión, de esta manera disminuye el V_T.

IV. Tiempo inspiratorio (T_I), tiempo espiratorio (T_E) y relación inspiración/espiración (relación I/E):
A. Efectos fisiológicos:
1. Los efectos del T_I y del T_E son afectados en gran medida por la relación entre dichos tiempos y las constantes de tiempo inspiratorio y espiratorio.
2. Un T_I de tres a cinco constantes de tiempo permite una inspiración relativamente completa.
3. Un T_I de 0,2 s a 0,5 s, por lo general, es adecuado para recién nacidos con SDR.
4. Los niños con una constante de tiempo larga (p. ej., DBP) pueden beneficiarse de un T_I más largo (de hasta alrededor de 0,6 s a 0,8 s).
B. Efectos sobre el intercambio gaseoso:
1. Los cambios en el T_I, en el T_E y en la relación I/E, por lo general, tienen efectos modestos sobre el intercambio gaseoso.
2. Es necesario un T_I suficiente para que el volumen corriente entregado y la eliminación de CO_2 sean adecuados.
3. La utilización de un T_I relativamente largo o de una relación I/E elevada puede mejorar un poco la oxigenación.
C. Efectos colaterales:
1. La utilización de un T_I más largo (> 0,5 s), por lo general, no mejora la ventilación o el intercambio gaseoso y puede resultar en una asincronía con el ventilador y un mayor riesgo de escape de aire pulmonar.
2. Un T_I muy corto resulta en una inspiración incompleta y en una disminución del volumen corriente.
3. Un T_E muy corto o una relación I/E alta pueden resultar en una espiración incompleta y aumentar el atrapamiento aéreo, lo cual puede disminuir la distensibilidad pulmonar, reducir el V_T y disminuir el gasto cardíaco.

V. Concentración de oxígeno inspirado (FiO_2):
A. Efectos fisiológicos:
1. Los cambios en la FiO_2 alteran la presión de oxígeno alveolar y, por lo tanto, la oxigenación.
2. Debido a que tanto la FiO_2 como la presión media en la vía aérea determinan la oxigenación, se debe utilizar el abordaje más efectivo y menos adverso para optimizar la FiO_2.
3. Cuando la FiO_2 está por encima de 0,6 a 0,7, se justifica la elevación de la presión media en la vía aérea.
4. Cuando la FiO_2 está por debajo de 0,3 a 0,4, por lo general, se prefiere la reducción de la presión media en la vía aérea.
B. Efectos sobre el intercambio gaseoso. La FiO_2 determina directamente la PO_2 alveolar y, de esta manera, la PaO_2.
C. Efectos colaterales. Una FiO_2 muy elevada puede dañar el tejido pulmonar, pero no se ha determinado el nivel absoluto de FiO_2 que es tóxico.

VI. Flujo:

1. El flujo inspiratorio se fija directamente en los modos controlados por volumen. Cuanto mayor es el flujo para un determinado V_T, más corto es el T_I.
2. El flujo inspiratorio se fija indirectamente en los modos controlados por presión y es una función de la DP establecida y del tiempo de elevación de la presión, para un determinado valor de constante de tiempo del sistema respiratorio. El flujo inspiratorio pico disminuye a medida que la resistencia del sistema respiratorio aumenta o se incrementa el tiempo de elevación de la presión.
3. Históricamente, los ventiladores infantiles estaban diseñados para entregar respiraciones limitadas por presión desviando un flujo constante preestablecido a través de una válvula reguladora. Esto se denomina modo "ciclado por tiempo y limitado por presión". Al menos un ventilador moderno (AVEA®, CareFusion) todavía ofrece esta modalidad. En este contexto, los cambios en la constante preestablecida de velocidad del flujo del circuito afectan al tiempo de elevación de la presión del sistema respiratorio durante la inspiración (es decir, cuanto más alto sea el flujo fijado, más rápida es la elevación de la presión y mayor será el flujo inspiratorio pico). Este fenómeno no se ha estudiado de manera adecuada en niños, pero es probable que afecte mínimamente los gases en sangre arterial siempre y cuando se utiliza un flujo suficiente.

Tabla 11.1 Objetivo deseado de gases en sangre y los correspondientes cambios en los parámetros ventilatorios

Objetivo deseado	PIP	PEEP	Frecuencia	Relación I/E	Flujo
Disminuir la $PaCO_2$	↑	↓	↑	–	± ↑
Aumentar la $PaCO_2$	↓	↑	↓	–	± ↑
Disminuir la PaO_2	↓	↓	–	↓	± ↑
Aumentar la PaO_2	↑	↑	–	↑	± ↑

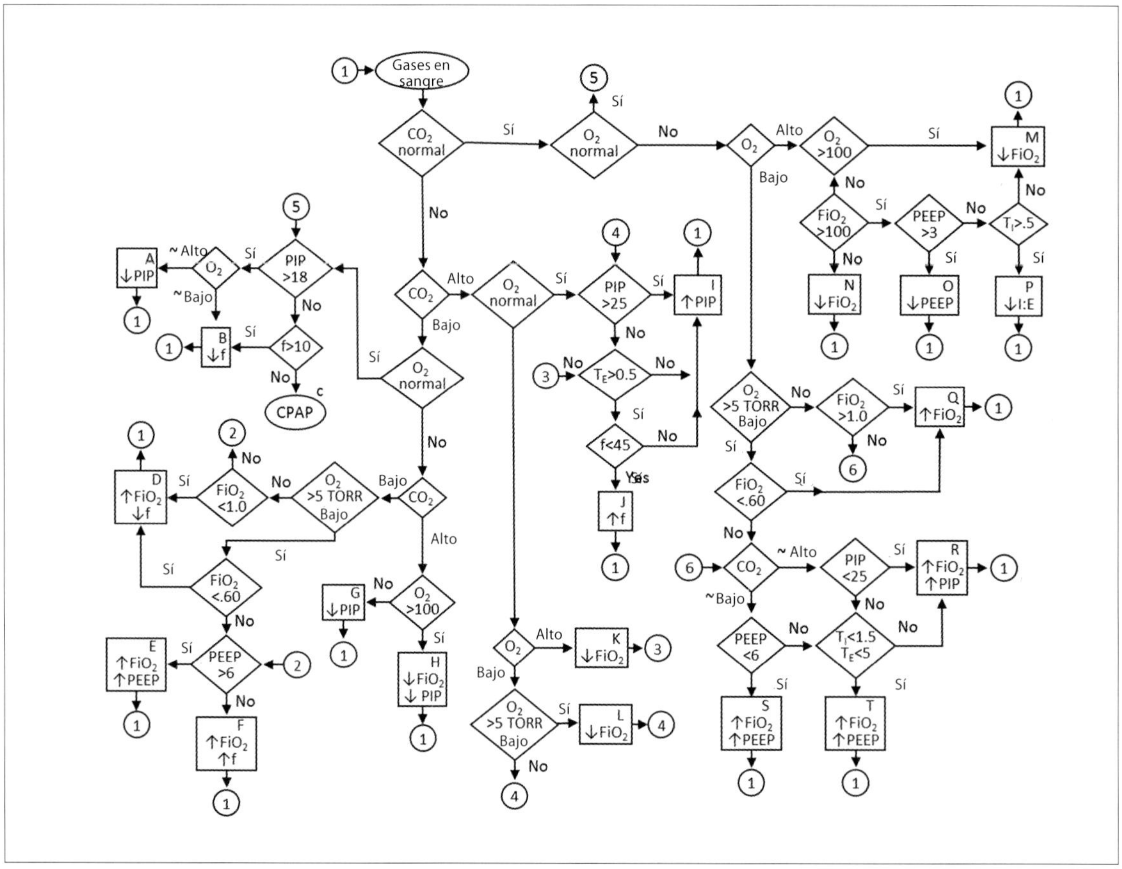

Figura 11.1 Diagrama de flujo que muestra una versión simplificada del algoritmo ventilatorio. I: requiere toma de decisiones; O: tipo y dirección de los cambios de configuración del ventilador; CO_2: tensión arterial de dióxido de carbono (mmHg); O_2: tensión arterial de oxígeno (mmHg); FiO_2: fracción inspirada de oxígeno; PIP: presión inspiratoria pico (cm H_2O); PEEP: presión positiva al final de la espiración (cmH_2O); CPAP: presión positiva continua en la vía aérea (cmH_2O); I/E: relación entre los tiempos inspiratorio y espiratorio; f: frecuencia ventilatoria (respiraciones por minuto); T_I: tiempo inspiratorio (s); T_E: tiempo espiratorio (s); Alto: la variable en consideración está por encima del rango normal; Bajo: la variable en consideración está por debajo del rango normal; ~Alto: la variable en consideración está en el extremo superior del rango normal; ~Bajo: la variable en consideración está en el extremo inferior del rango normal.

4. Un flujo inadecuado (es decir, un tiempo de elevación de la presión largo y un flujo inspiratorio pico bajo) puede contribuir a la falta de aire, asincronía y aumento del trabajo respiratorio si no se alcanza un presión de apertura efectiva en un tiempo adecuado.
5. Ante frecuencias ventilatorias elevadas con T_I cortos pueden ser necesarias mayores velocidades de flujo y pendientes de presión inspiratoria más pronunciadas (tiempos cortos de elevación de la presión) para mantener un flujo adecuado para una inspiración completa.
6. Un flujo excesivo puede contribuir a turbulencia, un intercambio gaseoso ineficiente y una PEEP inadvertida.

VII. En resumen, dependiendo del cambio deseado en los gases sanguíneos, se pueden realizar los siguientes cambios en los parámetros ventilatorios (Tabla 11.1).

VIII. Algoritmo de tratamiento sugerido para el SDR (Figura 11.1). En la Tabla 11.2, se muestran las abreviaturas y los símbolos observados en la figura.

Tabla 11.2 Abreviaturas y símbolos utilizados en el diagrama de flujo de la Figura 11.1

CO_2	Tensión arterial de dióxido de carbono (mmHg)
O_2	Tensión arterial de oxígeno (mmHg)
FiO_2	Fracción inspirada de oxígeno
PIP	Presión inspiratoria pico (cm H_2O)
PMVA	Presión media en la vía aérea (cm H_2O)
PEEP	Presión positiva al final de la espiración (cm H_2O)
CPAP	Presión positiva continua en la vía aérea (cm H_2O)
I/E	Relación entre los tiempos inspiratorio y espiratorio
f	Frecuencia ventilatoria (respiraciones por minuto). A menos que se especifique lo contrario, un cambio en la frecuencia se debe acompañar de un cambio en la relación *I/E* para mantener el mismo T_I, de forma tal que el volumen corriente permanezca constante
T_I	Tiempo inspiratorio (s)
T_E	Tiempo espiratorio (s)
Alto	La variable en consideración está por encima del rango normal
Bajo	La variable en consideración está por debajo del rango normal
≈Alto	La variable en consideración está en el extremo superior del rango normal
≈Bajo	La variable en consideración está en el extremo inferior del rango normal
↑	Ascenso
↓	Descenso
>	Mayor que
<	Menor que
Torr	Unidad de presión; 1 Torr = 1 mmHg

De: Carlo WA, Chatburn RL. Assisted Ventilation of the Newborn. En Carlo WA, Chatburn RL (eds). Neonatal Respiratory Care, 2ª ed. Chicago: Year Book Medical Publishers, 1988; p. 339, con autorización.

Bibliografía de consulta

Chatburn RL, Volsko TA. Documentation issues for mechanical ventilation in pressure-control modes. Respir Care 2011; 55 (12): 1705-16.
Davis GM, Bureau MA. Pulmonary and chest wall mechanics in the control of respiration in the newborn. Clin Perinatol 1987; 14 (3): 551-79.
Donn SM. Neonatal and pediatric pulmonary graphics: principles and clinical applications. Armonk: Futura Publishing Co., 1997.
Greenough A. Respiratory support. En: Greenough A, Roberton NRC, Milner AD. Neonatal respiratory disorders. New York: Oxford University Press, 1996; p. 115–51.

Greenough A, Dimitriou G, Prendergast M, Milner AD. Synchronized mechanical ventilation for respiratory support in newborn infants. Cochrane Database Syst Rev 2008; 1: CD000456.
Kamlin C, Davis PG. Long versus short inspiratory times in neonates receiving mechanical ventilation. Cochrane Database Syst Rev 2004; 4: CD004503.
Mariani GL, Carlo WA. Ventilatory management in neonates. Controversies in Neonatal Pulmonary Care 1998; 25: 33-48.
Mireles-Cabodevila E, Chatburn RL. Mid-frequency ventilation: unconventional use of conventional mechanical ventilation as a lung-protection strategy. Respir Care 2008; 53 (12): 1669-77.
Spitzer AR, Clark RH. Positive-pressure ventilation in the treatment of neonatal lung disease. En: Goldsmith JP, Karotkin EH, editors. Assisted ventilation of the neonate. 5ª ed. Philadelphia: W.B. Saunders Co., 2011; p. 163-85.
Walsh BK, Craig N, Betit P, Thompson JE, Arnold JH. Respiratory distress associated with inadequate mechanical ventilator flow response in a neonate with congenital diaphragmatic hernia. Respir Care 2010; 55 (3): 342-5.

12

Acondicionamiento y humidificación de los gases respiratorios

Andrea Schulze

I. Introducción:

A. La humidificación y el calentamiento inadecuados de los gases respiratorios puede resultar, en minutos a horas, en efectos adversos en niños con una vía aérea artificial, a través de diversos mecanismos:

1. Disminución del barrido mucociliar con consiguiente retención de secreciones espesas, partículas inhaladas y microorganismos. Los riesgos asociados son el taponamiento de la vía aérea, la atelectasia y síndromes de escape de aire.
2. Lesión inflamatoria y necrótica del epitelio bronquial.
3. Pérdida de calor.

B. El mal funcionamiento del humidificador también puede suponer riesgos:

1. Drenaje de la condensación contaminada hacia las vías aéreas con la consiguiente neumonía.
2. Lesión térmica de las vías aéreas.
3. Hidratación excesiva.
4. Oclusión de la vía aérea ("Narices artificiales", también llamadas intercambiadores de calor y humedad).

II. Fisiología: estructura y función del revestimiento de la vía aérea:

A. Tres capas recubren la superficie luminal de la mayor parte del tracto respiratorio superior y todo el árbol traqueobronquial hasta los bronquiolos respiratorios. Estas capas conforman la función de barrido mucociliar:

1. Una capa celular basal principalmente formada por células epiteliales ciliadas. Existe una diversidad de otros tipos celulares en esta capa que se encarga, cada uno, de una función específica. Las células serosas, las células en cepillo y las células claras producen y reabsorben el líquido acuoso; las células caliciales y las glándulas submucosas secretan glóbulos de moco.
2. Una capa acuosa (sol).
3. Una capa de gel (moco) viscoelástico sobre la superficie luminal de la vía aérea. Los cilios contiguos barren de manera coordinada de forma tal que los cilios alineados forman ondas que se desplazan a través del líquido del revestimiento de la vía aérea e impulsan el moco y las partículas atrapadas en sentido cefálico. La inspiración de gas seco puede deshidratar el moco, disminuir la profundidad de la capa acuosa y modificar el gradiente de viscosidad a través de las capas, todo lo cual perjudica la función del elevador mucociliar.

B. El tracto respiratorio actúa como un calentador a contracorriente y un intercambiador de humedad:

1. El aire inspirado recibe calor y vapor de agua provenientes del revestimiento de la vía aérea superior, que se recupera parcialmente cuando el gas espirado pierde calor y el agua se condensa sobre la superficie de la vía aérea. Esta recuperación se produce debido a que en condiciones fisiológicas la temperatura de la vía aérea superior se mantiene por debajo de la temperatura corporal central durante la espiración. La respiración se asocia a una pérdida neta de calor y agua cuando la temperatura del aire espirado es mayor que la temperatura ambiente. Cuanto mayor es la diferencia de temperatura entre los gases inspirado y espirado, mayores son las pérdidas. Estas deben ser reabastecidas por el epitelio de la vía aérea, que a su vez recibe el aporte de la circulación bronquial. No se sabe bajo qué circunstancias se sobrecarga la capacidad del revestimiento de la vía aérea para humidificar el gas frío y seco. Es probable que esta capacidad sea diferente en la salud que en la enfermedad.
2. La región en la cual el aire inspirado alcanza la temperatura corporal central y la saturación completa con vapor de agua se denomina límite de saturación isotérmica. Durante la respiración normal en reposo se localiza a nivel de los bronquios principales. Su posición se desplaza en sentido distal cuando se inhala aire seco helado, cuando la ventilación minuto es elevada o cuando se sortea la vía aérea superior (p. ej., tubo de traqueostomía). Sin embargo, en general, bajo

circunstancias fisiológicas normales, solo un pequeño segmento de la superficie de la vía aérea está expuesto a una temperatura inferior a la temperatura corporal central y a una saturación inferior a la saturación completa.

3. El daño de las células epiteliales de la vía aérea y su cobertura luminal priva al sistema de su función de intercambio de calor y humedad. A su vez, la pérdida de esta función puede inducir un daño estructural, que crea un círculo vicioso que resulta en la penetración de la lesión hacia la periferia del árbol bronquial.

III. Fundamentos físicos de humedad y calor:

A. El aire puede contener agua de dos maneras diferentes:

1. El agua nebulizada (aerosol) es una dispersión de gotas de agua en el aire. Son visibles debido a que dispersan la luz (nubes) y pueden transportar agentes infecciosos. A lo largo del árbol traqueobronquial, se produce la precipitación por impactación y sedimentación. Cuanto más pequeñas son las partículas, mejor penetran en áreas más periféricas del pulmón.
2. El agua vaporizada es una distribución molecular (es decir, gaseosa) de agua en el aire. Es invisible y no puede transportar agentes infecciosos. La presión parcial de vapor de agua es de 47 mmHg cuando el aire está totalmente saturado (humedad relativa del 100%) a 37 °C. Esto corresponde a 44 mg de agua por litro de gas (humedad absoluta). El término humedad absoluta (HA) se define como la cantidad de vapor de agua (mg) por volumen (mL) de gas a una temperatura determinada.
3. La humedad relativa (HR) es la verdadera cantidad de agua (mg) en un determinado volumen de gas respecto de la magnitud del contenido de agua (mg) en ese mismo volumen de gas a la misma temperatura a saturación completa.
4. Existe una relación fija entre la HA, la HR y la temperatura (Figura 12.1).

B. El aire puede contener calor en dos variantes diferentes. El contenido total de calor determina la capacidad del gas inspirado de enfriar o calentar la vía aérea:

1. La temperatura del aire representa el calor sensible. El incremento de la temperatura aérea sola sin añadir vapor de agua aporta muy poco al contenido de energía total del gas. Por lo tanto, si los gases respiratorios salen del humidificador completamente saturados a 37 °C y, posteriormente, se los calienta en seco a 40 °C dentro de la rama inspiratoria del circuito del ventilador, no conlleva el riesgo de sobrecalentamiento o lesión térmica para la vía aérea.
2. La masa de vapor de agua refleja el contenido de calor latente. Los cambios en la humedad representan grandes cambios en el contenido energético total en comparación con los cambios en la temperatura del aire solos. Por lo tanto, la vaporización consume mucha energía y, de esta manera, la vaporización del líquido de revestimiento de la vía aérea para la humidificación del gas inspiratorio seco tiene una gran capacidad para enfriar la vía aérea, incluso si el aire que ingresa está tibio. Por el contrario, la condensación del vapor de agua genera energía. Si

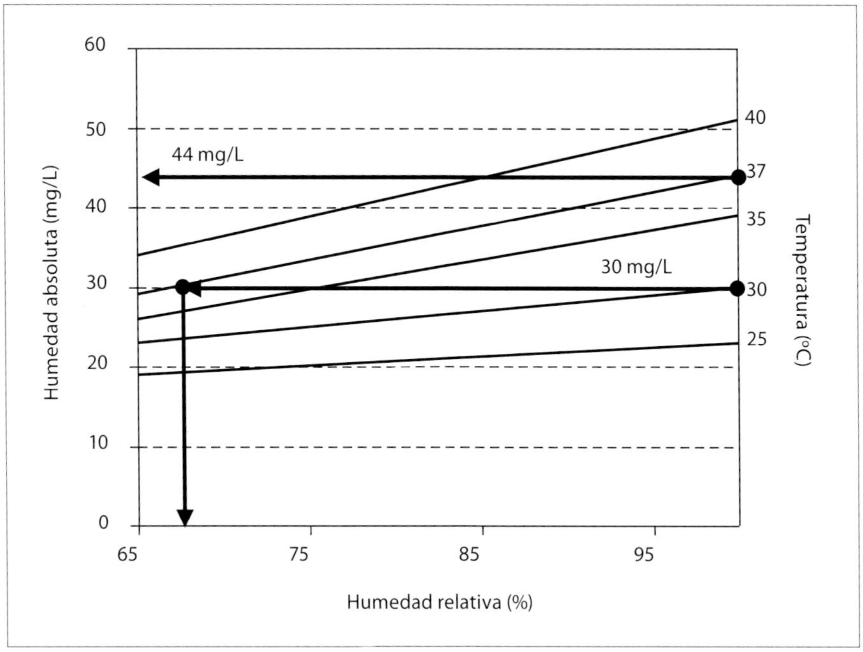

Figura 12.1 Relación entre la humedad absoluta, la humedad relativa y la temperatura de los gases. La humedad relativa depende del contenido absoluto de agua y la temperatura del gas. A 37,0 °C y una humedad relativa del 100%, el gas respiratorio tiene un contenido absoluto de agua de 44 mg/L. Si el gas está saturado (humedad relativa del 100%) a 30,0 °C, su contenido de agua solo será de 30 mg/L. Luego, cuando el gas es calentado a 37,0 °C, la humedad relativa cae por debajo del 70%.

esto se presenta dentro de la rama inspiratoria del circuito del ventilador, los tubos pueden sentirse "agradables y cálidos" aunque el gas pierde el contenido de energía (y de vapor de agua) requerido.

IV. Dispositivos y procedimientos para el acondicionamiento del gas inspirado. Los gases comprimidos de uso médico obtenidos mediante tubos o sistemas de suministro central tienen un contenido de agua virtualmente insignificante. En niños con una vía aérea artificial (cánulas nasal o faríngea, tubo endotraqueal o tubo de traqueostomía) es razonable administrar el gas inspiratorio a una temperatura igual o cercana a la temperatura corporal central y a una saturación casi total con vapor de agua:

A. Calentadores humidificadores:

1. Los gases respiratorios se calientan dentro de la cámara de humidificación hasta una temperatura determinada y se añade vapor de agua proveniente del recipiente de agua caliente.
2. Luego se utilizan tubuladuras con cable caliente para el circuito inspiratorio para mantener o elevar ligeramente la temperatura del gas y así evitar su condensación antes de que el gas llegue al niño. Los calentadores humidificadores son dispositivos de acondicionamiento de los gases respiratorios seguros y efectivos para su aplicación en niños a corto y largo plazo. Sin embargo, su tecnología es compleja y el funcionamiento defectuoso del dispositivo no siempre se hace evidente de forma inmediata. Se deben tener en cuenta los principios básicos de funcionamiento comunes a todos los tipos de calentadores humidificadores:
   a. El objetivo para los gases respiratorios es una temperatura cercana a la temperatura central con una saturación casi total con vapor de agua. Para lograr este objetivo se debe saturar el gas con alrededor de 44 mg de agua/L.
   b. Conociendo la velocidad del flujo del circuito ventilatorio, se puede estimar fácilmente la tasa de consumo de agua por parte de la cámara humidificadora para satisfacer este objetivo; dicho parámetro se puede utilizar para verificar la función del humidificador (Figura 12.2).
   c. La condensación en la rama inspiratoria del ventilador no es evidencia de una humidificación adecuada. Una condensación importante en el circuito habitualmente indica una pérdida de humedad que resulta en una humidificación deficiente de los gases respiratorios. Esto puede ocurrir si la capacidad máxima de calentamiento del circuito con cable caliente no puede satisfacer los requisitos bajo condiciones específicas, tales como corrientes de aire alrededor de los tubos (habitaciones con aire acondicionado), baja temperatura ambiente o una gran área superficial externa en tubos de diámetro pequeño (en particular si son corrugados).
   d. Además se debe evitar la condensación por otras razones: el condensado se contamina fácilmente, puede drenar a través del tubo endotraqueal con riesgos de obstrucción de la vía aérea y neumonía intrahospitalaria y puede alterar la función del ventilador (en particular el autociclado en ventiladores gatillados por el paciente). Mantener los tubos inspiratorio y espiratorio en estrecha cercanía puede evitar el problema.
3. El sensor de temperatura cerca de la conexión al paciente sirve para monitorear la temperatura de los gases respiratorios. Por lo general, es parte de un servocontrol cuyo objetivo es mantener la configuración de temperatura de los gases en el adaptador en forma de "Y" mediante el control de la emisión de energía por parte del cable caliente:

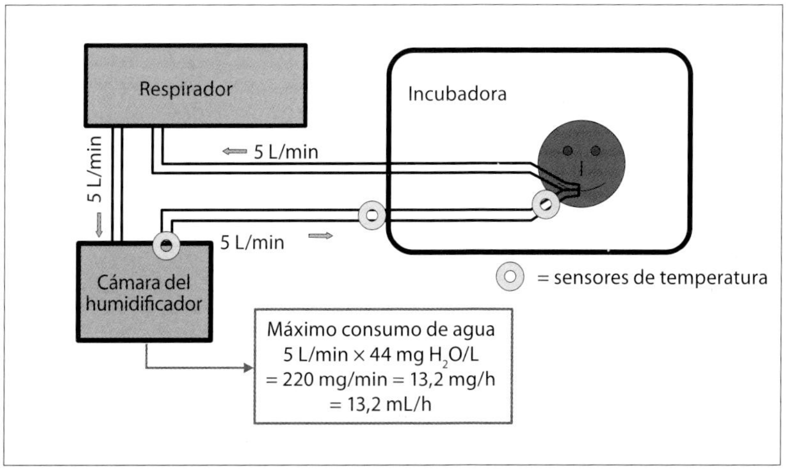

Figura 12.2 Posición de tres sensores respiratorios de un sistema de humidificación de cable caliente para niños. El usuario determina la temperatura objetivo por alcanzar en el adaptador del tubo endotraqueal. Esta temperatura, por lo general, se configura a 37 °C o un poco superior. La temperatura dentro de la cámara humidificadora debe ser lo suficientemente alta para vaporizar una cantidad de agua cercana al contenido absoluto de agua del gas saturado a 37 °C (44 mg/L). La tasa de consumo de agua de una cámara humidificadora necesaria para alcanzar un objetivo de humedad en los gases respiratorios se puede calcular a partir de la velocidad del flujo del circuito. Se puede utilizar la observación de esta velocidad de consumo de agua como una prueba sencilla para evaluar la eficiencia de un humidificador.

a. Si el sensor de temperatura está en presencia de un campo caliente (incubadora o calentador radiante), puede registrar una temperatura mayor que la temperatura verdadera de los gases respiratorios como resultado de la radiación o la convección desde el entorno más cálido. Esto puede hacer que el servocontrol reduzca la emisión de calor del circuito ventilatorio lo que puede resultar en pérdida de temperatura y condensación de los gases.
b. El aislamiento del sensor de temperatura con una funda reflectora u otro material puede mejorar el rendimiento del sistema.
c. Otra manera de mitigar este problema es colocar el sensor de temperatura justo por fuera del área caliente y utilizar una extensión adaptadora no calentada para transportar el gas a través del campo caliente hasta el niño. El tubo extensor no necesita incorporar cables calientes, debido a que su temperatura es mantenida por el área caliente.
d. Si se utilizan temperaturas más bajas en la incubadora, como en el caso de los niños prematuros de más edad, habrá condensación en el segmento no calentado, en particular ante bajas velocidades del flujo de gas del circuito. Entonces, se debe utilizar un circuito que esté equipado con un cable caliente en toda la longitud de su rama inspiratoria.
e. Otro tipo adecuado de circuito es uno con dos sensores de temperatura, uno fuera del área caliente y otro próximo al adaptador en forma de "Y". Estos circuitos pueden funcionar bien en un rango de temperaturas de la incubadora por encima y por debajo del objetivo de temperatura de los gases respiratorios, debido a que el servocontrol del cable caliente se puede programar para seleccionar la menor de las dos temperaturas registradas para regular la emisión de energía.

B. Narices artificiales:
1. Principio de funcionamiento: los intercambiadores de calor y humedad (ICH) recuperan parte del calor y de la humedad contenidos en el aire espirado. Un material esponjoso de baja conductividad térmica dentro de la carcasa de plástico transparente del dispositivo absorbe calor y condensa vapor de agua durante la espiración para su posterior liberación durante la inspiración.
2. Diferentes marcas pueden variar ampliamente en las características de rendimiento. El rendimiento del dispositivo ha mejorado y se pueden esperar futuras mejoras que permitan su aplicación en pacientes neonatales:
   a. Algunos ICH adicionalmente están revestidos con sustancias bacteriostáticas y equipados con filtros bacterianos y virales.
   b. Los humidificadores con condensador higroscópico (HCH) utilizan compuestos higroscópicos, tales como $CaCl_2$, $MgCl_2$ y LiCl para aumentar la capacidad de retención de agua.
3. Aplicación:
   a. Estos dispositivos son adecuados para la ventilación mecánica de corto plazo convencional y de alta frecuencia en niños, como durante el transporte o procedimientos quirúrgicos.
   b. La seguridad y la eficacia de los ICH/HCH para la ventilación mecánica prolongada son controvertidas en adultos y no se han establecido en niños.
   c. Los ICH/HCH no se deben utilizar junto con calentadores humidificadores, nebulizadores o inhaladores de dosis medida. Esto puede generar un peligroso aumento de la resistencia del dispositivo o lixiviado (extracción sólido-líquido) del revestimiento higroscópico.
4. Ventajas de los ICH/HCH:
   a. Simplificación del circuito ventilatorio.
   b. Operación pasiva sin necesidad de energía o fuentes de agua externas.
   c. Ausencia de condensado en el circuito ventilatorio.
   d. Bajo riesgo de contaminación del circuito.
   e. Bajos costos.
5. Potenciales riesgos y desventajas de los ICH/HCH:
   a. Dependiendo de la verdadera carga de agua, estos dispositivos añaden una resistencia y un espacio muerto variables al circuito.
   b. En niños, se ha informado un riesgo de oclusión de la vía aérea por taponamiento con secreciones o por un desplazamiento de componentes internos, incluso durante la aplicación transitoria.
   c. Un escape de aire espiratorio perjudica el efecto de barrera de cualquier ICH/HCH contra la pérdida de humedad.
6. Medición de la efectividad de los ICH/HCH:
   a. El rendimiento no se refleja de forma confiable en mediciones clínicas indirectas, tales como el desarrollo de neumonía intrahospitalaria, el número de oclusiones del tubo endotraqueal o la frecuencia de aspiración.
   b. Se encontró que la evaluación visual de la cantidad de humedad en el segmento adaptador entre el tubo endotraqueal y el ICH/HCH tiene una estrecha correlación con mediciones objetivas de la humedad entregada.

C. Aplicación de aerosol para el acondicionamiento de los gases respiratorios. La nebulización con agua o solución fisiológica normal no ofrece beneficios significativos para el acondicionamiento del gas inspiratorio en comparación con la utilización de calentadores humidificadores. Puede conllevar un riesgo de humidificación excesiva:
   1. Con el uso adecuado de calentadores humidificadores, el límite de saturación isotérmica está cerca del extremo del tubo endotraqueal. Pasado este punto, no se pueden eliminar las partículas de aerosol a través de la evaporación y la exhalación. Por lo tanto, serán una carga de agua para la mucosa:
      a. El excedente de agua debe ser absorbido por el epitelio de la vía aérea para mantener el adecuado espesor del líquido periciliar.
      b. Un incremento en la profundidad de la capa acuosa del revestimiento de la vía aérea hace imposible a los cilios alcanzar la capa mucosa y, de esta manera, impide el transporte de moco.
      c. Además, si la tasa de depósito de aerosol supera la capacidad de absorción, esto puede resultar en un incremento de la resistencia de la vía aérea y, posiblemente, un estrechamiento u oclusión de las vías aéreas pequeñas.
      d. En el recién nacido de término y en adultos se ha descrito sobrehidratación sistémica grave posterior al tratamiento con aerosol por ultrasonido.
   2. Si un chorro de aerosol llega a la vía aérea en un sitio proximal al límite de saturación isotérmica, en teoría las partículas de agua pueden contribuir al proceso de acondicionamiento de los gases por evaporación antes y después de la precipitación. Sin embargo, las gotas contienen solo calor sensible y la mucosa debe aportar la mayor parte del calor latente para la vaporización. Esto enfría la vía aérea.

D. Irrigación de la vía aérea:
   1. Es una práctica clínica frecuente instilar pequeñas cantidades (0,1 mL/kg a 0,5 mL/kg) de agua, solución fisiológica normal o bicarbonato de sodio diluido de manera periódica en el tubo endotraqueal antes de los procedimientos de aspiración con la creencia de que esto aporta humedad y afloja las secreciones espesas.
   2. No se ha establecido la seguridad y la eficacia de esta práctica.

V. Acondicionamiento del gas inspiratorio y riesgo de infección intrahospitalaria:
   A. No hay evidencia de que el calentamiento y la humidificación adecuados de los gases respiratorios incrementen el riesgo de neumonía intrahospitalaria en niños con vía aérea artificial.
   B. La incidencia de neumonía intrahospitalaria en adultos no aumentó con el cambio de los circuitos ventilatorios con una frecuencia menor que una vez cada 24 h o, incluso, únicamente entre pacientes.
   C. Se desconoce la tasa óptima de cambios del circuito ventilatorio para niños. El cambio de un circuito ventilatorio puede alterar la ventilación de una manera potencialmente peligrosa, y el personal médico puede convertirse en un vector para la contaminación cruzada entre pacientes. Los cambios semanales del circuito o el no cambio del circuito excepto entre pacientes parece ser un abordaje razonable (aunque no comprobado).

Bibliografía de consulta

Kelly M, Gillies D, Todd DA, Lockwood C. Heated humidification versus heat and moisture exchangers for ventilated adults and children. Cochrane Database Syst Rev 2010; CD004711.

Kollef MH, Shapiro SD, Boyd V, et al. A randomized clinical trial comparing an extended-use hygroscopic condenser humidifier with heated-water humidification in mechanically ventilated patients. Chest 1998; 113: 759.

Lellouche F, Taillé S, Lefrançois F, Deye N, Maggiore SM, Jouvet P, Ricard JD, Fumagalli B, Brochard L, Groupe de travail sur les Respirateurs de l'AP-HP. Humidification performance of 48 passive airway humidifiers: comparison with manufacturer data. Chest 2009; 135: 276.

Nakagawa NK, Macchione M, Petrolino HM, et al. Effects of a heat and moisture exchanger and a heated humidifier on respiratory mucus in patients undergoing mechanical ventilation. Crit Care Med 2000; 28: 312.

Ricard JD, Le Miere E, Markowicz P, et al. Efficiency and safety of mechanical ventilation with a heat and moisture exchanger changed only once a week. Am J Respir Crit Care Med 2000; 161: 104.

Schiffmann H, Rathgeber J, Singer D, et al. Airway humidification in mechanically ventilated neonates and infants: a comparative study of a heat and moisture exchanger vs. a heated humidifier using a new fast-response capacitive humidity sensor. Crit Care Med 1997; 25: 1755.

Schulze A. Respiratory gas conditioning in infants with an artificial airway. Semin Neonatol. 2002; 7: 369.

Shelly MP, Lloyd GM, Park GR. A review of the mechanisms and methods of humidification of inspired gases. Intensive Care Med 1988; 14: 1.

Siempos II, Vardakas KZ, Kopterides P, Falagas ME. Impact of passive humidification on clinical outcomes of mechanically ventilated patients: a meta-analysis of randomized controlled trials. Crit Care Med 2007; 35: 2843.

Williams RB. The effects of excessive humidity. Respir Care Clin N Am 1998; 4: 215.

Williams R, Rankin N, Smith T, et al. Relationship between the humidity and temperature of inspired gas and the function of the airway mucosa. Crit Care Med 1996; 24: 1920.

Sección 3

Procedimientos y técnicas

13

Examen cardiorrespiratorio

Avroy A. Fanaroff • Jonathan M. Fanaroff

I. Hallazgos físicos normales:
  A. Frecuencia respiratoria de 40/min a 60/min:
    1. Irregular con pausas menores o iguales a 5 s en el sueño de movimientos oculares rápidos (REM).
    2. Regular en el sueño no REM una frecuencia de cinco a diez respiraciones/min más lenta que en el sueño REM o durante la vigilia.
    3. Confortable (sin disnea).
    4. Ausencia de retracciones torácicas (subcostales o intercostales).
    5. Ausencia de aleteo nasal.
    6. Ausencia de quejido.
  B. Frecuencia cardíaca de 120 a 160 latidos/min (pero puede descender hasta 80 durante el sueño):
    1. La arritmia sinusal es infrecuente en recién nacidos.
    2. Los pulsos son fáciles de detectar:
      a. Los pulsos femorales pueden disminuir en las primeras 48 horas.
      b. Los pulsos femorales pueden no ser palpables, estar reducidos o enlentecidos en presencia de coartación de aorta. En cualquier niño con sospecha de cardiopatía, se debe medir la presión arterial en las cuatro extremidades. Una diferencia mayor de 15 mmHg entre los miembros superiores (valor mayor) y los inferiores es significativa.
      c. Los pulsos saltones son característicos de un conducto arterioso permeable.
    3. La interpretación de la frecuencia cardíaca se realiza mejor en conjunto con la frecuencia respiratoria y la saturación de oxígeno:
      a. Los episodios de desaturación frecuentemente son transitorios u originados en artefactos de movimiento, pero si son más graves y prolongados se acompañan de bradicardia.
      b. Se puede observar un aumento en la frecuencia cardíaca con el movimiento/llanto, en presencia de dificultad respiratoria, anemia, hipovolemia, fiebre, infección, dolor, sobrecarga de líquidos o arritmias.
      c. La disminución de la frecuencia cardíaca se observa con la hipoxia, la hipotermia, las convulsiones, el bloqueo cardíaco y (de manera infrecuente) el aumento de la presión intracraneal.
      d. Los artefactos de monitoreo también pueden producir bradicardia. El diagnóstico clínico de sepsis neonatal es precedido por características anormales de la frecuencia cardíaca en forma de desaceleraciones transitorias y variabilidad reducida (sistema HERO).
  C. El primer y el segundo ruidos cardíacos, por lo general, son únicos; S_2 presenta desdoblamiento hacia las 48 h en el 75% de los niños.
  D. Los soplos son frecuentes en los primeros días (del 1% al 2% de los niños normales).
  E. Presión arterial (*v.* más abajo).

II. Examen clínico del sistema cardiorrespiratorio:
  A. Se deben seguir los cuatro componentes clásicos:
    1. Observación.
    2. Palpación.
    3. Percusión.
    4. Auscultación. Los soplos son frecuentes en los recién nacidos sanos. Su origen puede ser la estenosis de ramas de la arteria pulmonar, conducto arterioso permeable, insuficiencia tricuspídea u otras lesiones cardíacas congénitas.

B. En el recién nacido, es importante una atenta evaluación visual, así como auditiva.
C. Signos cardinales de dificultad respiratoria:
1. Retracciones intercostales, subcostales y subesternales (utilización de músculos accesorios).
2. Aleteo nasal (disminuye la resistencia de la vía aérea).
3. Quejido espiratorio (aumenta la presión positiva al final de la espiración).
4. Taquipnea mayor de 60/min.
5. Cianosis.
a. La cianosis periférica (extremidades) es frecuente en niños normales.
b. La cianosis central (labios y lengua) implica más de 5 g/dL de hemoglobina desaturada y es significativa (SpO_2 < 90%).
c. Las causas más frecuentes de cianosis son la cardiopatía, la enfermedad pulmonar y la metahemoglobinemia. Se debe determinar la causa subyacente de la cianosis. Si la cianosis es mitigada por la administración de oxígeno, la causa más probable es una enfermedad pulmonar.

III. Observación:
A. Frecuencia respiratoria:
1. Las frecuencias mayores de 60 respiraciones/min son anormales.
2. Las frecuencias muy altas pueden tener un mejor pronóstico cuando se manifiestan en neonatos más maduros con una buena bomba respiratoria capaz de sostener la taquipnea.
3. Las frecuencias bajas irregulares menores de 30 respiraciones/min con respiración agónica o sin esta son preocupantes al igual que los períodos de apnea en niños de término.
4. Recuerde que la taquipnea es un hallazgo muy inespecífico y puede ser causado por alguno de las siguientes afecciones:
a. Enfermedad pulmonar.
b. Cardiopatía.
c. Sepsis.
d. Anemia.
e. Acidemia metabólica de cualquier causa.
f. Fiebre.
g. Patología del SNC.
h. Estrés (p. ej., después de la alimentación o el llanto).

IV. Disnea:
A. La distorsión del tórax por los fuertes intentos de los músculos respiratorios para expandir pulmones no distensibles es uno de los hallazgos más significativos en la enfermedad pulmonar parenquimatosa.
B. En presencia de anemia, acidemia, cardiopatía cianótica o fiebre, frecuentemente existe taquipnea sin disnea ("taquipnea confortable").
C. Con frecuencia los neonatos prematuros (< 1,5 kg) durante el sueño no REM, cuando el tono muscular está reducido, muestran leves retracciones intercostales y subcostales.
D. Otras características de la disnea incluyen lo siguiente:
1. Aleteo nasal. Con la dilatación de las narinas hay una reducción de la resistencia nasal que aumenta el flujo de aire.
2. "Respiración en balancín"; expansión abdominal (por la contracción diafragmática) al mismo tiempo que se producen retracciones esternales.
3. Retracciones intercostales y subcostales.
4. Las retracciones (supraesternales, intercostales y subcostales) resultan del descenso de la caja torácica distensible durante la inspiración impulsada por el diafragma cuando el niño intenta generar presiones intratorácicas elevadas para ventilar pulmones poco distensibles.

V. Interacción con la ventilación con presión positiva:
A. En las primeras etapas de la enfermedad pulmonar grave, especialmente en el síndrome de dificultad respiratoria (SDR), el neonato puede tener una respiración desfasada con el ventilador. Esto compromete la oxigenación y aumenta el riesgo de escapes de aire. La sincronización del ventilador con el esfuerzo respiratorio del neonato ha demostrado disminuir la duración de la ventilación y ayuda al destete.
B. En ambas situaciones es importante tener en cuenta la frecuencia del ventilador, así como la frecuencia de ventilación espontánea del neonato (frecuencia respiratoria total).
C. Si la condición del paciente se ha deteriorado rápidamente, ¿se está moviendo el tórax con el ventilador? En caso de no hacerlo, puede sugerir un bloqueo o desplazamiento del tubo endotraqueal.

VI. Apnea y respiración agónica:

Cuando se mide la frecuencia respiratoria hay que detectar si existen pausas que duren más de 20 s o si hay respiración agónica (ambas situaciones muy anormales), a diferencia de los suspiros normales (inspiraciones profundas sobre el patrón respiratorio normal de fondo).

VII. Aspecto general:

A. ¿El neonato tiene buen aspecto o parece enfermo? Los múltiples factores para evaluar son los siguientes:
   1. Color (palidez, cianosis, plétora).
   2. Nivel de actividad y tono general.
   3. Llanto.
   4. Apertura ocular.
   5. Postura.
   6. Edema.
   7. Perfusión.
   8. Características dismórficas.

B. Edema: el aumento de la permeabilidad capilar en todos los neonatos tiene como resultado la aparición de edema subcutáneo, así como de edema pulmonar.

C. Perfusión:
   1. Palidez (tiempo de llenado capilar mayor de 3 s).
   2. Enfermedad inespecífica.
   3. Anemia.
   4. Hipotensión.
   5. Shock (séptico o de otro tipo).
   6. Venas visibles en la piel (en especial en niños prematuros):
      a. Hipercapnia.
      b. Enfermedad inespecífica grave con shock (p. ej., hemorragia extensa).

D. Cianosis:
   1. Valorada en los labios, en las membranas mucosas (la acrocianosis es la cianosis periférica de manos y pies; es frecuente y casi nunca significativa). Puede ser difícil de observar en niños no blancos (incluso en las mucosas).
   2. La cianosis resulta de la presencia de más de 5 mg/dL de hemoglobina desoxigenada:
      a. Se observa en neonatos con policitemia normalmente oxigenados.
      b. Difícil de detectar en neonatos muy anémicos.
   3. En un ambiente rico en oxígeno, este gas se puede absorber a través de la piel, lo que hace que el neonato tenga un color rosado aunque puede haber cianosis central.

E. Saturación (*v.* Capítulos 18 y 19):
   1. Debido a que los signos de hipoxemia no son confiables, si se tienen dudas se debe verificar inicialmente la saturación de oxígeno (SpO_2) mediante oximetría (rápida y fácil) y si es necesario confirmar la hipoxemia mediante un análisis de gases en sangre.
   2. Una tensión arterial de oxígeno de 60 Torr a 90 Torr resulta en una saturación del 94% al 98% y cambios del 1% al 2% habitualmente reflejan un cambio en la PaO_2 de 6 Torr a 12 Torr. Por debajo de los 40 Torr la saturación cae por debajo del 90%.
   3. Las saturaciones por encima del 95% son normales en neonatos de término.
   4. Nótese que la SpO_2 no se corrige para una hemoglobina anormal, como en la metahemoglobinemia: el neonato está azul, pero la saturación es alta.

VIII. Hipocratismo digital (de observación infrecuente en recién nacidos).

IX. Presión venosa:

A. Observe la pulsación venosa en el cuello para detectar evidencia de insuficiencia cardíaca congestiva.

B. En presencia de la malformación arteriovenosa de la vena de Galeno se puede observar una pulsación prominente en el cuello.

C. La auscultación de la cabeza revela un soplo.

X. Otros sistemas:

A. Abdomen:
   1. Distensión:
      a. Gran cantidad de gas en el estómago tras una ventilación con presión positiva, en especial con máscara y bolsa.

b. Aumento del tamaño hepático secundario a insuficiencia cardíaca, hepatitis o un trastorno metabólico; el hígado normalmente está de 1 cm a 2 cm por debajo del reborde costal.
c. El hígado puede estar desplazado en sentido caudal por un tórax hiperinsuflado o por un neumotórax a tensión.
d. Aumento del tamaño del bazo, de los riñones u otra masa abdominal.
e. Retención de orina secundaria a drogas o enfermedad del SNC.
f. Abdomen distendido y tenso, que presenta transiluminación ante una víscera perforada y aire libre en el abdomen (Figura 13.1).

2. El abdomen excavado sugiere fuertemente una hernia diafragmática congénita.

B. Sistema nervioso central:

1. Convulsiones.
2. Una fontanela tensa cuando el recién nacido no está llorando sugiere aumento de la presión intracraneal.
3. Tono anormal.
4. Nivel de consciencia anormal (p. ej., irritabilidad, letargo, coma).

XI. Examen auditivo:

A. Escuche al neonato. Si está llorando vigorosamente, es improbable que tenga una enfermedad grave.

B. Tres pistas auditivas importantes:

1. Quejido: una característica patognomónica de enfermedad pulmonar neonatal; la espiración contra una glotis parcialmente cerrada atrapa el aire alveolar y mantiene la capacidad residual funcional (CRF).
2. Estridor, habitualmente inspiratorio:
   a. Problemas en la vía aérea superior (p. ej., la laringomalacia es lo más frecuente).
   b. Lesión glótica y subglótica o edema posintubación.
   c. Trauma local luego de una instrumentación laríngea demasiado enérgica.
   d. Estenosis subglótica congénita.
   e. Anillos vasculares, hemangiomas, hamartomas (infrecuentes).
3. "Estertores": burbujeo de gas a través de secreciones en la orofaringe. Con frecuencia es un signo preocupante en un niño con lesión importante del SNC, así como enfermedad pulmonar grave.
4. La salivación excesiva con asfixia y cianosis sugiere atresia esofágica (diagnosticar colocando una sonda orogástrica y efectuando una radiografía de tórax; si está presente, la sonda finalizará en un saco esofágico; una burbuja estomacal indica una fístula).

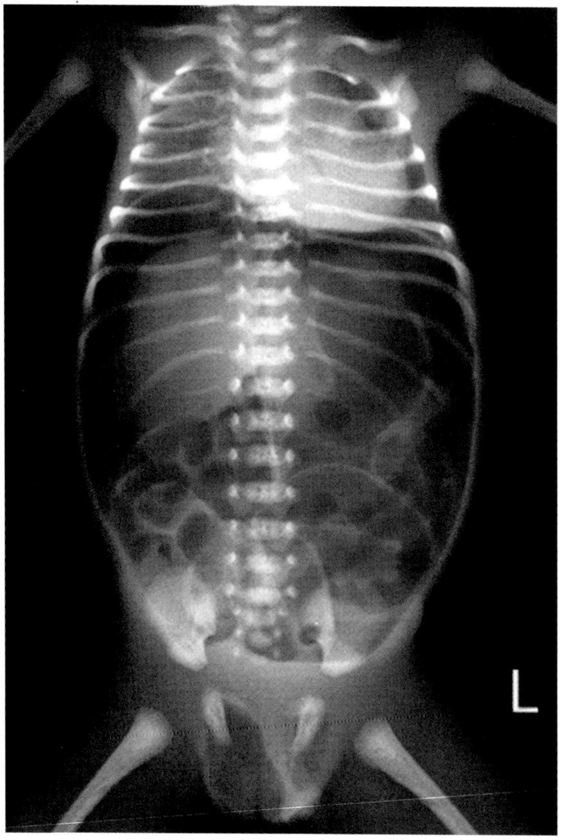

Figura 13.1 Neumoperitoneo: víscera perforada. Gran cantidad de aire libre debajo del diafragma, con un hígado rodeado por una gran colección de aire.

XII. Palpación:
  A. Habitualmente no es de gran utilidad. Se puede detectar lo siguiente:
    1. Desplazamiento mediastinal (tráquea, latido apical) ante un escape de aire, una hernia diafragmática, un colapso (consolidación).
    2. Abdomen tenso (neumotórax a tensión o neumoperitoneo).
    3. El enfisema subcutáneo secundario a escapes de aire genera crepitantes.
    4. Pulsos:
      a. Se deben verificar en las cuatro extremidades si existen sospechas de cardiopatía y se deben documentar mediante mediciones de la presión arterial.
      b. Los pulsos saltones son una característica de un aumento del gasto cardíaco habitualmente con *shunt* de izquierda a derecha. En el niño pretérmino este puede ser el primer signo de un DAP.
    5. Actividad cardíaca precordial.
    6. Los frémitos son muy infrecuentes en el período neonatal; si están presentes, siempre son significativos.

XIII. Percusión:
  A. Se puede percibir un aumento en la sonoridad en presencia de un neumotórax y, ocasionalmente, ante un enfisema intersticial pulmonar (EIP) grave.
  B. La disminución de la sonoridad acompaña a los derrames pleurales.
  C. Disminución de la sonoridad con colapso/consolidación importante:
    1. Neumonía.
    2. Tubo endotraqueal en un bronquio.
  D. Disminución de la sonoridad en la hernia diafragmática congénita.

XIV. Auscultación:
  A. Siempre utilizar el estetoscopio neonatal de pequeño tamaño. Puede ser difícil aplicarlo en el tórax de un recién nacido prematuro de forma tal que se anulen los ruidos prestados; la prueba y error permite identificar si es mejor la campana o el diafragma en una situación determinada. Utilice la opción que aporte la mejor aislación acústica.
  B. Otro problema es que los neonatos, en particular los prematuros, se mueven cuando se les coloca el estetoscopio sobre el tórax, lo que dificulta el examen cardíaco. El truco es mantener el estetoscopio previamente entibiado en el mismo lugar y luego de 10 a 15 s el neonato se acostumbra al estímulo y permanece quieto.
  C. Los ruidos respiratorios son conducidos ampliamente a través de la porción superior del tórax del recién nacido, y cuanto más pequeño es el neonato mayor es la conducción. Incluso con el estetoscopio neonatal es difícil estar seguro de hacia dónde está yendo el aire. Dos errores frecuentes (y muy graves) de la auscultación son las siguientes:
    1. No darse cuenta durante la ventilación mecánica que el aire está entrando y saliendo del estómago en lugar de los pulmones.
    2. No darse cuenta que se está ventilando solo un pulmón (en particular si hay cierto desplazamiento mediastinal).

XV. Entrada de aire:
  A. Los ruidos respiratorios en los recién nacidos con pulmones normales se pueden oír tanto en la inspiración como en la espiración, y son ligeramente más fuertes y largos en inspiración. En otras palabras, parte de la fase espiratoria, que es fisiológicamente más larga, es silenciosa.
  B. Se detecta una reducción general en la entrada de aire en los caso siguientes:
    1. Cualquier enfermedad pulmonar grave (p. ej., SDR).
    2. Oclusión del tubo endotraqueal.
  C. Disminución unilateral de la entrada de aire: cualquier enfermedad pulmonar unilateral, que habitualmente requiere una radiografía de tórax para una evaluación en profundidad:
    1. Neumonía.
    2. Escape de aire.
    3. Derrame pleural.
    4. Tubo endotraqueal mal colocado/extubación espontánea.
    5. Atresia pulmonar unilateral (infrecuente).

XVI. Otros ruidos:
  A. No se deben escuchar rales o crepitantes (ruidos discontinuos) ni roncus (ruidos continuos). El otro ruido que se escucha con frecuencia en la auscultación torácica de un neonato pretérmino es el burbujeo del agua condensada en el circuito ventilatorio o tubo endotraqueal. Claramente, es imposible realizar una exploración clínica bajo estas circunstancias. Se deben desconectar transitoriamente los tubos del circuito ventilatorio y se los debe vaciar.
  B. Las crepitantes se producen en los siguientes casos:

1. Neumonía.
2. Aspiración.
3. Insuficiencia cardíaca (DAP y otros).
4. Hemorragia pulmonar masiva.
5. Displasia broncopulmonar (DBP).
6. Aspiración de meconio (más pegajosas e intensas).

C. Los roncus se manifiestan en los siguientes casos:
1. Retención de secreciones durante la ventilación mecánica.
2. Aspiración de meconio.
3. DBP.

D. Ninguno de estos hallazgos es específico. Son indicios de enfermedad pulmonar que requiere una mayor evaluación, inicialmente mediante una radiografía.

E. Los ruidos intestinales en el tórax son un hallazgo específico de hernia diafragmática congénita.

XVII. Auscultación cardíaca:

A. Ruidos cardíacos: la gran disponibilidad de la ecocardiografía ha eliminado la necesidad de sofisticadas habilidades diagnósticas auscultatorias en el recién nacido. Sin embargo, siembre se debe prestar atención a lo siguiente:
1. S_1 y S_2, por lo general, son simples en las primeras 24 h a 48 h, con presencia de desdoblamiento de S_2 hacia las 48 h en el 75% de los neonatos.
2. Un ritmo de galope (S_3 y S_4) siempre es anormal; habitualmente indica insuficiencia cardíaca.

B. Los soplos inocentes son muy frecuentes en las primeras 24 h a 48 h; características:
1. Grado 1-2/6, mesosistólicos, en el borde esternal izquierdo.
2. Sin chasquidos eyectivos.
3. Se producen en neonatos con pulsos normales (en especial los femorales; documentar mediante mediciones de la presión arterial).
4. Se presentan en neonatos con una exploración clínica por lo demás normal.

C. Es más probable escuchar soplos significativos en neonatos mayores de 48 h de edad; sus características incluyen lo siguiente:
1. Holosistólicos ± diastólicos ± frémitos.
2. Grado 3/6 o más y ásperos.
3. Se escuchan mejor al nivel del borde superior izquierdo esternal (p. ej., DAP).
4. S_2 anormal (sin desdoblamiento) ± ritmo de galope.
5. Chasquido protosistólico o mesosistólico.
6. Disminución de los pulsos femorales con soplo en la espalda.
7. Otros signos de enfermedad (insuficiencia cardíaca, shock y cianosis).

D. Cualquier neonato con estas características requiere una evaluación urgente (radiografía, electrocardiografía y ecocardiografía). La ausencia de soplos o anomalías en la auscultación en las primeras 48 h a 72 h no descarta una cardiopatía grave o, incluso, letal.

XVIII. Transiluminación (*v.* Capítulo 24):

A. Una fuente de luz intensa aplicada a la pared torácica puede ser una manera muy útil y efectiva para detectar una colección de aire intrapleural, típicamente un neumotórax, pero los quistes de gran tamaño, el EIP grave o el enfisema lobar importante también pueden presentar transiluminación. Para ser efectiva, la fuente de luz debe ser muy intensa (idealmente una fibra óptica), la habitación donde está el neonato debe estar muy oscura y es necesario esperar el tiempo necesario para adaptarse a la oscuridad y cierta experiencia para distinguir entre el halo de luz normal de 0,5 cm a 1,0 cm alrededor de la sonda y la transiluminación originada en una pequeña colección de aire. En casos en los que todo el hemitórax se ilumina, el diagnóstico es fácil.

B. La técnica es más útil en los neonatos más pequeños en quienes la luz se transmite hacia la cavidad pleural de una manera mucho más fácil que en los neonatos de término con una gruesa capa de grasa subcutánea.

XIX. Presión arterial (*v.* Capítulo 56):

A. La amplia disponibilidad de dispositivos de registro automático de la presión arterial actualmente implica que esta es una parte rutinaria de la evaluación de todos los recién nacidos.

B. Es importante prestar atención a los siguientes detalles:
1. El neonato debe estar quieto y no debe haber llorado recientemente.
2. El manguito debe cubrir el 75% de la distancia entre la axila y el codo.
3. El manguito debe rodear prácticamente todo el brazo.
4. Un manguito de tamaño similar, si es adecuado, para el brazo y la pantorrilla.

C. En todos los neonatos prematuros el dispositivo oscilométrico puede sobreestimar la presión arterial verdadera, y si hay alguna duda acerca de la exactitud de la presión sistólica se puede indicar la medición directa mediante un catéter intraarterial.

D. En resumen, en el recién nacido la circulación se evalúa de la siguiente manera:

1. Medición de la presión arterial. Existen valores normales para niños de término, pero hay datos menos confiables para los niños con extremadamente bajo peso al nacer (Figura 13.2). La PA puede no correlacionarse adecuadamente con el flujo sanguíneo sistémico y el volumen circulante. El flujo sanguíneo cerebral es crucial.
2. Frecuencia cardíaca. La taquicardia secundaria a hipovolemia es frecuente; la bradicardia es un signo tardío de shock.
3. Una diferencia de temperatura (entre el abdomen y los dedos de los pies) mayor de 2 °C puede sugerir shock. También es causada por un ambiente frío y una infección sin shock.
4. Un tiempo de llenado capilar mayor de 3 s es anormal.
5. Estado ácido-base (aumento de lactato en caso de insuficiencia circulatoria).
6. Evaluación ecocardiográfica de la función cardíaca.
7. Excreción de orina (luego de las primeras 24 h).

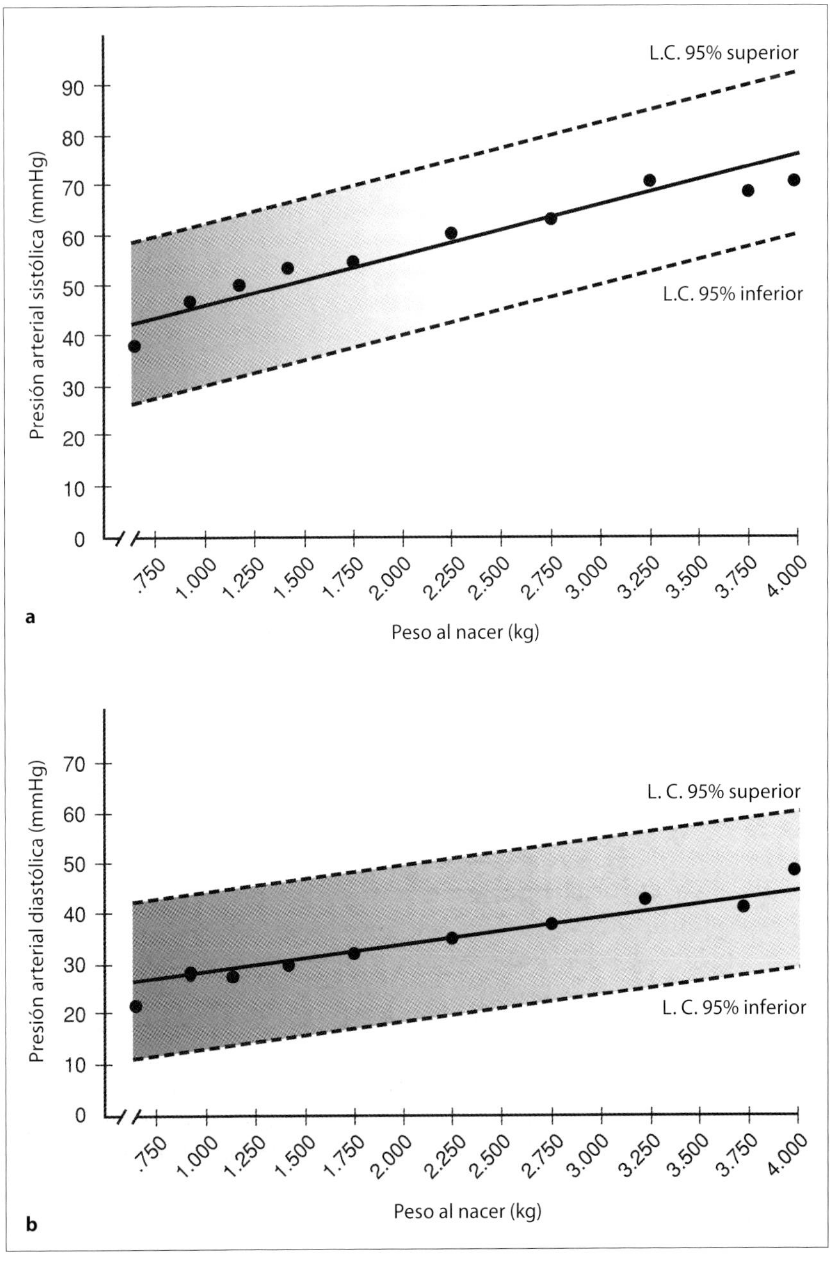

Figura 13.2 Gráfico de regresión lineal de la presión arterial media (**a**) y diastólica (**b**) según el peso al nacer en 329 niños internados en la UCIN el día 1 de vida. L. C.: límites de confianza. (De: Zubrow AB, Hulman S, Kushner H, et al. Determination of blood pressure in infants admitted to neonatal intensive care units. A prospective multicenter study. J Perinatol 1995; 15: 470-9. Copyright, the Nature Publishing Group, reimpreso con autorización).

Bibliografía de consulta

Arlettaz R, Archer N, Wilkinson AR. Natural history of innocent heart murmurs in newborn babies: controlled echocardiographic study. Arch Dis Child Fetal Neonatal Ed 1998; 78: F166-70.
Barrington K. Neonatal screening for life threatening congenital heart disease. BMJ 2009; 338: a2663.
Coggins SA, Weitkamp JH, Grunwald L, Stark AR, Reese J, Walsh W, Wynn JL. Heart rate characteristic index monitoring for bloodstream infection in an NICU: a 3-year experience. Arch Dis Child Fetal Neonatal Ed 2016; 10: F329-32.
Frommelt MA. Differential diagnosis and approach to a heart murmur in term infants. Pediatr Clin North Am 2004; 51: 1023-32.
Greenough A, Greenall F. Observation of spontaneous respiratory interaction with artificial ventilation. Arch Dis Child 1988; 63: 168-71.
Yi MS, Kimball TR, Tsevat J, Mrus JM, Kotagal UR. Evaluation of heart murmurs in children: cost-effectiveness and practical implications. J Pediatr 2002; 141: 504-11.

14

Resucitación neonatal

Gary M. Weiner

I. Anticipar la resucitación. La mayoría de los recién nacidos realizan la transición fetal a neonatal sin intervención. En presencia de algún potencial factor de riesgo alto o moderado, el 20% de los recién nacidos requiere ventilación con presión positiva (VPP) para ventilar sus pulmones. Debido a la gran cantidad de nacimientos cada año, esto representa una emergencia relativamente frecuente. Sin embargo, prestando atención adecuada a los factores de riesgo identificables, la mayoría de las resucitaciones neonatales se pueden prever antes del nacimiento; incluso ante la completa ausencia de factores de riesgo una pequeña proporción (del 0,2% al 0,7%) requerirá VPP. Lograr el mejor resultado requiere una respuesta organizada y eficiente de parte de un equipo altamente confiable. Debido a que no siempre se puede predecir la necesidad de resucitación, cada nacimiento debe ser asistido al menos por un individuo capacitado con conocimientos en resucitación neonatal, incluido el manejo básico de la vía aérea y de la ventilación con presión positiva, cuya única responsabilidad es atender al recién nacido. Si se identifican factores de riesgo, debe haber personal adicional al momento del parto. Se debe identificar un equipo con conocimientos avanzados en accesos vasculares y manejo de la vía aérea; dicho equipo debe estar inmediatamente disponible para la resucitación. Los factores de riesgo incluyen los siguientes:
   A. Nacimiento prematuro.
   B. Categoría 2 o 3 de patrón de frecuencia cardíaca fetal.
   C. Corioamnionitis.
   D. Hipertensión materna.
   E. Parto vaginal con presentación podálica.
   F. Emergencias obstétricas (distocia de hombro, prolapso de cordón).
   G. Administración de opioides a la madre en el trabajo de parto.
   H. Líquido amniótico meconial.
   I. Oligohidramnios.
   J. Anomalías fetales.

II. Transición posnatal normal:
   A. La primera respiración genera una gran presión negativa que expande los pulmones y elimina el líquido.
   B. Las posteriores inspiraciones cortas y profundas seguidas por exhalaciones contra la glotis cerrada o parcialmente cerrada generan que el volumen de aire inspirado sea mayor que el espirado, lo cual estabiliza rápidamente la capacidad residual funcional (CRF).
   C. Se exhala dióxido de carbono.
   D. La resistencia vascular pulmonar disminuye, permitiendo el aumento del flujo sanguíneo pulmonar.
   E. El flujo a través del conducto arterioso cambia de ser de derecha a izquierda a ser de izquierda a derecha.

III. Equipamiento para la resucitación neonatal:
   A. Cuna radiante precalentada y toallas/mantas tibias en un ambiente cálido y bien iluminado.
   B. Estetoscopio.
   C. Perita de aspiración.
   D. Dispositivo de ventilación con presión positiva (bolsa autoinflable, bolsa inflable por flujo o reanimador con pieza en T). Todos los dispositivos deben estar equipados con manómetro y reguladores de presión apropiados. Si se

utiliza la bolsa inflable por flujo o la pieza en T, debe haber una bolsa autoinflable de respaldo disponible en caso de que se pierda la presión de gas.

E. Fuente de gas comprimido (aire y oxígeno) con flujímetro y mezclador ajustables.
F. Máscaras faciales para recién nacidos de término y prematuros.
G. Sonda y jeringa de alimentación orogástrica (8 F).
H. Oxímetro de pulso con sensor neonatal.
I. Monitor y electrodos (tórax o extremidades) cardíacos electrónicos (ECG).
J. Laringoscopios (tamaño de hoja 0 y 1; 00 opcional) con bombilla y pilas de repuesto.
K. Tubos (tamaños 2,5, 3,0, 3,5) y estiletes (opcionales) endotraqueales.
L. Dispositivo de aspiración con un rango de tamaños de catéter (10 F a 12 F).
M. Detector colorimétrico de dióxido de carbono o capnómetro.
N. Cinta métrica.
O. Cinta impermeable y tijeras o dispositivo de fijación del tubo endotraqueal.
P. Elementos para cateterismo venoso umbilical de emergencia.
Q. Adrenalina (1 : 10 000) y solución fisiológica normal.
R. Elementos de protección personal (guantes, batas, máscaras).
S. Equipamiento especial para los partos prematuros:
   1. Bolsa/envoltorio plástico de polietileno, gorro y colchón término.
   2. Sensor de temperatura con servocontrol.
   3. Incubadora de transporte precalentada.
   4. Surfactante.
T. Equipamiento especial para vías aéreas difíciles y acceso vascular de emergencia:
   1. Máscara laríngea u otro dispositivo supraglótico.
   2. Vía aérea orofaríngea (Guedel/cánula de Mayo).
   3. Aguja intraósea.

IV. Preparación:
   A. Realizar una reunión informativa prerresucitación ("tiempo fuera"):
      1. Revisar los antecedentes del embarazo/trabajo de parto y evaluar los factores de riesgo.
      2. Establecer el plan para el pinzamiento oportuno del cordón umbilical con el profesional obstétrico.
      3. Asignar roles y responsabilidades.
   B. Verificar el equipamiento y los materiales utilizando una lista de cotejo estandarizada.

V. Pasos iniciales (Figura 14.1):
   A. Evaluar rápidamente la edad gestacional, el tono y el esfuerzo respiratorio:
      1. Si no hay contraindicaciones, demorar el pinzamiento del cordón umbilical por 30 s a 60 s.
      2. Los recién nacidos de término vigorosos deben ser colocados en contacto piel con piel sobre el pecho o el abdomen de la madre para monitorear la transición.
      3. Los recién nacidos prematuros y los no vigorosos deben ser transportados a una cuna radiante.
   B. Retirar las toallas húmedas y secar con toallas/mantas calientes.
   C. Establecer una vía aérea abierta. Colocar el cuello en una posición neutra o ligeramente extendida hasta la "posición de olfateo" (Figura 14.2).
   D. Realizar una aspiración suave en la boca y la nariz con una pera de goma en presencia de líquido meconial si el neonato no está respirando o si el neonato está teniendo dificultad para respirar. No se recomienda la aspiración de rutina ni la aspiración faríngea agresiva.
   E. Frotar la espalda o las extremidades, según sea necesario, para estimular la respiración.
   F. Evaluar la respuesta a los pasos iniciales. ¿El recién nacido está respirando o llorando? ¿La frecuencia cardíaca (FC) es de por lo menos 100 lpm?:
      1. Si el neonato no está respirando o la FC es menor de 100 lpm luego de 1 min de vida, proceder a la ventilación con presión positiva.
      2. Si el neonato está respirando y la FC es de, por lo menos, 100 lpm, pero la cianosis central persiste, utilizar oximetría de pulso preductal (mano derecha) para evaluar la necesidad de administrar oxígeno.
      3. La frecuencia cardíaca se examina con mayor exactitud auscultando el ápex cardíaco o utilizando un monitor de ECG. La palpación del pulso umbilical no es confiable y, por lo general, es inexacto.

VI. Ventilación con presión positiva:
   La mayoría de los recién nacidos que requieren resucitación mejoran cuando sus pulmones son aireados y ventilados efectivamente:

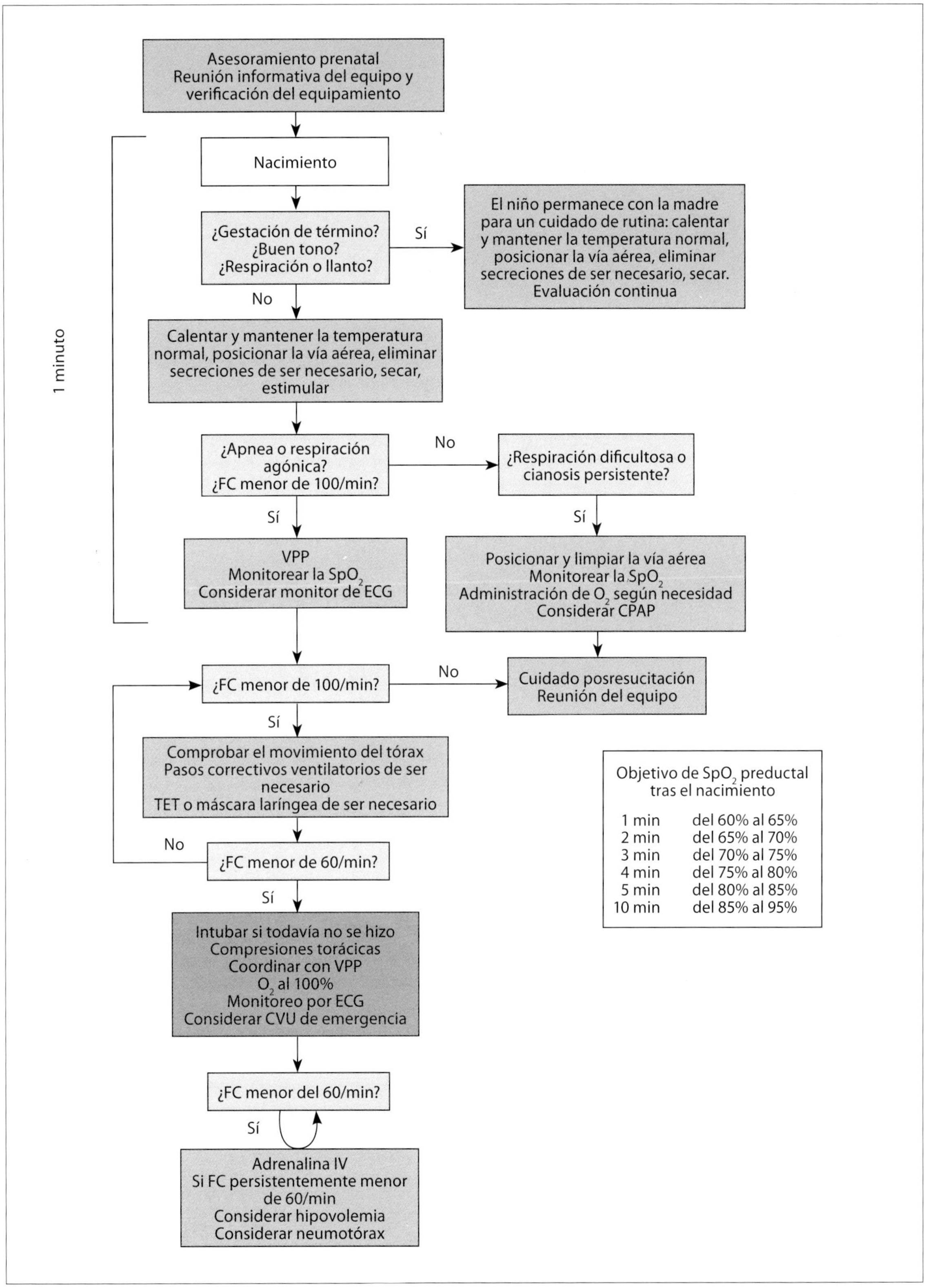

Figura 14.1 Algoritmo de resucitación neonatal; actualización 2015 (Wyckoff MH, et al. Circulation 2015; 132: 543-60).

A. Colocar al neonato en posición supina. Debe considerarse la colocación de una pequeña toalla o manta enrollada debajo de los hombros del neonato para evitar que el occipucio prominente flexione el cuello.
B. De pie a nivel de la cabecera de la cama, sostener la cabeza y el cuello del neonato en la posición de olfateo y colocar una máscara de tamaño adecuado en su cara. La máscara no debe cubrir los ojos ni extenderse más allá del mentón. Sostener con una mano (Figura 14.3) o con ambas manos para garantizar un sello hermético.

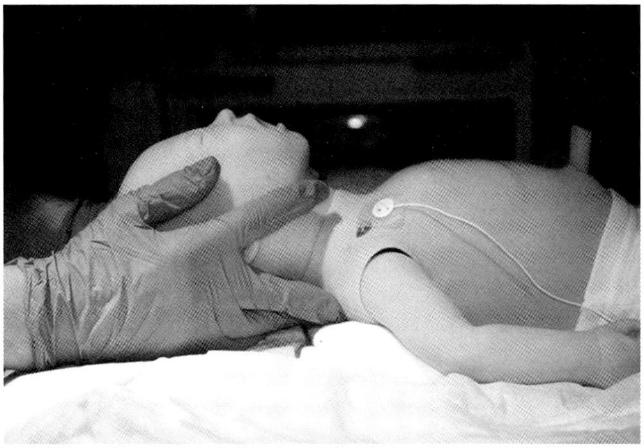

Figura 14.2 Posición de olfateo.

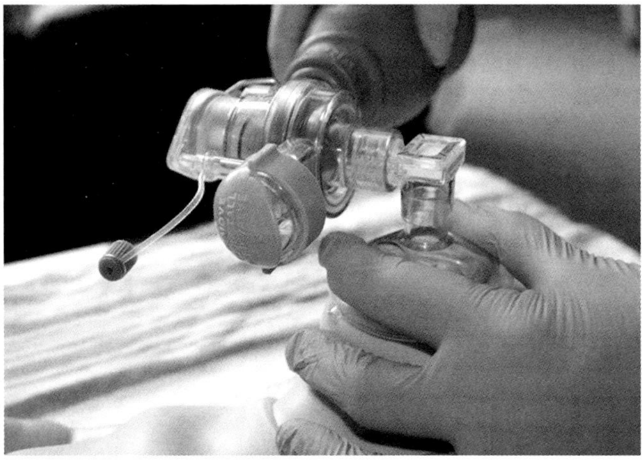

Figura 14.3 Máscara facial sostenida con una mano y detector de CO_2.

C. Comenzar con la VPP:
   1. Insuflar los pulmones con una presión de 20 cm H_2O a 25 cm H_2O. Las primeras respiraciones pueden requerir una presión mayor (30 cm H_2O a 40 cm H_2O). La PEEP (5 cm H_2O) ayuda a establecer y mantener la CRF.
   2. La frecuencia ventilatoria es de cuarenta a sesenta respiraciones por minuto.
   3. Iniciar la ventilación con oxígeno al 21% (aire ambiente) para neonatos de término y oxígeno entre el 21% y el 30% para neonatos de menos de 35 semanas de gestación.
   4. Utilizar oximetría de pulso preductal (mano derecha) durante la VPP para evaluar la oxigenación y ajustar la concentración de oxígeno (FiO_2). Utilizar una tabla de objetivos de saturación de oxígeno para dirigir la entrega de oxígeno.

D. La FC del neonato debe aumentar rápidamente con la VPP:
   1. Tan pronto como se inicia la VPP, un asistente debe monitorear la respuesta de la FC. Debe considerarse la utilización de un monitor de ECG para una valoración exacta de la FC durante la VPP.
   2. Si la FC mejora rápidamente, continuar la VPP hasta que la FC sea de, por lo menos, 100 lpm y el neonato esté respirando de manera efectiva.
   3. Si la FC no aumenta en aproximadamente 15 s, es probable que no se haya logrado una ventilación efectiva. Asegurarse de que haya movimiento torácico con la VPP. Si no hay movimiento del tórax o si es inconsistente, llevar a cabo pasos correctivos de manera secuencial hasta que haya un movimiento torácico consistente.
   4. Los pasos correctivos incluyen el reposicionamiento de la máscara y del cuello, aspiración de la vía aérea, apertura de la boca y elevación de la presión ventilatoria. Considerar la colocación de un detector de dióxido de carbono (CO_2) entre el dispositivo de VPP y la máscara de ventilación para monitorear el CO_2 exhalado como un indicador adicional de ventilación efectiva.
   5. Si la FC del neonato no está aumentando y no se puede lograr movimiento torácico con la ventilación con máscara facial, introducir una vía aérea alternativa (tubo traqueal o máscara laríngea).
   6. Si se lleva a cabo una intubación traqueal, seleccionar el tamaño correcto del tubo, comprobar la intubación con capnografía, estimar la profundidad del tubo utilizando la longitud nariz-trago (LNT) y confirmar la presencia de ruidos respiratorios simétricos con la ventilación. La localización de la guía de las cuerdas vocales en el tubo traqueal varía según el fabricante y no es un indicador confiable de una profundidad de inserción correcta.

7. Si la FC permanece menor de 60 lpm luego de 30 s de ventilación efectiva a través de un tubo endotraqueal o de una máscara laríngea adecuadamente colocados, llevar la FiO_2 al 100% y proceder con las compresiones torácicas.

VII. Compresiones torácicas. Algunos recién nacidos (aproximadamente 1 cada 1000) requieren compresiones torácicas. La amplia mayoría de los neonatos que requieren resucitación mejoran con la ventilación efectiva sola:

A. Las compresiones torácicas se deben realizar si la FC permanece menor de 60 lpm a pesar de, por lo menos, 30 s de una ventilación que airea de manera efectiva los pulmones, indicado por un movimiento torácico consistente:
   1. Las compresiones torácicas no se deben comenzar hasta haber establecido una ventilación efectiva.
   2. En la mayoría de los casos, el neonato que requiere compresiones debe ser intubado.

B. Rodear el tórax con ambas manos, al nivel del tercio inferior del esternón, y comprimir la mitad del esternón con los pulgares (Figura 14.4).
   1. Comprimir el tórax hasta un tercio del diámetro anteroposterior.
   2. Comprimir a una frecuencia de 90 compresiones por minuto.
   3. Se debe mantener la VPP durante las compresiones. En la actualidad, se recomiendan compresiones torácicas y ventilaciones sincrónicas. La insuflación de un pulmón cada tres compresiones (relación de 3:1) resulta en noventa compresiones y treinta ventilaciones por minuto.
   4. Una vez asegurada una vía aérea alternativa, la persona que realiza las compresiones debe pararse a la altura de la cabecera de la cama con el ventilador al lado (Figura 14.5). Esto mejora la ergonomía y deje espacio para que otro operador logre un acceso vascular de emergencia.

C. Verificar la respuesta de la FC luego de 60 s de compresiones utilizando un monitor de ECG para aumentar la exactitud y reducir el tiempo de "pulgares lejos del tórax":
   1. Cuando se detienen las compresiones para verificar el pulso, la presión de perfusión de las arterias coronarias disminuye y puede demorar el retorno de la circulación.
   2. Si la FC del neonato sigue siendo menor de 60 lpm a pesar de las compresiones y de una ventilación efectiva, se deben administrar medicamentos de emergencia.

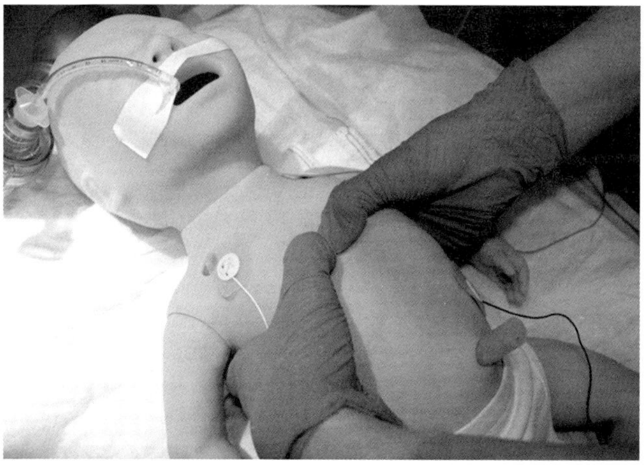

Figura 14.4 Colocación de las manos para las compresiones torácicas. Las manos rodean el tórax y se colocan ambos pulgares sobre el esternón.

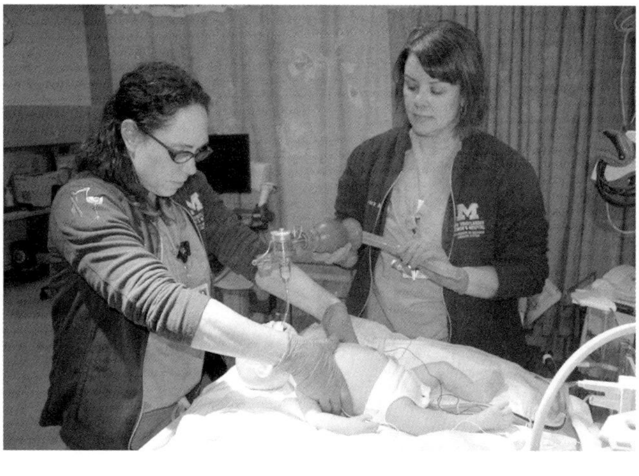

Figura 14.5 Compresiones torácicas al nivel de la cabecera de la cama.

VIII. Fármacos. Si es necesario aplicar compresiones torácicas, esto indica que el miocardio está gravemente deprimido y probablemente necesite adrenalina y, quizás, expansión de volumen para alcanzar una presión de perfusión coronaria suficiente para restablecer la circulación efectiva. Una vez que comienzan las compresiones, otro profesional debe garantizar rápidamente un acceso venoso central con un catéter venoso umbilical (CVU) o una aguja intraósea (AIO):

A. Adrenalina (epinefrina):

1. Indicación: FC menor de 60 lpm a pesar de 60 s de compresiones y ventilación efectiva (preferentemente mediante tubo endotraqueal).
2. Preparación: 1 : 10 000 (0,1 mg/mL).
3. Vía de administración: CVU o AIO, infusión rápida.
4. Dosis: se recomienda de 0,1 mL/kg a 0,3 mL/kg, repetida cada 3 min a 5 min de ser necesario.
5. La absorción endotraqueal es menos confiable y probablemente sea menos efectiva. Si se utiliza la vía endotraqueal, mientras se obtiene un acceso vascular, se recomienda una dosis mayor (adrenalina 1 : 10 000; 0,3 mL/kg a 0,5 mL/kg). Esta mayor dosis no se debe administrar por vía intravenosa. No se recomienda la administración repetida por vía endotraqueal.

B. Expansión de volumen. No se recomienda la expansión de volumen de rutina durante y después de la resucitación:

1. Indicación: respuesta insuficiente a los pasos previos de la resucitación con signos de shock o antecedentes de pérdida de sangre aguda.
2. Preparación: solución fisiológica normal (NaCl al 0,9%) o sangre tipo O Rh negativo.
3. Vía de administración: CVU o AIO.
4. Dosis: 10 mL/kg.

IX. Falta de respuesta a la resucitación:

A. Si el neonato no responde a las medidas de resucitación, examinar al niño, garantizar una ventilación y compresiones torácicas adecuadas, intubar si todavía no se ha hecho, considerar la obtención de una radiografía de tórax y evaluar cada uno de los siguientes ítems:

1. ¿El tubo endotraqueal está en el esófago?
2. ¿Hay un escape en el sistema de ventilación o este se ha desconectado?
3. ¿Está obstruida la vía aérea?
4. ¿Hay neumotórax a tensión?
5. ¿Hay derrame pleural o pericárdico?
6. ¿Hay evidencia de hipoplasia pulmonar, hernia diafragmática congénita, embolia pulmonar o shock séptico/hemorrágico?

B. Interrupción de la resucitación:

1. Ausencia de frecuencia cardíaca (asistolia). La decisión de detener debe ser individualizada; las variables a considerar incluyen incertidumbre acerca de la duración de la asistolia, si las intervenciones de resucitación fueron óptimas, la edad gestacional del neonato, la etiología y el momento de los eventos perinatales que condujeron al paro cardiorrespiratorio, la disponibilidad de tratamientos avanzados (hipotermia terapéutica) y los deseos y valores de la familia. Aunque series de casos previas han indicado que la ausencia confirmada de FC luego de 10 min es un fuerte predictor de mortalidad o morbilidad importante en recién nacidos de término y prematuros tardíos, informes recientes sobre ensayos de hipotermia terapéutica sugieren que los resultados pueden no ser tan malos como se informó previamente. Debido a las limitaciones de la evidencia actual y la dificultad de evaluar variables clave durante el poco tiempo transcurrido en una resucitación compleja, en la mayoría de las circunstancias parece razonable continuar las maniobras de resucitación durante unos 20 min mientras se obtiene más información.
2. Bradicardia (FC < 60 lpm) prolongada sin mejora: asumiendo que la bradicardia prolongada refleja el compromiso cardiorrespiratorio (bloqueo cardíaco no congénito) y que se han optimizado las maniobras de resucitación, actualmente existe evidencia insuficiente para hacer una recomendación específica sobre cuándo detener las maniobras de resucitación.

X. Consideraciones especiales:

A. Prematuridad:

1. Prestar especial atención al tratamiento térmico es particularmente importante y pueden ser necesarios múltiples métodos para evitar la hipotermia. Para los neonatos prematuros de menos de 32 semanas de gestación, elevar la temperatura ambiente hasta 23 °C a 25 °C (74 °F a 77 °F); utilizar una bolsa de plástico de polietileno para envolver al recién nacido, sin secarlo, desde los pies hasta la cabeza; colocarle un gorro en la cabeza; utilizar un colchón exotérmico (calentador); utilizar una cuna radiante con servocontrol. El objetivo es mantener una temperatura axilar de 36,5 °C a 37,5 °C.
2. Se prefieren los dispositivos de VPP capaces de aportar PEEP o presión positiva continua en la vía aérea (CPAP) (pieza en T o bolsa inflable por flujo).

3. La resucitación de los neonatos menores de 35 semanas de gestación comienza con oxígeno del 21% al 30%.
4. Las decisiones respecto de la resucitación en el límite de la viabilidad deben involucrar una toma de decisiones compartida entre los padres y los profesionales médicos para la que utilicen toda la información pronóstica disponible (*v.* Capítulo 91).

B. Hernia diafragmática congénita:
1. Evitar una ventilación prolongada con máscara facial.
2. Intubar rápidamente la tráquea y colocar un tubo de drenaje orogástrico de doble luz (Replogle) para evitar la distensión gaseosa del intestino herniado.

XI. XI. Controversias en la resucitación:

A. El papel del pinzamiento demorado del cordón o del ordeño del cordón para neonatos que requieren resucitación.
B. El papel de la aspiración traqueal en recién nacidos no vigorosos con líquido amniótico meconial.
C. La presión y el tiempo inspiratorio óptimos para ventilar las respiraciones iniciales con VPP.
D. Los objetivos de saturación y la FiO_2 óptimos para la VPP en recién nacidos pretérmino.
E. Las herramientas y los métodos educativos para mejorar el éxito de la intubación.
F. Ventilaciones sincrónicas (coordinadas) o asincrónicas durante la resucitación neonatal.
G. El papel del monitoreo de la función pulmonar durante la resucitación neonatal.
H. Cuándo detener la resucitación ante la asistolia y la bradicardia que no responden.
I. Métodos educativos para abordar el deterioro de las habilidades de los profesionales de la resucitación.

Bibliografía de consulta

Perlman JM, Wyllie J, Kattwinkel J, et al. 2015 International consensus on cardiopulmonary resuscitation and emergency cardiovascular care science with treatment recommendations. Part 7: Neonatal resuscitation. Circulation 2015; 132: S204-41.

Weiner G, editor. Textbook of neonatal resuscitation. 7ª ed. Elk Grove Village: American Academy of Pediatrics, 2016.

Wyckoff MH, Aziz K, Escobedo MB, Kapadia VS, Kattwinkel J, Perlman JM, Simon WM, Weiner GM, Zaichkin JG. Part 13: Neonatal resuscitation. 2015 American Heart Association guidelines update for cardiopulmonary resuscitation and emergency cardiovascular care. Circulation 2015; 132: 543-60.

Wyllie J, Bruinenberg J, Roehr CC, Rudiger M, Trevisanuto D, Urlesberger B. European Resuscitation Council guidelines for resuscitation 2015. Section 7. Resuscitation and support of transition of babies at birth. Resuscitation 2015; 95: 249-63.

15

Laringoscopia e intubación endotraqueal

Steven M. Donn

I. Indicaciones para la intubación:
   A. Necesidad de ventilación con presión positiva prolongada a causa de insuficiencia respiratoria.
   B. Incapacidad de administrar ventilación efectiva mediante bolsa y máscara.
   C. Administración de surfactante.
   D. Apnea, ya sea central u obstructiva.
   E. Mantenimiento de la vía aérea:
      1. Anomalías anatómicas de la vía aérea tales como atresia de coanas, micrognatia, laringomalacia, membranas laríngeas o parálisis de cuerdas vocales.
      2. Lesiones compresivas de la vía aérea, tales como el higroma quístico o hemangiomas.
      3. Protección de la vía aérea en casos de trastornos neuromusculares congénitos u otra lesión neurológica.
   F. Hernia diafragmática congénita. Es crucial evitar ventilar con máscara y administrar aire al tracto gastrointestinal; se debe realizar una intubación inmediata.

II. Diámetro del tubo endotraqueal:
   A. Tamaño del tubo (diámetro interno, mm):

Hasta 1000 g	2,5
1001 a 2000 g	3,0
2001 a 3000 g	3,5
> 3000 g	3,5 a 4,0

   B. La profundidad de la inserción se puede estimar midiendo la distancia entre la nariz y el trago (X) en cm:
      1. Vía orotraqueal: profundidad = 0,91 X + 1,8 cm
      2. Vía nasotraqueal: profundidad = 1,1 X + 1,3 cm

III. Utilización de premedicación:
   A. Se debe administrar anestesia o analgesia excepto en situaciones de emergencia.
   B. Puede ayudar a atenuar los efectos fisiológicos adversos de la intubación. Cuando es factible, el uso de premedicación antes de la intubación en el recién nacido ofrece las siguientes ventajas potenciales:
      1. Aumento de la estabilidad hemodinámica.
      2. Intubación más rápida.
      3. Menor hipoxemia.
      4. Menor elevación de la presión intracraneal.
   C. Regímenes de premedicación (*v.* Capítulos 59 y 62):
      1. Alivio del dolor (p. ej., morfina).
      2. Sedación (p. ej., midazolam).
      3. Fármaco paralizante (p. ej., succinilcolina, atracurio, rocuronio). Los relajantes musculares se deben utilizar únicamente en presencia de un neonatólogo con experiencia. No se debe paralizar al neonato a menos que se tenga seguridad de poder mantener la vía aérea y brindar una adecuada ventilación manual.

4. Fármacos adyuvantes o antagonistas:
   a. Atropina: se puede administrar antes de la anestesia para reducir las secreciones y evitar la bradicardia y la hipotensión. El bolo intravenoso hace efecto en 30 s y dura hasta 12 h.
   b. Neostigmina: invierte los efectos de los relajantes musculares no despolarizantes.

IV. Laringoscopia e intubación oral (Figura 15.1):
   A. Colocar todo el equipamiento necesario cerca y preparar los elementos para asegurar el tubo traqueal una vez colocado.
   B. Posicionar al neonato sobre una superficie plana rígida. Colocar un pequeño rollo o manta debajo de los hombros del niño para elevarlos (no la cabeza) alrededor de 3 cm sobre la superficie. Extender el cuello del neonato ligeramente más allá de la posición neutra.
   C. Abrir la boca del neonato con el dedo índice de la mano derecha. Sostener el laringoscopio en la mano izquierda, introducir cuidadosamente la rama en el lado derecho de la boca del niño mientras se mira a través de la rama.
   D. Mover el laringoscopio hacia el centro empujando la lengua sobre el lado izquierdo de la boca.
   E. Posicionarse de manera tal de poder ver cómodamente a través de la rama del laringoscopio. Si la rama se introduce demasiado lejos se puede ver el esófago, entonces se debe retirar un poco la hoja para permitir la visualización de la laringe desde arriba. Alternativamente, si la rama no se hace avanzar lo suficiente se puede ver poco más que la lengua y el techo de la boca: se debe hacer avanzar la rama de manera suave hasta poder ver la epiglotis.
   F. Una vez encontrada la epiglotis, colocar la punta de la rama en la base donde se une con la lengua (la valécula). Levantar el laringoscopio. Esto abre la boca aún más y la compresión leve de la lengua hará visible la laringe desde atrás de la epiglotis. Una ligera presión externa hacia abajo sobre el cartílago cricoides lleva la laringe hacia el centro del campo de visión. Evitar que el extremo de la rama del laringoscopio se vaya hacia adelante tras la presión en sentido posterior sobre la porción superior de la mandíbula del neonato, ya que esto puede dañar los alvéolos y los dientes en desarrollo.
   G. Llevar el tubo endotraqueal (TET) hacia adentro desde la esquina de la boca donde está la mano derecha y mantener la curva del tubo horizontal de manera tal de no obstruir la visibilidad de la laringe. Visualizar las cuerdas vocales a través del surco de la rama del laringoscopio. Si es necesario, esperar a que las cuerdas vocales se relajen. Insertar el tubo 1 a 2 cm más allá de las cuerdas. Muchos tubos comercialmente disponibles tienen marcas para indicar dónde el TET se debe alinear con las cuerdas vocales.
   H. Fije inmediatamente el tubo en su lugar con cinta mientras está en una posición óptima. La mayoría de los tubos tienen marcas en centímetros desde la punta; anote la longitud a nivel del labio superior.
   I. Insuflar el pulmón utilizando un dispositivo de insuflación controlada. Observar el tórax para verificar que se esté moviendo adecuadamente y escuchar al nivel de la boca para verificar que no haya un escape de aire considerable alrededor del TET.

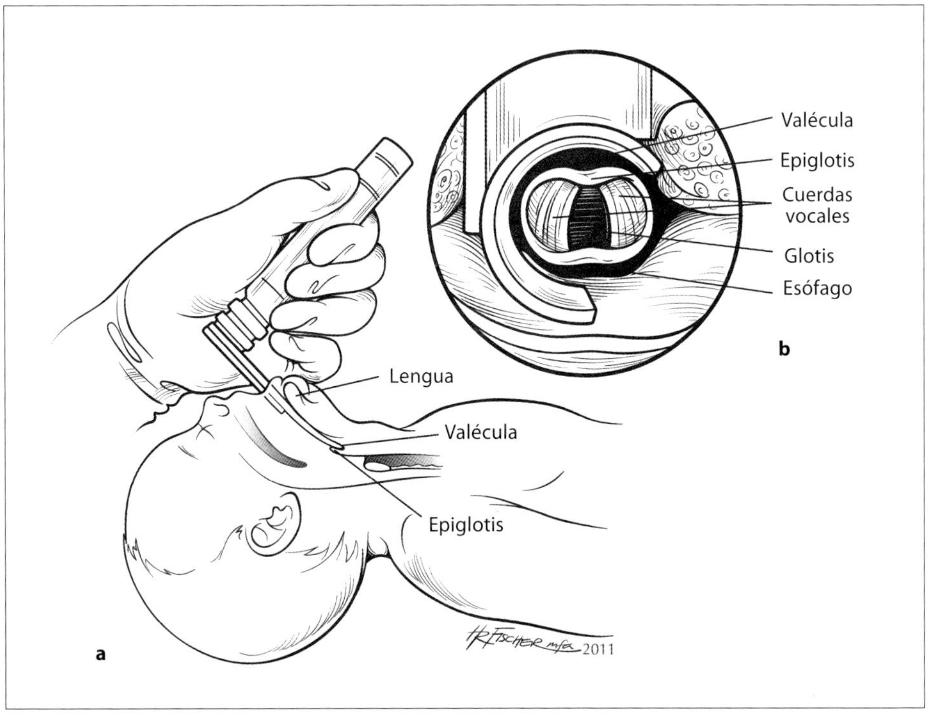

Figura 15.1 Demostración de la técnica de laringoscopia (**a**) y visualización de la vía aérea (**b**).

J. Se recomienda la colocación de un tubo gástrico (p. ej., tubo nasogástrico u orogástrico) para descomprimir el estómago.

V. Intubación oral sin laringoscopio: es posible realizar una intubación oral utilizando un dedo en lugar de un laringoscopio. Los profesionales capacitados pueden colocar un tubo en un neonato con anatomía normal en 3 s a 5 s (Figura 15.2):
  A. Introducir el dedo índice de la mano no dominante en la boca del neonato, con la superficie palmar deslizándose a lo largo de la lengua. Utilizar el dedo meñique si el neonato es pequeño.
  B. Deslizar el dedo lo largo de la lengua hasta encontrar la epiglotis. Esta se siente como una pequeña banda que transcurre a través de la raíz de la lengua.
  C. Deslizar el dedo un poco más hasta que su punta se encuentre por detrás y en situación superior a la laringe y la uña toque la pared faríngea posterior.
  D. Utilizando la mano dominante, deslizar el tubo en la boca entre el dedo y la lengua hasta que la punta se encuentre en la línea media al nivel de la raíz de la falange distal del dedo.
  E. En este punto, colocar el pulgar de la mano no dominante sobre el cuello del neonato justo por debajo del cartílago cricoides para sujetar la laringe entre el pulgar del lado de afuera y la punta del dedo del lado de adentro.
  F. Mientras el pulgar y el dedo sujetan la laringe, la mano dominante hace avanzar el tubo una distancia corta, alrededor de 1 a 2 cm.
  G. A veces se puede sentir un ligero deslizamiento mientras el tubo pasa hacia la laringe, <u>pero no es necesario hacer fuerza para la inserción</u>.
  H. Cuando el tubo está en la tráquea, se pueden sentir los cartílagos laríngeos que la rodean. Si el tubo ha pasado hacia el esófago se lo puede sentir entre el dedo y la laringe.

VI. Intubación nasotraqueal: la intubación nasal no se utiliza normalmente en el procedimiento de emergencia, pero muchos neonatólogos prefieren esta vía. Con mayor frecuencia la intubación nasal es un procedimiento electivo en un neonato intubado por vía oral:
  A. Lograr una buena oxigenación del neonato de manera de prepararlo para el procedimiento.
  B. Utilizar premedicación (*v.* Sección III, más arriba).
  C. Colocar al neonato en posición supina con los hombros sostenidos por una pequeña toalla enrollada (*v.* arriba) con el cuello <u>ligeramente</u> extendido más allá de la posición neutra.
  D. Tomar una sonda de alimentación pequeña, lo suficientemente estrecha para caber dentro del TET que se va a utilizar, eliminar el extremo ensanchado y lubricar el otro extremo. Elevar la punta de la nariz y hacer pasar el tubo a

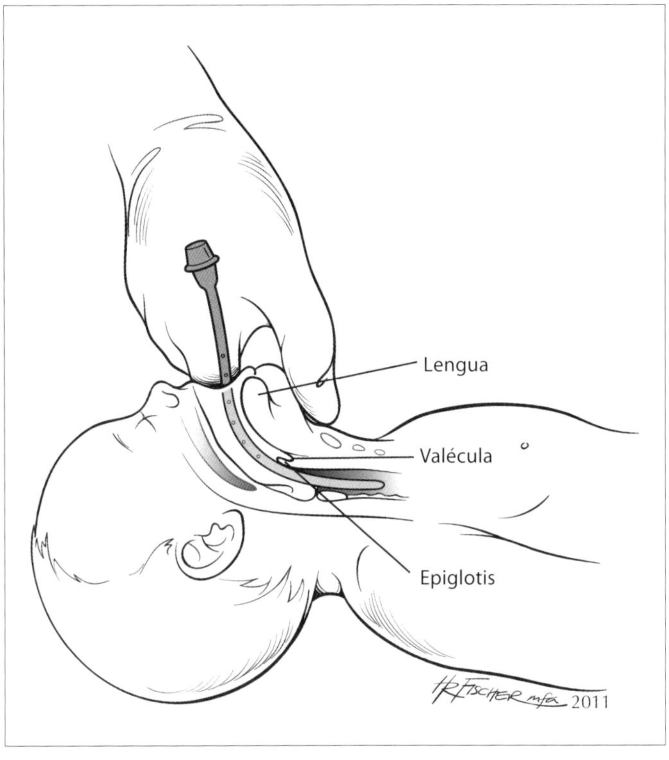

Figura 15.2 Demostración de la técnica de intubación manual.

través de una narina, y dirigirlo hacia la parte posterior de la boca atravesando la nariz y llegando a la nasofaringe. Recordar que las vías nasales siguen la línea del paladar y no la línea del hueso nasal.

E. Elegir un tubo de tamaño adecuado, cortarlo hasta una longitud óptima (*v.* la tabla más arriba) y sujetarlo a un conector apropiado.

F. Lubricar el extremo del tubo traqueal, pasarlo por encima de la sonda de alimentación e introducirlo a través de la narina hasta la nasofaringe.

G. Extraer la sonda de alimentación.

H. Soltar las sujeciones del tubo oral y pedir a un asistente que se prepare para retirarlo cuando se lo solicite.

I. Visualizar la laringe con el tubo oral en lugar de utilizar un laringoscopio. Identificar el tubo nasal dentro de la nasofaringe.

J. Pedir al asistente que retire el tubo oral. Sujetar el tubo nasal con un pequeño par de pinzas de Magill o cocodrilo y colocar el extremo del tubo dentro de la apertura laríngea.

K. Puede no ser posible hacer avanzar la punta del tubo nasal directamente dentro de la faringe, debido, posiblemente, a que el tubo nasal, viniendo desde la nasofaringe y no desde la orofaringe, forme un ángulo con la línea de la tráquea. Una ligera flexión del cuello mientras se hace avanzar el tubo dentro de la nariz puede ser suficiente para corregir esto. Alternativamente, sostenga el conector del tubo al nivel de la nariz y rótelo suavemente 120° mientras se mantiene cierta presión hacia adelante y el tubo se deslizará con suavidad más allá de las cuerdas vocales.

L. Fijar el tubo en su lugar y continuar la ventilación.

VII. Confirmación de la posición del tubo:

A. Clínicamente:

1. Ruidos respiratorios simétricos.
2. Ausencia de fonación.
3. Buenas excursiones torácicas, simétricas.
4. Adecuadas respuestas fisiológicas (FC, FR, SpO_2).

B. Radiología:

1. Siempre se debe obtener para la intubación inicial.
2. Obtener con la cabeza y el cuello en posición *neutra*.
3. La ubicación óptima está a mitad de camino entre la glotis y la carina.

C. La capnografía también puede ser útil:

1. Actualmente hay disponibles detectores descartables de CO_2 espiratorio final para confirmar que el tubo está en la tráquea.
2. El color cambia de púrpura a amarillo en presencia de CO_2 exhalado.
3. Los resultados falsos negativos se pueden encontrar en casos de reducción del flujo sanguíneo pulmonar (p. ej., tras una resucitación cardiopulmonar, anomalías cardíacas) o con obstrucción grave de la vía aérea.

VIII. Reemplazo del tubo endotraqueal:

A. A pesar de un meticuloso cuidado posextubación, del uso de metilxantinas y el uso de CPAP posextubación, alrededor del 20% al 25% de los niños requieren reintubación. El objetivo inmediato es reintubar y brindar ventilación asistida con el fin de estabilizar su estado cardiopulmonar.

B. Los siguientes factores, únicos o combinados, deben alertar al profesional que el intento de extubación está fracasando:

1. Manifestación clínica de fatiga de los músculos respiratorios, como la dificultad respiratoria progresiva (aumento del trabajo respiratorio) o la apnea.
2. Colapso cardiovascular.
3. Aumento del déficit de bases y desarrollo de acidosis respiratoria o metabólica.
4. Aumento de los requerimientos de FiO_2 para alcanzar PaO_2 o SpO_2 razonables.

C. Protocolo sugerido para la reintubación:

1. Estabilización con preoxigenación y ventilación con bolsa y máscara.
2. Seleccionar el tamaño (y longitud) adecuado del TET.
3. Utilización de premedicación (*v.* Sección III).
4. Introducir el TET utilizando las técnicas previamente descritas.
5. Antes de la fijación determinar la colocación correcta evaluando la entrada de aire, el movimiento de la pared torácica y la mejora de la saturación de oxígeno y de la frecuencia cardíaca. Si se tienen dudas, obtener una radiografía de tórax.

D. Cambio del tubo colocado:

1. Preparar el nuevo TET y el equipamiento complementario (p. ej., cinta, estilete, adhesivos).
2. Retirar la cinta y el adhesivo del TET colocado, pero mientras se hace esto estabilizar manualmente la posición del tubo.

3. Visualizar la glotis mediante laringoscopia directa.
4. Sostener el nuevo tubo en la mano derecha.
5. Pedir al asistente que retire el TET previo e introduzca rápidamente el TET nuevo hasta la profundidad deseada.
6. Fijar el TET nuevo cuando se confirma clínicamente su correcta ubicación.
7. Una radiografía es necesaria solo si existe la duda de una ubicación adecuada.

Bibliografía de consulta

Donn SM, Blane CE. Endotracheal tube movement in the preterm infant: oral versus nasal intubation. Ann Otol Rhinol Laryngol 1985; 94: 18-20.

Donn SM, Engmann C. Neonatal resuscitation: special procedures. In: Donn SM, editor. The Michigan manual—a guide to neonatal intensive care. 3rd ed. Philadelphia, PA: Hanley & Belfus, 2003; p. 33-4.

Donn SM, Kuhns LR. Mechanism of endotracheal tube movement with change of head position in the neonate. Pediatr Radiol 1980; 9: 37-40.

Hancock PJ, Peterson G. Finger intubation of the trachea in newborns. Pediatrics 1992; 89 (2): 325-7.

Kempley ST, Moreiras JW, Petrone FL. Endotracheal tube length for neonatal intubation. Resuscitation 2008; 77: 369-73.

Sarkar S, Schumacher RE, Baumgart S, Donn SM. Are newborns receiving premedication before elective intubation? J Perinatol 2006; 26 (5): 286-9.

Shukla HJ, Hendricks-Munoz KD, Atakent Y, Rapaport SJ. Rapid estimation of insertional length of endotracheal intubation in newborn infants. Pediatrics 1997; 131: 561-4.

Whyte KL, Levin R, Powls A. Clinical audit: optimal positioning of endotracheal tubes in neonates. Scott Med J 2007; 52: 25-7.

Woody NC, Woody HB. Direct digital intubation for neonatal resuscitation. J Pediatr 1968; 73: 903-5.

16

Accesos vasculares

Steven M. Donn

I. Catéter arterial umbilical (CAU):
  A. Indicaciones:
    1. Monitoreo de los gases en sangre arterial:
      a. $FiO_2 \geq 0,4$.
      b. Muestras capilares poco fiables.
      c. Necesidad de monitoreo continuo.
    2. Necesidad de monitoreo invasivo de la presión arterial.
  B. Procedimiento:
    1. Procedimiento electivo.
    2. Utilización de técnica estéril.
    3. Cateterizar el vaso luego de realizar la técnica de corte utilizando un catéter 3,5 F (< 1500 g) o 5 F.
    4. Posición preferida de la punta:
      a. Alta ($T_7 - T_{10}$).
      b. Baja ($L_3 - L_4$).
    5. Confirmar la posición radiográficamente.
    6. Fijar con puente de cinta y suturas (opcional).
  C. Complicaciones:
    1. Pérdida de sangre.
    2. Infección.
    3. Eventos tromboembólicos:
      a. Necrosis de los dedos.
      b. ECN.
      c. Trombosis de la arteria renal.
      d. Lesión de la médula espinal (infrecuente, pero reportada).
    4. Vasoespasmo.
    5. Perforación vascular.
    6. Émbolo de aire.
    7. Hipertensión (trombosis de la arteria renal).
  D. Retiro:
    1. Cuando la FiO_2 es menor de 0,4 y descendiendo.
    2. Cuando la presión arterial por monitoreo no invasivo es adecuada.
    3. Ante los primeros signos de complicación.
  E. Comentarios:
    1. Confirmar la posición. Un CAU mal ubicado puede tener consecuencias potencialmente fatales.
    2. Recordar que las muestras obtenidas mediante un CAU son posductales.
    3. Nunca infundir fármacos vasopresores a través de un CAU.
    4. Cuando se lo extrae, retirar los últimos 5 cm muy lentamente, no más rápido que 1 cm/min. Observar la detención de las pulsaciones.
    5. Todavía existen controversias respecto de la infusión de NPT y ciertos medicamentos a través del CAU.
    6. La limpieza inadecuada de la línea antes de la toma de muestras puede resultar en resultados de laboratorio falsos.

II. Catéter venoso umbilical:
 A. Indicaciones:
  1. Necesidad urgente de un acceso vascular (es decir, resucitación).
  2. Necesidad de una vía venosa central:
   a. Monitoreo de la presión.
   b. NPT o administración de glucosa hipertónica.
   c. Obtención frecuente de muestras de sangre en un paciente inestable sin otros accesos.
  3. Exanguinotransfusión.
 B. Procedimiento:
  1. Se debe utilizar una técnica estéril.
  2. Abordaje de corte directo.
  3. Utilizar un catéter umbilical (5,0 F; 8,0 F para exanguinotransfusión en un niño de término); no utilizar una sonda de alimentación excepto como último recurso.
  4. Posiciones preferidas:
   a. Baja: introducir 4 a 6 cm para lograr un retorno sanguíneo si se utiliza para resucitación o para exanguinotransfusión.
   b. Alta: la punta debe estar por encima del diafragma y por debajo de la aurícula derecha en la vena cava para un uso prolongado.
  5. Confirmar la posición radiográficamente.
  6. Fijar con cinta y (opcional) suturas.
 C. Complicaciones:
  1. Pérdida de sangre.
  2. Infección.
  3. Perforación vascular. Los kits de exanguinotransfusión comercialmente disponibles contienen catéteres con orificios laterales para disminuir la resistencia. Estos no se deben dejar *in situ*, ya que pueden dañar la íntima.
  4. Eventos tromboembólicos.
  5. Émbolos de aire.
  6. Necrosis hepática (*v.* más abajo).
  7. ECN (puede estar más relacionada a los procedimientos tales como la exanguinotransfusión que al catéter en sí mismo).
 D. Retiro:
  1. Cuando ya no se necesita o cuando se consigue otro acceso venoso central.
  2. Ante los primeros signos de complicación.
  3. Cuando el procedimiento está completo.
  4. Se puede retirar directamente.
 E. Comentarios:
  1. Evitar la infusión o inyección de soluciones hipertónicas (p. ej., bicarbonato de sodio) a menos que la punta del catéter esté por encima del diafragma. Esto puede causar necrosis hepática.
  2. El monitoreo de la PVC puede aportar datos pronósticos útiles respecto al estado del volumen intravascular y la hemodinamia.
  3. Tendencia reciente de una mayor utilización prolongada en niños con EBPN.
  4. La limpieza inadecuada del catéter antes de la toma de muestras puede resultar en resultados de laboratorio falsos.

III. Cateterismo de arterias periféricas:
 A. Las indicaciones, por lo general, son las mismas que para el CAU cuando el acceso umbilical no está disponible o no se consigue.
 B. Procedimiento:
  1. Sitios preferidos:
   a. Arteria radial.
   b. Arteria tibial posterior.
  2. Evaluar la presencia de circulación colateral adecuada (es decir, prueba de Allen).
  3. Preparar el sitio minuciosamente utilizando una solución antiséptica.
  4. Canalizar el vaso por vía percutánea. La transiluminación puede ser útil para localizar el vaso.
  5. Fijar el catéter con cinta.
  6. Verificar el retorno de sangre, la onda de pulso y la adecuada circulación distal.
 C. Complicaciones:
  1. Infección.
  2. Pérdida de sangre.

3. Eventos tromboembólicos.
4. Vasoespasmo, lesión isquémica.

D. Retiro:
1. Ante los primeros signos de complicación.
2. Cuando ya no está indicado.

E. Comentarios:
1. La transiluminación puede ser útil para localizar el vaso.
2. Mantener la permeabilidad mediante la infusión continua, pero lenta. Utilizar una solución de tonicidad baja (p. ej., cloruro de sodio al 0,45%). En muchas instituciones se prefiere utilizar una dosis baja de heparina (0,5 a 1,0 unidades/mL) para disminuir el riesgo de trombosis.
3. No se debe canalizar la arteria braquial (circulación colateral inadecuada) y la arteria femoral se debe utilizar únicamente como último recurso.
4. Se ha informado el infarto cerebral luego de la canalización de la arteria temporal superficial y, por lo tanto, este vaso tampoco se utiliza. Sin embargo, no está claro si esta es una relación causal o solo una asociación.

IV. Cateterismo intravenoso periférico:

A. Indicaciones:
1. Para administrar de manera parcial o total líquidos o nutrición cuando la alimentación gastrointestinal no es posible.
2. Se lo utiliza cuando el acceso central es innecesario o imposible.

B. Procedimiento:
1. Visualizar, palpar o utilizar transiluminación para seleccionar el vaso para la canalización. Orden de preferencia sugerido de los vasos a canalizar:
   a. Plexo venoso dorsal de la mano.
   b. Venas mediana antebraquial, accesoria o cefálica del antebrazo.
   c. Plexo venoso dorsal del pie.
   d. Venas basílica o cubital de la fosa antecubital.
   e. Venas safena menor o safena mayor del tobillo.
   f. Venas supratroclear, temporal superficial o auricular posterior del cuero cabelludo.
2. Aplicar un torniquete si se coloca en una extremidad.
3. Limpiar el área con solución antiséptica.
4. Conectar una jeringa al catéter y llenar con solución fisiológica, luego retirar la jeringa.
5. Mantener la aguja paralela al vaso, en dirección del flujo sanguíneo.
6. Introducir la aguja en la piel unos pocos milímetros en un sitio distal al punto de entrada en el vaso. Introducir la aguja en el vaso hasta que haya un retorno de sangre en el catéter.
7. Retirar el estilete y hacer avanzar la aguja dentro del vaso.
8. Retirar el torniquete.
9. Infundir una pequeña cantidad de solución fisiológica para garantizar la permeabilidad y, luego, colocar la tubuladura IV.

C. Consideraciones especiales:
1. La ubicación no debe ser cerca de un área sin piel o infectada, o a través de articulaciones, debido a los problemas surgidos de la inmovilización articular.
2. Se debe tener cuidado de asegurarse que el vaso sea efectivamente una vena y no una arteria:
   a. Notar el color de la sangre obtenida del vaso y si hay presencia de pulsaciones.
   b. Buscar la presencia pérdida de color de la piel sobre el vaso cuando se infunde líquido, lo que sugiere espasmo arterial.
   c. Cuando se intenta canalizar una vena del cuero cabelludo, afeitar el área de la cabeza donde se colocará el catéter IV. Evitar sitios más allá de la línea del cabello.

D. Complicaciones:
1. Flebitis.
2. Infección.
3. Hematoma.
4. Embolia de un coágulo ante una infusión vigorosa.
5. Émbolo de aire.
6. Infiltración del tejido subcutáneo por líquido IV. La infiltración puede ocasionar lo siguiente:
   a. Formación de ampollas superficiales.
   b. Desprendimiento de capas profundas de la piel que puede requerir injertos cutáneos.
   c. Calcificación del tejido subcutáneo por infiltración de soluciones IV que contienen calcio.

Bibliografía de consulta

Donn SM, Blane CE. Endotracheal tube movement in the preterm infant: oral versus nasal intubation. Ann Otol Rhinol Laryngol 1985; 94: 18-20.

Donn SM, Engmann C. Neonatal resuscitation: special procedures. In: Donn SM, editor. The Michigan manual—a guide to neonatal intensive care. 3ª ed. Philadelphia: Hanley & Belfus, 2003; p. 33-4.

Donn SM, Kuhns LR. Mechanism of endotracheal tube movement with change of head position in the neonate. Pediatr Radiol 1980; 9: 37-40.

Hancock PJ, Peterson G. Finger intubation of the trachea in newborns. Pediatrics 1992; 89 (2): 325-7.

Kempley ST, Moreiras JW, Petrone FL. Endotracheal tube length for neonatal intubation. Resuscitation 2008; 77: 369-73.

Sarkar S, Schumacher RE, Baumgart S, Donn SM. Are newborns receiving premedication before elective intubation? J Perinatol 2006; 26 (5): 286-9.

Shukla HJ, Hendricks-Munoz KD, Atakent Y, Rapaport SJ. Rapid estimation of insertional length of endotracheal intubation in newborn infants. Pediatrics 1997; 131: 561-4.

Whyte KL, Levin R, Powls A. Clinical audit: optimal positioning of endotracheal tubes in neonates. Scott Med J 2007; 52: 25-7.

Woody NC, Woody HB. Direct digital intubation for neonatal resuscitation. J Pediatr 1968; 73: 903-5.

17

Traqueostomía

Steven M. Donn

I. Descripción: creación de una vía aérea artificial a través de la tráquea con el objetivo de establecer tanto la permeabilidad de la vía aérea por debajo de una obstrucción como una vía aérea para el soporte ventilatorio prolongado.

II. Indicaciones:
   A. De emergencia:
      1. Malformaciones de la vía aérea superior.
      2. Obstrucciones de la vía aérea superior.
   B. Electiva:
      1. Soporte ventilatorio prolongado:
         a. Enfermedad pulmonar crónica.
         b. Disfunción neurológica o neuromuscular.
      2. Estenosis subglótica luego de una intubación endotraqueal.

III. Preparación:
   A. No es frecuente la necesidad de una traqueostomía de emergencia, debido a una lesión obstructiva que impide realizar una intubación endotraqueal primero.
   B. El neonato debería estar intubado.
   C. Por lo general, se debería llevar a cabo en un quirófano, debido a la disponibilidad de los siguientes elementos:
      1. Anestesia general.
      2. Iluminación óptima.
      3. Aspiración.
      4. Exposición adecuada.
      5. Todo el personal y el equipamiento necesarios.

IV. Técnica
   A. Colocar al neonato en posición supina con la cabeza y el cuello en extensión máxima. Utilizar una toalla enrollada o bolsa de arena.
   B. El cartílago cricoides se identifica palpando los anillos traqueales.
   C. Realizar una incisión transversal corta (1,0 cm) en la piel sobre el segundo anillo traqueal.
   D. Dilatar la incisión con una pinza hemostática.
   E. Profundizar la incisión con un electrobisturí de punta fina.
   F. Mantener una hemostasia rigurosa.
   G. Mantener los músculos separados mediante una pinza hemostática fina.
   H. Exponer la tráquea seccionando el istmo de la glándula tiroides con electrobisturí, de ser necesario.
   I. Realizar una incisión longitudinal en la tráquea (con electrobisturí) a través del segundo y el tercer anillos traqueales. No cortar el cartílago traqueal, debido a que se puede producir una pérdida del soporte traqueal y formación de estenosis.
   J. Colocar sujeciones de seda para facilitar la colocación del tubo de traqueostomía y el reemplazo posoperatorio.
   K. Retirar el tubo endotraqueal hasta que se visualice inmediatamente proximal a la incisión.

L. Introducir el tubo de traqueostomía. Elegir un tamaño que requiera una presión mínima para su introducción; evitar tubos de metal. Extraer el tubo endotraqueal.
M. Evaluar el calce adecuado mediante ventilación manual a través del tubo de traqueostomía. Si el escape de aire es cuantioso, reemplazar con un tubo más grande.
N. Fijar el tubo con cintas alrededor del cuello, estas deben ser acolchadas y se deben tensar durante la flexión del cuello.
O. La tráquea se puede instilar con 2,0 mL de solución fisiológica, que, posteriormente, se aspira.
P. Auscultar el tórax; realizar una radiografía.

V. Cuidados posoperatorios:
   A. Minimizar el movimiento de la cabeza y del cuello durante 3 a 5 días para establecer el estoma. Se recomienda enérgicamente la sedación y la analgesia. A veces, es necesario administrar relajantes musculares.
   B. Se requiere aspiración y humidificación frecuente hasta que se establezca el estoma.
   C. Las personas a cargo del cuidado del niño deben saber cómo reemplazar el tubo en caso de que se desplace o se obstruya.
   D. El retiro se debe llevar a cabo en una unidad de cuidados intensivos.

VI. Procedimiento de tratamiento extraútero intraparto (EXIT):
   A. Se realiza en centros especializados para tratar diversas formas de obstrucción de la vía aérea fetal:
      1. Tumores cervicales.
      2. Síndrome de obstrucción congénita de la vía aérea superior (CHAOS).
      3. Tumores intratorácicos.
      4. Agenesia pulmonar unilateral y hernia diafragmática.
   B. Procedimiento:
      1. Requiere un equipo multidisciplinario:
         a. Obstetricia.
         b. Neonatología.
         c. Cirugía pediátrica.
         d. Anestesiología pediátrica.
         e. Radiología.
         f. Enfermería.
      2. Administración de tocolíticos (p. ej., indometacina) a la madre.
      3. Secuencia rápida de intubación de la madre tras la anestesia.
      4. Mantener la relajación uterina y la presión arterial de la madre:
         a. Agentes inhalatorios.
         b. Terbutalina o nitroglicerina intravenosa.
      5. Anestesia fetal con pancuronio y fentanilo.
      6. Laparotomía materna.
      7. Ecografía para determinar los límites de la placenta.
      8. Histerotomía.
      9. Exposición de la cabeza fetal.
      10. Intento de intubación.
      11. Pinzamiento y corte del cordón umbilical; nacimiento del niño.
      12. También se ha informado con éxito el procedimiento EXIT con ECMO.

Bibliografía de consulta

Coran AG. Tracheostomy. En: Donn SM, Faix RG (eds). Neonatal emergencies. Mount Kisco: Futura Publishing Co., 1991; p. 247-51.
Coran AG, Behrendt DM, Weintraub WH, et al. Surgery of the neonate. Boston: Little, Brown and Company, 1978; p. 31-5.
Hirose S, Harrison MR. The ex utero intrapartum treatment (EXIT) procedure. Semin Neonatol 2003; 8: 207-21.

Sección 4

Monitoreo del paciente ventilado

18

Técnicas de monitoreo continuo

Christian F. Poets

I. Monitoreo del nivel de oxígeno transcutáneo ($TcPO_2$):

A. Principio de funcionamiento:

Los electrodos consisten en un cátodo de platino y un ánodo de referencia de plata, encapsulados en una solución electrolítica y separados de la piel por una membrana permeable al O_2. Los electrodos se calientan para mejorar la difusión del oxígeno y para arterializar la sangre capilar. En el cátodo, el oxígeno se reduce y genera una corriente eléctrica proporcional a la concentración de O_2 en el lecho capilar debajo del sensor. Los sensores requieren un período de calentamiento de 10 a 15 minutos tras la aplicación y deben ser calibrados cada 4 a 8 h.

B. Factores que afectan las mediciones:

1. Temperatura del sensor. Buena correlación con la PaO_2 únicamente a 44 °C, pero a esta temperatura es necesario cambiar de lugar el electrodo de manera frecuente (2 a 4 h). Ante temperaturas del sensor más bajas, hay un aumento de la diferencia PaO_2–$TcPO_2$ con el incremento de la PaO_2.
2. Ubicación del sensor. La $TcPO_2$ subestima la PaO_2 si el sensor se coloca sobre una superficie ósea, si se ejerce presión sobre el sensor o si se utiliza demasiado gel de contacto. En presencia de un conducto arterioso permeable y de *shunt* de derecha a izquierda, la $TcPO_2$ será mayor en la mitad superior del tórax que en la mitad inferior.
3. Perfusión periférica. La $TcPO_2$ depende de la perfusión cutánea. Si esta última está disminuida, p. ej., por hipotensión, anemia, acidosis (pH < 7,05), hipotermia o edema cutáneo pronunciado, la $TcPO_2$ será falsamente baja. Si ocurre una subestimación de la PaO_2, debe buscarse la presencia de las situaciones previamente mencionadas.
4. Espesor cutáneo. Existe una correlación estrecha con la PaO_2 solo en neonatos; más allá de las 8 semanas de edad la $TcPO_2$, por lo general, representa el 80% de la PaO_2.
5. Tiempos de respuesta. El tiempo de respuesta *in vivo* a una caída súbita en la PaO_2 es de 16 s a 20 s.

C. Detección de hipoxemia e hiperoxemia:

La sensibilidad a estas condiciones (con una temperatura del sensor de 44 °C) es del 85%, aproximadamente.

II. Oximetría de pulso (SpO_2):

A. Principio de funcionamiento:

La relación entre las absorbancias de luz roja e infrarroja emitida a través de un tejido se correlaciona con la proporción entre la hemoglobina oxigenada y desoxigenada en el tejido. Los oxímetros de primera generación determinan el componente arterial únicamente dentro de esta absorbancia identificando los puntos máximos y mínimos de la absorbancia en el tiempo, y obtienen de esta manera una absorbancia "sumatoria de pulsos" que es independiente de las características de la absorbancia de las partes no pulsátiles del tejido. Los equipos actuales utilizan técnicas adicionales. Por ejemplo, analizan todas las relaciones entre rayos de luz roja e infrarroja encontradas en el tejido, determinan su intensidad y eligen el pico más pronunciado de estas intensidades, el cual corresponde a la absorbancia de la sangre arterial en el tejido. Algunos equipos también utilizan análisis de frecuencia, análisis temporal y filtros adaptativos para establecer un ruido de referencia en la señal fisiológica detectada, lo que mejora de esta manera la capacidad de distinguir entre señal y ruido. Todos los instrumentos tienen algoritmos de calibración incorporados para asociar las absorbancias de luz medidas con valores de saturación de oxígeno arterial (SaO_2) determinados empíricamente.

B. Factores que afectan las mediciones:

1. Ubicación del sensor. El diodo fotorreceptor se debe colocar exactamente frente al diodo emisor; ambos deben estar protegidos de la luz del ambiente y no se deben aplicar con demasiada presión. La luz que no atraviesa el tejido puede generar tanto valores falsamente altos como bajos. El sitio del sensor se debe verificar cada 6 a 8 h. Los sensores altamente flexibles (por lo general, descartables) permiten un mejor contacto con la piel y, por lo tanto, una mejor relación señal/ruido.
2. Perfusión periférica. La mayoría de los oxímetros requieren una presión de pulso superior a 20 mmHg o una presión sistólica sistémica superior a 30 mmHg para funcionar de manera precisa; el desempeño es sustancialmente mejor con los equipos actuales, es decir los de última generación.
3. Tiempos de respuesta y de promediación. Los primeros dependen de los últimos. Los tiempos de promediación más largos pueden reducir la tasa de alarma, pero aumentan el tiempo de respuesta y ocultan la verdadera gravedad de los episodios hipoxémicos de corta duración. La relación entre la velocidad de desaturación y el tiempo de promediación se puede describir matemáticamente, de forma tal que las velocidades observadas con un tiempo de promediación se pueden transformar en las que hubieran sido obtenidas con otro tiempo de promediación.
4. Artefacto de movimiento. Causa más frecuente de falsas alarmas. Se ha reducido con los instrumentos de última generación, pero potencialmente a expensas de una detección no fidedigna de las verdaderas alarmas. Se puede identificar mediante el análisis de la señal de la onda de pulso o a través de un indicador de calidad de la señal que presentan algunos instrumentos.
5. Otras hemoglobinas y pigmentos. La metahemoglobina (MetHb) hace que las lecturas de SpO_2 tiendan hacia el 85%, independientemente de la SaO_2. La carboxihemoglobina (COHb) genera una sobreestimación de la SaO_2 en un 1% por cada punto porcentual de COHb en la sangre. La hemoglobina fetal (HbF) y la bilirrubina no afectan a los oxímetro de pulso, pero pueden resultar en una subestimación de la SaO_2 por parte de los cooxímetros. En pacientes de piel oscura, los valores de SpO_2 pueden estar falsamente elevados, en particular durante la hipoxemia.
6. Algoritmos de calibración. Estos pueden variar entre diferentes marcas e, incluso, entre diferentes versiones de programación del mismo fabricante. Hace poco, el descubrimiento de un cambio en la curva de calibración integrada utilizada en los instrumentos de un fabricante reveló una reducción en el número de lecturas de SpO_2 entre el 87% y el 90%; posteriormente, esto fue corregido por el fabricante. Además, algunos instrumentos *a priori* restan los niveles típicos de COHb, MetHb, etc. de sus mediciones en adultos sanos no fumadores y, de esta manera, presentan valores de SpO_2 que son de un 2% a un 3% menores que los exhibidos por otros instrumentos.

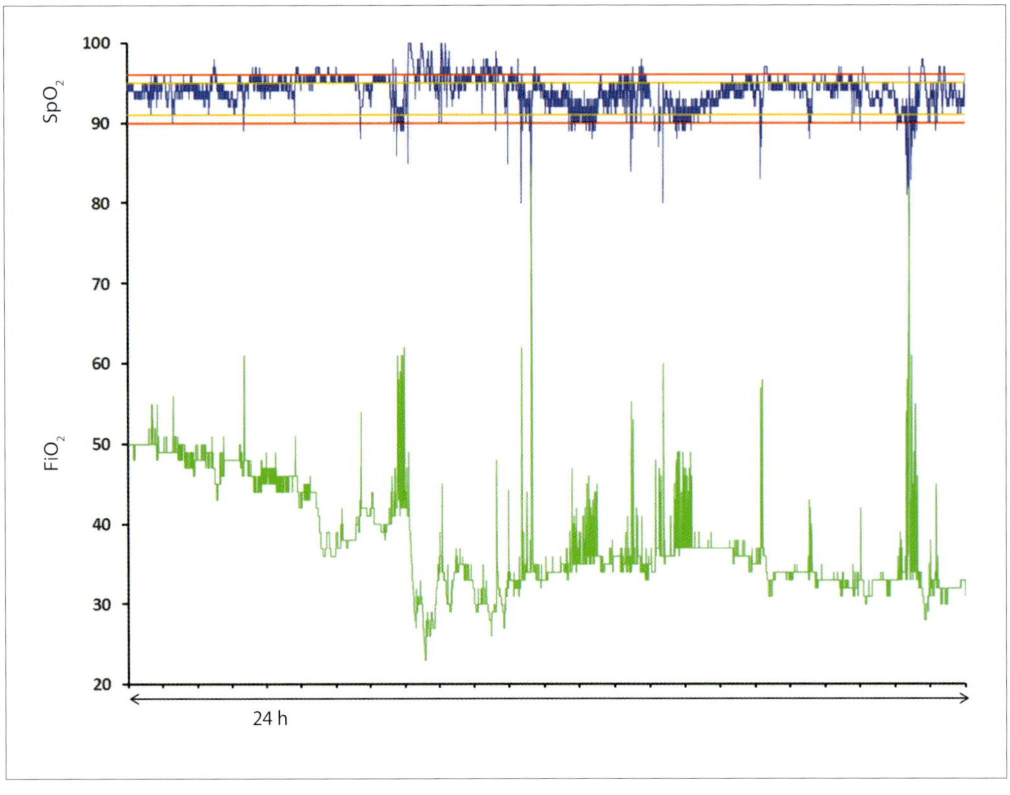

Figura 18.1 Registro de veinticuatro horas que muestra la relación entre la concentración de oxígeno inspirado y los valores de la oximetría de pulso.

C. Detección de hipoxemia e hiperoxemia (Figura 18.1):

En ausencia de movimiento, los oxímetros de pulso tienen una sensibilidad elevada para detectar hipoxemia. Debido a la forma de la curva de disociación del O_2, son menos aptos para detectar hiperoxemia. El valor superior de configuración de la alarma ante el cual se puede evitar de manera fidedigna una PaO_2 > 80 mmHg varía entre el 88% y el 95% entre diferentes equipos, aunque en la mayoría de los instrumentos de última generación está en el extremo superior de este rango.

III. Monitoreo del nivel de dióxido de carbono transcutáneo ($TcPCO_2$):

A. Principio de funcionamiento:

El sensor de $TcPCO_2$ consiste en un electrodo de vidrio que detecta pH y un electrodo de referencia de plata-cloruro de plata, cubiertos por una membrana hidrófoba permeable al CO_2 de la cual están separados por una solución electrolítica de bicarbonato de sodio. A medida que el CO_2 difunde a través de la membrana hay un cambio de pH en la solución electrolítica ($CO_2 + H_2O \rightarrow HCO_3^- + H^+$), que es detectado por el electrodo de vidrio. Todos los instrumentos tienen factores de corrección incorporados, ya que sus mediciones no corregidas serán un 50% mayores que la PCO_2 arterial. Además, se deben calibrar a intervalos regulares y requieren un tiempo de estabilización de 10 a 15 min luego de cambiarlos de lugar.

B. Factores que afectan a las mediciones:

1. Temperatura del sensor. La temperatura óptima del sensor es de 42 °C, pero si se utilizan sensores en combinación con un sensor de $TcPO_2$, se puede utilizar una temperatura del sensor de 44 °C sin poner en riesgo la precisión de la medición de la $TcPCO_2$.
2. Ubicación del sensor y espesor de la piel. Las mediciones de la $TcPCO_2$ son relativamente independientes de la ubicación del sensor o del espesor de la piel, pero la $TcPCO_2$ puede estar falsamente elevada si se ejerce presión sobre el sensor.
3. Perfusión periférica. La $TcPCO_2$ puede estar falsamente elevada en caso de shock grave. La precisión se puede ver afectada si la $PaCO_2$ es > 45 mmHg o el pH arterial es menor de 7,30, pero no hay sobreestimación ni subestimación sistemática de la $PaCO_2$ bajo estas condiciones.
4. Tiempos de respuesta. El 90% de las veces el tiempo de respuesta a un cambio súbito en la $PaCO_2$ es de entre 30 s y 50 s.

C. Detección de hipocapnia e hipercapnia.

La sensibilidad tanto a la hipocapnia como a la hipercapnia es del 80% al 90%.

IV. Monitoreo del dióxido de carbono al final de la espiración (*end tidal*) ($ETCO_2$):

A. Principio de funcionamiento.

Un haz infrarrojo es direccionado a través de una muestra de gas y se mide la cantidad de luz absorbida en la muestra por las moléculas de CO_2; esto es proporcional a la concentración de CO_2 en la muestra.

B. Factores que afectan a las mediciones:

1. Técnica de obtención de la muestra de gas. Existen dos estrategias: (1) con los capnómetros de flujo principal (*mainstream*), el analizador de CO_2 está incorporado a un adaptador colocado en el circuito respiratorio. Ventaja: tiempo de respuesta corto (10 s), por lo tanto, es confiable incluso ante frecuencias respiratorias elevadas. Desventaja: 1 mL a 10 mL de espacio muerto adicional; riesgo de acodamientos de los tubos. (2) Los capnómetros de flujo lateral (*sidestream*) aspiran el aire espirado a través de un flujo de muestra. Ventajas: ausencia de espacio muerto adicional; se pueden utilizar en pacientes no intubados. Desventajas: riesgo de dilución del gas espirado por arrastre de aire ambiental al nivel de la interfase tubo de muestra - paciente; mayor tiempo de respuesta; valores falsamente bajos a frecuencias respiratorias elevadas (> 60/min).
2. Influencia del desequilibrio V/Q. El $ETCO_2$ se aproximará a la $PaCO_2$ si se logra un equilibrio de CO_2 entre la sangre capilar y el gas alveolar, la $ETCO_2$ se aproxima al CO_2 alveolar promedio durante el ciclo respiratorio y las relaciones ventilación-perfusión son uniformes dentro de los pulmones. Raramente se cumplen estas condiciones en pacientes con trastornos respiratorios. La fiabilidad de una medición de $ETCO_2$ se puede valorar a partir de la señal espiratoria: esta debe tener una elevación pronunciada, una evidente meseta al final de la espiración y ausencia de CO_2 detectable durante la inspiración.

V. Movimientos de la pared torácica:

A. Pletismografía de impedancia. Los cambios en la relación entre aire y líquido en el tórax, que se producen durante el ciclo respiratorio, crean cambios en la impedancia transtorácica. No se puede utilizar para cuantificar la respiración. Puede ser afectada en gran medida por artefactos cardíacos y de movimiento.

B. Pletismografía de inductancia. Los cambios en el volumen del compartimento torácico y abdominal generan cambios en la inductancia, la cual se registra a través de bandas torácicas y abdominales. La suma de estos cambios es proporcional al volumen corriente, y se han desarrollado varios métodos para calibrar los sistemas de forma tal de poder cuantificar dicho volumen. Sin embargo, esto solo funciona siempre y cuando el paciente no cambie de posición.

C. Los medidores de esfuerzo (habitualmente mercurio en goma siliconada) detectan el esfuerzo respiratorio midiendo cambios en la resistencia eléctrica en respuesta al estiramiento. Sin embargo, estas mediciones no son lo suficientemente reproducibles para cuantificar el volumen corriente.

D. Las cápsulas de presión detectan los movimientos del diafragma de un niño mediante una cápsula llena de aire que se pega al abdomen y se conecta a un transductor de presión a través de un delgado tubo lleno de aire. El movimiento del abdomen hacia afuera durante la inspiración comprime la cápsula y produce un pulso de presión positiva que es interpretado como una respiración. La técnica se utiliza predominantemente en los monitores de apnea y en dispositivos de gatillado para ventiladores infantiles; esto no es adecuado para cuantificar el volumen corriente.

VI. Electrocardiografía (ECG):

La ECG registra la despolarización eléctrica del miocardio. Durante el monitoreo continuo, solo se puede determinar con suficiente precisión la frecuencia cardíaca; todo análisis de las ondas P y T, del eje, del ritmo o de los intervalos QT requiere una impresión o una ECG de doce derivaciones.

Bibliografía de consulta

Poets CF. Monitoring in the NICU. In: Mathew OP, editor. Respiratory control and its disorders in the newborn. New York: Marcel Dekker, 2003; p. 217-36.

Poets CF, Bassler D. Providing stability in oxygenation for preterm infants: is transcutaneous oxygen monitoring really better than pulse oximetry? Arch Dis Child Fetal Neonatal Ed 2008; 93: F330-1.

Poets CF, Southall DP. Non-invasive monitoring of oxygenation in infants and children: practical considerations and areas of concern. Pediatrics 1994; 93: 737-46.

Raju TN, Stevenson DK, Higgins RD, Stark AR. Safe and effective devices and instruments for use in the neonatal intensive care units: NICHD Workshop summary. Biomed Instrument Technol 2009; 43: 308-18.

19

Controversias clínicas sobre la oximetría de pulso

Win Tin • Samir Gupta

I. Introducción:
 A. El monitoreo no invasivo de la oxigenación se ha vuelto un procedimiento estándar en neonatología.
 B. La oximetría de pulso (SpO_2) se basa en la utilización de la variación pulsátil de la densidad óptica de los tejidos en las longitudes de onda roja e infrarroja para calcular la saturación arterial de oxígeno sin la necesidad de calibración.
 C. El método fue inventado en 1972 por Takuo Aoyagi, y su aplicación clínica fue informada por primera vez en 1975 por el cirujano Susumu Nakajima y sus colegas.
 D. Existe una pequeña diferencia entre la SaO_2 y la SpO_2. La SaO_2 representa la medición de la saturación arterial de oxígeno por métodos invasivos y la SpO_2 por oximetría de pulso.

II. Ventajas:
 A. La saturación es un determinante fisiológico básico de la llegada de oxígeno a los tejidos.
 B. Alta sensibilidad para detectar hipoxemia.
 C. No requiere tiempo de preparación ni de equilibrio.
 D. Lectura inmediata y continua.
 E. Detección pulso a pulso de cambios rápidos o transitorios en la saturación.
 F. Mantenimiento sustancialmente menor.
 G. Las quemaduras cutáneas ocasionadas por el sensor son muy infrecuentes en comparación con el monitoreo transcutáneo.
 H. Mínimo efecto del movimiento, la luz, la perfusión y la temperatura con el surgimiento de la "tecnología de extracción de señal" en la oximetría de pulso.

III. Desventajas:
 A. Incapacidad de detectar hiperoxia a una saturación funcional de más del 94% y puede dificultar el destete de la oxigenoterapia, ya que no se reconoce una PaO_2 elevada.
 B. No es confiable en casos de hipotensión grave o edema importante.
 C. Los oxímetros de pulso más viejos pueden provocar una evaluación innecesaria de eventos de desaturación transitoria clínicamente insignificantes.
 D. La pulsatilidad venosa puede originar lecturas de SpO_2 falsamente bajas, debido a que el oxímetro no puede distinguir entre las pulsaciones venosas y arteriales (p. ej., en recién nacidos con circulación hiperdinámica).

IV. Terminología en la oximetría de pulso:
 A. Saturación funcional y fraccional:
  1. Saturación funcional: todo tipo de hemoglobina presente en la muestra que no se une al oxígeno de manera reversible no se incluye en el cálculo de la saturación funcional de la hemoglobina. La oximetría de pulso puede medir la saturación funcional a partir de dos formas de hemoglobina únicamente, la oxihemoglobina (HbO_2) y la desoxihemoglobina (Hb), lo cual se calcula de la siguiente manera:

$$\text{Saturación funcional} = \frac{HbO_2}{HbO_2 + Hb} \times 100$$

  2. Saturación fraccional: la saturación fraccional se define como la relación entre la cantidad de hemoglobina saturada con oxígeno y todas las otras formas de hemoglobina, incluidas las dishemoglobinas (COHb y MetHb). Los

cooxímetros utilizados en los laboratorios miden la saturación fraccional, ya que utilizan muchas longitudes de onda de luz y, por lo tanto, son capaces de medir todos los tipos de hemoglobina presentes:

$$\text{Saturación fraccional} = \frac{HbO_2}{HbO_2 + Hb + COHb + MetHb} \times 100$$

3. Los oxímetros de pulso solo pueden medir la saturación funcional. Algunos instrumentos exhiben mediciones de saturación fraccional, que se obtienen restando un 2% a la saturación funcional. Es importante estar al tanto de qué está leyendo el instrumento.

B. Sesgos y precisión:
El nivel normal de dishemoglobina es menor de 2%. La diferencia (error) media entre la saturación de oxígeno y la oxihemoglobina (SpO_2 y HbO_2) medida mediante cooximetría se denomina sesgo y el desvío estándar de esto se denomina precisión.

V. Consideraciones prácticas:
- A. Curva de disociación de la oxihemoglobina y oximetría de pulso (*v.* Capítulo 6).
- B. Presencia de hemoglobinas anormales (dishemoglobinas):
  1. Carboxihemoglobina: hay una sobreestimación de la SpO_2 en presencia de COHb (p. ej., ictericia neonatal, hemólisis).
  2. Metahemoglobina: la SpO_2 disminuye en proporción al porcentaje de MetHb presente.
- C. Estados de perfusión reducida:
  1. Hipotermia: no genera problemas si la temperatura es mayor de 30 °C.
  2. Hipovolemia: pérdida de señal (pero la presencia de señal no implica perfusión adecuada).
- D. Anemia: no genera problemas siempre y cuando la Hb sea mayor de 5 g/dL.
- E. Efecto de los pigmentos:
  1. Bilirrubina: no tiene influencia excepto si hay hemólisis aguda (COHb).
  2. La tinción de la piel con meconio puede causar lecturas de SpO_2 falsamente bajas.
- F. Las pulsaciones venosas (p. ej., insuficiencia tricuspídea) pueden causar lecturas de SpO_2 falsamente bajas.
- G. Un espectro de absorción anormal de la hemoglobina (p. ej., Hb de Köln) puede afectar la fiabilidad de la oximetría de pulso, pero esto es extremadamente infrecuente.

VI. Consideraciones técnicas:
- A. Calibración y exactitud:
  1. Calidad de la señal: antes de interpretar una lectura de SpO_2, se debe confirmar la calidad de la señal recibida por el sensor mediante una buena onda de pletismografía o una frecuencia cardíaca similar a la del monitor de ECG.
  2. Programación diferente entre marcas: existen pequeñas diferencias entre las mediciones obtenidas con diferentes marcas de oxímetros de pulso.
  3. La imprecisión aumenta cuando la saturación es menor del 75% al 80%. El sesgo y la precisión entre la SpO_2 y la HbO_2 medida por cooximetría son los siguientes:
     a. Respectivamente, el 0,5% y el 2,5% cuando la SpO_2 es mayor de 90%.
     b. Respectivamente, el 1,9% y el 2,7% cuando la SpO_2 es del 80% al 90%.
     c. Respectivamente, el 5,8% y el 4,8% cuando la SpO_2 es menor de 80%.
- B. Demora en la respuesta:
  1. El tiempo de respuesta es más rápido si el sensor se coloca en una ubicación central; se obtiene una detección un 50% a un 60% más rápida con los sensores colocados en posición central (oreja, mejilla, lengua) que con los sensores colocados periféricamente (dedo de la mano o del pie).
  2. Depende del tiempo de promediación. Se debe seleccionar el menor tiempo de promediación, aunque esto habitualmente aumenta la sensibilidad al movimiento.
- C. Artefacto de movimiento. El desempeño de los oxímetros de pulso es afectado por el movimiento. Para subsanar esto, varias marcas de oxímetros de pulso actualmente están equipadas con nuevos algoritmos que eliminan el ruido que es común a ambas longitudes de onda.
- D. Interferencia por otras fuentes de luz:
  1. Fuentes de luz fluctuante. Cubrir el sensor con un paño o material opaco puede subsanar el problema de la interferencia de la luz.
  2. Sensor incorrectamente colocado (*shunt* óptico o efecto penumbra). Parte de la luz se transmite sin absorción tisular. Esto es particularmente cierto si se utiliza un sensor demasiado grande.
- E. Interferencia eléctrica o magnética:
  1. Cuando se utiliza un oxímetro de pulso en una sala de RM se debe tener cuidado de utilizar un equipamiento especialmente diseñado para evitar la interferencia con la SpO_2 o, incluso, quemaduras por metales férricos.
  2. El electrobisturí también puede causar una falla en la oximetría de pulso.

VII. Utilización clínica de la oximetría de pulso:

A. Optimización de la oxigenoterapia. Los metaanálisis de estudios de objetivos de saturación de oxígeno concluyeron que, dentro del objetivo de SpO_2 en el rango del 85% al 95%, un objetivo "menor" (del 85% al 89%) comparado con un objetivo "mayor" (del 90% al 95%) para niños prematuros menores de 28 semanas de gestación aumentó significativamente los riesgos relativos de mortalidad y enterocolitis necrosante, y redujo de manera significativa el riesgo de ROP grave.

B. Estabilización/resucitación en la sala de parto. Durante la resucitación la oximetría de pulso brinda información clínica en tiempo real acerca de la frecuencia cardíaca y la saturación de oxígeno y facilita la toma de decisiones importantes relacionadas con intervenciones, tales como la ventilación positiva, la compresión cardíaca y la dosificación del oxígeno.

C. Tamizaje del recién nacido. Actualmente la oximetría de pulso se ha aceptado como una herramienta de tamizaje estándar para la detección temprana de cardiopatía congénita cianótica y las sociedades pediátricas alrededor del mundo la adoptan cada vez más como parte de la evaluación de rutina del recién nacido.

VIII. Reglas para la utilización óptima de la oximetría de pulso:

A. Verificar la integridad del sensor antes de utilizarlo.
B. Evitar mezclar sensores y monitores de diferentes marcas.
C. Verificar la calidad de la señal recibida por el sensor (buena forma de la onda o frecuencia cardíaca verdadera).
D. Mantener la posición del sensor bajo control visual directo.
E. Considerar las limitaciones fisiológicas de la SpO_2 y hacer una interpretación acorde a ella.
F. En caso de dudas, verificar la situación del paciente.
G. Determinar los gases en sangre arterial si la saturación es persistentemente inferior al 80%.
H. Recordar que una SaO_2 elevada puede indicar hiperoxemia significativa.

Bibliografía de consulta

Dawson JA, Kamlin CO, Vento M, Wong C, Cole TJ, Donath SM, et al. Defining the reference range for oxygen saturation for infants after birth. Pediatrics 2010; 125: e1340-7.

Hay Jr WW, Rodden DJ, Collins SM, et al. Reliability of conventional and new pulse oximetry in neonatal patients. J Perinatol 2002; 22: 360-6.

Morgan C, Newell SJ, Ducker DA, et al. Continuous neonatal blood gas monitoring using a multiparameter intra arterial sensor. Arch Dis Child 1999; 80: F93-8.

Moyle JTB, Hahn CEW, Adams AP, editors. Principles and practice series: pulse oximetry. London: BMJ Books, 1998.

Poets CF, Southhall DP. Noninvasive monitoring of oxygenation in infants and children: practical considerations and areas of concern. Pediatrics 1994; 3: 737-46.

Richardson DK, Eichenwald EC. Blood gas monitoring and pulmonary function tests. In: Cloherty JP, Stark AR, editors. Manual of neonatal care. New York: Lippincott-Raven, 1998; p. 354-5.

Saugstad OD, Aune D. Optimal oxygenation of extremely low birth weight infants: a meta-analysis and systematic review of the oxygen saturation studies. Neonatology 2014; 105 (1): 55-63.

Thangaratinam S, Brown K, Zamora J, Khan KS, Ewer AK. Pulse oximetry screening for critical congenital heart defects in asymptomatic newborn babies: a systematic review and meta-analysis. Lancet 2012; 379: 2459e64.

Tin W, Lal M. Principles of pulse oximetry and its clinical application in neonatal medicine. Semin Fetal Neonatal Med 2015; 20: 192-7.

Veyckemans F. Equipment, monitoring and environmental conditions. In: Bissonnette B, Dalens BJ, editors. Pediatric anesthesia—principles and practice. New York: McGraw-Hill, 2002; p. 442-5.

20

Interpretación de los gases en sangre

Steven M. Donn

I. Fisiología del intercambio gaseoso:

A. Oxigenación. El desplazamiento de O_2 desde los alvéolos hacia la sangre depende del equilibrio entre la ventilación y la perfusión. El equilibrio ventilación/perfusión es anormal si se presentan las siguientes situaciones:

1. La sangre pulmonar fluye por alvéolos no ventilados y genera un *shunt* intrapulmonar de derecha a izquierda. En recién nacidos, esto es causado típicamente por atelectasia. El tratamiento de la atelectasia es la ventilación con presión positiva, que abre alvéolos previamente no ventilados y disminuye el *shunt* intrapulmonar.
2. La sangre fluye de derecha a izquierda a través del foramen oval o del conducto arterioso permeable y genera un *shunt* extrapulmonar de derecha a izquierda. Este tipo de *shunt* extrapulmonar es causado típicamente cuando la resistencia vascular pulmonar está elevada y la presión pulmonar es mayor que la presión arterial sistémica.
3. La oxigenación depende del área de superficie pulmonar disponible para el intercambio gaseoso. Esta, a su vez, es proporcional a la presión media en la vía aérea.

B. Ventilación. La ventilación es la eliminación de CO_2 de la sangre:

1. Durante la respiración espontánea o la ventilación mecánica convencional, el desplazamiento de CO_2 desde la sangre hacia los alvéolos depende de la cantidad de gas que fluye hacia los alvéolos, o ventilación alveolar. La ventilación alveolar es el producto entre el volumen alveolar y la frecuencia respiratoria. De esta manera, cualquier cambio en la estrategia ventilatoria que resulte en un aumento del volumen alveolar o en la frecuencia respiratoria, aumentará la ventilación y disminuirá la $PaCO_2$. La ventilación minuto es la cantidad de CO_2 eliminado en 60 s.
2. Durante la ventilación de alta frecuencia, el intercambio gaseoso entre los alvéolos y la vía aérea superior es predominantemente una consecuencia de la mezcla de gases más que del flujo masivo. Por esto, la eliminación de CO_2 durante la ventilación de alta frecuencia es proporcional a lo siguiente:

$$(\text{Frecuencia}) \times (\text{Volumen de las "respiraciones" de alta frecuencia})^2$$

C. Estado ácido-base (Tabla 20.1):

1. El pH de la sangre arterial está determinado principalmente por alguno de los siguientes elementos:
   a. La $PaCO_2$.
   b. Ácido láctico, producido por el metabolismo anaerobio.

Tabla 20.1 Rangos recomendados de gases en sangre en la primera semana de vida para los neonatos prematuros con SDR

Arterial	pH	7,25 a 7,35
	$PaCO_2$	35 a 45
	PaO_2	50 a 70
Capilar	pH	7,20 a 7,30
	PCO_2	40 a 50
	PO_2	< 50
Venosa	pH	7,20 a 7,30
	PCO_2	40 a 50
	PO_2	< 50

c. Capacidad amortiguadora, particularmente la cantidad de bicarbonato en sangre y la concentración de hemoglobina.

2. La acidosis respiratoria se produce cuando un aumento de la $PaCO_2$ ocasiona una disminución en el pH. La alcalosis respiratoria se presenta cuando una disminución de la $PaCO_2$ ocasiona un aumento en el pH.
3. La acidosis metabólica se manifiesta cuando existe un exceso de ácido láctico o una deficiencia en la capacidad amortiguadora de la sangre, que tiene como resultado un descenso del pH. Esto se refleja por un aumento en el déficit de bases, también denominado disminución del exceso de bases.
4. Si la $PaCO_2$ se mantiene persistentemente elevada, el pH regresará gradualmente a la normalidad como resultado de un lento incremento del bicarbonato en sangre, lo que se denomina alcalosis metabólica compensatoria. Por el contrario, un paciente con una $PaCO_2$ persistentemente baja desarrollará de forma gradual una acidosis metabólica compensatoria.
5. En pacientes con un impulso respiratorio intacto, una acidosis metabólica persistente resulta en hiperventilación (taquipnea sostenida), lo que se denomina alcalosis respiratoria compensatoria.
6. La mayoría de los niños con extremadamente bajo peso al nacer tienen una función tubular renal inmadura en la primera semana de vida y eliminan bicarbonato por la orina, lo que contribuye a una acidosis metabólica. La administración de bases adicionales con los líquidos intravenosos puede prevenir o corregir esta acidosis metabólica.
7. Si un niño tiene una hipoxemia grave o perfusión tisular disminuida, el metabolismo anaerobio ocasiona la producción y acumulación de ácido láctico, lo que da como resultado una acidosis metabólica. Esto se debe tratar solucionando el problema subyacente, en lugar de administrando bases adicionales (bicarbonato). La mayoría de las máquinas para medir gases en sangre pueden detectar el ácido láctico directamente; esta es una herramienta útil para supervisar el desarrollo y la resolución de una perfusión disminuida (p. ej., en pacientes con shock séptico o cardiogénico).

II. Contenido de oxígeno en la sangre:

A. El oxígeno es transportado en la sangre de dos maneras:

1. Unido a la hemoglobina (Hb) (97%). La cantidad de O_2 transportado en la sangre unido a la Hb depende tanto de su concentración como de su saturación (SaO_2). En el niño normal con un nivel de Hb de 15 g/100 mL y una SaO_2 del 100%, hay aproximadamente 20 mL de O_2 unido a esta proteína en 100 mL de sangre.
2. Disuelto en el plasma (3%). En el niño (o adulto) normal, la cantidad de oxígeno disuelto en el plasma es insignificante en comparación con la cantidad de oxígeno unido a la Hb. Hay, aproximadamente, 0,3 mL de O_2 disuelto en 100 mL de plasma cada 100 Torr de presión parcial de O_2.

B. Un incremento significativo en la PaO_2 por encima del valor necesario para saturar por completo la Hb aumenta ligeramente la cantidad de O_2 disuelto en el plasma, pero no aumentará la cantidad de O_2 unido a la Hb.

C. La PaO_2 necesaria para saturar por completo la Hb depende de la curva de disociación entre el oxígeno y la hemoglobina (Figura 20.1). Esta curva se ve afectada por muchos factores, incluso la cantidad relativa de Hb fetal en la sangre (la Hb fetal se satura por completo a una PaO_2 más baja que la Hb adulta). Por esta razón, la saturación arterial (SaO_2) es un mejor indicador de la cantidad de oxígeno en la sangre que la PaO_2.

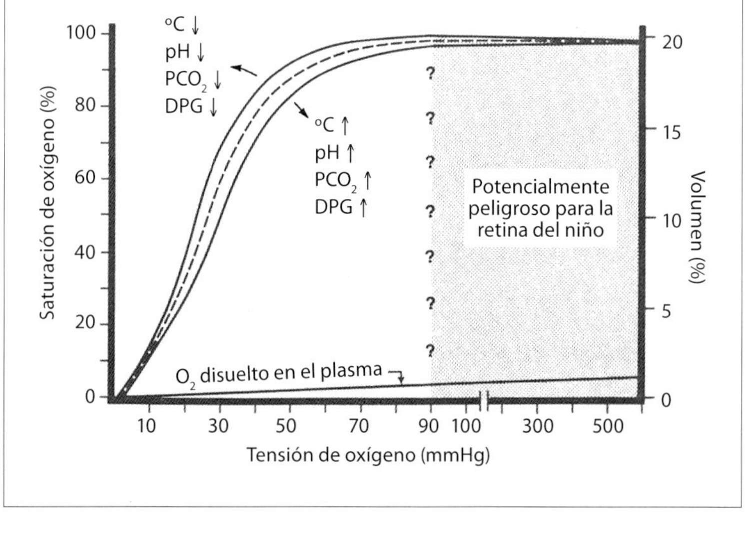

Figura 20.1 Curva de disociación de la oxihemoglobina. (De: Klauss MH, Fanaroff AA. Care of the High Risk Neonate. Filadelfia: WB Saunders CO., 1986; p. 173, utilizado con autorización).

III. Entrega de oxígeno y saturación venosa mixta de oxígeno:

A. La cantidad de oxígeno entregado a los tejidos depende del contenido de oxígeno en la sangre (CaO_2) y del gasto cardíaco (GC). La entrega de oxígeno es el producto entre el contenido de oxígeno y el flujo sanguíneo:

1. Asumir que un niño promedio tiene un CaO_2 de 20 mL O_2/100 mL de sangre y un gasto cardíaco de 120 mL/kg/min.
2. Por lo tanto, la cantidad de oxígeno disponible para distribuir en el cuerpo se puede calcular como el producto entre el CaO_2 y el GC.
3. (20 mL O_2/100 mL sangre) × (120 mL/kg/min) = 24 mL O_2/kg/min disponibles para entregar a los tejidos.

B. Ante condiciones estables, el consumo de oxígeno para un niño promedio es de aproximadamente 6 mL/kg/min.

C. Si en un niño la tasa de entrega de oxígeno hacia la circulación sistémica es de 24 mL/kg/min y el consumo de oxígeno es de 6 mL/kg/min, los tejidos utilizan el 25% del oxígeno sanguíneo; el 75% del oxígeno (18 mL/kg/min) no es utilizado por los tejidos, por lo que la sangre que retorna a la aurícula derecha desde la circulación sistémica tiene una saturación del 75%. Esta es la saturación venosa mixta de oxígeno (SvO_2) normal en un niño sano:

1. La saturación venosa mixta (SvO_2) es la saturación de la sangre al ingresar a la arteria pulmonar. Se denomina sangre venosa "mixta", debido a que representa el promedio de la sangre que regresa a la aurícula derecha desde la vena cava superior y desde la vena cava inferior. La SvO_2 se puede medir directamente con un catéter en la arteria pulmonar o se puede estimar mediante una muestra de sangre de la aurícula derecha, pero, por supuesto, esto es inviable en la mayoría de los contextos clínicos neonatales.
2. La SvO_2 es una medida importante en pacientes con gasto cardíaco dudoso. Una SvO_2 baja (< 75%) significa que una fracción inusualmente grande del oxígeno disponible ha sido extraído por los tejidos. Esto, por lo general, indica una entrega inadecuada de oxígeno hacia los tejidos, pero puede representar un aumento en el consumo de oxígeno en situaciones como la sepsis.
3. Las causas de una SvO_2 baja incluyen una inadecuada oxigenación de la sangre, anemia o gasto cardíaco reducido. La presencia de una SvO_2 baja en un paciente con SaO_2 normal y Hb normal es diagnóstica de un gasto cardíaco que no es adecuado para satisfacer la demanda de oxígeno.
4. La SvO_2 típicamente se utiliza para controlar la suficiencia de la perfusión tisular en pacientes que reciben ECMO (*v.* Capítulo 64); puede ser útil en todo paciente en el que sea incierta la suficiencia del gasto cardíaco, pero, por lo general, no está disponible en las salas de cuidado intensivo neonatal más allá de la ECMO.

IV. Sangre arterial, capilar y venosa:

A. Mientras la sangre fluye a través del lecho capilar sistémico, se le extrae O_2 y se le añade CO_2 y ácido láctico. Por lo tanto, la sangre venosa tiene una PO_2 más baja, un pH más bajo y una PCO_2 más alta que la sangre arterial. Desafortunadamente, la magnitud de los gradientes de PO_2, de PCO_2 y de pH entre las sangres arterial y venosa depende de múltiples factores (incluidas la Hb, el gasto cardíaco y la demanda metabólica). Esencialmente, la única información útil de una muestra de sangre venosa (aparte de una muestra venosa mixta) es que la $PaCO_2$ es menor que la $PvCO_2$.

B. Los gases en sangre capilar típicamente son muestras "arterializadas", donde el lecho capilar ha sido calentado para aumentar el flujo sanguíneo. Se asume que el aumento del flujo sanguíneo provoca una disminución del intercambio de O_2, de CO_2 y de ácido láctico entre el lecho tisular y los capilares. Sin embargo, este no es un efecto constante y la correlación entre los valores capilar y arterial es baja. Además, la toma de una muestra capilar es dolorosa y habitualmente hace que el niño llore y modifique su patrón respiratorio, lo que suscita la pregunta de cuán fidedignamente refleja una muestra capilar el estado basal. En general, los gases en sangre capilar se deben utilizar solo para brindar una estimación del CO_2 arterial, con el entendimiento de que puede haber una sobreestimación de la $PaCO_2$ en unos 5 Torr a 10 Torr (o más). La técnica es crucial y los valores suelen ser menos confiables cuanto mayor es la edad posnatal.

V. Estimación no invasiva de los gases en sangre (*v.* Capítulos 18 y 19):

A. Los oxímetros de pulso son el método de referencia clínico para medir la oxigenación.

B. Los monitores transcutáneos brindan una estimación de la PaO_2 y de la $PaCO_2$. Pueden ser complicados de usar, y tanto los adhesivos utilizados para pegar los sensores a la piel como la elevada temperatura a la cual funcionan pueden causar lesiones cutáneas en niños extremadamente prematuros. Sin embargo, son una herramienta útil para el control continuo de los niños críticamente enfermos o de los niños con $PaCO_2$ lábil. En general, los monitores transcutáneos de CO_2 tienen tanta exactitud como las muestras de gases en sangre capilar. Son especialmente útiles para evitar la hipocapnia cuando se cambia a un niño de una ventilación convencional a una de alta frecuencia.

C. En algunos niños, los monitores de CO_2 espirado (capnometría) pueden brindar información útil acerca de la $PaCO_2$. La concentración de CO_2 al final de la exhalación se aproxima a la $PaCO_2$ en pacientes con pulmones sanos y frecuencias respiratorias bajas. Esto hace que el control del CO_2 espirado sea una herramienta útil para el posoperatorio de los neonatos de término u otros niños más grandes con enfermedad pulmonar mínima. Para los pacientes pequeños y taquipneicos, o que tienen enfermedad pulmonar grave, el control del CO_2 espirado puede aportar una medida útil de la tendencia de la $PaCO_2$, aunque no como una medida exacta de los valores de $PaCO_2$ absoluta. En el Capítulo 21, se analiza la capnografía en más detalle.

VI. Errores en las mediciones de gases en sangre:

A. Una burbuja de aire en una muestra de sangre hace que esta se equilibre con el aire ambiente:

1. La $PaCO_2$ estará artificialmente baja.
2. La PaO_2 se aproximará a la presión parcial de O_2 en el aire ambiente (aproximadamente 140 Torr o 18,7 kPa, según la altitud y la humedad).

B. La dilución de una muestra de gases en sangre con líquidos IV de cualquier tipo hace que tanto el CO_2 como el O_2 difundan de la sangre hacia el líquido diluyente:

1. La PaO_2 estará artificialmente baja.
2. La $PaCO_2$ estará artificialmente baja.
3. Debido a la capacidad amortiguadora de la sangre, el pH no variará tanto como la $PaCO_2$. La combinación de un pH relativamente normal con una disminución de la $PaCO_2$ parecerá una alcalosis respiratoria con acidosis metabólica.

C. Si una muestra de gases en sangre arterial se deja por un período demasiado largo a temperatura ambiente, las células de la sangre continuarán metabolizando el oxígeno y produciendo CO_2 y ácidos metabólicos.

D. La mayoría de los aparatos de gases en sangre calculan la SaO_2 a partir de la PaO_2, asumiendo que toda la Hb es Hb adulta. En un niño con una cantidad significativa de Hb fetal, este valor calculado será mucho menor que la SaO_2 verdaderamente medida.

E. Por lo general, se asume que los valores de gases en sangre capilar se aproximan a los valores de gases en sangre arterial. Sin embargo, existe una marcada variación en la correlación entre los valores capilares y arteriales. Los gases en sangre capilar siempre se deben interpretar con cuidado.

F. La obtención de gases en sangre mediante punción arterial o extracción capilar es dolorosa y altera al niño, y causa con frecuencia agitación, desaturación o hiperventilación. Dichas mediciones se deben interpretar con precaución.

VII. Interpretación clínica de los gases en sangre. Los valores de gases en sangre, en sí mismos, brindan relativamente poca información; siempre se deben interpretar en un contexto clínico. Cuando se interpretan estos resultados, también se deben valorar muchos otros factores:

A. ¿Cuánto le cuesta respirar al niño?

1. Un valor normal de gases en sangre en un niño que claramente se está esforzando por respirar no es necesariamente tranquilizador. Refleja una compensación "a un cierto precio".
2. Una $PaCO_2$ elevada en un niño con DBP, que está tranquilo, no es necesariamente preocupante.

B. Un cambio reciente en los valores de gases en sangre, ¿representa un cambio en el paciente o es un artefacto?

C. Si se utiliza un resultado de gases en sangre para tomar decisiones acerca de la estrategia ventilatoria, ¿qué porcentaje del trabajo respiratorio lo está realizando el paciente, y cuánto está aportando el ventilador?

D. ¿En qué etapa del curso de la enfermedad se encuentra el paciente? Una $PaCO_2$ de 65 Torr (8,7 kPa) puede ser muy preocupante en un niño en las primeras horas de vida, pero perfectamente aceptable en un niño con DBP.

E. Cuando se decide obtener una muestra de gases en sangre, hay que preguntarse si esto aportará información que no se pueda obtener a través del examen clínico del paciente. La información clínica o derivada del ventilador incluye lo siguiente:

1. Frecuencia respiratoria.
2. Volumen minuto (ventilación).
3. Distensibilidad y resistencia pulmonar.
4. Estado hemodinámico (frecuencia respiratoria, presión arterial, perfusión).

VIII. Rangos de objetivos para gases en sangre. En los recién nacidos se observa un amplio rango de valores de gases en sangre, según su edad gestacional, edad posnatal y estado patológico. En la mayoría de los niños con enfermedad respiratoria, el objetivo no es normalizar por completo los valores de gases en sangre, sino mantenerlos dentro de un rango aceptable. Existen pocos datos de ensayos controlados para guiar la elección de estos "rangos de objetivos"; en cambio, han evolucionado gradualmente y lo siguen haciendo.

A. Potencial hidrógeno. En la mayoría de los recién nacidos, el objetivo es mantener un pH arterial entre 7,25 y 7,40. Sin embargo, en algunos pacientes es adecuado permitir un pH arterial más bajo. Casi siempre se debe evitar un pH alcalótico (> 7,40).

B. $PaCO_2$. En los recién nacidos de término sanos, la $PaCO_2$ normal es de aproximadamente 35 Torr a 40 Torr:

1. Los niños con alguna enfermedad pulmonar significativa exhiben hipoventilación alveolar y desarrollan una $PaCO_2$ elevada y acidosis respiratoria.

2. A lo largo de las últimas dos décadas, ha habido un cambio gradual hacia la aceptación de niveles de $PaCO_2$ más elevados ("hipercapnia permisiva").
3. En parte debido a los datos que sugieren una potencial relación entre hipocapnia y disminución del flujo sanguíneo cerebral y daño cerebral, se deben evitar los niveles de $PaCO_2$ muy inferiores a los 40 Torr.
4. Con el tiempo, la acidosis respiratoria será equilibrada por una alcalosis metabólica compensatoria y el pH arterial se desplazará hacia el rango normal.
5. Debido a la compleja interacción entre la gravedad de la enfermedad, el soporte ventilatorio y la duración de la hipercapnia, a muchos médicos les resulta más fácil definir un "objetivo de pH" en lugar de un "objetivo de $PaCO_2$".

C. PaO_2. La PaO_2 no es un parámetro fisiológico para nada tan importante como la SaO_2 y, debido a la cantidad variable de Hb fetal en la sangre de un niño, también es un parámetro ampliamente variable. Muchos neonatólogos piensan en la oxigenación solo en términos de SaO_2, no en términos de PaO_2.

D. SaO_2. En el niño de término sano la SaO_2 es cercana al 100%. Sin embargo, el contenido de oxígeno en la sangre es adecuado para la entrega de oxígeno a los tejidos a niveles mucho más bajos de SaO_2. En pacientes con cardiopatía cianótica, una SaO_2 del 70% al 75% es suficiente para garantizar una adecuada oxigenación tisular. Debido a la asociación entre una SaO_2 elevada y un riesgo aumentado tanto de retinopatía del prematuro como de DBP, la mayoría de los niños prematuros se deben mantener con una $SaO_2 \leq 95\%$. Todavía no está claro el objetivo de rango ideal para la SaO_2, y aún es tema de controversia.

E. Déficit de bases:
1. En el niño de término sano, el déficit de bases, por lo general, es de alrededor de 3 mEq/L a 5 mEq/L.
2. El déficit de bases es un valor calculado y puede variar significativamente.
3. En la mayoría de los pacientes con un déficit de bases de entre 5 mEq/L y 10 mEq/L, suponiendo una buena perfusión tisular en la evaluación clínica, no es necesario realizar una intervención de urgencia. Un déficit de bases en este rango en un niño muy prematuro puede sugerir pérdida excesiva de bicarbonato por parte de los riñones y puede justificar un aumento en la cantidad de bases administradas con los líquidos de mantenimiento.
4. Un déficit de bases de más de 10 mEq/L debe motivar una evaluación cuidadosa del niño en busca de signos de perfusión deficiente. En el paciente con un déficit de bases significativo y perfusión deficiente determinada clínicamente, el objetivo primario debe ser la corrección de la causa de la perfusión deficiente. En la mayoría de los casos, la corrección de la causa subyacente de la acidosis metabólica es mucho más efectiva que la administración de bases adicionales.

F. Advertencias:
1. Las tendencias, por lo general, son más importantes que los valores individuales.
2. Los resultados de gases en sangre siempre se deben contrastar con el estado clínico del neonato.
3. Los objetivos de gases en sangre siempre deben tener en cuenta el estado patológico del neonato y la capacidad para el intercambio gaseoso de los pulmones. Por ejemplo, los gases en sangre "normales" en un niño con DBP grave representan una ventilación excesiva de origen iatrogénico.
4. Recordar interpretar los resultados de los gases en sangre según el contexto clínico. Un neonato que ha recibido una gran cantidad de sangre transfundida tiene una mayor concentración de Hb adulta con un P50 diferente y tendrá una mayor entrega de oxígeno a los tejidos que un neonato con más Hb fetal; el resto de los parámetros son iguales entre ambos neonatos.

Bibliografía de consulta

Ambalavanan N, Carlo W. Hypocapnia and hypercapnia in respiratory management of newborn infants. Clin Perinatol 2001; 28: 517-31.
Aschner JL, Poland RL. Sodium bicarbonate: basically useless therapy. Pediatrics 2008; 122: 831-5.
Chen ML, Guo L, Smith LEH, Dammann CEL, Dammann O. High or low oxygen saturation and severe retinopathy of prematurity: a meta-analysis. Pediatrics 2010; 125: e1483-92.
Courtney SE, Weber KR, Breakie LA, et al. Capillary blood gases in the neonate: a reassessment and review of the literature. Am J Dis Child 1990; 144: 168-72.
Dennis RC, Ng R, Yeston NS, Statland B. Effect of sample dilutions on arterial blood gas determinations. Crit Care Med 1985; 13: 1067-8.
Dudell G, Cornish JD, Bartlett RH. What constitutes adequate oxygenation? Pediatrics 1990; 85: 39-41.
Molloy EJ, Deakins K. Are carbon dioxide detectors useful in neonates? Arch Dis Child Fetal Neonatal Ed 2006; 91: F295-8.
SUPPORT Study Group. Target ranges of oxygen saturation in extremely preterm infants. N Engl J Med 2010; 362: 1959-69.
Tobias JD. Transcutaneous carbon dioxide monitoring in infants and children. Paediatr Anaesth 2009; 19: 434-44.

21

Capnografía volumétrica en neonatos y niños críticamente enfermos

Joachim Zobel • Klaus Pfurtscheller • Gerfried Zobel

I. Definición:
   A. Capnografía temporal. La concentración de CO_2 espirado se grafica en función del tiempo.
   B. Capnografía volumétrica. La concentración de CO_2 espirado se grafica en función del volumen de gas espirado en una respiración única (CO_2-RU).

II. Información general:
   A. Muestra la integridad de la vía aérea y de la ventilación alveolar.
   B. Indica la perfusión pulmonar.
   C. Brinda una valoración no invasiva de la ventilación, respiración a respiración.
   D. Muestra el espacio muerto en la vía aérea y permite calcular los espacios muertos fisiológico y alveolar.

III. Tecnología de flujo principal (*mainstream*) para la medición de gases:
   A. Técnica de absorción de luz infrarroja (IR).
   B. Sensor Capnostat® 5:
      1. Consiste en una fuente de luz IR y un detector de luz IR.
      2. El haz de radiación IR pasa a través de la cubeta y el detector mide la fracción de radiación IR absorbida.
   C. Adaptadores de la vía aérea:
      1. Niños pequeños (espacio muerto < 1 mL).
      2. Niños/adultos (espacio muerto: 6 mL).
   D. Los adaptadores de la vía aérea se colocan entre el tubo endotraqueal y el sensor del flujo del circuito respiratorio.

IV. Interfaces gráficas del usuario (IGU)
   A. Los ventiladores modernos tienen interfaces táctiles con pantallas a color.
   B. Ventiladores aptos para neonatos con capnografía volumétrica incorporada:
      1. Hamilton® S1, C2 y T1 (Hamilton Medical, Reno, NV).
      2. Draeger VN® 500, (Draeger, Telford, PA).
      3. Avea® (CareFusion, Yorba Linda, CA).
      4. Servo-i® (Maquet Critical Care, Wayne, NJ).

V. Gráficos de ondas
   A. Ondas basadas en el tiempo (Figura 21.1):
      1. A-B: fase temprana de la espiración (aire libre de CO_2 del tracto respiratorio superior).
      2. B-C: mezcla de aire del tracto respiratorio inferior y de las primeras unidades alveolares en vaciarse.
      3. C-D: aire rico en CO_2 de las unidades alveolares.
      4. D: presión parcial de CO_2 al final de la espiración.
      5. D-E: inspiración.
   B. Onda volumétrica (Figuras 21.2 y 21.3):
      1. Fase I: representa la primera porción del aire espirado y, por lo tanto, está más o menos libre de CO_2.
      2. Fase II: representa el aire mixto de las vías aéreas de conducción y las unidades alveolares. Además, esta fase representa la transición entre las vías aéreas terminales y los primeros alvéolos en vaciarse. La pendiente de ascenso

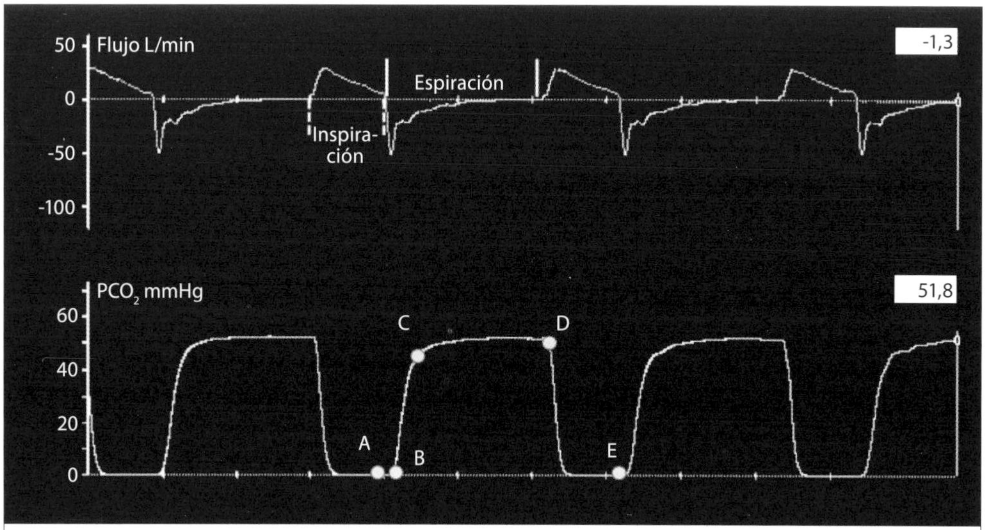

A-B: etapa temprana de la espiración (aire libre de CO_2 en el tracto respiratorio superior)
B-C: aire mixto del tracto respiratorio inferior y de las primeras unidades alveolares en vaciarse
C-D: aire rico en CO_2 de las unidades alveolares
D: presión parcial de CO_2 al final de la espiración
D-E: inspiración

Figura 21.1 Capnografía temporal.

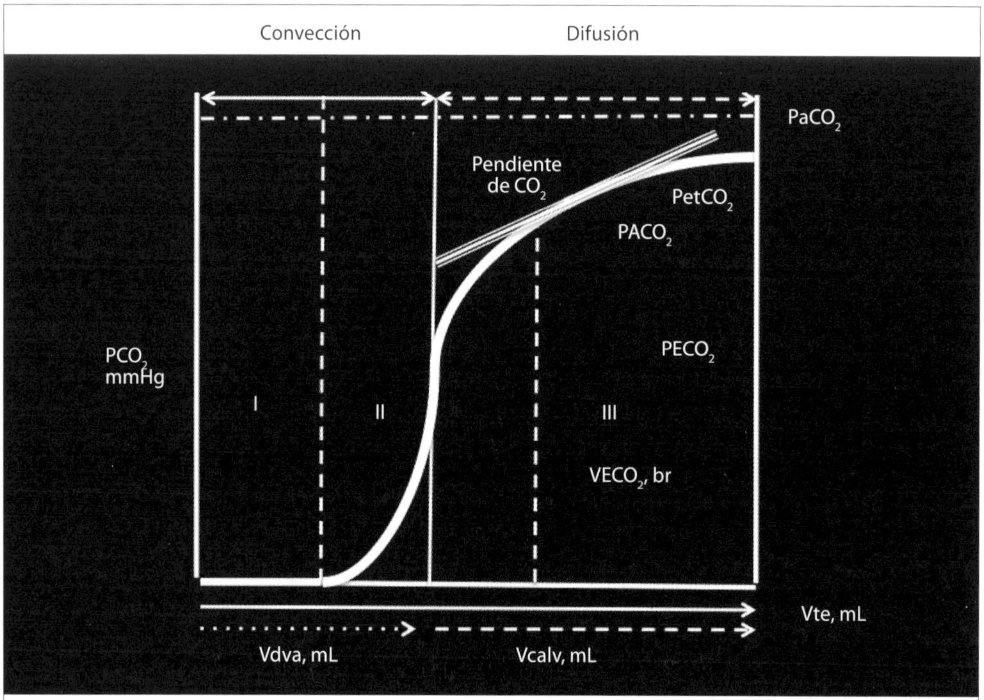

Fase I: gas libre de CO_2
Fase II: representa el aire mixto de las vías aéreas de conducción y de las unidades alveolares
Fase III: gas alveolar con un lento incremento de la presión parcial de CO_2 asociado a un aumento en el volumen de CO_2 espirado ($VECO_2$,br)

Figura 21.2 Capnografía volumétrica.

del gráfico en esta fase del capnograma normalmente es muy pronunciada, debido a que cada vez más y más CO_2 sale rápidamente de las unidades alveolares.

3. Fase III: representa el aire rico en CO_2 de las unidades alveolares, el gráfico llega a una meseta y alcanza su máximo valor al final de la espiración ($etCO_2$).

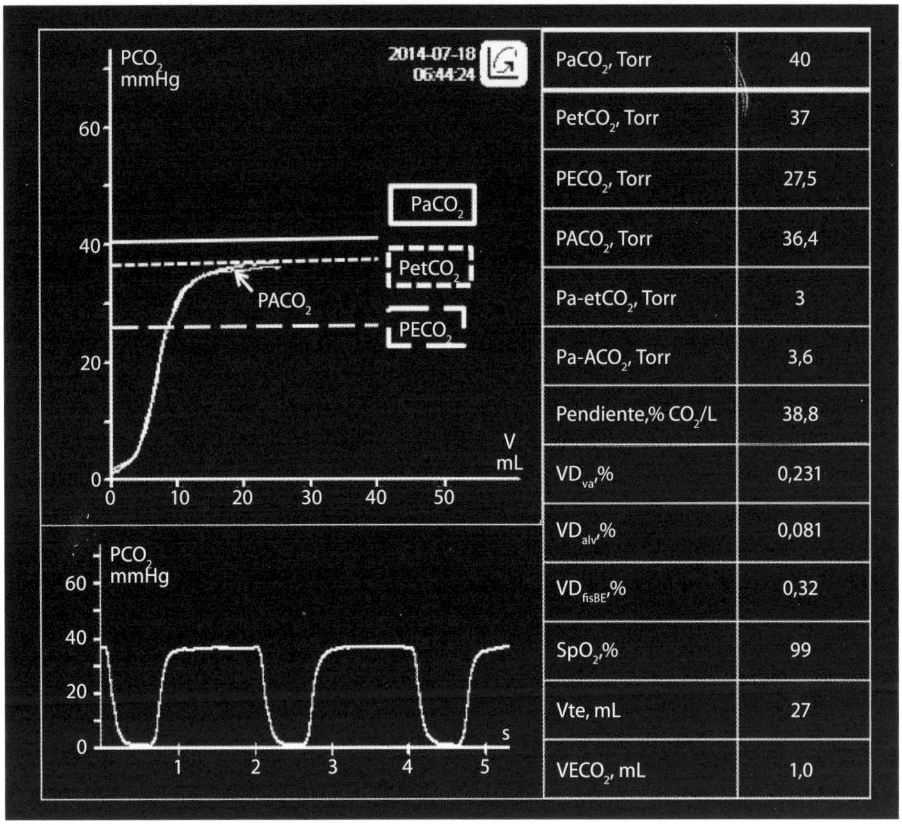

Figura 21.3 Capnografía temporal y volumétrica en un neonato con función cardiorrespiratoria normal.

4. Pendiente de CO_2: la pendiente de la fase III (P III) representa el valor promedio del ascenso en la fase III. Esta fase está dividida en tres partes; en la parte del medio se determinan diez puntos equidistantes y el valor promedio de estos diez puntos se utiliza para calcular el valor promedio de P III. Es un método sencillo y no invasivo para detectar desequilibrios en la ventilación y la perfusión (Figuras 21.4-21.9).

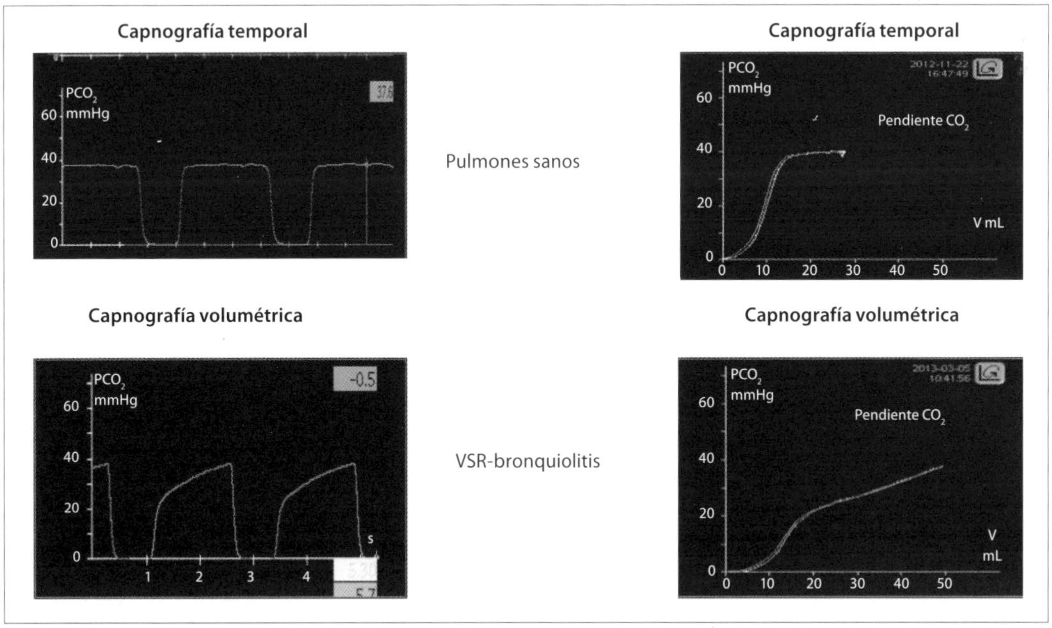

Figura 21.4 Capnografía temporal y volumétrica en un niño con pulmones sanos y bronquiolitis por VSR grave. En la bronquiolitis por VSR grave, la fase II está alargada y la pendiente de ascenso no es tan pronunciada como en los pulmones normalmente ventilados. La transición entre las fases II y III es difícil de determinar y en la fase III el gráfico no alcanza su típica meseta. Estos cambios son causados por desequilibrios ventilación/perfusión significativos y obstrucción de la vía aérea.

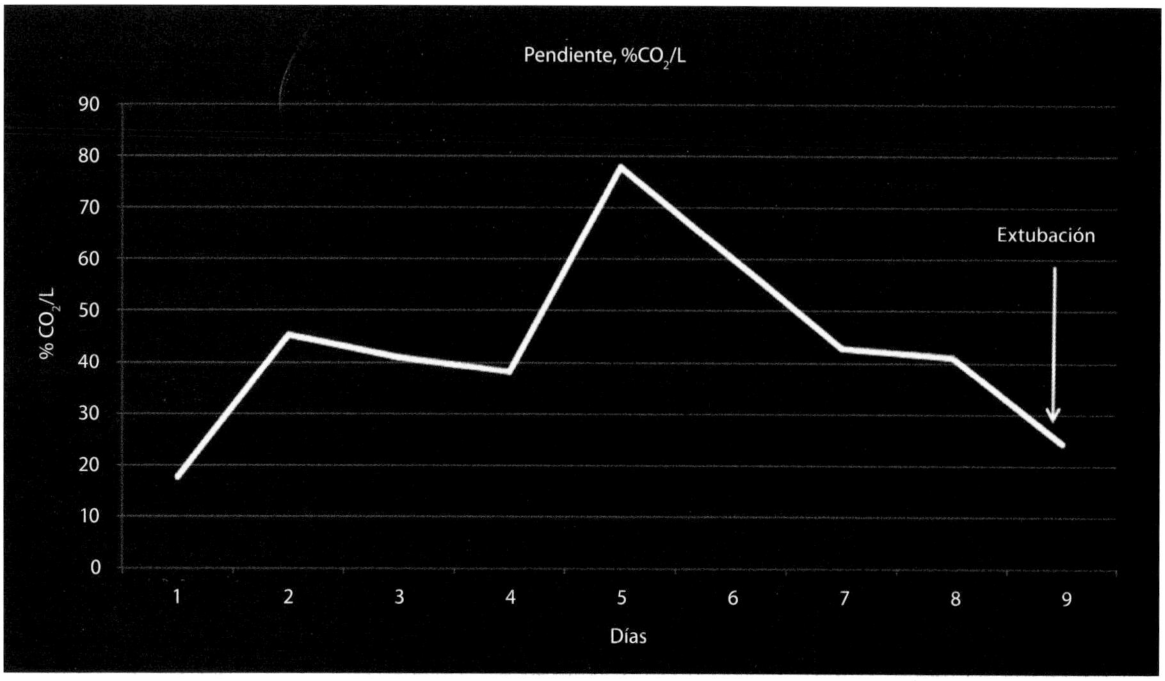

Figura 21.5 Trayectoria de la pendiente de CO_2 (vol%/L) en un niño con bronquiolitis grave por VSR en ventilación mecánica invasiva. Dicha trayectoria muestra que la máxima pendiente de CO_2 se alcanza dentro de los 4 a 6 días. Cuando la obstrucción de la vía aérea periférica se atenúa con el paso del tiempo, la pendiente de CO_2 desciende.

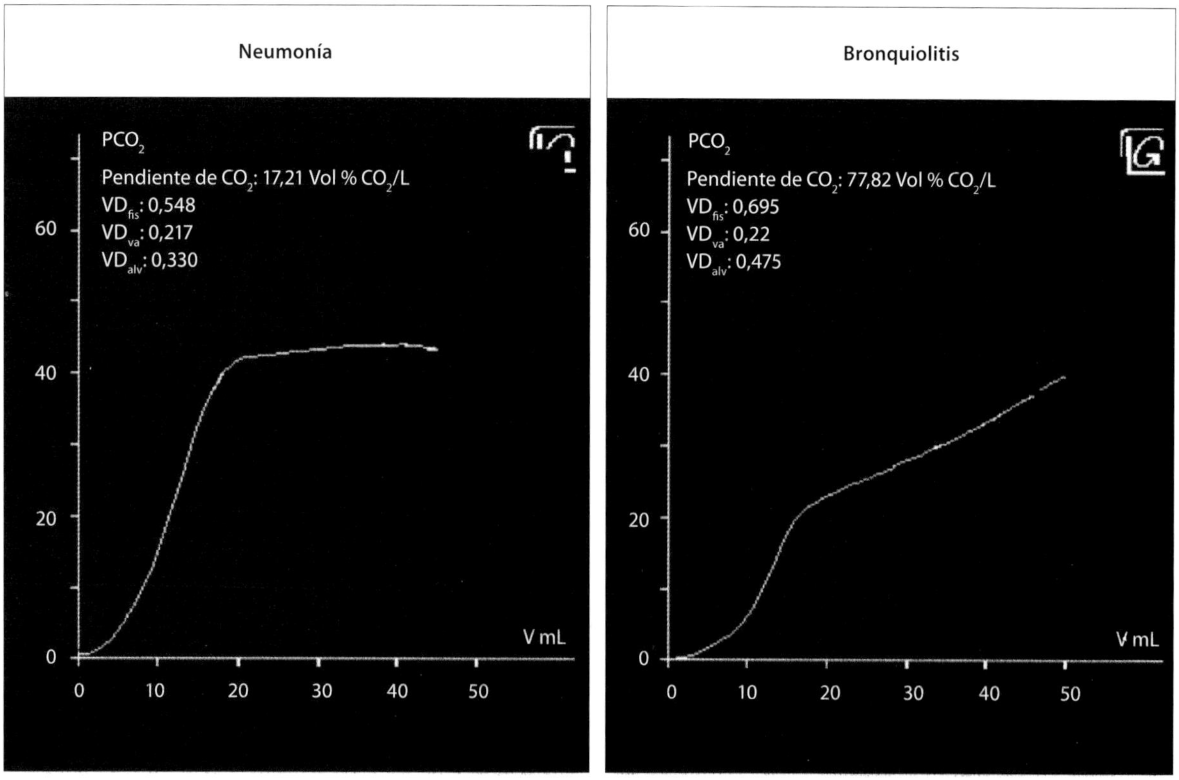

Figura 21.6 Capnografía volumétrica para definir la infección respiratoria por VSR grave. Mientras que la capnografía volumétrica se aprecia normal en un niño con neumonía por VSR grave, existen cambios significativos en las fases II y III en un niño con bronquiolitis por VSR grave.

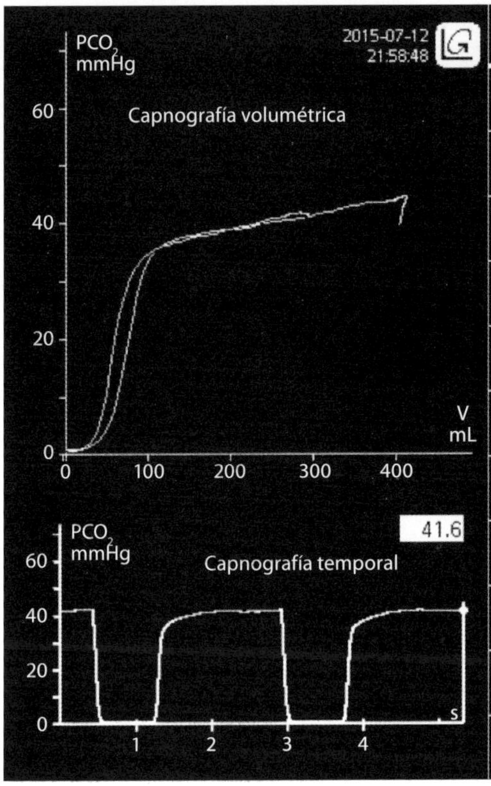

PEEP, mbar	12
FiO_2	0,65
$PaCO_2$, mmHg	48,3
$PetCO_2$, mmHg	43
Pa-etCO_2, mmHg	5,3
Pa-ACO_2, mmHg	16,8
Pendiente de CO_2, vol %/L	4,9
VD_{va}, %	0,23
VD_{fis}, %	0,48
VD_{alv}, %	0,25
SpO_2/FiO_2	146
ISO	12,3

Figura 21.7 Capnografía temporal y volumétrica preoperatoria y posoperatoria en un niño con tetralogía de Fallot. Tanto en la capnografía temporal como volumétrica, se puede observar una mejora posoperatoria en la perfusión pulmonar.

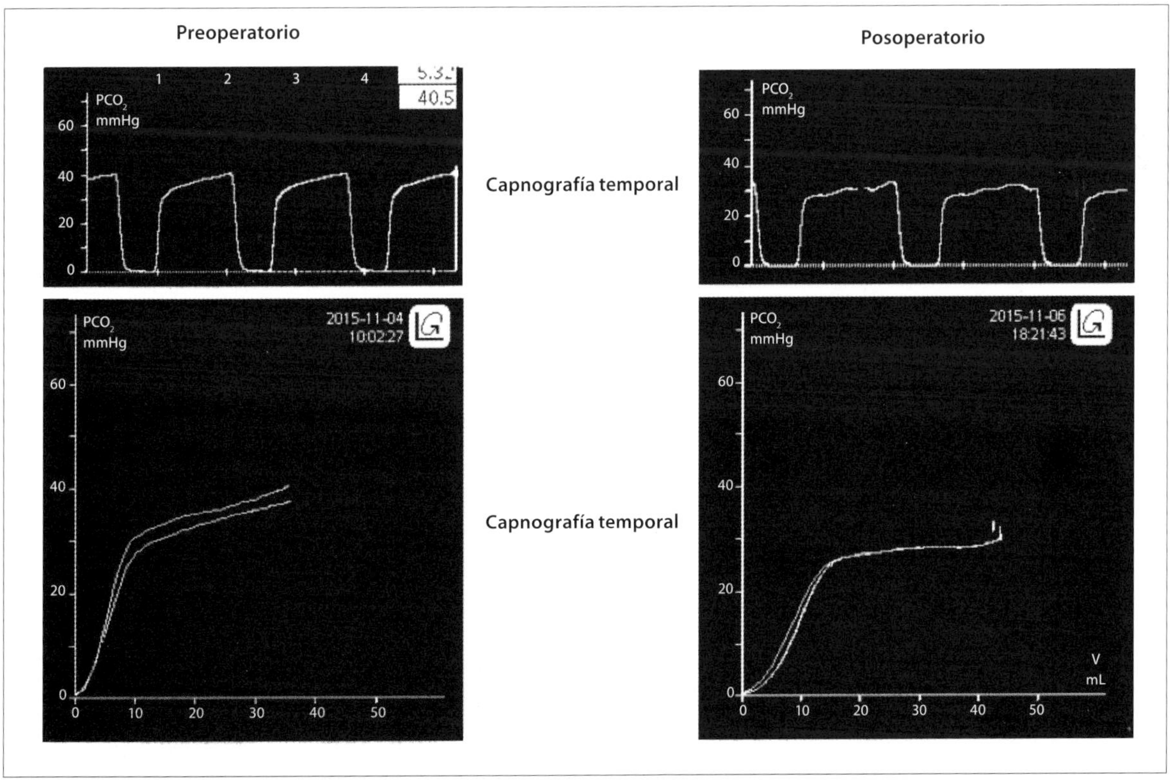

Figura 21.8 Capnografía temporal y volumétrica en un paciente con SDRA. Se puede regular la PEEP para optimizar la fracción de espacio muerto alveolar (VD_{alv}/VD_{te},%) y las diferencias entre las presiones arterial y del final de la espiración de CO_2 (Pa-etCO_2) o entre las presiones arterial y alveolar de CO_2 (Pa-ACO_2).

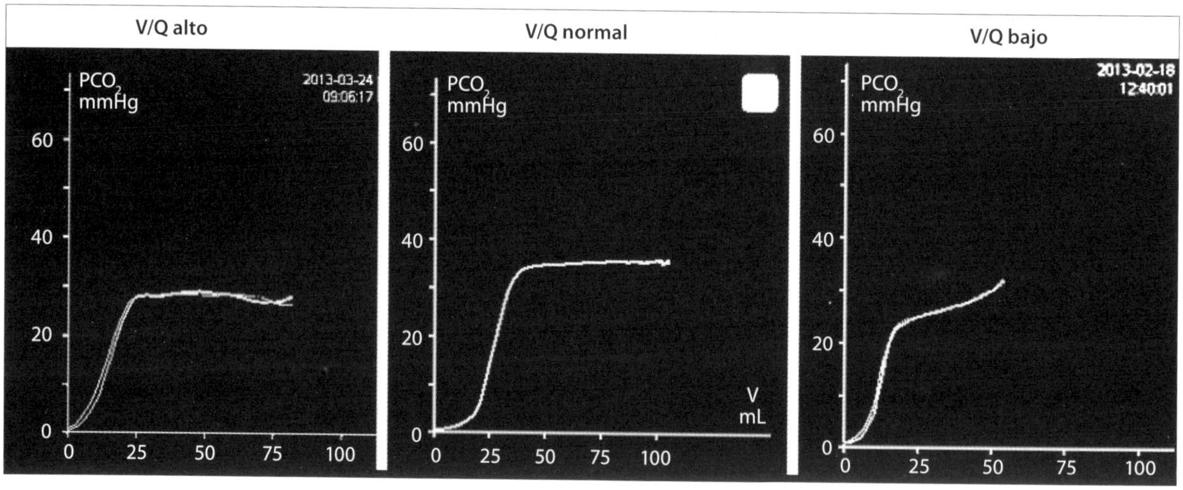

Figura 21.9 Capnografía volumétrica y equilibrio ventilación-perfusión. Tres capnografías volumétricas diferentes con equilibrio ventilación-perfusión alto, normal y bajo.

VI. Mediciones/cálculos dinámicos:

A. La $PetCO_2$ (mmHg) es la presión parcial de CO_2 en el aire espirado.

B. La $PECO_2$ (mmHg) representa la presión parcial de CO_2 mixto espirado, que se utiliza para calcular el espacio muerto fisiológico.
Ecuación de Bohr: $(PA\text{-}ECO_2)/PACO_2$.

C. La $PACO_2$ (mmHg) es la presión parcial media de dióxido de carbono alveolar, que se utiliza en la ecuación de Bohr.

D. El VCO_2 (mL/min) representa el volumen de CO_2 eliminado cada minuto. En condiciones de estabilidad el VCO_2 es igual a la producción metabólica de CO_2.

E. El $VECO_2$ (mL) es la eliminación de CO_2 con cada respiración.

F. La pendiente de CO_2 (vol% de CO_2/L) representa el valor medio del ascenso de la fase III del capnograma volumétrico.

G. Espacios muertos:

1. Fracción de espacio muerto de la vía aérea (VD_{va}/V_{te},%).
2. Fracción de espacio muerto fisiológico (VD_{fis}/V_{te},%):
   a. $VD_{fis}/V_{te} = VD_{va}/V_{te} + VD_{alv}/V_{te}$.
   b. Ecuación de Bohr-Enghoff: $(PaCO_2 - PECO_2)/PaCO_2$.
3. Fracción de espacio muerto alveolar (VD_{alv}/V_{te},%).

H. La $Pa\text{-}etCO_2$ (mmHg) representa el gradiente entre la PCO_2 arterial y al final del volumen corriente espirado, y es un índice de intercambio gaseoso (valor normal: 3 mmHg a 5 mmHg). Algunos investigadores utilizan este índice como un parámetro de la fracción de espacio muerto alveolar.

I. La $Pa\text{-}ACO_2$ (mmHg) representa el gradiente entre la PCO_2 arterial y alveolar. Es un índice más exacto del intercambio gaseoso que la $Pa\text{-}etCO_2$ (mmHg). Los valores normales varían entre 4 mmHg y 8 mmHg.

VII. Indicaciones:

A. Intubación endotraqueal.
Muestra el flujo gaseoso espiratorio inmediatamente luego de la intubación endotraqueal, y confirma la correcta ubicación del tubo.

B. Optimización de los parámetros ventilatorios:

1. Frecuencia respiratoria (FR).
2. Presión inspiratoria pico (PIP.)
3. Presión positiva al final de la espiración (PEEP).
4. Tiempo inspiratorio (Ti).
5. Sincronización.

C. Evaluación del esfuerzo espontáneo del niño:

1. Patrón respiratorio.
2. Aptitud para la extubación.

D. Respuesta terapéutica a medicamentos:

1. Broncodilatadores.
2. Vasodilatadores pulmonares inhalados.

3. Surfactante.

E. Evaluación de la enfermedad:
1. Restrictiva.
2. Obstructiva.
3. Gravedad.
4. Recuperación.

Bibliografía de consulta

Almeida-Junior AA, Nolasco da Silva MT, Almeida CCB, et al. Relationship between physiologic deadspace/tidal volume ratio and gas exchange in infants with acute bronchiolitis on invasive mechanical ventilation. Pediatr Crit Care Med 2007; 8: 372-7.

Bhalla AK, Belani S, Leung D, et al. Higher dead space is associated with increased mortality in critically ill children. Crit Care Med 2015; 43: 2439-45.

Fletcher R, Jonson B, Cumming G, et al. The concept of deadspace with special reference to the single breath test for carbon dioxide. Br J Anaesth 1981; 53: 77-88.

Ghuman AK, Newth CJL, Khemani RG. The association between the end tidal alveolar dead space fraction and mortalitiy in pediatric acute hypoxemic respiratory failure. Pediatr Crit Care Med 2012; 13: 11-5.

Nuckton TJ, Alonso JA, Kallet RH, et al. Pulmonary dead-space fraction as a risk factor for death in the acute respiratory distress syndrome. N Engl J Med 2002; 346: 1281-6.

Ong T, Stuart-Killion RB, Daniel BM, et al. Higher pulmonary dead space may predict prolonged mechanical ventilation after cardiac surgery. Pediatr Pulmonol 2009; 44: 457-63.

Raurich JM, Vilar M, Colomar A, et al. Prognostic value of the pulmonary deadspace fraction during the early and intermediate phases of acute respiratory distress syndrome. Respir Care 2010; 55: 282-7.

Ream RS, Schreiner MS, Neff JD, et al. Volumetric capnography in children. Anesthesiology 1995; 82: 64-73.

Sinha P, Flower O, Soni N. Deadspace ventilation: a waste of breath! Intensive Care Med 2011; 37: 735-46.

Suarez-Sipmann F, Bohm SH, Tusman G. Volumetric capnography: the time has come. Curr Opin Crit Care 2014; 20: 333-9.

Tusman G, Boehm SH, Suarez-Sipmann F, et al. Lung recruitment and positive end-expiratory pressure have different effects on CO_2 elimination in healthy and sick lungs. Anesth Analg 2010; 111: 968-77.

Tusman G, Suarez-Sipmann F, Bohm SH, et al. Capnography reflects ventilation/perfusion distribution in a model of acute lung injury. Acta Anaesthesiol Scand 2011; 55: 597-606.

Tusman G, Sipmann FS, Boehm SH. Rationale of dead space measurement by volumetric capnography. Anesth Analg 2012; 114: 866-74.

Zobel J. Volumetric capnography and slope-CO_2 in mechanically ventilated infants and children under the age of 36 months. Diplomarbeit, Medical University of Graz, 2015. <https://qline.medunigraz.at>.

22

Gráficos pulmonares neonatales

Mark C. Mammel • Steven M. Donn

I. Indicaciones:
  A. Optimización de los parámetros de la ventilación mecánica:
    1. Presión inspiratoria pico (PIP).
    2. Presión positiva al final de la espiración (PEEP).
    3. Volumen corriente inspiratorio y espiratorio (V_{TI} o V_{TE}).
    4. Tiempo inspiratorio (T_I).
    5. Tiempo espiratorio (T_E).
    6. Velocidad de flujo.
    7. Sincronización.
    8. Distensibilidad (*compliance*).
  B. Evaluación del esfuerzo espontáneo del niño:
    1. V_T espontáneo.
    2. Ventilación minuto (Vmin).
    3. Patrón respiratorio.
    4. Capacidad de ser extubado.
  C. Respuesta terapéutica a los medicamentos:
    1. Surfactante.
    2. Broncodilatadores.
    3. Diuréticos.
    4. Esteroides.
  D. Evaluación de las ondas, las curvas y la mecánica respiratoria:
    1. Ondas:
      a. Presión.
      b. Flujo.
      c. Volumen.
    2. Curvas:
      a. Curva presión-volumen.
      b. Curva flujo-volumen.
    3. Mecánica:
      a. Distensibilidad dinámica (D_D) o distensibilidad estática (D_{ES}).
      b. Resistencia (inspiratoria y espiratoria).
      c. Constantes de tiempo.
  E. Evaluación de la enfermedad:
    1. Restrictiva.
    2. Obstructiva.
    3. Gravedad.
    4. Recuperación.

II. Interfaces gráficas del usuario:

A. Las interfaces gráficas del usuario (IGU) brindan una retroalimentación continua, en tiempo real y respiración a respiración de la interacción entre el paciente y el ventilador.

B. Además, son una excelente herramienta educativa.

C. Los monitores gráficos han estado disponibles al menos por una década como una opción que se podría agregar a los ventiladores; actualmente, los ventiladores de última generación tienen interfaces de pantalla táctil a color que están integradas al ventilador.

D. Recolección de datos de los gráficos. Localización del sensor de flujo:

1. La ubicación proximal del sensor de flujo, en la zona proximal de la vía aérea, es crucial para obtener ondas, curvas y datos exactos.
2. Los sensores de flujo distales, dentro del ventilador o cerca de la salida de las tubuladuras, brindan ondas, curvas y datos que incluyen la distensibilidad y la resistencia del circuito. Los denominados cálculos de compensación de la distensibilidad del circuito no corrigen con exactitud la información visualizada. No se los debe utilizar en neonatos muy prematuros, en los que la administración de un volumen subóptimo puede resultar en daño pulmonar.

E. Sensores de flujo:

1. Anemómetro de hilo caliente: mide la cantidad de corriente requerida para mantener un hilo caliente a una temperatura constante mientras el flujo pasa por el cable con convección del calor. Esta corriente se puede convertir en una medición de flujo y se puede integrar para determinar el volumen.
2. Neumotacómetro de presión diferencial: cuando el gas fluye por el sensor a través de un dispositivo, se crea una presión diferencial entre los sensores distales y proximales. El cambio de presión a través del dispositivo es proporcional al flujo.
3. Sensor neural diafragmático: esta técnica utiliza una sonda de alimentación modificada que contiene varios electrodos sensores para realizar mediciones de EMG del diafragma.

F. Ventiladores aptos para neonatos con IGU incorporada:

1. Avea® (CareFusion, Yorba Linda, CA).
2. Dräger Babylog VN500®, Evita XL®, Evita Infinity V500® (Draeger Medical, Inc, Telford, PA).
3. Puritan Bennett 840® (Covidien-Puritan Bennett, Mansfield, MA).
4. Servo-i® (Maquet Critical Care, Wayne, NJ).
5. Hamilton C-2® y S-1® (Hamilton Medical, Reno, NV).
6. SLE 4000® y 5000® (SLE, Ltd., Surrey, UK).
7. Newport e360t® y Newporta WAVE® (si se añade Compass) (Newport Medical Instruments, Newport Beach, CA).

G. Ventiladores neonatales-pediátricos que todavía se utilizan, pero actualmente no se están fabricando:

1. VIP BIRD/GOLD® con Monitor *Bird Graphic* (CareFusion Health Care, Yorba Linda, CA).
2. Bear Cub 750® con Monitor *Ventilator Graphics* (CareFusion Health Care, Yorba Linda, CA).
3. Dräger Babylog 800+® (Dräger, Telford, PA).

III. Gráficos de ondas:

A. Presión:

1. Onda de presión (Figura 22.1, onda superior):
   a. La curva ascendente de la onda representa la inspiración y la curva descendente representa la espiración.
   b. La PIP es el punto de presión máxima en la curva (A).
   c. La PEEP es el nivel de presión basal (B).
   d. El área bajo la curva representa la presión media en la vía aérea (zona pintada, Figura 22.2).
   e. La forma de la curva representa el tipo de respiración; p. ej., volumen (triangular) o presión (rectangular).

B. Flujo:

1. Onda de flujo (Figura 22.1, onda central):
   a. La línea horizontal es el punto de flujo cero. La curva ascendente de la onda de flujo por encima de esta línea es el flujo inspiratorio, y la curva descendente es el flujo espiratorio.
   b. La mayor deflexión por encima del valor de referencia es igual al flujo inspiratorio pico (C).
   c. La mayor deflexión por debajo del valor de referencia es igual al flujo espiratorio pico (D).
   d. El tiempo inspiratorio se mide a partir de la entrega inicial de flujo hasta el comienzo del flujo espiratorio (E).
   e. En el punto de la onda donde el flujo es igual a cero (Figura 22.3, *flechas*) no se puede entregar volumen adicional al niño. El panel A muestra un tiempo inspiratorio determinado de forma tal que la inspiración finaliza cuando el flujo regresa a cero. El panel B muestra un tiempo inspiratorio prolongado, con una meseta de presión en la cual no hay entrega de volumen adicional. La presión media en la vía aérea está aumentada.
   f. El ciclado por flujo permite que una respiración mecánica cicle (gatille) de inspiración a espiración mediante un algoritmo específico (habitualmente 5% a 25% del flujo pico inspiratorio). La capacidad de un paciente de

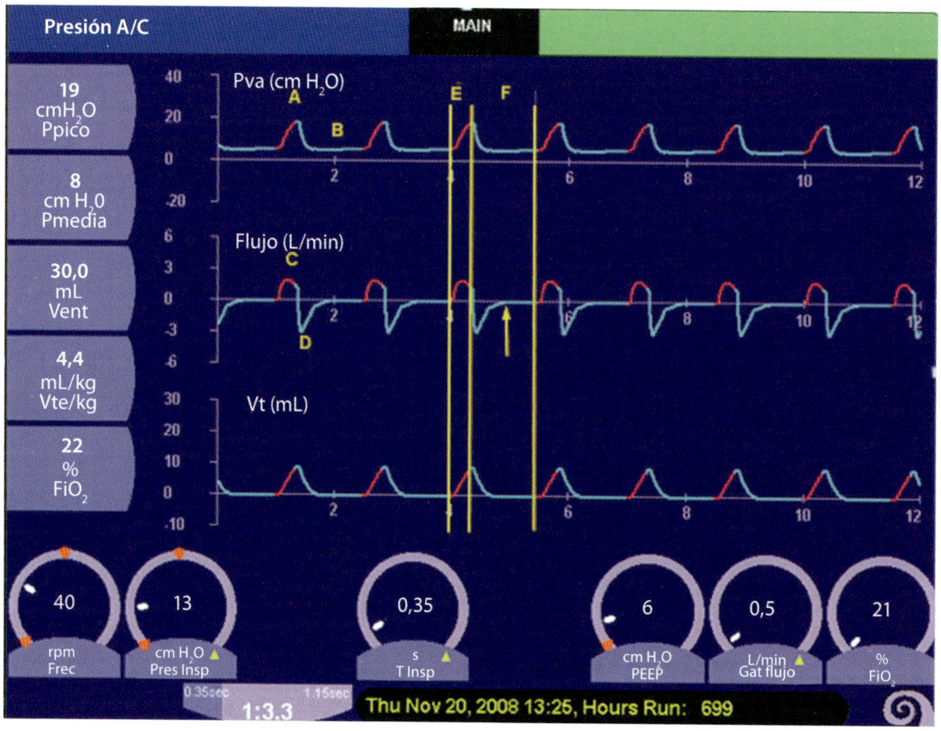

Figura 22.1 Onda de presión. *V.* texto para una descripción completa.

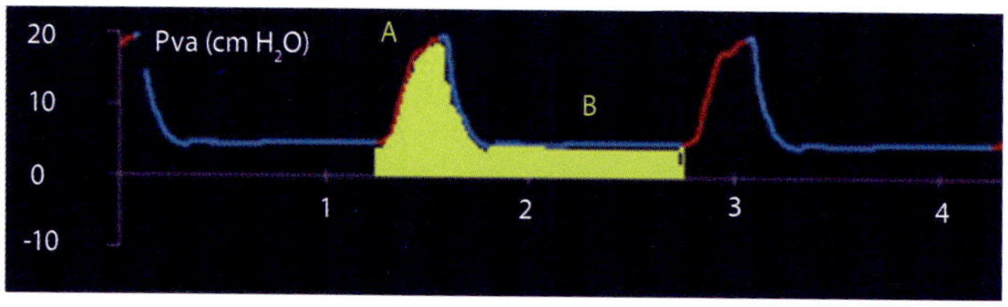

Figura 22.2 Presentación gráfica de la presión media en la vía aérea.

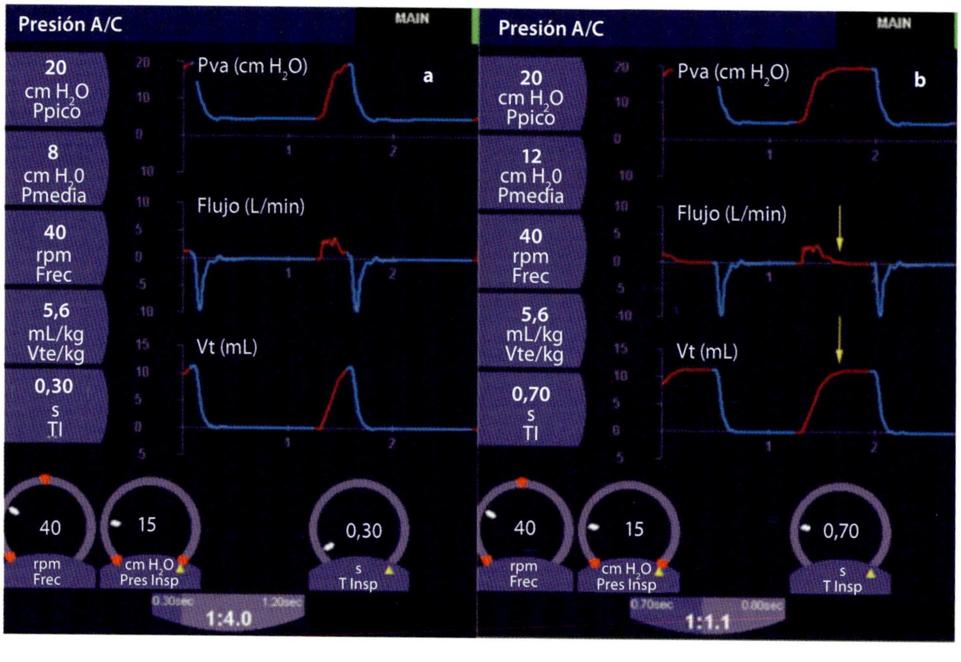

Figura 22.3 Registro escalar que muestra el efecto de la prolongación del tiempo inspiratorio. En **a** se muestra el tiempo inspiratorio configurado de manera tal de que la inspiración finalice cuando el flujo vuelve a cero. En **b** se muestra un tiempo inspiratorio prolongado, con una meseta de presión en la cual ya no produce una entrega de volumen. La presión media en la vía aérea está aumentada.

controlar el tiempo inspiratorio y generar el ciclado de la respiración respecto de la espiración puede resultar en una mejora de la sincronización. Esta característica está disponible en la nueva generación de ventiladores y en cualquier ventilador que tenga presión de soporte (Figura 22.4; el color rojo muestra la inspiración, el color azul la espiración; las *flechas* indican el final de la inspiración por encima de la línea de referencia de flujo cero).

g. El tiempo espiratorio es el punto donde comienza el flujo espiratorio hasta que comienza la siguiente inspiración (*v.* Figura 22.1 f). Cuando el flujo espiratorio regresa a cero, los pulmones están completamente desinflados (*v.* Figura 22.1, *flecha*).

h. Si el flujo no ha alcanzado el valor cero antes de la entrega de la siguiente respiración, puede ocurrir atrapamiento aéreo (Figura 22.5, *flecha*).

C. Volumen:

1. Onda de volumen (*v.* Figura 22.1, onda inferior):

a. El ascenso de la onda representa la inspiración y el descenso de la onda representa la espiración.

b. La línea roja representa el volumen corriente inspiratorio entregado.

c. Se observa una pérdida de aire peritubo endotraqueal cuando la porción espiratoria de la onda no regresa a la línea de referencia igual a cero (Figura 22.6, *flecha*).

2. La ventilación por volumen tradicional genera una onda de flujo rectangular. Algunos ventiladores permiten una desaceleración.

D. Interacción paciente-ventilador:

1. Ventilación mandatoria intermitente (VMI):

a. La VMI no sincronizada, la forma inicial de ventilación neonatal que permitió a los pacientes respirar entre los ciclos del ventilador, consiste en respiraciones mecánicas entregadas en diferentes momentos de los esfuerzos respiratorios del paciente con resultados perjudiciales (Figura 22.7). Las complicaciones incluyen neumotórax y VIH. Las *flechas amarillas* muestran cómo el esfuerzo del paciente aumenta, con un Vt muy elevado. Las *flechas verdes* muestran el comienzo de la exhalación por parte del paciente durante la inspiración mecánica.

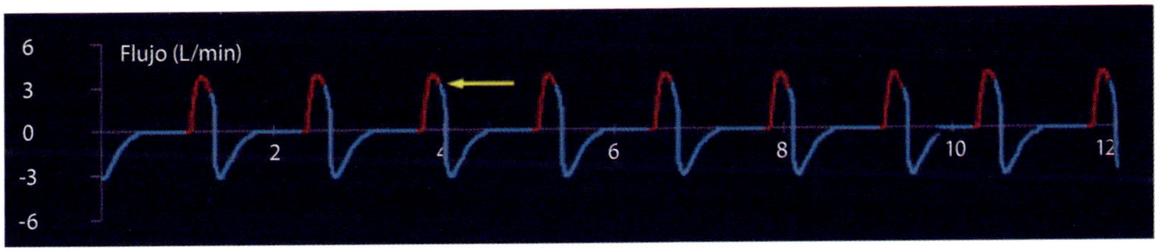

Figura 22.4 Esta onda de flujo muestra el ciclado por flujo. El color *rojo* muestra la inspiración, el color *azul* la espiración. La *flecha* muestra la inspiración final por encima de la línea de referencia de flujo cero.

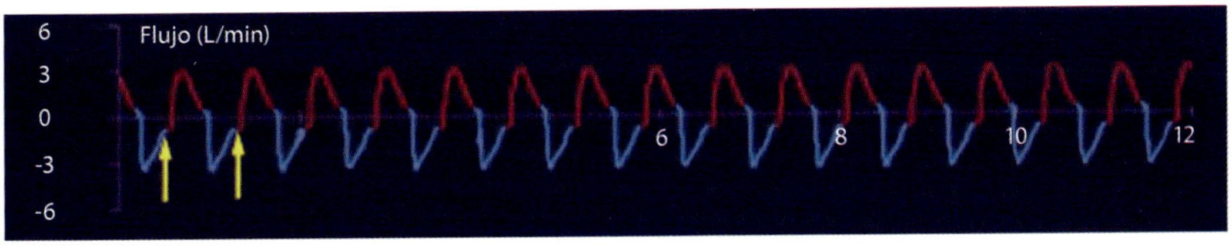

Figura 22.5 Onda de flujo que muestra atrapamiento aéreo.

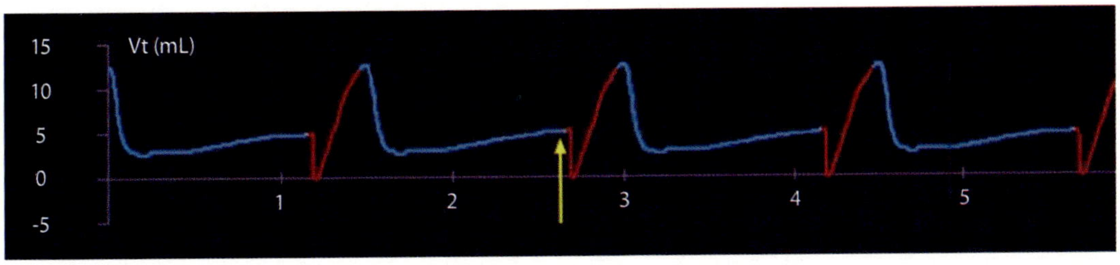

Figura 22.6 Onda de flujo que muestra una pérdida peritubo endotraqueal. Nótese que el flujo espiratorio no regresa completamente a la línea de referencia antes de la siguiente respiración.

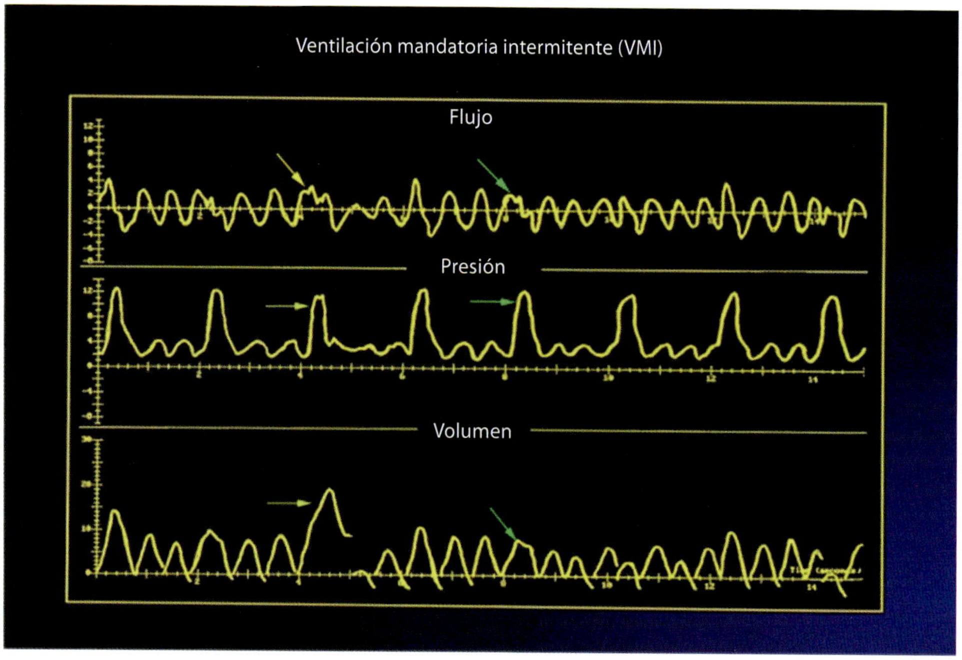

Figura 22.7 Ventilación mandatoria intermitente. Las *flechas amarillas* muestran cómo el esfuerzo del paciente aumenta la respiración del ventilador, con un Vt muy elevado. Las *flechas verdes* muestran el comienzo de la exhalación del paciente durante la inspiración mecánica.

b. La VMI sincronizada (VMIS) sincroniza el esfuerzo inspiratorio del paciente con la entrega de una respiración mecánica (Figura 22.8). Las *flechas amarillas* muestran una respiración mecánica del ventilador sincronizada y las *flechas rojas* muestran una respiración espontánea no aumentada.

2. Modo asistido/controlado y presión de soporte:

a. La función asistida/controlada (A/C) asiste (gatilla una inspiración entregada por la máquina) cuando el paciente inicia una respiración, y controla (entrega una inspiración ciclada por tiempo) si el paciente está en apnea o no puede gatillar (Figura 22.9). El color rojo muestra una respiración mecánica ciclada por tiempo entregada durante la apnea, y el color amarillo muestra las respiraciones iniciadas por el paciente.

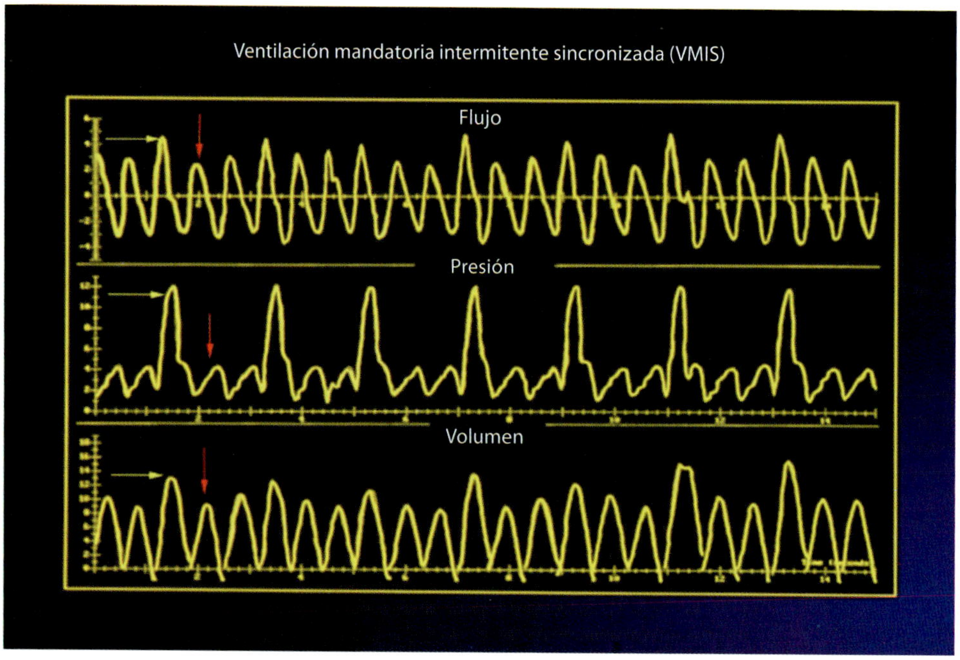

Figura 22.8 VMI sincronizada. Las *flechas amarillas* muestran una respiración mecánica sincronizada; las *flechas rojas* muestran una respiración espontánea no aumentada.

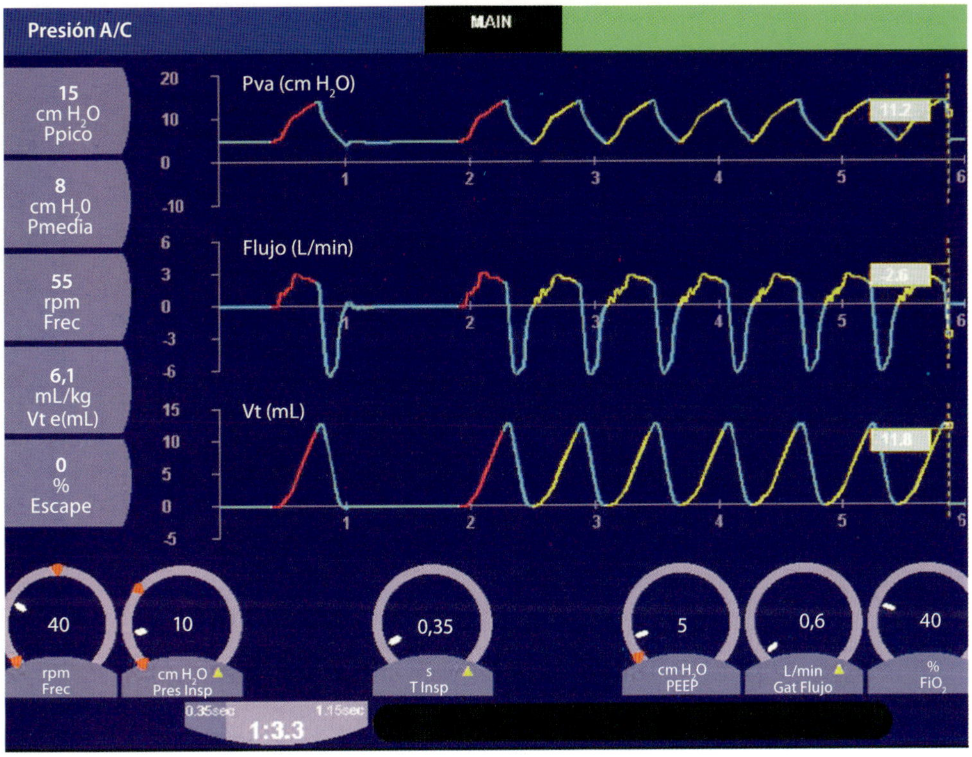

Figura 22.9 Asistida/controlada. El color *rojo* muestra una respiración mecánica ciclada por tiempo entregada durante la apnea; el color *amarillo* muestra las respiraciones iniciadas por el paciente.

b. La presión de soporte es muy similar a la modalidad A/C, ya que todas las respiraciones gatilladas por el paciente tienen una presión de soporte (PS) establecida. A diferencia de la función A/C, la PS se puede utilizar como un modo mixto durante la VMIS (Figura 22.10).

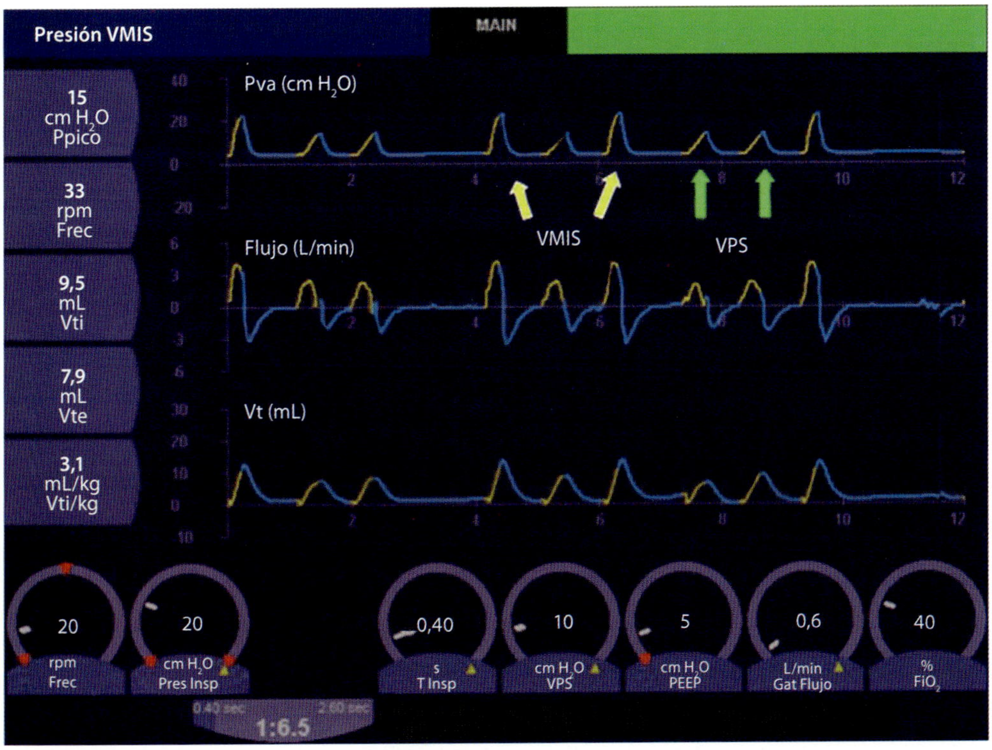

Figura 22.10 Presión de soporte durante la VMIS.

IV. Gráficos de curvas:

A. Curva presión-volumen (P-V) (Figura 22.11):

1. La curva presión-volumen muestra la relación entre la presión y el volumen:

a. La presión se muestra en el eje horizontal y el volumen se representa en el eje vertical.

b. La inspiración está representada por la curva ascendente desde la línea de referencia (PEEP) finalizando en la PIP. La espiración es la curva descendente desde la PIP hasta la línea de referencia.

c. Una línea dibujada desde cada punto final representa la distensibilidad pulmonar (DV/DP).

d. La curva *P-V* se puede utilizar para valorar si PEEP es adecuada, lo que permite mantener el volumen pulmonar al final de la espiración (Figura 22.12). Si la rama inspiratoria de la curva P-V muestra un menor punto de inflexión, que identifica a la presión de apertura, la PEEP es inadecuada.

e. La curva P-V puede ayudar a identificar una sobredistensión pulmonar (Figura 22.13). Si la rama inspiratoria se aplana en la parte superior, esto indica exposición a presión sin entrega de volumen adicional. En la mayoría de los ventiladores neonatales, se mide como la relación C_{20}/C.

f. Las curvas P-V pueden ayudar a evaluar si la entrega de flujo por parte del ventilador es adecuada para satisfacer las necesidades del paciente. El flujo inadecuado se representa por abombamiento de la porción inspiratoria de la curva. Una limitación grave del flujo puede apreciarse como un "número 8" en la curva P-V (Figura 22.14).

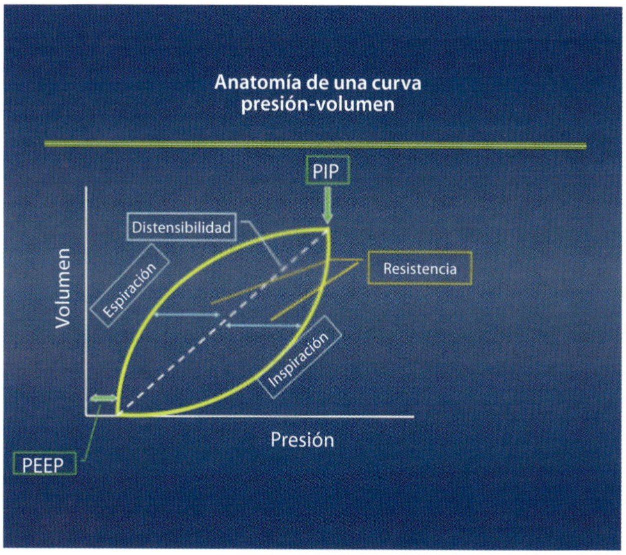

Figura 22.11 Curva presión-volumen.

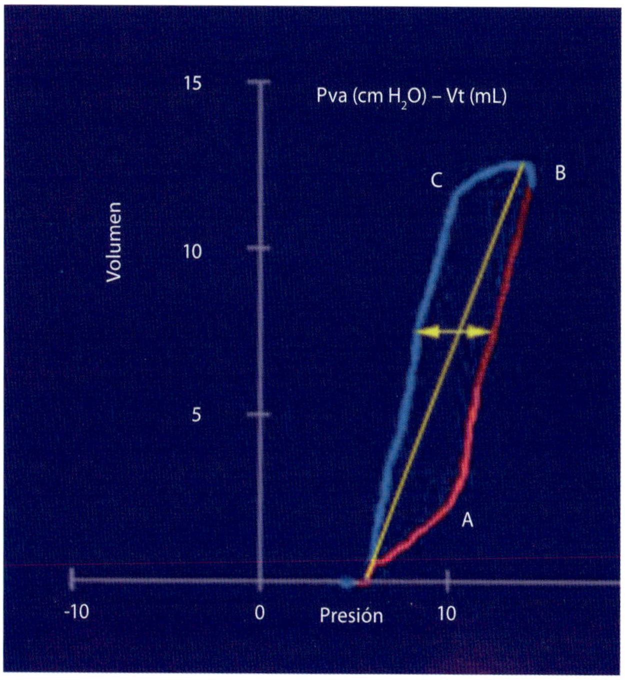

Figura 22.12 Valoración de la PEEP utilizando la curva P-V.

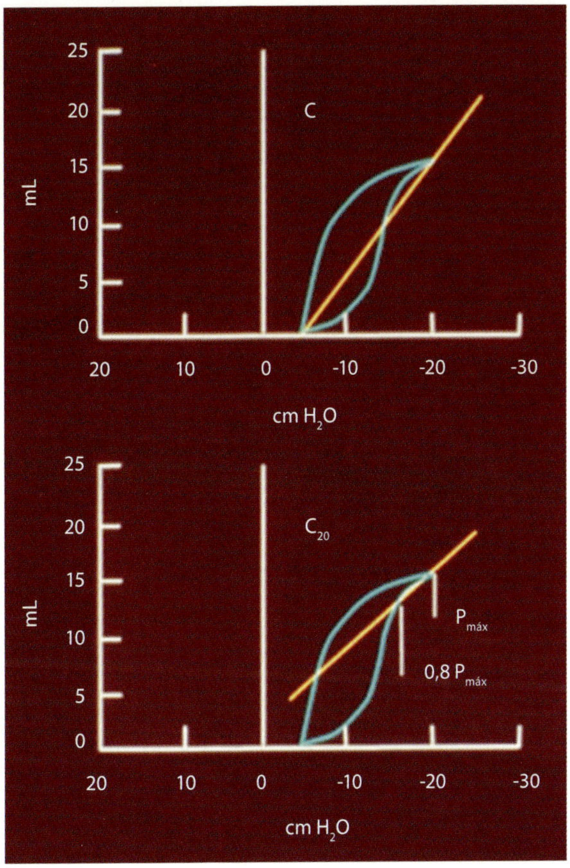

Figura 22.13 Sobredistensión pulmonar valorada mediante la relación C_{20}/C.

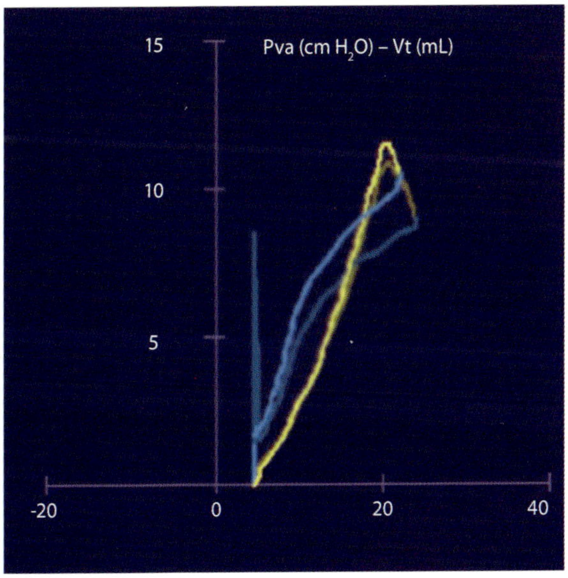

Figura 22.14 Curva P-V que muestra un flujo inspiratorio inadecuado que resulta en una apariencia de número 8.

B. Flujo-volumen ($\dot{V}$-V) (Figura 22.15):

1. La curva $\dot{V}$-V muestra la relación entre el flujo y el volumen. El volumen se representa en el eje horizontal y el flujo en el eje vertical. La respiración comienza en el eje cero y se desplaza hacia arriba y a la derecha durante la inspiración, finaliza al nivel del volumen inspiratorio entregado y hacia abajo y a la izquierda, de vuelta al punto cero, durante la espiración:
   a. La curva $\dot{V}$-V cambia de forma cuando aumenta la resistencia inspiratoria (Figura 22.16, con una rama inspiratoria aplanada) o la resistencia espiratoria (Figura 22.17, con una rama espiratoria aplanada).
   b. La curva $\dot{V}$-V es útil para evaluar la efectividad de los broncodilatadores para el tratamiento de la reactividad de la vía aérea. En la Figura 22.18, en la curva B se observa un aumento del flujo inspiratorio y espiratorio en comparación con la curva A.

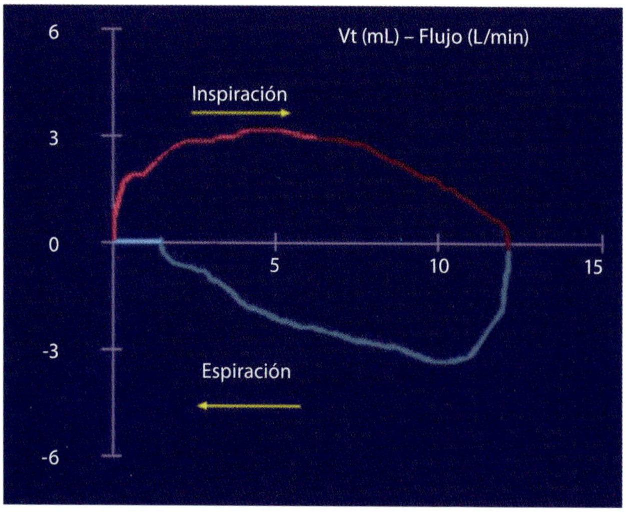

Figura 22.15 Curva flujo-volumen.

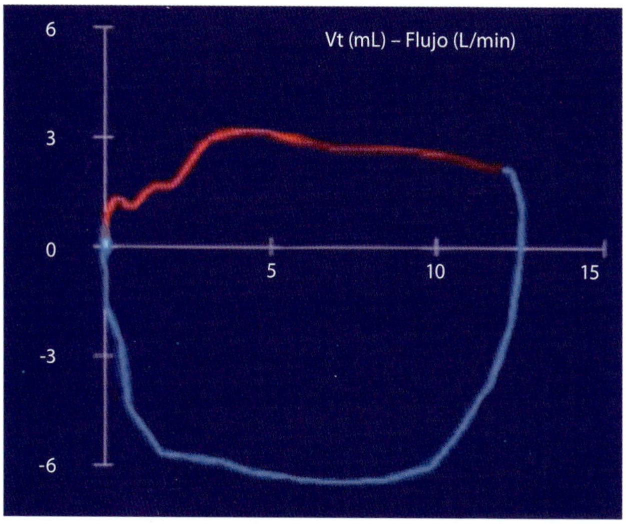

Figura 22.16 Curva $\dot{V}$-V que muestra un incremento de la resistencia inspiratoria.

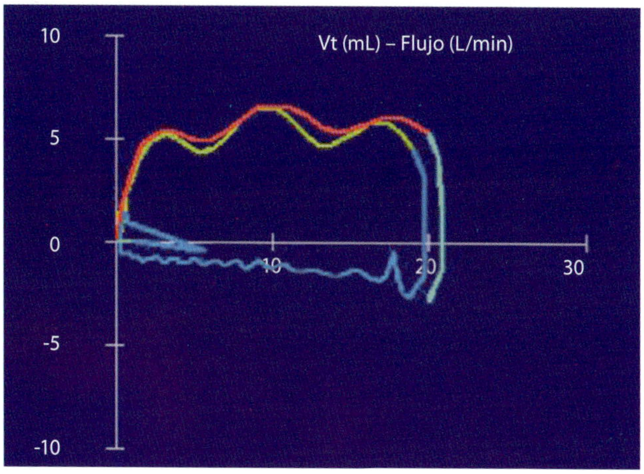

Figura 22.17 Curva $\dot{V}$-V que muestra un incremento de la resistencia espiratoria.

C. En los gráficos de ondas se puede observar la presencia de secreciones o de agua en las tubuladuras del ventilador o en el sensor de flujo. Debido a que la aspiración solo se debe realizar bajo indicación médica, las curvas son una manera de evaluar la necesidad de aspirar o de drenar el agua del circuito (Figura 22.19).

V. Mediciones/cálculos dinámicos:

A. El volumen corriente se mide en la inspiración y la espiración. El V_T normal entregado es de 4 a 7 mL/kg.

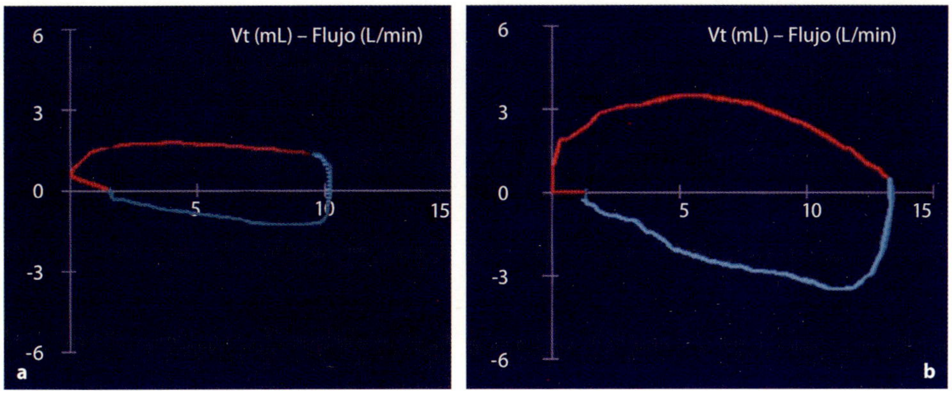

Figura 22.18 Curva $\dot{V}$-V que muestra el efecto broncodilatador. **a** Pretratamiento. **b** Postratamiento.

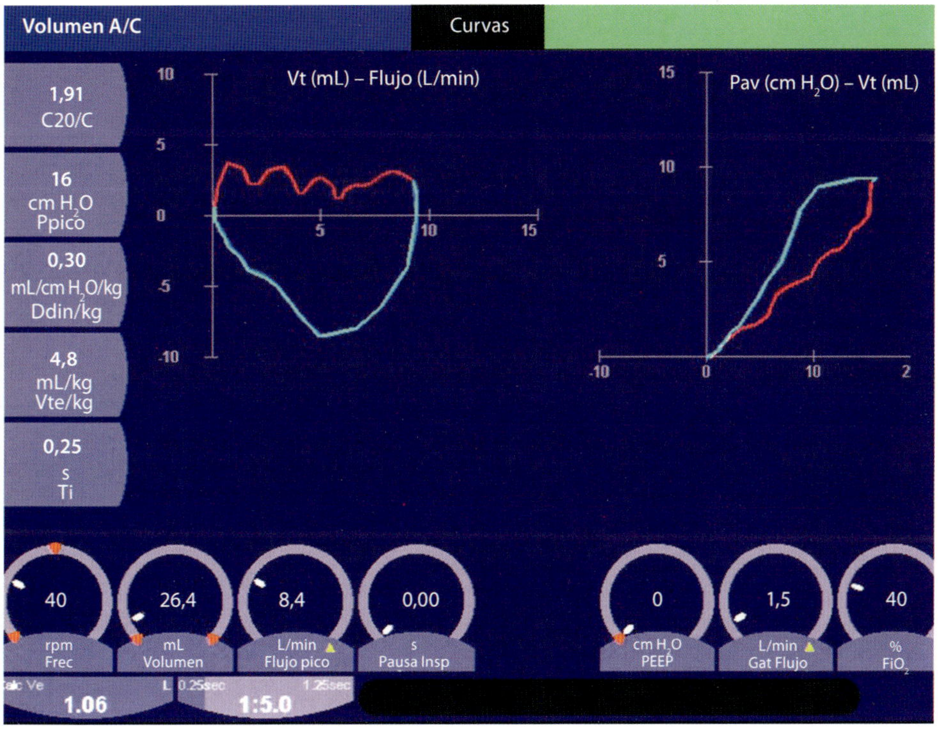

Figura 22.19 Curva flujo-volumen en un niño que necesita aspiración.

B. La ventilación minuto es el producto entre el V_T y la frecuencia respiratoria. El rango normal es de 240 a 360 mL/kg/min.

C. La presión se puede medir como presión inspiratoria pico o presión estática. La presión estática se obtiene realizando una maniobra mediante la cual se mantiene la inspiración, que mide la presión obtenida al cerrar la válvula de exhalación y deteniendo la entrega de flujo durante una respiración mecánica.

D. La distensibilidad es la relación entre un cambio en el volumen y un cambio en la presión:

1. La distensibilidad dinámica (C_D) es la medición de la distensibilidad basada en la presión pico:

$$C_D = \frac{V_{Ti}}{PIP - PEEP}$$

2. La distensibilidad estática es la medición basada en la presión estática:

$$C_{ES} = \frac{V_{Ti}}{P_{ES} - PEEP}$$

3. D_{20}/D es la relación de distensibilidad de por lo menos el 20% de la curva P-V respecto de la distensibilidad de toda la curva. Ante una sobredistensión esta relación es menor a 1,0.

E. La resistencia es la relación entre la presión y el flujo. La presión puede ser dinámica o estática, y los valores del flujo se obtienen de diversas mediciones:
   1. El flujo pico es el máximo flujo en la inspiración o en la espiración.
   2. El flujo promedio se basa en una regresión lineal de múltiples puntos.
   3. El flujo a la mitad del volumen se basa en el flujo medido en el punto de entrega de la mitad del volumen.
   4.

$$R_{VA} \text{ (cm } H_2O/L/s = \frac{PIP - PEEP}{Flujo}$$

Bibliografía de consulta

Bhutani VK, Benitz WE. Pulmonary function and graphics. In: Goldsmith JP, Karotkin EH, editors. Assisted ventilation of the neonate. 5ª ed. Philadelphia: W.B. Saunders Co., 2011; p. 306-20.

Cannon ML, Cornell J, Trip-Hamel D, et al. Tidal volumes for ventilated infants should be determined with a pneumotachometer placed at the endotracheal tube. Am J Respir Crit Care Med 2000; 62: 2109-12.

Castle RA, Dunne CJ, Mok Q, et al. Accuracy of displayed values of tidal volume in the pediatric intensive care unit. Crit Care Med 2002; 30: 2566-74.

Donn SM, editor. Neonatal and pediatric pulmonary graphics: principles and clinical applications. Armonk: Futura Publishing Co., 1998a.

Donn SM. Neonatal and pediatric pulmonary graphics: a bedside guide. Armonk: Futura Publishing Co., 1998b.

Donn SM, Mammel MC. Neonatal pulmonary graphics: a clinical pocket atlas. New York: Springer, 2015.

Mammel MC. Bedside tidal volume measurements: GIGO? Crit Care Med 2002; 30: 2606.

Mammel MC, Donn SM. Real-time pulmonary graphics. Semin Fetal Neonatal Med 2015; 20: 181-91.

Nicks JJ. Graphics monitoring in the neonatal intensive care unit: maximizing the effectiveness of mechanical ventilation. Palm Springs: Bird Products Corp., 1995.

Sinha SK, Nicks JJ, Donn SM. Graphic analysis of pulmonary mechanics in neonates receiving assisted ventilation. Arch Dis Child 1996; 75: F213-8.

Wilson BG, Cheifetz IM, Meliones JN. Mechanical ventilation in infants and children with the use of airway graphics. Palm Springs: Bird Products Corp., 1995.

23

Imágenes diagnósticas

Ramón Sánchez • Javier Lucaya

I. Introducción:
  A. La radiografía de tórax convencional es la principal modalidad de estudio por imágenes utilizada para la evaluación del tórax neonatal.
  B. La tomografía computarizada (TC), la resonancia magnética (RM), la ecografía (US) y la fluoroscopia se utilizan con menor frecuencia, pero son extremadamente importantes en casos seleccionados.

II. Radiografía convencional:
  A. Introducción:
    1. Con la radiografía convencional, la energía eléctrica recibida se convierte en rayos X en un tubo generador. Estos rayos X (radiación electromagnética) crean una imagen luego de atravesar un objeto y llegar a un detector.
    2. Las radiografías torácicas habitualmente se realizan con equipamiento portátil al lado de la cama del paciente.
    3. La mayoría de las incubadoras tienen incorporados bandejas para los rayos X en el colchón, donde se coloca el detector. Cuando están disponibles, estas bandejas de rayos X se deben utilizar para minimizar la manipulación de los pacientes y reducir la exposición a la radiación.
    4. La radiografía convencional ha sido reemplazada en gran medida por sistemas de radiología digital. Esta tecnología brinda una disponibilidad casi inmediata de las imágenes y diferentes opciones de visualización, tales como amplificación, almacenamiento digital y transmisión en redes, y tiene el potencial para disminuir significativamente la exposición del paciente a la radiación sin afectar la calidad de las imágenes.
    5. La vista anteroposterior (AP) es la principal proyección utilizada. En casos seleccionados, se pueden obtener incidencias laterales y tangenciales (por ejemplo: mejor delimitación de los dispositivos de soporte, evaluación adicional de neumotórax, neumomediastino y derrames pleurales).
  B. Indicaciones frecuentes:
    1. Dificultad respiratoria.
    2. Gases en sangre anormales.
    3. Sepsis o neumonía.
    4. Anomalías cardíacas.
    5. Sospecha de anomalías congénitas.
    6. Evaluación posquirúrgica.
    7. Valoración de catéteres y tubos.

III. Tomografía computarizada:
  A. Introducción. Se proyecta un delgado haz de rayos X a través del cuerpo. Se mide la radiación con detectores. El haz de rayos X y los detectores rotan alrededor del paciente mientras la camilla y el paciente se desplazan a través del escáner. Programas informáticos sofisticados reconstruyen las imágenes para su visualización en un monitor.
  B. Indicaciones frecuentes:
    1. Anomalías del desarrollo pulmonares.
    2. Anomalías cardiovasculares.
    3. Anillos vasculares completos e incompletos (*slings*) y anomalías traqueales.
    4. Enfermedad aguda o crónica del parénquima pulmonar.
    5. Evaluación posquirúrgica.

6. Guía por imágenes para procedimientos percutáneos.

C. Ventajas:
1. Buena caracterización tisular dentro del tórax.
2. La nueva generación de escáneres multidetectores con tiempos de adquisición cortos ha disminuido la necesidad de sedación o anestesia.
3. Funciones multiplanares y 3D.

D. Desventajas:
1. Mayor dosis de radiación ionizante que la radiografía convencional.
2. Requiere transporte hacia el escáner.
3. Puede requerir sedación o anestesia.
4. Puede requerir la administración de contraste iodado intravenoso.

IV. Resonancia magnética:

A. Introducción. La RM aprovecha las propiedades magnéticas de los protones. Los protones de diferentes tejidos tienen diferentes frecuencias de resonancia cuando se los somete a un campo electromagnético. La RM no utiliza radiación ionizante.

B. Indicaciones frecuentes:
1. Evaluación prequirúrgica y posquirúrgica de anomalías cardiovasculares incompletamente evaluadas con la ecocardiografía, incluida la sospecha de anillos vasculares.
2. Tumores mediastinales.
3. Caracterización en profundidad de anomalías congénitas detectadas en la US prenatal.

C. Ventajas:
1. Ausencia de radiación ionizante.
2. Funciones multiplanares y 3D.
3. Excelente caracterización tisular.
4. Evaluación dinámica (múltiples fases de contraste, motilidad cardíaca, valoración funcional).
5. Se puede realizar durante la etapa intrauterina.

D. Desventajas:
1. Evaluación limitada de la enfermedad del parénquima pulmonar.
2. Necesidad de transporte, sedación o anestesia, y en muchos casos medio de contraste intravenoso con gadolinio.
3. Puede ser difícil monitorear los signos vitales durante el largo tiempo de adquisición.
4. Costosa.
5. No está disponible en todas las instituciones.
6. Incompatibilidad magnética con el equipamiento de monitoreo estándar; requiere monitores especiales no ferromagnéticos.
7. Requiere monitoreo continuo de la temperatura del paciente, debido al ambiente y a la duración del escaneo.

V. Ecografía:

A. Las ondas de ultrasonido se propagan de forma similar a las ondas de sonido a través de un medio. Las ondas de ultrasonido rebotan contra las interfaces tisulares y vuelven al transductor. Diferentes tejidos tienen distintas propiedades acústicas. Con la ecografía diagnóstica, se expone una parte del cuerpo a ondas de sonido para producir imágenes del interior del cuerpo. La ecografía no utiliza radiación ionizante.

B. Indicaciones frecuentes:
1. Derrames pleurales o pericárdicos y detección de neumotórax.
2. Tumores intratorácicos y mediastinales.
3. Valoración del flujo sanguíneo.
4. Evaluación de la motilidad diafragmática.
5. Guía para accesos vasculares y otros procedimientos menores.

C. Ventajas:
1. Ausencia de radiación ionizante.
2. Se puede realizar al lado de la cama del paciente.
3. Evaluación dinámica de las estructuras.
4. No requiere sedación ni administración de contraste.
5. Se pueden realizar estudios repetidos.

D. Desventajas:
1. Dependiente del operador.
2. Utilidad limitada para la enfermedad del parénquima pulmonar. No hay transmisión de las ondas de sonido a través del parénquima pulmonar bien aireado.

3. La superposición de estructuras tales como aire, ropa, equipamiento y estructuras óseas puede limitar el campo de visión y ocasionar artefactos imagenológicos.
4. Cobertura incompleta; limitada por los planos de exploración y las ventanas de acceso.

VI. Fluoroscopia:

A. Introducción: la fluoroscopia brinda imágenes de rayos X en tiempo real utilizando un haz de rayos X continuo (o preferentemente un haz pulsado para disminuir la exposición a la radiación). Se utiliza un sistema similar al de televisión para transferir un conjunto de imágenes desde la fuente de la imagen hasta una pantalla.

B. Indicaciones frecuentes:
1. Esofagograma para evaluar anomalías traqueales, esofágicas o vasculares.
2. Evaluación prequirúrgica y posquirúrgica de anomalías traqueoesofágicas.
3. Evaluación de la motilidad diafragmática.
4. Evaluación de la alteración de la función deglutoria.

C. Ventajas:
1. Evaluación dinámica.
2. Funciones multiplanares.
3. Alta resolución de contraste.

D. Desventajas:
1. Radiación ionizante.
2. No se puede realizar al lado de la cama del paciente y requiere transporte.
3. Requiere inmovilización.
4. Puede requerir administración de material de contraste.

VII. Aplicaciones clínicas frecuentes:

A. Enfermedad pulmonar en el niño prematuro:
1. Síndrome de dificultad respiratoria (SDR):
   a. El patrón radiográfico típico es un patrón granular difuso, bilateral y simétrico con broncogramas aéreos y volúmenes pulmonares reducidos. Este patrón es el resultado de una combinación entre colapso alveolar y aire dentro de los bronquiolos terminales (Figura 23.1).
   b. La atelectasia puede causar velamiento total del pulmón (Figura 23.2).
   c. La ventilación asistida puede mostrar pulmones aireados normales (Figura 23.3).
   d. La distribución no homogénea de surfactante puede generar un aspecto asimétrico del patrón radiográfico típico (Figura 23.4).
   e. Un *shunt* de izquierda a derecha originado en un conducto arterioso permeable (DAP) puede empeorar el patrón radiológico a pesar del tratamiento adecuado, así como generar cardiomegalia (Figura 23.5).

B. Displasia broncopulmonar (DBP):
1. Es una forma de enfermedad pulmonar crónica (EPC) frecuente en niños prematuros con bajo peso al nacer tratados con ventilación mecánica prolongada.
2. El aspecto radiográfico más frecuente es la presencia de líneas intersticiales difusas, gruesas y bilaterales con hiperinsuflación pulmonar y seudoquistes parenquimatosos con poco cambio a través del tiempo (Figura 23.6).
3. En presencia de hipertensión pulmonar puede haber cardiomegalia.

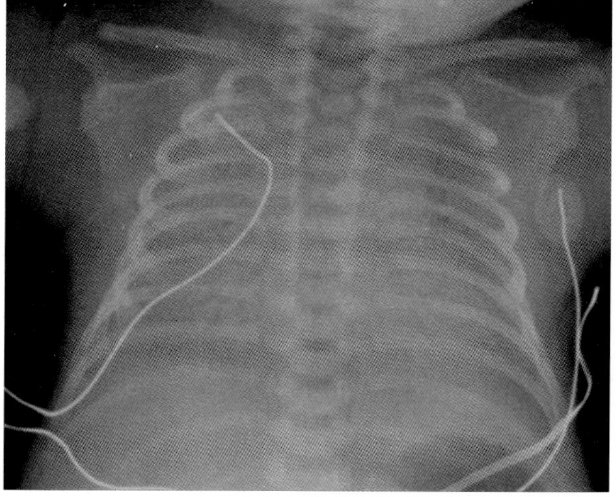

Figura 23.1 SDR. La radiografía de tórax de frente muestra pulmones simétricamente hipoinsuflados con opacidades granulares bilaterales y broncogramas aéreos.

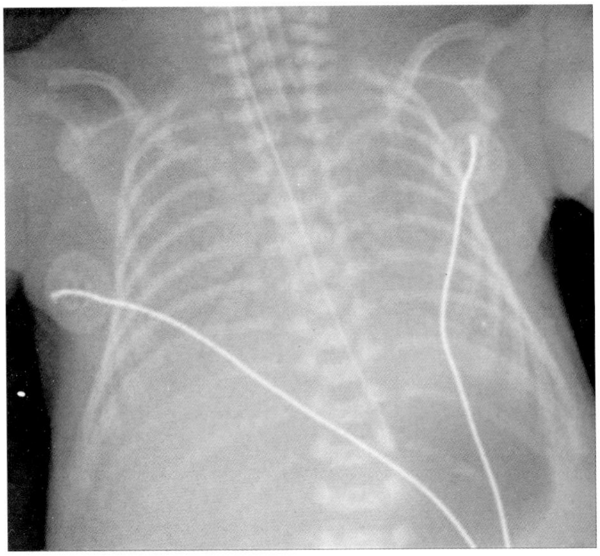

Figura 23.2 SDR. La radiografía de tórax de frente muestra la opacificación completa de los pulmones sin poder distinguir la silueta cardiomediastínica, debido a atelectasias.

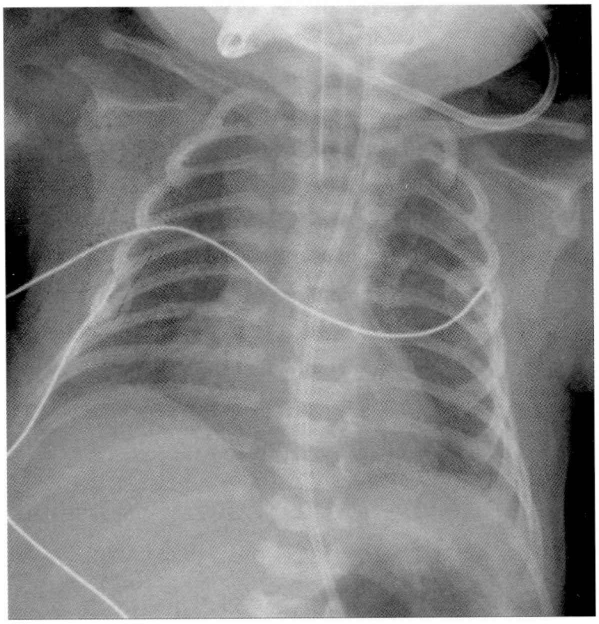

Figura 23.3 SDR. Radiografía de tórax de frente realizada 24 h más tarde luego de la intubación endotraqueal y el tratamiento con surfactante. La aireación pulmonar ha mejorado. Persisten el patrón granular bilateral difuso y los broncogramas aéreos.

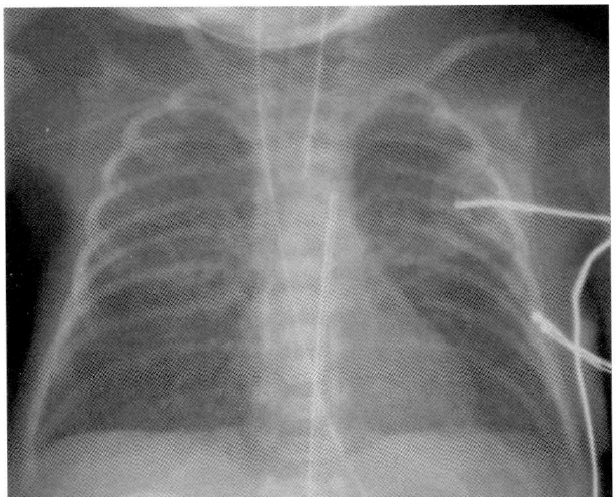

Figura 23.4 SDR. Nótese la mejor aireación de los lóbulos inferiores en comparación con los lóbulos superiores, debido a la distribución heterogénea del surfactante.

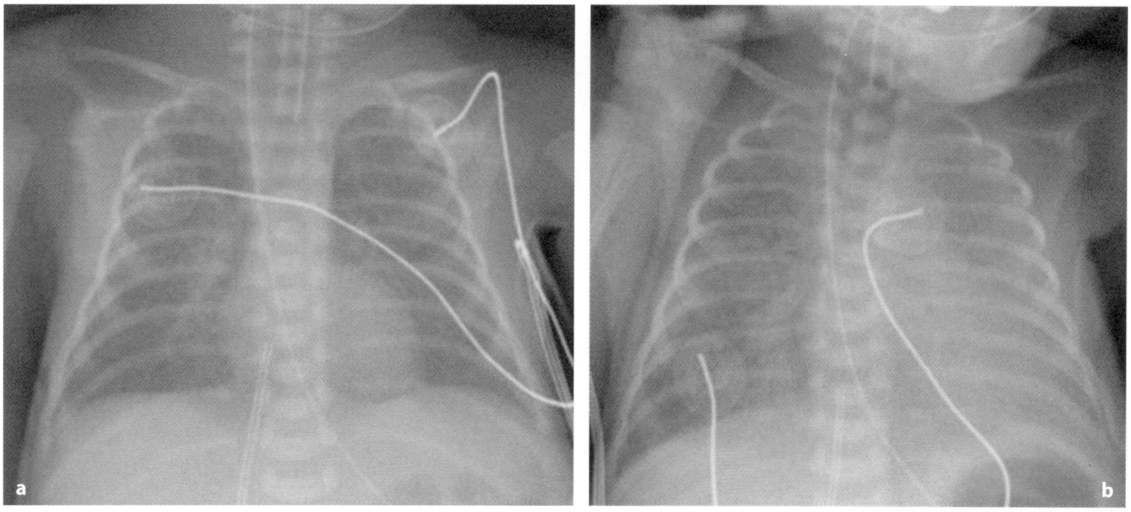

Figura 23.5 SDR. **a** Neonato de cuatro días de edad con un patrón granular difuso bilateral y simétrico compatible con SDR. **b** En el octavo día de vida, hubo un significativo empeoramiento de su estado respiratorio. Se detectan opacidades bilaterales en el espacio aéreo y cardiomegalia. El niño tenía un gran DAP con un significativo *shunt* de izquierda a derecha.

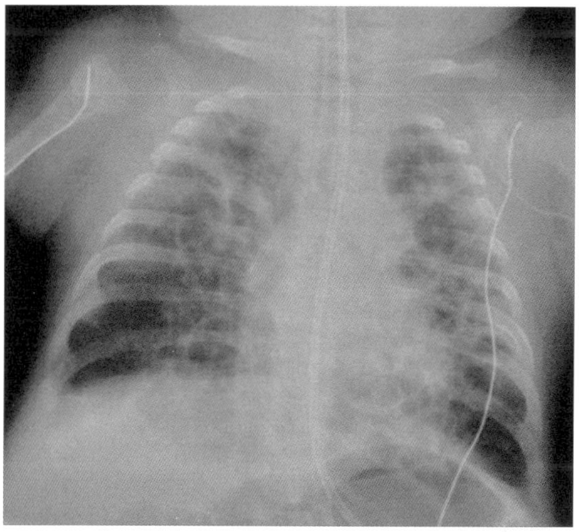

Figura 23.6 DBP. Pulmones hiperventilados con opacidades intersticiales gruesas, difusas y bilaterales y cambios seudoquísticos son los hallazgos radiográficos típicos.

4. Los estadios tempranos imitan y se superponen con el SDR. La enfermedad en estadio final causa cambios pulmonares seudoquísticos con opacidades lineales que representan atelectasias y engrosamiento septal.
5. Se puede realizar una TC de tórax de alta resolución, baja dosis y cortes finos para evaluar la enfermedad. El engrosamiento septal, las bandas subpleurales y parenquimatosas, las cicatrices, las atelectasias y las áreas hiperexpandidas e hiperlucentes son hallazgos frecuentes que dan un aspecto general en "empedrado" a los pulmones (Figura 23.7).

VIII. Enfermedad pulmonar en el niño de término:

A. Taquipnea transitoria del recién nacido (TTRN):

1. Los hallazgos radiográficos típicos incluyen pulmones levemente hiperinsuflados con intersticio prominente, engrosamiento pleural y pequeños derrames pleurales. Estos últimos son más frecuentes del lado derecho (Figura 23.8).
2. Con frecuencia los hallazgos son simétricos y el corazón puede estar ligeramente aumentado de tamaño.
3. Por lo general, los hallazgos radiográficos se resuelven en 12 a 24 h cuando el líquido retenido se elimina.

B. Síndrome de aspiración de meconio:

1. El síndrome consiste en aspiración de meconio, dificultad respiratoria y una radiografía de tórax característica.
2. La aspiración de meconio genera opacidades nodulares gruesas de distribución en parches que representan atelectasias y consolidación pulmonar (Figura 23.9).
3. También puede haber hiperinsuflación pulmonar, escapes de aire, derrames pleurales y cardiomegalia. La aspiración de meconio es una causa frecuente de hipertensión pulmonar persistente secundaria del recién nacido (HPPRN).

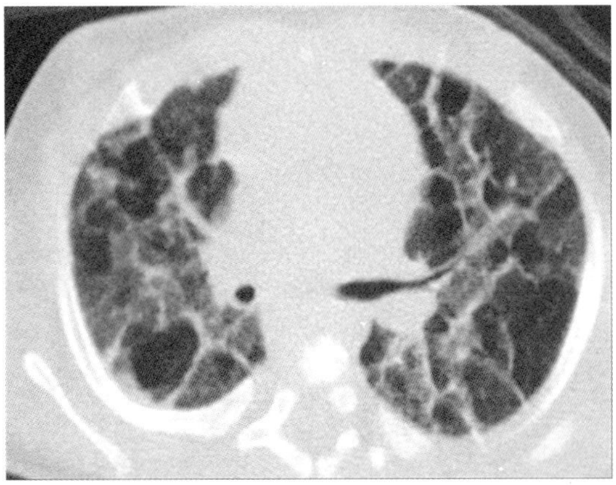

Figura 23.7 DBP. La TC axial de alta resolución realizada en un varón de 3 meses de edad muestra la presencia de múltiples opacidades lineales que representan engrosamiento septal, bandas parenquimatosas, opacidades difusas en vidrio esmerilado (áreas más densas) y áreas dispersas de atrapamiento aéreo (áreas más oscuras).

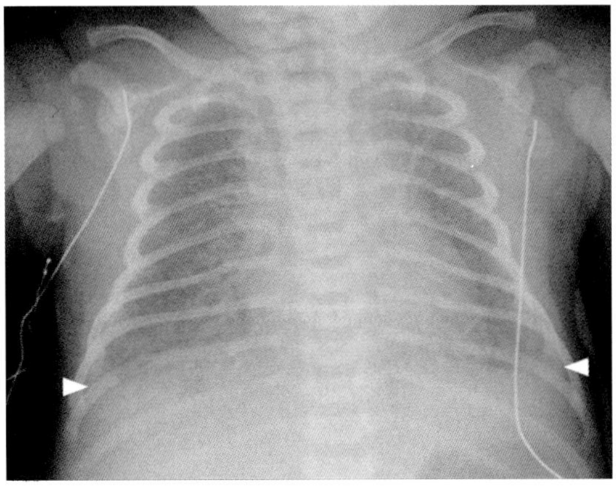

Figura 23.8 TTRN. La radiografía de frente muestra líneas intersticiales prominentes difusas, bilaterales y simétricas, así como pequeños derrames pleurales observados como aplanamiento bilateral del seno costofrénico (*puntas de flecha*). Nótese la ligera hiperinsuflación de los pulmones, así como una leve cardiomegalia.

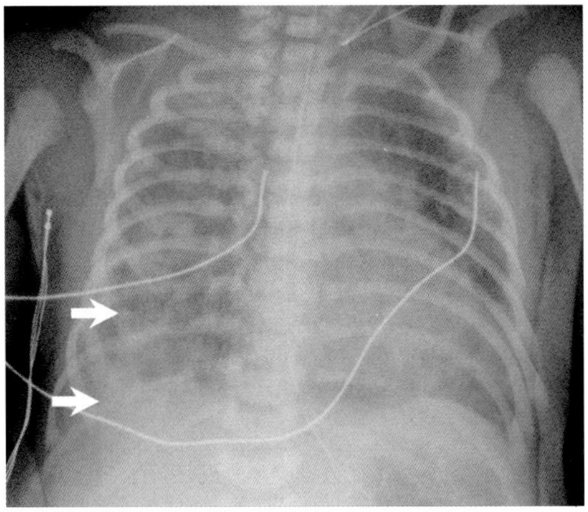

Figura 23.9 Aspiración de meconio. En esta radiografía de tórax, se observan opacidades parcheadas difusas y bilaterales que representan atelectasias y consolidación. La densidad lineal de dirección vertical (*flechas*) que se proyecta sobre el hemitórax derecho y se extiende por debajo del diafragma representa un pliegue cutáneo que imita un neumotórax.

C. Hipertensión pulmonar persistente del recién nacido (HPPRN): la hipertensión pulmonar persistente idiopática genera pulmones hiperlucentes con disminución de la vascularización pulmonar (Figura 23.10).

IX. Otros trastornos respiratorios neonatales:

A. Neumonía neonatal:

1. Los patrones radiográficos de la neumonía neonatal son inespecíficos. Distinguir entre neumonía y TTRN, SDR, edema de pulmón y hemorragia pulmonar puede ser difícil, si no imposible, sin una historia clínica adecuada.
2. Las manifestaciones radiográficas frecuentes son opacidades mixtas del espacio aéreo-intersticiales bilaterales y gruesas o dispersas (Figura 23.11). Por lo general, los pulmones están normalmente aireados y también puede haber derrames pleurales.

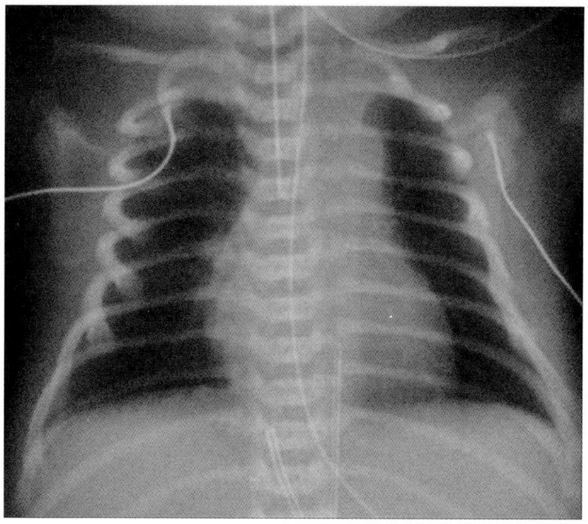

Figura 23.10 HPPRN. La radiografía muestra pulmones hiperlucentes simétricos y disminución de la vascularización pulmonar en un neonato de 1 día de edad.

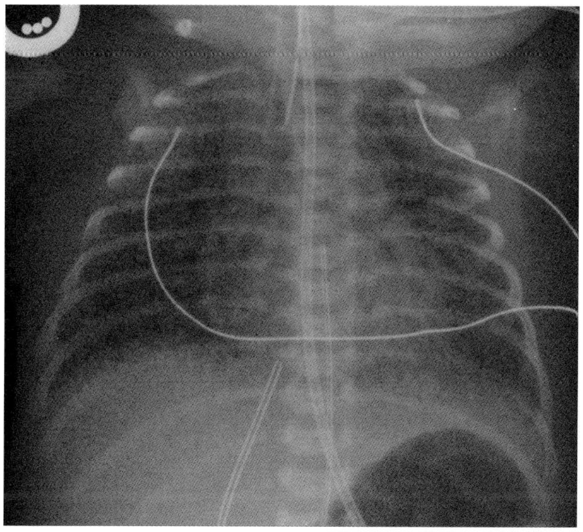

Figura 23.11 Neumonía neonatal. Neonato con neumonía por estreptococo del grupo B. Nótense las opacidades mixtas intersticiales y alveolares difusas y bilaterales. También se observa un engrosamiento de la cisura menor.

3. Las opacidades aéreas aisladas con broncogramas aéreos son infrecuentes en este grupo etario, pero se pueden observar.
4. Se puede utilizar la ecografía para diferenciar una consolidación pulmonar focal de otras opacidades del parénquima pulmonar (Figura 23.12). La ecografía también identifica la presencia de líquido pleural.
5. La TC se puede utilizar en circunstancias específicas para descartar complicaciones infrecuentes, tales como abscesos pulmonares (Figura 23.13) y formación de fístula broncopleural.

B. Atelectasia:
1. La atelectasia puede ser segmentaria, lobar o total. En las radiografías, las atelectasias se observan como áreas de opacificación pulmonar con pérdida de volumen, desplazamiento de las cisuras y desvío mediastinal proporcional a la magnitud del colapso pulmonar (Figura 23.14). Esto es más común cuando el tubo endotraqueal está colocado en una posición inadecuada y luego de la extubación típicamente se resuelve de manera rápida.
2. La rápida resolución distingue a la atelectasia de otras causas de opacificación pulmonar.
3. Una mala técnica radiográfica (imágenes en espiración y con escasa exposición) puede imitar a la atelectasia pulmonar, así como una cardiomegalia (Figura 23.15).
4. Un timo normal puede imitar una atelectasia pulmonar. Se ha utilizado la ecografía para distinguir la atelectasia de un timo normal que simula un lóbulo colapsado (Figura 23.16).

C. Derrame pleural:
1. Los derrames pleurales de gran tamaño se observan como una mayor opacificación del hemitórax ipsilateral con colapso del pulmón adyacente y posible desplazamiento mediastinal hacia el lado contrario (Figura 23.17).
2. Se pueden utilizar radiografías en decúbito lateral para delimitar con mayor precisión la presencia de un derrame pleural sospechado en circunstancias especiales (tales como una localización subpulmonar), pero no permiten caracterizar el líquido pleural (Figura 23.18). Actualmente, se considera que la ecografía es una mejor modalidad

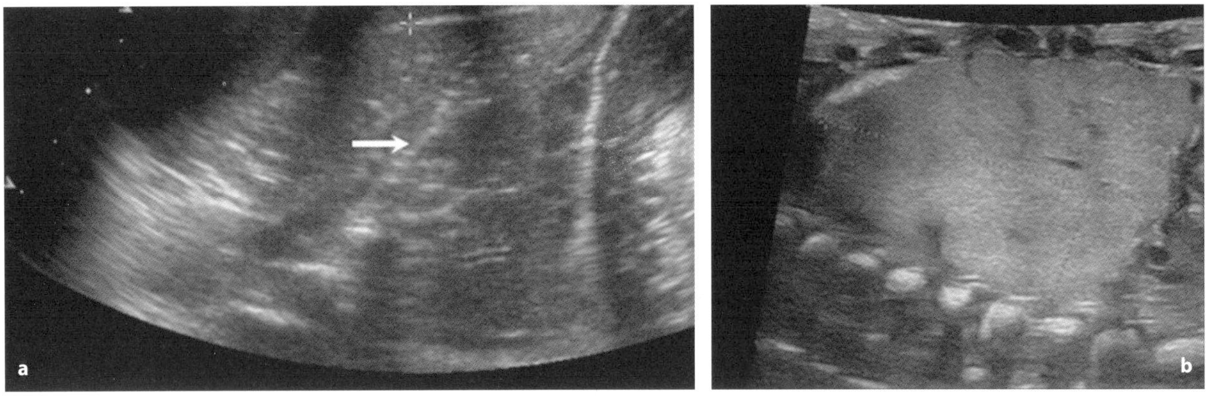

Figura 23.12 Neumonía neonatal. Hallazgos ecográficos. **a** La imagen ecográfica muestra "hepatización" del parénquima pulmonar con broncogramas aéreos (*flecha*). **b** Vista sagital anterior a través del hemitórax izquierdo con un gran tumor ecogénico sólido y homogéneo que representa un secuestro de gran tamaño.

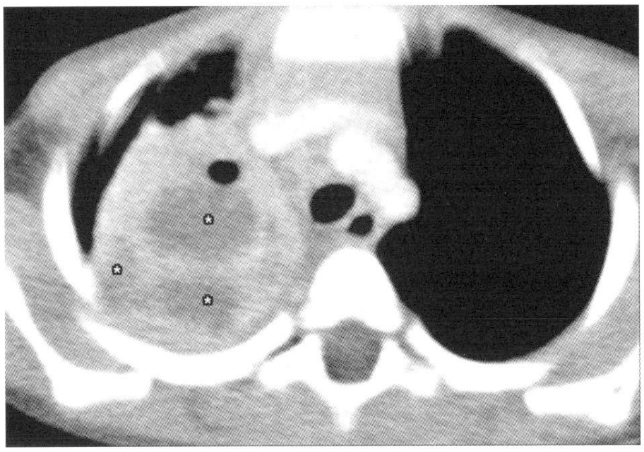

Figura 23.13 Neumonía. Imagen de TC axial realizada luego de la administración de contraste endovenoso. Nótese una opacificación del espacio aéreo del lóbulo superior derecho con áreas sin realce (*asteriscos*) y un nivel aire-líquido que representa una neumonía necrosante.

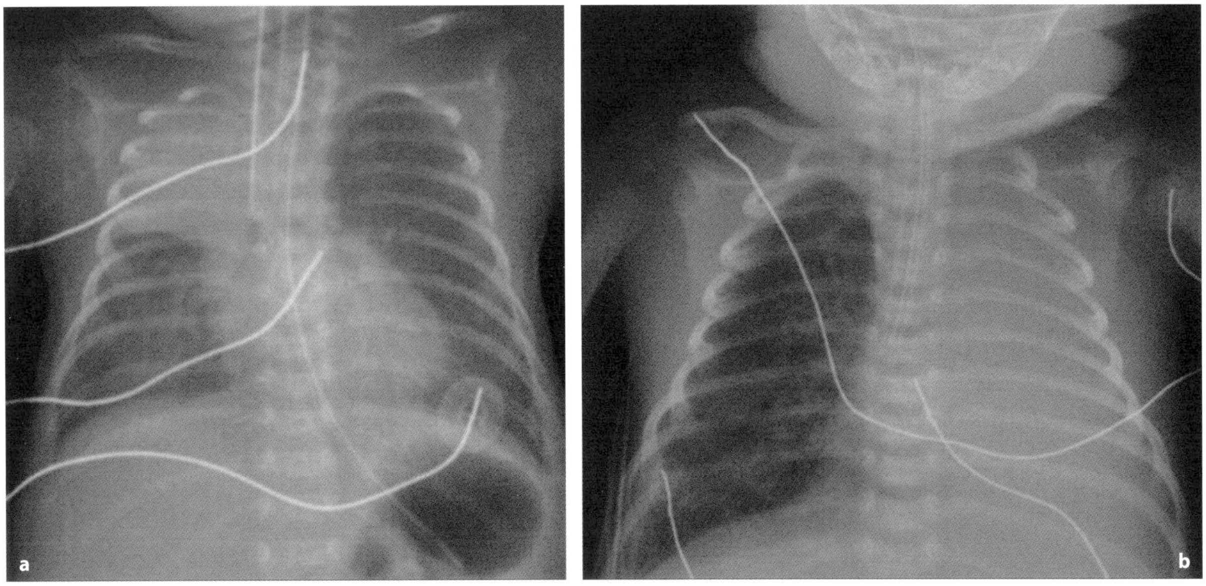

Figura 23.14 Atelectasia. **a** Atelectasia del lóbulo superior derecho. Nótese que la tráquea está ligeramente desviada hacia la derecha y también hay velamiento del mediastino superior derecho. **b** Colapso del pulmón izquierdo con opacificación completa del hemitórax izquierdo y velamiento del borde cardíaco izquierdo y del mediastino superior. Nótese la ubicación de la punta del tubo endotraqueal debajo de la carina.

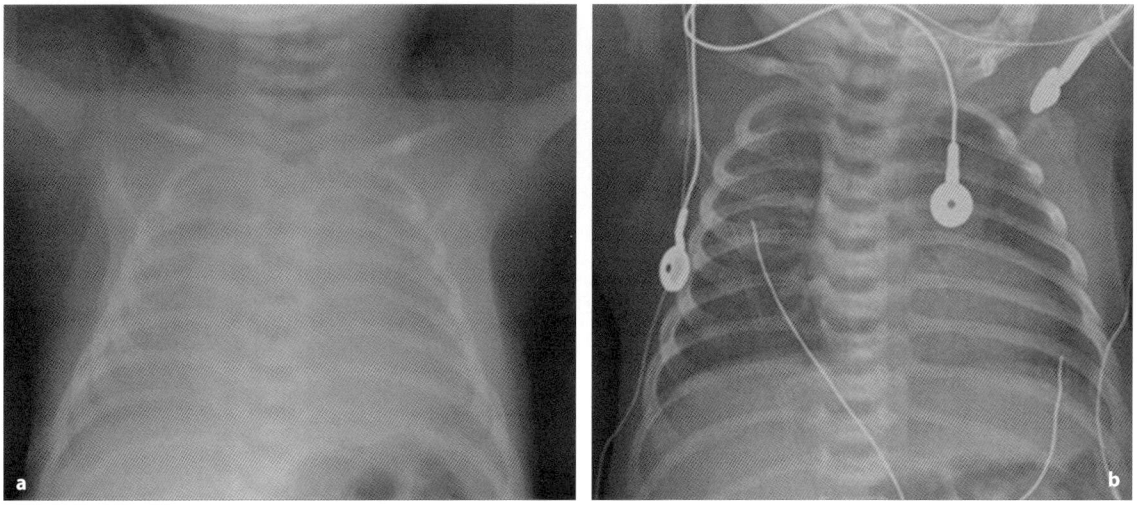

Figura 23.15 a Aspecto de atelectasia bilateral y cardiomegalia como resultado de una placa en espiración y con escasa exposición. **b** Radiografía de seguimiento de corto plazo con técnica radiográfica y magnitud de inspiración adecuadas.

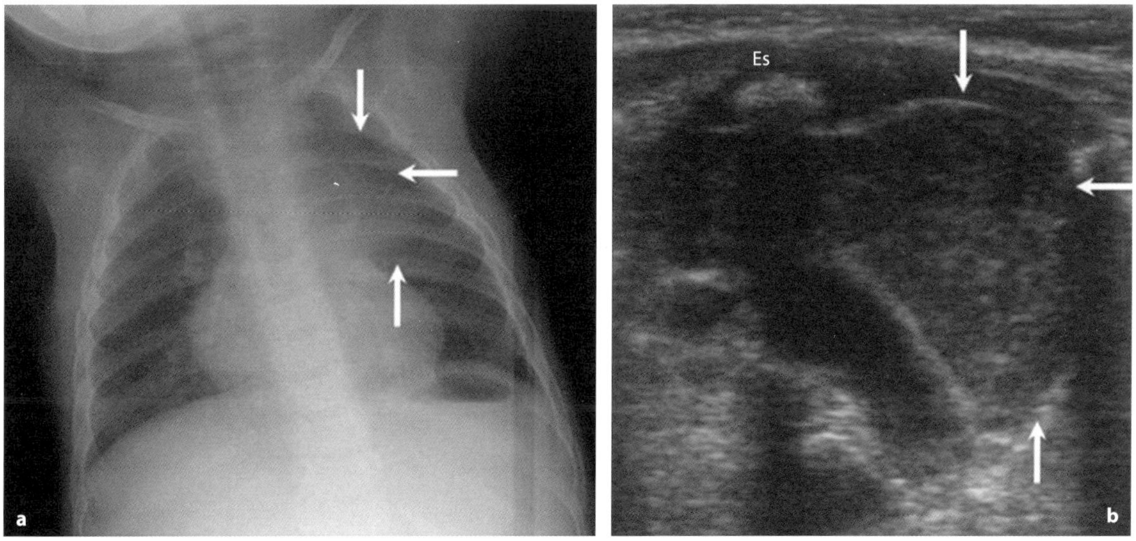

Figura 23.16 Timo normal que imita una atelectasia. **a** La radiografía de tórax muestra una opacidad en el lóbulo superior izquierdo (*flechas*) que simula un colapso pulmonar. **b** La imagen ecográfica transversal al nivel del mediastino superior muestra que el área de opacidad pulmonar observada en la radiografía corresponde a un timo normal. Es: esternón. En la ecografía, el timo tiene una ecoestructura homogénea y relativamente hipoecoica con líneas ecogénicas internas.

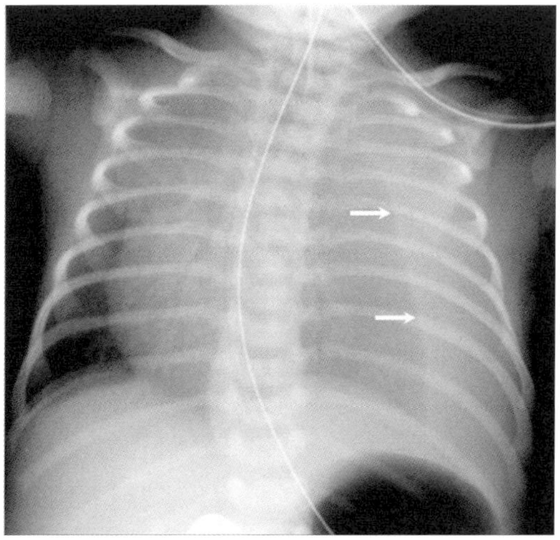

Figura 23.17 Neonato con un gran derrame pleural del lado izquierdo. La radiografía de tórax en decúbito supino muestra una opacidad difusa del pulmón izquierdo con un derrame pleural izquierdo moderado (*flechas*). Nótese el desplazamiento mediastinal hacia el lado contrario y la atelectasia compresiva del lóbulo superior derecho.

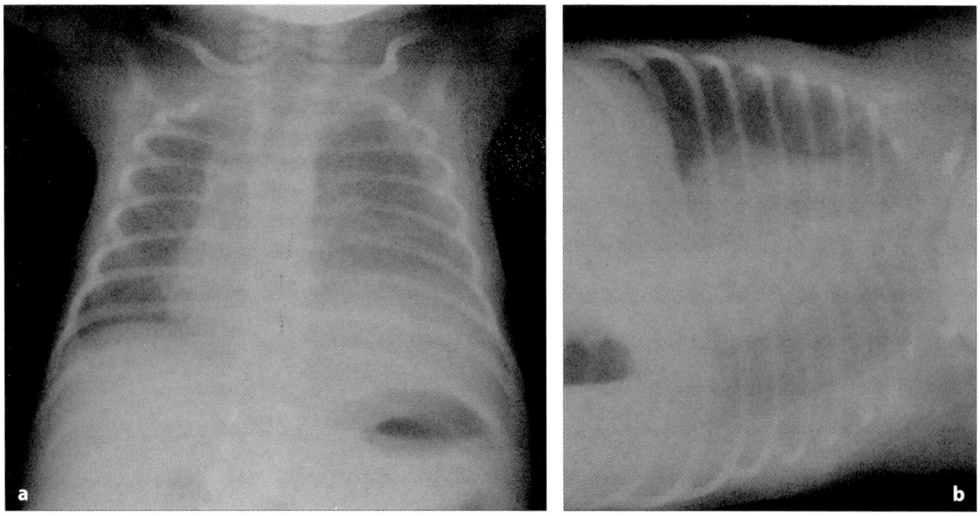

Figura 23.18 Derrame pleural. La vista en decúbito supino (**a**) muestra un pulmón izquierdo escasamente insuflado con engrosamiento pleural lateral izquierdo, desplazamiento mediastinal hacia el lado contrario y aspecto de elevación del diafragma homolateral (nótese la mayor distancia entre la burbuja de aire gástrico y el "seudodiafragma") causado por un gran derrame pleural predominantemente subpulmonar. La radiografía en decúbito lateral izquierdo (**b**) delimita mejor la presencia de un derrame pleural izquierdo.

de diagnóstico por imágenes para detectar derrame pleural y debe sustituir, cuando sea posible, a las radiografías en decúbito lateral.

3. Las radiografías en decúbito supino subestiman la magnitud del derrame pleural; los derrames pequeños pueden ser discretos en las radiografías en decúbito supino. El aumento de la densidad pulmonar, el borramiento del diafragma y del contorno cardíaco, el engrosamiento de las cisuras y el velamiento del ángulo costofrénico son hallazgos típicos. Se puede utilizar la ecografía para detectar, cuantificar y caracterizar mejor los derrames pleurales (Figura 23.19).
4. En los derrames pleurales complejos se observa líquido pleural ecogénico y tabiques (Figura 23.20).

D. Escapes de aire:
 1. Neumotórax:
  a. El aspecto en las imágenes depende del tamaño, la ubicación y la proyección.
  b. En las radiografías de tórax en decúbito supino, los neumotórax se observan típicamente como espacios radiolúcidos sin trama vascular asociada (Figura 23.21).
  c. Los neumotórax pequeños pueden ser sutiles en las proyecciones en decúbito supino, ya que el aire se acumula en la región anterior, lo que crea una mayor nitidez del borde mediastinal y un pulmón hiperlucente y un ocasional desplazamiento mediastinal leve (Figura 23.22 a). El neumotórax medial puede ser difícil de diferenciar de un neumomediastino.

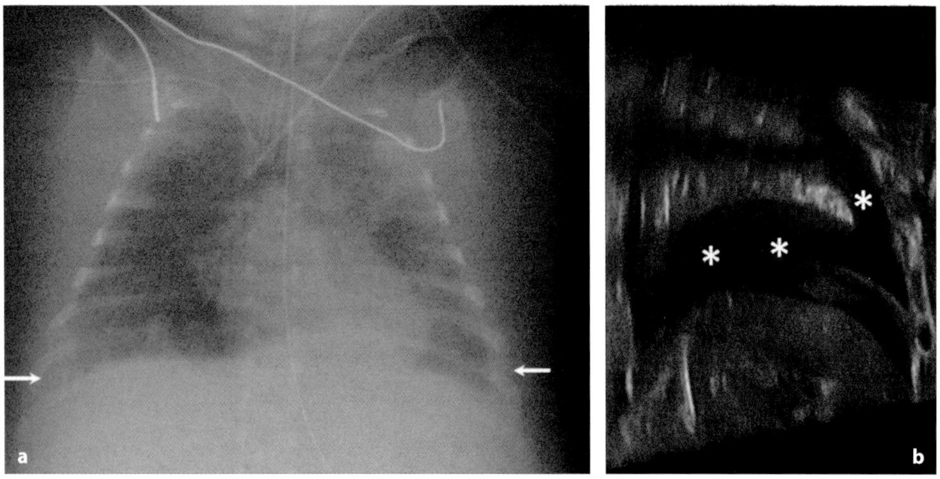

Figura 23.19 Derrame pleural. **a** La radiografía de tórax en decúbito supino muestra opacidad pulmonar bilateral difusa y aplanamiento costofrénico bilateral (*flechas*). **b** La ecografía de tórax realizada pocos minutos después de la radiografía de tórax muestra una gran cantidad de líquido pleural anecoico (*asteriscos*) que rodean al pulmón atelectásico.

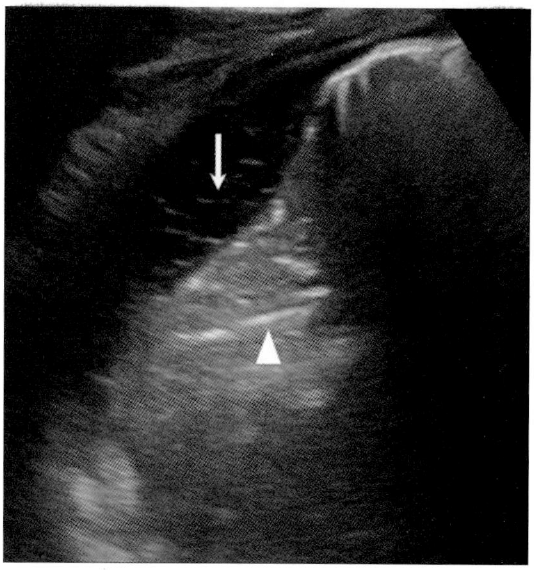

Figura 23.20 Derrame pleural. La imagen ecográfica muestra un derrame pleural con múltiples tabiques delgados internos (*flecha*) que representan bandas de fibrina en un paciente con empiema. Nótese la "hepatización" del pulmón subyacente con presencia de broncogramas aéreos.

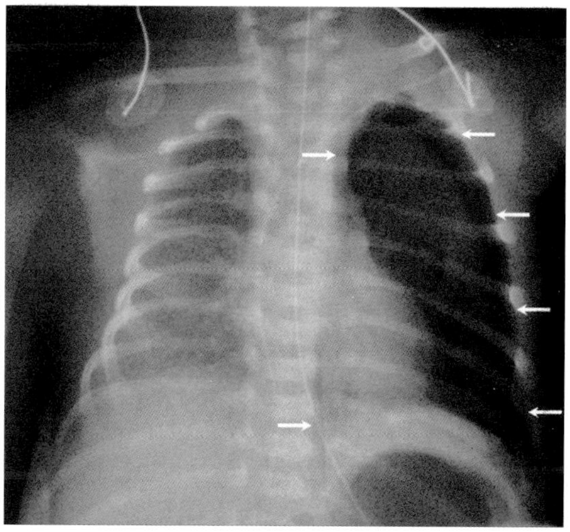

Figura 23.21 Neumotórax. Proyección en posición supina del tórax en un paciente con neumotórax izquierdo (*flechas*). El hemitórax izquierdo se observa hiperlucente en comparación con el lado contralateral. Nótese la presencia de opacidades granulares difusas y bilaterales y broncogramas aéreos y un CVCP en la extremidad superior izquierda que se extiende hacia la VCI.

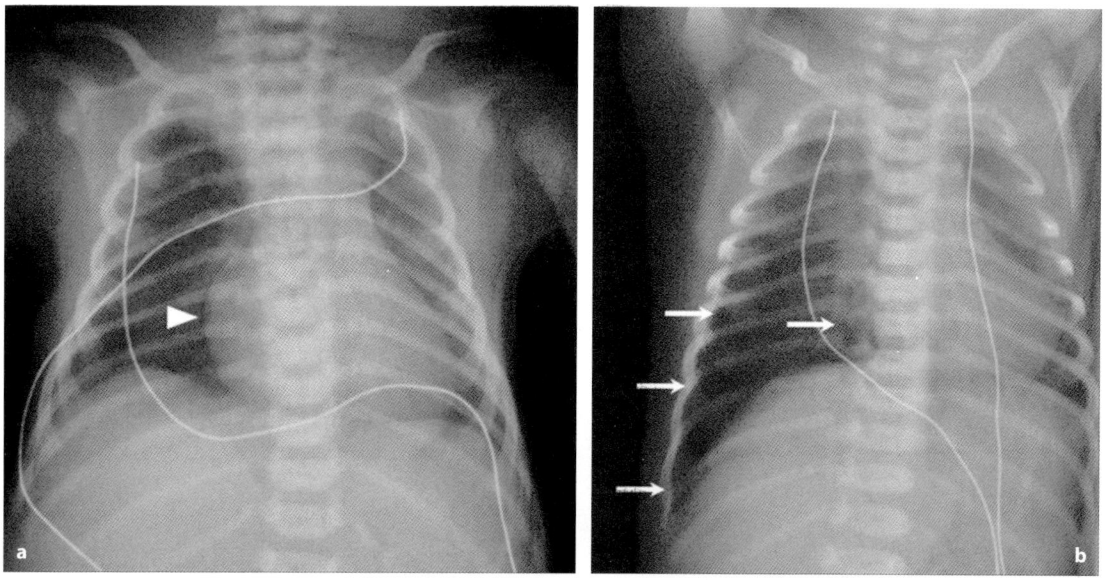

Figura 23.22 Neumotórax. **a** Vista supina del tórax en un paciente con neumotórax derecho. El hemitórax derecho se observa hiperlucente y existe una mayor agudeza del borde cardíaco derecho (*puntas de flecha*). **b** La proyección en decúbito lateral izquierdo en el mismo paciente delimita mejor la presencia de un neumotórax (*flechas*).

d. Las vistas en decúbito pueden ser útiles en algunas circunstancias y se las prefiere respecto de las vistas laterales tangenciales, que no distinguen el lado y están limitadas por estructuras superpuestas (*v.* Figura 23.22 b).
e. Los pliegues cutáneos normales pueden imitar un neumotórax. Estos pliegues habitualmente se extienden más allá del borde pulmonar (*v.* Figura 23.9).
f. Los neumotórax a tensión se observan como pulmones hiperlucentes con colapso pulmonar y desplazamiento mediastinal (Figura 23.23).

2. Neumomediastino:
   a. Las colecciones de aire mediastinal suelen presentarse como resultado de la hiperventilación, habitualmente son asintomáticos y casi nunca requieren intervención.
   b. El neumomediastino ubicado en situación anterior por lo general resalta, delimita o desplaza el timo (signo de la "vela") (Figura 23.24).
   c. El neumomediastino neonatal raramente penetra en los tejidos subcutáneos del cuello y casi nunca en el abdomen. Cuando esto sucede, por lo general, se da en el contexto de la ventilación mecánica.
3. Enfisema intersticial pulmonar (EIP):
   a. En la radiografía, el EIP se observa como zonas radiolúcidas lineales y quísticas que se proyectan desde el hilio hacia la periferia pulmonar (Figura 23.25).

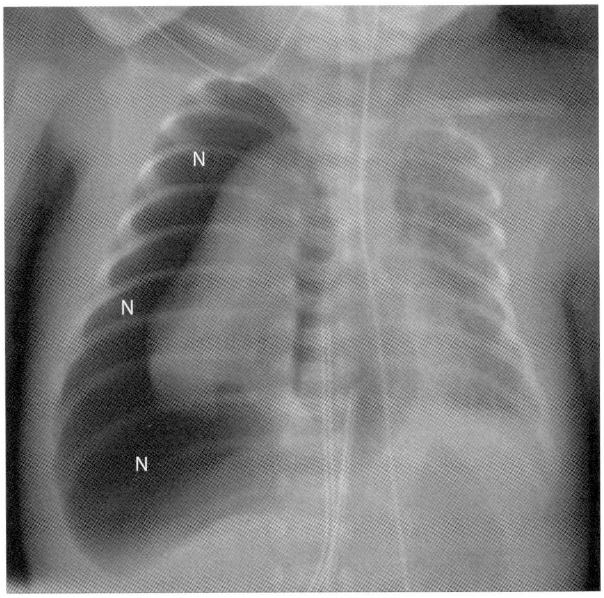

Figura 23.23 Neumotórax. Nótese la presencia de un neumotórax a tensión derecho (N), que causa colapso pulmonar, inversión del diafragma derecho y desplazamiento mediastinal hacia la izquierda.

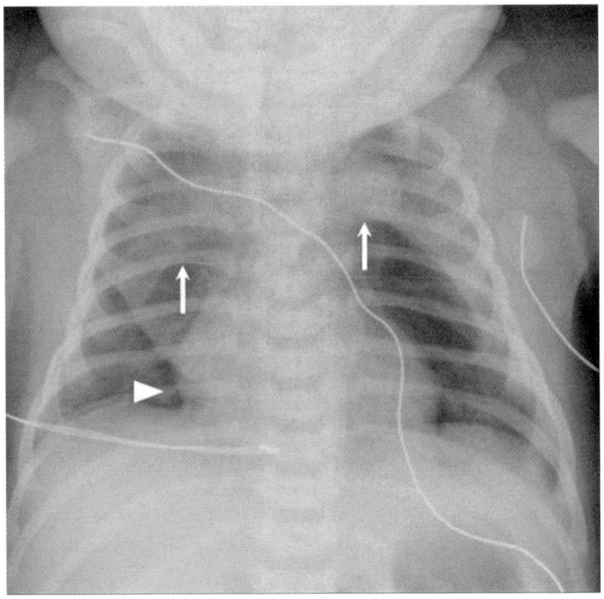

Figura 23.24 Neumomediastino. El aire en el mediastino desplaza al timo (signo de la "vela") en sentido superior (*flechas blancas*). Existe un neumotórax derecho asociado (*punta de flecha*).

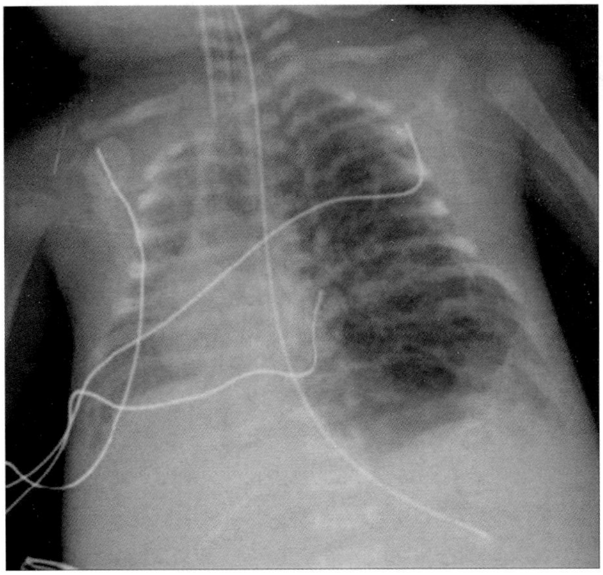

Figura 23.25 EIP. Se identifican múltiples zonas radiolúcidas lineales y quísticas en todo el pulmón izquierdo. Nótese la expansión excesiva del pulmón izquierdo con aplanamiento del diafragma y desplazamiento del mediastino hacia la derecha.

b. Puede ser localizado, unilateral o bilateral. Puede causar un efecto de masa y un desplazamiento mediastinal significativos. El EIP localizado puede imitar una MCVAP (malformación congénita de la vía aérea pulmonar) y se puede utilizar la TC para distinguir entre estas dos entidades (Figura 23.26). La revisión minuciosa de radiografías previas e imágenes prenatales puede ser la única manera de distinguir una MCVAP de un EIP.

4. Neumopericardio. El neumopericardio se reconoce por la presencia de una radiolucidez curvilínea que rodea completamente al corazón, y que se amolda al saco pericárdico (Figura 23.27).

E. Anomalías cardiovasculares congénitas:

1. Radiografía de tórax:

a. Un índice cardiotorácico (relación entre el diámetro transversal del corazón y el máximo diámetro interno del tórax) mayor de 60% sugiere una cardiomegalia (Figura 23.28 a); las proyecciones laterales también ayudan a evaluar el tamaño del corazón (*v.* Figura 23.28 b). A partir de la radiografía, la determinación de cuál cámara está aumentada de tamaño, por lo general, no es muy útil.

b. Las radiografías en espiración pueden simular una cardiomegalia (*v.* Figura 23.15 a).

c. Un timo normal se puede extender en sentido inferior y puede imitar una cardiomegalia (Figura 23.29).

d. El arco aórtico puede estar disimulado por el timo, pero la aorta descendente, por lo general, es visible (*v.* Figura 23.29). La evaluación del arco aórtico puede ser indicada por la posición de la tráquea, ligeramente desviada hacia la derecha en caso de arco aórtico izquierdo.

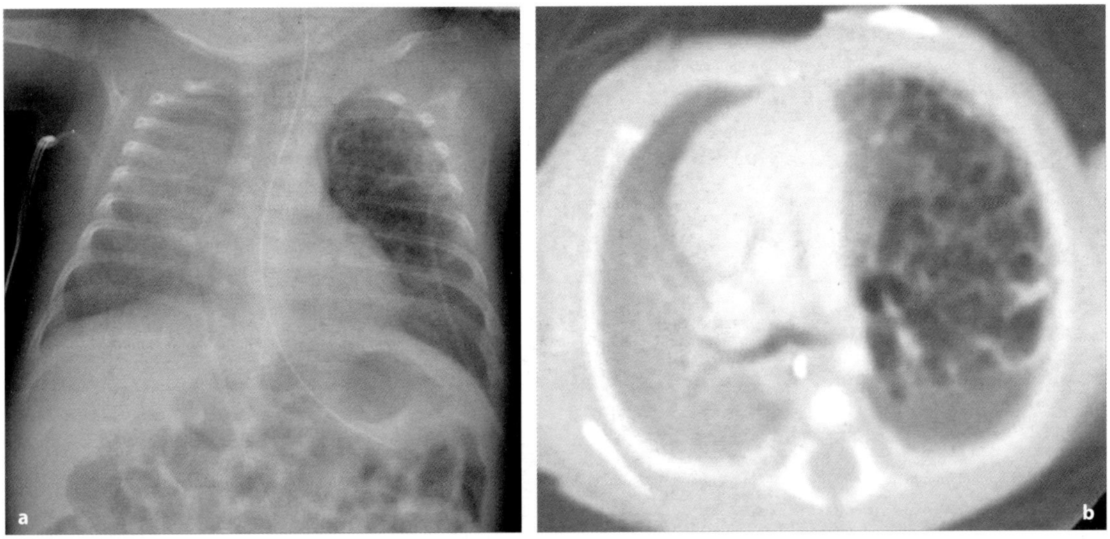

Figura 23.26 EIP. La radiografía de tórax (**a**) y la TC axial (**b**) muestran la presencia de un EIP localizado en el lóbulo superior izquierdo observado como múltiples zonas radiolúcidas lineales y quísticas, que pueden imitar una MCVAP.

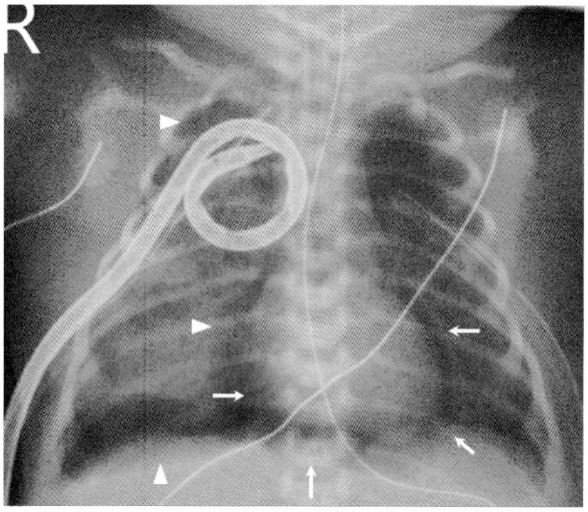

Figura 23.27 Neumopericardio. El corazón está completamente rodeado por aire (*flechas blancas*). Nótese la presencia de un neumotórax del lado derecho asociado (*puntas de flecha*).

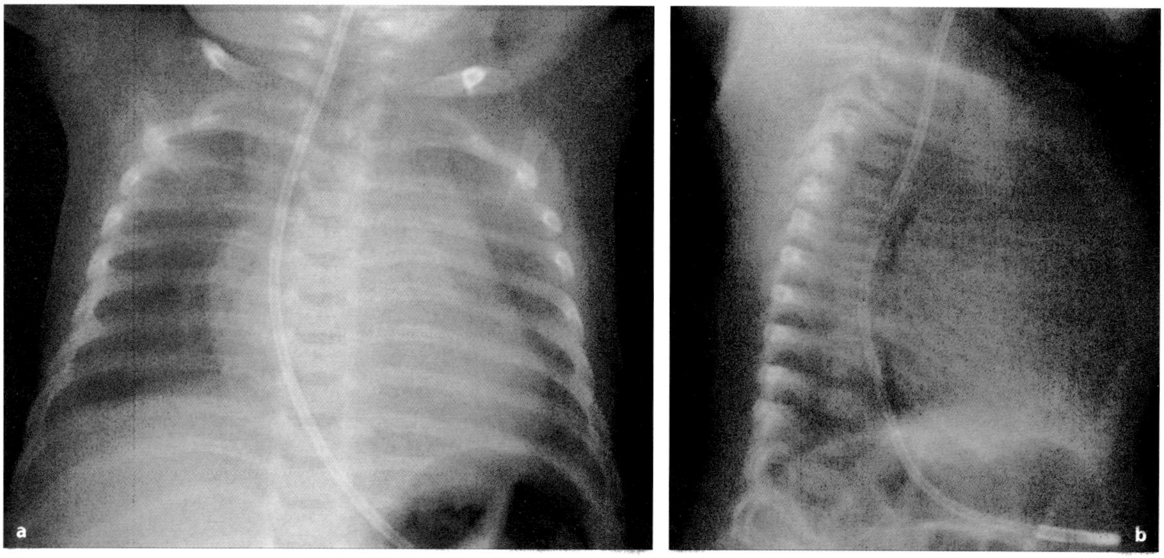

Figura 23.28 Las radiografías de tórax frontal (**a**) y lateral (**b**) muestran cardiomegalia. Nótese en la vista lateral el desplazamiento del esófago en sentido posterior causado por un corazón aumentado de tamaño, que se extiende hasta el nivel de la columna vertebral.

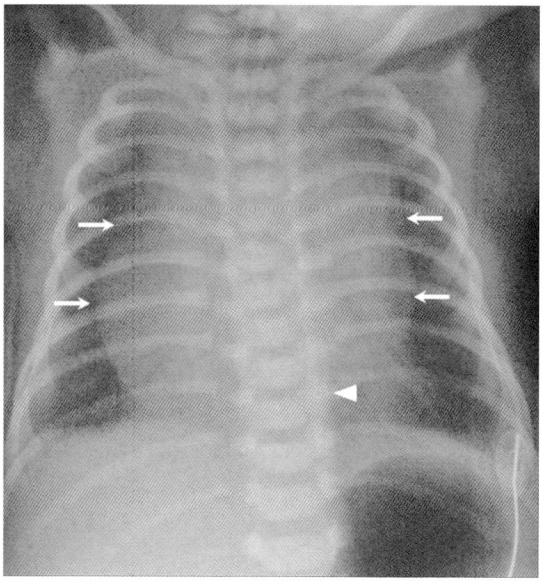

Figura 23.29 Timo que simula una cardiomegalia. El corazón y el mediastino se aprecian ensanchados como resultado de la presencia de un timo prominente. Nótese el aspecto ondulado de la cara lateral del timo secundario a las impresiones causadas por las costillas (*flechas blancas*). Se indica la aorta descendente (*puntas de flecha*).

e. Los *shunts* de izquierda a derecha mayores de 2:1 habitualmente causan incremento de la vascularización pulmonar (Figura 23.30 a) y las anomalías cardíacas congénitas, tales como la anomalía total del retorno venoso (ATRV) y el corazón triauricular (*cor triatriatum*) pueden causar edema intersticial difuso con un tamaño cardíaco normal (*v.* Figura 23.30 b). Los cambios radiográficos pueden no ser evidentes en la primera semana de vida.
f. Además, se debe evaluar la presencia de anomalías esqueléticas, la posición del corazón, la posición de la tráquea y el *situs* abdominal.
2. Esofagograma. Se puede realizar un esofagograma cuando se sospecha una anomalía vascular que genera una compresión de la vía aérea (Figura 23.31).

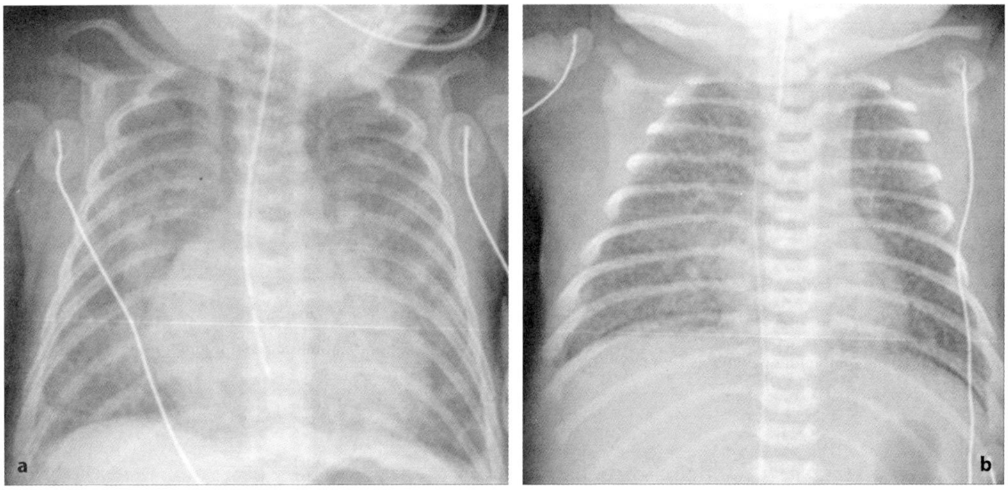

Figura 23.30 Aumento del flujo vascular. **a** Neonato con comunicación interventricular. La radiografía de tórax muestra cardiomegalia y aumento del flujo vascular. Nótese que la punta de la sonda nasogástrica está mal ubicada en el esófago distal. **b** Radiografía de tórax en un neonato con retorno venoso pulmonar anómalo total y edema intersticial. El corazón no está aumentado de tamaño. Los vasos pulmonares bilaterales están mal definidos, lo que representa una congestión venosa. Se observan marcas intersticiales prominentes y bilaterales que sugieren edema. Se detecta un pequeño derrame pleural derecho asociado.

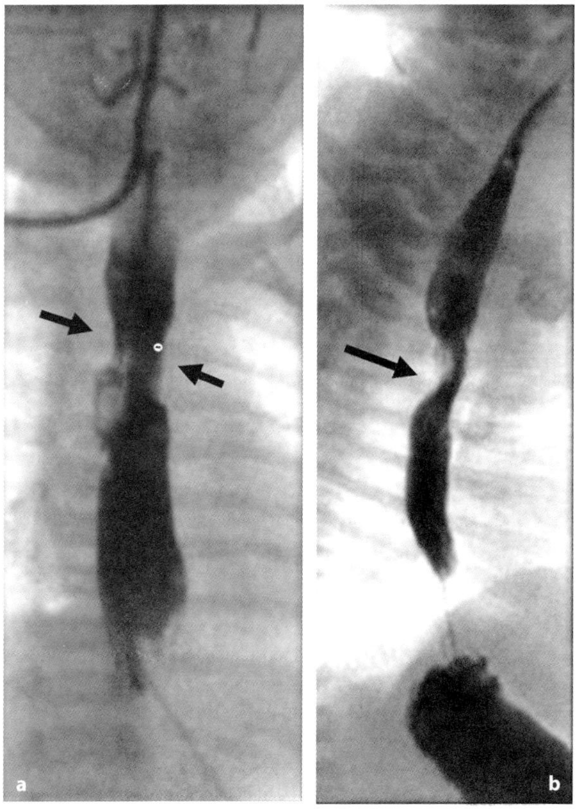

Figura 23.31 Arco aórtico doble. Las vistas AP (**a**) y lateral (**b**) de un esofagograma muestran compresiones extrínsecas (*flechas*) posteriores y a ambos lados del esófago causadas por un arco aórtico doble.

3. TC y RM:
    a. La ecocardiografía sigue siendo la modalidad de imagen primaria para las anomalías cardiovasculares en neonatos.
    b. La RM y la TC son modalidades imagenológicas excelentes que permiten una evaluación prequirúrgica y posquirúrgica de las anomalías vasculares, así como cardíacas complejas. La TC y la RM son especialmente útiles para determinar el calibre y la permeabilidad de vasos pequeños o *shunts* quirúrgicos (Figura 23.32). Además, la RM permite la evaluación dinámica de la función cardíaca.

F. Anomalías del desarrollo pulmonar:

1. Malformación congénita de la vía aérea pulmonar (MCVAP):
    a. Previamente se la denominaba malformación adenomatoidea quística congénita (MAQC).
    b. La MCVAP representa la malformación pulmonar más frecuente debida a una proliferación hamartomatosa de los bronquiolos terminales. El aspecto de las imágenes es variable y depende del tamaño y la composición de la lesión. Las lesiones son habitualmente quísticas, pero pueden tener una composición sólida o mixta (Figura 23.33 a). La mayoría de las MCVAP son solitarias, sin predilección lobar y pueden estar afectados múltiples lóbulos por una lesión.
    c. La TC se utiliza principalmente para evaluar el tamaño y la ubicación y, por lo general, se realiza con administración de contraste endovenoso para evaluar la anatomía vascular (*v.* Figura 23.33 b).
    d. Habitualmente, se diagnostica con la ecografía prenatal. También se puede realizar una RM prenatal o posnatal para evaluar la anatomía y la extensión.
2. Secuestro pulmonar:
    a. El secuestro pulmonar representa un área de pulmón displásico no funcional con una irrigación arterial sistémica que típicamente proviene de la aorta. La ubicación más frecuente es el lóbulo inferior izquierdo, seguido por el lóbulo inferior derecho. La mayoría de los secuestros neonatales son extralobares y tienen su propia pleura y retorno venoso sistémico. Los secuestros intralobares tienen un drenaje venoso pulmonar y están incluidos dentro de la pleura del lado afectado. Las malformaciones gastrointestinales asociadas son frecuentes en casos de secuestro extralobar.
    b. En la radiografía convencional, los secuestros se observan como tumores focales densos y persistentes (Figura 23.34 a).
    c. La exploración prequirúrgica con TC, RM y ecografía se realiza para evaluar la extensión e identificar la irrigación vascular sistémica, que se origina debajo del diafragma en el 20% de los casos (*v.* Figura 23.34 b).
    d. El secuestro pulmonar puede presentarse junto con una MCVAP ("lesiones híbridas"), anomalías cardíacas, diafragmáticas, esqueléticas y de otro tipo.
    e. Además, por lo general, se lo diagnostica mediante la ecografía prenatal. La RM fetal también permite la evaluación de la anatomía y la extensión (Figura 23.35).
3. Hiperinsuflación lobar congénita:
    a. Previamente denominada enfisema lobar congénito (ELC). Habitualmente, se manifiesta como resultado de una obstrucción bronquial con un mecanismo de válvula que ocasiona la hiperinsuflación de un lóbulo.
    b. Inicialmente, tras el nacimiento, el lóbulo sobredistendido está lleno de líquido y puede ser radioopaco (Figura 23.36 a). Más tarde, el aspecto típico es el de un pulmón sobredistendido, el cual, según el tamaño, puede causar atelectasia adyacente y desplazamiento del mediastino hacia el lado contralateral (Figura 23.37 a).

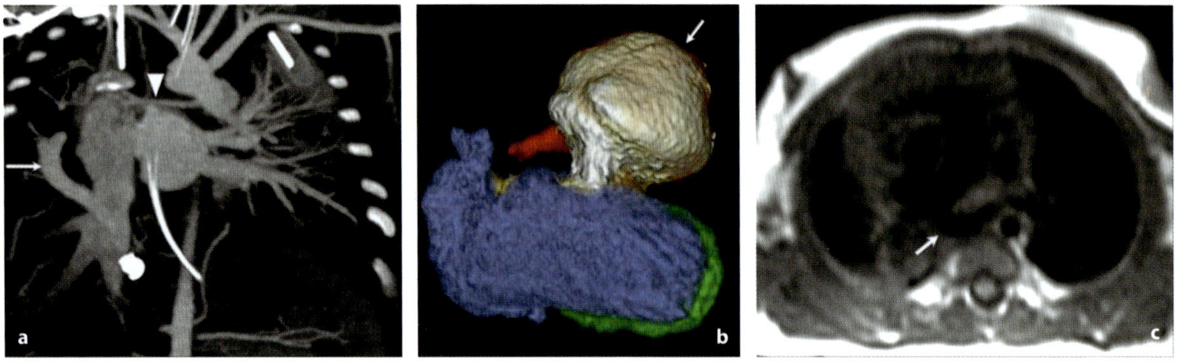

Figura 23.32 Anomalías cardiovasculares congénitas. **a** Angiotomografía coronal en un paciente con síndrome de la cimitarra. Vena pulmonar anómala que drena en la VCI infradiafragmática (*flecha*) y arteria pulmonar derecha hipoplásica (*punta de flecha*). **b** La reconstrucción de una angiotomografía tridimensional en un paciente con antecedentes de tetralogía de Fallot posreparación muestra un gran aneurisma del conducto ventricular posquirúrgico (*flecha*). **c** La imagen de RM axial ponderada en T1 en un neonato con anillo incompleto (*sling*) pulmonar muestra una arteria pulmonar izquierda aberrante (*flecha*) que emerge del lado derecho y rodea a la tráquea y al esófago.

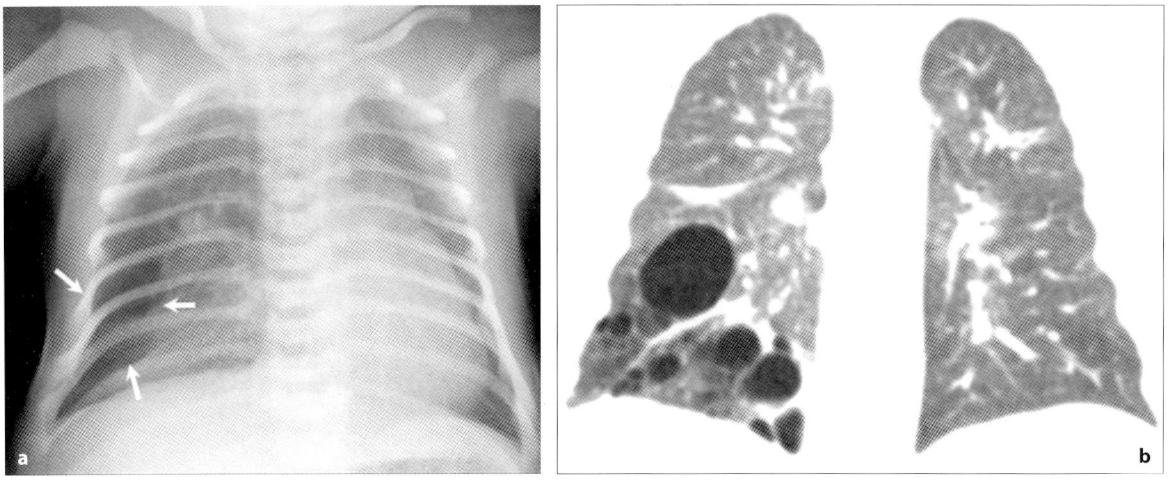

Figura 23.33 MCVAP. **a** La radiografía de tórax muestra una gran opacidad densa en el lóbulo inferior derecho con una lesión multiquística asociada (*flechas*). **b** La imagen de TC coronal muestra múltiples lesiones quísticas llenas de aire bien definidas (*flechas*) que afectan a los lóbulos medio e inferior.

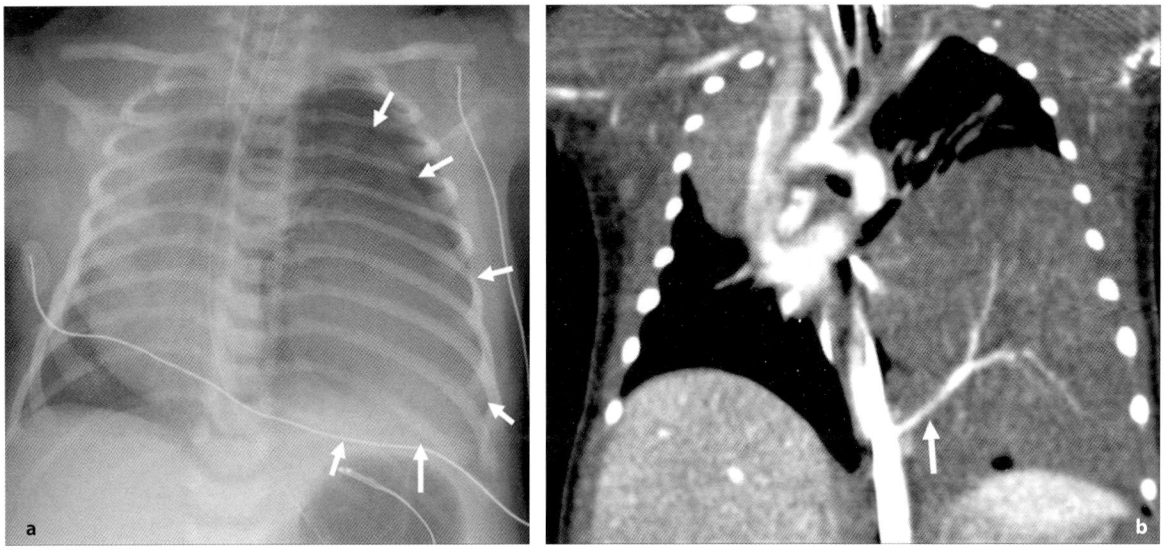

Figura 23.34 Secuestro pulmonar. **a** La radiografía de tórax muestra una opacidad bien definida en el pulmón izquierdo (*flechas*) y desplazamiento mediastinal significativo hacia la derecha. **b** La imagen de TC coronal muestra un gran tumor sólido en el lóbulo inferior izquierdo y un vaso de irrigación (*flecha*) que proviene de la aorta.

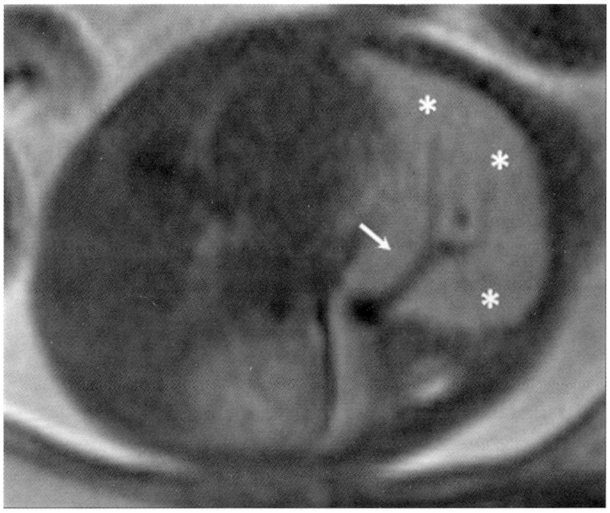

Figura 23.35 Secuestro pulmonar. RM realizada en la etapa prenatal en el mismo paciente que en la Figura 23.34. La imagen axial ponderada en T2 muestra un gran tumor en el lóbulo inferior izquierdo (*puntas de flecha*) y un vaso de perfusión que emerge de la aorta torácica (*flecha*).

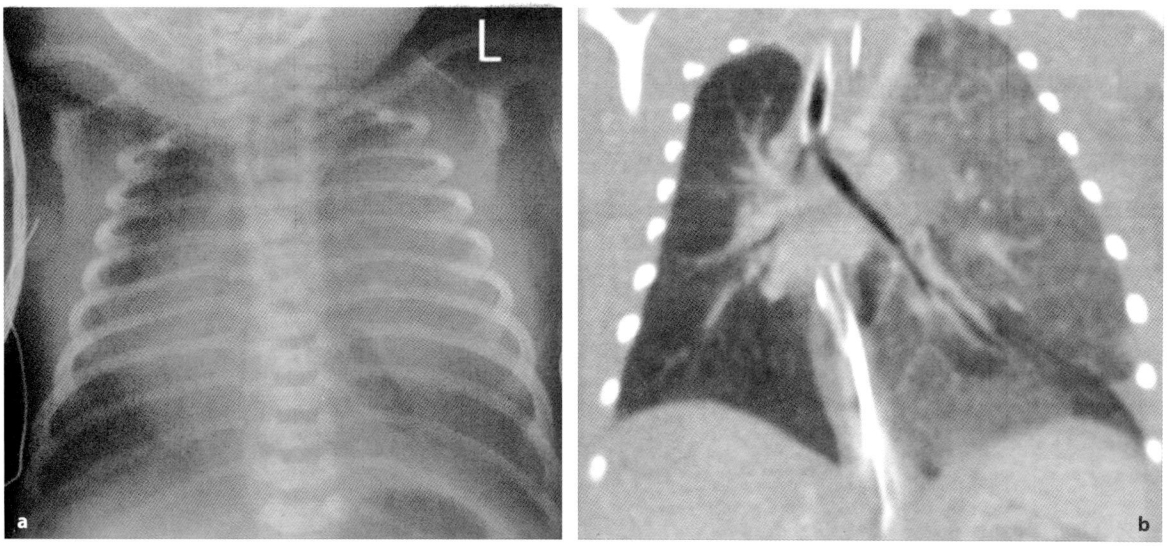

Figura 23.36 Hiperinsuflación lobar congénita asociada a atresia bronquial. **a** La radiografía de tórax muestra una opacidad superior izquierda mal definida y desplazamiento significativo del mediastino hacia la derecha. **b** La imagen de TC coronal muestra una opacidad con densidad de vidrio esmerilado en el lóbulo superior izquierdo secundaria a retención hídrica.

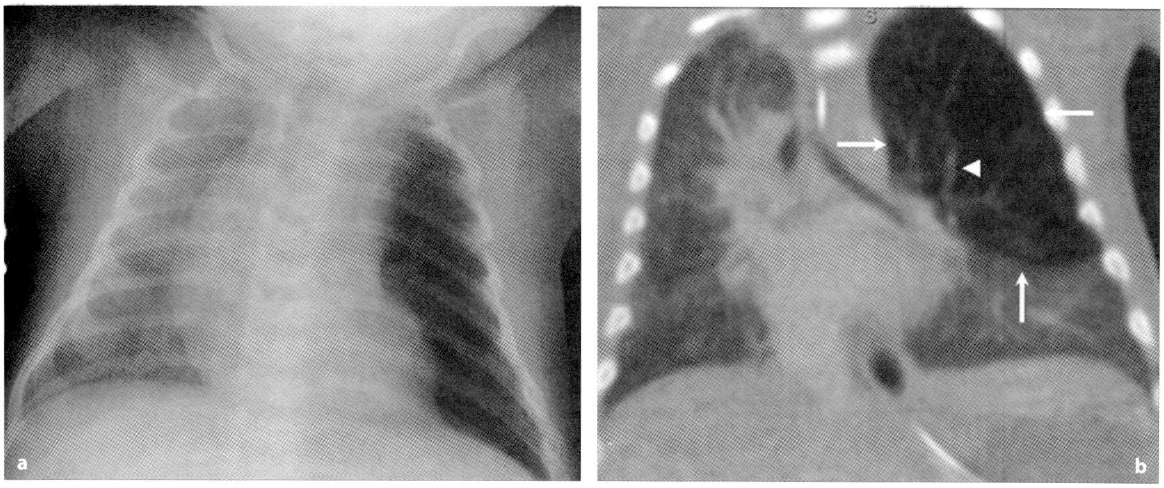

Figura 23.37 Hiperinsuflación lobar congénita. **a** La radiografía de tórax muestra radiolucidez del lóbulo superior izquierdo con desplazamiento del mediastino hacia el lado contralateral y atelectasia por compresión del pulmón derecho. **b** Imagen de TC coronal en el mismo paciente. Marcada hiperinsuflación del lóbulo superior izquierdo (*flechas*) con desplazamiento significativo del mediastino y atelectasia del pulmón derecho. Nótese que la vascularización (*punta de flecha*) en el lóbulo afectado está atenuada.

c. Se puede realizar una TC para la evaluación prequirúrgica y así determinar mejor la anatomía (Figuras 23.36 a y 23.37 b).

G. Hernia diafragmática congénita (HDC):

1. Las hernias diafragmáticas congénitas frecuentemente se diagnostican con la ecografía prenatal.
2. Hoy en día la RM cumple un papel importante en el tratamiento prequirúrgico y neonatal inicial. La RM caracteriza las estructuras herniadas, cuantifica el grado de hipoplasia pulmonar y detecta la presencia de anomalías asociadas (Figura 23.38).
3. En las radiografías iniciales, los contenidos abdominales herniados se observan como un tumor radioopaco, más frecuente del lado izquierdo, con hipoplasia del pulmón homolateral y un desplazamiento del mediastino hacia el lado contrario. Durante las horas siguientes al parto, el aire llena las asas intestinales herniadas, lo que genera el típico aspecto de múltiples zonas radiolúcidas en el tórax (Figura 23.39).
4. Tras la corrección quirúrgica, el neumotórax *ex vacuo* es un hallazgo frecuente.

H. Atresia esofágica, fístula traqueoesofágica, anomalías del árbol traqueobronquial:

1. El enrollamiento de una sonda gástrica en el esófago proximal en el contexto clínico adecuado sugiere la presencia de atresia esofágica. La presencia de gas abdominal sugiere la presencia de una fístula traqueoesofágica distal

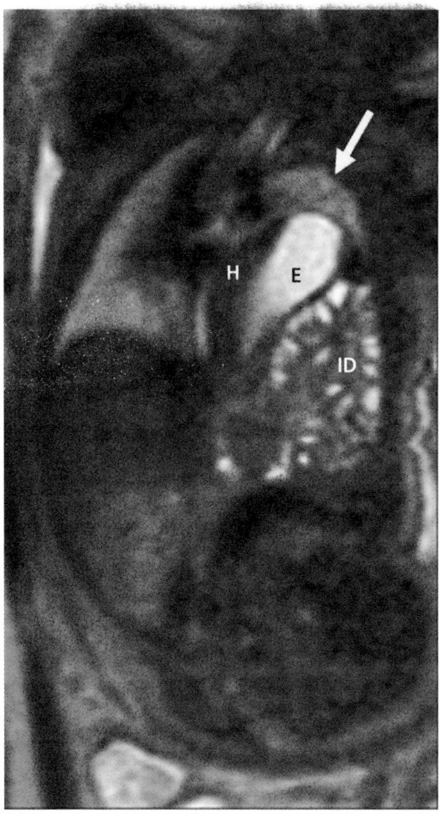

Figura 23.38 Hernia diafragmática congénita del lado izquierdo. La imagen de RM fetal ponderada en T2 muestra herniación de parte del lóbulo hepático (H) izquierdo, del estómago (E) y de intestino delgado (ID) hacia el tórax. Nótese la presencia de un pulmón izquierdo hipoplásico (*flecha*).

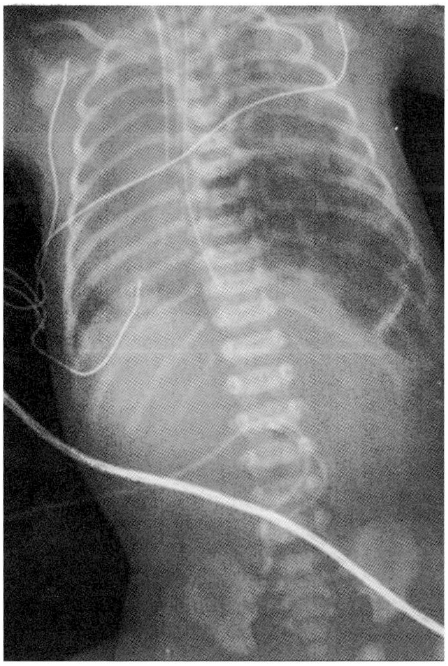

Figura 23.39 HDC del lado izquierdo. La radiografía de tórax y abdomen muestra la ausencia de gas abdominal y múltiples asas intestinales llenas de aire que ocupan el hemitórax izquierdo. El mediastino está desplazado hacia la derecha. Nótese la punta de la sonda nasogástrica en el esófago distal y la intubación selectiva del bronquio derecho.

asociada (Figura 23.40). Las anomalías cardíacas, renales, vertebrales, anales y en los huesos de las extremidades son hallazgos asociados frecuentes.

2. Se pueden realizar estudios con contraste en casos dudosos, en el diagnóstico diferencial de perforación faríngea, cuando se sospecha una fístula traqueoesofágica proximal o una fístula traqueoesofágica sin atresia y para la evaluación posquirúrgica (Figura 23.41).
3. La presencia de hiperinsuflación pulmonar simétrica en un paciente con dificultad respiratoria aguda y grave, ausencia de llanto audible e imposibilidad de realizar una intubación endotraqueal sugiere el diagnóstico de atresia traqueal (Figura 23.42 a y b).

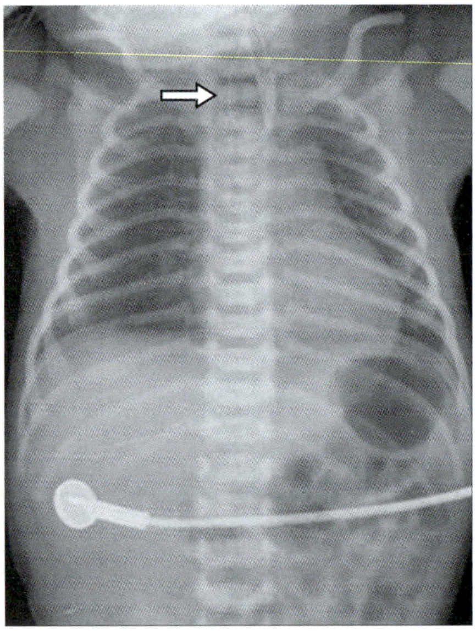

Figura 23.40 Atresia esofágica y fístula traqueoesofágica inferior. La radiografía de tórax y abdomen superior muestra una sonda nasogástrica (*flecha*) en la porción superior del esófago. La presencia de gas abdominal determina la presencia de una fístula traqueoesofágica distal.

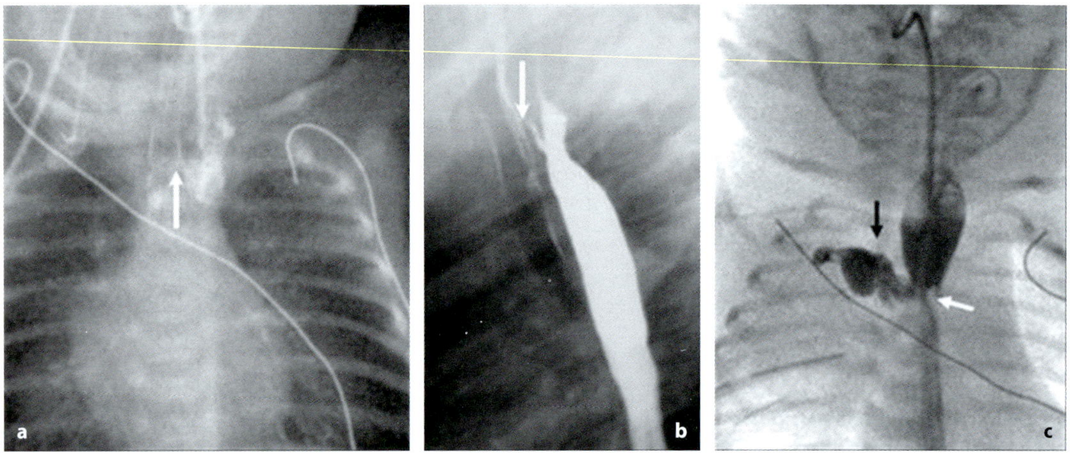

Figura 23.41 Atresia esofágica y fístula traqueoesofágica. **a** El esofagograma realizado a través del cabo en un paciente con atresia esofágica revela la presencia de una fístula traqueoesofágica proximal (*flecha*). **b** El esofagograma en un neonato con neumonía por aspiración muestra la presencia de una fístula traqueoesofágica sin atresia esofágica. **c** El esofagograma realizado tras la corrección quirúrgica de la atresia esofágica muestra un área de estrechamiento (*flecha blanca*) a nivel de la anastomosis quirúrgica y escape de contraste (*flecha negra*) hacia el espacio pleural derecho. Nótese la presencia de tres tubos torácicos del lado derecho.

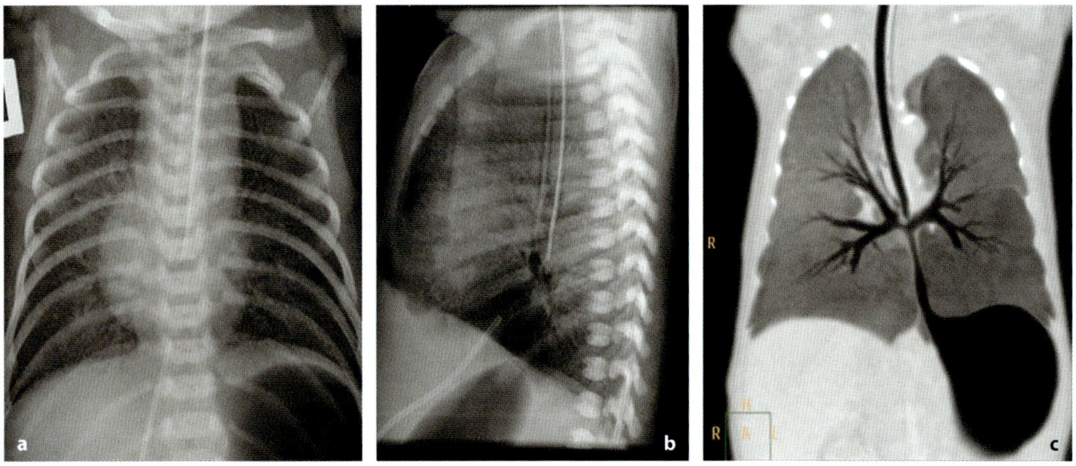

Figura 23.42 Neonato con agenesia traqueal tipo II (clasificación de Floyd). Las proyecciones frontal (**a**) y lateral (**b**) en un paciente con dificultad respiratoria grave revelan la presencia de un tubo endotraqueal en la porción media-distal del esófago con hiperinsuflación pulmonar simétrica. **c** La reconstrucción de TC coronal muestra la presencia de atresia traqueal total con fusión bronquial normal en la línea media al nivel de la carina.

4. El corto tiempo del procedimiento y las funciones multiplanares y volumétricas hacen de la TC una excelente herramienta diagnóstica cuando se sospechan anomalías de la vía aérea tales como estenosis traqueal (Figura 23.43 y *v.* Figura 23.42 c), desarrollo anormal del árbol traqueobronquial o compresión extrínseca.

I. Evaluación de tubos y catéteres (Figura 23.44):
   1. Tubo endotraqueal (TET):
      a. La punta del tubo endotraqueal debe estar ubicada en la región media a distal de la tráquea por encima de la carina.
      b. La posición de la cabeza y del cuello del paciente puede alterar la posición del TET: la punta del tubo se desplaza en sentido caudal (hacia la carina) con la flexión del cuello y en sentido cefálico (hacia la glotis) con la extensión y rotación lateral del cuello.
      c. La intubación accidental del bronquio principal derecho es un hallazgo radiográfico frecuente y, habitualmente, asociado a atelectasia del pulmón contralateral.
   2. Catéteres vasculares, sondas de drenaje gástrico y drenajes quirúrgicos:
      a. La colocación de catéteres vasculares, de drenaje gástrico y de tubos torácicos puede requerir imágenes adicionales para evaluar su correcta posición.
      b. La punta del catéter venoso umbilical (CVU) se ubica idealmente por encima del diafragma y por debajo de la aurícula derecha. La ubicación del CVU en pacientes con hernia diafragmática puede ser difícil, debido a la herniación del hígado (Figura 23.45).
      c. Catéteres arteriales umbilicales (CAU): la punta de una línea alta, por lo general, se ubica al nivel de las vértebras T7 a T10. La punta de una línea baja idealmente se ubica al nivel del espacio intervertebral L3-L4.

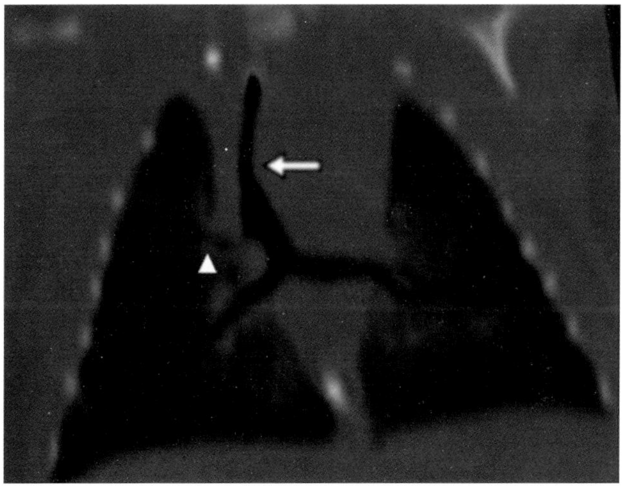

Figura 23.43 Estenosis traqueal y bronquio traqueal accesorio en un paciente con un anillo incompleto (*sling*) pulmonar. La imagen de TC coronal reconstruida muestra el estrechamiento del área de un segmento largo de la tráquea (*flecha*) y un bronquio derecho accesorio (*punta de flecha*) que emerge de la tráquea.

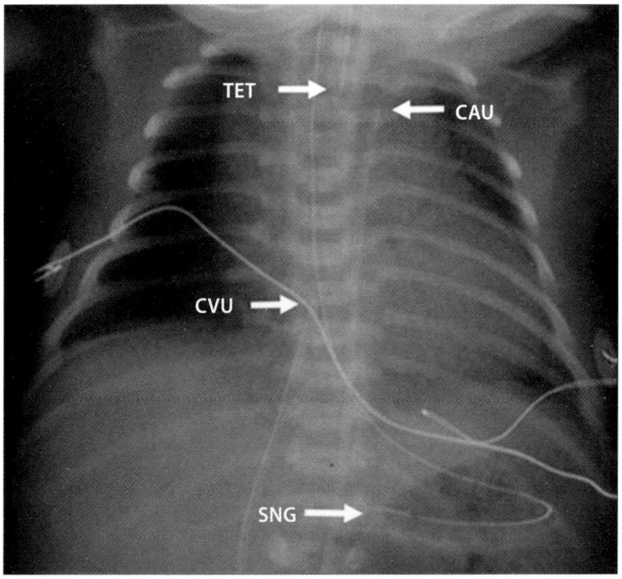

Figura 23.44 Catéteres y tubos. Neonato con SDR. Nótese la punta del tubo endotraqueal (TET), el catéter venoso umbilical (CVU), el catéter arterial umbilical (CAU) y la sonda nasogástrica (SNG).

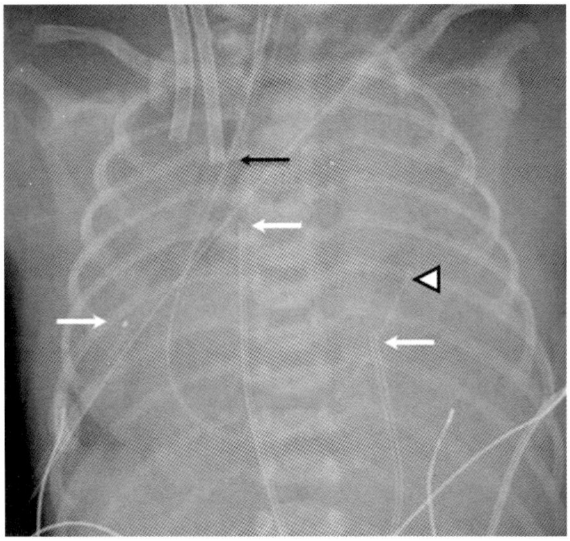

Figura 23.45 Cánulas de ECMO. Radiografía de tórax en un neonato con CC izquierda en ECMO. La punta de la cánula venosa (*flecha blanca*) está ubicada en el sitio esperado de la aurícula derecha. La punta de la cánula arterial (*flecha negra*) está ubicada en la unión entre la arteria innominada y la aorta. Nótese la punta de la sonda NG (*punta de flecha*) en el estómago herniado. Se observa el catéter arterial umbilical (CAU). El catéter venoso umbilical (CVU) se proyecta sobre el hemitórax contralateral con su punta probablemente en la vena portal izquierda del hígado herniado.

d. Se puede utilizar la ecografía para guiar un catéter central introducido periféricamente (CVCP), colocar un catéter umbilical y monitorear posibles complicaciones.

3. Cánulas para oxigenación por membrana extracorpórea (ECMO) y ventilación líquida:
   a. Las cánulas para ECMO pueden ser veno-arteriales (V-A) o veno-venosas (V-V).
   b. Para la ECMO V-A, la punta de la cánula venosa debe proyectarse dentro de la aurícula derecha, mientras que la punta de la cánula arterial debe estar dentro del arco aórtico en la ubicación esperada del origen de la arteria innominada (*v.* Figura 23.45).
   c. Luego del *bypass*, el velamiento de los pulmones es un hallazgo frecuente.
   d. Un derrame pleural rápidamente creciente es sugestivo de hemotórax asociado con la anticoagulación.
   e. Las radiografías convencionales se utilizan para evaluar la distribución del perflubrón cuando se utiliza la ventilación líquida (Figura 23.46).

J. Deformidades de la pared torácica que causan dificultad respiratoria:
   1. La enfermedad neuromuscular, la displasia esquelética y las anomalías óseas congénitas pueden causar enfermedad pulmonar restrictiva (Figura 23.47). La hipoplasia pulmonar, la atelectasia y la aspiración pueden contribuir al desarrollo de dificultad respiratoria.
   2. Se puede utilizar la TC y la RM para evaluar la extensión de la deformidad y el volumen pulmonar (Figura 23.48).

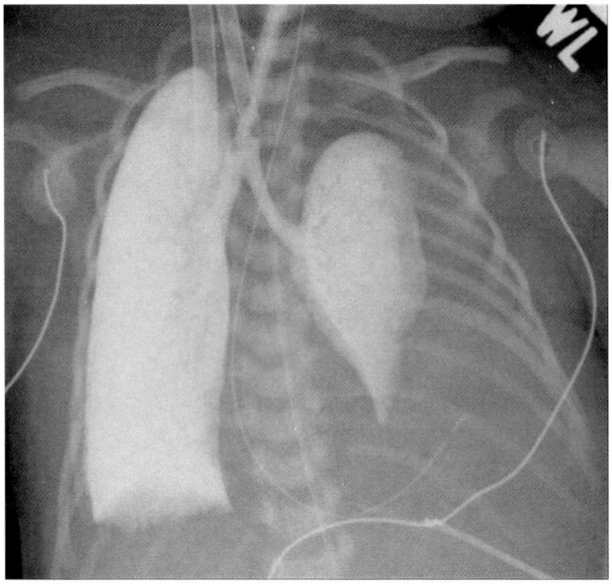

Figura 23.46 Ventilación líquida. Radiografía de tórax realizada en un recién nacido con HDC izquierda en ECMO y que recibe ventilación líquida. Nótese la presencia de cánulas de ECMO, la punta de la sonda NG en el estómago, ubicado en el hemitórax izquierdo, un catéter vascular ascendente (CAU) y el perflubrón dentro del árbol traqueobronquial y de los pulmones. El pulmón izquierdo es hipoplásico como resultado de la CC.

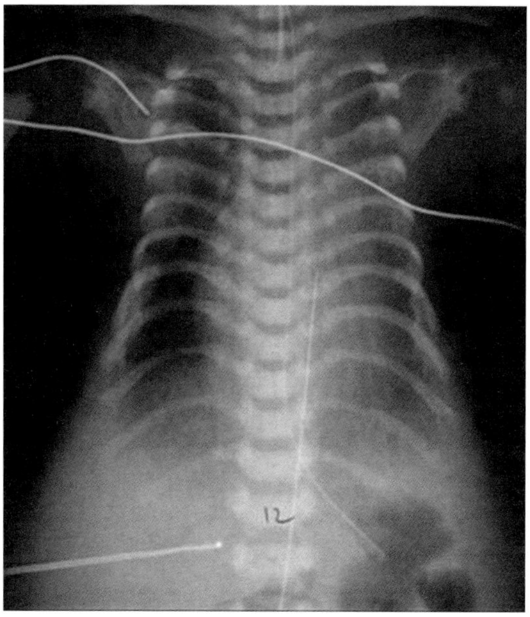

Figura 23.47 Deformidad de la pared torácica. Radiografía de tórax de un paciente con síndrome de Jeune. Tórax pequeño con costillas cortas orientadas horizontalmente y extremos anteriores irregulares. Nótese la punta de la sonda NG en el estómago, el extremo del CAU a nivel del cuerpo vertebral de T6 y la punta del TET a nivel de la unión cervicotorácica.

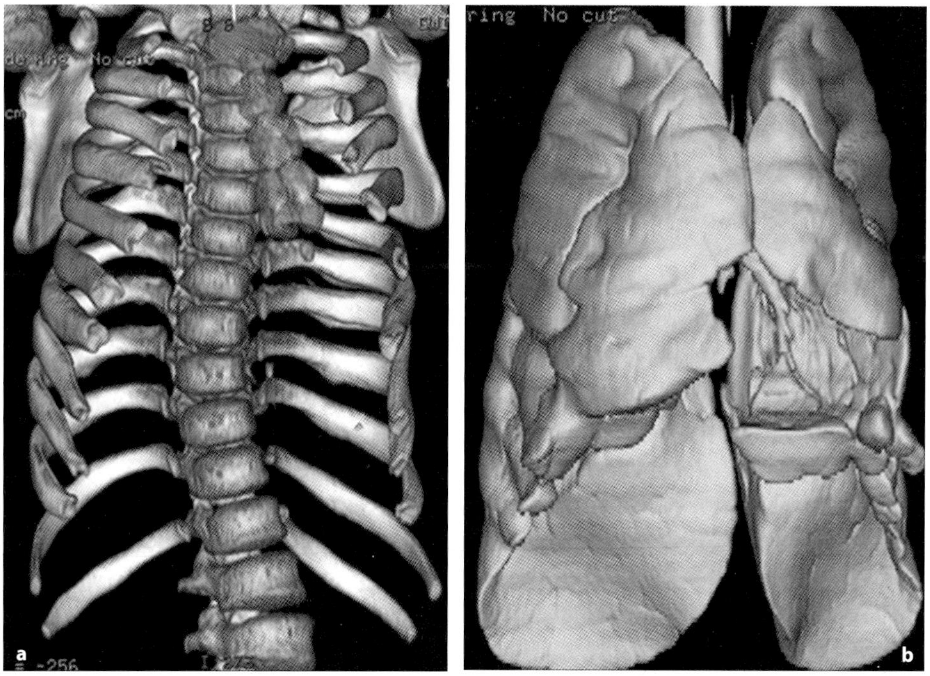

Figura 23.48 Deformidad de la pared torácica. Las imágenes volumétricas con reconstrucción 3D con algoritmos óseo (**a**) y pulmonar (**b**) en un paciente con síndrome de Jeune permiten una mejor delimitación de la deformidad de la pared torácica y una valoración del volumen pulmonar antes y después de la cirugía de expansión torácica.

Bibliografía de consulta

Agrons GA, Courtney SE, Stocker JT, Markowitz RI. From the archives of the AFIP: lung disease in premature neonates: radiologic-pathologic correlation. Radiographics 2005; 25: 1047-73.

Donnelly L. Diagnostic imaging: pediatrics. 2ª ed. Philadelphia: Lippincott Williams & Wilkins; 2011.

Donoghue V. Radiological imaging of the neonatal chest. 2ª ed. Berlín: Springer, 2007.

Newman B. Imaging of medical disease of the newborn lung. Radiol Clin North Am 1999; 37: 1049-65.

Strife JL, Crotty E. Neonatal chest imaging. En: Lucaya J, Strife JL (eds). Pediatric chest imaging: chest imaging in infants and children. Berlín: Springer, 2007; p. 417-39.

Taylor GA, Atalabi OM, Estroff JA. Imaging of congenital diaphragmatic hernias. Pediatr Radiol 2009; 39: 1-16.

24

Transilumninación

Steven M. Donn

I. Descripción. Utilización de una luz de alta intensidad para poder distinguir entre estructura o función normal y anormal. Utilizando la transiluminación se evalúa la densidad y la composición tisular según su difusión de la luz.

II. Aplicaciones clínicas:
  A. Diagnóstico de escapes de aire.
  B. Distinción entre tumores quísticos y sólidos.
  C. Localización de venas y arterias para la toma de muestras de sangre o la introducción de catéteres.
  D. Diagnóstico inicial de anomalías del sistema nervioso central que implican la formación de colecciones líquidas.

III. Técnica:
  A. Preparar la fuente de luz:
    1. Comprobar la alimentación eléctrica o las baterías.
    2. Conectar un cable de fibra óptica de ser necesario.
    3. Realizar un buen control de infecciones desinfectando la sonda luminosa con solución antiséptica.
  B. Oscurecer la habitación tanto como sea posible. Esperar el tiempo suficiente para adaptarse a la oscuridad.
  C. Aplicar la sonda luminosa a la superficie cutánea del niño en el área a examinar; se puede utilizar el lado contrario como control.
  D. Normalmente, la extensión del halo de luz visible alrededor de la punta de la sonda es de 2 cm a 3 cm; la presencia de aire (o líquido) en el trayecto de la luz aumenta de forma considerable el grado de lucencia. Una colección de aire significativa hace que todo el hemitórax "brille".
  E. Neumomediastino (Figura 24.1):
    1. Se insinúa si los latidos cardíacos son claramente evidentes en el área lucente.
    2. Se observa mejor si la sonda luminosa se coloca cerca del margen costal.
    3. Alto valor predictivo (94%) si > 20 mL de aire.
  F. Neumotórax (Figura 24.2):
    1. Por lo general, se expande uniformemente en sentido anterior.
    2. Se observa mejor si la sonda luminosa se coloca en la pared torácica anterior.
    3. Se puede diagnosticar con una exactitud mayor del 95% ante condiciones favorables.
  G. Neumopericardio:
    1. Colocar la sonda luminosa en el tercer o cuarto espacio intercostal sobre la línea hemiclavicular izquierda.
    2. Inclinar la sonda luminosa hacia la apófisis xifoides.
    3. Cuando se desplaza la sonda por el tórax, el halo se observa de mayor intensidad sobre el saco pericárdico y se puede observar la silueta de los latidos cardíacos.
  H. Estas tres colecciones se pueden aspirar bajo guía por transiluminación.

IV. Consideraciones especiales:
  A. Se debe tener cuidado de evitar quemar al paciente con la luz de alta intensidad. Esto se consigue utilizando un filtro rojo colocado en el frente de la fuente de luz y limitando el contacto de la sonda luminosa con la piel.
  B. La contaminación cruzada entre pacientes se evita cubriendo la sonda luminosa con celofán.

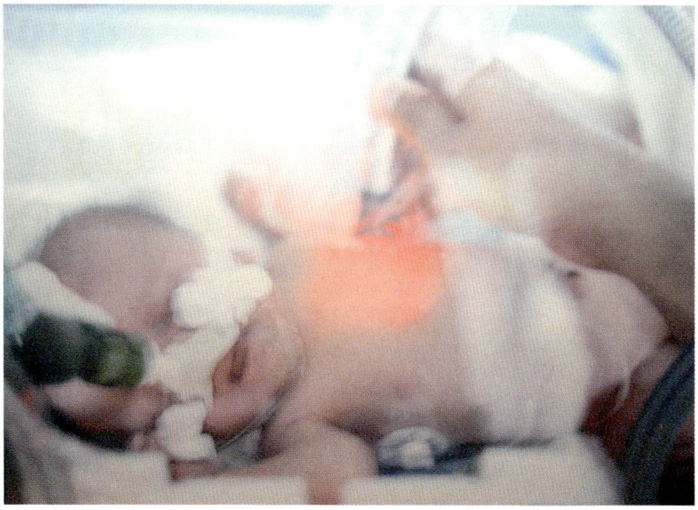

Figura 24.1 Diagnóstico por transiluminación de un neumomediastino.

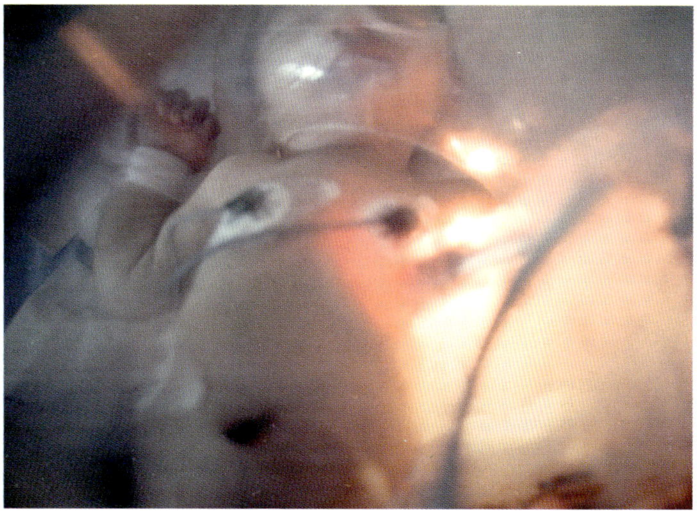

Figura 24.2 Diagnóstico por transiluminación de un neumotórax.

Bibliografía de consulta

Cabatu EE, Brown EG. Thoracic transillumination: aid in the diagnosis and treatment of pneumopericardium. Pediatrics 1979; 64: 958-60.

Donn SM. Transillumination. In: Donn SM, editor. The Michigan manual: a guide to neonatal intensive care. 2ª ed. Armonk: Future Publishing Col, 1997; p. 27-.

Donn SM. Historical perspective: neonatal transillumination. NeoReviews 2005; 6: e1-3.

Donn SM, Kuhns LR. Pediatric transillumination. Chicago: Chicago Year Book Medical Publishers, 1983.

Wyman ML, Kuhns LR. Accuracy of transillumination in the recognition of pneumothorax and pneumomediastinum in the neonate. Clin Pediatr 1977; 16: 323-4.

25

Ecocardiografía

Jonathan P. Wyllie

I. Antecedentes:

Hasta el surgimiento de la ecocardiografía, la función cardíaca en el neonato ventilado se evaluaba a través de la valoración clínica y el monitoreo invasivo, limitado por el tamaño del paciente. En los últimos 25 años, la ecocardiografía en las unidades neonatales ha evolucionado desde una valoración de normalidad estructural o identificación de la presencia o ausencia de un conducto arterioso hasta una técnica para la evaluación de la función hemodinámica en niños en cuidados intensivos. La perfusión cardiovascular es el parámetro más relevante para la valoración de la función tisular. Esta depende de la resistencia vascular periférica y del gasto cardíaco. Previamente, la frecuencia cardíaca y la presión arterial se empleaban como indicadores de estos parámetros, pero presentan limitaciones significativas. Hoy en día, la ecocardiografía ofrece muchas modalidades diferentes que se pueden utilizar para evaluar la función cardíaca en niños ventilados y brindan más información para fundamentar las decisiones clínicas.

II. Definición de la ecocardiografía neonatal:

Con el fin de diferenciar la ecocardiografía utilizada por un cardiólogo pediátrico para definir la estructura cardíaca detallada de la que utiliza un neonatólogo para evaluar la función cardíaca y la intervención terapéutica, se han acuñado los siguientes términos:

A. Ecocardiografía funcional.
B. Ecocardiografía del punto de cuidado (*point-of-care*).
C. Ecografía del punto de cuidado.
D. Ecocardiografía neonatal dirigida.
E. Ecografía cardíaca realizada por el médico clínico.
F. Ecografía realizada por el neonatólogo.

III. Factores que influyen en la adaptación cardiovascular del recién nacido:

A. Parto prematuro.
B. Deficiencia de surfactante.
C. Ventilación.
D. Hipoxia.
E. Acidosis.

IV. Efectos de la prematurez y de la enfermedad respiratoria sobre la adaptación cardiovascular:

A. Retraso en la caída de la resistencia vascular pulmonar.
B. Disfunción miocárdica.
C. Permeabilidad del ducto.
D. Ventilación y retorno venoso disminuido.
E. Hipovolemia.

V. Evaluación cardíaca ideal:

A. Gasto cardíaco derecho e izquierdo.
B. Función cardíaca.
C. Resistencia vascular pulmonar.

D. Perfusión tisular.
E. Resistencia vascular sistémica.

VI. Evaluación ecocardiográfica:
A. Principios de la ecocardiografía:
La ecocardiografía transversal se utiliza para evaluar la anatomía; permite la ubicación exacta de un haz de modo M, de Doppler continuo o de Doppler pulsado; y permite obtener una impresión subjetiva de la función. Los planos utilizados incluyen los siguientes:
1. Paraesternal eje largo (Figura 25.1).
2. Paraesternal mitral eje corto (Figura 25.2).
3. Paraesternal pulmonar eje corto (Figura 25.3).

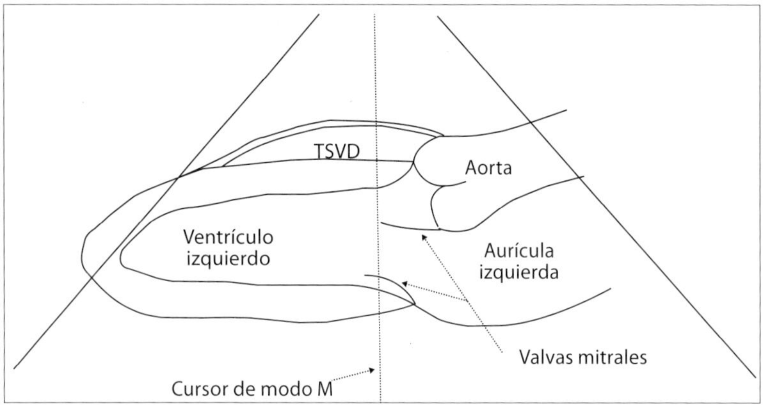

Figura 25.1 Vista paraesternal del eje largo. Se muestra la ubicación del cursor de modo M para las mediciones del ventrículo izquierdo. TSVD: tracto de salida del ventrículo derecho.

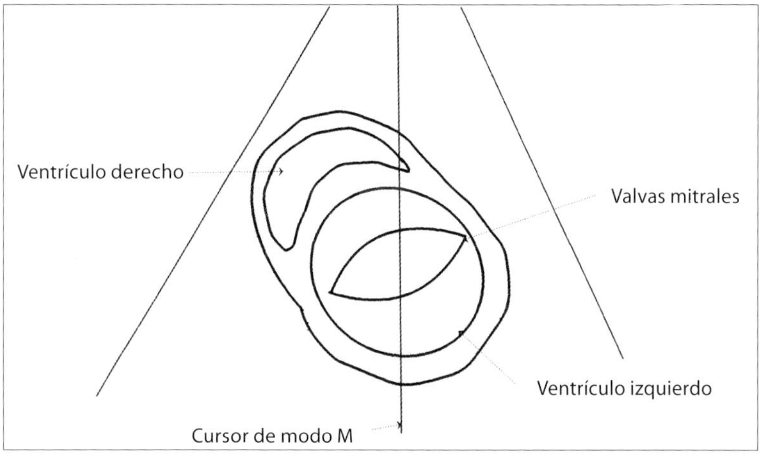

Figura 25.2 Vista paraesternal mitral del eje corto. Se muestra la ubicación del cursor de modo M para las mediciones del ventrículo izquierdo.

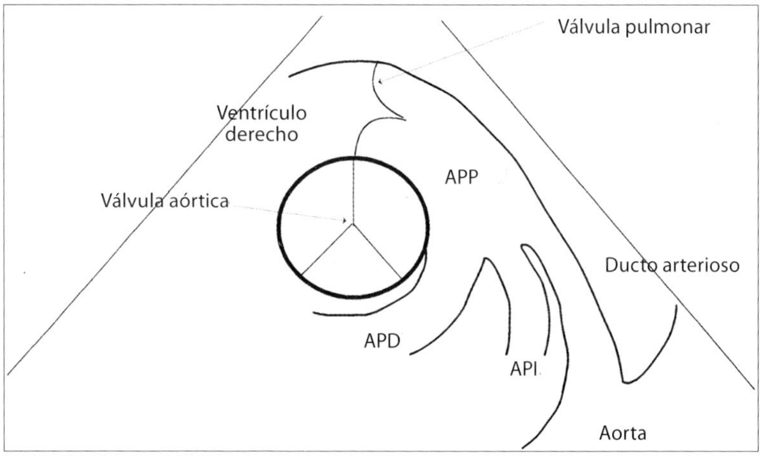

Figura 25.3 Vista paraesternal pulmonar del eje corto. APP: arteria pulmonar principal; APD: arteria pulmonar derecha; API: arteria pulmonar izquierda.

4. Apical cuatro cámaras (Figura 25.4).
5. Subcostal.
6. Vista supraesternal del arco aórtico o del arco ductal.
7. Subcostal eje corto (Figura 25.5). Útil en pulmones sobredistendidos.
8. Vista subcostal caudal de los vasos mesentéricos y de la VCI.

B. El modo M obtiene información ecocardiográfica detallada a lo largo de un haz delgado. La manera más sencilla de ubicarlo es utilizando una imagen transversal (*v.* Figura 25.1) y luego pasar a modo M. Se lo utiliza para obtener vistas del ventrículo izquierdo al nivel de las valvas mitrales para evaluar la función ventricular y para medir sus dimensiones (Figura 25.6). Además, se lo utiliza para medir la aurícula izquierda y la aorta (Figura 25.7 a y b).

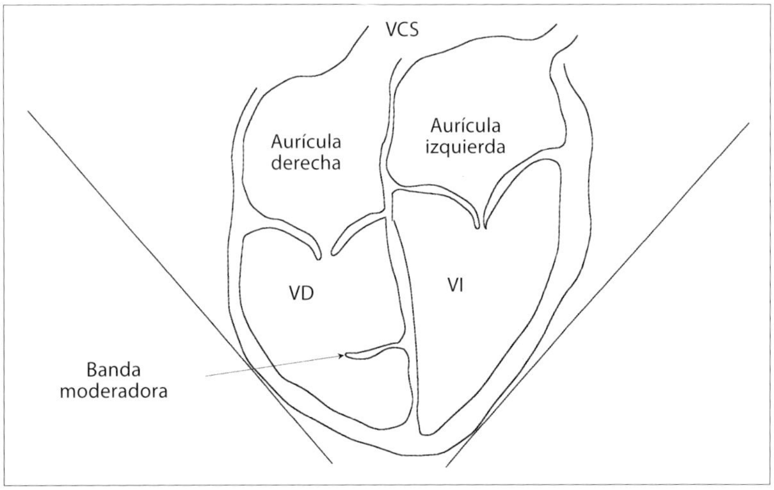

Figura 25.4 Vista apical de cuatro cámaras. Se observa la configuración de las válvulas tricúspide y mitral. VCS: vena cava superior; VD: ventrículo derecho; VI: ventrículo izquierdo.

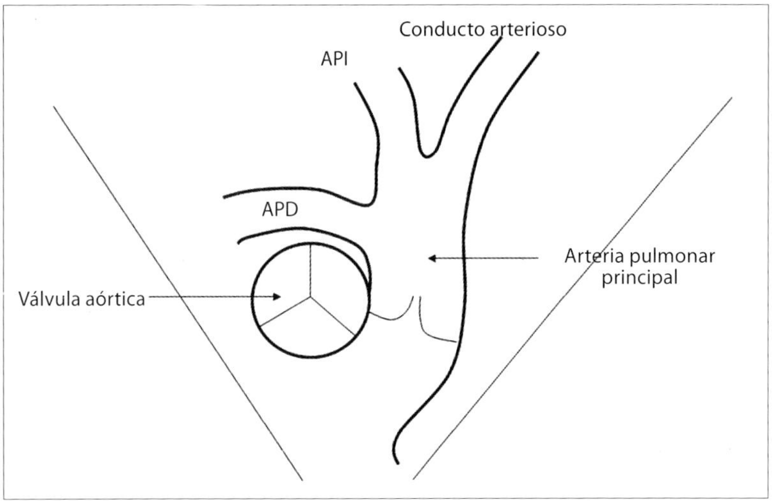

Figura 25.5 Vista subcostal pulmonar del eje corto. APD: arteria pulmonar derecha; API: arteria pulmonar izquierda.

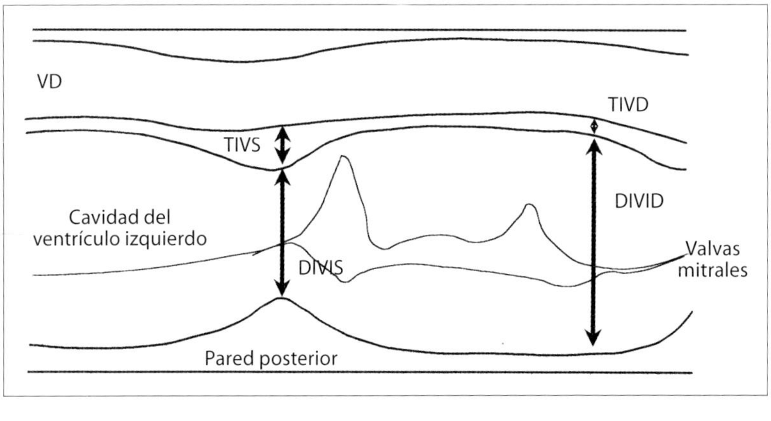

Figura 25.6 Vista en modo M del ventrículo izquierdo que muestra las mediciones. VD: ventrículo derecho; TIVS: tabique interventricular en sístole; DIVIS: diámetro interno del ventrículo izquierdo en sístole; TIVD: tabique interventricular en diástole; DIVID: diámetro interno del ventrículo izquierdo en diástole.

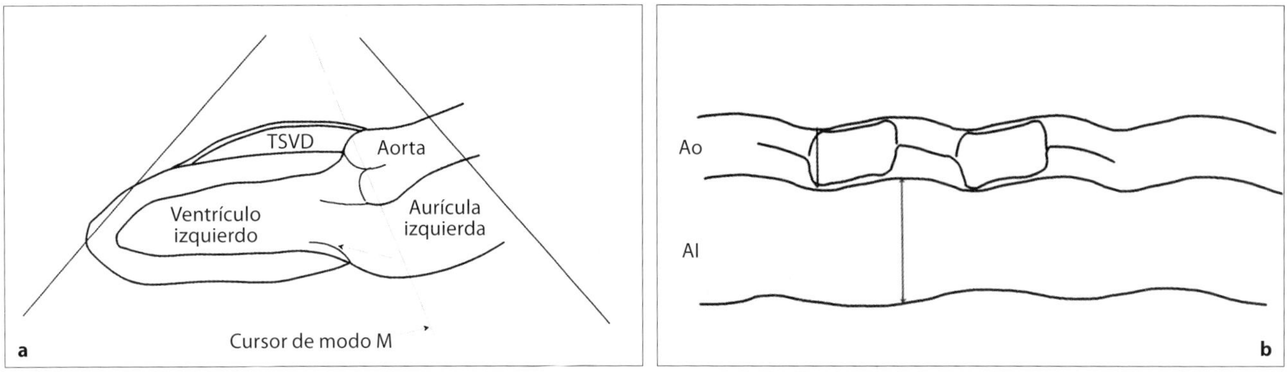

Figura 25.7 a Vista paraesternal del eje largo con el cursor de modo M a través de la aorta y la aurícula izquierda. **b** Modo M de la aorta (Ao) y de la aurícula izquierda (AI) que muestra la medición de cada una.

C. El Doppler pulsado utiliza el cambio tipo Doppler de las ondas de sonido generadas en los glóbulos rojos en movimiento para evaluar la velocidad del flujo. Puede medir la velocidad en un punto específico en una imagen transversal (rango de gatillado), pero, por lo general, es útil solo para velocidades relativamente bajas. Es útil para medir la velocidad en la arteria pulmonar, el conducto arterioso (Figura 25.8), el foramen oval, el arco aórtico, el tronco celíaco y la vena cava superior.

D. El Doppler continuo también utiliza el cambio tipo Doppler de las ondas de sonido originado en los glóbulos rojos para evaluar la velocidad, pero no es rango de gatillado y determina las velocidades a lo largo de la línea del cursor (*v.* Figura 25.8). Se lo puede utilizar junto con vistas transversales o utilizando un transductor de "lápiz" independiente. Tanto el haz de Doppler continuo como el pulsado deben estar en un ángulo menor de 20° respecto de la dirección del flujo para brindar mediciones exactas. El Doppler continuo es útil para medir velocidades de flujo más altas. De esta manera, los diversos tipos de Doppler permiten estimar tanto la dirección como la velocidad del flujo sanguíneo. Con esta información, se puede calcular también el gradiente de presión utilizando una ecuación de Bernoulli modificada (gradiente de presión = 4 × velocidad^2) y se puede estimar el flujo sanguíneo midiendo el diámetro de un vaso, así como la velocidad del flujo.

E. El Doppler color simplifica el diagnóstico preciso y la definición de la permeabilidad ductal. Además, permite la identificación de insuficiencia tricuspídea y de la permeabilidad del foramen oval, así como la dirección del flujo. La medición de la velocidad del flujo es posible cuando se lo utiliza junto con el Doppler continuo o pulsado. Se lo utiliza para medir las dimensiones ductales.

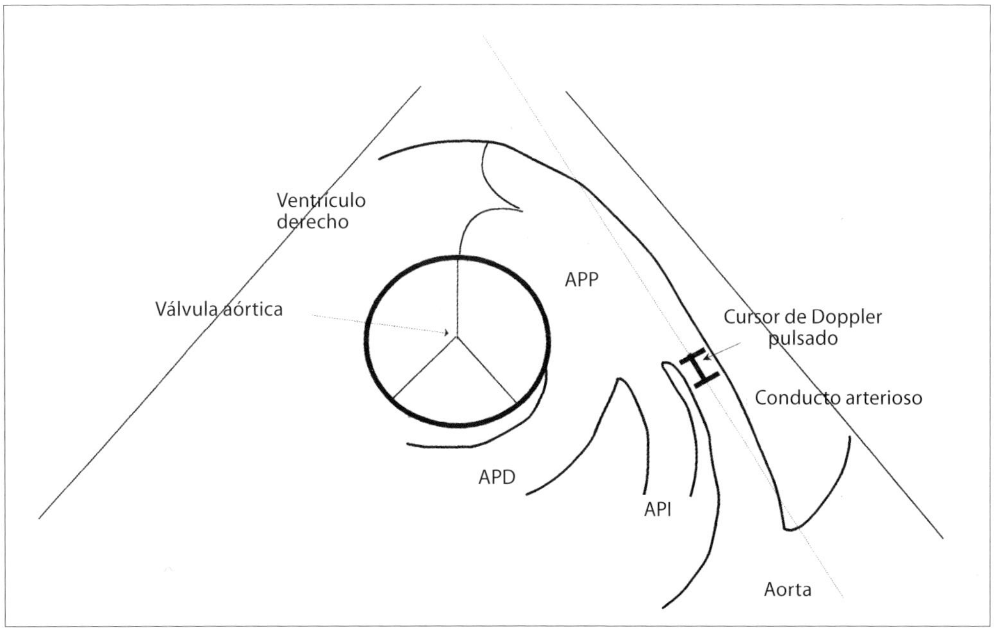

Figura 25.8 Vista paraesternal pulmonar del eje corto que muestra la posición del cursor de Doppler pulsado para la determinación de la velocidad del flujo ductal.

VII. Indicaciones para la evaluación ecocardiográfica:
A. Sospecha de cardiopatía congénita.
B. Sospecha de hipertensión pulmonar persistente.
C. Sospecha de conducto arterioso permeable (permeabilidad del 60% < 28 semanas de gestación).
D. Hipotensión o shock.
E. Asfixia.
F. Sospecha de disfunción cardíaca.
G. Utilización de PEEP alto.
H. Ventilación de alta frecuencia oscilatoria.

VIII. Función cardíaca:
La disminución de la función ventricular puede presentarse en procesos patológicos neonatales, tales como la hipoxia, la sepsis, la enfermedad hemolítica, la enfermedad de membrana hialina (SDR), la hipertensión pulmonar persistente y la taquipnea transitoria. El 50% de los neonatos prematuros que desarrollan hipotensión tienen disfunción cardíaca en las primeras 24 h de vida. Un corazón disfuncional puede presentar taquicardia, bradicardia o tener una frecuencia normal. En los recién nacidos hipotensos, la función cardíaca puede estar deprimida, normal o, incluso, hiperdinámica.

IX. Evaluación del ventrículo izquierdo:
A. Evaluación transversal y con modo M.
B. La ecocardiografía transversal permite la ubicación exacta del haz de modo M justo al nivel de los extremos de las valvas mitrales en el eje largo (paraesternal, *v.* Figura 25.1) o centrado en las vistas paraesternales del eje corto (*v.* Figura 25.2) del ventrículo izquierdo. Las mediciones se deben realizar desde posiciones estándares y reproducibles; de lo contrario, la mayor variabilidad entorpece los resultados.
C. En la imagen en modo M (*v.* Figura 25.6), se miden las dimensiones del tabique interventricular (TIV), el diámetro interno del ventrículo izquierdo (DIVI) y la pared posterior al final de la sístole (S) y al final de la diástole (D). A partir de estas mediciones, se pueden calcular muchos parámetros de la función ventricular.
D. La vista apical de cuatro cámaras (*v.* Figura 25.4) permite la valoración subjetiva de la función ventricular tanto izquierda como derecha. Esta se puede estimar sin obtener las medidas previamente mencionadas. Es útil para comprender situaciones clínicas y para realizar un abordaje lógico. Sin embargo, es mucho menos útil para ayudar a monitorear la respuesta al tratamiento:
1. La fracción de acortamiento caracteriza la contractilidad del ventrículo izquierdo, aunque también es afectada por la precarga y la poscarga:

$$\text{Fracción de acortamiento (\%)} = \frac{\text{DIVID-DIVIS}}{\text{DIVID}} \times 100$$

Rangos normales	25% a 45% en adultos
	25% a 41% en neonatos de término
	23% a 40% en neonatos prematuros

Los errores en la estimación de la fracción de acortamiento pueden ocurrir en la vida temprana del neonato prematuro, debido a la distorsión del ventrículo izquierdo y a la motilidad septal anormal. La fracción de acortamiento no se puede medir si existe un movimiento paradojal del tabique.
2. Acortamiento circunferencial de las fibras:
Se ha sugerido la velocidad media del acortamiento circunferencial de las fibras (VACF) como una alternativa sencilla para la medición de la contractilidad del ventrículo izquierdo. Es menos sensible a las leves discrepancias en las dimensiones, no contiene suposiciones acerca de la forma ventricular y ofrece una medición reproducible de la contractilidad ventricular neonatal.
Para calcular la VACF, se mide el DIVID y el DIVIS como se mencionó previamente, pero el tiempo de eyección se mide desde el momento de cierre de la válvula mitral hasta el inicio de su apertura:

$$\text{VACF} = \frac{\text{DIVID-DIVIS}}{\text{DIVID} \times \text{tiempo de eyección}}$$

Las unidades son circunferencias por segundo.
3. Volumen sistólico:
a. Para la medición del volumen sistólico se asume un ventrículo elipsoidal. Esta es una suposición razonable en adultos, pero no tanto en neonatos. Utilizando mediciones del diámetro interno del ventrículo izquierdo en diástole (DIVID) y en sístole (DIVIS), se puede calcular el volumen sistólico (Vsist):

$$\text{Vsist} = \text{DIVID}^3 - \text{DIVIS}^3$$

b. De modo similar, se puede calcular una proporción del contenido ventricular o fracción de eyección (FE):

$$FE = \text{volumen sistólico/volumen de fin de diástole} = (DIVID^3 - DIVIS^3) / DIVID^3$$

4. Evaluación de la carga de volumen:
   a. La evaluación con modo M del tamaño del ventrículo y de la aurícula izquierdos brinda información acerca de los cambios en la precarga ventricular. La relación entre estas cámaras y la aorta se utiliza para determinar el efecto de los *shunts* sobre el corazón, en especial el conducto arterioso.
   b. La relación normal entre la aurícula izquierda y la aorta es de 0,84 a 1,39 en niños prematuros y de 0,95 a 1,38 en niños de término.
   c. Una relación entre la aurícula izquierda y la aorta mayor de 1,5 sugiere una sobrecarga de volumen.
   d. Una relación entre el diámetro interno del ventrículo izquierdo y la aorta mayor de 2:1 sugiere sobrecarga de volumen ventricular.
   e. Es importante comprender que la supuesta sobrecarga de volumen también puede deberse a una mala contractilidad en un neonato normovolémico.

X. Evaluación con Doppler de la función sistólica:

A. Volumen sistólico:

Se calcula a partir del producto entre la integral de la curva velocidad-tiempo (IVT, también conocida como distancia sistólica) del Doppler (Figura 25.9 a y b) y el área transversal de la aorta obtenida a partir del diámetro medido en el modo M:

B. Gasto cardíaco:

1. Gasto del ventrículo izquierdo:

La multiplicación entre el Vsist y la frecuencia cardíaca (FC) da como resultado el gasto del ventrículo izquierdo (GVI):

$$GVI = IVT \times p(\text{diámetro aórtico}/2)^2 \times FC$$

Nota: la distancia minuto (DM = IVT × FC) tiene una relación directa con el gasto cardíaco, pero quita el diámetro aórtico de la ecuación, lo cual es una gran fuente de error. Este valor se puede utilizar para evaluar cambios en el tratamiento de un individuo.

Rangos normales	Prematuros	221 ± 56 mL/kg/min
	De término	236 ± 47 mL/kg/min
	Rango	158 a 325 mL/kg/min

2. Gasto del ventrículo derecho:

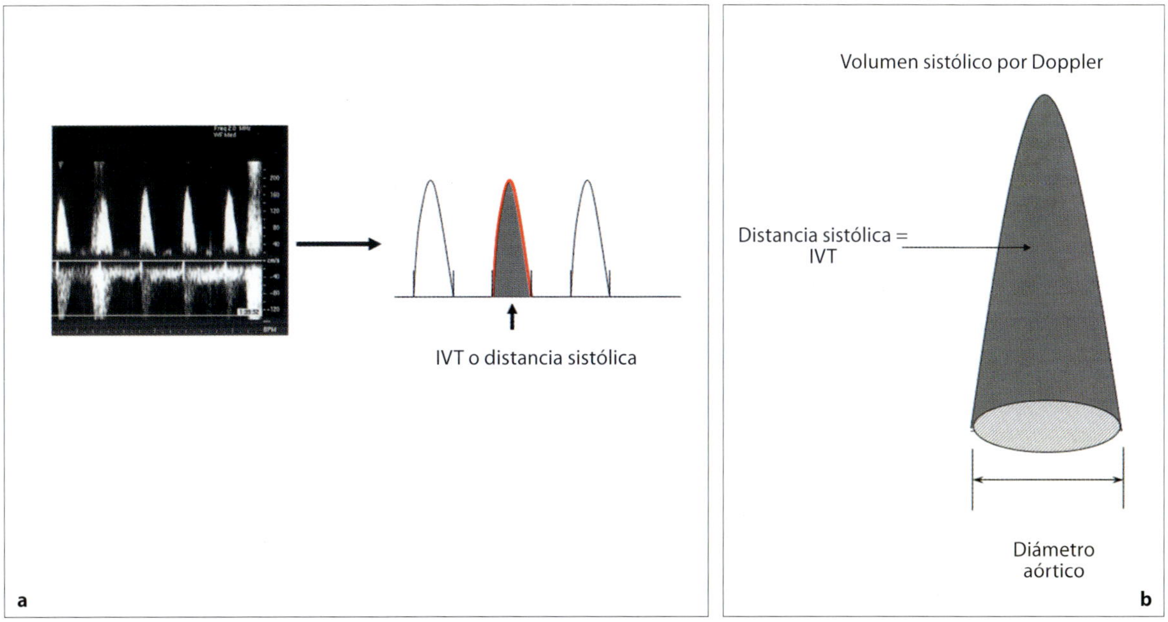

Figura 25.9 a Registro Doppler de la aorta que muestra la medición de la integral de la curva velocidad-tiempo (IVT) o distancia sistólica. **b** Cálculo del volumen sistólico realizado utilizando el diámetro aórtico calculado.

De modo similar, se puede medir el gasto del ventrículo derecho. Se mide el diámetro de la arteria pulmonar en la vista pulmonar del eje corto (*v.* Figura 25.3). El GVD está menos afectado por el *shunt* ductal; sin embargo, el diámetro de la arteria pulmonar varía más que el de la aorta durante el ciclo cardíaco, lo que introduce más error en esta medición. La IVT pulmonar se obtiene a partir de la curva velocidad-tiempo del Doppler pulmonar obtenida en la vista del eje corto (*v.* Figura 25.3):

$$GVD = IVT \times p(\text{diámetro pulmonar}/2)^2 \times FC$$

Una medición útil para el tamizaje que puede brindar una estimación del GVD en las primeras 48 h es la velocidad pulmonar máxima obtenida como se mostró más arriba:

< 0,35 mps = el GVD probablemente sea menor de 150 mL/kg/min

3. Mediciones del flujo de la vena cava superior (VCS):

El flujo de la VCS se ha utilizado como representación del flujo sistémico no afectado por el *shunt* ductal. El diámetro de la VCS se mide en una vista paraesternal; sin embargo, se sabe que la VCS adopta una forma de medialuna durante el ciclo cardíaco, lo que afecta a la exactitud de la medición. La IVT de la VCS se mide a partir de la vista subcostal:

$$VCS\ (\text{gasto cardíaco}) = IVT \times p(\text{diámetro de la VCS}/2)^2 \times FC$$

Un valor menor de 40 mL/kg/min en las primeras 24 h de vida se ha asociado a hemorragia intraventricular y muerte o discapacidad a los 3 años de edad.

XI. Evaluación del ventrículo derecho:

La forma normal del ventrículo derecho es más compleja que la del izquierdo. Está formado por segmentos de entrada, de salida y apical y está envuelto alrededor del ventrículo izquierdo. Esto hace que la evaluación cuantitativa con el modo M sea difícil a cualquier edad e inútil en el neonato. Sin embargo, un operador experimentado puede obtener información cualitativa acerca de la función sistólica del ventrículo derecho a partir de vistas transversales. En la disfunción del ventrículo derecho se observa un movimiento paradójico del tabique interventricular. Tal movimiento impide la valoración de la fracción de acortamiento ventricular.

XII. Evaluación con Doppler de la función sistólica

Uno de los determinantes más importantes de la función sistólica del ventrículo derecho en los recién nacidos es la presión arterial pulmonar. Esta se puede estimar de diversas maneras.

A. Insuficiencia tricuspídea. Si está presente, la valoración más exacta de la presión del ventrículo derecho (y, por lo tanto, la pulmonar) se obtiene midiendo la velocidad del *jet* regurgitante (V). Luego, asumiendo que la presión en la aurícula derecha es baja,

$$\text{Presión pulmonar} = 4V^2$$

B. El tiempo desde el período preeyectivo hasta la eyección del ventrículo derecho se relaciona con la presión pulmonar y requiere monitoreo por ECG mientras se realiza una ecografía al paciente. Es útil para la evaluación de los neonatos con enfermedad pulmonar crónica, pero difícil de interpretar con exactitud.

C. La relación entre el tiempo de velocidad pico (TVP) y el tiempo de eyección del ventrículo derecho tiene una relación inversa con la presión pulmonar, pero no requiere monitoreo por ECG para su medición. Una relación mayor de 0,3 indica presiones pulmonares normales y un valor menor de 0,2 indica hipertensión pulmonar. Entre estos dos valores, es probable que la presión pulmonar esté levemente elevada.

D. Flujo ductal. Si el conducto arterioso es permeable, la dirección del flujo (así como su patrón) da una indicación de la presión pulmonar (es decir, de derecha a izquierda = pulmonar > sistémica) (Figura 25.10 a-d). Sin embargo, la velocidad del flujo no puede predecir con exactitud la presión pulmonar.

E. Foramen oval. Un flujo de derecha a izquierda es sugestivo de presiones elevadas o disfunción del lado derecho. Se observa mejor en la vista subcostal.

F. Función diastólica:

Se han llevado a cabo pocos estudios de la función diastólica en niños o neonatos. El llenado del ventrículo derecho es modificado por la ventilación con presión positiva y, especialmente, por una presión positiva al final de la espiración elevada y por la ventilación oscilatoria.

XIII. Evaluación del conducto arterioso permeable (*v.* Capítulo 83)

A. El conducto arterioso se observa mejor en la vista paraesternal del eje corto (*v.* Figura 25.3) aunque pueden ser necesarios los abordajes supraesternal y subcostal en neonatos con pulmones sobredistendidos. El Doppler color simplifica su identificación y permite la evaluación subjetiva del flujo y la velocidad. La exploración con Doppler del conducto arterioso (*v.* Figura 25.8) muestra el patrón de flujo y el perfil de velocidad. La velocidad depende tanto del tamaño del vaso como de la diferencia de presión entre la aorta y la arteria pulmonar. El clásico patrón de flujo asociado a un *shunt* de gran tamaño es alto en sístole y bajo en diástole, es pulsátil y no restrictivo. También se pueden

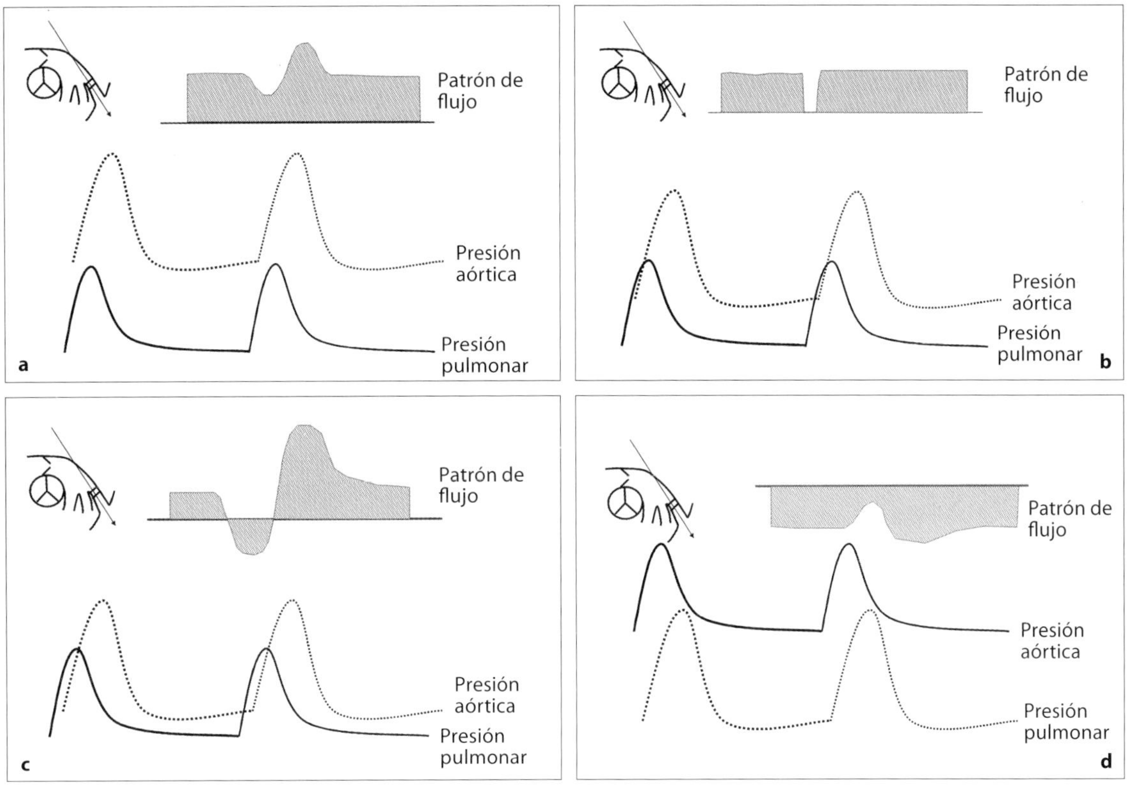

Figura 25.10 Patrones de flujo ductal asociados a presiones sistémica y pulmonar distintas. **a** Presión aórtica > pulmonar; **b** presión pulmonar = aórtica en la sístole temprana; **c** flujo bidireccional con presión pulmonar > aórtica en la sístole temprana; **d** presión pulmonar > aórtica.

identificar patrones bidireccionales, restrictivos y de cierre. En una vista transversal, se puede estimar el tamaño en relación con las arterias pulmonares principales o a la aorta.

B. El diámetro ductal se puede determinar midiendo la dimensión más angosta del flujo color ductal cuando la imagen está congelada. Se debe asegurar la máxima escala de color del Doppler y optimizar la ganancia de color; luego medir. En algunas unidades, esto se utiliza para predecir los ductos que probablemente sean significativos y requieran tratamiento. Un diámetro mayor de 1,5 mm en las primeras 30 h tiene una sensibilidad del 83% y una especificidad del 90% para diagnosticar un ducto que requiere tratamiento.

C. La relación entre las medidas de la aurícula izquierda y la aorta (*v.* más arriba) brinda cierto indicio sobre el flujo, pero puede no ser exacta si la aurícula izquierda se descomprime a través del foramen oval. Una relación mayor de 1,5 luego del primer día de vida tiene una sensibilidad del 88% y una especificidad del 95% para diagnosticar la presencia de ducto permeable.

D. Un incremento del 60% en el gasto del ventrículo izquierdo predice el desarrollo de un ducto permeable significativo.

E. La evidencia ecocardiográfica de un ducto arterioso permeable significativo precede a la evidencia clínica. En el tercer día de vida, puede predecir la implicancia clínica con una sensibilidad del 100% y una especificidad del 85%.

F. Evaluación del flujo diastólico en la aorta descendente o en el tronco celíaco más allá de la inserción ductal.
   1. Normal: flujo anterógrado continuo.
   2. Anormal: ausencia o inversión del flujo diastólico.

XIV. Evaluación de la precarga/carga de volumen
   A. Relación AI:Ao.
   B. Relación DTDVI:Ao.
   C. Colapsabilidad de la vena cava inferior (VCI).
      1. Las variaciones respiratorias del diámetro de la VCI en un paciente con ventilación mecánica solo se observan cuando la presión en la aurícula derecha es normal o baja.
      2. La variación desaparece en un corazón con carga de volumen y presión elevada en la AD.

XV. Exactitud y reproducibilidad
   A. Se han realizado mediciones en modo M utilizando tanto el borde anterior como el posterior. En las mediciones del ventrículo izquierdo, se utilizan tanto el borde anterior como el posterior. La variabilidad intraobservador para

estas mediciones varía desde el 5% para las distancias y hasta el 10% para los volúmenes calculados. La variabilidad interobservador es mayor, lo hace entre el 7% y el 25% para las mediciones de volumen.

B. La medición de la aorta y de la aurícula izquierda en modo M es más reproducible en recién nacidos si se realiza desde el borde posterior hacia el anterior (es decir, el diámetro aórtico interno). La exactitud es crucial, ya que un error de 1 mm en la medición de una aorta de 10 mm resulta en un error del 17% en el gasto cardíaco.

C. Las principales fuentes de error en la medición con Doppler provienen del sitio de muestreo y del ángulo de incidencia de la onda Doppler. Si el ángulo es menor de 15°, el error será menor del 3%. Una fuente de error adicional en el cálculo del gasto cardíaco es el flujo coronario, el cual puede ocasionar una subestimación del flujo de entre el 10% y el 15%.

Bibliografía de consulta

Evans N, Girvan M. Practical echocardiography for the neonatologist. <http://www.sswahs.nsw.gov.au/rpa/neonatal/cardiac.html>

Evans N, Kluckow M. Early determinants of right and left ventricular output in ventilated preterm infants. Arch Dis Child 1996; 74: F88-94.

Gill AB, Weinding AM. Echocardiographic assessment of cardiac function in shocked very low birthweight infants. Arch Dis Child 1993; 68: 17-21.

Hudson I, Houston A, Aitchison T, et al. Reproducibility of measurements of cardiac output in newborn infants by Doppler ultrasound. Arch Dis Child 1990; 65: 15-9.

Hunt R, Evans N, Reiger I, Kluckow M. Low superior vena cava flow and neurodevelopmental outcome at 3 years in very preterm infants. J Pediatr 2004; 145: 588-92.

Kluckow M, Evans N. Early echocardiographic prediction of symptomatic patent ductus arteriosus in preterm infants undergoing mechanical ventilation. J Pediatr 1995; 127: 774-9.

Kluckow M, Evans NJ. Low superior vena cava flow and intraventricular haemorrhage in preterm infants. Arch Dis Child 2000; 82: 188-94.

Mertens L, Seri I, Marek J, et al. Targeted Neonatal Echocardiography in the Neonatal Intensive Care Unit: practice guidelines and recommendations for training. Writing Group of the American Society of Echocardiography (ASE) in collaboration with the European Association of Echocardiography (EAE) and the Association for European Pediatric Cardiologists (AEPC). J Am Soc Echocardiogr 2011; 24 (10): 1057-78.

Neonatal Echo Skills. <www.neonatalechoskills.com>

Skinner JR, Boys RJ, Hunter S, Hey EN. Pulmonary and systemic arterial pressure in hyaline membrane disease. Arch Dis Child 1992; 67: 366-73.

Skinner J, Alverson D, Hunter S, editors. Echocardiography for the neonatologist. London: Churchill Livingstone; 2000. TnEcho Targeted Neonatal Echocardiography. <www.tnecho.com>.

26

Broncoscopia

Neil N. Finer

I. Si bien la broncoscopia neonatal sigue siendo una herramienta importante y, a veces, de ayuda para lidiar con emergencias de la vía aérea neonatal, en la última década ha habido pocas oportunidades para enseñar esta técnica a los neonatólogos en formación. Si bien algunos profesionales en ejercicio tienen las habilidades necesarias, incluso ellos son llamados cada vez menos, por lo que en 2016 parece prudente recomendar que cuando un neonato tiene indicación de endoscopia de la vía aérea superior o inferior urgente o no tanto, cada unidad identifique un individuo capacitado para realizar este procedimiento. Tales profesionales pueden ser neumonólogos pediátricos, anestesiólogos pediátricos, intensivistas pediátricos, otorrinolaringólogos pediátricos o endoscopistas de adultos experimentados.

II. Equipamiento:
  A. Broncoscopio flexible de 2,2 mm o 2,7 mm:
    1. Este broncoscopio pasa a través de un TET de 2,5 mm o 3,0 mm.
    2. Un endoscopio de 2,2 mm no tiene un canal de aspiración.
  B. Fuente de luz adecuada (preferentemente xenón).
  C. El equipamiento óptimo incluye una videocámara y un grabador, así como un micrófono (permite determinar la fase respiratoria).
  D. Considerar la utilización de videolaringoscopia para evaluar la vía aérea superior:
    1. Útil en niños > 1 kg.
    2. Brinda una imagen clara y de gran tamaño.
    3. Más fácil de utilizar por parte de operadores sin experiencia.

III. Preparación del paciente:
  A. Aspirar minuciosamente la vía aérea.
  B. Para niños intubados, utilizar un adaptador broncoscópico en el conector del TET para mantener la FiO_2, la presión en la vía aérea y el soporte durante el procedimiento.
  C. Medicamentos:
    1. Se puede utilizar atropina (0,01 mg/kg) para disminuir las secreciones e impedir la bradicardia de origen vagal.
    2. Se puede administrar morfina (0,05 mg/kg a 0,1 mg/kg) o meperidina (0,5 mg/kg a 1,5 mg/kg) para la analgesia al menos 10 a 15 min antes del procedimiento.
    3. Para los pacientes no intubados, aplicar xilocaína tópica en una fosa nasal.
    4. Inyectar xilocaína (4 mg/kg a 7 mg/kg) al nivel de la punta del TET, utilizando una sonda de alimentación, 3 min antes del procedimiento. Aspirar nuevamente justo antes del procedimiento.
  D. Seguir los principios de la sedación consciente; monitorear de forma continua:
    1. Oximetría de pulso.
    2. Presión arterial, si está disponible.
    3. Frecuencia cardíaca.
    4. Frecuencia respiratoria.
    5. Utilizar un monitor de $ETCO_2$ o de $TcPCO_2$ si está disponible.

IV. Indicaciones: de emergencia (un operador experimentado la puede realizar en menos de 2 min):
  A. Sospecha de obstrucción o desplazamiento agudo/subagudo de la vía aérea:

1. Moco.
2. Sangre.
3. TET desplazado; tubo en un bronquio principal, habitualmente el derecho, o en el esófago. Primero verificar con un dispositivo de $ETCO_2$.
4. Si el neonato está inestable comprobar la posición del TET tras la intubación.

B. Evaluación de una obstrucción de la vía aérea en un neonato recientemente extubado.

C. Para realizar una intubación nasotraqueal con fibra óptica en trastornos con anomalías de la vía aérea asociadas:
1. Pierre-Robin.
2. Síndromes de Goldenhar y de Treacher Collins.
3. Otros trastornos en los que no se puede visualizar la laringe con el laringoscopio.

D. Procedimiento para la intubación con fibra óptica:
1. Premedicación: utilizar solo xilocaína tópica y la menor dosis de un narcótico para la intubación con fibra óptica; inicialmente intentar con el paciente despierto luego de la administración de atropina.
2. Suministrar oxígeno utilizando una cánula en un orificio nasal, o utilizar una máscara laríngea.
3. Monitorear como se describió más arriba.
4. Tener equipamiento disponible para asegurar la vía aérea: vía aérea oral, tubo nasofaríngeo o tubo endotraqueal, o cánula nasal para utilizar con el fin de mantener la permeabilidad de la vía aérea, y selección de máscaras adecuadas.
5. Deslizar el tubo nasotraqueal de tamaño adecuado con el conector retirado sobre el broncoscopio y fijarlo a nivel del extremo proximal del dispositivo.
6. Visualizar la laringe a través del orificio nasal.
7. Hacer pasar el broncoscopio durante la inspiración más allá de las cuerdas vocales hasta la carina.
8. Solicitar a un asistente que sostenga el broncoscopio tan recto como sea posible sin retirarlo.
9. Deslizar el TET sobre el dispositivo hasta que esté en la tráquea, verificar la posición mientras se saca el broncoscopio, retirar el broncoscopio y fijar el tubo en su lugar con cinta.
10. Finalmente, volver a verificar que la posición del TET esté aproximadamente 1 cm por encima de la carina en un niño de 3 kg.

V. Indicaciones: paciente intubado:

A. Confirmar la ubicación del TET, descartar la presencia de un tapón, estrechamiento traqueal, traqueomalacia.
B. Atelectasias o sibilancias persistentes o recurrentes en un paciente intubado.
C. Evaluación preoperatoria de una fístula traqueoesofágica conocida o sospechada.
D. Ayudar en la colocación de un TET para la ventilación pulmonar unilateral, o en la colocación de un catéter Fogarty para ventilación unilateral de un enfisema intersticial pulmonar o para ocluir transitoriamente una fístula traqueal.

VI. Indicaciones: paciente no intubado:

A. Evaluación de estridor, respiración ruidosa.
B. Evaluación en busca de evidencia de reflujo o inflamación alrededor de la vía aérea superior.

VII. Indicios clínicos prácticos:

A. Darse el tiempo necesario para identificar adecuadamente al paciente y asegurarse de que el consentimiento informado esté firmado.
B. Examinar al paciente y repasar el procedimiento con el personal. En pacientes con sospecha de vía aérea dismórfica es esencial evaluar si existe una hendidura palatina; esto se realiza mejor palpando el paladar con los dedos.
C. Siempre preoxigenar al paciente y suministrar oxígeno continuo durante el procedimiento utilizando una cánula en un orificio nasal.
D. Utilizar un tono audible del oxímetro o del monitor de la frecuencia cardíaca para ser consciente del estado del paciente durante el procedimiento.
E. El registro con videocámara puede reducir la duración del procedimiento. Además, se pueden compartir los hallazgos con los padres y con los médicos consultores sin necesidad de una nueva exploración.
F. Realizar una interconsulta con un otorrinolaringólogo pediátrico cuando los hallazgos sean dudosos y siempre en caso de sospecha de lesión de las cuerdas vocales u otras anomalías laríngeas.

VIII. Diagnósticos neonatales frecuentes aptos para la broncoscopia (Tabla 26.1).

IX. Alternativas a la broncoscopia:

A. TC: puede diagnosticar una traqueomalacia, una broncomalacia, un desgarro traqueal; requiere mover al paciente.
B. Videolaringoscopia: más útil como herramienta didáctica:

Tabla 26.1 Diagnósticos neonatales frecuentes aptos para la broncoscopia

Lesiones de la vía aérea superior
▪ Atresia de coanas unilateral y bilateral. ▪ Laringomalacia. ▪ Disquinesia laríngea. ▪ Estrechamiento subglótico, secundario a edema, membranas, estenosis. ▪ Parálisis de las cuerdas vocales, unilateral o bilateral. ▪ Hemangioma laríngeo, higroma quístico. ▪ Edema o inflamación de la laringe. ▪ Reflujo gastroesofágico. ▪ Hendidura laringotraqueoesofágica.
Lesiones de la vía aérea inferior
▪ Traqueomalacia. ▪ Broncomalacia. ▪ Gránulos traqueales o bronquiales, tapones mucosos, coágulos de sangre (especialmente en pacientes en ECMO). ▪ TET o tubo de traqueostomía obstruido, mal ubicado o desplazado. ▪ Fístula traqueoesofágica. ▪ Estenosis o membrana traqueal, anatomía traqueal anormal, bronquiotraqueal, desgarro traqueal.

1. Se puede utilizar para mostrar a operadores sin experiencia la laringe durante intentos de intubación y guiarlos durante la práctica; óptima con premedicación.
2. No tan funcional en niños < 800 g.
3. No se recomienda como una opción para examinar la vía aérea superior sin premedicación adecuada; se realiza mejor en el quirófano.

Bibliografía de consulta

Berkowitz RG. Neonatal upper airway assessment by awake flexible laryngoscopy. Ann Otol Rhinol Laryngol 1998; 107: 75-80.

Bloch ED, Filston HC. A thin fiberoptic bronchoscope as an aid to occlusion of the fistula in infants with tracheoesophageal fistula. Anesth Analg 1988; 67: 791-3.

Ellis DS, Potluri PK, O'Flaherty JE, Baum VC. Difficult airway management in the neonate: a simple method of intubating through a laryngeal mask airway. Paediatr Anaesth 1999; 9: 460-2.

Etches PC, Finer NN. Use of an ultrathin fiberoptic catheter for neonatal endotracheal tube problem diagnosis. Crit Care Med 1989; 17: 202.

Finer NN, Etches PC. Fibreoptic bronchoscopy in the neonate. Pediatr Pulmonol. 1989;7:116–20.

Finer NN, Muzyka D. Flexible endoscopic intubation of the neonate. Pediatr Pulmonol 1992; 12: 48-51.

Hawkins CM, Towbin AJ. Rupture of the left mainstem bronchus following endotracheal intubation in a neonate. Pediatr Radiol 2011; 41 (5): 668-70.

Hinton AE, O'Connell JM, van Besouw JP, Wyatt MEJ. Neonatal and paediatric fibre-optic laryngoscopy and bronchoscopy using the laryngeal mask airway. Laryngol Otol 1997; 111 (4): 349-53.

Lee YS, Soong WJ, Jeng MJ, et al. Endotracheal tube position in pediatrics and neonates: comparison between flexible fiberoptic bronchoscopy and chest radiograph. Zhonghua Yi Xue Za Zhi 2002; 65: 341-4.

O'Shea JE, Thio M, Kamlin CO, McGrory L, Wong C, John J, Roberts C, Kuschel C, Davis PG. Videolaryngoscopy to teach neonatal intubation: a randomized trial. Pediatrics 2015; 136 (5): 912-9.

Reeves ST, Burt N, Smith CD. Is it time to reevaluate the airway management of tracheoesophageal fistula? Anesth Analg 1995; 81: 866-9.

Rotschild A, Chitayat D, Puterman ML, et al. Optimal positioning of endotracheal tubes for ventilation of preterm infants. Am J Dis Child 1991; 145: 1007-17.

Shinwell ES, Higgins RD, Auten RL, Shapiro DL. Fiberoptic bronchoscopy in the treatment of intubated neonates. Am J Dis Child 1989; 143: 1064-5.

Vanderhal AL, Berci G, Simmons Jr CF, Hagiike MA. Videolaryngoscopy technique for the intubation of the newborn: preliminary report. Pediatrics 2009; 124 (2): e339-46.

Vauthy PA, Reddy R. Acute upper airway obstruction in infants and children. Evaluation by the fiberoptic bronchoscope. Ann Otol Rhinol Laryngol 1980; 89: 417-8.

Vijayasekaran D, Kalpana S, Ramachandran P, Nedunchelian K. Indications and outcome of flexible bronchoscopy in neonates. Indian J Pediatr 2012; 79 (9): 1181-4.

Sección 5

Técnicas de ventilación no invasiva

27

Interfases nasales para la ventilación no invasiva

Sherry Courtney

I. Reseña:
   Desde la última edición de este manual, la Asociación Estadounidense para la Atención Respiratoria (*American Association for Respiratory Care*) ha actualizado y revisado su guía de práctica clínica respecto a la aplicación de presión positiva continua en la vía aérea por vía nasal (CPAPn). El informe se menciona más abajo.

II. Los dispositivos tales como las <u>cajas para la cabeza y las cajas de presión negativa</u> raramente se utilizan en la clínica y no se analizarán.

III. El <u>CPAPn con máscara facial</u> habitualmente se administra por breves períodos en la sala de partos o durante la resucitación:
   A. La máscara se puede adherir a una bolsa inflada por flujo o a un resucitador con pieza en T.
   B. Si la máscara está conectada a una bolsa autoinflable no se entrega flujo ni CPAPn.
   C. No se deben utilizar máscaras faciales para la administración prolongada de CPAPn.

IV. A veces se utilizan <u>tubos endotraqueales</u> para la ventilación no invasiva acortando el tubo y colocando su punta en la hipofaringe. La evidencia sugiere que esto no es tan efectivo para administrar CPAPn como las cánulas nasales.

V. Las <u>máscaras nasales</u> se pueden utilizar con algunos dispositivos de CPAPn, con mayor frecuencia con dispositivos de flujo variable tales como Infant Flow® o SiPAP®. A veces, se alterna entre máscaras nasales y cánulas nasales para disminuir la probabilidad de desarrollar úlceras por presión de la columela, la nariz y el labio superior.

VI. Las <u>cánulas nasales</u> son la forma más frecuente y efectiva para administrar CPAPn:
   A. Los neonatos son respiradores nasales obligados, por lo que las cánulas nasales entregan un CPAPn confiable. Sin embargo, si la boca está abierta se producirá una gran fuga y la administración de CPAPn será escasa o nula. Un chupete o una fijación de la barbilla pueden ayudar a reducir el escape.
   B. Las cánulas de CPAPn deben ser lo suficientemente anchas para ocupar las fosas nasales sin comprimir el tejido circundante con objeto de minimizar el escape, así como las lesiones nasales.
   C. Las cánulas nasales largas y delgadas tienen una resistencia alta y se pueden obstruir fácilmente con secreciones.
   D. Es crucial utilizar una barrera cutánea, combinada con excelentes cuidados de enfermería, para evitar la lesión nasal durante la utilización de CPAPn. Algunas de estas lesiones son permanentes y pueden requerir cirugía plástica. Existen productos comerciales, tales como Cannulaide®, o cada servicio de enfermería puede diseñar sus propias barreras protectoras.
   E. Algunas cánulas nasales son específicas para el dispositivo de CPAPn:
      1. Esto es especialmente cierto para los dispositivos Infant Flow®, SiPAP® y Arabella®.
      2. Las cánulas tienen una forma tal que retienen los gases y estabilizan de esta manera la presión media en la vía aérea; además, la curvatura de las cánulas disminuye el trabajo respiratorio.
      3. Ningún ensayo aleatorizado ha demostrado la superioridad de una forma de cánula o una forma de CPAPn sobre otra.

F. Para el CPAPn generado por ventilador o los dispositivos autónomos, tales como el CPAPn de burbuja, se pueden utilizar muchas cánulas diferentes. Las utilizadas más frecuentemente son las Hudson®, las Inca® o las RAM®:
   1. La cánula RAM® no se puede utilizar con el CPAPn de burbuja, ya que no tiene una rama espiratoria.
   2. La espiración se produce a través de las fugas por la nariz y la boca.

G. A diferencia de las cánulas utilizadas para el CPAPn, las utilizadas para el tratamiento con cánula nasal de alto flujo (CNAF) deben ser lo suficientemente pequeñas para permitir un gran escape por las fosas nasales:
   1. El mecanismo de acción del tratamiento con CNAF es claramente diferente al de CPAPn y consiste en eliminación del espacio muerto con aumento de la ventilación minuto, mientras que el CPAPn otorga una presión positiva continua en la vía aérea.
   2. Una fuga de aire escasa o ausente puede resultar en una presión positiva elevada, no controlada y no medida.

Bibliografía de consulta

AARC Clinical Practice Guideline. Application of continuous positive airway pressure to neonates via nasal prongs, nasopharyngeal tube, or nasal mask—2004 revision and update. Respir Care 2004; 49: 1100-8.

Courtney SE, Pyon KH, Saslow JG, Arnold GK, Habib RH. Lung volume and breathing pattern changes during nasal continuous positive airway pressure in premature infants: a comparative study of three devices. Pediatrics 2001; 107: 304-8.

De Paoli AG, Davis PG, Faber B, Morley CJ. Devices and pressure sources for administration of nasal continuous positive airway pressure (NCPAP) in preterm neonates. Cochrane Database Syst Rev 2002; 4: CD002977.

Dysart K, Miller TL, Wolfson MR, Shaffer TH. Research in high flow therapy: mechanisms of action. Respir Med 2009; 103: 1400-5.

Hogeling M, Fardin SR, Frieden IJ, Wargon O. Forehead pressure necrosis in neonates following continuous positive airway pressure. Pediatr Dermatol 2012; 29: 45-8.

Li Y, Sepulveda A, Buchman EP. Late presenting nasal deformities after nasal continuous positive airway pressure injury: 33-year experience. J Plast Reconstr Aesthet Surg 2015; 68: 339-43.

Newman KM, McGrath JM, Estes T, Jallo N, Salyer H, Bass WT. An integrative review of skin breakdown in the preterm infant associated with nasal continuous positive airway pressure. J Obstet Gynecol Neonatal Nurs 2013; 42: 508-16.

Pandit PB, Courtney SE, Pyon KH, Habib RH. Work of breathing during constant- and demand-flow nasal continuous positive airway pressure in preterm neonates. Pediatrics 2001; 108: 682-5.

28

Terapia con cánula nasal de alto flujo humidificado

Andrea Lampland • Mark C. Mammel

I. La cánula nasal de alto flujo humidificado (CNAFH) es un medio para entregar soporte respiratorio no invasivo con presión positiva:
   A. La presión positiva continua en la vía aérea (CPAP) brinda soporte respiratorio no invasivo con presión positiva en niños que presentan respiración espontánea con el objetivo de prevenir el colapso alveolar y permitir un intercambio gaseoso suficiente:
      1. Evitar la intubación y utilizar CPAP nasal es una estrategia efectiva para el tratamiento del SDR.
      2. La utilización precoz de CPAP nasal se ha asociado a una disminución en la incidencia de DBP en niños prematuros.
   B. Existen múltiples dispositivos a través de los cuales se puede suministrar CPAP.
   C. Las cánulas nasales son un medio frecuente para administrar oxígeno a los neonatos. Sin embargo, las investigaciones recientes han mostrado el potencial para administrar presión de distensión positiva a través de cánulas nasales utilizando mayores velocidades de flujo gaseoso y cánulas de mayor diámetro:
      1. Presión = flujo × resistencia.
      2. El término cánula nasal "de alto flujo" se relaciona con la utilización de un flujo gaseoso mayor de 1 L/min, con mayor frecuencia de entre 2 L/min y 8 L/min en la población neonatal. Existen sistemas comerciales de CNAF humidificada que entregan aire humidificado y calentado, así como presión de distensión positiva (Capítulo 33). Los sistemas de CNAF están aprobados por la FDA para suministrar oxígeno calentado y humidificado, pero no están aprobados para entregar presión de distensión positiva a las vías aéreas. Típicamente, estos sistemas preenvasados tienen un mecanismo interno de limitación de la presión como medida de seguridad para evitar que el paciente reciba una presión excesiva; sin embargo, los límites de presión exactos varían y son diferentes entre distintos sistemas.
      3. El cierre de la boca del niño permite una entrega óptima de presión de distensión positiva, pero igualmente existe un escape alrededor de las narinas.
   D. Mecanismos de acción propuestos para la CNAF humidificado y calentado:
      1. Lavado del espacio muerto en la cavidad nasofaríngea que tiene como resultado una mayor ventilación alveolar y eliminación de dióxido de carbono.
      2. El flujo gaseoso adecuado reduce la resistencia inspiratoria en la nasofaringe y disminuye el trabajo respiratorio.
      3. El aire calentado y humidificado mejora la mecánica pulmonar y evita la pérdida de agua y el enfriamiento de la vía aérea.
      4. Entrega de presión de distensión positiva.

II. Potenciales riesgos y beneficios de la CNAF humidificado y calentado:
   A. Beneficios:
      1. Se evita el trauma del tabique nasal, un inconveniente de la interface oclusiva utilizada con el CPAP nasal convencional, al utilizar como interface una cánula nasal pequeña que no ocluye las narinas (*v.* Capítulo 27).
      2. Se evita la irritación de la mucosa nasal y hay una disminución del espesamiento de las secreciones y de la demanda energética, ya que se suministra aire calentado y humidificado.
      3. Los estudios no sugieren cambios significativos en la mecánica pulmonar o en el trabajo respiratorio en comparación con el CPAP nasal.
      4. Fácil de administrar y bien tolerada por los pacientes.

5. Permite al personal de salud y a los familiares del paciente un acceso y una interacción más fácil con el neonato con mínimos impedimentos relacionados con el dispositivo.
6. Menor costo que la CPAP nasal.

B. Limitaciones y riesgos:
1. Imposibilidad para predecir de manera precisa el nivel real de presión de distensión positiva entregada al paciente:
a. Falta de medición directa de la presión entregada por el circuito de CNAF.
b. Mejor entrega de presión de distensión positiva continua si el niño tiene la boca cerrada para minimizar los escapes.
c. Significativa variabilidad en el mismo paciente y entre pacientes respecto de la magnitud de la presión de distensión positiva entregada con iguales velocidades de flujo gaseoso debido a fugas variables alrededor de las narinas y la boca, diferencias en la fisiología y la anatomía de los pacientes y diferencias en el diámetro interno de la cánula nasal.
d. Requiere el cálculo de la FiO_2 efectiva entregada para predecir con exactitud la entrega de oxígeno al paciente.
e. El oxígeno que recibe el paciente es una mezcla entre el oxígeno entregado a través de la cánula nasal y el aire ambiente inhalado a través de la boca y la nariz.
2. Los dispositivos de CNAF dirigen el flujo gaseoso directamente hacia el paciente:
a. Para que la cánula nasal encaje adecuadamente, su diámetro debe ocupar aproximadamente el 50% del diámetro de las narinas.
b. Entrega de niveles variables de presión de distensión positiva teniendo en cuenta la posibilidad de sobredistensión pulmonar, distensión gástrica y síndromes de escape de aire. Con el empleo de cánulas nasales de alto flujo humidificadas se ha informado la presentación de enfisema subcutáneo en el cuero cabelludo, neumo-órbita, neumocefalia y neumotórax.
c. Los sistemas de CNAF comerciales típicamente tienen controles para limitar la presión; sin embargo, cada sistema tiene un límite del nivel de presión diferente. Algunos sistemas no cuantifican de manera específica el límite superior de la presión (la presión por encima de la cual la válvula limitadora se abre y desvía la presión del flujo gaseoso que recibe el paciente).
d. Los sistemas de alto flujo artesanales (no producidos comercialmente) no tienen controles para limitar la presión y, por lo tanto, las únicas "válvulas" limitadoras se encuentran en el paciente, por lo general, son la nariz y la boca.
3. Datos históricos preocupantes por tasas aumentadas de infección, en particular bacteriemia por gram negativos.
4. Base de datos limitada con predominancia de estudios observacionales y retrospectivos:
a. Muy pocos ensayos controlados aleatorizados (ECA) con adecuada potencia para evaluar la seguridad y la eficacia.
b. Pocos estudios han comparado directamente el CPAP (estándar de cuidado) con diversos niveles de CNAF dentro de la misma población.
c. Es difícil comparar y generalizar los datos actuales a todas las poblaciones neonatales, debido a que las variables se relacionan con el tipo de CNAF utilizada, la presencia o ausencia de una válvula limitante de la presión en el sistema de CNAF y el diámetro de la cánula nasal.
d. Hasta la fecha, ausencia de estudios con adecuada potencia para valorar morbilidades clínicas mayores y resultados del desarrollo neurológico.

III. Potenciales aplicaciones clínicas:

A. CNAF humidificada para aportar presión de distensión positiva tras la extubación:
1. Actualmente la evidencia es insuficiente para determinar que la CNAF es equivalente o superior al CPAP nasal convencional para prevenir el fracaso de la extubación. Los datos varían con respecto al diseño del estudio, la utilización de diferentes dispositivos y equipamiento y la gravedad desconocida del estado respiratorio de los pacientes.
2. Ensayos controlados aleatorizados:
a. Collins y cols. (2013) compararon las tasas de fracaso de la extubación dentro de los primeros 7 días en 132 niños prematuros menores de 32 semanas de edad gestacional extubados para recibir CPAP nasal de 7 cm H_2O a 8 cm H_2O o CNAF Vapotherm® calentada y humidificada de 8 L/min:
(1) Los criterios predefinidos de fracaso de la extubación fueron apnea (> 20 s) con más de seis episodios en 6 h o requerimiento de ventilación intermitente con presión positiva, acidosis (pH < 7,25, PCO_2 > 66) y un aumento sostenido mayor del 15% en la FiO_2 tras la extubación. La decisión de reintubar se basó en los criterios de fracaso a discreción del médico tratante.
(2) No hubo diferencias entre los grupos respecto de los criterios de fracaso de la extubación o reintubación dentro de los 7 días posteriores a la extubación.
(3) Menos trauma nasal en el grupo de CNAF en comparación con el grupo de CPAP nasal.
b. En su estudio de no inferioridad, Manley y cols. (2013) compararon las tasas de fracaso de la extubación en 303 niños prematuros menores de 32 semanas de edad gestacional que fueron aleatorizados para recibir CNAF humidificada y calentada Fisher y Paykel® a 5 L/min a 6 L/min o CPAP nasal a 7 cm H_2O:

(1) Los niños en los que la CNAF fracasara se podían transferir a un CPAP nasal "de rescate". Casi la mitad de estos niños no requirieron intubación.
(2) Se encontró que la CNAF no fue inferior al CPAP nasal para evitar el fracaso de la extubación. No hubo diferencia en las tasas de reintubación entre los grupos de tratamiento.
(3) Hubo menos trauma nasal en el grupo de CNAF en comparación con el grupo de CPAP nasal.

c. Yoder y cols. (2013) compararon el fracaso de la extubación temprana (< 72 h) en 432 niños de 28 a 42 semanas de edad gestacional, que recibieron CNAF calentada y humidificada (3 L/min a 5 L/min) frente a CPAP nasal a 5-6 cmH_2O:
(1) Se utilizaron varios dispositivos de CPAP y CNAF. No se permitió el cruce entre modos.
(2) No hubo diferencias en el fracaso de la extubación temprana entre los grupos.
(3) Los niños recibieron por más tiempo CNAF que CPAP, pero no hubo diferencias significativas en los días de oxigenoterapia.

d. Campbell y cols. (2006) compararon las tasas de reintubación en niños prematuros con un peso al nacer menor o igual a 1250 g extubados y que recibieron CPAP nasal frente a CNAF calentada y humidificada.
(1) Las tasas de fracaso de la extubación dentro de los primeros 7 días fueron del 60% con la CNAF y del 15% con el CPAP nasal.
(2) Hubo más utilización de oxígeno y más episodios de apnea y bradicardia en los niños extubados que recibieron CNAF.

e. Woodhead y cols. (2006) compararon las tasas de fracaso de la extubación en los niños expuestos a CNAF frente a CNAF Vapotherm 2000i® calentada y humidificada en las primeras 24 h tras la extubación. Las tasas de fracaso de la extubación fueron del 47% en el grupo de CNAF frente al 0% en el grupo de Vapotherm®.

f. Miller y Dowd (2007) compararon las tasas de fracaso de la extubación en niños de 26 a 29 semanas de edad extubados, que recibieron CNAF Fisher y Paykel® o Vapotherm®. No hubo diferencias en las tasas de fracaso de la extubación.

3. Estudios retrospectivos:
a. Shoemaker y cols. (2007) compararon una cohorte retrospectiva de niños menores de 30 semanas de edad gestacional que recibieron CPAP nasal o CNAF humidificada dentro de las primeras 96 h tras el parto. El fracaso de la extubación fue mayor en el grupo de CPAP nasal.
b. Holleman-Duray y cols. (2007) compararon una cohorte retrospectiva de niños de 25 a 29 semanas de edad gestacional antes y después de la introducción de un protocolo de extubación temprana para recibir Vapotherm®; no hubo diferencias en las tasas de fracaso de la extubación o de utilización de oxígeno.

B. CNAF humidificada para prevenir la apnea del prematuro y el aumento del trabajo respiratorio:
1. Sreenan y cols. (2011) compararon niños prematuros estables en un estudio cruzado de CPAP nasal y CNAF humidificada:
a. No hubo diferencias significativas entre los modos con respecto a los eventos de apnea, bradicardia y desaturación.
b. Las necesidades de oxígeno entre los dos modos no fueron diferentes.
2. Saslow y cols. (2006) evaluaron los efectos del CPAP nasal y de la CNAF Vapotherm® con parámetros respiratorios e índices de trabajo respiratorio en un estudio cruzado de niños prematuros estables que requirieron CPAP nasal o CNAF y pesaban menos de 2,0 kg al nacer. No hubo diferencias significativas en el trabajo respiratorio entre los dos grupos.

C. CNAF como modo de destete del CPAP nasal:
1. Hay muy poca información sobre la utilidad de la CNAF como modo de destete del CPAP. Los estudios de un solo centro con diferentes sistemas de CNAF y métodos de destete dificultan la extrapolación de los hallazgos.
2. Abdel-Hady y cols. (2011) evaluaron dos abordajes del destete del CPAP en 60 niños prematuros mayores de 28 semanas de gestación. Todos los niños estaban estables con CPAP a una FiO_2 menor o igual a 30% en la entrada. Tras la aleatorización, el primer grupo se mantuvo en CPAP hasta llegar a una FiO_2 del 21% durante 24 h y, luego, fueron directamente destetados para recibir aire ambiente. El segundo grupo se desteto del CPAP inicial para recibir CNAF a 2 L/min y se lo mantuvo en CNAF hasta una FiO_2 del 21% durante 24 h y, luego, se le quitó el soporte para recibir aire ambiente:
a. Los niños en el grupo de CPAP sola tuvieron una exposición más corta al oxígeno y un soporte ventilatorio más corto.
b. El sistema de CNAF utilizado es exclusivo de este centro y no está disponible comercialmente en Estados Unidos.
3. Fernández-Álvarez y cols. (2014) realizaron un análisis retrospectivo de cohortes pareadas sobre dos abordajes de destete del CPAP en niños prematuros de 28 semanas de edad gestacional o menores y con un peso menor de 1250 g. Todos los niños se mantenían estables con CPAP con una FiO_2 menor del 40% al momento del ingreso. Los 39 pacientes de la primera cohorte fueron tratados con CNAF Vapotherm® a 8 L/min y destetados

para recibir 2 L/min antes de la transición a una cánula nasal de bajo flujo (CNBF). Los cuarenta pacientes de la segunda cohorte fueron destetados del CPAP para recibir una cánula nasal de bajo flujo menor de 0,3 L/min. A todos los niños se les retiró el soporte con cánula nasal luego de haber estado con aire ambiente durante más de 24 h:

a. El número total de días de CPAP fue significativamente menor en el grupo que pasó de CPAP a CNAF frente a CNBF.
b. No hubo diferencia en el total de días de soporte respiratorio entre los dos grupos.
c. El trauma nasal solo se observó en niños mientras estaban con el CPAP.

Bibliografía de consulta

Abdel-Hady H, Shouman B, Aly H. Early weaning from CPAP to high flow nasal cannula in preterm infants in associated with prolonged oxygen requirement: a randomized controlled trial. Early Hum Dev 2011; 87: 205-8.

Campbell DM, Shah PS, Shah V, Kelly EN. Nasal continuous positive airway pressure from high flow cannula versus Infant Flow for preterm infants. J Perinatol 2006; 26: 546-9.

Collins CL, Holberton JR, Barfield C, Davis PG. A randomized controlled trial to compare heated humidified high-flow nasal cannulae with nasal continuous positive airway pressure postextubation in premature infants. J Pediatr 2013; 162: 949-54.

Dani C, Pratesi S, Migliori C, Bertini G. High flow nasal cannula therapy as respiratory support in the preterm infant. Pediatr Pulmonol 2009; 44: 629-34.

Dysart K, Miller TL, Wolfson MR, Shaffer TH. Research in high flow therapy: mechanisms of action. Respir Med 2009; 103: 1400-5.

Fernandez-Alvarez JR, Gandhi RS, Amess P, Mahoney L, Watkins R, Rabe H. Heated humidified high-flow nasal cannula versus low-flow nasal cannula as weaning mode from nasal CPAP in infants ≤28 weeks of gestation. Eur J Pediatr 2014; 173: 93-8.

Frizzola M, Miller TL, Rodriguez ME, Zhu Y, Rojas J, Hesek A, Stump A, Shaffer TH, Dysart K. High-flow nasal cannula: impact on oxygenation and ventilation in an acute lung injury model. Pediatr Pulmonol 2011; 46: 67-74.

Haq I, Gopalakaje S, Fenton A, McKean M, O'Brien C, Brodlie M. The evidence for high flow nasal cannula devices in infants. Paediatr Respir Rev 2014; 15: 124-34.

Holleman-Duray D, Kaupie D, Weiss MG. Heated humidified high-flow nasal cannula: use and a neonatal early extubation protocol. J Perinatol 2007; 27: 776-81.

Jasin LR, Kern S, Thompson S, Walter C, Rone JM, Yohannan MD. Subcutaneous scalp emphysema, pneumo-orbitis, and pneumocephalus in a neonate on high humidity high flow nasal cannula. J Perinatol 2008; 28: 779-81.

Kubicka ZJ, Limauro J, Darnall RA. Heated, humidified high-flow nasal cannula therapy: yet another way to deliver continuous positive airway pressure? Pediatrics 2008; 121: 82-8.

Lampland AL, Plumm B, Meyers PA, Worwa CT, Mammel MC. Observational study of humidified high-flow nasal cannula compared with nasal continuous positive airway pressure. J Pediatr 2009; 154: 177-82.

Manley BJ, Owen LS, Doyle LW, Andersen CC, Cartwright DW, Pritchard MA, Donath SM, Davis PG. High-flow nasal cannulae in very preterm infants after extubation. N Engl J Med 2013; 369: 1425-33.

Miller SM, Dowd SA. High-flow nasal cannula and extubation success in the premature infants: a comparison of two modalities. J Perinatol 2010; 30: 805-8.

Saslow JG, Aghai ZH, Nakhla TA, Hart JJ, Lawrysh R, Stahl GE, Pyon KH. Work of breathing using high-flow nasal cannula in preterm infants. J Perinatol 2006; 26: 476-80.

Shetty S, Greenough A. Review finds insufficient evidence to support the routine use of heated and humidified highflow nasal cannula use in neonates. Acta Paediatr 2014; 103: 898-903.

Shoemaker MT, Pierce MR, Yoder BA, DiGeronimo RJ. High flow nasal cannula versus nasal CPAP for neonatal respiratory disease: a retrospective study. J Perinatol 2007; 27: 85-91.

Sreenan C, Lemke RP, Hudson-Mason A, Osiovich H. High-flow nasal cannulae in the management of apnea of prematurity: a comparison with conventional nasal continuous positive airway pressure. Pediatrics 2011; 107: 1081-3.

Wilkinson D, Andersen C, O'Donnell CPF, De Paoli AG. High flow nasal cannula for respiratory support in preterm infants. Cochrane Database Syst Rev 2011; (5): CD006405.

Woodhead DD, Lambert DK, Clark JM, Christensen RD. Comparing two methods of delivering high-flow gas therapy by nasal cannula following endotracheal intubation: a prospective, randomized, masked cross-over trial. J Perinatol 2006; 26: 481-5.

Yoder BA, Stoddard RA, Li M, King J, Dirnberger DR, Abbasi S. Heated, humidified high-flow nasal cannula versus nasal CPAP for respiratory support in neonates. Pediatrics 2013; 131: e1482-90.

29

Presión de distensión continua

Nicolas Bamat • Colin J. Morley • Haresh Kirpalani

I. Definiciones:

A. La presión de distensión continua (PDC) es una presión aplicada a las vías aéreas a lo largo del ciclo respiratorio. Este capítulo se centra en la utilización de PDC a través de presión positiva continua en la vía aérea (CPAP) y presión positiva al final de la espiración (PEEP). Hoy en día la aplicación de PDC a través de una caja de presión negativa continua que rodea al tórax para generar una presión intratorácica negativa es infrecuente y no se analizará.

B. El uso de la cánula nasal de alto flujo (CNAF) es cada vez más frecuente en niños prematuros. La CNAF aporta una PDC; cuanto mayor es el flujo, se generan mayores presiones. Por lo tanto, muchos de los conceptos dentro de este capítulo también se observan en el tratamiento con CNAF. En este capítulo, no se analiza específicamente la CNAF.

C. La presión positiva continua en la vía aérea (CPAP) es una presión positiva aplicada a las vías aéreas de niños con respiración espontánea. Utilizamos el término para describir la PDC no invasiva.

D. La presión positiva al final de la espiración (PEEP) es una presión aplicada a las vías aéreas a través de un tubo endotraqueal (TET) durante la ventilación mecánica con presión positiva.

II. La fisiopatología tratada mediante presión de distensión continua:

A. Reseña:

1. La principal función de los pulmones es el intercambio gaseoso. Una incapacidad para establecer y mantener el volumen pulmonar disminuye el intercambio gaseoso y puede resultar en insuficiencia respiratoria.
2. Un volumen pulmonar bajo y la presencia de atelectasias produce una oxigenación inadecuada debido a una reducción en el área disponible para la ventilación alveolar y la difusión gaseosa así como un mayor desequilibrio ventilación/perfusión y *shunt* intrapulmonar. Si bien el dióxido de carbono difunde más fácilmente, su intercambio también puede estar comprometido, debido a bajos volúmenes pulmonares y a la presencia de atelectasias.

B. Mecanismos que contribuyen a la enfermedad:

1. En los pulmones fetales, el epitelio alveolar secreta líquido. En un niño de término saludable, las hormonas adrenérgicas inducidas por el trabajo de parto y los cambios posturales del feto inician el proceso de absorción de líquido. Esta absorción es conducida predominantemente por el gradiente de presión transepitelial producido por las primeras respiraciones del niño, lo que genera presiones negativas de hasta 80 cm H_2O. La aireación de los pulmones saca el líquido de los espacios aéreos hacia el intersticio circundante, donde con el tiempo es eliminado por los vasos linfáticos y sanguíneos. Muchos mecanismos contribuyen a una eliminación más lenta del líquido de los pulmones fetales tras el nacimiento prematuro, especialmente la incapacidad del niño de generar grandes presiones negativas con las primeras respiraciones. El pulmón prematuro, incluso, puede seguir secretando líquido hacia los alvéolos tras el nacimiento. La elevación de la presión en la aurícula izquierda y las bajas concentraciones de proteínas plasmáticas enlentecen aún más la eliminación de líquido pulmonar.
2. La capacidad residual funcional (CRF) es el volumen de gas que permanece en los pulmones al final de una espiración normal. Se establece en el punto de equilibrio entre la retracción hacia afuera de la pared torácica y la retracción hacia adentro del pulmón. La pared torácica de un recién nacido tiene poca estabilidad y mucha distensibilidad. Como resultado, los pulmones del neonato tienen una CRF baja similar al volumen de cierre de la vía aérea y son propensos a la pérdida de volumen.
3. La pared torácica de un niño prematuro es tan blanda y flexible que se distorsiona con la presión negativa generada por las contracciones del diafragma y es incapaz de mantener abiertos los pulmones durante esfuerzos

Todd DA, Wright A, Broom M, et al. Methods of weaning preterm babies <30 weeks gestation off CPAP: a multicenter randomized controlled trial. Arch Dis Child Fetal Neonatal Ed 2012; 97: F236-40.
Verder H. Nasal CPAP has become an indispensable part of the primary treatment of newborns with respiratory distress syndrome. Acta Paediatr 2007; 96: 482-4.
Vyas H, Milder AD, Hopkin IE. Intra-thoracic pressures and volume changes during the spontaneous onset of respiration in babies born by cesarean-section and by vaginal delivery. J Pediatr 1981; 99: 787-91.
Wu R, Li SB, Tian ZF, et al. Lung recruitment maneuver during proportional assist ventilation of preterm infants with acute respiratory distress syndrome. J Perinatol 2014; 7: 524-7.
Wyszogrodski I, Kyei-Aboagyye K, Taeusch HW, Avery ME. Surfactant inactivation by hyperventilation: conservation by end-expiratory pressure. J Appl Physiol 1975; 38 (3): 461-6.

29

Presión de distensión continua

Nicolas Bamat • Colin J. Morley • Haresh Kirpalani

I. Definiciones:

A. La presión de distensión continua (PDC) es una presión aplicada a las vías aéreas a lo largo del ciclo respiratorio. Este capítulo se centra en la utilización de PDC a través de presión positiva continua en la vía aérea (CPAP) y presión positiva al final de la espiración (PEEP). Hoy en día la aplicación de PDC a través de una caja de presión negativa continua que rodea al tórax para generar una presión intratorácica negativa es infrecuente y no se analizará.

B. El uso de la cánula nasal de alto flujo (CNAF) es cada vez más frecuente en niños prematuros. La CNAF aporta una PDC; cuanto mayor es el flujo, se generan mayores presiones. Por lo tanto, muchos de los conceptos dentro de este capítulo también se observan en el tratamiento con CNAF. En este capítulo, no se analiza específicamente la CNAF.

C. La presión positiva continua en la vía aérea (CPAP) es una presión positiva aplicada a las vías aéreas de niños con respiración espontánea. Utilizamos el término para describir la PDC no invasiva.

D. La presión positiva al final de la espiración (PEEP) es una presión aplicada a las vías aéreas a través de un tubo endotraqueal (TET) durante la ventilación mecánica con presión positiva.

II. La fisiopatología tratada mediante presión de distensión continua:

A. Reseña:

1. La principal función de los pulmones es el intercambio gaseoso. Una incapacidad para establecer y mantener el volumen pulmonar disminuye el intercambio gaseoso y puede resultar en insuficiencia respiratoria.
2. Un volumen pulmonar bajo y la presencia de atelectasias produce una oxigenación inadecuada debido a una reducción en el área disponible para la ventilación alveolar y la difusión gaseosa así como un mayor desequilibrio ventilación/perfusión y *shunt* intrapulmonar. Si bien el dióxido de carbono difunde más fácilmente, su intercambio también puede estar comprometido, debido a bajos volúmenes pulmonares y a la presencia de atelectasias.

B. Mecanismos que contribuyen a la enfermedad:

1. En los pulmones fetales, el epitelio alveolar secreta líquido. En un niño de término saludable, las hormonas adrenérgicas inducidas por el trabajo de parto y los cambios posturales del feto inician el proceso de absorción de líquido. Esta absorción es conducida predominantemente por el gradiente de presión transepitelial producido por las primeras respiraciones del niño, lo que genera presiones negativas de hasta 80 cm H_2O. La aireación de los pulmones saca el líquido de los espacios aéreos hacia el intersticio circundante, donde con el tiempo es eliminado por los vasos linfáticos y sanguíneos. Muchos mecanismos contribuyen a una eliminación más lenta del líquido de los pulmones fetales tras el nacimiento prematuro, especialmente la incapacidad del niño de generar grandes presiones negativas con las primeras respiraciones. El pulmón prematuro, incluso, puede seguir secretando líquido hacia los alvéolos tras el nacimiento. La elevación de la presión en la aurícula izquierda y las bajas concentraciones de proteínas plasmáticas enlentecen aún más la eliminación de líquido pulmonar.
2. La capacidad residual funcional (CRF) es el volumen de gas que permanece en los pulmones al final de una espiración normal. Se establece en el punto de equilibrio entre la retracción hacia afuera de la pared torácica y la retracción hacia adentro del pulmón. La pared torácica de un recién nacido tiene poca estabilidad y mucha distensibilidad. Como resultado, los pulmones del neonato tienen una CRF baja similar al volumen de cierre de la vía aérea y son propensos a la pérdida de volumen.
3. La pared torácica de un niño prematuro es tan blanda y flexible que se distorsiona con la presión negativa generada por las contracciones del diafragma y es incapaz de mantener abiertos los pulmones durante esfuerzos

Todd DA, Wright A, Broom M, et al. Methods of weaning preterm babies <30 weeks gestation off CPAP: a multicenter randomized controlled trial. Arch Dis Child Fetal Neonatal Ed 2012; 97: F236-40.
Verder H. Nasal CPAP has become an indispensable part of the primary treatment of newborns with respiratory distress syndrome. Acta Paediatr 2007; 96: 482-4.
Vyas H, Milder AD, Hopkin IE. Intra-thoracic pressures and volume changes during the spontaneous onset of respiration in babies born by cesarean-section and by vaginal delivery. J Pediatr 1981; 99: 787-91.
Wu R, Li SB, Tian ZF, et al. Lung recruitment maneuver during proportional assist ventilation of preterm infants with acute respiratory distress syndrome. J Perinatol 2014; 7: 524-7.
Wyszogrodski I, Kyei-Aboagyye K, Taeusch HW, Avery ME. Surfactant inactivation by hyperventilation: conservation by end-expiratory pressure. J Appl Physiol 1975; 38 (3): 461-6.

29

Presión de distensión continua

Nicolas Bamat • Colin J. Morley • Haresh Kirpalani

I. Definiciones:

A. La presión de distensión continua (PDC) es una presión aplicada a las vías aéreas a lo largo del ciclo respiratorio. Este capítulo se centra en la utilización de PDC a través de presión positiva continua en la vía aérea (CPAP) y presión positiva al final de la espiración (PEEP). Hoy en día la aplicación de PDC a través de una caja de presión negativa continua que rodea al tórax para generar una presión intratorácica negativa es infrecuente y no se analizará.

B. El uso de la cánula nasal de alto flujo (CNAF) es cada vez más frecuente en niños prematuros. La CNAF aporta una PDC; cuanto mayor es el flujo, se generan mayores presiones. Por lo tanto, muchos de los conceptos dentro de este capítulo también se observan en el tratamiento con CNAF. En este capítulo, no se analiza específicamente la CNAF.

C. La presión positiva continua en la vía aérea (CPAP) es una presión positiva aplicada a las vías aéreas de niños con respiración espontánea. Utilizamos el término para describir la PDC no invasiva.

D. La presión positiva al final de la espiración (PEEP) es una presión aplicada a las vías aéreas a través de un tubo endotraqueal (TET) durante la ventilación mecánica con presión positiva.

II. La fisiopatología tratada mediante presión de distensión continua:

A. Reseña:

1. La principal función de los pulmones es el intercambio gaseoso. Una incapacidad para establecer y mantener el volumen pulmonar disminuye el intercambio gaseoso y puede resultar en insuficiencia respiratoria.
2. Un volumen pulmonar bajo y la presencia de atelectasias produce una oxigenación inadecuada debido a una reducción en el área disponible para la ventilación alveolar y la difusión gaseosa así como un mayor desequilibrio ventilación/perfusión y *shunt* intrapulmonar. Si bien el dióxido de carbono difunde más fácilmente, su intercambio también puede estar comprometido, debido a bajos volúmenes pulmonares y a la presencia de atelectasias.

B. Mecanismos que contribuyen a la enfermedad:

1. En los pulmones fetales, el epitelio alveolar secreta líquido. En un niño de término saludable, las hormonas adrenérgicas inducidas por el trabajo de parto y los cambios posturales del feto inician el proceso de absorción de líquido. Esta absorción es conducida predominantemente por el gradiente de presión transepitelial producido por las primeras respiraciones del niño, lo que genera presiones negativas de hasta 80 cm H_2O. La aireación de los pulmones saca el líquido de los espacios aéreos hacia el intersticio circundante, donde con el tiempo es eliminado por los vasos linfáticos y sanguíneos. Muchos mecanismos contribuyen a una eliminación más lenta del líquido de los pulmones fetales tras el nacimiento prematuro, especialmente la incapacidad del niño de generar grandes presiones negativas con las primeras respiraciones. El pulmón prematuro, incluso, puede seguir secretando líquido hacia los alvéolos tras el nacimiento. La elevación de la presión en la aurícula izquierda y las bajas concentraciones de proteínas plasmáticas enlentecen aún más la eliminación de líquido pulmonar.
2. La capacidad residual funcional (CRF) es el volumen de gas que permanece en los pulmones al final de una espiración normal. Se establece en el punto de equilibrio entre la retracción hacia afuera de la pared torácica y la retracción hacia adentro del pulmón. La pared torácica de un recién nacido tiene poca estabilidad y mucha distensibilidad. Como resultado, los pulmones del neonato tienen una CRF baja similar al volumen de cierre de la vía aérea y son propensos a la pérdida de volumen.
3. La pared torácica de un niño prematuro es tan blanda y flexible que se distorsiona con la presión negativa generada por las contracciones del diafragma y es incapaz de mantener abiertos los pulmones durante esfuerzos

inspiratorios excesivos. La pared torácica inestable resulta en movimientos "paradójicos" fuera de fase entre la caja torácica y el abdomen, lo que aumenta el trabajo respiratorio.

4. En el neonato prematuro, las costillas horizontales y la forma redondeada de la pared torácica reducen la capacidad de expansión pulmonar. La forma aplanada del diafragma y sus fijaciones posicionales a la caja torácica contribuyen a una mecánica ineficiente. El diafragma prematuro tiene menos fibras de resistencia y su contractilidad puede estar alterada por una menor disponibilidad de oxígeno.
5. En el neonato de término, la vía aérea superior está sostenida por una fascia superficial grasa y es mantenida abierta de forma activa por los músculos faríngeos. La faringe de un niño prematuro es menos estable y más propensa a estrecharse o colapsar con cambios relativamente pequeños en la presión negativa en la vía aérea o durante la respiración periódica.
6. Tras el nacimiento, el niño de término mantiene una pequeña cantidad de presión positiva al final de la espiración en las vías aéreas a partir de una ligera aducción de la laringe durante la espiración. El neonato con enfermedad pulmonar tiene dos mecanismos para mantener la CRF. El primero es respirar rápidamente y acortar el tiempo espiratorio para evitar el vaciamiento pulmonar. El segundo es el "quejido" durante la espiración. Durante estas respiraciones el neonato inspira rápidamente y, luego, cierra la laringe para mantener el volumen pulmonar que se haya alcanzado. Al mismo tiempo, contrae los músculos abdominales para aumentar la presión intratorácica. Luego, abre un poco la laringe y rápidamente exhala a través de una laringe estrechada para mantener la presión en la vía aérea. Esta estrategia de "trabajo intenso" se vuelve ineficiente si el niño se cansa y no puede mantener un tono laríngeo adecuado, o si se atraviesa la laringe con un tubo endotraqueal.
7. El niño prematuro carece de una arquitectura pulmonar interna de sostén y de los canales colaterales de ventilación que ayudan a estabilizar y mantener abiertos los espacios aéreos.
8. El surfactante tiene dos funciones importantes en los pulmones de los neonatos sanos. Primero, reduce la tensión superficial y facilita la aireación pulmonar en el nacimiento. Segundo, durante la espiración se comprime sobre la superficie alveolar, aumentando de esta manera la tensión superficial y ayudando a mantener abiertos los alvéolos. Tanto la cantidad como la calidad del surfactante están disminuidas en los neonatos prematuros. El colapso alveolar resultante se traduce en una mayor pérdida de surfactante de la superficie alveolar por "compresión" a medida que disminuye el área de superficie.
9. El epitelio de los pulmones que se colapsan de forma repetida se daña fácilmente, debido a la exudación de proteínas plasmáticas en la superficie. Esto inhibe aún más la función del surfactante. Estas proteínas forman las membranas hialinas observadas en la clásica anatomía patológica del SDR.
10. Los pulmones inmaduros tienen tabiques alveolares más gruesos y en menor cantidad, lo que limita aún más la difusión y el área de superficie disponible para el intercambio gaseoso.
11. Los niños prematuros frecuentemente tienen un conducto arterioso permeable. A medida que la presión arterial pulmonar disminuye tras el nacimiento, el conducto arterioso desvía el exceso de sangre desde la aorta hacia las arterias pulmonares y los pulmones. Esto puede aumentar el líquido pulmonar, lo que predispone a un edema de pulmón, el cual a su vez puede disminuir el intercambio gaseoso, la función del surfactante y reducir la distensibilidad.

C. Cómo ayuda la presión de distensión continua:

1. El principal beneficio de la PDC en los niños con volúmenes pulmonares bajos es aumentar la presión media en la vía aérea y distender y sostener las vías aéreas para establecer y mantener el volumen pulmonar y la CRF. Esto aumenta el área de superficie pulmonar disponible para la ventilación alveolar y la difusión y reduce el desequilibrio ventilación/perfusión, lo que mejora la oxigenación y la eliminación de dióxido de carbono.
2. El CPAP reduce la oclusión de la vía aérea superior aumentando el área transversal de la faringe y reduciendo la resistencia de la vía aérea superior a través del sostén mecánico. En niños que reciben PEEP, el tubo endotraqueal elude la vía aérea superior.
3. La PDC disminuye el rango de gradientes de presión de "apertura" entre las diferentes áreas pulmonares y reduce la heterogeneidad de las ventilaciones corrientes entregadas en el pulmón.
4. La PDC ayuda a estabilizar la pared torácica distensible y disminuye las retracciones de la pared torácica y la respiración paradojal.
5. La PDC altera la forma del diafragma y aumenta su actividad.
6. La PDC puede mejorar la mecánica pulmonar y disminuir el trabajo respiratorio reduciendo la resistencia de la vía aérea y mejorando la distensibilidad. La presión de distensión permite un mayor volumen corriente para una determinada presión de conducción, ya sea ante una presión negativa generada por un niño con respiración espontánea que recibe CPAP o una inspiración con PEEP en un niño con ventilación mecánica.
7. La PDC aumenta el radio de curvatura de los alvéolos y disminuye de esta manera la magnitud de la presión necesaria para superar la tensión superficial, según la ley de Laplace.
8. La PDC conserva el surfactante en la superficie alveolar y evita la atelectasia; la estabilización de los alvéolos reduce la inflamación producida por las atelectasias.

9. La PDC limita el edema pulmonar elevando la presión transepitelial. Esto se aplica al edema del líquido pulmonar residual, a los trasudados del flujo sanguíneo pulmonar, debido al conducto arterioso o al edema asociado a inflamación. Esto protege aún más la función del surfactante.

III. Riesgos potenciales:
A. Una PDC excesiva aplicada a un pulmón distensible puede causar sobredistensión pulmonar y contribuir a síndromes de escape de aire, tales como neumotórax y enfisema intersticial pulmonar.
B. La sobredistensión con PDC excesiva puede alterar la mecánica pulmonar y disminuir la distensibilidad pulmonar. Esto puede resultar en menores volúmenes corrientes para un determinado cambio de presión y contribuir a la retención de dióxido de carbono.
C. La sobredistensión puede aumentar las presiones intratorácicas. Esto puede disminuir el retorno venoso y reducir el gasto cardíaco. La transmisión de presión hacia el tórax es proporcional a la distensibilidad de los pulmones. Por lo tanto, el impacto de la PDC en las presiones intratorácicas es menor en los niños con pulmones menos distensibles.
D. La sobredistensión puede elevar la resistencia vascular pulmonar. Junto con una disminución del gasto cardíaco, esto pude aumentar el desequilibrio V/Q. Una resistencia vascular pulmonar elevada puede promover el desvío de sangre desoxigenada desde la arteria pulmonar hacia la aorta. Tanto el desequilibrio V/Q como el *shunt* de derecha a izquierda disminuyen la oxigenación sistémica.
E. El desplazamiento de la cánula nasal, de la máscara o del TET puede resultar en una pérdida parcial o completa de la presión entregada a la vía aérea.
F. La presión directa proveniente de una máscara o cánula nasal de CPAP puede dañar la columela, el tabique nasal o el puente de la nariz. De modo similar, los elementos de fijación pueden dañar la piel de la cara y del cuero cabelludo. Esto se puede minimizar con una aplicación cuidadosa y vigilando la pieza del CPAP.
G. El CPAP puede contribuir a la distensión gástrica, o "panza de CPAP". Esto raramente tiene importancia clínica y se puede minimizar con la colocación de un tubo orogástrico para la purga y aspiración intermitente.
H. El freno laríngeo durante la espiración cumple un papel importante en el reclutamiento pulmonar inmediatamente después del parto. La intubación con un TET impide este mecanismo adaptativo y puede ser perjudicial si el nivel de PEEP es insuficiente.

CPAP

En las secciones IV a VII, se analiza específicamente la utilización de CPAP no invasivo en los niños con respiración espontánea.

IV. Indicaciones:
A. En los niños muy prematuros, se debe comenzar con CPAP profiláctico tan pronto como sea posible tras el parto para ayudar a establecer el volumen pulmonar, la formación de la CRF y mejorar el intercambio gaseoso. Se debe realizar la evaluación y la implementación de pasos de resucitación inicial según las guías existentes. La aplicación temprana de CPAP no debe interferir con otros aspectos de la resucitación.
B. En los neonatos muy prematuros, se puede iniciar con éxito el CPAP nasal desde el nacimiento y no necesariamente van a requerir intubación, ventilación y tratamiento con surfactante. Los metaanálisis recientes de ensayos aleatorizados concluyen que las estrategias que favorecen la utilización de CPAP no invasivo en comparación con ventilación invasiva disminuyen aproximadamente a la mitad la tasa de intubación y utilización de surfactante y resultan en una reducción pequeña pero estadísticamente significativa de muerte o displasia broncopulmonar (DBP).
C. Aunque el éxito de la CPAP sin necesidad de ventilación invasiva disminuye a menor edad gestacional, no existe una edad gestacional umbral a la cual el CPAP no se intente de forma preferencial inmediatamente luego del parto.
D. Muchos estudios han mostrado que los niños prematuros tienen un mejor intercambio gaseoso y tienen menos probabilidad de requerir reintubación si son tratados con CPAP nasal inmediatamente luego de la extubación. La función laríngea inadecuada luego de la extubación puede explicar parte de este beneficio.
E. La utilización de CPAP en niños prematuros tardíos o de término se debe basar en la observación de signos y síntomas clínicos sugestivos de dificultad respiratoria. Estos pueden incluir taquipnea, retracciones, quejido, necesidad de administración de oxígeno, volúmenes pulmonares bajos en la radiografía y episodios frecuentes o graves de apnea o bradicardia.
F. Los niños con traqueomalacia o anomalías de las vías aéreas superiores que predisponen al estrechamiento o colapso pueden beneficiarse del tratamiento con CPAP.

V. Modos de administración:
A. Los siguientes dispositivos se utilizan para entregar CPAP a los recién nacidos: máscaras faciales, cánulas binasales cortas, cánula nasal individual, cánulas nasofaríngeas largas y máscara nasal. La caja para la cabeza con sellado cervical tiene interés histórico, pero ya no se utiliza:

1. Máscara facial. Tiene el beneficio de no perder presión a través de la boca. Por lo general, se la utiliza para administrar CPAP inmediatamente tras el nacimiento. La dificultad para mantener un sellado adecuado y la necesidad de retirar la máscara para tener acceso a la nariz o la boca limitan su utilización prolongada.
2. Cánulas binasales cortas. Este dispositivo de utilización frecuente se introduce en las narinas y se conecta a una fuente de presión para administrar CPAP.
3. Cánula nasal individual. La principal desventaja es una mayor resistencia en comparación con las cánulas binasales. La cánula individual puede ser corta, introducida en la narina alrededor de 1,5 cm, o ser introducida en profundidad dentro de la faringe. Se puede utilizar un TET cortado hasta 5 cm. No recomendamos este dispositivo (*v.* el ítem C más adelante).
4. Cánulas nasofaríngeas largas. Comparadas con las cánulas cortas, la resistencia es mayor, así como el riesgo de obstrucción con secreciones. No recomendamos este dispositivo.
5. Máscara nasal. Este dispositivo cubre la nariz del niño. La presión requerida para lograr un buen sellado puede dañar el puente nasal y la columela.

B. Se puede alternar más de un dispositivo (por ejemplo, cánulas binasales cortas y máscara nasal) para reducir la lesión de la piel asociada a una presión sostenida en áreas específicas.

C. Una revisión sistemática de ensayos que compararon los dispositivos concluyó que las cánulas binasales son más efectivas que una cánula individual corta o larga para prevenir la reintubación en niños prematuros.

D. Un estudio reciente encontró que la máscara nasal es más efectiva que las cánulas binasales cortas para prevenir la intubación primaria o la reintubación dentro de las 72 h posteriores a la aleatorización; la diferencia se atenuó con el tiempo.

VI. Cómo determinar el nivel de CPAP:

A. El nivel de CPAP se debe individualizar a cada proceso fisiopatológico subyacente del niño y a la presión de distensión necesaria. La utilización de una misma presión para todos los niños es frecuente pero no adecuada.

B. Un nivel de CPAP ideal maximiza los beneficios de alcanzar y mantener volúmenes pulmonares adecuados al mismo tiempo que se minimizan los potenciales perjuicios asociados con la sobredistensión (secciones II y III).

C. El mismo niño puede necesitar diferentes niveles de CPAP en el transcurso del período posnatal.

D. Inmediatamente tras el nacimiento, por lo general, se utilizan niveles de CPAP de entre 4 cm H_2O y 8 cm H_2O. Los neonatos con pulmones poco distensibles pueden beneficiarse con niveles superiores a estos valores.

E. Hay limitada evidencia que respalde niveles de CPAP específicos o abordajes individualizados para elegir un nivel de CPAP. Los estudios muestran que las presiones entre 4 cm H_2O y 8 cm H_2O no afectan mayormente el rendimiento hemodinámico en niños prematuros estables con enfermedad pulmonar.

F. Los signos que indican que un niño puede requerir una mayor presión de distensión incluyen oxigenación deficiente, bajos volúmenes pulmonares o atelectasias en la radiografía y retracciones, taquipnea o quejido en el examen físico.

G. Los signos que indican que un niño puede requerir una menor presión de distensión incluyen pulmones con hiperinsuflación, un diafragma aplanado y un tamaño cardíaco reducido en la radiografía, empeoramiento del intercambio gaseoso (en particular retención de dióxido de carbono) y cambios hemodinámicos, tales como taquicardia y disminución de la presión arterial.

H. Comenzar con un nivel de CPAP de 4 cm H_2O a 5 cm H_2O con un incremento gradual de las presiones mientras se monitorea la aparición de los signos previamente mencionados es un abordaje empírico razonable.

VII. Duración del tratamiento con CPAP:

A. El CPAP se debe interrumpir cuando su empleo ya no facilita el intercambio gaseoso, incluida la prevención de eventos de apnea, o cuando los beneficios asociados ya no superan los perjuicios.

B. Típicamente el CPAP se disminuye ("destete") o se interrumpe cuando el niño requiere poco o nada de oxígeno suplementario, y tiene poca retracción de la pared torácica y episodios infrecuentes de apnea, bradicardia y desaturación.

C. Es limitada la evidencia de investigaciones clínicas sobre el tiempo que se debe utilizar el CPAP, el abordaje preferido para determinar la duración del tratamiento y los mejores métodos para el destete o para interrumpir el soporte.

D. El CPAP se puede interrumpir o reducir gradualmente. Cuando se suspende, las estrategias incluyen la retirada del CPAP para que el niño respire aire ambiente o una transición hacia una estrategia de soporte diferente, como una cánula nasal. Los métodos de destete gradual incluyen reducciones progresivas de la presión o transiciones repetidas entre períodos con soporte con CPAP y sin este, con un incremento gradual en la cantidad de tiempo sin sostén hasta interrumpir completamente el soporte con CPAP ("ciclos de tiempo"). Muchos estudios han mostrado que el destete gradual y las transiciones con CPAP y sin este no aportan ventajas y aumentan la probabilidad de fracaso del destete de CPAP y la duración total del tratamiento con CPAP.

E. Los ensayos sobre estrategias de destete de CPAP muestran que más del 50% de los niños muy prematuros, en quienes se realizó un destete directo hacia el aire ambiente antes de las 30 semanas de edad posmenstrual, necesitan volver a un sostén con presión de distensión por cierto tiempo. Sin embargo, este hallazgo es poco consistente y la duración del tratamiento con CPAP se debe individualizar a cada niño.

F. Los neonatos con mayor demanda de oxígeno, aumento del trabajo respiratorio o episodios más frecuentes de inestabilidad cardiorrespiratoria luego del destete o interrupción del CPAP se deben regresar a su nivel anterior de soporte y se los debe monitorear de cerca.

G. Los niños que nacen a una edad gestacional menor típicamente requieren soporte con CPAP hasta una mayor edad posnatal.

PEEP

En las secciones VIII a XI, se analiza específicamente el uso de la PEEP en niños con ventilación mecánica.

VIII. Indicaciones:
 A. Cualquier uso de ventilación mecánica.
 B. Colocación de un TET para establecer y mantener una vía aérea en niños con anomalías de la vía aérea.
 C. Fracaso del soporte no invasivo, para el cual las definiciones varían. Los siguientes rangos incluyen valores umbrales aplicados frecuentemente:
  1. FiO_2 de 0,40 a 0,60 para mantener los objetivos de saturación de oxígeno.
  2. $PaCO_2$ > 60 a 70 mmHg (8,0 a 9,3 kPa) y pH < 7,20 a 7,25.
  3. Episodios repetidos de apnea, bradicardia y desaturación que requieran estimulación o más de un episodio que requiera ventilación con bolsa y máscara bolsa en un período de una hora.
  4. Trabajo respiratorio significativo con taquipnea, retracciones y respiración asincrónica evidentes.
  5. Inestabilidad cardiovascular, con una presión arterial media (en mmHg) inferior a la edad gestacional del niño, perfusión deficiente en el examen físico o acidosis metabólica progresiva.

IX. Modos de administración:
 A. El ventilador entrega PEEP cerrando la válvula espiratoria a una presión predefinida. Esta está ubicada en la rama espiratoria del circuito del ventilador.
 B. Los ventiladores miden la PEEP en dos fases; el valor inicial de la medición corresponde a la PEEP configurada en el ventilador y el valor final es la PEEP intrínseca.
 C. La PEEP intrínseca es la verdadera presión pulmonar al final de la espiración. Idealmente, esta debe ser igual a la PEEP configurada. Sin embargo, puede existir una interacción entre los parámetros configurados del ventilador y el tiempo requerido para la espiración. Esto depende de parámetros del ventilador, tales como la relación entre los tiempos inspiratorio y espiratorio, así como de las propiedades de los pulmones, tales como la distensibilidad torácica, y la resistencia de la vía aérea y del TET, cuyo producto se denomina "constante de tiempo". Cuando el tiempo para la espiración es insuficiente, puede haber atrapamiento aéreo y PEEP inadvertida (o "no intencionada"). Los niños en riesgo de atrapamiento aéreo (ejemplo, aspiración de meconio) o con enfermedad pulmonar heterogénea (displasia broncopulmonar grave) tienen riesgo de desarrollar una PEEP inadvertida. Se la puede apreciar a través de curvas representadas en el monitor del ventilador cuando la caída de la presión de insuflación durante la espiración no llega a cero antes de que comience la siguiente insuflación (*v.* Figura 22.5).

X. Cómo determinar el nivel de PEEP:
 A. A una presión cero al final de la espiración (ZEEP) en un niño con ventilación mecánica, el pulmón se cierra y se vuelve a expandir repetidamente con cada insuflación. Esto es perjudicial y se debe evitar.
 B. El nivel de PEEP debe ser individualizado a cada proceso fisiopatológico y a la presión de distensión necesaria de cada niño. El uso de una misma presión para todos los niños es frecuente pero no adecuado.
 C. Un nivel de PEEP ideal maximiza los beneficios de alcanzar y mantener volúmenes pulmonares adecuados mientras se minimizan los posibles perjuicios asociados con la sobredistensión (secciones II y III).
 D. El mismo niño puede requerir diferentes niveles de PEEP en el transcurso del período posnatal.
 E. Inmediatamente tras el nacimiento, por lo general, se utilizan niveles de PEEP de entre 4 cm H_2O y 6 cm H_2O. Un rango más amplio (2 cm H_2O a 8 cmH_2O) se describe en las publicaciones de investigación clínica que son limitadas y antiguas. Los niños prematuros de más edad con DBP en evolución o establecida pueden requerir niveles de PEEP por encima de estos valores.
 F. Hay limitada evidencia aleatorizada que respalde niveles específicos de PEEP o abordajes individualizados para la selección de los niveles de PEEP. Una revisión Cochrane identificó un único ensayo aleatorizado que cumple con los criterios de inclusión.

G. Los pocos estudios prospectivos que compararon los niveles de PEEP en niños prematuros están restringidos a medidas fisiológicas a corto plazo, tales como el intercambio gaseoso, la hemodinamia y la distensibilidad pulmonar. Dichos estudios confirman el patrón esperado de una mejor oxigenación y una disminución de la ventilación con una mayor PEEP; las implicancias para la práctica clínica son dudosas.

H. Dos pequeños ensayos aleatorizados recientes, en los que se utilizaron parámetros de oxigenación para alcanzar una PEEP individualizada durante una maniobra de reclutamiento pulmonar (MRP), mostraron una reducción en la duración de la ventilación mecánica y del requerimiento de oxígeno en comparación con los cuidados de rutina. Estas estrategias requieren estudios ulteriores.

I. Los signos que indican que un niño puede requerir una mayor PEEP incluyen un intercambio gaseoso deficiente, en particular la oxigenación, volúmenes pulmonares bajos o atelectasias en la radiografía de tórax y retracción de la pared torácica o taquipnea.

J. Los signos que indican que un niño puede requerir una menor PEEP incluyen hiperinsuflación pulmonar, aplanamiento del diafragma y silueta cardíaca pequeña en la radiografía de tórax, empeoramiento del intercambio gaseoso, en particular, incremento del dióxido de carbono, y cambios hemodinámicos, tales como elevación de la frecuencia cardíaca y disminución de la presión arterial.

K. La disponibilidad de información sobre presión-volumen (PV) en los ventiladores modernos aporta, en teoría, datos adicionales en niños intubados. A veces, se enseña que la configuración de la PEEP justo por encima del punto de inflexión inferior de la curva PV, por debajo del punto de inflexión superior de la curva PV o maximizando la distensibilidad dinámica es un abordaje adecuado para la individualización de la PEEP. Sin embargo, la construcción de las curvas PV para describir con exactitud la relación entre presión y volumen requiere niños en apnea o con relajación muscular. La construcción de curvas PV estáticas es técnicamente difícil y puede plantear riesgos clínicos inaceptables (necesidad de sedación/parálisis, evaluación con volúmenes pulmonares bajos) en esta población. Además, es incierto cuántos niños con enfermedad pulmonar muestran puntos de inflexión definibles. Las curvas automáticas de PV de los ventiladores y las mediciones de distensibilidad pueden tener una exactitud limitada, en particular en presencia de escapes de gran tamaño, cuando se utiliza un flujo variable o con un niño con respiración espontánea. Todas estas situaciones son frecuentes en la ventilación neonatal.

L. Comenzar con una PEEP de 4 cm H_2O a 6 cm H_2O e incrementar gradualmente las presiones según sea necesario, mientras se evalúa la presencia de los signos descritos más arriba es un abordaje empírico razonable.

XI. Duración del tratamiento con PEEP.

A. La ventilación mecánica invasiva se debe interrumpir tan pronto como resulte innecesaria. La presión de distensión continua se puede continuar con CPAP.

B. La mayoría de los médicos clínicos disminuyen la PEEP como parte de las configuraciones de destete del ventilador y consideran la extubación a niveles de 5 cm H_2O a 6 cm H_2O; un rango menos conservador podría ser aceptable.

Bibliografía de consulta

Alegria X, Claure N, Wada Y, Esquer C, D'Ugard C, Bancalari E. Acute effects of PEEP on tidal volume and respiratory center output during synchronized ventilation in preterm infants. Pediatr Pulmonol 2006; 41: 759-64.

Ammari A, Suri M, Milisavljevic V, et al. Variables associated with the early failure of nasal CPAP in very low birth weight infants. J Pediatr 2005; 147: 341-7.

Bamat N, Millar D, Suh S, Kirpalani H. Positive end expiratory pressure for preterm infants requiring conventional mechanical ventilation for respiratory distress syndrome or bronchopulmonary dysplasia. Cochrane Database Syst Rev 2012; 1: CD004500.

Bancalari E. Inadvertent positive end-expiratory pressure during mechanical ventilation. J Pediatr. 1986; 108: 567-9.

Beker F, Rogerson SR, Hooper SB, Wong C, Davis PG. The effects of nasal continuous positive airway pressure on cardiac function in premature infants with minimal lung disease: a crossover randomized trial. J Pediatr 2014; 164: 726-9.

Buckmaster AG, Arnolda G, Wright IM, Foster JP, Henderson-Smart DJ. Continuous positive airway pressure therapy for infants with respiratory distress in non-tertiary care centers: a randomized, controlled trial. Pediatrics 2007; 120: 509-18.

Castoldi F, Daniele I, Fontana P, Cavigiolo F, Lupo E, Lista G. Lung recruitment maneuver during volume guarantee ventilation of preterm infants with acute respiratory distress syndrome. Am J Perinatol 2011; 28: 521-8.

Davis PG, Henderson-Smart DJ. Nasal continuous positive airways pressure immediately after extubation for preventing morbidity in preterm infants. Cochrane Database Syst Rev 2003; 2: CD000143.

Davis P, Davies M, Faber B. A randomised controlled trial of two methods of delivering nasal continuous positive airway pressure after extubation to infants weighing less than 1000 g: binasal (Hudson) versus single nasal prongs. Arch Dis Child Fetal Neonatal Ed 2001; 85: F82-5.

De Klerk AM, De Klerk RK. Nasal continuous positive airway pressure and outcomes of preterm infants. J Paediatr Child Health 2001; 37 (2): 161-7.

De Paoli AG, Morley CJ, Davis PG, Lau R, Hingley E. In vitro comparison of nasal continuous positive airway pressure devices for neonates. Arch Dis Child Fetal Neonatal Ed 2002; 87: F42-5.

De Paoli A, Davis P, Faber B, Morley C. Devices and pressure sources for administration of nasal continuous positive airway pressure (NCPAP) in preterm neonates. Cochrane Database Syst Rev 2008; 1: CD002977.
DiBlasi RM. Nasal continuous positive airway pressure (CPAP) for the respiratory care of the newborn infant. Respir Care 2009; 54: 1209-35.
Dunn MS, Kaempf J, de Klerk A, et al. Randomized trial comparing 3 approaches to the initial respiratory management of preterm neonates. Pediatrics 2011; 128: e1069.
Elgellab A, Riou Y, Abbazine A, et al. Effects of nasal continuous positive airway pressure (NCPAP) on breathing pattern in spontaneously breathing premature newborn infants. Intensive Care Med 2001; 27 (11): 1782-7.
Finer NN, Carlo WA, Walsh MC, et al. Early CPAP versus surfactant in extremely preterm infants. N Engl J Med 2010; 362 (21): 1970-9.
Fischer HS, Buhrer C. Avoiding endotracheal ventilation to prevent bronchopulmonary dysplasia: a meta-analysis. Pediatrics 2013; 132: e13351-e1360.
Gattinoni L, Pesenti A, Avalli L, Rossi F, Bombino M. Pressure-volume curve of total respiratory system in acute respiratory failure. Am Rev Respir Dis 1987; 136: 730-6.
Gittermann MK, Fusch C, Gittermann AR, Regazzoni BM, Moessinger AC. Early nasal continuous positive airway pressure treatment reduces the need for intubation in very low birth weight infants. Eur J Pediatr 1997; 156 (5): 384-8.
Gregory GA, Kitterman JA, Phibbs RH, Tooley WH, Hamilton WK. Treatment of the idiopathic respiratory-distress syndrome with continuous positive airway pressure. N Engl J Med 1971; 284 (24): 1333-40.
Gupta S, Sinha SK, Tin W, Donn SM. A randomized controlled trial of post-extubation bubble continuous positive airway pressure versus Infant Flow Driver continuous positive airway pressure in preterm infants with respiratory distress syndrome. J Pediatr 2009; 154: 645-50.
Hooper SB, te Pas AB, Kitchen MJ. Respiratory transition in the newborn: a three-phase process. Arch Dis Child Fetal Neonatal Ed 2005; 0: F1-6.
Jardine LA, Inglis GD, Davies MW. Strategies for the withdrawal of nasal continuous positive airway pressure (NCPAP) in preterm infants. Cochrane Database Syst Rev 2011; 2: CD006979.
Kamlin CO, Davis PG, Morley CJ. Predicting successful extubation of very low birthweight infants. Arch Dis Child Fetal Neonatal Ed 2006; 91: F180-3.
Karlberg P, Cherry RB, Escardo FE, Koch G. Pulmonary ventilation and mechanics of breathing in the first minutes of life, including the onset of respiration. Acta Paediatr Scand 1962; 51: 121-36.
Kieran EA, Twomey AR, Molloy EJ, Murphy JFA, O'Donnell CPF. Randomized trial of prongs or mask for nasal continuous positive airway pressure in preterm infants. Pediatrics 2012; 130: E1170-6.
Lachmann B. Open up the lung and keep it open. Intensive Care Med 1992; 18: 319-21.
Levy P. A method for studying the static volume-pressure curves of the respiratory system during mechanical ventilation. J Crit Care 1989; 4: 83-9.
Monkman S, Andersen CC, Nahmias C, et al. Positive end-expiratory pressure above the lower inflection point minimized influx of activated neutrophils into lung. Crit Care Med 2004; 32: 2471-5.
Morley CJ, Davis PG. Continuous positive airway pressure: scientific and clinical rationale. Curr Opin Pediatr 2008; 20: 119-24.
Morley CJ, Davis PG, Doyle LW, Brion LP, Hascoet JM, Carlin JB. Nasal CPAP or intubation at birth for very preterm infants. N Engl J Med 2008; 358 (7): 700-8.
Muscedere JG, Mullen JB, Gan K, Slutsky AS. Tidal ventilation at low airway pressures can augment lung injury. Am J Respir Crit Care Med 1994; 149: 1327-34.
Nair V, Swarnam K, Rabi Y, et al. Effect of nasal continuous positive airway pressure (NCPAP) cycling and continuous NCPAP on successful weaning: a randomized controlled trial. Indian J Pediatr 2015; 82: 787-93.
O'Donnell SM, Curry SJ, Buggy NA, et al. The NOFLO trial: low-flow nasal prongs therapy in weaning nasal continuous positive airway pressure in preterm infants. J Pediatr 2013; 163: 79-83.
Polin RA, Sahni R. Newer experience with CPAP. Semin Neonatol 2002; 7 (5): 379-89.
Robertson NJ, McCarthy LS, Hamilton PA, Moss AL. Nasal deformities resulting from flow driver continuous positive airway pressure. Arch Dis Child Fetal Neonatal Ed 1996; 75: F209-12.
Rojas MA, Lozano JM, Rojas MX, et al. Very early surfactant without mandatory ventilation in premature infants treated with early continuous positive airway pressure: a randomized, controlled trial. Pediatrics 2009; 123: 137-42.
Sandri F, Ancora G, Lanzoni A, et al. Prophylactic nasal continuous positive airways pressure in newborns of 28–31 weeks gestation: multicentre randomised controlled clinical trial. Arch Dis Child Fetal Neonatal Ed 2004; 89: F394-8.
Sandri F, Plavka R, Ancora G, et al. Prophylactic or early selective surfactant combined with nCPAP in very preterm infants. Pediatrics 2010; 125 (6): e1402-9.
Schmolzer GM, Kumar M, Pichler G, Aziz K, O'Reilly M, Cheung PY. Non-invasive versus invasive respiratory support in preterm infants at birth: systematic review and meta-analysis. BMJ 2013; 347: f5980.
Siew ML, Te Pas AB, Wallace MJ, et al. Positive end-expiratory pressure enhances development of a functional residual capacity in preterm rabbits ventilated from birth. J Appl Physiol 2009; 106: 1487-93.
Simbruner G. Inadvertent positive end-expiratory pressure in mechanically ventilated newborn infants: detection and effect on lung mechanics and gas exchange. J Pediatr 1986; 108: 589-95.
Sreenan C, Lemke RP, Hudson-Mason A, Osiovich H. High-flow nasal cannulae in the management of apnea of prematurity: a comparison with conventional nasal continuous positive airway pressure. Pediatrics 2001; 107: 1081-3.
te Pas AB, Spaans VM, Rijken M, Morley CJ, Walther FJ. Early nasal continuous positive airway pressure and low threshold for intubation in very preterm infants. Acta Paediatr 2008; 97: 1049-54.

Todd DA, Wright A, Broom M, et al. Methods of weaning preterm babies <30 weeks gestation off CPAP: a multicenter randomized controlled trial. Arch Dis Child Fetal Neonatal Ed 2012; 97: F236-40.
Verder H. Nasal CPAP has become an indispensable part of the primary treatment of newborns with respiratory distress syndrome. Acta Paediatr 2007; 96: 482-4.
Vyas H, Milder AD, Hopkin IE. Intra-thoracic pressures and volume changes during the spontaneous onset of respiration in babies born by cesarean-section and by vaginal delivery. J Pediatr 1981; 99: 787-91.
Wu R, Li SB, Tian ZF, et al. Lung recruitment maneuver during proportional assist ventilation of preterm infants with acute respiratory distress syndrome. J Perinatol 2014; 7: 524-7.
Wyszogrodski I, Kyei-Aboagyye K, Taeusch HW, Avery ME. Surfactant inactivation by hyperventilation: conservation by end-expiratory pressure. J Appl Physiol 1975; 38 (3): 461-6.

30

Insuflaciones sostenidas

Helmut D. Hummler

I. Introducción:

A. Aireación de los pulmones tras el nacimiento:

1. Transición respiratoria normal del feto: el feto tiene pulmones llenos de líquido que necesitan ser aireados inmediatamente tras el nacimiento para sobrevivir. El neonato de término habitualmente necesita unas pocas respiraciones para airear sus pulmones, lo que produce el desplazamiento del líquido hacia los alvéolos y desde los alvéolos hacia el tejido intersticial circundante, donde es eliminado en minutos/horas por el drenaje linfático y por reabsorción a través de la vascularización pulmonar. La aireación de los pulmones reduce la resistencia vascular pulmonar, lo que aumenta el flujo sanguíneo de los pulmones y es esencial para la transición respiratoria y cardiovascular tras el parto. De esta manera, los niños de término saludables pueden eliminar el líquido pulmonar con unas pocas respiraciones en minutos luego del nacimiento.
2. Los niños prematuros tienen paredes torácicas muy distensibles y músculos respiratorios débiles, inmadurez estructural de los pulmones, reabsorción alveolar de Na^+ inmadura y menos surfactante. Dependiendo del grado de inmadurez, una gran proporción de niños prematuros pueden requerir soporte respiratorio inmediato para airear los pulmones y así poder sobrevivir.
3. Soporte respiratorio del recién nacido: los estándares actuales para el soporte respiratorio con el fin de airear los pulmones tras el nacimiento incluyen presión positiva continua en la vía aérea (CPAP) y ventilación con presión positiva intermitente (VPPI) con presión positiva al final de la espiración (PEEP). Las guías europeas sugieren utilizar un tiempo inspiratorio ligeramente más prolongado con las primeras respiraciones (de hasta algunos segundos).

B. Fundamentos fisiológicos para las insuflaciones sostenidas:

1. El gradiente de presión producido por los niños de término aporta la fuerza de conducción que desplaza el líquido pulmonar en sentido distal y permite el ingreso de aire al sistema alveolar. En neonatos normales, este gradiente de presión hidrostática puede ser extremadamente grande (> 100 cm H_2O) para superar las elevadas fuerzas resistivas impuestas por la gran viscosidad del líquido presente en las vías aéreas que resulta en una larga constante de tiempo.
2. Para evitar grandes presiones transpulmonares, la utilización de tiempos de insuflación más largos puede ayudar a desplazar el líquido pulmonar en sentido distal. Por lo tanto, la utilización de un tiempo de insuflación prolongado de hasta 15 s a 20 s, llamado insuflación sostenida (IS), para mantener la presión de insuflación pico puede permitir la eliminación del líquido de las vías aéreas sin necesidad de grandes presiones transpulmonares pico.

II. Historia:

Boon y cols. (1979 A y B) estudiaron la formación del volumen corriente y de la capacidad residual funcional (CRF) con gas en veinte neonatos asfixiados intubados inmediatamente tras el nacimiento. Los investigadores detectaron que era necesaria una presión de apertura de 13 cm H_2O a 32 cm H_2O para desplazar aire desde la tráquea hacia las vías aéreas distales. Vyas y cols. (1981 A y B) mostraron que, en recién nacidos con respiración espontánea inmediatamente tras el nacimiento, la mayoría de los niños eran capaces de desplazar aire a través de los pulmones con gradientes de presión más bien pequeños. Estudiaron las respuestas fisiológicas a la insuflación prolongada y de incremento lento (duración de 5 s) en la resucitación de una cohorte de nueve neonatos de término con asfixia. Pudieron mostrar que era necesario *tiempo*, más que *presión*, para desplazar aire desde las vías aéreas hacia los alvéolos y crear una CRF llena de gas. Sin embargo, esta estrategia jamás se ha evaluado clínicamente en un número significativo de recién nacidos de término con resultados clínicos más importantes además de las variables fisiológicas. Se siguen realizando investigaciones.

III. Estudios experimentales:

A. te Pas y cols. (2009 a y b) mostraron en conejos recién nacidos que la PEEP es importante para formar la CRF, que las insuflaciones sostenidas eran particularmente útiles para airear los pulmones en segundos y que la combinación de PEEP e IS era lo más efectivo. En otro experimento, encontraron que eran necesarios tiempos inspiratorios más largos (de hasta 20 s) para airear por completo los pulmones y que esta propuesta resultó en una aireación más uniforme de los pulmones.

B. Sobotka y cols. (2011) demostraron que una única IS mejoraba la función pulmonar sin efectos circulatorios adversos. Sin embargo, en corderos asfixiados, el mismo grupo encontró evidencia de disrupción de la barrera hematoencefálica, lo cual puede exacerbar el daño cerebral (2016).

C. Hillman y cols. (2013) estudiaron los efectos de la IS sobre la respuesta proinflamatoria en los pulmones de corderos prematuros y no pudieron documentar la presencia de protección pulmonar en comparación con el soporte respiratorio convencional.

D. En resumen, en experimentos con animales cuidadosamente controlados las IS parecen funcionar para eliminar el líquido pulmonar, formar la CRF y estabilizar el intercambio gaseoso inmediatamente tras el nacimiento, y la utilización de IS en recién nacidos humanos refleja con claridad un abordaje fisiológico al soporte de niños prematuros durante la transición.

IV. Estudios clínicos:

A. Estudios de cohortes:

1. Linder y cols. (1999) informaron la utilización de IS en 67 niños prematuros comparados con una cohorte histórica de 56 niños que recibieron soporte respiratorio convencional. Utilizando hasta 2 IS (20/25 cm H_2O durante 15 s) en comparación con un abordaje basado en VPPI convencional, se redujo la tasa de intubación y de ventilación mecánica en sala de partos y las frecuencias de DBP y VIH grado 3-4.
2. Lista y cols. (2011) estudiaron 89 niños prematuros que recibieron hasta 2 IS (25 cm H_2O durante 15 s). Comparados con un grupo histórico de control que recibió soporte convencional con VPPI, encontraron una menor necesidad de ventilación mecánica y una tasa significativamente menor de DBP.
3. Grasso y cols. (2015) expusieron 78 niños prematuros a IS. Comparados con una cohorte apareada de niños expuestos a soporte respiratorio convencional, encontraron una menor tasa de intubación y de ventilación mecánica y una exposición reducida a la ventilación mecánica. Los niños en el grupo de IS recibieron menos surfactante, pero no hubo diferencias en la mortalidad y la morbilidad. Los autores informaron una tendencia hacia una mayor tasa de VIH (23% frente al 14%, $p = 0,15$).
4. Van Vonderen y cols. (2014) estudiaron la presión en la vía aérea y el flujo aéreo/volumen corriente inmediatamente después del nacimiento en niños prematuros expuestos a IS y reconocieron que la CRF era reclutada de forma más efectiva si los niños tenían su propia actividad respiratoria durante la exposición a IS. Esta observación puede ser de suma importancia, ya que se ha informado que las insuflaciones administradas para el sostén de los recién nacidos con apnea han sido bloqueadas en el contexto clínico, mientras que en la mayoría de los experimentos con animales la vía aérea superior es eludida, lo que sugiere que la extrapolación a neonatos humanos es difícil (Finer y cols. 2014).
5. Fuchs y cols. (2012) estudiaron la saturación de oxígeno arterial preductal y la oxigenación del tejido cerebral (utilizando espectroscopia cercana al infrarrojo) inmediatamente tras el nacimiento en 51 niños prematuros expuestos a IS. La saturación del tejido cerebral aumentó de forma casi tan rápida como en los niños prematuros vigorosos que requirieron CPAP solo, lo que sugiere que el intercambio gaseoso y la perfusión cerebral no se ven alterados por el incremento de la presión intratorácica impuesto por la IS.

B. Ensayos aleatorizados:

1. Linder y cols. (2005) aleatorizaron 61 niños prematuros que necesitaban cierto soporte respiratorio inmediatamente tras el nacimiento para recibir IS frente a VPPI convencional utilizando una interface con sonda nasofaríngea. En el grupo experimental, se administraron hasta 3 IS (PIP, incrementada progresivamente a 20 cm H_2O, 25 cm H_2O y 30 cm H_2O) según las respuestas de los niños. El resultado primario fue el fracaso del tratamiento (necesidad de intubación y ventilación mecánica según criterios predefinidos), lo cual ocurrió en el 61% de los niños en el grupo de IS frente al 70% en el grupo de VPPI (p = NS). No hubo diferencias en la mortalidad, DBP, VIH y otras morbilidades, aunque el estudio no tenía potencia suficiente, debido al cierre precoz originado en un reclutamiento lento.
2. Harling y cols. (2005) aleatorizaron 51 niños prematuros para recibir IS (25 cm H_2O a 30 cm H_2O durante 5 s) frente a VPPI convencional. Las mediciones de resultado primario fueron las concentraciones de citoquinas en el líquido de lavado broncoalveolar recolectado de forma inmediata tras la intubación y de nuevo a las 12 h de vida. No hubo diferencias entre los grupos en los niveles de citoquinas ni en la mortalidad u otras variables clínicamente relevantes.

3. te Pas y cols. (2007) aleatorizaron 207 niños prematuros para recibir IS (20 cm H_2O durante 10 s, con 25 cm H_2O/10 s para la segunda IS según la respuesta) y VPPI convencional utilizando sondas nasofaríngeas frente a máscara facial (IS frente a grupos convencionales). El resultado primario fue la necesidad de intubación y ventilación mecánica (< 72 h), que fue menor en el grupo con IS (el 37% frente al 65%, $p < 0{,}05$). El surfactante se utilizó con menos frecuencia en el grupo de IS y la tasa de DBP moderada/grave fue menor, a favor del grupo de IS. Sin embargo, la utilización de IS fue parte de un paquete de intervenciones que incluía CPAP (5 cm H_2O a 6 cm H_2O) o VPPI nasal, que no se utilizó en el grupo control. Por lo tanto, no queda claro qué parte del paquete marcó la diferencia en los resultados.
4. En el estudio más grande (291 niños aleatorizados) hasta la actualidad, los niños recibieron IS (25 cm H_2O durante 15 s hasta dos veces con una interface de máscara facial) en un abordaje profiláctico independientemente de su propio esfuerzo respiratorio (Lista y cols. 2015). Los investigadores encontraron una menor tasa de intubación y ventilación mecánica en las primeras 72 h de vida, pero ninguna diferencia en la mortalidad ni en las tasas de DBP o VIH, y una tendencia hacia más escapes de aire en el grupo de IS.
5. Se han publicado dos revisiones sistemáticas sobre la utilización de IS en niños prematuros (Schmölzer y cols. 2015; O'Donnell y cols. 2015). En ambas, se encontró una reducción en la tasa de intubación y ventilación mecánica dentro de los primeros 3 días de vida (RR 0,87 [0,77 a 0,97] y 0,85 [0,72 a 1,02]) y un aumento en la tasa de conducto arterioso permeable con la utilización de IS en comparación con el soporte respiratorio convencional en la sala de partos. No hubo diferencias en la mortalidad ni en las tasas de DBP o VIH. Ambos informes sugirieron que, por el momento, la utilización generalizada de IS se debe restringir a ensayos clínicos aleatorizados.

V. Recomendaciones:

A. Actualmente existe cierta evidencia limitada para la utilización clínica de IS en niños prematuros, y muy poca para su utilización en neonatos de término.

B. Las recomendaciones basadas en las guías ILCOR publicadas en 2015 desaconsejan la utilización rutinaria de IS inicial (duración > 5 s) para niños prematuros sin respiraciones espontáneas inmediatamente tras el nacimiento, pero una IS "se puede considerar en circunstancias clínicas individuales o en contextos de investigación" (recomendación débil, evidencia de baja calidad, Perlman y cols. 2015).

C. Si, en un contexto individual, se utilizan IS en niños prematuros en la sala de partos, los parámetros utilizados deben estar basados en los métodos utilizados en estudios clínicos:

1. Presión pico: inicialmente se debe ser de 20 cm H_2O a 25 cm H_2O.
2. Duración de las IS: dentro del rango utilizado en los estudios clínicos publicados (5 s a 15 s). Según los experimentos con animales, las IS de 5 s de duración pueden ser demasiado cortas como para ser efectivas para eliminar el líquido de las vías aéreas.
3. Tiempo entre insuflaciones sostenidas: debe haber suficiente tiempo de observación entre las IS (si se utilizan múltiples IS) para observar la respuesta del niño a la intervención. Por otro lado, el tiempo de observación debe ser limitado, ya que la IS puede ser ineficaz como consecuencia de obstrucción de la vía aérea. Debe haber disponible una estrategia de respaldo basada en las guías actuales.
4. PEEP/CPAP: 5 cm H_2O a 8 cm H_2O. Evaluar la eficacia de la IS según las guías generales para la resucitación neonatal.
5. ¿Es efectiva la IS? Comparada con la utilización de insuflaciones cortas, la expansión torácica durante las IS puede ser muy lenta y muy difícil de evaluar. Si no queda claro si el tórax se mueve como resultado de las IS, la respuesta debe ser evaluada por su efecto sobre la frecuencia cardíaca y la oximetría de pulso. Como este abordaje toma tiempo, puede haber una demora considerable hasta que el tratamiento se reconoce como ineficaz. La medición de rutina de la presión en la vía aérea y del flujo de aire/volumen corriente en la sala de partos puede ayudar a reconocer si hubo entrega de gas durante las IS.
6. Número de insuflaciones sostenidas: desconocido. La mayoría de los estudios clínicos han utilizado 1 a 3 IS, algunos comenzando con una presión de 25 cm H_2O, mientras que otros utilizaron presiones crecientes que comenzaban en 20 cm H_2O para la primera IS y aumentaban hasta 25 cm H_2O para la segunda si no hubo respuesta.
7. Algoritmo de IS: nosotros utilizamos IS de rutina para niños prematuros que necesitan soporte respiratorio inmediatamente después del nacimiento. Hemos desarrollado un algoritmo, que se basa principalmente en las guías ILCOR del año 2010 (Figura 30.1). Actualmente, se está utilizando un abordaje muy similar en el ensayo clínico internacional *Sustained Aeration of Infant Lungs* (SAIL) en el que se comparan las IS con la VPPI convencional en seiscientos neonatos con prematuridad extrema (Foglia y cols. 2015).

VI. Controversias:

A. Escapes de aire: algunos estudios clínicos sugirieron que puede haber un mayor riesgo de escapes de aire utilizando IS en niños prematuros (Lista y cols. 2015; Hummler y cols. 2015). Sin embargo, actualmente los datos del metaanálisis no muestran diferencias al compararla con el soporte convencional.

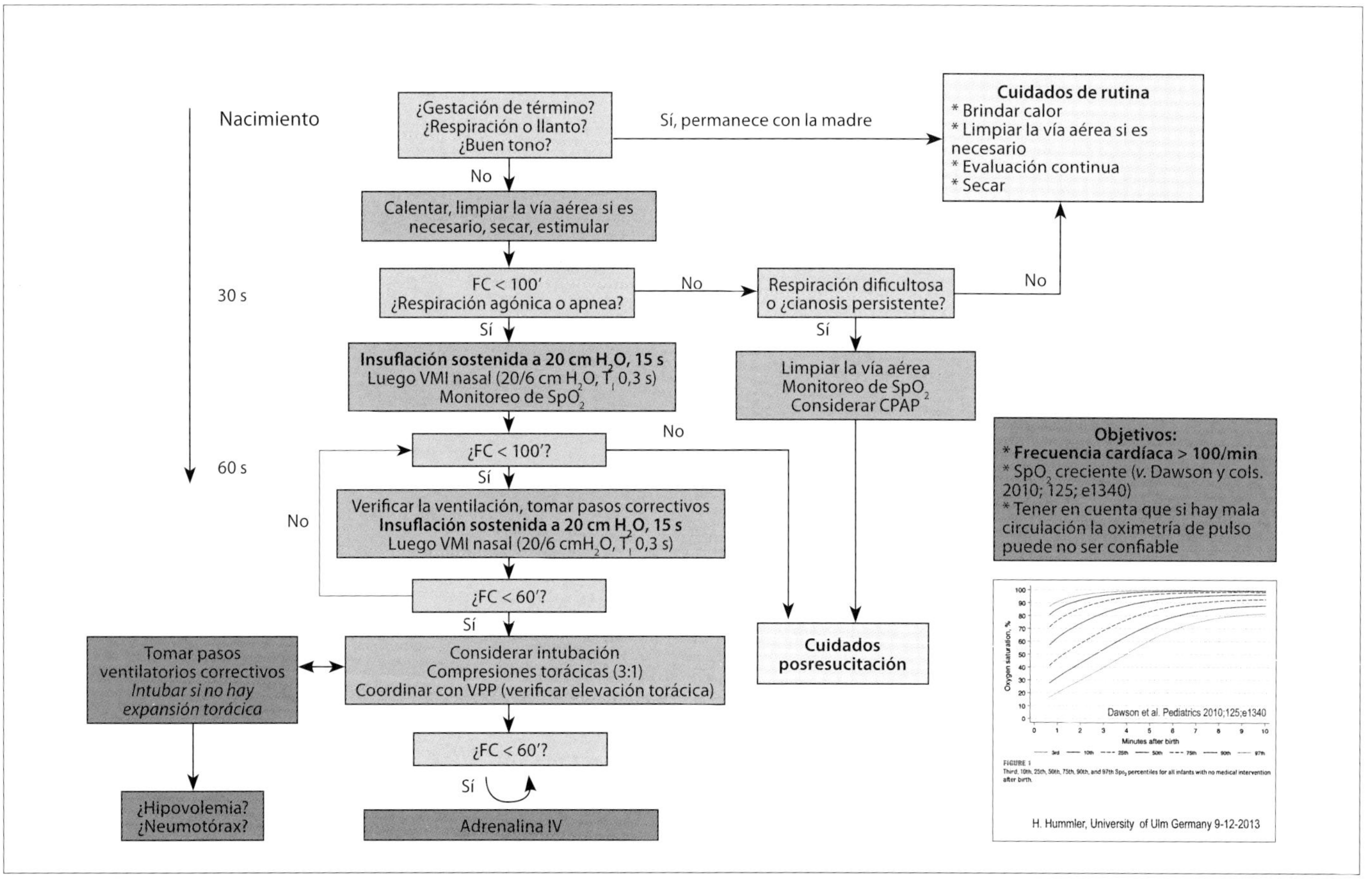

Figura 30.1 Algoritmo para la resucitación de neonatos modificado del PRN (programa de resucitación neonatal) utilizando insuflaciones sostenidas.

B. Insuflaciones sostenidas en niños con asfixia: la evidencia experimental reciente sugiere que la rápida mejora en el intercambio gaseoso y en la hemodinamia como resultado de la utilización de IS para la resucitación puede tener efectos perjudiciales en el cerebro. Por lo tanto, puede ser aconsejable evitar las IS en niños con asfixia hasta que haya más información (Sobotka y cols. 2016).

C. Problemas no resueltos:
1. ¿Cuál es la presión de insuflación pico ideal y segura para las IS?
2. ¿Las IS deben tener objetivo de presión o de volumen?
3. ¿Cuál es la duración ideal de la IS en neonatos con diferentes edades gestacionales, en especial para niños con extremadamente bajo peso al nacer?
4. ¿Cómo se debe monitorear la respuesta en la aireación (observando el movimiento torácico, midiendo el flujo y el volumen corriente, o solo observando la respuesta de la frecuencia cardíaca)?
5. ¿La maniobra debe ser individualizada por respuesta según el monitoreo?
6. ¿Qué interface se debe utilizar para administrar las IS?
7. ¿El surfactante exógeno se debe administrar antes o después de las IS?
8. Es necesario que los estudios experimentales y clínicos respondan estas importantes preguntas antes de poder recomendar las IS como una intervención clínica de rutina en neonatos.

Bibliografía de consulta

Boon AW, Milner AD, Hopkin IE. Lung expansion, tidal exchange, and formation of the functional residual capacity during resuscitation of asphyxiated neonates. J Pediatr 1979a; 95 (6): 1031-6.

Boon AW, Milner AD, Hopkin IE. Physiological responses of the newborn infant to resuscitation. Arch Dis Child 1979b; 54 (7): 492-8.

Finer NN, Katheria AC. Sustained inflations as the initiating positive pressure support for preterm infants—not yet ready for prime time. J Pediatr 2014; 165 (5): 886-9.

Foglia EE, Owen LS, Thio M, Ratcliffe SJ, Lista G, Te Pas A, et al. Sustained Aeration of Infant Lungs (SAIL) trial: study protocol for a randomized controlled trial. Trials 2015; 16: 95.

Fuchs H, Lindner W, Buschko A, Almazam M, Hummler HD, Schmid MB. Brain oxygenation monitoring during neonatal resuscitation of very low birth weight infants. J Perinatol 2012; 32 (5): 356-62.

Grasso C, Sciacca P, Giacchi V, Carpinato C, Mattia C, Palano GM, Betta P. Effects of Sustained Lung Inflation, a lung recruitment maneuver in primary acute respiratory distress syndrome, in respiratory and cerebral outcomes in preterm infants. Early Hum Dev 2015; 91 (1): 71-5.

Harling AE, Beresford MW, Vince GS, Bates M, Yoxall CW. Does sustained lung inflation at resuscitation reduce lung injury in the preterm infant? Arch Dis Child Fetal Neonatal Ed. 2005; 90 (5): F406-10.

Hillman NH, Kemp MW, Noble PB, Kallapur SG, Jobe AH. Sustained inflation at birth did not protect preterm fetal sheep from lung injury. Am J Physiol Lung Cell Mol Physiol 2013; 305 (6): L446-53.

Hummler HD, Parys E, Mayer B, Essers J, Fuchs H, Schmid M. Risk indicators for air leaks in preterm infants exposed to restrictive use of endotracheal intubation. Neonatology 2015; 108 (1): 1-7.

Lindner W, Högel J, Pohlandt F. Sustained pressure-controlled inflation or intermittent mandatory ventilation in preterm infants in the delivery room? A randomized, controlled trial on initial respiratory support via nasopharyngeal tube. Acta Paediatr 2005; 94 (3): 303-9.

Lindner W, Vossbeck S, Hummler H, Pohlandt F. Delivery room management of extremely low birth weight infants: spontaneous breathing or intubation? Pediatrics 1999; 103 (5 Pt 1): 961-7.

Lista G, Fontana P, Castoldi F, Cavigioli F, Dani C. Does sustained lung inflation at birth improve outcome of preterm infants at risk for respiratory distress syndrome? Neonatology 2011; 99 (1): 45-50.

Lista G, Boni L, Scopesi F, Mosca F, Trevisanuto D, Messner H, et al. Sustained lung inflation at birth for preterm infants: a randomized clinical trial. Pediatrics 2015; 135 (2): e457-64.

McCall KE, Davis PG, Owen LS, Tingay DG. Sustained lung inflation at birth: what do we know, and what do we need to know? Arch Dis Child Fetal Neonatal Ed 2016; 101: F175-80.

O'Donnell CPF, Bruschettini M, Davis PG, Morley CJ, Moja L, Calevo MG, et al. Sustained versus standard inflations during neonatal resuscitation to prevent mortality and improve respiratory outcomes. Cochrane Database Syst Rev 2015; 7: CD004953.

Perlman JM, Wyllie J, Kattwinkel J, Wyckoff MH, Aziz K, Guinsburg R, et al. Part 7: Neonatal Resuscitation: 2015 International Consensus on Cardiopulmonary Resuscitation and Emergency Cardiovascular Care Science With Treatment Recommendations. Circulation 2015; 2015: S204-41.

Schmölzer GM, Kumar M, Aziz K, Pichler G, O'Reilly M, Lista G, et al. Sustained inflation versus positive pressure ventilation at birth: a systematic review and meta-analysis. Arch Dis Child Fetal Neonatal Ed 2015; 100 (4): F361-8.

Sobotka KS, Hooper SB, Allison BJ, te Pas AB, Davis PG, Morley CJ, et al. An initial sustained inflation improves the respiratory and cardiovascular transition at birth in preterm lambs. Pediatr Res 2011; 70 (1): 56-60.

Sobotka KS, Hooper SB, Crossley KJ, Ong T, Schmölzer GM, Barton SK, et al. Single sustained inflation followed by ventilation leads to rapid cardiorespiratory recovery but causes cerebral vascular leakage in asphyxiated near-term lambs. PLoS One 2016; 11 (1): e0146574.

te Pas AB, Walther FJ. A randomized, controlled trial of delivery-room respiratory management in very preterm infants. Pediatrics 2007; 120 (2): 322-9.

te Pas AB, Siew M, Wallace MJ, Kitchen MJ, Fouras A, Lewis RA, et al. Establishing functional residual capacity at birth: the effect of sustained inflation and positive end-expiratory pressure in a preterm rabbit model. Pediatr Res 2009a; 65 (5): 537-41.

te Pas AB, Siew M, Wallace MJ, Kitchen MJ, Fouras A, Lewis RA, et al. Effect of sustained inflation length on establishing functional residual capacity at birth in ventilated premature rabbits. Pediatr Res 2009b; 66 (3): 295-300.

van Vonderen JJ, Hooper SB, Hummler HD, Lopriore E, te Pas AB. Effects of a sustained inflation in preterm infants at birth. J Pediatr 2014; 165 (5): 903-8.e1.

Vyas H, Milner AD, Hopkin IE, Boon AW. Physiologic responses to prolonged and slow-rise inflation in the resuscitation of the asphyxiated newborn infant. J Pediatr 1981a; 99 (4): 635-9.

Vyas H, Milner AD, Hopkins IE. Intrathoracic pressure and volume changes during the spontaneous onset of respiration in babies born by cesarean section and by vaginal delivery. J Pediatr 1981b; 99 (5): 787-91.

31

Ventilación no invasiva

Brigitte Lemyre • Haresh Kirpalani

I. Definición:

A. En este capítulo, se analizan métodos de ventilación asistida sin tubo endotraqueal y utilizando como interfaces solo las narinas o sellando toda la nariz con una máscara. Estos métodos pueden entregar presión positiva a lo largo del ciclo respiratorio con incrementos intermitentes adicionales de la presión en la vía aérea. Esta presión intermitente adicional en la vía aérea puede ser sincronizada con las respiraciones del paciente o no sincronizada, según el sistema de entrega utilizado.

B. La terminología usada para la ventilación no invasiva puede ser confusa. Cuando dicha ventilación se administra a través de un ventilador convencional, habitualmente se entrega una presión pico elevada (20 cm H_2O a 25 cm H_2O) de corta duración (0,3 s a 0,5 s), similar a una respiración con ventilador. Este modo se debe distinguir del modo de "dos niveles de presión" (analizado más abajo).

C. Las siguientes abreviaturas se refieren a sinónimos utilizados con frecuencia:

1. VN (ventilación nasal).
2. VNMI (ventilación nasal mandatoria intermitente).
3. VNPPI (ventilación nasal con presión positiva intermitente).

D. Aquí utilizaremos el término VNPPI.

E. El modo puede ser sincronizado o no. Cuando está sincronizado, se le adiciona la letra "S"; es decir, VNPPSI (ventilación nasal con presión positiva sincronizada intermitente).

F. Algunos dispositivos específicos (Infant Flow®, SiPAP®) están diseñados para entregar presión positiva a lo largo del ciclo respiratorio alternando entre una presión alta y una presión baja. En estos sistemas, la duración de la presión superior es más larga (0,5 s a 1,0 s) y las presiones pico son menores (9 cm H_2O a 11 cm H_2O) que con las modalidades descritas más arriba, entregadas mediante un ventilador. Los pacientes pueden respirar en ambos niveles de presión.

1. El término "dos niveles de presión" se utilizará aquí para referirse a la ventilación no invasiva entregada a través de tales dispositivos.
2. BiPAP (dos niveles de presión positiva en la vía aérea).
3. Estos dispositivos bifásicos habitualmente se utilizan en un modo sincronizado (aunque aún no han sido aprobados en Estados Unidos para su utilización con el dispositivo de sincronización).

G. En experimentos con animales, la ventilación nasal de alta frecuencia oscilatoria disminuye el daño alveolar, lo que resulta en un mejor aspecto histológico en comparación con los animales intubados y ventilados. La ventilación de alta frecuencia oscilatoria (VAFO) nasal a través de las narinas se informó por primera vez en la década de 1980 y, más recientemente, en pequeñas series. Su utilización se informa en muchos países. Todos los reportes muestran su eficacia para eliminar CO_2, pero aún no se ha evaluado adecuadamente en ensayos aleatorizados. Un pequeño estudio piloto mostró la eficacia a corto plazo con la ventilación nasal de alta frecuencia percusiva. Los modos de VAFO nasal tienen potencial, pero no se analizarán en mayor medida, debido a la falta de información.

II. Probable mecanismo fisiológico responsable de los beneficios aparentes de la VNPPI:

A. Tanto el CPAP (presión positiva continua en la vía aérea) como la VNPPI o la ventilación con dos niveles de presión probablemente tengan cierto beneficio para los niños a través de mecanismos fisiológicos similares. El resultado final común es la reducción de la fatiga originada en la pared torácica flácida y en la función diafragmática deficiente de los neonatos prematuros. Además, los tres modos mantienen abierta la vía aérea superior y reducen la obstrucción.

En resumen, expanden los pulmones, aumentan la capacidad residual funcional, evitan el colapso alveolar y reducen el desequilibrio ventilación-perfusión.

B. La VNPPSI puede resultar en un mayor volumen corriente respecto de las respiraciones con CPAPn y con la VNPPI no sincronizada. Los incrementos en el volumen corriente posiblemente resulten de la estimulación de la vía aérea superior.

C. Todas las formas de ventilación nasal también aportan respiraciones adicionales con presión positiva. Estas brindan una presión media en la vía aérea un poco más elevada y quizás mayores volúmenes corrientes. Independientemente de que sean sincronizadas o no, reducen la asincronía torácico-abdominal y mejoran la estabilización de la pared torácica, lo que da como resultado en una disminución del trabajo respiratorio. Estos efectos se han mostrado de manera particular con la ventilación nasal sincronizada.

III. Estado actual de la evidencia:

A. La VNPPI se evaluó por primera vez en un ECA en 1970; sin embargo, su utilización estaba limitada por interfaces ineficientes que resultaban en tasas inaceptables de complicaciones, incluidos el edema facial y la perforación gastrointestinal.

B. La utilización actual con nuevas interfaces de Silastic® ha tenido como resultado una aplicación mucho más fácil, con una tasa mucho menor de eventos adversos.

C. Los datos aleatorizados actuales se resumen en la revisión Cochrane del año 2014. Aunque tales datos sugieren beneficios para la prevención del fracaso de la extubación, son insuficientes para respaldar su utilización en la apnea del prematuro o en la prevención de la DBP.

D. Considerando los nuevos ensayos hasta la fecha, tampoco responden de forma categórica muchas preguntas pendientes:

1. ¿Es superior la sincronización luego de la extubación para el tratamiento primario de la insuficiencia respiratoria o para la apnea del prematuro?
2. ¿Los dispositivos con dos niveles de presión son comparables con la VNPPI entregada mediante un ventilador respecto de los resultados a corto plazo importantes (fracaso de la extubación, prevención de la intubación)? A partir de revisiones sistemáticas, se puede deducir que la VNPPI administrada mediante ventilador mejora los resultados a corto plazo en comparación con el modo de dos niveles de presión. Solo un ensayo comparó ambos dispositivos (dos niveles de presión no sincronizado y VNPPI sincronizada); no se observaron diferencias en los resultados a corto plazo (*v.* más adelante).

E. Además, un gran estudio retrospectivo parece mostrar reducciones clínicamente importantes en la DBP y en la alteración del desarrollo neurológico a la edad de 18 meses a partir de la utilización de VNPPSI; sin embargo, llamativamente estos beneficios solo estuvieron presentes en un subgrupo de neonatos (PN 500 g a 750 g). Las limitaciones metodológicas de este estudio impiden sacar conclusiones.

F. En el ensayo pragmático aleatorizado y controlado más grande se reclutó a 1009 neonatos de menos de 1000 g y se los aleatorizó para recibir ventilación nasal (mediante un ventilador o modo de dos niveles de presión) o CPAPn, ya sea como modo primario o posextubación. No hubo diferencias en la tasa de muerte o de DBP moderada/grave a las 36 semanas de edad gestacional corregida entre los grupos de tratamiento. La principal limitación de este estudio es la incapacidad de evaluar si la sincronización podría mejorar estos efectos, ya que la mayoría de los niños recibían VNPPI no sincronizada.

IV. ¿Cómo puede ser entregada la ventilación no invasiva?

A. Interfase nasal (*v.* Capítulo 27): el flujo de aire se puede entregar mediante cánulas nasales, que pueden ser cortas (extremo en la nariz) o largas (extremo en la nasofaringe), individuales o binasales, o se puede entregar mediante máscara nasal. Si se utilizan cánulas, se prefieren las cortas. La efectividad y la seguridad dependen sustancialmente de los métodos de fijación. Son cruciales los cuidados de enfermería y la minimización de la pérdida de la fijación con los movimientos de la cabeza por parte de los neonatos. Es imperativo evitar el movimiento de las tubuladuras, lo que se puede minimizar fijándolos a la mejilla. Además, es crucial asegurarse de que existe un calce adecuado en las narinas.

B. Un ECA reciente en el que se comparó la VNPPI-VMc con la VNPPI-BiPAP no sincronizada como modo primario (124 neonatos con EG < 32 semanas, peso al nacer < 1500 g) no mostró diferencias en los resultados primarios (fracaso de o duración del soporte respiratorio no invasivo) entre los dos grupos.

C. Algunos ventiladores con dispositivos de gatillado específicos pueden entregar ventilación nasal sincronizada. Los dispositivos son cápsulas neumáticas que se utilizan para detectar el movimiento abdominal al principio de la inspiración. Sin embargo, estos tienen demoras en el gatillado y pueden no ser confiables. La disponibilidad de VNPPSI ha disminuido en Norteamérica. Los dispositivos más nuevos, disponibles en países europeos, pueden realizar el gatillado utilizando señales de flujo provenientes de la vía aérea superior, pero no están disponibles en Norteamérica por el momento.

D. Por último, se está comenzando a evaluar la utilización de NAVA (ventilación asistida ajustada neuralmente) (*v.* Capítulo 50) en la población neonatal. Este método consiste en la colocación de un catéter (similar a una sonda nasogástrica) con dos electrodos (por encima y por debajo del diafragma) que detecta el potencial transdiafragmático. Esto permite el gatillado de un ciclo del ventilador con un volumen corriente proporcional a la magnitud del potencial transdiafragmático. Debido a que hasta la fecha solo hay disponibles series de casos, y no ensayos clínicos, por el momento se lo debe considerar como experimental.

V. Indicaciones para su utilización:
A. Posextubación. A partir del año 2015, diez ensayos controlados aleatorizados han comparado ventilación nasal con CPAP luego de la extubación en neonatos prematuros, ocho fueron incluidos en un metaanálisis. En cinco se utilizaron dispositivos sincronizados. Un metaanálisis de estos estudios mostró una reducción en el fracaso de la extubación (NNT = 4). Sin embargo, el tiempo de evaluación varió y el mayor período fue 1 semana luego de la extubación. Dos estudios utilizaron un dispositivo no sincronizado (uno VNPPI-VMc y otro VNPPI de dos niveles de presión); ninguno pudo demostrar una reducción en el fracaso de la extubación. Un último estudio utilizó una combinación de dispositivos.
B. Apnea del prematuro. Tres estudios compararon CPAP con ventilación nasal (no sincronizada) para el tratamiento de la apnea del prematuro. Los ensayos fueron de corto plazo (horas) y los resultados contradictorios. En otro estudio cruzado de corto plazo se comparó VNPPSI con VNPPI sincronizada y CPAP y se informó una disminución en los episodios de apnea por hora.
C. Modo primario de ventilación para el síndrome de dificultad respiratoria. En ocho ensayos controlados aleatorizados, con 850 pacientes, se examinó esta pregunta. En cinco de ellos se utilizó ventilación nasal no sincronizada administrada mediante un ventilador, mientras que en uno se utilizó VNPPI sincronizada. En otros dos estudios, se utilizó el modo de dos niveles de presión sincronizado. La población de referencia era mixta; en algunos estudios se permitió la administración de surfactante mediante la técnica INSURE antes de la aleatorización. El resultado primario era el fracaso del soporte respiratorio no invasivo con necesidad de intubación (4 h a 1 semana). En seis ensayos no se encontraron diferencias entre los abordajes terapéuticos, mientras que en los otros dos se encontró menos fracaso del tratamiento con VNPPI.

VI. Ajustes del dispositivo:
A. Los ajustes dependen del dispositivo utilizado y de la indicación clínica:
1. En los ensayos posextubación, se utilizaron ajustes similares a las del ventilador justo antes de la extubación. Estas incluían frecuencias de 20/min a 30/min, PEEP de 5 cm H_2O a 6 cm H_2O, tiempos inspiratorios de 0,3 s a 0,5 s y presiones inspiratorias pico de 16 cm H_2O a 18 cm H_2O.
2. Los ajustes para niños con SDR incluían PIP de hasta 22 cm H_2O y frecuencias de hasta 50/min. Los tiempos inspiratorios variaron entre 0,3 s y 0,5 s.
3. Para la apnea del prematuro, por lo general, los ajustes son más bajos, ya que los pulmones son más sanos: PIP de 10 cm H_2O a 15 cm H_2O, PEEP de 4 cm H_2O a 6 cm H_2O y frecuencias de 20/min.
B. Los dispositivos con dos niveles de presión no pueden alcanzar tales niveles de PIP y, además, requieren tiempos inspiratorios más largos.

VII. Probables beneficios:
A. Se evita la reintubación, cuando se aplica inmediatamente tras la extubación: esto se encontró de forma consistente para los dispositivos que entregan ventilación nasal sincronizada y VNPPI generada por el ventilador.
B. No se ha demostrado de forma convincente la reducción de la apnea posextubación.
C. Prevención de la intubación en el SDR.
D. Posible reducción de la DBP (ensayos de posextubación y como modo primario).

VIII. Potenciales complicaciones:
A. Distensión anormal originada en el flujo entregado preferentemente en el estómago (por lo general, observado en los primeros estudios).
B. Perforación gástrica. En un estudio de casos y controles hubo una asociación entre la utilización de VNPPI y perforación gástrica. La VNPPI se estaba utilizando como modo primario de ventilación para el SDR y se entregaba a través de una máscara facial con interfaces más viejas. Ninguno de los posteriores ensayos controlados aleatorizados con interfases más nuevas ha informado esta complicación.
C. Neumotórax u otros escapes de aire (hasta la fecha, no se ha informado en ensayos aleatorizados un incremento en la incidencia).
D. La erosión y las lesiones nasales pueden resultar de las cánulas o la máscara facial, pero esto es igualmente cierto para el CPAPn. De nuevo, los cuidados de enfermería y la minimización del movimiento de la interfase son cruciales.

Bibliografía de consulta

Armanian AM, Badiee Z, Heidari G, Feizi A, Salehimehr N. Initial treatment of respiratory distress syndrome with nasal intermittent mandatory ventilation versus nasal continuous positive airway pressure: a randomized controlled trial. Int J Prev Med 2014; 5 (12): 1543-51.

Barrington KJ, Bull D, Finer NN. Randomized trial of nasal synchronized intermittent mandatory ventilation compared with continuous positive airway pressure after extubation of very low birth weight infants. Pediatrics 2001; 107: 638.

Bhandari V. Nasal intermittent positive pressure ventilation in the newborn: review of literature and evidence-based guidelines. J Perinatol 2010; 30 (8): 505.

Bhandari V, Finer NN, Ehrenkranz RA, Saha S, Das A, Walsh MC, Engle WA, VanMeurs KP, Eunice Kennedy Shriver National Institute of Child Health and Human Development Neonatal Research Network. Synchronized nasal intermittent positive-pressure ventilation and neonatal outcomes. Pediatrics 2009; 124 (2): 517-26.

Bisceglia M, Belcastro V, Poerio F, Raimondi I, Mesurace C, Crugliano C, Pio Corapi U. A comparison of nasal intermittent versus continuous pressure delivery for the treatment of moderate respiratory syndrome in preterm infants. Minerva Pediatr 2007; 59 (2): 91.

Chang HY, Claure N, D'urgard C, Torres J, Nwajei P, Bancalari E. Effects of synchronization during nasal ventilation in clinically stable preterm infants. Pediatr Res 2011; 69 (1): 84-9.

Colaizy TT, Younis UM, Bell EF, Klein JM. Nasal high-frequency ventilation for premature infants. Acta Paediatr 2008; 97 (11): 1518-22.

Davis PG, Lemyre B, de Paoli AG. Nasal intermittent positive pressure ventilation (NIPPV) versus nasal continuous positive airway pressure (nCPAP) for preterm neonates after extubation. Cochrane Database Syst Rev 2001; 3: CD003212.

Davis PG, Morley CJ, Owen LS. Non-invasive respiratory support of preterm neonates with respiratory distress: continuous positive airway pressure and nasal intermittent positive pressure ventilation. Semin Fetal Neonatal Med 2009; 14: 14.

De Paoli AG, Davis PG, Lemyre B. Nasal continuous positive airway pressure versus nasal intermittent positive pressure ventilation for preterm neonates: a systematic review and meta-analysis. Acta Paediatr 2003; 92: 70.

Dumas De La Roque E, Bertrand C, Tandonnet O, Rebola M, Roquand E, Renesme L, Elleau C. Nasal high frequency percussive ventilation versus nasal continuous positive airway pressure in transient tachypnea of the newborn: a pilot randomized controlled trial (NCT00556738). Pediatr Pulmonol 2011; 46: 218-23.

Fischer HS, Bohlin K, Bührer C, Schmalisch G, Cremer M, Reiss I, Czernik C. Nasal high-frequency oscillation ventilation in neonates: a survey in five European countries. Eur J Pediatr 2015; 174 (4): 465-71.

Friedlich P, Lecart C, Posen R, et al. A randomized trial of nasopharyngeal synchronized intermittent mandatory ventilation versus nasopharyngeal continuous positive airway pressure in very low birth weight infants after extubation. J Perinatol. 1999;19:413.

Gao WW, Tan SZ, Chen YB, Zhang Y, Wang Y. Randomized trail of nasal synchronized intermittent mandatory ventilation compared with nasal continuous positive airway pressure in preterm infants with respiratory distress syndrome. Zhongguo Dang Dai Er Ke Za Zhi 2010; 12 (7): 524-6.

Garland JS, Nelson DB, Rice T, Neu J. Increased risk of gastrointestinal perforations in neonates mechanically ventilated with either face mask or nasal prongs. Pediatrics 1985; 76: 406.

Gizzi C, Montecchia F, Panetta V, Castellano C, Mariani C, Campelli M, Papoff P, Moretti C, Agostino R. Is synchronised NIPPV more effective than NIPPV and NCPAP in treating apnoea of prematurity (AOP)? A randomised crossover trial. Arch Dis Child Fetal Neonatal Ed 2015; 100 (1): F17-23.

Jasani B, Nanavati R, Kabra N, Rajdeo S, Bhandari V. Comparison of non-synchronized nasal intermittent positive pressure ventilation versus nasal continuous positive airway pressure as post-extubation respiratory support in preterm infants with respiratory distress syndrome: a randomized controlled trial. J Matern Fetal Neonatal Med 2015; 10: 1-6.

Kahramaner Z, Erdemir A, Turkoglu E, Cosar H, Sutcuoglu S, Ozer EA. Unsynchronized nasal intermittent positive pressure versus nasal continuous positive airway pressure in preterm infants after extubation. J Matern Fetal Neonatal Med 2014; 27 (9): 926-9.

Khalaf MN, Brodsky N, Hurley J, Bhandari V. A prospective randomized controlled trial comparing synchronized nasal intermittent positive pressure ventilation versus nasal continuous positive airway pressure as modes of extubation. Pediatrics 2001; 108: 13.

Khorana M, Paradeevisut H, Sangtawesin V, Kanjanapatanakul W, Chotigeat U, Ayutthaya JKN. A randomized trial of non-synchronized nasopharyngeal intermittent mandatory ventilation (nsNIMV) vs nasal continuous positive airway pressure (NCPAP) in the prevention of extubation failure in preterm <1500 grams. J Med Assoc Thai 2008; 91Suppl 3: S136.

Kiciman NM, Andreasson B, Bernstein G, et al. Thoracoabdominal motion in newborns during ventilation delivered by endotracheal tube or nasal prongs. Pediatr Pulmonol 1998; 25: 175.

Kirpalani H, Millar D, Lemyre B, Yoder BA, Chiu A, Roberts RS, NIPPV Study Group. A trial comparing noninvasive ventilation strategies in preterm infants. N Engl J Med 2013; 369 (7): 611-20.

Kishore MSS, Dutta S, Kumar P. Early nasal intermittent positive pressure ventilation versus continuous positive airway pressure for respiratory distress syndrome. Acta Paediatr 2009; 98: 1412.

Kugelman A, Fefferkorn I, Riskin A, Chistyakov I, Kaufman B, Bader D. Nasal intermittent mandatory ventilation versus nasal continuous positive airway pressure for respiratory distress syndrome: a randomized controlled prospective study. J Pediatr 2007; 150: 521-6.

Kugelman A, Bar A, Riskin A, Chistyakov I, Mor F, Bader D. Nasal respiratory support in premature infants: short-term physiological effects and comfort assessment. Acta Paediatr 2008; 97 (5): 557-61.

Lemyre B, Davis PG, de Paoli AG. Nasal intermittent positive pressure ventilation (NIPPV) versus nasal continuous positive airway pressure (NCPAP) for apnea of prematurity. Cochrane Database Syst Rev 2014; 9: CD003212.

Lin CH, Want ST, Lin YJ, Yeh TF. Efficacy of nasal intermittent positive pressure ventilation in treating apnea of prematurity. Pediatr Pulmonol 1998; 26: 349.

Lista G, Castoldi F, Fontana P, Daniele I, Cavigioli F, Rossi S, Mancuso D, Reali R. Nasal continuous positive airway pressure (CPAP) versus bi-level nasal CPAP in preterm babies with respiratory distress syndrome: a randomised control trial. Arch Dis Child Fetal Neonatal Ed 2010; 95 (2): F85-9.

Llewellyn MA, Tilak KS, Swyer PR. A controlled trial of ventilation using an oro-nasal mask. Arch Dis Child 1970; 45: 453-9.

Meneses J, Bhandari V, Alves JG, Herrmann D. Noninvasive ventilation for respiratory distress syndrome: a randomized controlled trial. Pediatrics 2011; 127 (2): 300.

Moretti C, Giannini L, Fassi C, Gizzi C, Papoff P, Colarizi P. Nasal flow-synchronized intermittent positive pressure ventilation to facilitate weaning in very low-birthweight infants: unmasked randomized controlled trial. Pediatr Int 2008; 50 (1): 85-91.

O'Brien K, Campbell C, Brown L, Wenger L, Shah V. Infant flow biphasic nasal continuous positive airway pressure (BP-NCPAP) vs. infant flow NCPAP for the facilitation of extubation in infants' ≤1,250 grams: a randomized controlled trial. BMC Pediatr 2012; 12: 43.

Owen LS, Morley CJ, Davis PG. Pressure variation during ventilator generated nasal intermittent positive pressure ventilation in preterm infants. Arch Dis Child Fetal Neonatal Ed 2010; 95 (5): F359-64.

Pantalitschka T, Sievers J, Urschitz MS, Herberts T, Reher C, Poets CF. Randomised crossover trial of four nasal respiratory support systems for apnoea of prematurity in very low birthweight infants. Arch Dis Child Fetal Neonatal Ed 2009; 94: F245.

Reyburn B, Li M, Metcalfe DB, Kroll NJ, et al. Nasal ventilation alters mesenchymal cell turnover and improves alveolarization in preterm lambs. Am J Respir Crit Care Med 2008; 178 (4): 407-18.

Ryan CA, Finer NN, Peters KL. Nasal intermittent positive pressure ventilation offers no advantages over nasal continuous positive airway pressure in apnea of prematurity. Am J Dis Child 1989; 143: 1196.

Salama GSA, Ayyash FF, Al-Rabadi AJ, Alquran ML, Shakkoury AG. Nasal IMV vs nasal CPAP as an initial mode of respiratory support for premature infants with RDS: a prospective randomized clinical trial. Rawal Med J 2015; 40 (2): 197-202.

Salvo V, Lista G, Lupo E, Ricotti A, Zimmermann LJ, Gavilanes AW, Barberi I, Colivicchi M, Temporini F, Gazzolo D. Noninvasive ventilation strategies for early treatment of RDS in preterm infants: an RCT. Pediatrics 2015; 135 (3): 444-51.

Squires AJ, Hyndman M. Prevention of nasal injuries secondary to NCPAP application in the ELBW infant. Neonatal Netw 2009; 28 (1): 13-27.

van der Hoeven M, Brouwer E, Blanco CE. Nasal high frequency ventilation in neonates with moderate respiratory insufficiency. Arch Dis Child Fetal Neonatal Ed 1998; 79 (1): F61-3.

32

Ventilación nasal con presión positiva intermitente

Vineet Bhandari

I. Introducción:
  A. Nomenclatura:
    1. La ventilación nasal con presión positiva intermitente (VNPPI) brinda presión positiva continua en la vía aérea por vía nasal (CPAPn) en el modo de ventilación mandatoria intermitente (VMI).
    2. Cuando se sincroniza con el esfuerzo respiratorio del paciente, se denomina VNPPSI.
    3. El modo primario se refiere a su utilización poco después del nacimiento. Esto puede o no incluir un corto período ($\leq$ 2 h) de intubación endotraqueal o un medio menos invasivo para la administración de surfactante, antes de la extubación para administrar la VNPPI.
    4. El modo secundario se refiere a su utilización luego de un período más largo (> 2 h a días o semanas) de intubación endotraqueal para brindar VPPI, antes de la extubación.
  B. Técnica:
    1. Interfase nasal: cánulas binasales cortas (preferente). También se pueden utilizar cánulas nasofaríngeas o máscara nasal.
    2. VNPPI: cualquier ventilador que pueda brindar CPAPn y VMI.
    3. VNPPSI: Infant Star con Star Sync® (utilizado como una cápsula de Graseby para la sincronización; interrumpido en Estado Unidos); ventilador Giulia® (utiliza sincronización por flujo; Ginevri, Italia); Servo-i® (utiliza ventilación asistida ajustada neuralmente o NAVA; Maquet, grupo Getinge, Alemania).
    4. VNPPSI no considerada: Infant Flow® Si-PAP© (CareFusion, grupo Becton Dickinson, Estados Unidos): este es un dispositivo de CPAPn de dos niveles de presión. Las presiones inspiratorias pico (PIP), por lo general, varían entre 9 y 11 cm H_2O y los tiempos inspiratorios (Ti) están típicamente prolongados, incluso de hasta 1,0 s.
  C. Mecanismo de acción (principalmente en referencia a la VNPPSI):
    1. Disminución de la asincronía torácico-abdominal y de la resistencia al flujo, mayor estabilidad de la pared torácica y mejor mecánica pulmonar.
    2. La adición de PIP por encima de la presión positiva al final de la espiración (PEEP) resulta en una presión de distensión intermitente incrementada por encima de la PEEP, con mayor entrega de flujo a la vía aérea superior.
    3. Aumento de los volúmenes corriente y minuto.
    4. Reclutamiento de alvéolos colapsados y mayor capacidad residual funcional.
    5. Disminución del trabajo respiratorio.

II. Contraindicaciones:
  A. Anomalías de la vía aérea superior:
    1. Atresia de coanas.
    2. Hendidura palatina.
    3. Atresia esofágica con/sin fístula traqueoesofágica.
  B. Inestabilidad cardiovascular grave.

III. Equipamiento e insumos:
  A. Ventilador.
  B. Cánulas nasales (o máscara):
    1. Pequeñas.

2. Muy pequeñas.
C. Cinta adhesiva.
D. DuoDERM®.
E. Sonda orogástrica (8 Fr o 9 Fr).
F. Catéter de aspiración.

IV. Procedimiento:
A. Estimar el tamaño de las cánulas adecuado para el niño:
1. Mayores de 1000 g: pequeñas.
2. Menores o iguales a 1000 g: muy pequeñas.
B. Colocar tiras de DuoDERM® en el frente de las narinas, luego de hacer agujeros en las tiras que encajen perfectamente con las cánulas nasales. Además, colocar una tira de DuoDERM® sobre el labio superior si las cánulas se apoyarán sobre este.
C. Colocar las cánulas en la nariz del niño. Las cánulas binasales cortas deben encajar por completo dentro de los orificios nasales.
D. Colocar un gorro sobre la cabeza del neonato y fijar la interfase nasal con correas de Velcro® si es adecuado.
E. Introducir la sonda orogástrica; conectar el otro extremo del tubo a una jeringa de 10 mL, retirar el émbolo y colocarla en un nivel más alto que el niño y abierta al aire atmosférico.
F. Conectar la interface nasal al ventilador (Figura 32.1).

V. Modo primario: configuración inicial:
A. Frecuencia: ~40 respiraciones/min.
B. PIP: 4 cm H_2O > que la PIP requerida para la ventilación manual; ajustar la PIP según la elevación torácica y el ingreso de aire en la auscultación.
C. PEEP: 4 a 6 cm H_2O.
D. Ti: ~0,45 s.
E. Fracción inspirada de oxígeno (FiO_2): ajustada para mantener la SpO_2 en el rango deseado.
F. Flujo: 8 a 10 LPM.
G. Cafeína: se recomienda una dosis de carga antes de administrar la VNPPI.
H. Hematocrito: ≥ 35%.

VI. Modo primario: monitoreo y soporte máximo:
A. Monitorear: SpO_2, frecuencia cardíaca (FC) y frecuencia respiratoria (FR).
B. Obtener gases en sangre en 15 min a 30 min.
C. Ajustar las configuraciones del ventilador para mantener los gases en sangre.
D. Aspirar la boca y la faringe según sea necesario.
E. Recomendaciones para el soporte máximo:
1. Mayor de 1000 g: presión media en la vía aérea (PMVA) 16 cm H_2O.
2. Menor o igual a 1000 g: PMVA 14 cm H_2O.

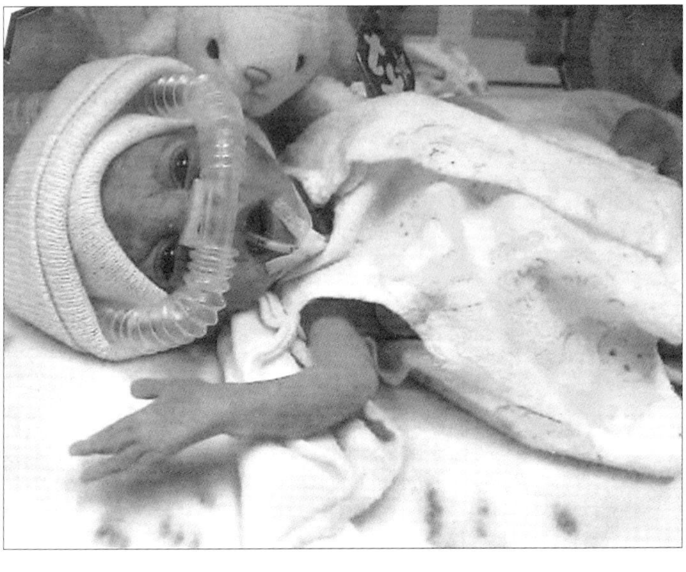

Figura 32.1 Niño prematuro tratado con VNPPI. Para la "barrera protectora nasal" se utilizó DuoDERM®. Nótese la "fijación" de las cánulas nasales utilizando un gorro. La sonda orogástrica de calibre grueso que se muestra en la imagen está conectada al extremo de una jeringa de 10 mL, sin el émbolo, y se mantiene abierta y por encima del nivel del neonato (no se muestra en la imagen) para descomprimir el estómago. Esta vía también se utiliza para la alimentación por goteo por gravedad, como lo evidencia la presencia de un poco de leche en la sonda.

VII. Criterios de extubación: mientras el neonato está en ventilación convencional, antes de colocarlo en el modo secundario de la VNPPI:
  A. Frecuencia: 15 a 25 respiraciones/minuto.
  B. PIP: $\leq$ 16 cm H_2O.
  C. PEEP: $\leq$ 5 cm H_2O.
  D. Ti: ~0,45 s.
  E. FiO_2: $\leq$ 0,35.
  F. Cafeína.
  G. Hematocrito: $\geq$ 35%.

VIII. Modo secundario: configuración inicial:
  A. Frecuencia: 15 a 25 respiraciones/minuto.
  B. PIP: 2 cm H_2O a 4 cm H_2O > que la PIP en ventilación convencional; ajustar la PIP según la elevación torácica y el ingreso de aire en la auscultación.
  C. PEEP: $\leq$ 5 cm H_2O.
  D. Ti: ~0,45 s.
  E. FiO_2: ajustar para mantener la saturación en el rango deseado.
  F. Flujo: 8 LPM a 10 LPM.
  G. Cafeína: se sugiere una dosis de carga al menos una hora antes de administrar la VNPPI.
  H. Hematocrito: $\geq$ 35%.

IX. Modo secundario: monitoreo y soporte máximo:
  A. Monitorear: SpO_2, FC y FR.
  B. Obtener gases en sangre en 60 min.
  C. Ajustar las configuraciones del ventilador para mantener los gases en sangre.
  D. Aspirar la boca y la faringe, según sea necesario.
  E. Recomendaciones para el soporte máximo:
    1. Mayor de 1000 g: PMVA 16 cm H_2O.
    2. Menor o igual a 1000 g: PMVA 14 cm H_2O.

X. VNPPI: mantenimiento.
  A. Intentar minimizar el escape de aire a través de la boca:
    1. Utilizar un chupete.
    2. Utilizar una correa de barbilla.
  B. Intentar mantener la PIP/PMVA en un rango de 4/2 cm H_2O del valor objetivo.
  C. Sonda orogástrica de descompresión (de calibre grueso):
    1. Conectarla a una jeringa vacía de 10 mL, con el émbolo retirado, abierta al aire atmosférico.
    2. Mantener a una altura mayor que la del niño para reducir la distensión abdominal.
    3. Se la puede utilizar para la alimentación por goteo por gravedad.
  D. Si se requieren alimentaciones continuas, se puede colocar una sonda orogástrica 6 Fr (pasada a través de la sonda de descompresión de calibre grueso y se la puede fijar con cinta adhesiva) que se conecta a una bomba de jeringa.

XI. VNPPI: consideración para la reintubación, a pesar de la configuración de soporte máximo:
  A. Gases en sangre: pH < 7,25 y $PaCO_2 \geq 60$ mmHg.
  B. Apnea grave: algún episodio que requiera resucitación con bolsa y máscara.
  C. Apnea/bradicardia (detención de la respiración por > 20 s asociada a una FC < 100/min) frecuente (> 2 a 3 episodios/h) que no responde a las metilxantinas.
  D. Desaturación frecuente ($SpO_2 \leq 85\%$): $\geq$ 3 episodios/hora, que no responde a un incremento de los ajustes del ventilador.

XII. Fracasos de la VNPPI:
  A. Grupo 1:
    1. Habitualmente intubados pocas horas después de la extubación.
    2. Los neonatos suelen tener un peso < 750 g.
    3. La radiografía de tórax muestra áreas significativas de colapso.
    4. Luego de la reintubación, minimizar los parámetros de ventilación.
    5. Intento de extubación habitualmente luego de 7 días o cuando los niños han aumentado ~100 g de peso.

B. Grupo 2:
   1. Habitualmente intubados luego de 3 días de VNPPI.
   2. Luego de los 3 días el niño comienza a desarrollar microatelectasias y, cuando se compromete una porción significativa del pulmón, la VNPPI fracasa. Para prevenir esto:
      a. Mantener la administración de cafeína en el extremo superior del rango terapéutico.
      b. Transfundir si el hematocrito es < 35% con $FiO_2 > 0,35$.
      c. Aumentar los ajustes de la VNPPI para mantener una $FiO_2 < 0,6$.

C. Grupo 3:
   1. En los niños que desarrollan infecciones sistémicas la VNPPI puede fracasar muy rápidamente.
   2. El compromiso cardiorrespiratorio secundario a sepsis es el evento causal.
   3. No intentar la extubación de tales niños para administrar VNPPI hasta que se hayan resuelto las manifestaciones clínicas del síndrome séptico.

XIII. Destete de la VNPPI: se debe considerar el destete para colocar una cánula nasal (de preferencia) o un halo de oxígeno en los siguientes casos:
   A. Frecuencia < 20 respiraciones/min.
   B. PIP ≤ 14 cm H_2O.
   C. PEEP ≤ 4 cm H_2O.
   D. $FiO_2 \leq 0,3$.
   E. Flujo 8 LPM a 10 LPM.
   F. Gases en sangre dentro de límites normales.

XIV. Luego de la VNPPI:
   A. Cánula nasal: ajustar el flujo de 1 LPM a 2 LPM y la FiO_2 para mantener la saturación.
   B. Halo de oxígeno: ajustar la FiO_2 para mantener la saturación.

XV. Potenciales riesgos/complicaciones:
   A. Obstrucción de las cánulas por tapones de moco.
   B. Intolerancia a la alimentación.
   C. Distensión abdominal.
   D. Perforación abdominal.
   E. Lesión pulmonar inducida por el ventilador.
   F. Hipoventilación.
   G. Infección.
   H. Epistaxis/irritación nasal.
   I. Irritación cutánea y necrosis por presión.

Bibliografía de consulta

Bhandari V. Nasal intermittent positive pressure ventilation in the newborn: review of literature and evidence-based guidelines. J Perinatol 2009; 30: 505-12.
Bhandari V. Non-invasive respiratory support. Clin Perinatol 2012; 39: 497-511.
Bhandari V. The potential of non-invasive ventilation to decrease BPD. Semin Perinatol 2013; 37: 108-14.
Dumpa V, Katz K, Northrup V, Bhandari V. SNIPPV vs. NIPPV: does synchronization matter? J Perinatol 2012; 32: 438-42.
Mehta P, Berger J, Bucholz E, Bhandari V. Factors affecting nasal intermittent positive pressure ventilation failure and impact on bronchopulmonary dysplasia in neonates. J Perinatol 2014; 30: 754-60.

33

Vapotherm® con sistema Precision Flow®

N. Kevin Ives

I. Introducción:
  A. El Precision Flow® (Vapotherm®, Exeter, New Hampshire, Estados Unidos) es el dispositivo de segunda generación de este fabricante construido específicamente para entregar soporte respiratorio no invasivo en forma de mezcla de gases calentada y humidificada a través de una cánula nasal de alto flujo (CNAF). Su predecesor fue el Vapotherm 2000i®. El Precision Flow® tiene aplicaciones neonatales, pediátricas y para adultos, pero las características y usos descritos aquí solo son relevantes para la neonatología, donde el flujo está restringido a un rango de entre 1 L/min y 8 L/min.
  B. La utilización de CNAF, o terapia de alto flujo (TAF) por vía nasal, se ha adoptado ampliamente a lo largo de la última década como transición desde otras formas de soporte respiratorio no invasivo que requieren un sello nasal o como una alternativa a tales dispositivos en las modalidades de tratamiento primario o posextubación. Los ensayos recientes muestran que la TAF por vía nasal es una alternativa segura y efectiva a la presión positiva en la vía aérea nasal (CPAP) en neonatos prematuros tras la extubación, y se cuenta cada vez con más experiencia sobre su papel como tratamiento primario y su utilización en niños más maduros.
  C. Más abajo se brindan referencias sobre el modo de acción, ensayos clínicos y recientes metaanálisis de la TAF por vía nasal. Un mensaje clave es que la TAF por vía nasal se asocia a un trauma nasal significativamente menor que el CPAP.
  D. La información técnica brindada a continuación proviene de la información del dispositivo provista por el fabricante disponible *online*. La orientación sobre la utilización de la TAF nasal está basada en la experiencia personal del autor a lo largo de 11 años y se puede apreciar en el contexto de un consenso internacional en evolución. Existe un amplio rango de aplicación práctica, el cual se perfeccionará en la siguiente fase de investigación clínica sobre esta terapia todavía relativamente novedosa.

II. Precision Flow®. Especificaciones I:
  A. Diseño y utilización del dispositivo:
    1. Se utiliza agua estéril para purgar el circuito descartable del paciente, el cual incorpora un cartucho de transferencia de vapor y una tubuladura triple lumen calentada para el paciente. Se recomienda utilizar ambos en un paciente individual durante 30 días como máximo.
    2. Luego de que el sistema ha alcanzado la temperatura establecida, se coloca una cánula Vapotherm® de tamaño adecuado en el paciente antes de la conexión a la tubuladura de entrega. Se recomienda utilizar la cánula en un paciente individual durante 1 semana como máximo.
    3. No existe contacto directo entre los flujos de agua y de gas, los cuales están separados por las múltiples fibras de polímero del cartucho de transferencia de vapor. El flujo de gas saturado sale del cartucho a la temperatura definida y se mantiene caliente en una luz central rodeada por una cubierta externa de agua caliente circulante. El sistema está diseñado para minimizar la condensación.
    4. Una única perilla de control de la configuración permite el ajuste de las tres variables: porcentaje de oxígeno, temperatura y flujo del gas entregado.

III. Precision Flow®. Especificaciones II:
  A. Alimentación eléctrica: 100 a 240 V CA, 50 Hz a 60 Hz.
  B. Energía de respaldo:

Una batería interna (4,8 V) mantiene el flujo y la mezcla de oxígeno establecidos durante 15 min ante una pérdida transitoria de la alimentación eléctrica, pero la bomba de agua circulante y el calentador se detienen. Se debe tener en cuenta que este NO es un dispositivo de transporte.

C. Entrega de gas:
Presiones de ingreso del aire y del oxígeno de uso médico de entre 4 psi y 85 psi (28 kPa a 586 kPa). Nótese que solo si ambos gases están a presiones de entrada de por menos 40 psi (276 kPa) estará disponible todo el rango de flujo y porcentaje de oxígeno.

D. Desempeño:
Rango de temperatura: 33 °C a 43 °C en la salida de la tubuladura de entrega. Exactitud ± 2 °C. Tiempo de calentamiento menor de 5 min.

E. Porcentaje de oxígeno:
Rango de 21% a 100%. Exactitud ± 2%. Se debe tener en cuenta que con una programación de mezcla de oxígeno al 22% y el 23%, el porcentaje de oxígeno entregado sigue siendo del 21%.

F. Velocidad de flujo:
Cartucho neonatal de "bajo flujo": 1 L/min a 8 L/min con incrementos de 0,5 L/min.
Cartucho pediátrico/adulto de "alto flujo": 5 L/min a 40 L/min con incrementos de 1,0 L/min.
La selección HI (alto) o LO (bajo) se visualiza en el panel frontal del dispositivo Precision Flow®. El cartucho de "alto flujo" no se debe utilizar en pacientes neonatales.

IV. Indicadores y alarmas del dispositivo Precision Flow®:

A. "Carga de la batería":
La batería interna de respaldo no está completamente cargada.

B. "Unidad en modo batería":
El flujo de gas continúa sin circulación de calor ni de agua.

C. "Falta de agua":
Ausencia de agua en el circuito de agua descartable.

D. "Tubuladura bloqueada":
Elevada presión del gas en la entrada de la tubuladura de entrega. Obstrucción o torcedura de la cánula o cánula demasiado pequeña para el flujo seleccionado.

E. "Falla del sensor de O_2":
Sensor de O_2 gastado o defectuoso.

F. "Entrega de gas":
Presión de entrega de gas fuera del rango de funcionamiento.

G. "Falla del cartucho":
Cartucho no detectado o difusión excesiva de gas/agua a través de las fibras del cartucho.

H. "Temperatura":
Temperatura fuera del rango. La unidad no funciona.

V. Selección de pacientes:

A. Todo paciente que se considera adecuado para el soporte respiratorio no invasivo a través de un sistema de sello nasal (es decir, CPAP nasal o CPAP con dos niveles de presión) puede ser apto.

B. Un paciente con trauma nasal como resultado del CPAP con sello nasal se debe considerar como candidato para el "rescate" con TAF por vía nasal.

C. Probablemente las preferencias de los padres y de los cuidados de enfermería determinen la selección de los pacientes.

VI. Selección de la cánula nasal:

A. Únicamente se deben utilizar cánulas Vapotherm® con el dispositivo Precision Flow®; las cánulas Vapotherm® no se deben utilizar con otros dispositivos que entreguen TAF por vía nasal. El dispositivo Precision Flow® está diseñado para entregar una elevada presión anterógrada de forma segura con el fin de impulsar flujos de hasta 8 L/min a través de las cánulas más pequeñas, y crea de esta manera un flujo de mayor velocidad en la cavidad nasal para facilitar la purga del gas espirado. Si se utilizan bigoteras de pequeño diámetro en una cánula que incorpora una válvula de limitación de la presión junto con un dispositivo Precision Flow®, es probable que el flujo esté restringido. Igualmente, si se utilizan bigoteras Vapotherm® pequeñas con dispositivos que incorporan una válvula de liberación de presión anterógrada de 40 cm H_2O, habrá restricción del flujo en la punta de la cánula.

B. Las puntas de las cánulas no deben ocluir más del 50% del área de las narinas con el fin de permitir una purga óptima del espacio muerto. En efecto, esto equivale a un ancho de la punta de la bigotera de no más del 70% del diámetro interno de las fosas nasales. El fabricante recomienda como margen de seguridad el uso de puntas de bigoteras que no sean mayores del 50% del diámetro interno de las narinas. Además, se tiene en cuenta la distancia entre las puntas de la bigotera cuando se elige una cánula Vapotherm® para un paciente individual.

C. En la Figura 33.1, se muestra el rango de la cánula Vapotherm®. Las bigoteras Prematuro y Neonatal tienen un diámetro externo en la punta de 1,5 mm y difieren únicamente en la distancia entre las puntas de la bigotera. Lo mismo aplica para las bigoteras Niño y Niño intermedio, las cuales tienen un diámetro externo al nivel de la punta de 1,9 mm. Una cánula con bigotera individual, llamada Solo, se puede alternar en neonatos con narinas muy pequeñas, en quienes se considera que las cánulas Prematuro o Neonatal interfieren con la purga del espacio muerto.

VII. Implementación y ajuste de las configuraciones:

A. Ante la falta de evidencia de estudios comparativos, la experiencia ha establecido un flujo inicial de entre 3 L/min y 8 L/min. El autor utiliza 4 L/min a 6 L/min. Hay médicos que prefieren comenzar en un nivel menor y aumentarlo, o comenzar en 8 L/min y disminuirlo. En la configuración neonatológica, es infrecuente considerar el peso corporal y la edad gestacional para la elección del flujo. Cuando realizan la transición desde la ventilación mecánica, algunos médicos utilizan la presión media en la vía aérea para determinar el probable requerimiento de flujo.

B. La entrega de oxígeno se ajusta para mantener al neonato en el rango del objetivo de saturación de oxígeno.

C. Se realizan incrementos en la velocidad de flujo de 0,5 L/min a 1,0 L/min hasta un máximo de 8 L/min en respuesta a un aumento del trabajo respiratorio, a una elevación de la frecuencia respiratoria, a una mayor necesidad de oxígeno y a la presencia de acidosis respiratoria.

D. La temperatura de la mezcla de gases calentada se establece óptimamente en 37 °C. Si existe condensación en los tubos y en la cánula de entrega, puede ser necesario reducirla hasta 34 °C-35 °C con flujos menores de 4 L/min. Esto raramente es necesario si el sistema de entrega distal se encuentra dentro de la cuna radiante del niño o si la temperatura ambiente está bien mantenida.

VIII. Monitoreo y evaluación del paciente para el aumento del soporte respiratorio:

A. Se debe adoptar el mismo nivel de monitoreo y de observaciones de enfermería que el utilizado para un neonato que recibe CPAP nasal.

B. El aumento del soporte respiratorio se basa en los mismos criterios de gases en sangre, requisito de oxígeno, apnea o trabajo respiratorio desde el punto de vista clínico que los que se utilizarían en un neonato que recibe CPAP nasal. Para tales niños, los ensayos clínicos con dispositivos Vapotherm® no han adoptado el abordaje de "rescate" con CPAP nasal o VNPPI preferido por algunos médicos.

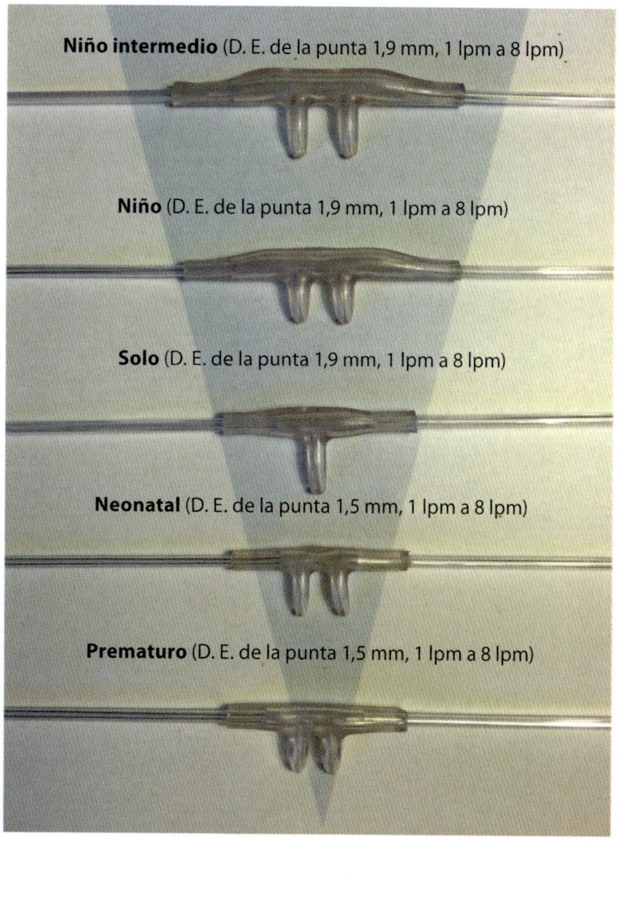

Figura 33.1 El rango de la cánula Vapotherm® para su uso en pacientes neonatales.

IX. Destete:
   A. La administración de oxígeno se retira inicialmente según sea tolerado de acuerdo con el objetivo del rango de saturación de oxígeno.
   B. Hasta que la entrega de oxígeno sea del 30% o menos puede no ser posible reducir el flujo administrado.
   C. En un niño clínicamente estable que recibe oxígeno ≤ 30%, se debe intentar el destete a intervalos de 0,5 L/min a 1,0 L/min cada 12 h a 24 h. El destete del dispositivo Precision Flow® puede continuar hasta flujos de 2,5 L/min a 3,0 L/min o menores. A partir de estos flujos, el tratamiento se puede detener si el paciente está con 21% de FiO_2 o se puede transferir a un sistema de entrega de oxígeno de bajo flujo.
   D. Algunos neonatos requieren un nuevo aumento del flujo si el proceso de destete ha resultado excesivo o si existe un deterioro clínico. En tales casos, se debe adoptar el abordaje descrito en la sección VII C más arriba. En gran medida, el neonato es quien guía al personal de enfermería o al médico sobre el flujo más adecuado, y puede permanecer en configuraciones estáticas durante algunos días a pesar de los intentos de retirar el soporte.

X. Interacción con terapias adicionales y monitoreo del paciente:
   A. Hay disponible un adaptador en serie para el dispositivo Precision Flow® para utilizar medicamentos nebulizados. Está diseñado para su uso con el sistema Aerogen® Aeroneb® Solo.
   B. Existen adaptaciones tecnológicas autorizadas del circuito Precision Flow® para la entrega tanto de óxido nítrico como de heliox.
   C. Al igual que con otras modalidades de soporte respiratorio ventilatorio y no ventilatorio, se está explorando la posibilidad de entrega de oxígeno por servocontrol.

Bibliografía de consulta

Collins CL, Holberton JR, Barfield C, Davis PG. A randomized controlled trial to compare heated humidified high-flow nasal cannulae with nasal continuous positive airways pressure postextubation in premature infants. J Pediatr 2012; 162 (5): 949-54.

Dysart K, Miller TL, Wolfson MR, Shaffer TH. Research in high flow therapy: mechanisms of action. Respir Med 2009; 103: 1400e5.

Frizzola M, Miller TL, Rodriguez ME, et al. High-flow nasal cannula: impact on oxygenation and ventilation in an acute lung injury model. Pediatr Pulmonol 2011; 46: 67-74.

Kotecha SJ, Adappa R, Gupta N, Watkins WJ, Kotecha S, Chakraborty M. Safety and efficacy of high-flow nasal cannula therapy in preterm infants: a meta-analysis. Pediatrics 2015; 136 (3): 542-53.

Manley BJ, Owen LS. High-flow nasal cannula: mechanisms, evidence and recommendations. Semin Fetal Neonatal Med 2016; doi: 10.1016/j.siny.2016.01.002.

Manley BJ, Dold SK, Davis PG, Roehr CC. High-flow nasal cannulae for respiratory support of preterm infants: a review of the evidence. Neonatology 2012; 102 (4): 300-8.

Manley BJ, Owen LS, Doyle LW, Anderson CC, Cartwright DW, Pritchard MA, Donath SM, Davis PG. High-flow nasal cannulae in very preterm infants after extubation. N Engl J Med 2013; 369: 1423-33.

McQueen M, Rojas J, Sun SC, Tero R, Ives K, et al. Safety and long term outcomes with high flow nasal cannula therapy in neonatology: a large retrospective cohort study. J Pulm Respir Med 2014; 4: 216.

Reynolds P, Leontiadi S, Lawson T, Otunla T, Ejiwumi O, Holland N. Stabilisation of premature infants in the delivery room with nasal high flow. Arch Dis Child Fetal Neonatal Ed 2016; 0: F1-4.

Wilkinson D, Andersen C, O'Donnell CPF, De Paoli AG, Manley BJ. High flow nasal cannula for respiratory support in preterm infants. Cochrane Database Syst Rev 2016; 2: CD006405. doi: 10.1002/14651858.CD006405.pub3. (IF 5.9).

Yoder BA, Stoddard RA, Li M, King J, Dirnberger DR, Abbasi S. Heated, humidified high-flow nasal cannula versus nasal CPAP for respiratory support in neonates. Pediatrics 2013; 131 (5): e1482-90.

Sección 6

Modos y modalidades de ventilación

34

Ventilación mandatoria intermitente

Steven M. Donn • Sunil K. Sinha

I. Descripción:
 A. Definición:
  1. La ventilación mandatoria intermitente (VMI) brinda ventilación mecánica a una frecuencia fija, determinada por el médico, y permite respiraciones espontáneas entre las respiraciones mecánicas.
  2. Este modo se puede utilizar en los cuidados en fase aguda (altas frecuencias) o en la fase de destete (bajas frecuencias), y puede tener objetivos de presión o de volumen.
 B. Características:
  1. Las respiraciones mandatorias se producen a intervalos fijos determinados por la frecuencia respiratoria (FR) preestablecida. El tiempo total del ciclo se calcula como la FR (rpm) dividida en 60 s/min.
  2. Con un objetivo de presión, el volumen corriente (V_T) mandatorio es determinado por el límite de presión (LP), el flujo y el tiempo inspiratorio (T_I) prefijados, así como por la distensibilidad pulmonar (D_P) y la resistencia de la vía aérea (R_{VA}) del paciente.
  3. El V_T puede no ser estable entre respiraciones, en particular si el paciente tiene una respiración asincrónica con el ventilador.
  4. Con una fracción de oxígeno (FiO_2) preestablecida aportada por el ventilador (flujo continuo o a demanda), el paciente puede respirar de forma espontánea entre las respiraciones mandatorias a partir de un flujo de gas. Las respiraciones espontáneas son soportadas únicamente por el nivel entregado de presión positiva al final de la espiración (PEEP, también llamada presión basal).
  5. La FR, el V_T, el flujo pico y el T_I espontáneos son determinados por el paciente.
  6. La PEEP se puede aumentar hasta un nivel prefijado para mejorar la oxigenación del paciente.
 C. Indicaciones:
  1. Insuficiencia respiratoria hipoxémica: PaO_2 < 50 Torr (6,7 kPa) recibiendo una $FiO_2 \geq 0,5$.
  2. Insuficiencia respiratoria hipercápnica: $PaCO_2$ > 60 Torr (8 kPa).
  3. Estado cardiovascular inestable (bradicardia, hipotensión).
  4. Impulso respiratorio deficiente (apnea, alteración neurológica).
  5. Trabajo respiratorio excesivo (función respiratoria deficiente, obstrucción de la vía aérea).
 D. Tratamiento de las potenciales complicaciones:
  1. Sobredistensión/barotrauma/volutrauma:
   a. De ser posible, deben evitarse los valores de presión inspiratoria (PI) por encima de 35 cm H_2O. Realizar el destete de presión de forma agresiva.
   b. En neonatos prematuros el riesgo de lesión pulmonar, así como de hemorragia intraventricular, aumenta cuando el paciente respira de forma asincrónica con el ventilador. Considerar la utilización de sedación o paralizantes si la ventilación sincronizada no está disponible.
  2. Compromiso cardiovascular:
   a. El riesgo aumenta con presiones medias en la vía aérea > 15 cm H_2O. Evitar configuraciones excesivas del ventilador cuando sea posible.
   b. Puede ser necesario el tratamiento médico adicional de hipotensión o hipovolemia.
  3. Complicaciones de la vía aérea, que incluyen trauma de la vía aérea superior, mala posición del tubo endotraqueal y obstrucción del tubo por taponamiento o acodamiento:

a. Los tubos endotraqueales y los circuitos del respirador deben estar firmemente sujetados para evitar movimientos excesivos.
b. El lavado y la aspiración se deben realizar cuando la evaluación física indica la necesidad de hacerlo y la forma más segura de lograr esto es si lo realizan dos personas.

4. Toxicidad del oxígeno:
   a. Utilizar una presión media en la vía aérea y una PEEP óptimas para aumentar la oxigenación.
   b. Realizar el destete del oxígeno tan rápidamente como sea posible.
5. Infección asociada con el ventilador:
   a. Se deben seguir estrictamente las normas y los procedimientos de control de infecciones.
   b. La utilización profiláctica de antibióticos es una práctica frecuente, aunque de eficacia no comprobada y potencial toxicidad.

E. Ventajas:
1. La frecuencia seleccionada por el médico entrega respiraciones mecánicas a intervalos fijos, incluso si el neonato está completamente apneico.
2. Modo útil cuando se requieren relajantes musculares o sedación intensa.
3. Más simple para evitar la inversión de la relación inspiración/espiración y el atrapamiento aéreo.

F. Desventajas:
1. Puede provocar asincronía significativa entre el neonato y el ventilador, lo cual da como resultado una amplia variabilidad en los volúmenes corrientes entregados, según si el niño está respirando con el ventilador (respiración corriente aumentada), contra el ventilador (volumen corriente pequeño) o en algún punto intermedio.
2. Consecuencias de la asincronía:
   a. Intercambio gaseoso ineficiente.
   b. Atrapamiento aéreo.
   c. Escape de aire.
   d. Asociación con hemorragia intraventricular.

II. Controles, monitoreo y alarmas:

A. Frecuencia respiratoria (FR):
1. La FR regula el número de respiraciones mandatorias (es decir, controladas por el ventilador) entregadas cada minuto.
2. Los ventiladores convencionales típicamente tienen un rango de 0 (CPAP) a 150 respiraciones por minuto (rpm).
3. La FR inicial, por lo general, está entre 30 rpm y 60 rpm; sin embargo, pueden ser necesarias frecuencias mayores o iguales a 60 rpm.

B. Presión inspiratoria (PI):
1. La PI regula la presión inspiratoria pico aplicada a la vía aérea durante la fase inspiratoria. Es el principal determinante del V_T entregado (es decir, la profundidad de la inspiración).
2. Típicamente el rango regulable es de 3 cm H_2O a 80 cm H_2O.
3. Por lo general, se comienza con una PI en el nivel más bajo (p. ej., 15 cm H_2O a 20 cm H_2O) necesario para producir sonidos respiratorios y excursiones torácicas adecuados y se aumenta en incrementos de 1 cm H_2O a 2 cm H_2O.
4. Si el ventilador que se está utilizando tiene monitoreo del V_T, se puede configurar la PI para alcanzar un V_T deseado según el peso del niño. Las reglas generales son 4 mL/kg a 6 mL/kg para niños con muy bajo peso al nacer (MBPN), 5 mL/kg a 7 mL/kg para niños con bajo peso al nacer (BPN) y 5 mL/kg a 8 mL/kg para niños de término.

C. Tiempo inspiratorio (T_I):
1. El T_I regula el tiempo durante el cual se aplica presión a la vía aérea durante la inspiración (es decir, la duración de la fase inspiratoria).
2. El rango regulable típicamente es de 0,1 s a 3,0 s.
3. El T_I inicial, por lo general, varía entre 0,3 s y 0,5 s. Puede ser necesario un T_I más corto si la FR es mayor de 60 rpm.

D. Flujo:
1. Este control, por lo general, tiene un doble propósito. Primero, regula la magnitud del flujo dirigido hacia la vía aérea durante la fase inspiratoria de cada respiración. Además, determina el flujo disponible para la respiración espontánea entre las respiraciones mandatorias. Algunos ventiladores, para reducir la resistencia espiratoria, regulan automáticamente el flujo disponible para la respiración espontánea a un valor menor que el flujo inspiratorio preestablecido.
2. El rango de flujo varía entre diferentes ventiladores. El extremo inferior habitualmente es de 2 L/min a 3 L/min (lpm) y el extremo superior es de entre 20 lpm y 30 lpm, y, en algunos casos, de hasta 40 lpm.

3. Para evitar una resistencia espiratoria excesiva, el flujo se debe establecer en el valor más bajo que genere la PI deseada y produzca ondas y curvas de presión o de flujo satisfactorias. Típicamente este flujo es de 5 lpm a 8 lpm en neonatos prematuros y de hasta 10 lpm a 12 lpm para niños de término.

III. Presión positiva al final de la espiración (PEEP):
A. La PEEP aumenta el volumen pulmonar (CRF) y evita el colapso de los alvéolos al final de la espiración. Los aumentos de la PEEP incrementan la presión media en la vía aérea, lo que se correlaciona con una mejora en la oxigenación.
B. El rango de PEEP disponible en la mayoría de los ventiladores es de 1,0 cm H_2O a entre 20 y 25 cm H_2O.
C. La PEEP se debe comenzar a niveles moderados (4 cm H_2O a 8 cm H_2O) y se debe aumentar con incrementos de 1 cm H_2O hasta lograr el efecto deseado. En neonatos, niveles de PEEP mayores de 10 cm H_2O solo se utilizan ocasionalmente.
D. Monitoreo y alarmas:
1. La presión inspiratoria pico (PIP) refleja la máxima presión registrada durante la fase inspiratoria de respiraciones mandatorias. Refleja la configuración del control de la PI y, por lo tanto, habitualmente no varía entre respiraciones. Algunos ventiladores también tienen un medidor de presión en la vía aérea que muestra el incremento y decremento dinámico de la presión entre la PI y la PEEP (DP o amplitud):
a. La alarma de presión alta, habitualmente establecida a unos 5 cm H_2O a 10 cm H_2O por encima de la configuración de PI, alerta de manera audible y visual sobre los incrementos de la presión en la vía aérea.
b. La alarma de presión baja, por lo general, se programa a entre 5 cm H_2O y 10 cm H_2O por debajo de la PI. Alerta de manera audible sobre la presencia de escape o desconexión del circuito del paciente.
c. La alarma de PEEP baja se establece a entre 2 cm H_2O y 3 cm H_2O por debajo de la configuración de la PEEP. También alerta sobre la presencia de escape o desconexión del circuito del paciente.
2. El monitoreo de la presión media en la vía aérea refleja la presión promedio aplicada en un determinado período (es decir, un promedio variable). Este valor responde a los cambios en las configuraciones de la PI, de la FR, del T_I, del flujo y de la PEEP.
3. En la VMI, los monitores de FR y de T_I muestran las configuraciones de control de estos parámetros. Los monitores de tiempo espiratorio (T_E) y de relación I:E reflejan valores calculados según las configuraciones de T_I y de FR. La relación I:E y el T_E son útiles para evaluar los riesgos de atrapamiento aéreo y de PEEP no intencionada o auto-PEEP.
4. La alarma de apnea refleja disminuciones en la frecuencia respiratoria. Por lo general, tiene una preconfiguración de fábrica a 20 s, pero en algunos ventiladores se puede regular desde 10 s hasta 2 min.
5. Los ventiladores neonatales no siempre incluyen un analizador de oxígeno. Sin embargo, se puede añadir un monitor independiente de forma externa. La mayoría de los monitores incluyen alarmas de FiO_2 alta y baja, que habitualmente se configuran en 0,05 puntos por encima y por debajo del nivel prefijado.
6. La mayoría de la generación actual de ventiladores incluyen monitores de V_T y de volumen minuto, ya sea como opciones integradas o externas. El V_T inspiratorio o espiratorio es el volumen (mL) inspirado o espirado en cada respiración. Cuando se muestran ambos, se puede evaluar la magnitud del escape de aire. El volumen minuto es el volumen exhalado en un período de 1 minuto:
a. El monitor de V_T es una herramienta valiosa para valorar la configuración de la PI y así alcanzar un V_T óptimo (*v.* arriba).
b. La alarma de volumen minuto bajo puede alertar sobre una caída significativa en el V_T, la FR o un escape o una desconexión en el circuito del paciente. Se puede configurar a un valor de entre el 20% y el 25% por debajo del volumen minuto predominante.
7. Un signo temprano de fracaso del destete de la ventilación mecánica puede ser la taquipnea. Algunos sistemas de monitoreo ventilatorio pueden incluir una alarma de frecuencia respiratoria alta o una alarma de volumen minuto alto para alertar al médico sobre esta situación.
8. La mayoría de los ventiladores incluyen alarmas para la pérdida de presión de aire o de oxígeno, pérdida de energía eléctrica y situaciones de ventilador inoperante. Las condiciones que activan estas alarmas se deben abordar de inmediato, ya que la repercusión sobre el paciente puede ser altamente probable.

IV. Tratamiento del paciente:
A. Ventilación:
1. Los controles principales que regulan el nivel de ventilación son la amplitud (D*P* = PI – PEEP) y la FR.
2. La PI se debe ajustar para alcanzar una expansión pulmonar adecuada y evitar la atelectasia. La valoración de los ruidos respiratorios bilaterales, de la excursión torácica, del V_T exhalado y de la radiografía de tórax guían los ajustes posteriores.
3. Una vez alcanzada una adecuada insuflación pulmonar, se debe ajustar la FR para mantener la $PaCO_2$ y el pH dentro de rangos deseados. La ventilación minuto puede ser muy útil para evaluar esta evolución.

B. Oxigenación:
1. Los principales parámetros que afectan la oxigenación son la FiO_2 y la PMVA.
2. La FiO_2, de ser posible, se debe mantener por debajo de 0,6 para evitar un incremento en el riego de toxicidad por oxígeno.
3. Se deben evitar los niveles excesivos de PEEP para reducir el riesgo de compromiso cardiovascular. Sin embargo, no se debe descartar la utilización de la PEEP que sea necesaria, siempre y cuando el paciente sea monitoreado adecuadamente.
4. La presión media en la vía aérea se correlaciona con la oxigenación. Los aumentos en el T_I pueden mejorar la oxigenación, sin cambios en la FiO_2 o en la PEEP, pero se debe tener cuidado de evitar utilizar un tiempo espiratorio inadecuado.

C. Destete (*v.* Capítulo 78):
1. A medida que la distensibilidad pulmonar del paciente aumenta, el V_T entregado aumentará. Para evitar la expansión excesiva, la PI se debe reducir en decrementos de 1 cm H_2O a 2 cm H_2O para ajustes menores, y de 3 cm H_2O a 5 cm H_2O para ajustes moderados, hasta un mínimo de 10 cm H_2O a 15 cm H_2O.
2. La FR se debe reducir en decrementos de 3 rpm a 5 rpm para ajustes leves de la $PaCO_2$, y con decrementos de 5 rpm a 10 rpm para ajustes moderados, hasta un mínimo de 5 rpm a 10 rpm.
3. La PEEP se debe reducir en decrementos de 1 cm H_2O a 2 cm H_2O hasta un mínimo de 3 cm H_2O a 4 cm H_2O.
4. La FiO_2 se debe destetar agresivamente hasta menos de 0,4.
5. Una vez que los parámetros del ventilador se han reducido hasta valores mínimos, se puede evaluar la posibilidad de extubar. La evaluación de los parámetros respiratorios, de la radiografía de tórax, de la permeabilidad de la vía aérea y de la hemodinamia puede ayudar en el proceso de toma de decisiones.

V. Comentarios:

A. Con la evolución de los ventiladores mecánicos, debería haber una utilización muy limitada de la VMI, debido a la superioridad de virtualmente todos los otros modos ventilatorios:
1. VMIS.
2. Asistido/controlado.
3. Presión de soporte.

B. Casi las únicas situaciones donde se debe utilizar la VMI son los neonatos que requieren relajantes musculares o aquellos que no tienen impulso respiratorio en absoluto.

Bibliografía de consulta

Aloan CA, Hill TV. Respiratory care of the newborn. 2ª ed. Philadelphia: Lippincott, 1997.
Chatburn RL. Fundamentals of mechanical ventilation. A short course in the theory and application of mechanical ventilators. Cleveland Heights: Mandu Press Ltd, 2003.
Donn SM, editor. Neonatal and pediatric pulmonary graphics: principles and clinical applications. Armonk: Futura Publishing Co, 1998.
Donn SM, Sinha SK. Assisted ventilation and its complications. En: Martin RJ, Fanaroff AA, Walsh MC (eds). Neonatal-perinatal medicine: diseases of the fetus and infant. 9ª ed. St. Louis: Elsevier/Mosby, 2015; p. 1116-40.
Goldsmith JP, Karatokin EH. Assisted ventilation of the neonate. 5ª ed. Philadelphia: W.B. Saunders Co., 2009.
Koff PB, Eitzman D, Neu J. Neonatal and pediatric respiratory care. St. Louis: Mosby, 1993.
Whitaker KB. Comprehensive perinatal and pediatric respiratory care. 3ª ed. Albany: Delmar Publishers, 2001.

35

Ventilación mandatoria intermitente sincronizada

Steven M. Donn • Sunil K. Sinha

I. Descripción:
   A. Modo ventilatorio en el cual las respiraciones mecánicas están sincronizadas con el inicio de una respiración espontánea del paciente (siempre y cuando se alcance el umbral de gatillado) o entregadas a una frecuencia fija si el esfuerzo del paciente es inadecuado o nulo. Las respiraciones espontáneas del paciente, en medio de las respiraciones asistidas mecánicamente, son soportadas únicamente por la presión basal (PEEP).
   B. Es una forma de ventilación gatillada por el paciente (VGP).

II. Mecanismos de ciclado:
   A. Tiempo: la inspiración finaliza tras un tiempo predefinido.
   B. Flujo: la inspiración finaliza cuando el flujo desciende hasta un porcentaje elegido del flujo inspiratorio pico.
   C. Volumen.

III. Mecanismos de gatillado:
   A. Cambio en el flujo en la vía aérea:
      1. Anemómetro de cable caliente.
      2. Transductor de presión diferencial.
   B. Cambio en la presión en la vía aérea.
   C. Señal de EMG diafragmática.

IV. Respiración con ventilación mandatoria intermitente sincronizada (VMIS):
   A. En la VMIS, el tiempo respiratorio se divide en "períodos respiratorios" o "ventanas de asistencia" según la frecuencia ventilatoria seleccionada.
   B. La primera vez que un paciente intenta iniciar una respiración durante una ventana de asistencia (la cual comienza inmediatamente luego de una respiración entregada mecánicamente), el ventilador entrega una respiración asistida siempre y cuando el esfuerzo del paciente supere el umbral de gatillado.
   C. Posteriores intentos de respirar durante la misma ventana de asistencia solo resultan en respiraciones espontáneas, soportadas únicamente por la presión basal.
   D. Las respiraciones mecánicas se entregan solamente si el esfuerzo del paciente es insuficiente o si hay apnea durante la ventana de asistencia previa.
   E. Variables controladas por el paciente:
      1. Frecuencia respiratoria espontánea.
      2. Tiempo inspiratorio (en caso de ciclado por flujo).
   F. Variables controladas por el médico:
      1. Presión inspiratoria pico (en caso de objetivo de presión).
      2. Entrega de volumen corriente (en caso de objetivo de volumen).
      3. Tiempo inspiratorio.
      4. Flujo.
      5. Frecuencia de la VMIS.
   G. Ciclado por flujo:
      1. La inspiración se interrumpe a un porcentaje del flujo pico en vez de a un tiempo determinado.

2. Sincroniza la fase espiratoria, así como la inspiratoria, y, de esta manera, se puede lograr la sincronía total entre el paciente y el ventilador para las respiraciones asistidas.

V. Respiración espontánea:
  A. Soportada únicamente por la presión basal (PEEP).
  B. El trabajo respiratorio es mayor que para el modo asistido y controlado o con ventilación con presión de soporte.
  C. La observación de un volumen corriente espontáneo es un indicador útil de aptitud para el destete.

VI. Tratamiento del paciente:
  A. Indicaciones:
    1. Funciona mejor como modo de destete, aunque muchos médicos lo prefieren antes que el modo asistido y controlado como modalidad de tratamiento primario.
    2. El gatillado por flujo es muy útil en neonatos con extremadamente bajo peso al nacer.
    3. Brinda soporte ventilatorio parcial, ya que el paciente puede respirar entre las respiraciones mecánicas.
    4. La sincronía puede disminuir la necesidad de sedantes/paralizantes.
  B. Inicio:
    1. Utilizar una sensibilidad de asistencia mínima.
    2. Configurar la frecuencia de la VMIS a un nivel razonable para mantener una ventilación minuto adecuada.
    3. Para el ciclado por flujo la interrupción al alcanzar el 5% al 10% del flujo pico, por lo general, funciona mejor, pero hay que verificar que el paciente esté recibiendo un volumen corriente y un tiempo inspiratorio adecuados.
    4. Los otros parámetros se configuran como para la VMI.
  C. Destete:
    1. Los parámetros principales para el destete incluyen la frecuencia de la VMIS, la presión inspiratoria pico (para el ciclado por tiempo o por flujo) y el volumen corriente (para el objetivo de volumen).
    2. Si la $PaCO_2$ es demasiado baja, lo más probable es que sea el resultado de una ventilación excesiva. Reducir la frecuencia, la presión o el volumen según la mecánica pulmonar.
    3. A medida que el estado del paciente mejora, los volúmenes corrientes espontáneos aumentan, lo que permite reducir la frecuencia de la VMIS.
    4. Se puede extubar directamente desde la VMIS, o añadir o cambiar a una ventilación con presión de soporte (VPS).
    5. También se puede lograr el destete aumentando la sensibilidad de la asistencia, incrementando de esta manera el trabajo del paciente y consecuentemente su tolerancia.

VII. Problemas:
  A. Autociclado y gatillado en falso:
    1. Los escapes en cualquier parte del sistema (alrededor del TET, en el circuito, etc.) pueden hacer que los dispositivos con gatillado por flujo y por presión registren esto erróneamente como un esfuerzo del paciente, lo que resulta en la entrega de una respiración mecánica.
    2. Todas las respiraciones autocicladas se observan idénticas en el monitor y se pueden distinguir de la respiración rápida.
  B. Fracaso del gatillado:
    1. Configuración demasiado alta de la sensibilidad de la asistencia.
    2. Paciente incapaz de alcanzar el umbral de gatillado.
    3. Fatiga del paciente. Las respiraciones espontáneas pueden tener un soporte inadecuado por PEEP, lo que aumenta el trabajo respiratorio.
  C. Un tiempo inspiratorio inadecuado (ciclado por flujo) resulta en la entrega de un volumen corriente inadecuado. El paciente puede compensar respirando rápidamente.

Bibliografía de consulta

Donn SM, Sinha SK. Controversies in patient-triggered ventilation. Clin Perinatol 1998; 25: 49-62.
Donn SM, Nicks JJ, Becker MA. Flow-synchronized ventilation of preterm infants with respiratory distress syndrome. J Perinatol 1994; 14: 90-4.
Donn SM, Becker MA, Nicks JJ. Special ventilatory techniques I: patient-triggered ventilation. En: Goldsmith JP, Karotkin EH (eds). Assisted ventilation of the neonate. 5a ed. St. Louis: Elsevier Saunders, 2011; p. 220-34.
Sinha SK, Donn SM. Advances in neonatal conventional ventilation. Arch Dis Child 1996; 75: F135-40.

36

Ventilación asistida/controlada

Steven M. Donn • Sunil K. Sinha

I. Descripción:
  A. Modo ventilatorio en el cual las respiraciones mecánicas son iniciadas por el paciente (asistidas) o por el ventilador (controladas).
  B. Otra forma de ventilación gatillada por el paciente.

II. II. Mecanismos de ciclado:
  A. Tiempo.
  B. Flujo.

III. Mecanismos de gatillado:
  A. Flujo en la vía aérea:
    1. Anemómetro de cable caliente.
    2. Transductor de presión diferencial.
  B. Presión en la vía aérea.
  C. Impedancia torácica.
  D. Señal de EMG diafragmática.

IV. Respiración asistida:
  A. Si el esfuerzo del paciente supera el umbral de gatillado, se inicia una respiración mecánica:
    1. La demora en el gatillado (tiempo de respuesta) es el tiempo desde la detección de la señal hasta la elevación de la presión en la vía aérea proximal.
    2. Un tiempo de demora en el gatillado prolongado aumenta el trabajo respiratorio, ya que el paciente completa un ciclo inspiratorio propio antes de recibir asistencia ventilatoria para la respiración mecánica.
  B. Variables controladas por el paciente:
    1. Frecuencia respiratoria.
    2. Tiempo inspiratorio (en caso de ciclado por flujo).
  C. Variables controladas por el médico:
    1. Presión inspiratoria pico (en caso de objetivo de presión).
    2. Entrega de volumen corriente (en caso de objetivo de volumen).
    3. Tiempo inspiratorio (en caso de ciclado por tiempo).
    4. Flujo (cuando es ciclado por tiempo, limitado por presión; cuando hay objetivo de volumen).
    5. Frecuencia controlada.
  D. Ciclado por flujo:
    1. La inspiración se interrumpe al alcanzar un porcentaje del flujo pico en vez de luego de transcurrido cierto tiempo.
    2. Sincroniza completamente al paciente con el ventilador (tanto durante la fase inspiratoria como espiratoria).
    3. Evita la inversión de la relación inspiración/espiración y minimiza el atrapamiento aéreo.
    4. Ocasionalmente, puede resultar en un tiempo inspiratorio y una entrega de volumen corriente insuficientes.

V. Respiración controlada:
  A. Esencialmente, es una red de seguridad que aporta ventilación mandatoria intermitente (VMI) de respaldo en caso de un esfuerzo insuficiente o apnea por parte del paciente.

B. Brinda una ventilación minuto mínima si el neonato es incapaz de gatillar el ventilador o no logra respirar.
C. Sin embargo, si la frecuencia establecida es demasiado alta el paciente puede "cabalgar" sobre la frecuencia del ventilador y no respirar espontáneamente.
D. Si el paciente está respirando constantemente por encima de la frecuencia controlada, su reducción no tiene efecto sobre la frecuencia de los ciclos mecánicos.

VI. Tratamiento del paciente:
A. Indicaciones:
1. Funciona bien virtualmente en todos los pacientes.
2. El gatillado por flujo es especialmente útil en niños con extremadamente bajo peso al nacer.
3. Brinda soporte ventilatorio completo.
4. La sincronía puede disminuir la necesidad de sedantes/paralizantes.
B. Inicio:
1. Utilizar una sensibilidad de asistencia mínima.
2. Configurar la frecuencia controlada a un nivel razonable hasta que el paciente demuestre un impulso respiratorio confiable, habitualmente de entre 20 y 40 respiraciones/min.
3. Para el ciclado por flujo, por lo general, funciona mejor la interrupción al alcanzar entre el 5% y el 10% del flujo pico, pero se debe verificar que el paciente esté recibiendo un volumen corriente adecuado.
4. Los otros parámetros se configuran como para la VMI.
C. Destete:
1. Debido a que la reducción de la frecuencia ventilatoria no tiene un impacto en la ventilación minuto si el paciente respira por encima de la frecuencia controlada, el principal parámetro para el destete es la presión inspiratoria pico en la ventilación con objetivo de presión o el volumen entregado en la ventilación con objetivo de volumen.
2. Si la $PaCO_2$ es demasiado baja, lo más probable es que sea el resultado de una insuflación excesiva (presión inspiratoria pico demasiado elevada), ya que es improbable que el niño hiperventile espontáneamente. Disminuir la presión o el volumen.
3. Tan pronto como el paciente demuestre un impulso respiratorio confiable, reducir la frecuencia de control (20 rpm a 30 rpm).
4. Se puede extubar directamente desde la ventilación asistida/controlada o cambiar a VMIS o VMIS/PS (*v.* Capítulo 37).
5. También se puede realizar el destete aumentando la sensibilidad de la asistencia, incrementando de esta manera el trabajo del paciente, con lo que se desarrolla su tolerancia.

VII. Problemas:
A. Autociclado y gatillado en falso:
1. Las fugas en cualquier parte del sistema (alrededor del TET, en el circuito, etc.) pueden causar que los dispositivos gatillados por flujo y presión registren erróneamente esto como un esfuerzo del paciente, lo que resulta en la entrega de una respiración mecánica. Configurar la sensibilidad de la asistencia a un nivel por encima de la fuga medida puede evitar este problema.
2. La "condensación" excesiva en el circuito ventilatorio también puede ocasionar cambios en el flujo suficientes como para iniciar el autociclado. Asegurarse de eliminar toda condensación.
B. Fracaso del gatillado:
1. Sensibilidad de la asistencia demasiado alta.
2. Paciente incapaz de alcanzar el umbral de gatillado.
3. Sensor defectuoso.
4. Fatiga del paciente.
5. Fármacos sedantes.
C. Un tiempo inspiratorio inadecuado (ciclado por flujo) puede resultar en la entrega de un volumen corriente inadecuado. El paciente puede compensar respirando rápidamente, lo que disminuye aún más el tiempo inspiratorio. Puede ser necesario cambiar el modo.
D. Acidosis metabólica. El neonato puede intentar lograr una compensación respiratoria (alcalosis) respirando rápidamente.

Bibliografía de consulta

Donn SM, Sinha SK. Controversies in patient-triggered ventilation. Clin Perinatol 1998; 25: 49-62.
Donn SM, Nicks JJ, Becker MA. Flow-synchronized ventilation of preterm infants with respiratory distress syndrome. J Perinatol 1994; 14: 90-4.

Donn SM, Becker M, Nicks JJ. Special ventilator techniques and modalities I: patient-triggered ventilation. En: Goldsmith JP, Karotkin EH, editors. Assisted ventilation of the neonate. 5ª ed. St Louis: Saunders Elsevier, 2011; p. 220-34.
Greenough A, Dimitriou G, Prendergast M, Milner AD. Synchronized mechanical ventilation for respiratory support in newborn infants. Cochrane Database of Systematic Reviews 2008; 1 (CD000456): doi:10.1002/14651858.CD000456.pub3.
Sinha SK, Donn SM. Advances in neonatal conventional ventilation. Arch Dis Child 1996; 75: F135-40.
Sinha SK, Donn SM. Newer forms of conventional ventilation for preterm newborns. Acta Paediatr 2008; 97: 1338-43.

37

Ventilación con presión de soporte

Sunil K. Sinha • Steven M. Donn

I. Descripción:
   A. Modo ventilatorio en el cual las respiraciones espontáneas son parcial o completamente soportadas por una presión inspiratoria por encima de la presión basal con el objetivo de disminuir el trabajo respiratorio impuesto por la luz estrecha del tubo endotraqueal, por el circuito ventilatorio y por la válvula de demanda si se utiliza alguno de ellos.
   B. Una forma de ventilación gatillada por el paciente que proporciona sincronía tanto durante el inicio como en la finalización del esfuerzo inspiratorio.
   C. Se puede utilizar sola en neonatos que muestran un esfuerzo respiratorio eficiente o junto con ventilación mandatoria intermitente sincronizada (VMIS).

II. Mecanismos de ciclado:
   A. Tiempo: límite de tiempo inspiratorio, elegido por el médico, que no se puede superar.
   B. Flujo: la finalización del ciclo inspiratorio se basa en un porcentaje del flujo pico. Esto varía según el volumen corriente entregado y el algoritmo específico del ventilador utilizado. Para la mayoría de los ventiladores neonatales, esto se produce al alcanzar el 5% al 10% del flujo inspiratorio pico.
   C. La insuflación será interrumpida ante la primera condición satisfecha (flujo o tiempo).

III. Mecanismos de gatillado:
   A. Cambio en la presión en la vía aérea (mínimo 1,0 cm H_2O).
   B. Cambio en el flujo en la vía aérea (mínimo 0,1 lpm).

IV. Respiración con presión de soporte.
   A. Un esfuerzo inspiratorio espontáneo que supere el umbral de gatillado inicia la entrega de una respiración con presión de soporte mecánicamente generada.
   B. Existe una rápida entrega de flujo hacia el paciente, el cual llega a un valor máximo y luego se desacelera.
   C. La presión en la vía aérea se elevará hasta el nivel de presión de soporte, configurado por el médico como un valor por encima del nivel basal (PEEP).
   D. Cuando se cumple el criterio de ciclado por flujo (descenso hasta el nivel de terminación), la respiración finalizará y el flujo se detendrá. Si esto no se produjo hacia el final del tiempo inspiratorio límite establecido, la fase inspiratoria de la respiración mecánica se detendrá.
   E. A diferencia del flujo fijo utilizado en la ventilación neonatal tradicional, en la ventilación con presión de soporte (VPS) la cantidad de flujo entregado al paciente durante la inspiración es variable y depende hasta cierto punto de la mecánica respiratoria subyacente y será proporcional al esfuerzo del paciente.
   F. Variables controladas por el paciente:
      1. Frecuencia respiratoria.
      2. Tiempo inspiratorio.
      3. Flujo inspiratorio pico.
   G. Variables controladas por el médico:
      1. Nivel de presión de soporte.
      2. Límite de tiempo inspiratorio.
      3. Flujo basal.

4. Presión basal (PEEP).
5. Frecuencia de la VMIS, flujo (excepto con control por presión), tiempo inspiratorio y volumen corriente o límite de presión (en caso de utilizar VMIS).
6. Tiempo de elevación. Esta es una variable semicuantitativa, que permite alterar el flujo inspiratorio y modular la pendiente de la onda de presión inspiratoria.

V. Tratamiento del paciente:
A. Indicaciones:
1. Diseñado principalmente como modo de destete que permite descargar completa o parcialmente la musculatura respiratoria durante la ventilación mecánica.
2. La presión de soporte está completamente sincronizada con la respiración espontánea y puede reducir la necesidad de sedantes/paralizantes.
B. Inicio:
1. Utilizar una sensibilidad de asistencia mínima.
2. El nivel de presión de soporte se puede ajustar para brindar un soporte completo ($PS_{máx}$), entregar una respiración con volumen corriente completo o a un nivel menor para proporcionar soporte parcial. Debe recordarse que el nivel de presión de soporte es la presión aplicada por encima del nivel basal (es decir, un paciente que recibe una PEEP de 4 cm H_2O y una presión de soporte de 16 cm H_2O en realidad recibe una presión inspiratoria pico de 20 cm H_2O).
3. Establecer el límite de tiempo inspiratorio para la respiración con presión de soporte.
4. Establecer los parámetros para las respiraciones con VMIS si se los va a utilizar:
a. Estos se pueden utilizar análogamente para controlar las respiraciones de control durante la ventilación asistida/controlada, lo que brinda una "red de seguridad" de ventilación de fondo en caso de un esfuerzo (gatillado) inadecuado o apnea.
b. Si la frecuencia de la VMIS es demasiado alta, y la mayor parte de la ventilación minuto es aportada por la VMIS, el paciente puede no tener impulso para respirar, lo que va en contra del objetivo de la presión de soporte.
C. Destete:
1. El destete se puede lograr de varias maneras:
a. Disminuyendo la frecuencia de la VMIS hasta un nivel tan bajo como sea posible, lo que aumenta de esta manera la necesidad de un esfuerzo espontáneo.
b. Reduciendo el nivel de presión de soporte, lo que aumenta de esta manera el porcentaje del trabajo respiratorio asumido por el paciente.
c. Debe considerarse la utilización de presión de soporte sola en pacientes con esfuerzo respiratorio suficiente que no tienen dificultad para el gatillado.
2. Es necesario considerar la extubación cuando el nivel de presión de soporte se ha reducido hasta el punto en el cual se entrega un volumen corriente de alrededor de 3 mL/kg a 4 mL/kg si el paciente parece confortable y no está taquipneico con este nivel.

VI. Problemas:
A. Fracaso del gatillado (puede manifestarse con tubos endotraqueales pequeños y esfuerzo inadecuado de parte del paciente).
B. Exceso de presión.
C. Terminación prematura.
D. Un error frecuente es la utilización de una frecuencia de VMIS elevada cuando se usa la VPS. Esto interrumpe la sincronía de la VPS y somete al paciente a respiraciones mandatorias posiblemente innecesarias. Si se necesita una frecuencia de VMIS elevada, el neonato puede no estar listo para la VPS y se puede lograr un mejor resultado con la ventilación asistida/controlada.

VII. Aplicaciones clínicas:
A. Modo de destete.
B. Displasia broncopulmonar (DBP):
1. Los niños con DBP presentan vías aéreas reactivas con elevada resistencia inspiratoria.
2. La mecánica pulmonar en la mayoría de los modos muestra una curva flujo-volumen inspiratoria aplanada.
3. El flujo inspiratorio variable durante la ventilación con presión de soporte permite al paciente superar la mayor resistencia inspiratoria y reducir el trabajo ventilatorio.

VIII. Ventajas de la VPS:
A. Completa sincronía entre paciente y ventilador.

B. Disminución del trabajo respiratorio en comparación con otros modos:
   1. Mismo volumen corriente entregado a un menor trabajo respiratorio.
   2. Mayor volumen corriente entregado con el mismo trabajo respiratorio.
   3. Estabilización del patrón/frecuencia de las respiraciones espontáneas.

C. Los adultos tratados con ventilación con presión de soporte han descrito un mayor confort y una mayor tolerancia en comparación con otros modos de destete.

D. Los ensayos clínicos de corto plazo en la población neonatal también han confirmado las ventajas en cuanto a una reducción del trabajo respiratorio y una mayor sincronía asociados con una reducción de la necesidad de soporte respiratorio mecánico.

IX. Aplicaciones adicionales y variaciones:

A. Presión de soporte con volumen garantizado:
   1. Se utiliza principalmente en adultos, pero hoy en día en algunos equipos está disponible para su uso en niños.
   2. Combina las características de la ventilación controlada por volumen y la ventilación con presión de soporte.
   3. El médico determina el volumen corriente mínimo.
   4. Siempre y cuando el esfuerzo espontáneo del paciente resulte en la entrega del volumen corriente deseado, la respiración "se comporta" como una respiración con presión de soporte.
   5. Si la respiración proporciona un volumen corriente menor al mínimo deseado, se realiza la transición hacia una respiración controlada por volumen prolongando la inspiración hasta el mínimo flujo establecido y aumentando ligeramente la presión, lo que garantiza la entrega del volumen corriente deseado.

B. Ventilación minuto mandatoria:
   1. Este modo combina la ventilación con presión de soporte y la VMIS.
   2. El médico elige la frecuencia de ventilación minuto que el paciente recibirá seleccionando un volumen corriente y una frecuencia deseados.
   3. Siempre y cuando la respiración espontánea resulte en una ventilación minuto que supere el valor mínimo, todas las respiraciones tienen presión de soporte.
   4. Si la ventilación minuto cae por debajo del mínimo establecido, el ventilador proporciona suficientes respiraciones de VMIS para permitir al paciente "alcanzar" el nivel deseado de ventilación minuto. Esto se basa en un promedio cambiante.

Bibliografía de consulta

Donn SM, Becker MA. Baby in control: neonatal pressure support ventilation. Neonatal Intensive Care 1998a; 11: 16-20.

Donn SM, Becker MA. Mandatory minute ventilation: a neonatal mode of the future. Neonatal Intensive Care 1998b; 11: 20-2.

Donn SM, Sinha SK. Pressure support ventilation of the newborn. Acta Neonatologica Japonica 1997; 33: 472-8.

Donn SM, Sinha SK. Controversies in patient-triggered ventilation. Clin Perinatol 1998; 25: 49-62.

Donn SM, Becker MA, Nicks JJ. Special ventilator techniques and modalities I: patient-triggered ventilation. En: Goldsmith JP, Karotkin EH, editors. Assisted ventilation of the neonate. 5ª ed. St Louis: Saunders Elsevier, 2011; p. 220-34.

Gupta S, Sinha SK, Donn SM. The effect of two levels of pressure support ventilation on tidal volume delivery and minute ventilation in preterm infants. Arch Dis Child Fetal Neonatal Ed 2009; 94: F80-3.

Guthrie SO, Lynn C, LaFleur BJ, et al. A crossover analysis of mandatory minute ventilation compared to synchronized intermittent mandatory ventilation in neonates. J Perinatol 2005; 25: 643-6.

Nicks JJ, Becker MA, Donn SM. Bronchopulmonary dysplasia: response to pressure support ventilation. J Perinatol 1994; 11: 374-6.

Patel D-S, Rafferty GF, Lee S, Hannam S, Greenough A. Work of breathing during SIMV with or without pressure support. Arch Dis Child 2009; 94: 434-6.

Sarkar S, Donn SM. In support of pressure support. Clin perinatol 2007; 34: 117-28.

Sinha SK, Donn SM. Advances in neonatal conventional ventilation. Arch Dis Child 1996; 75: F135-40.

Sinha SK, Donn SM. Pressure support ventilation. In: Donn SM, editor. Neonatal and pediatric pulmonary graphics: principles and clinical applications. Armonk: Futura Publishing,1998; p. 301-12.

38

Ventilación con objetivo de volumen

Steven M. Donn • Sunil K. Sinha

I. Descripción:
  A. Una forma de ventilación mecánica en la cual el volumen corriente es el objetivo primario y en la que se permite la fluctuación de la presión para entregar este volumen.
  B. Aunque el volumen corriente se puede monitorear en el ventilador, la medición en la vía aérea proximal es más exacta y más segura para el paciente neonatal.
  C. Debido a que en los recién nacidos se utilizan tubos endotraqueales sin balón, puede haber una pérdida variable del volumen de gas entregado, debido a las fugas. Por lo tanto, es más adecuado describir esta forma de ventilación como controlada por volumen, limitada por volumen o con objetivo de volumen, en lugar de ventilación ciclada por volumen.

II. Modos que se pueden utilizar con la ventilación con objetivo de volumen (VOV):
  A. Ventilación mandatoria intermitente (VMI).
  B. Ventilación mandatoria intermitente sincronizada (VMIS):
    1. Sola.
    2. Con presión de soporte (VPS).
  C. Asistida/controlada (A/C).
  D. Regulada por presión y controlada por volumen.
  E. Presión de soporte con volumen asegurado (PSVA).
  F. Ventilación minuto mandatoria (VMM).
  G. Volumen garantizado (VG).

III. Características de las respiraciones controladas por volumen:
  A. El flujo inspiratorio continuo genera la característica "onda cuadrada" de la onda de flujo:
    1. Esto resulta en la elevación progresiva de la presión; la presión pico y la entrega de volumen se producen al final de la inspiración.
    2. Esto difiere de las respiraciones con objetivo de presión, las cuales utilizan una onda de flujo acelerada-desacelerada, lo que hace que la entrega de la respiración pico y del volumen pico se produzca temprano en la inspiración. Esta es una diferencia fundamental.
    3. En teoría, las respiraciones con objetivo de presión son convenientes para tratar las enfermedades pulmonares homogéneas en las que se necesita una elevada presión de apertura, tales como la etapa temprana del SDR.
    4. Las respiraciones con objetivo de volumen son convenientes para tratar las enfermedades pulmonares heterogéneas, en las que una insuflación más lenta de los pulmones da como resultado una mejor distribución del flujo aéreo.
  B. Puede ser gatillada por el paciente o iniciada por el equipo:
    1. Gatillada por flujo o por presión.
    2. Puede ser en la vía aérea proximal o dentro del ventilador (*v.* antes).
  C. Limitada por flujo (velocidad de flujo fija):
    1. Determina el tiempo inspiratorio.
    2. Onda de flujo cuadrada: algunos ventiladores permiten elegir la desaceleración del flujo.
    3. Algunos ventiladores más nuevos ofrecen flujo variable, pero no hay información disponible respecto a su utilización en neonatos.

D. La variable dependiente es la presión:
   1. Una distensibilidad baja resulta en una mayor entrega de presión.
   2. A medida que la distensibilidad aumenta, se produce un destete automático de la presión.
   3. Puede ser modificada por la configuración del flujo inspiratorio. El flujo determina el tiempo inspiratorio. Cuanto mayor es el flujo, más corto es el tiempo inspiratorio.
E. Se "garantiza" el volumen corriente.
F. La máxima distensión alveolar depende de la presión alveolar final.

IV. Ventajas de la ventilación controlada por volumen:
A. Entrega consistente de volumen corriente incluso ante una distensibilidad variable.
B. Respiraciones limitadas por volumen; se evita el volutrauma.
C. Combinación con otros modos para facilitar el destete:
   1. VPS.
   2. PSVA.
   3. VMM.
D. Destete automático de la presión a medida que aumenta la distensibilidad y, al contrario, incremento de la presión para proporcionar el mismo volumen si la distensibilidad disminuye.

V. Limitaciones clínicas:
A. Entrega de volumen corriente mínimo:
   1. Se debe conocer cuál es el menor volumen corriente que puede entregar el aparato.
   2. No se debe superar el volumen corriente fisiológico del paciente:
      a. Menor de 1000 g: 4 mL/kg a 7 mL/kg.
      b. Mayor de 1000 g: 5 mL/kg a 8 mL/kg.
   3. El circuito del ventilador debe tener una rigidez (distensibilidad) razonable para no causar una excesiva pérdida de volumen compresible en el circuito si la distensibilidad pulmonar es baja.
   4. Los pacientes más pequeños con TET pequeños (2,5 mm a 3,0 mm) pueden tener dificultad para el gatillado (en especial, si se trata de un modo gatillado por presión).
   5. En los pacientes más pequeños, un flujo elevado puede resultar en un tiempo inspiratorio inadecuado.
   6. Fugas:
      a. Pueden causar pérdidas en la presión basal.
      b. Pueden resultar en autociclado.
      c. Recordar que, debido a que se utilizan tubos endotraqueales sin balón, los escapes también están presentes durante la ventilación con objetivo de presión, pero son menos evidentes, debido a que, por lo general, no son monitoreados.

VI. Indicaciones clínicas:
A. Insuficiencia respiratoria. Virtualmente todas las formas de insuficiencia respiratoria neonatal han mostrado ser aptas para recibir VOV.
B. Enfermedad cardíaca dependiente del ventilador con pulmones normales.
C. Destete de neonatos que se recuperan de una enfermedad respiratoria.
D. Displasia broncopulmonar, en particular si hay compromiso del parénquima pulmonar.

VII. Inicio de la ventilación con objetivo de volumen:
A. Seleccionar el modo deseado:
   1. Se recomienda A/C o VMIS para la enfermedad aguda.
   2. Se recomienda VMIS o VPS para el destete.
B. Seleccionar el volumen corriente entregado. Esto se realiza ajustando el volumen entregado (Vent):
   1. Menor de 1000 g: 4 mL/kg a 7 mL/kg.
   2. Mayor de 1000 g: 5 mL/kg a 8 mL/kg.
   3. Confirmar que el paciente esté recibiendo un volumen corriente adecuado:
      a. Monitoreo del volumen.
      b. Gráficos pulmonares:
         (a) Onda de volumen corriente.
         (b) Curva presión-volumen.
C. Configurar el flujo para alcanzar el tiempo inspiratorio deseado. Esto se puede modificar añadiendo una pausa inspiratoria para evitar utilizar un tiempo inspiratorio que sea inadecuado (demasiado corto) a velocidades de flujo más altas. Asegurarse de que hay suficiente histéresis en la curva presión-volumen.

D. Establecer la frecuencia de ventilación mecánica.
E. Configurar la sensibilidad de gatillado si se utiliza el modo gatillado por el paciente:
   1. En general, utilizar una configuración mínima salvo que se utilice el autociclado.
   2. Asegurarse que el paciente sea capaz de gatillar el ventilador.
F. Algunos médicos prefieren establecer un límite de presión; no se lo debe configurar demasiado cerca de la presión pico, de lo contrario puede no entregarse el volumen corriente deseado si la distensibilidad disminuye.
G. Algunos ventiladores tienen un sistema de compensación de las fugas. Si bien es útil para mantener un nivel basal en presencia de una fuga, puede aumentar el trabajo respiratorio y posiblemente la resistencia espiratoria.
H. Evaluar al paciente:
   1. Ruidos respiratorios satisfactorios.
   2. Excursiones torácicas satisfactorias.
   3. Sincronía paciente-ventilador.
   4. Confort del paciente.
   5. Gases en sangre.
   6. Mecánica pulmonar.

VIII. Destete de neonatos de la ventilación controlada por volumen:
A. A medida que la distensibilidad pulmonar mejora, la presión inspiratoria disminuye automáticamente para mantener la entrega del volumen corriente deseado.
B. Se deben realizar ajustes en el volumen corriente entregado para mantener el volumen corriente deseado dentro del rango fisiológico.
C. Puede ser necesario realizar ajustes en la velocidad de flujo para mantener el mismo tiempo inspiratorio o la relación I/E.
D. Si se utiliza el modo A/C:
   1. Disminuir la frecuencia de control (permite al paciente asumir un mayor porcentaje del trabajo respiratorio).
   2. También se puede aumentar la sensibilidad de la asistencia (gatillado).
E. Si se utiliza VMIS:
   1. Disminuir la frecuencia de la VMIS, pero recordar que el paciente no recibe soporte para las respiraciones espontáneas más allá de la presión positiva al final de la espiración.
   2. Considerar añadir presión de soporte (*v.* Capítulo 37) o, incluso, cambiar a ese modo completamente si el neonato tiene un impulso respiratorio consistentemente confiable.
F. Los modos más nuevos (PSVA, VMM) pueden resultar más útiles para el destete, pero en la actualidad se cuenta con experiencia clínica limitada en recién nacidos.

IX. Consecuencias clínicas:
A. Un reciente metaanálisis demostró que, comparada con la ventilación con objetivo de presión, la ventilación con objetivo de volumen da como resultado lo siguiente:
   1. Una menor incidencia de escapes de aire.
   2. Menos días de ventilación.
   3. Menos DBP.
   4. Menos anomalías graves en las neuroimágenes.
B. Puede ser especialmente beneficiosa inmediatamente después de la administración de surfactante, situación en la cual la distensibilidad puede cambiar rápidamente.

Bibliografía de consulta

Bandy KP, Nicks JJ, Donn SM. Volume-controlled ventilation for severe neonatal respiratory failure. Neonatal Intensive Care 1992; 5: 70-3.

Donn SM. Alternatives to ECMO. Arch Dis Child 1994; 70: F81-4.

Donn SM, Becker MA. Baby in control: neonatal pressure support ventilation. Neonatal Intensive Care 1998a; 11: 16-20.

Donn SM, Becker MA. Mandatory minute ventilation: a neonatal mode of the future. Neonatal Intensive Care 1998b; 11: 22-4.

Donn SM, Sinha SK. Assisted ventilation and its complications. En: Martin RJ, Fanaroff AA, Walsh MC (eds). Neonatal-perinatal medicine: diseases of the fetus and infant. 9ª ed. St. Louis: Elsevier/Mosby, 2015; p. 1116-40.

Nicks JJ, Becker MA, Donn SM. Neonatal respiratory failure: response to volume ventilation. J Perinatol 1993; 13: 72-5.

Peng W, Zhu H, Shi H, Liu E. Volume-targeted ventilation is more suitable than pressure-limited ventilation for preterm infants: a systematic review and meta-analysis. Arch Dis Child Fetal Neonatal Ed 2014; 99: F158-65.

Singh J, Sinha SK, Clark P, et al. Mechanical ventilation of very low birthweight infant: is volume or pressure a better target variable? J Pediatr 2006; 149: 308.

Singh J, Sinha SK, Donn SM. Volume-targeted ventilation of newborn. Clin Perinatol 2007; 34: 93-105.

Sinha SK, Donn SM. Volume controlled ventilatory modes for the newborn: variations on a theme. Clin Perinatol 2001; 8: 547-60.
Sinha SK, Donn SM. Volume-targeted ventilation. In: Goldsmith JP, Karotkin EH, editors. Assisted ventilation of the neonate. 5ª ed. St Louis: Saunders Elsevier, 2011; p. 186-99.
Sinha SK, Donn SM, Gavey J, McCarty M. Randomized trial of volume controlled versus time cycled, pressure limited ventilation in preterm infants with respiratory distress syndrome. Arch Dis Child 1997; 77: F202-5.
Tsai WC, Bandy KP, Donn SM. Volume controlled ventilation of the newborn. En: Donn SM, editor. Neonatal and pediatric pulmonary graphic analysis: principles and clinical applications. Armonk: Futura Publishing, 1998; p. 279-300.
Wheeler K, Klingenberg C, McCallion N, Morley CJ, Davis PG. Volume-targeted versus pressure-limited ventilation in the neonate. Cochrane Database Syst Rev 2010; 11: CD003666. doi: 10.1002/14651858.CD003666.pub3.

39

Ventilación con volumen garantizado

Martin Keszler

I. Descripción:

A. El modo volumen garantizado (VG) es una de las muchas modalidades de ventilación con objetivo de volumen (VOV) basadas en microprocesadores que combina las ventajas de la ventilación controlada por presión con la capacidad de entregar un volumen corriente (V_T) más constante.

B. El modo VG es una forma de ventilación limitada por presión, con objetivo de volumen y ciclada por tiempo o flujo que ajusta automáticamente la presión de insuflación pico para lograr el V_T seleccionado por el usuario, según el V_T exhalado de la insuflación previa. Por el contrario, la ventilación controlada por volumen (CV) controla directamente el volumen entregado al circuito ventilatorio y genera la presión necesaria para entregar dicho volumen, hasta una presión de interrupción. La insuflación es más gradual y se completa cuando se entrega el V_T determinado. Debido a la pérdida de volumen por la compresión del aire en el circuito del ventilador y por las fugas alrededor de los tubos endotraqueales (TET) sin balón, el V_T que llega a los pulmones de los neonatos pequeños solo tiene una relación indirecta con el volumen establecido.

C. El modo VG en su forma original es una modalidad específica disponible en los equipos Draeger Babylog® 8000+, el modelo más nuevo VN500 (Draeger Medical, Telford, PA) y el Leoni Plus® (Heinen + Löwenstein GmbH, Bad Ems, Alemania; no disponible en Estados Unidos). Recientemente, CareFusion, San Diego, CA, implementó una versión de esta modalidad en su ventilador AVEA® y algunos otros dispositivos (p. ej., Hamilton Medical, Reno, Nevada) utilizan sus propias modalidades patentadas de objetivo de volumen que parecen imitar funcionalmente al modo VG. Por lo tanto, el nombre VG actualmente se utiliza cada vez más como término genérico, en lugar de referirse solo a la modalidad específica que originalmente llevó ese nombre.

D. La utilización óptima del modo VG requiere conocer los objetivos de V_T adecuados, la comprensión de las complejas interacciones entre paciente y ventilador y la utilización de la estrategia de pulmones abiertos para garantizar una distribución homogénea del volumen corriente en pulmones adecuadamente reclutados.

II. Beneficios:

A. Se evita un volumen corriente excesivo. Existe sólida evidencia de que es el volumen y no la presión el principal agente responsable de la lesión pulmonar inducida por el ventilador. Una elevada presión de insuflación por sí misma, sin generar un volumen pulmonar elevado ni expansión regional excesiva, no resulta en lesión pulmonar. La VOV ha mostrado reducir el número de insuflaciones con volumen corriente excesivamente grande, la tasa de escapes de aire y la incidencia de displasia broncopulmonar.

B. Se evita la hipocapnia. Existe amplia evidencia que indica que la hiperventilación se asocia a un mayor riesgo de leucomalacia periventricular (LPV) y de hemorragia intraventricular (HIV) grave. La VOV reduce la incidencia de hipocapnia, de HIV y de LPV en comparación con la ventilación CP.

C. Destete más rápido de la ventilación mecánica. Cuando la distensibilidad pulmonar y el esfuerzo respiratorio del paciente mejoran, el modo VG reduce la presión de insuflación en tiempo real, en lugar de hacerlo de forma intermitente en respuesta a los gases en sangre. El destete se produce a lo largo del día, no solo durante las rondas o cuando se obtienen gases en sangre, por lo que da como resultado de esta manera una duración más corta de la ventilación.

D. Compensación de un impulso respiratorio muy variable en un neonato de edad gestacional extremadamente baja con control respiratorio inmaduro. Con la ventilación mecánica sincronizada el V_T es determinado por la combinación entre la presión de insuflación generada por el ventilador y el esfuerzo inspiratorio espontáneo del neonato. El modo VG genera una mayor presión de insuflación cuando el niño hipoventila o se vuelve apneico y una presión de insuflación adicional menor o nula cuando el niño genera un V_T excesivo, y mantiene de esta manera un V_T relativamente estable, incluso en neonatos inmaduros con respiración periódica extrema.

E. Menos mediciones de gases en sangre. Ante una ventilación minuto estable garantizada por el modo VG, junto con el monitoreo no invasivo mediante oximetría de pulso, solo se necesitan de una a dos mediciones invasivas de gases en sangre por día una vez que se confirman los ajustes adecuados.

F. Notificación en tiempo real de un cambio significativo en la mecánica pulmonar. Cuando se configura correctamente, el modo VG brinda retroalimentación en tiempo real acerca del deterioro de la mecánica pulmonar o el desplazamiento del TET, lo que permite un diagnóstico y una corrección oportunos.

III. Controles/visualizaciones/alarmas:

A. Controles:

1. Modo ventilatorio básico. El modo VG es una opción que se puede combinar con cualquiera de los modos sincronizados estándares. Funciona mejor combinado con modos que soportan cada respiración espontánea: Ventilación asistida/controlada (A/C) o con presión de soporte (VPS). Cuando se utiliza ventilación mandatoria intermitente sincronizada (VMIS) + presión de soporte (PS), solo las insuflaciones de VMIS cuentan con VG. Primero se deben seleccionar las variables de control específicas de cada modo.
2. Objetivo de volumen corriente. Un mismo tamaño no sirve para todos (*v.* Sección IV D).
3. Límite de presión. El microprocesador ajusta la presión de insuflación hasta el límite establecido por el operador. Configurar la PIP de 3 cm H_2O a 5 cm H_2O por encima de la presión de insuflación actual para una seguridad óptima.
4. Con el ventilador VN500 el operador debe elegir si usar o no el V_T corregido según las fugas del TET. Esto se establece por defecto en la configuración del ventilador. Sugiero firmemente utilizar un V_T compensado, debido a que permite una medición y un control exactos, incluso con un escape del 70% al 75%.

B. Visualizaciones:

La mayoría de las pantallas de los ventiladores son configurables según la preferencia del usuario. Las variables clave son las siguientes:

1. Volumen corriente exhalado medido.
2. Objetivo de volumen corriente.
3. Presión de funcionamiento.
4. Límite de PIP.
5. Porcentaje de fuga del TET.
6. Ondas escalares para la presión, el flujo y el volumen (N. B., cuando se utiliza el V_T compensado según las fugas, no se puede apreciar visualmente la fuga del TET, ya que las curvas se generan utilizando el valor compensado).

C. Alarmas:

1. Las alarmas estándares del ventilador (ventilación minuto alto o bajo, obstrucción, desconexión, etc.) se mantienen.
2. Una alarma adicional es la correspondiente a un volumen corriente bajo. Esta alarma se activa cuando no se puede alcanzar el volumen corriente con el límite de presión establecido. Esto puede ser el resultado de una variedad de condiciones analizadas en la Secc. VII "Resolución de problemas".

IV. Inicio del modo VG:

A. Utilizar el modo VG poco después del inicio de la ventilación mecánica, debido a que es en este momento cuando la distensibilidad pulmonar cambia más rápidamente.

B. Elegir el modo básico de ventilación sincronizada: se prefieren los modos AC o VPS.

C. Seleccionar la PEEP, el T_I y la frecuencia ventilatoria/frecuencia de respaldo (control) adecuados para el tamaño del paciente y el proceso patológico subyacente.

D. Seleccionar el objetivo de V_T según el proceso patológico, el tamaño y la edad del paciente:

1. Para el típico neonato prematuro con SDR: 4,5 mL/kg.
2. Para el neonato prematuro grande con SDR/neumonía: 4 mL/kg.
3. Para el neonato con hernia diafragmática congénita: 4 mL/kg.
4. Si es menor de 700 g: 5-6 mL/kg.
5. En caso de SAM, atrapamiento aéreo: 5 a 6 mL/kg.
6. Si es mayor de 1 a 2 semanas de edad, DBP: 6 mL/kg

E. Alternativamente, si se cambia desde un modo controlado por presión al modo VG y la PCO_2 es aceptable, observar el V_T promedio en un minuto mientras se aplica el modo CP y luego establecer el objetivo de V_T a ese nivel.

F. Configurar el límite de PIP en un valor 3 cm H_2O a 5 cm H_2O por encima de la PIP actual o de la necesidad anticipada de PIP.

G. Si no se logra alcanzar el objetivo de V_T, verificar la posición del TET, la presencia de fugas del TET, reevaluar el objetivo de V_T.
H. Intentar optimizar el reclutamiento pulmonar para mejorar la distensibilidad y la oxigenación y para garantizar que el V_T esté distribuido homogéneamente en un pulmón abierto.

V. Reevaluación de los ajustes:
A. Los ajustes del V_T sugeridos son puntos de inicio adecuados basados en valores típicos/promedio y funcionan para la mayoría de los neonatos, pero para todas las variables biológicas existe un rango.
B. Es esencial reevaluar cómo está respondiendo el niño a los ajustes iniciales.
C. Confirmar que el soporte sea adecuado observando la elevación del tórax, auscultando los ruidos respiratorios y monitoreando la FiO_2/SpO_2 y realizando análisis de gases en sangre.
D. La taquipnea, las retracciones, la presión de trabajo baja y la FiO_2 alta indican un soporte inadecuado (el V_T es demasiado bajo para las necesidades del neonato). Esto puede deberse a lo siguiente:
1. Un neonato muy pequeño en el que el espacio muerto del sensor es relativamente grande.
2. Aumento del espacio muerto alveolar (expansión excesiva, atrapamiento aéreo).
3. Acidosis metabólica, que el neonato está tratando de compensar.
E. La detención del esfuerzo respiratorio espontáneo puede indicar que la configuración del V_T es demasiado alta, lo que resulta en una alcalosis respiratoria que ha desactivado el impulso respiratorio del niño.
F. Cuando la PCO_2 está fuera del rango objetivo, el V_T se debe ajustar alrededor de 0,5 mL/kg para lograr un cambio de ~5 mmHg.
G. Recordar que el pH conduce el esfuerzo respiratorio; la disminución del V_T cuando la PCO_2 está baja, pero con un pH que también está bajo debido a un déficit de bases, resulta en un soporte inadecuado.
H. Es necesaria una reevaluación a intervalos regulares de lo adecuado del objetivo de V_T (por lo menos una vez por día).
I. No olvidar aumentar el objetivo de V_T a medida que el niño crece.
J. Anticipar la necesidad de aumentar el V_T con el avance de la edad, debido al incremento del espacio muerto alveolar y al estiramiento de la vía aérea superior.
K. Anticipar el incremento de la fuga del TET a medida que la laringe se agranda con el tiempo. Excepto con el equipo VN500 en el que las fugas importantes se pueden compensar efectivamente, una fuga mayor del 40% altera la precisión. Cuando el valor medido subestima el V_T verdadero el ventilador aumenta la PIP, lo que potencialmente resulta en una ventilación excesiva.

VI. Destete del modo VG:
A. El modo VG es de destete automático. Siempre y cuando el pH sea lo suficientemente bajo para estimular el impulso respiratorio del neonato (< 7,35), este respira de forma activa y el microprocesador disminuye la presión de trabajo a medida que la distensibilidad pulmonar y el esfuerzo espontáneo aumentan. No se necesita ninguna acción.
B. Es innecesario e inadecuado seguir reduciendo el V_T durante el destete:
El V_T fisiológico necesario para satisfacer las necesidades del neonato no disminuye, en su lugar la presión necesaria para generar ese V_T desciende automáticamente.
C. Ante circunstancias normales, el V_T no se debe disminuir a menos de 3 mL/kg a 4 mL/kg y en niños que necesitan un mayor V_T, incluso, un valor de 4 mL/kg puede ser demasiado bajo.
D. Cuando la presión de trabajo es suficientemente baja (< 12 cm H_2O a 16 cm H_2O), el neonato está respirando con comodidad y sin taquipnea y la FiO_2 es menor de 0,30 a 0,35, se debe intentar la extubación.

VII. Resolución de problemas:
A. Alarma de V_T bajo:
1. Los modos VG cuentan con alarmas que no se encuentran en la modalidad CP simple; dichas alarmas pueden ser molestas cuando son excesivas. Sin embargo, están para proporcionar una retroalimentación respecto de la idoneidad del soporte ventilatorio y no se las debe ignorar.
2. La alarma de V_T bajo se activa cuando no se alcanza el V_T con el límite de presión establecido. Esto puede ser el resultado de una variedad de situaciones:
a. El límite de la PIP se establece demasiado cerca de la PIP de trabajo.
b. Reducción de la distensibilidad pulmonar (atelectasia, neumotórax y distensión abdominal).
c. Disminución del esfuerzo del paciente (sepsis, supresión del esfuerzo respiratorio por narcóticos, etc.).
d. TET en el bronquio principal derecho o contra la pared traqueal/carina.
e. Fuga excesiva alrededor del TET/extubación accidental.
f. Paroxismos episódicos de detención de la respiración/episodios de exhalación forzada que se oponen transitoriamente a la insuflación del ventilador.

3. La alarma de V_T persistentemente bajo sugiere un cambio importante en el estado del paciente, en la mecánica pulmonar o en la posición del TET. La causa posible se debe investigar y corregir rápidamente.
4. Nótese que la relación entre la distensibilidad pulmonar, la PIP y el V_T es la misma, independientemente del ajuste manual frente a automático de la PIP (es decir, CP frente a VG). Si se necesita una PIP mayor que la esperada, el V_T puede ser demasiado alto o los pulmones son muy rígidos (puede ser necesario utilizar surfactante o maniobras de reclutamiento pulmonar). Simplemente volviendo a la ventilación CP no se cambia el proceso fisiopatológico subyacente ni la idoneidad del soporte.

B. La PCO_2 es demasiado alta. Esto significa que la ventilación minuto alveolar/V_T es demasiado baja para satisfacer las necesidades del paciente. Luego de la evaluación, corregir aumentando el V_T o la frecuencia. Las causas posibles incluyen las siguientes:
1. El V_T establecido es demasiado bajo debido a un error en la adecuación de los ajustes a las características particulares del paciente.
2. Aumento del espacio muerto alveolar (atrapamiento aéreo, DBP).
3. Aumento relativo del espacio muerto instrumental (neonato muy pequeño).
4. Frecuencia respiratoria inadecuada (depresión respiratoria por narcóticos, sepsis).
5. Aumento de la producción de CO_2 (fiebre, sepsis y estrés por frío).

C. La PCO_2 es demasiado baja:
1. El objetivo de V_T puede ser demasiado alto.
2. El neonato puede estar compensando una acidosis metabólica y la PCO_2 puede ser adecuada.
3. El niño está agitado.
4. La PEEP es demasiado baja, lo que resulta en taquipnea.
5. El ventilador autocicla con una frecuencia excesivamente rápida como resultado de la condensación en el circuito del ventilador.

D. Se alcanza el objetivo de V_T, pero el neonato está taquipneico/se retrae:
1. Se puede haber configurado un V_T demasiado bajo, lo que fuerza al niño a respirar por encima del V_T fijado con poca o nula PIP generada por el ventilador.
2. Agitación.
3. PEEP inadecuada.

VIII. Riesgos/potenciales complicaciones:

La VOV representa un cambio de paradigma significativo. La comprensión exhaustiva de los fundamentos operativos claves es esencial para el trabajo seguro y efectivo. Al igual que con todos los dispositivos, la falta de familiaridad con la modalidad quizás sea el mayor riesgo:

A. El principal riesgo es la intubación no advertida de un bronquio principal, con lo que se entrega todo el V_T a un pulmón. Este riesgo se puede minimizar estableciendo un límite de PIP suficientemente cerca de la PIP actual/esperada.

B. Puede producirse una hiperventilación no intencionada si existe una fuga muy grande alrededor del TET, la cual no esté adecuadamente compensada. En presencia de fugas grandes el V_T exhalado se subestima y el microprocesador aumenta la PIP para intentar alcanzar el objetivo. En el equipo VN500 este problema virtualmente se elimina utilizando el V_T compensado según las fugas.

C. Si se utiliza el modo VG durante la administración de surfactante, puede producirse una caída de la PIP hasta aproximadamente la mitad del valor anterior si el ventilador detecta una obstrucción completa del TET. Esta es una característica de seguridad para evitar un exceso de presión cuando se alivia una obstrucción, pero puede resultar en un soporte transitoriamente inadecuado.

D. Con algunas formas de VG, el ventilador aplicará por defecto el límite de PIP si el sensor de flujo se retira o si tiene un error de funcionamiento, o cuando se entregan insuflaciones manuales a través del ventilador, lo que da como resultado un V_T excesivo. Este riesgo se puede atenuar manteniendo el límite de la PIP razonablemente cerca de la presión de trabajo. El ventilador VN500 elimina dicho riesgo, ya que utiliza la última PIP generada antes de la desconexión o de la insuflación manual.

E. Cuando el objetivo de V_T es demasiado bajo el neonato puede ser capaz de generar suficiente V_T y mantener un intercambio gaseoso adecuado por cuenta propia, pero la PIP será muy baja (esencialmente CPAP ET). Esto puede dar como resultado un mayor consumo de oxígeno, fatiga y atelectasia, lo que prolonga de esta manera la dependencia del ventilador. Este problema se evita fácilmente mediante configuraciones de V_T adecuadas.

F. El estado respiratorio puede empeorar si el operador no logra aumentar adecuadamente el objetivo de V_T con el crecimiento y el avance de la edad posnatal.

Bibliografía de consulta

Abubakar K, Keszler M. Effect of volume guarantee combined with assist/control vs synchronized intermittent mandatory ventilation. J Perinatol 2005; 25: 638-42.

Dreyfuss D, Saumon G. Role of tidal volume, FRC, and end-inspiratory volume in the development of pulmonary edema following mechanical ventilation. Am Rev Respir Dis 1993; 148: 1194-203.

Keszler M. State of the art in conventional mechanical ventilation. J Perinatol 2009; 29: 262-75.

Keszler M. Update on mechanical ventilatory strategies. NeoReviews 2013; 14: e237-51. <http://neoreviews.aappublications.org/content/14/5/e237.>

Keszler M. The long road to acceptance. Commentary on O. Chowdhury et al.: Randomised trial of volume-targeted ventilation versus pressure-limited ventilation in acute respiratory failure in prematurely born infants. Neonatology 2013; 104: 290-7.

Keszler M, Nassabeh-Montazami S, Abubakar K. Evolution of tidal volume requirement during the first 3 weeks of life in infants <800 g ventilated with volume guarantee. Arch Dis Child Fetal Neonatal Ed 2009; 94: F279-82.

Klingenberg C, Wheeler KI, Davis PG, Morley CJ. A practical guide to neonatal volume guarantee ventilation. J Perinatol 2011; 31: 575-85.

Nassabeh-Montazami S, Abubakar K, Keszler M. The impact of instrumental dead-space in volume targeted ventilation of the extremely low birth weight infant. Pediatr Pulmonol 2009; 44: 128-33.

Peng W, Zhu H, Shi H, Liu E. Volume-targeted ventilation is more suitable than pressure-limited ventilation for preterm infants: a systematic review and meta-analysis. Arch Dis Child Fetal Neonatal Ed 2014; 99: F158-65.

Sharma S, Abubakar KM, Keszler M. Tidal volume in infants with congenital diaphragmatic hernia supported with conventional mechanical ventilation. Am J Perinatol 2015a; 32: 577-82.

Sharma S, Clark S, Abubakar K, Keszler M. Tidal volume requirement in mechanically ventilated infants with meconium aspiration syndrome. Am J Perinatol 2015b; 32: 916-9.

Wheeler K, Klingenberg C, McCallion N, Morley CJ, Davis PG. Volume-targeted versus pressure-limited ventilation in the neonate. Cochrane Database Syst Rev 2010; CD003666.

40

Ventilación controlada por presión

Steven M. Donn

I. Descripción:

A. La modalidad controlada por presión (CP) fue desarrollada en la década de 1980 para el tratamiento del SDRA. Actualmente, está incluida en muchos ventiladores neonatales.

B. Las respiraciones mecánicas se entregan a una presión inspiratoria pico prefijada, con un tiempo inspiratorio fijo o variable y un flujo inspiratorio variable, lo que distingue a la modalidad CP de la tradicional ventilación ciclada por tiempo y limitada por presión (CTLP), en la cual el flujo inspiratorio es fijo.

C. Se puede aplicar como ventilación mandatoria intermitente (VMI), ventilación mandatoria intermitente sincronizada (VMIS) (con o sin presión de soporte) o asistida/controlada (A/C).

II. Características:

A. Presión inspiratoria pico constante.

B. Volumen corriente variable de acuerdo con la mecánica pulmonar del paciente.

C. Onda de presión cuadrada o en meseta.

D. Onda de flujo desacelerada.

E. Rampa de la presión variable:

1. El tiempo de elevación se refiere a la pendiente de la onda de presión inspiratoria.
2. Es un número cualitativo y difiere de un ventilador a otro.
3. Si la pendiente es excesiva, puede haber exceso de presión. Esto se puede observar como una muesca en la rama inspiratoria de la curva presión-volumen o como una muesca en el extremo superior de la onda de presión.
4. Si la pendiente es inadecuada, puede haber una histéresis inapropiada en la curva presión-volumen. La insuficiencia grave de flujo tiene como resultado una curva con aspecto en forma de "número 8".

F. Un flujo elevado presuriza rápidamente el circuito del ventilador y da como resultado una entrega de gas y un llenado alveolar rápidos.

III. Aplicaciones clínicas:

A. Pacientes con riesgo de barotrauma, pero que necesitan una presión pico elevada:

1. SDR.
2. DBP
3. SAM (pero hay que estar atento al atrapamiento aéreo).

B. Pacientes con obstrucción o elevada resistencia en la vía aérea.

C. Mejor aplicada cuando la enfermedad pulmonar es homogénea.

IV. Parámetros establecidos por el médico:

A. Presión inspiratoria pico.

B. Presión positiva al final de la espiración (PEEP).

C. Tiempo inspiratorio (o interrupción del ciclo, en caso de ser ciclada por flujo).

D. Modo.

E. Frecuencia.

F. FiO_2.

G. Sensibilidad del gatillado.
H. Tiempo de elevación.
I. Límites de las alarmas.

V. Ventajas:
  A. Capacidad de flujo variable para satisfacer las demandas del paciente.
  B. Reducción del trabajo de los músculos respiratorios.
  C. Menores presiones inspiratorias pico que en el modo CTPL.
  D. Tiempo inspiratorio o ciclado por flujo ajustables en algunos ventiladores.
  E. Llenado rápido de los alvéolos.
  F. Mejor distribución del aire, mayor equilibrio V/Q y mejor oxigenación.

VI. Desventajas:
  A. El volumen corriente entregado es variable y depende de la mecánica pulmonar del paciente, incluidos los cambios en la resistencia de la vía aérea y en la distensibilidad pulmonar.
  B. Puede tener efectos adversos sobre la entrega del volumen corriente.
  C. Presión excesiva.
  D. Información limitada sobre su utilización en neonatos.
  E. Puede empeorar el desequilibrio V/Q en enfermedades pulmonares heterogéneas.

VII. Comparación con otras modalidades con objetivo de presión (Tabla 40.1).

Tabla 40.1 Comparación de las modalidades con objetivo de presión

Parámetro	Limitada por presión	Controlada por presión	Presión de soporte
Límite	Presión	Presión	Presión
Flujo	Continuo, fijo	Variable	Variable
Ciclo	Tiempo o flujo	Tiempo o flujo	Flujo (limitada por tiempo)
Tipo de respiración	Mecánica	Mecánica	Espontánea

Bibliografía de consulta

Donn SM, Sinha SK. Newer techniques of mechanical ventilation: an overview. Semin Neonatol 2002; 7: 401-8.
Donn SM, Sinha SK. Invasive and noninvasive neonatal mechanical ventilation. Respir Care 2003; 48: 426-41.
Donn SM, Sinha SK. Assisted ventilation and its complications. En: Martin RJ, Fanaroff AA, Walsh MC (eds). Neonatal-perinatal medicine: diseases of the fetus and infant. 9ª ed. St. Louis: Elsevier/Mosby, 2015; p. 1116-40.

Sección 7

Ventilación de alta frecuencia

41

Ventilación de alta frecuencia: conceptos generales

J. Bert Bunnell

I. Ventilación de alta frecuencia (VAF):
 A. De qué manera la ventilación mecánica convencional (VMC) causa lesión pulmonar y la VAF la previene o la reduce:
  1. Barotrauma. La VAF utiliza una menor presión transpulmonar que cualquier otra modalidad de ventilación asistida, incluyendo el pulmón de acero:
   a. Las ondas de presión de la VAF se atenúan rápidamente a medida que avanzan hacia los alvéolos.
   b. La amplitud de presión en las vías aéreas terminales y los alvéolos es muy baja.
  2. Volutrauma. La VAF utiliza volúmenes corrientes que son más pequeños que en cualquier otra modalidad de ventilación asistida (1/2 a 1/10 de los utilizados en la VMC).
  3. Atelectrauma. El único tipo de lesión pulmonar que no es intrínsecamente reducido por la VAF:
   a. Causado por el uso de una presión positiva al final de la espiración (PEEP) o de una presión media en la vía aérea (PMVA) demasiado bajas, que son casi equivalentes en su efecto fisiológico (lo que permite a los alvéolos colapsar, permanecer colapsados o abrirse y colapsar con cada respiración).
   b. Hay que manejar adecuadamente la PEEP/PMVA durante la VAF para alcanzar y mantener un volumen pulmonar óptimo.
   c. Es más seguro utilizar una mayor PEEP/PMVA con la VAF en comparación con la VMC. (Son los grandes volúmenes corrientes y las grandes amplitudes de presión por encima de la PEEP los que causan la lesión pulmonar cuando se eleva la PEEP/PMVA durante la VMC).
   d. La elevación de la PEEP/PMVA hasta un valor demasiado alto puede interferir con el flujo sanguíneo pulmonar y el gasto cardíaco.
   e. La optimización de la PEEP/PMVA mejora el flujo sanguíneo pulmonar y maximiza el potencial intercambio gaseoso.
  4. Reotrauma (lesión de la vía aérea causada por las fuerzas tangenciales de las altas velocidades de flujo aéreo):
   a. La ventilación *jet* de alta frecuencia (VJAF) utiliza inspiraciones con una aceleración elevada que previamente se consideraban causantes de lesión traqueal, pero en varios ensayos controlados aleatorizados no surgió evidencia de tal lesión tanto con la VJAF como con la ventilación de alta frecuencia oscilatoria (VAFO).
   b. La VJAF utiliza velocidades generales de flujo aéreo muy bajas (< 1 lpm para la ventilación de neonatos prematuros).
   c. La VAFO utiliza velocidades generales de flujo aéreo mucho más altas, pero la mayor parte del aire no llega al paciente.
  5. Biotrauma. Todas las formas de ventilación mecánica desencadenan una lesión bioquímica y biofísica causada por la liberación de mediadores y células inflamatorios:
   a. Los estudios en animales han demostrado menos biotrauma con formas más sutiles de respiración asistida, tales como la presión positiva continua en la vía aérea (CPAP); la VAF es tan cercana a la CPAP como es posible con la ventilación asistida.
   b. Los parámetros y los mecanismos de este tipo de lesión pulmonar todavía deben ser explorados por completo.
 B. Si la VAF es tan intrínsecamente protectora de los pulmones, ¿por qué no todos los pacientes son tratados con VAF?
  1. Ningún ventilador es totalmente seguro:
   a. El principal riesgo de la VAF es la hiperventilación y el potencial daño cerebral.
   b. Un riesgo secundario es el atelectrauma por el manejo inadecuado del volumen pulmonar a través de la PEEP y la PMVA.

c. Un tercer riesgo es la hiperinsuflación pulmonar por atrapamiento aéreo.
2. La VAF es una tecnología "disruptiva".

II. ¿Por qué la VAF es disruptiva?
A. Las tecnologías disruptivas no son "normales"; cambian la forma en que las personas hacen normalmente las cosas, y las personas resisten los cambios.
B. La VAF, a diferencia de la VMC, no intenta simular una ventilación normal:
1. Las frecuencias de la VAF son muchas veces mayores que las frecuencias de la respiración normal, aunque en la naturaleza se encuentran frecuencias y ejemplos comparables de un mayor intercambio gaseoso en los animales cuando corren y jadean.
2. Los volúmenes corrientes de la VAF pueden ser menores que el volumen del espacio muerto anatómico.
3. Durante la VAF la distribución intrapulmonar del aire fresco no se ve tan afectada por la distensibilidad pulmonar como en la respiración normal y en la ventilación convencional.
C. Requiere formación. Las tecnologías disruptivas requieren experiencia para comprender y conseguir los beneficios completos de la VAF.

III. ¿Cómo funciona la VAF?
A. Aumento de la convección (flujo masivo) y mayor difusión:
1. Con las inspiraciones de alta frecuencia, una cantidad abundante de aire fresco purga el aire espirado de las vías aéreas superiores.
2. La mayor purga de aire espirado aumenta la presión parcial de O_2 y disminuye la de CO_2 en el límite de intercambio gaseoso entre la vía aérea y los alvéolos, y aumenta de esta manera la difusión.
B. El fenómeno de la frecuencia de resonancia permite utilizar mínimas presiones en la vía aérea:
1. Los experimentos con oscilaciones forzadas revelaron que los pulmones tienen una frecuencia natural o "de resonancia" de 4 Hz a 8 Hz (1 Hz = 60 ciclos por minuto) en adultos humanos.
2. La impedancia al aire que entra y sale de los pulmones incluye la distensibilidad, la resistencia de la vía aérea y la inertancia, que se relaciona con el impulso (*momentum*).
3. En resonancia:
a. El ritmo y las energías se equiparan y minimizan la energía necesaria para desplazar el aire dentro y fuera de los pulmones.
b. El impulso (*momentum*) del aire suministra la energía suficiente para superar la distensibilidad pulmonar, y la retracción elástica de los pulmones aporta la energía necesaria para revertir el momento del aire y sacar los gases de los pulmones.
c. Solo queda la resistencia de la vía aérea para oponerse al flujo de aire, por lo que para la ventilación solo se necesita una presión suficiente para superar la resistencia de la vía aérea.
C. Transmisión de flujo oscilatorio (VAFO):
1. En la VAFO, se considera que las inspiraciones son laminares, lo que crea un perfil de velocidad parabólico (es decir, en forma de bala) del aire que entra a las vías aéreas.
2. Se considera que las espiraciones "activas" de la VAFO son turbulentas, ya que el aire se acelera en cada bifurcación cuando el gas de dos vías aéreas es succionado hacia una más proximal, lo que ocasiona la aceleración y un frente de onda espiratoria plano y turbulento.
3. Efecto neto de muchos ciclos de VAFO: el aire fresco avanza en sentido distal por el centro de las vías aéreas, mientras que el gas exhalado sale adyacente a las paredes de la vía aérea (Figura 41.1).
D. Transmisión de flujo de VJAF, reducción del espacio muerto:
1. Con la VAF de alta velocidad el aire inspirado ingresa en forma espiralada a los pulmones por el centro de las vías aéreas y atraviesa el espacio muerto anatómico en lugar de empujar el aire espirado de la última respiración de vuelta hacia los alvéolos delante del aire fresco de la nueva respiración:
a. Aunque los pulsos de aire inspirado con VJAF contienen suficiente energía para crear turbulencia, no hay tiempo suficiente para desarrollarla, debido a que la inspiración es muy breve.
b. Por lo tanto, se puede crear un flujo "transicional" (transicional entre flujo laminar y turbulento), el cual se caracteriza por un perfil de velocidad de tipo laminar exagerado, donde el aire en el centro de las vías aéreas entra arremolinado a los pulmones de una manera mucho más rápida que el aire cerca de las paredes de la vía aérea y reduce drásticamente el volumen del espacio muerto pulmonar fisiológico o efectivo.
2. Cuanto mayor es la velocidad, más aguda es la punta del perfil de velocidad parabólico del aire entrante (Figura 41.2). (Si la inspiración es demasiado larga, se desarrolla turbulencia y el aire ingresa con un perfil de velocidad plano).
3. Ya que solo se utilizan porciones del espacio muerto anatómico, los volúmenes corrientes de la VJAF reducen el espacio muerto efectivo (es decir, fisiológico).

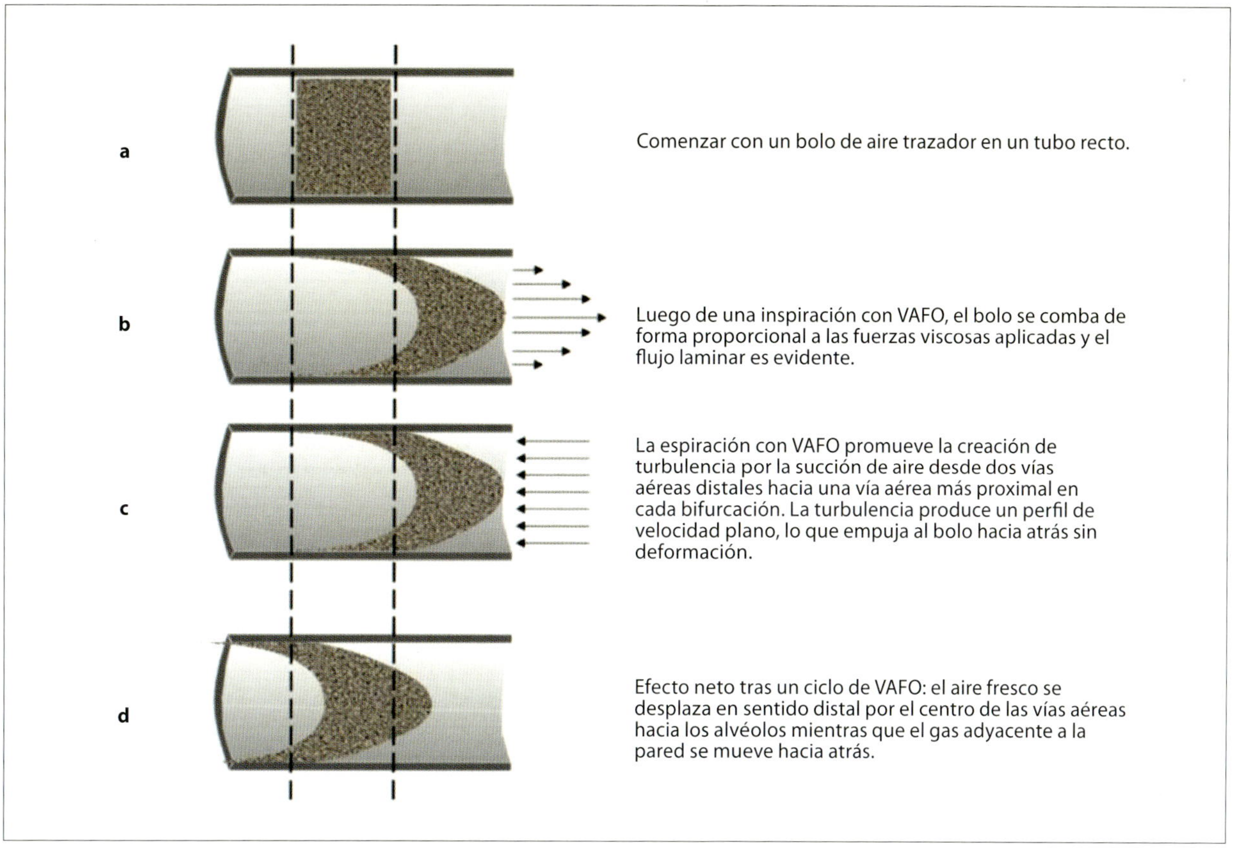

Figura 41.1 Viscosidad tangencial y perfiles de velocidad en la vía aérea asociados a la VAFO. Modificado con permiso de Haselton FR, Scherer PW: Bronchial bifurcation and respiratory mass transport. Science 208: 69, 1980. Reimpreso con autorización de AAAS.

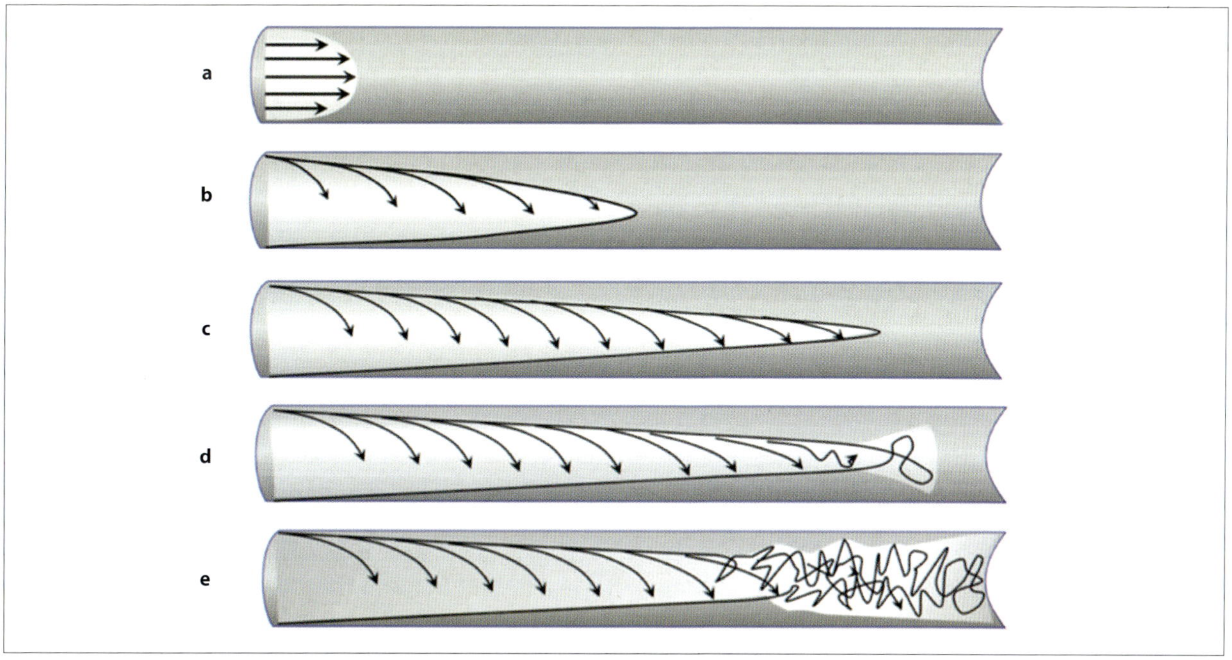

Figura 41.2 Cuando el fluido (líquido o gas) fluye por el tubo, el perfil de velocidad del flujo es determinado por la energía y el tiempo. Utilizado con autorización.© 2011, Bunnell Inc. **a** Cuando la energía es baja, el flujo general es relativamente lento y laminar con moléculas en el centro del tubo que se desplazan más rápido que las que están en contacto con la pared, lo que crea un perfil de velocidad parabólico. **b** A medida que el fluido se desplaza más rápidamente con más energía, el flujo comienza a moverse en espiral con mayor velocidad en el centro del tubo. **c** El grado en el cual el flujo en el centro del tubo sobrepasa al que está en contacto con la pared es determinado por la combinación de energía y tiempo o distancia. Un pulso de flujo corto y energético (p. ej., una inspiración con VJAF) produce una espiral con un perfil de velocidad parabólico exagerado. **d** Con energía o tiempo suficientes (es decir, excesivos), la punta del fluido en desplazamiento hace una transición hacia la turbulencia. **e** Una vez establecida la turbulencia, el movimiento molecular es caótico y el perfil de velocidad del fluido es plano en todo el diámetro del tubo.

E. El volumen corriente debe ser mayor que el espacio muerto fisiológico (es decir, efectivo) para que se produzca el intercambio gaseoso:
   1. Las inspiraciones breves y de alta velocidad de la VAF son más pequeñas que el volumen del espacio muerto anatómico cuando el volumen del espacio muerto fisiológico está reducido al punto en el que VT < VD anatómico.
   2. El típico espacio muerto anatómico de los pulmones de mamíferos es de 2 mL/kg de masa corporal.
   3. En estudios en animales, que utilizaron VJAF, se han medido volúmenes corrientes menores de 1 mL/kg.

IV. VAF en la UCIN:
   A. Todo dispositivo de VAF brinda la promesa de utilizar un V_T más pequeño dentro de los límites de su diseño.
   B. En cada dispositivo individual los médicos deben aprender los controles que permiten el manejo de la ventilación y la oxigenación, cuándo es adecuado aumentar o disminuir la PMVA y cómo utilizar efectivamente las respiraciones de la VMC concomitante, de estar disponible, para el reclutamiento alveolar.
   C. Modalidades disponibles:
      1. Ventilación *jet* de alta frecuencia (VJAF) (*v.* Capítulos 42 y 54):
         a. En Estados Unidos, la VJAF se administra a través del ventilador Life Pulse® (Bunnell Inc., Salt Lake City, UT) como una ventilación con servocontrol ciclada por tiempo y limitada por presión.
         b. El aire inspirado es introducido en forma de pulsos en el tubo endotraqueal (TET) del paciente a través de una boquilla *jet*, que está incorporada a un adaptador del tubo ET especial de 15 mm (adaptador de TET LifePort®, Bunnell Inc.) con dos puertos laterales.
         c. La espiración durante la VJAF es pasiva, al igual que con la VMC.
         d. Se conecta un ventilador convencional al extremo proximal del adaptador LifePort® a través de un conector estándar de 15 mm, el cual se utiliza para lo siguiente:
            (1) Proporcionar flujo de aire para la respiración espontánea del paciente a través de la luz principal del adaptador.
            (2) Entregar mediante VJAF volúmenes corrientes de tamaño normal para el reclutamiento de alvéolos atelectásicos.
            (3) Producir PEEP, la cual genera la mayor parte de la PMVA durante la VJAF (ya que el aire exhalado sale a través de la válvula de PEEP de la VMC).
      2. Ventilación de alta frecuencia oscilatoria (VAFO) (*v.* Capítulos 43 y 55):
         a. En Estados Unidos, la VAFO se administra a través del dispositivo 3100A® (CareFusion, San Diego, CA) en forma de ventilación sinusoidal oscilatoria con pistón neumático (frecuencia típica de ~3 a 15 Hz o 180 rpm a 900 rpm).
         b. El porcentaje de tiempo inspiratorio es regulable entre 30% y 50%, lo que produce una relación I:E de 1:2,3 a 1:1.
         c. La presión media en la vía aérea y la amplitud de presión son regulables, junto con un "margen de flujo", que es ajustable entre 0 lpm y 40 lpm (estos ajustes controlan la ventilación y el volumen pulmonar medio, que son calibrados ajustando el centrado del pistón).
      3. Dispositivos combinados de VMC + VAFO:
         a. En Estados Unidos la ventilación VMC + VAFO se administra a través de los ventiladores VDR® y Bronchotron® (Percussionaire®, Sagle, ID) que son ventiladores ciclados por tiempo, limitados por presión y con control fluídico que superponen respiraciones de VAFO sobre la VMC.
         b. Fuera de Estados Unidos, existen ventiladores que pueden pasar desde diversos modos de VMC hacia VAFO con respiraciones tipo "suspiros" (reclutamiento pulmonar) y regulación de los volúmenes corrientes de VAFO con "volumen garantizado" (VG) (p. ej., el ventilador Babylog® VN500, Dräger Medical GmbH, Lübeck, Alemania) (*v.* Capítulo 49).
   D. Similitudes de los dispositivos:
      1. Todos los dispositivos de VAF producen una sucesión de pulsos de aire fresco que penetran a través del espacio muerto de las vías aéreas sin empujar todo el gas del espacio muerto intrínseco delante del aire fresco como sucede cuando respiramos normalmente o cuando se utiliza la ventilación convencional.
      2. Las presiones que genera la VAF en la vía aérea se atenúan a medida que el aire llega a los alvéolos.
      3. Cada dispositivo proporciona los medios para controlar la PEEP/PMVA para lograr un volumen pulmonar óptimo.
   E. Ondas de presión y distribución del aire intrapulmonar:
      1. En la VJAF la presión inspiratoria en la vía aérea se eleva de forma brusca desde la PEEP y se interrumpe abruptamente al final de su T_I, que habitualmente es de 0,020 s (Figura 41.3).
      2. En la VJAF, la espiración es pasiva, por lo que la onda de presión espiratoria tiene la forma del clásico descenso exponencial natural.
      3. La VAFO produce una onda sinusoidal, con una presión inspiratoria en la vía aérea que se eleva y regresa a su PMVA dentro de la porción inspiratoria del ciclo respiratorio, por lo que es redondeada en sus picos. (El T_I de la VAFO es tan breve como el de la VJAF a 15 Hz, donde T_I = 0,022 s).

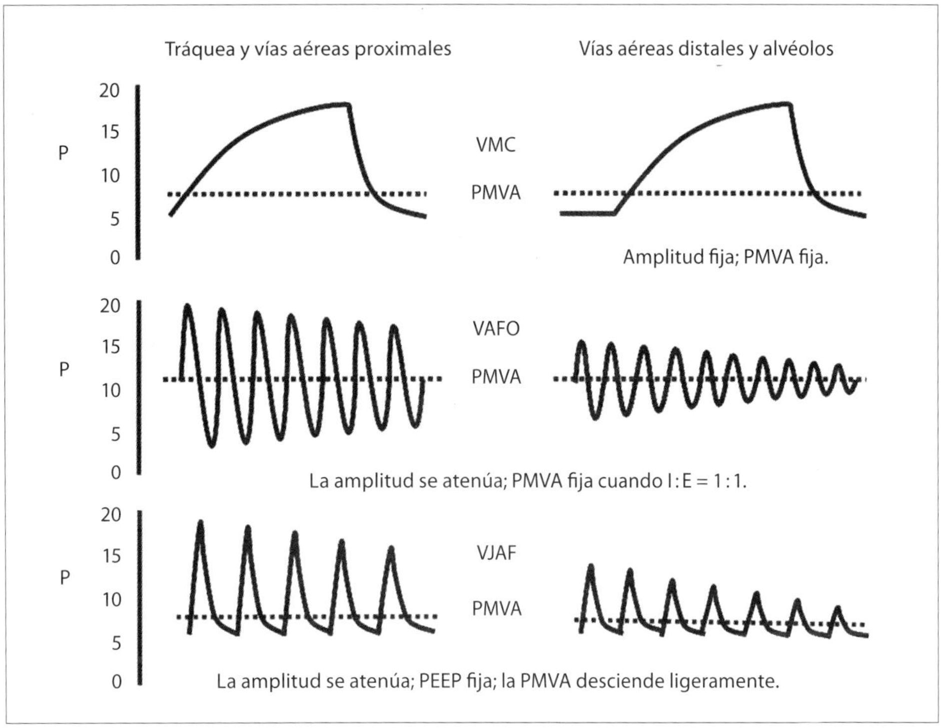

Figura 41.3 Ondas de presión en la vía aérea con VMC y con VAF, que muestran cómo la amplitud de presión de la VAF se atenúa a medida que el aire inspirado se aproxima a los alvéolos, mientras que la presión en la vía aérea con la VMC tiene suficiente tiempo y volumen para equilibrarse por los pulmones, lo que genera una presión en los alvéolos cercana a la introducida en la tráquea. Utilizado con autorización.© 2003, Bunnell Inc.

4. En la VAFO, la presión espiratoria en la vía aérea cae y regresa a su PMVA dentro de la porción espiratoria del ciclo respiratorio, que típicamente dura el doble que la inspiración (cuando el porcentaje tiempo inspiratorio = 33 y la relación entre tiempo inspiratorio y espiratorio, I:E, = 1:2):
   a. Cuanto mayor es la amplitud de presión en la VAFO, menor es la excursión con presión mínima, que puede descender lo suficiente como para causar colapso de la vía aérea y atrapamiento aéreo.
   b. La elevación de la PMVA, que incrementa la presión en el interior de la vía aérea, habitualmente disminuye el atrapamiento aéreo con la VAFO.
5. La resistencia de la vía aérea determina la distribución intrapulmonar de la VAF, debido a la elevada velocidad de sus inspiraciones:
   a. Cuanto más rápida es la inspiración, menos aire ingresa en las vías aéreas periféricas inflamadas y obstruidas como las encontradas en el enfisema intersticial pulmonar (EIP).
   b. Este concepto puede explicar por qué la VJAF funciona bien para tratar el EIP; reduce automáticamente la ventilación de las áreas dañadas en favor de zonas pulmonares sanas.
   c. La ventilación de las regiones pulmonares lesionadas es contraproducente; solo aumenta el daño en áreas que no participan en el intercambio gaseoso.

F. Otras diferencias del dispositivo:
1. La VAFO se puede utilizar a frecuencias más altas (p. ej., 15 Hz) en comparación con la VJAF, debido a que todo el aire que se impulsa hacia los pulmones también se aspira, aunque las mayores frecuencias pueden no ser óptimas (*v.* "frecuencia de corte" más adelante):
   a. El volumen corriente disminuye ante el aumento de la frecuencia de la VAFO con una relación I:E establecida, debido a la reducción concomitante del tiempo adjudicado a la inspiración.
   b. La ventilación (eliminación de CO_2) es proporcional al cuadrado del volumen corriente (V_T^2) durante la VAF, de modo que paradójicamente disminuye con el incremento de la frecuencia de la VAFO.
   c. Por lo tanto, la elevación de la frecuencia de la VAFO puede requerir un incremento de la amplitud de presión para mantener una ventilación adecuada.
   d. La reducción de la frecuencia de la VAFO aumenta el volumen corriente entregado, lo que puede mejorar el intercambio gaseoso, permitir la reducción de la amplitud de presión y atenuar el atrapamiento aéreo, siempre y cuando la frecuencia no caiga muy por debajo de la frecuencia de corte.
2. Las frecuencias de la VJAF, por lo general, son más bajas que las frecuencias de la VAFO para dar lugar a la exhalación pasiva:

a. El volumen corriente es independiente de la frecuencia siempre que el T_I sea constante y que haya suficiente tiempo de exhalación para evitar el atrapamiento aéreo.
b. Con un T_I típicamente establecido, la frecuencia determina la relación I : E y el tiempo de exhalación (T_E).
c. Con un T_I mínimo de 0,020 s, por ejemplo, la relación I : E cambia desde 1:4 a 600 rpm hasta un valor de 1 : 9 a 300 rpm.
d. En este sentido, la VJAF es similar a la VMC: cuanto mayor es la frecuencia, más CO_2 se elimina, siempre y cuando la frecuencia no sea demasiado alta como para ocasionar atrapamiento aéreo.
e. La reducción de la frecuencia de la VJAF disminuye el volumen minuto, pero puede mejorar el intercambio gaseoso si atenúa el atrapamiento aéreo; de lo contrario, puede requerir un incremento de la amplitud de presión para proporcionar una ventilación adecuada.

3. Las inspiraciones con VJAF típicamente son más pequeñas y más rápidas que con la VAFO:
   a. Las inspiraciones con VJAF son generadas en un componente ubicado cerca del paciente, lo cual minimiza el volumen del espacio muerto compresible y aumenta la penetración de la inspiración. (De modo similar, los ventiladores Percussionaire® combinados de VMC + VAFO generan inspiraciones cerca del TET con su acoplamiento neumático, Phasitron®).
   b. El flujo aéreo general durante la VJAF es más conservador y requiere 1 L/min a 8 L/min para neonatos y niños pequeños frente a hasta 20 L/min con VAFO.
4. Las inspiraciones con una VAFO de entre 10 Hz y 15 Hz son comparables con las de la VJAF, pero más lentas y a frecuencias más bajas, lo que produce un flujo entre laminar y transicional, en el cual el aire en el centro de las vías aéreas viaja hacia los alvéolos más rápidamente que el aire cerca de las paredes de estas.
5. El rendimiento de la modalidad combinada VMC + VAFO es afectado positiva y negativamente por características intrínsecas de diseño:
   a. La facilidad de uso de los ventiladores de VMC + VAFO que proporcionan técnicas de reclutamiento alveolar con VMC es superior en comparación con las modalidades de VAFO o de VJAF independientes, las cuales se deben utilizar conjuntamente con dispositivos de VMC.
   b. Las inspiraciones tipo VAFO obtenidas de ventiladores combinados VMC/VAFO son atenuadas por el volumen compresible en los tubos y el humidificador entre el sitio donde se crea la VAFO y donde se la entrega al TET.
6. Espiración:
   a. En la VJAF, el aire exhalado sale pasivamente con la retracción pulmonar en forma espiralada alrededor del aire entrante y busca el camino de menor resistencia en los espacios anulares o "no utilizados" alrededor del aire inspirado altamente acelerado, como se muestra en la Figura 41.4.

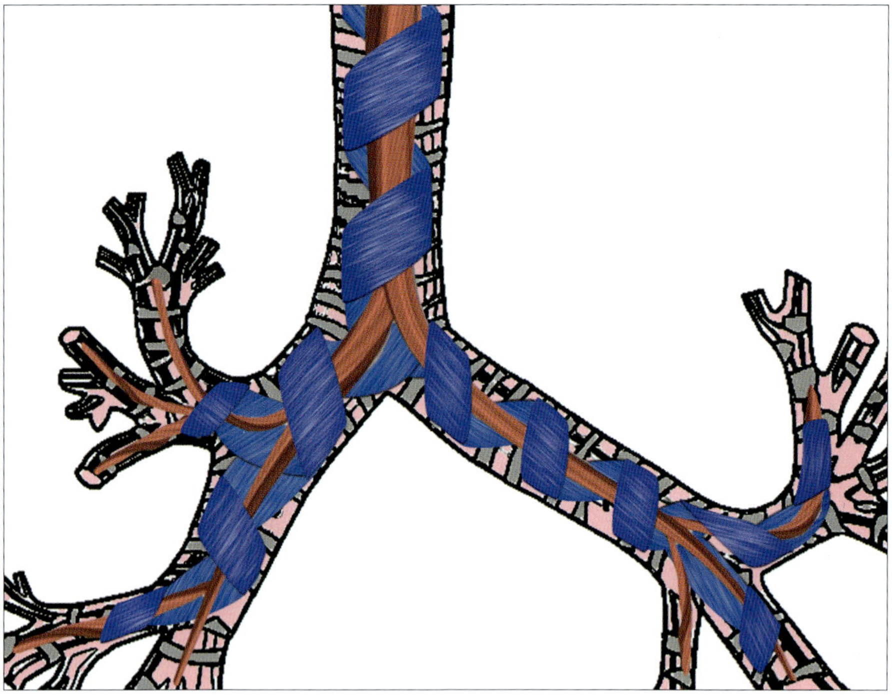

Figura 41.4 Durante la VJAF el aire exhalado sale pasivamente ante la retracción pulmonar, en forma espiralada alrededor del aire inspirado de alta velocidad que desciende en espiral por la región central de las vías aéreas. Utilizado con autorización. © 2015, Bunnell Inc.

b. En la VAFO, el aire exhalado es extraído de los pulmones del paciente durante la exhalación ("exhalación activa") típicamente en el doble de tiempo de la inspiración (es decir, cuando el porcentaje de tiempo inspiratorio se establece en 33% y la relación I:E = 1:2), lo que ayuda a reducir la probabilidad de crear puntos de atrapamiento (*v.* "Posibilidad de atrapamiento aéreo", más adelante).
c. Efectos netos de la espiración pasiva frente a activa:
(1) La VJAF habitualmente es operada a frecuencias más bajas que las utilizadas con la VAFO, lo cual prolonga el tiempo espiratorio y permite una exhalación completa.
(2) La VAFO habitualmente es operada a una PMVA más alta en comparación con la VJAF con el fin de contrarrestar la excursión activa a baja presión de la presión en la vía aérea durante la exhalación (*v.* más adelante).
7. Posibilidad de atrapamiento aéreo:
a. El atrapamiento aéreo es una preocupación principal cuando se utiliza VAF, y se vuelve evidente cuando la $PaCO_2$ se eleva y no se puede reducir aumentando la amplitud de presión en la vía aérea.
b. El atrapamiento aéreo se produce durante todas las formas de ventilación, incluida la VAF, pero puede producirse por diferentes mecanismos.
c. El principal mecanismo que ocasiona atrapamiento aéreo es no permitir suficiente tiempo para que el aire exhalado salga por completo antes de una nueva inspiración:
(1) Este mecanismo ocasiona atrapamiento aéreo durante la VMC y la VJAF en las cuales la exhalación es pasiva, la cual depende de la retracción elástica de los pulmones.
(2) Este mecanismo también puede presentarse durante la VAFO, en la cual el aire es extraído desde los pulmones durante la exhalación, pero es secundaria a otro mecanismo denominado estrangulamiento (*choking*).
d. La asfixia se produce cuando la presión fuera de una vía aérea supera a la presión dentro de esta, sobrepasa la fuerza estructural y ocasiona su colapso:
(1) Este mecanismo puede ocasionar atrapamiento aéreo durante la VAFO.
(2) A medida que el aire es extraído desde los pulmones durante la VAFO, la presión en las vías aéreas cae por debajo de lo que sería la PEEP si la exhalación sucediera de forma pasiva.
(3) Si el descenso de la presión es suficiente, la vía aérea colapsa.
8. Respiración espontánea:
a. El flujo de aire utilizado durante la VJAF es bastante bajo (1 lpm a 8 lpm en neonatos), por lo que el aire para la respiración espontánea es administrado por la VMC conjunta. (Los ventiladores híbridos proporcionan aire para la respiración espontánea de modo similar).
b. Falta información concerniente a la respiración espontánea de parte de neonatos durante la VAFO.
G. A quién puede ayudar la VAF, cómo y por qué:
1. Según las teorías relacionadas con la frecuencia de resonancia, la VAF es idealmente apta para el tratamiento de trastornos pulmonares restrictivos que se caracterizan por una baja distensibilidad pulmonar:
a. El aire puede fluir dentro y fuera de tales pulmones muy rápidamente en cualquier dirección.
b. La naturaleza difusa y homogénea del SDR es óptima para la onda sinusoidal de la VAFO.
2. Utilizada adecuadamente, la VAF es el paradigma de "ventilación protectora del pulmón":
a. Abrir los pulmones.
b. Mantenerlos abiertos.
c. Ventilar tan suavemente como sea posible.
3. Aunque la prevención de la lesión pulmonar es el principal objetivo de la VAF, muchas, si no la mayoría, de las aplicaciones de la VAF pueden producirse luego de que la lesión pulmonar ya se ha manifestado.
4. La VJAF ha demostrado ser efectiva para el tratamiento de lesiones pulmonares no homogéneas y escapes de aire, tales como el EIP:
a. Las inspiraciones de alta velocidad evitan las áreas pulmonares lesionadas (debido a la inflamación o a la elevada resistencia), lo que mejora el equilibrio ventilación/perfusión.
b. El desinflado de las áreas pulmonares lesionadas se puede lograr reduciendo la frecuencia de la VJAF mientras se mantiene el T_I en su configuración más baja (0,020 s), con lo que se obtiene una relación I:E de hasta 1:12.
c. La VJAF se puede utilizar con una PMVA menor, pero, habitualmente, es mejor utilizar una PEEP suficiente para mantener un volumen pulmonar adecuado sin respiraciones con VMC. (Los pacientes cardíacos son una excepción, ya que la elevación de la PEEP aumenta la poscarga del ventrículo derecho).
d. Aunque los estudios con VAFO se han enfocado en prevenir en lugar de tratar la lesión pulmonar, las características protectoras pulmonares inherentes a la VAFO respaldan su utilización preferente en comparación con la VMC.
5. Los dispositivos de VAF pueden ventilar a pacientes que son imposibles de ventilar efectivamente de cualquier otra manera, tales como las siguientes:
a. Hernia diafragmática congénita grave, en la cual un V_T pequeño y una PMVA elevada pueden preservar lo poco que queda de pulmón disponible para la ventilación.

b. Escapes y fugas en la vía aérea superior ante los cuales con la VJAF los "pulsos" de aire inspirado pasan de largo las alteraciones, lo que permite una ventilación distal y la curación de las lesiones de la vía aérea.
c. Pacientes de cirugía cardíaca:
(1) La VJAF puede permitir una mejor perfusión pulmonar y un mayor gasto cardíaco mediante una leve hiperventilación a una PMVA relativamente baja.
(2) La reparación quirúrgica se puede lograr mientras se utiliza la VJAF, lo que proporciona un mejor acceso al corazón y los grandes vasos.
(3) El tórax se puede cerrar luego de la cirugía sin efectos adversos sobre el gasto cardíaco.
d. Trastornos pulmonares obstructivos, tales como el síndrome de aspiración de líquido amniótico meconial (SAM), en el que la VAF puede facilitar la eliminación de las secreciones excesivas y mejorar el equilibrio V/Q.
e. Los pacientes con trastornos donde la VAF puede facilitar la entrega o aumentar los beneficios de la utilización de gases de la especialidad, tales como óxido nítrico o helio (p. ej., HPPRN o estado asmático).
f. Displasia broncopulmonar (DBP), en la que un V_T pequeño y frecuencias más bajas con mayores tiempos de exhalación pueden facilitar la curación y la descompresión de pulmones hiperinsuflados.

V. Cómo maximizar los beneficios y minimizar los riesgos de la VAF:
A. Idealmente, la VAF se debe comenzar tan pronto como se administra surfactante exógeno o la CPAP/VMC nasal parezca ser adecuada, aunque la utilización temprana es controvertida, debido a que en los primeros estudios, en los que se utilizaron estrategias de tratamiento desacertadas, se detectó una mayor incidencia de lesión cerebral (HIV, LPV):
1. La estrategia es clave para evitar tales lesiones:
a. Lo más importante: evitar la hiperventilación monitoreando cuidadosamente la $PaCO_2$ (se recomienda la $TcPCO_2$).
b. Reclutamiento pulmonar total y mantenimiento de un volumen pulmonar adecuado.
2. La VAF es más parecida a la CPAP que a la VMC.
B. Ajustar la estrategia ventilatoria a la fisiopatología y a la disponibilidad de un ventilador apropiado:
1. La utilización de estrategias ventilatorias adecuadas para trastornos pulmonares específicos es más importante que el tipo de ventilador utilizado, pero hay que conocer las limitaciones de los dispositivos que se utilizan.
2. Limitaciones de la VJAF:
a. Exhalación pasiva:
(1) Puede requerir utilizar menores frecuencias en comparación con la VAFO para evitar atrapamiento aéreo.
(2) Los pulmones más distensibles también pueden requerir menores frecuencias y mayores T_I.
b. La utilización de VMC concomitante puede ser excesiva:
(1) Las respiraciones con VMC se deben utilizar para ayudar al reclutamiento alveolar, no para asistir a la ventilación.
(2) Seguir las instrucciones para encontrar la PEEP óptima (*v.* más adelante) y utilizar configuraciones de VMC mínimas a menos que activamente se esté reclutando volumen pulmonar.
(3) Si la oxigenación se ve afectada cuando se reduce la magnitud o la frecuencia de las respiraciones con VMC, aumentar la PEEP hasta que las respiraciones con VMC ya no sean necesarias. (Los pacientes cardíacos son una excepción. El incremento de la PEEP puede estar contraindicado para algunos pacientes cardíacos; una frecuencia de VMC de 5 rpm a 10 rpm puede ayudar a mantener la oxigenación).
c. De forma inesperada la VJAF puede movilizar secreciones:
(1) Estar preparado para aspirar inmediatamente después de iniciar la VJAF.
(2) Solo aspirar cuando esté indicado para evitar el colapso de los alvéolos.
3. Limitaciones de la VAFO:
a. Exhalación activa:
(1) Puede requerir una mayor PMVA para evitar el atrapamiento aéreo.
(2) Seleccionar los pacientes para la VAFO que toleren o, incluso, se beneficien de una mayor PMVA (p. ej., SDR).
b. Puede no funcionar bien con trastornos pulmonares no homogéneos, debido a una relación I:E limitada.
c. Tener cuidado con las impactaciones de moco.
4. Limitaciones de la ventilación convencional con VAF incorporada:
a. El volumen compresible de los circuitos del paciente y del humidificador de estilo convencional limita la efectividad de la VAF.
b. Gestionar adecuadamente la VMC concomitante:
(1) Aumentar la frecuencia de la VMC para reclutar activamente los alvéolos colapsados (~5 rpm).
(2) Reducir la VMC (a CPAP de ser posible) cuando se resuelve la atelectasia.
(3) Interrumpir la VMC (es decir, utilizar CPAP) en presencia de escapes de aire.

C. Elegir una frecuencia de VAF que proporcione una ventilación adecuada con la menor DP (amplitud de presión), el menor V_T y sin atrapamiento aéreo:
   1. Establecer una frecuencia y un ciclo de trabajo (I:E) que sean compatibles con las constantes de tiempo pulmonares del paciente:
      a. Los neonatos prematuros tienen pulmones pequeños y rígidos con constantes de tiempo uniformemente cortas, por lo que mayores configuraciones de la frecuencia y de la relación I:E con tiempos inspiratorio y espiratorio relativamente cortos son adecuados.
      b. Frecuencias tan bajas como 240 rpm (4 Hz) en las que la relación I:E = 1:12 funcionan mejor ante enfermedades pulmonares caracterizadas por largas constantes de tiempo de exhalación, tales como el EIP, la DBP y el SAM.
   2. Venegas y Fredberg desarrollaron una fórmula para calcular la frecuencia óptima utilizando constantes de tiempo, que ellos llamaron frecuencia de corte: $fc = 1/(2\pi DR)$, donde fc = frecuencia esquina, D = distensibilidad, R = resistencia.
      a. La representación gráfica de la presión pico o la amplitud de presión medida en la carina frente a la frecuencia para los pulmones que están siendo ventilados con volumen corriente constante en neonatos en diversas situaciones ilustra esta ecuación (Figura 41.5):
         (1) La presión pico cae rápidamente con una frecuencia creciente hasta que alcanza una "esquina", donde la presión se aplana o comienza a elevarse.
         (2) A esta frecuencia, es necesaria la menor presión para lograr una ventilación sin atrapamiento aéreo.
         (3) La utilización de una frecuencia muy por debajo o por encima de la frecuencia de corte del pulmón puede resultar en amplitudes de presión innecesariamente elevadas en las vías aéreas proximales.
      b. En general, cuando la distensibilidad pulmonar disminuye, la frecuencia de corte aumenta, y cuando la resistencia de la vía aérea aumenta, la frecuencia de corte desciende.
      c. Utilizando esta ecuación con valores típicos de distensibilidad (0,2 mL/cm H_2O) y resistencia de la vía aérea (50 cm H_2O/L/s) para un neonato extremadamente prematuro se obtiene una frecuencia recomendada de 16 Hz o 960 rpm aunque en la curva de tales pacientes (*v.* Figura 4.15) no queda muy claro dónde está esa "esquina".
      d. A medida que aumenta la distensibilidad, la frecuencia óptima disminuye. (Por lo tanto, un niño más grande con una distensibilidad pulmonar de 0,4 mL/cm H_2O tendría un mejor resultado a una frecuencia de 8 Hz o 480 rpm).
      e. Debido a que la ventilación mecánica desencadena la inflamación, la resistencia de las vías aéreas habitualmente empeora cuanto mayor es el tiempo que se ventila a un niño; por lo tanto, es prudente utilizar frecuencias bajas para los neonatos más enfermos, así como para los niños más grandes con neumonía por aspiración o bronquiolitis:

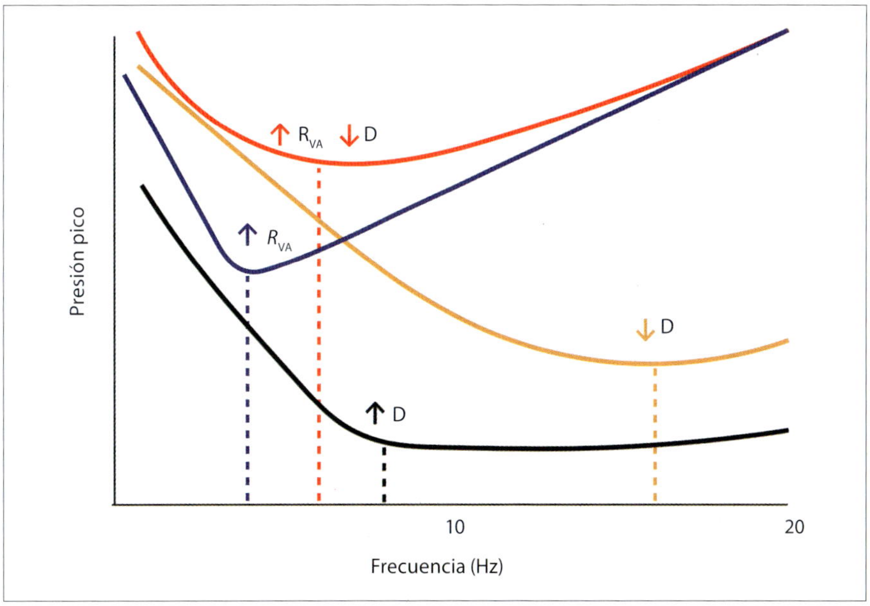

Figura 41.5 Las frecuencias de VAF óptimas permiten una ventilación adecuada con la menor presión en la vía aérea, y son determinadas por las constantes de tiempo pulmonares (distensibilidad y resistencia en la vía aérea). La disminución de la distensibilidad aumenta la frecuencia óptima, y el incremento de la resistencia de la vía aérea la disminuye. Los pulmones con escasa resistencia de la vía aérea e hiperinsuflados por atrapamiento aéreo, como sucede en niños con DBP, tienen una frecuencia óptima considerablemente menor. Nótese cómo los niños con SDR pueden estar bien ventilados a una frecuencia de 10 Hz a 15 Hz, pero si su situación empeora por desarrollar EIP o DBP, pueden tener una mejor ventilación a frecuencias más bajas. Estos conceptos fueron desarrollados a partir de las teorías y los análisis numéricos de José Venegas y Jeff Fredberg. Venegas JG, Fredberg JJ, Understanding the pressure cost of high frequency ventilation: why does high frequency ventilation work? Crit Care Med 1994; 22: S49-57. Utilizado con autorización.© 2015, Bunnell Inc.

(1) Un neonato grande con SAM puede tener una distensibilidad de 0,4 mL/cm H_2O y una resistencia de la vía aérea de 100 cm H_2O/L/s.

(2) La frecuencia de corte para ese niño es fc = 1/(2πDR) = 4 Hz o 240 rpm.

f. A medida que la resistencia mejora, la frecuencia óptima aumenta, debido a que es más fácil que el aire espirado salga rápidamente:

(1) Un neonato que se recupera de una SAM puede tener una distensibilidad pulmonar de 0,5 mL/cm H_2O y una resistencia de la vía aérea = 50 cm H_2O/L/s.

(2) La frecuencia de corte para este niño es fc = 1/(2πDR) = 6 Hz o 360 rpm.

g. Como se mostró en la Figura 41.5, es esencial la utilización de frecuencias más bajas cuando la resistencia de la vía aérea es problemática, mientras que la diferencia en la presión pico necesaria para ventilar a mayores frecuencias se aplana cuando la distensibilidad pulmonar es el principal problema.

D. Neonato estable con PMVA adecuada:

1. VAFO: típicamente la PMVA es, al menos, 2 cm H_2O más alta que la requerida por la VMC o la VJAF para mantener la misma oxigenación:

a. Utilizar radiografías torácicas junto con oximetría de pulso para evaluar la presencia de atelectasias, el volumen pulmonar y la necesidad de más PMVA.

b. Mantener un equilibrio entre el volumen pulmonar adecuado y el gasto cardíaco.

2. VJAF: mantener la PMVA actualmente en uso cuando se comienza la VJAF a menos que sea muy alta (> 15 cm H_2O) o cambiar desde VAFO hacia VJAF:

a. Si se comienza desde VMC, elevar la PEEP ~2 cm H_2O para mantener la PMVA.

b. Si se comienza desde VAFO, mantener la PMVA o reducirla 1 cm H_2O a 2 cm H_2O.

E. Determinar la amplitud de presión / el volumen corriente para proporcionar una ventilación adecuada:

1. Tan pronto como el niño está estabilizado, verificar la $PaCO_2$.

2. No utilizar la frecuencia para controlar la $PaCO_2$ si se tiene confianza de que se configuró y ajustó la frecuencia adecuadamente al inicio de la VAF:

a. Ajustar la DP y la potencia de la VAFO.

b. Ajustar la PIP de la VJAF, lo que altera la DP = PIP – PEEP.

c. Ajustar las configuraciones que crean el volumen corriente en otros dispositivos.

3. Evitar la hiperinsuflación:

a. VAFO: si no se puede ventilar adecuadamente sin cambiar la frecuencia, el V_t entregado puede ser demasiado elevado como para ser exhalado en el tiempo adjudicado:

(1) La disminución de la frecuencia prolonga el tiempo de exhalación y aumenta el volumen corriente.

(2) Si la reducción de la frecuencia no permite lograr un control adecuado de la ventilación, puede ser necesario cambiar a un dispositivo diferente para lograr tiempos de exhalación más prolongados.

b. VJAF: si la PEEP monitoreada > PEEP configurada, esto puede indicar una PEEP no intencionada causada por atrapamiento aéreo:

(1) La reducción de la frecuencia aumenta el tiempo de exhalación pero disminuye el volumen minuto.

(2) Puede ser necesario aumentar la PIP para mantener una ventilación adecuada.

(3) Si el incremento de la PIP no reduce la $PaCO_2$, el aumento del T_I aumenta el V_T. (comenzar aumentando el T_I de 0,020 a 0,026 s, y utilizar el máximo de 0,034 s de ser necesario).

4. Evitar la hiperinsuflación mediante un monitoreo atento de la PCO_2.

F. Optimizar la PEEP/PMVA y mantener un volumen pulmonar adecuado para lograr una buena oxigenación (el objetivo más importante y más difícil de la ventilación protectora de los pulmones con VAF):

1. VAFO: encontrar y mantener la PMVA óptima utilizando oximetría de pulso y radiografía de tórax para valorar la insuflación pulmonar:

a. Recomendaciones para lograr la insuflación pulmonar óptima durante la VAFO según la posición del diafragma:

(1) Por debajo de la undécima costilla, reducir la frecuencia primero en decrementos de 2 Hz hasta alcanzar los 10 Hz; luego, disminuir la PMVA un 20%.

(2) Entre la décima y la undécima costilla, reducir la frecuencia primero en decrementos de 2 Hz hasta alcanzar los 10 Hz; luego, disminuir la PMVA un 10%.

(3) Entre las costillas 8 y 9, sin cambios.

(4) Por encima de la octava costilla, aumentar la PMVA un 10%.

(5) Por encima de la séptima costilla, aumentar la PMVA un 20%.

b. Asumiendo una insuflación pulmonar aceptable durante la VAFO:

(1) FiO_2 > 0,40, aumentar la PMVA en incrementos de 1 cm H_2O hasta que la FiO_2 ya no desciende.

(2) FiO_2 entre 0,30 y 0,40, se puede aumentar la PMVA o no efectuar cambios, según la insuflación pulmonar.

(3) FiO_2 < 0,30, reducir la PMVA en decrementos de 1 cm H_2O hasta que la FiO_2 empieza a elevarse.

(4) Si la FiO_2 cambia en 0,2 puntos, evaluar la insuflación pulmonar.

2. VJAF: utilizar VMC para ayudar a reclutar los alvéolos colapsados y PEEP para estabilizar los pulmones:
   a. Establecer la VMC a 5 rpm con PIP lo suficientemente alta para ocasionar una elevación torácica adecuada que permita determinar si la PEEP es apropiada una vez que la SpO_2 esté estable y la FiO_2 esté ajustada de forma tal que la SpO_2 sea cercana al 90%:
      (1) Cambiar desde una VMC a 5 rpm hasta CPAP o un valor tan cercano a 0 rpm como se pueda sin ocasionar alarmas por apnea en la VMC (es decir, utilizar valores mínimos de frecuencia de VMC, PIP y T_I).
      (2) Si la SpO_2 permanece estable, la PEEP es adecuada y las respiraciones con VMC no son necesarias (continuar con la VMC en modo CPAP o a valores mínimos de frecuencia, PIP y T_I).
      (3) Si la SpO_2 desciende, aumentar la PEEP 1 cm H_2O a 2 cm H_2O y reinstituir la VMC a 5 rpm durante algunos minutos hasta que la SpO_2 aumente hasta el valor en el que estaba antes (~90%).
   b. Repetir el cambio hacia CPAP o VMC mínima con una mayor PEEP hasta que la VJAF pueda continuar con CPAP o VMC minimizada con SpO_2 estabilizada cercana al 90% con FiO_2 reducida.
   c. Si la FiO_2 < 0,50, contrastar los riesgos frente a los beneficios de un mayor reclutamiento alveolar.
3. VAFO + VMC: utilizar un abordaje similar al de la VJAF explicado más arriba.

G. Ajustar las configuraciones de la VAF de manera razonable a medida que el estado del paciente cambia:
1. En general, no reducir la PEEP o la PMVA cuando la FiO_2 aún es mayor de 0,30.
2. No volver a la VMC; esta puede ocasionar mayor lesión pulmonar y prolongar la ventilación mecánica general:
   a. Si los gases en sangre son inaceptables, reevaluar y ajustar la estrategia.
   b. Si los gases en sangre son normales o mejoraron, llevar a cabo el destete adecuadamente.
3. Estrategia para tratar la hiperinsuflación con VJAF:
   a. Ausencia de respiraciones de VMC.
   b. PEEP suficiente para mantener la permeabilidad de la vía aérea (típicamente ≥ 8 cm H_2O).
   c. Reducir la frecuencia de la VJAF para prolongar el T_E y permitir la difusión de gases desde las áreas afectadas (p. ej., 240 rpm con una relación I:E = 1:12).
   d. El éxito con esta estrategia requiere paciencia (el tiempo promedio de extubación fue de 7 días en un pequeño estudio retrospectivo de diez pacientes tratados con VJAF).
   e. En casos extremos, en los que los pacientes con lesión pulmonar difusa están sufriendo una hipercarbia extraordinaria a pesar de la optimización de la frecuencia y de la elevación de la PIP:
      (1) Aumentar el T_I desde 0,020 s en incrementos de 0,004 s a 0,006 s hasta un máximo de 0,034 s.
      (2) Este cambio puede aumentar la entrega de V_T en hasta un 70% mientras se reduce el T_E < 10%.

H. Llevar a cabo el destete hacia CPAP nasal u otros modos de soporte no invasivo.

VI. Conclusiones:

A. La VAF puede ser extremadamente beneficiosa si se utiliza el dispositivo adecuado en el paciente apropiado con la estrategia adecuada en el tiempo apropiado:
1. Iniciar la VAF más temprano que tarde (la prevención del daño pulmonar es mejor, aunque menos impresionante que rescatar a neonatos en apuros).
2. Conocer las capacidades y limitaciones de los dispositivos de VAF disponibles.
3. Desarrollar estrategias de aplicación basadas en las constates de tiempo pulmonares y en la fisiopatología.

B. Estar preparado para cambiar la estrategia según lo determinen las condiciones.

C. Realizar un destete hacia CPAP nasal u otro modo no invasivo de ventilación.

D. Permitir que el sentido común y el conocimiento sólido de la fisiopatología pulmonar, de la mecánica pulmonar y de las características del dispositivo de VAF sirvan de guía.

Bibliografía de consulta

Bandy DP, Donn SM, Nicks JJ, Naglie RA. A comparison of proximal and distal high-frequency jet ventilation in an animal model. Pediatr Pulmonol 1986; 2: 225-9.

Boros SJ, Mammel MC, Coleman JM, et al. A comparison of high-frequency oscillatory ventilation and high-frequency jet ventilation in cats with normal lungs. Pediatr Pulmonol 1989; 7: 35-41.

Boynton BR, Villanueva D, Hammond MD, et al. Effect of mean airway pressure on gas exchange during high-frequency oscillatory ventilation. J Appl Physiol 1991; 70: 701-7.

Clark RH. High-frequency ventilation. J Pediatr 1994; 124: 661-70.

Donn SM, Zak LK, Bozynski MEA, et al. Use of high-frequency jet ventilation in the management of congenital tracheoesophageal fistula associated with respiratory distress syndrome. J Pediatr Surg 1990; 25: 1219-21.

Dubois AB, et al. Oscillation mechanics of lungs and chest in man. J Appl Physiol 1956; 8: 587.

Froese AB, Bryan AC. High frequency ventilation. Am Rev Resp Dis 1987; 135: 1363-74.

Harris TR, Bunnell JB. High-frequency jet ventilation in clinical neonatology. En: Pomerance JJ, Richardson CJ (eds). Neonatology for the clinician. Norwalk: Appleton & Lange, 1993; p. 311-24.

Haselton FR, Scherer PW. Bronchial bifurcations and respiratory mass transport. Science 1980; 208: 69-71.
Henderson Y, Chillingworth FP, Whitney JL. The respiratory dead space. Am J Physiol 1915; 38: 1-19.
Keszler M, Durand DJ. Neonatal high-frequency ventilation. Past, present, and future. Clin Perinatol 2001; 28: 579-607.
Kocis KC, Meliones JN, Dekeon MK, Callow LB, et al. High-frequency jet ventilation for respiratory failure after congenital heart surgery. Circulation 1992; 86 (suppl II): II-127–II-132.
Musk GC, Polglase GR, Bunnell JB, McLean CJ, Nitsos I, Song Y, Pillow JJ. High positive end-expiratory pressure during high frequency jet ventilation improves oxygenation and ventilation in preterm lambs. Pediatr Res 2011; 69: 319-24.
Perez Fontan JJ, Heldt GP, Gregory GA. Mean airway pressure and mean alveolar pressure during high-frequency jet ventilation in rabbits. J Appl Physiol 1986; 61: 456-63.
Slutsky AS. Mechanisms affecting gas transport during high-frequency oscillation. Crit Care Med 1984; 12: 713-7.
Slutsky AS. Lung injury caused by mechanical ventilation. Chest 1999; 116 (1 Suppl): 9S-15.
Venegas JG, Fredberg JJ. Understanding the pressure cost of high frequency ventilation: why does high-frequency ventilation work? Crit Care Med 1994; 22: S49-57.

42

Ventilación *jet* de alta frecuencia

Martin Keszler

I. Indicaciones:
  A. Tratamiento de rescate tardío. La ventilación *jet* de alta frecuencia (VJAF) se ha utilizado ampliamente para el tratamiento de la insuficiencia respiratoria refractaria que no responde a la ventilación convencional (VMC). El síndrome de escape de aire ha sido el trastorno subyacente tratado más frecuentemente, pero los neonatos con hipoplasia pulmonar secundaria a hernia diafragmática congénita (HDC), síndrome de dificultad respiratoria (SDR), síndrome de aspiración de líquido amniótico meconial (SAM) y neumonía también son tratados con bastante éxito utilizando VJAF en el modo de rescate.
  B. Tratamiento de rescate temprano. La VJAF tiene eficacia documentada y se utiliza ampliamente en el tratamiento del SDR moderado a grave, el enfisema intersticial pulmonar (EIP), grandes escapes a través de una fístula broncopleural (neumotórax intratable) o de una fístula traqueoesofágica, distensión abdominal con escasa distensibilidad de la pared torácica, HDC y SAM con hipertensión pulmonar o sin esta.
  C. Uso profiláctico. A pesar de la evidencia sobre la efectividad de la VJAF para reducir la incidencia de displasia broncopulmonar (DBP) en un gran estudio multicéntrico, el tratamiento de primera línea de niños con SDR con alto riesgo de desarrollar DBP no se practica de rutina.

II. Beneficios de la VJAF:
  A. Menor amplitud de presión (ΔPresión = presión inspiratoria pico [PIP] – presión positiva al final de la espiración [PEEP]), en comparación con la VMC.
  B. Eliminación de CO_2 muy efectiva.
  C. Flexibilidad para utilizar una presión media en la vía aérea (PMVA) tanto baja como alta, según esté indicado.
  D. Resolución más rápida de los escapes de aire.
  E. Disminución del flujo a través de puntos de disrupción de la vía aérea.
  F. Capacidad de utilizar una PEEP elevada de forma segura.
  G. Reclutamiento y mantenimiento efectivo del volumen pulmonar con respiración tipo suspiro de apoyo.
  H. Mejor hemodinámica, debido a una menor interferencia con el retorno venoso.
  I. Movilización de secreciones y de material aspirado.
  J. Menor riesgo de DBP.

III. Posibles complicaciones de la VJAF:
  A. En algunos de los primeros estudios, en los que se utilizó una humidificación inadecuada, se informó daño de la mucosa traqueal y de los grandes bronquios. Esto ya no es un problema.
  B. En un estudio se informó una mayor incidencia de leucomalacia periventricular y de hemorragia intraventricular (HIV), probablemente relacionadas a hiperventilación e hipocapnia no intencionadas. Se observaron hallazgos similares en algunos estudios de ventilación oscilatoria y con hiperventilación convencional. El riesgo de hiperventilación no intencionada se puede reducir utilizando monitoreo de $TcPO_2$, en especial cuando se inicia la VJAF.
  C. El atrapamiento aéreo es posible si se utiliza una frecuencia ventilatoria inadecuadamente alta. Este es un fenómeno que puede ocurrir con todos los ventiladores.

IV. Utilización clínica:
  A. Selección de pacientes:

1. Se deben considerar cuidadosamente los riesgos y los beneficios antes de iniciar la VJAF.
2. En la mayoría de las situaciones es preferible el inicio temprano más que tardío.
3. La selección de pacientes se debe basar en la experiencia clínica y en la evidencia publicada sobre la eficacia.
4. Al igual que cualquier otro ventilador, el ventilador LifePulse Jet® es una herramienta que funciona tan bien como la destreza clínica del usuario, la atención a los detalles y el conocimiento de la fisiopatología subyacente lo permiten.

B. Control básico del intercambio gaseoso:

1. Los principios básicos del intercambio gaseoso con la VJAF no son diferentes de los de la ventilación convencional u oscilatoria.
2. De modo similar a otros tipos de ventilación, la oxigenación está determinada por la FiO_2 y la PMVA: mayor PMVA = mejor oxigenación.
3. La PMVA está determinada por la PIP, la PEEP y el tiempo inspiratorio; la PEEP es por lejos el factor más importante. Debido al T_I extremadamente corto, la PMVA solo es ligeramente superior a la PEEP. Por esta razón, por lo general, se necesitan valores de PEEP superiores a los utilizados frecuentemente con la VMC. No es inusual requerir PEEP de 10 cm H_2O a 12 cm H_2O en niños enfermos.
4. La ventilación (eliminación de CO_2) es controlada principalmente por la amplitud de presión (DP = PIP – PEEP), la cual determina el volumen corriente (V_T) entregado. En la VJAF, la eliminación de CO_2 es proporcional a $(V_T)^2$; por lo tanto, incluso pequeños cambios en el V_T pueden dar como resultado grandes oscilaciones en la $PaCO_2$. Ante circunstancias normales, la PIP se debe incrementar 1 cm H_2O a 2 cm H_2O para reducir la $PaCO_2$ y se la debe disminuir 1 cm H_2O a 2 cm H_2O para elevar la $PaCO_2$. Se prefieren cambios más pequeños, repetidos, de ser necesario, en vez de un único descenso grande, el cual podría tener efectos no anticipados.
5. Cuando el volumen pulmonar es optimizado, la distensibilidad puede mejorar drásticamente y esto puede resultar en un gran incremento del V_T y en una correspondiente caída en la $PaCO_2$. La observación atenta del movimiento de la pared torácica y la reducción agresiva de la PIP pueden ser necesarias para evitar una $PaCO_2$ peligrosamente baja. Se recomienda el monitoreo del $TcPCO_2$ para minimizar este riesgo.
6. La frecuencia tiene un efecto relativamente menor sobre la ventilación. El rango habitual es de 300 ciclos/min a 450 ciclos/min, según el tamaño del neonato y de las constantes de tiempo. Una frecuencia demasiado alta puede aumentar la $PaCO_2$, debido al desarrollo de atrapamiento aéreo.
7. A diferencia de la VAFO, un cambio en la frecuencia ventilatoria no modifica el V_T a menos que el cambio de frecuencia elimine u ocasione atrapamiento aéreo.
8. Con la VJAF, la exhalación es pasiva. El T_I casi siempre debe permanecer en el valor más bajo posible, de 0,02 s, para maximizar el T_E.
9. Se puede superponer una frecuencia de VMI de fondo de 2 a 5 insuflaciones/min sobre los pulsos de VJAF para reclutar/mantener el volumen pulmonar (suspiro periódico). La PIP debe ser ligeramente inferior a la PIP de la VJAF o de una intensidad tal que no interrumpa al ventilador *jet*. El T_I de los suspiros debe ser de alrededor de 0,5 s. Se debe omitir la VMI de fondo en presencia de expansión excesiva o escapes de aire.
10. Los suspiros reclutan volumen pulmonar, pero es necesaria una PMVA (PEEP) adecuada para mantenerlo. Algunos recomiendan omitir los suspiros una vez alcanzado el reclutamiento de volumen pulmonar. Este autor prefiere continuar con una frecuencia muy baja de 2 suspiros/min para mantener el volumen pulmonar con una menor PMVA.
11. El destete de la VJAF se logra principalmente retirando la PIP y dejando la frecuencia sin cambios, excepto cuando exista una sospecha de atrapamiento aéreo a partir de un incremento de la resistencia de la vía aérea.
12. La reducción de la DP mediante el descenso de la PIP también reduce la PMVA y de esta manera afecta a la oxigenación. Este problema se puede evitar aumentando la PEEP.

C. Principios importantes de aplicación clínica:

1. El adaptador estándar del tubo endotraqueal (TET) de 15 mm se debe reemplazar por el adaptador Bunnell LifePort® antes de iniciar la VJAF. Las líneas de monitoreo del *jet* y de la presión inicialmente deben estar cerradas, luego se las debe conectar al circuito *jet* con el ventilador en modo *standby*.
2. La punta del TET no debe estar demasiado cerca de la carina (óptimamente al menos 1 cm por encima de ella) para evitar dirigir de manera inadvertida el chorro *jet* preferentemente hacia uno de los bronquios principales.
3. El TET se debe acortar hasta la longitud práctica más corta para evitar que se pliegue o se tuerza; el circuito del paciente debe ser sostenido para mantener el tubo recto.
4. La cabeza del neonato se debe mantener en la línea media y ligeramente extendida usando una manta debajo de los hombros, para mantener el TET tan derecho como sea posible y así optimizar la penetración del chorro *jet* a través de las vías aéreas. Si se permite que la cabeza gire hacia los lados, el chorro *jet* choca con la pared de la tráquea, debido a que el TET ingresa a la tráquea en ángulo. Esto puede resultar en daño de la mucosa y ciertamente reduce la eficiencia del intercambio gaseoso.

D. Ajuste de la estrategia ventilatoria a la fisiopatología de la enfermedad:
   1. La elección de una estrategia ventilatoria adecuada es crucial; una estrategia errónea puede resultar en una falta de respuesta o complicaciones.
   2. Los ajustes del ventilador se deben seleccionar según las necesidades específicas de cada paciente.
   3. Se debe considerar la enfermedad subyacente, la edad posnatal y el tamaño del paciente para la elección de la estrategia y de los ajustes adecuados.

E. Estrategia de baja presión:
   1. En la primera época de la VJAF, este era el abordaje tradicional para tratar los escapes de aire, pero ha sido ampliamente abandonado. A veces, aún puede ser necesario cuando un escape de aire refractario es un problema mayor (p. ej., EIP grave con expansión excesiva, fístula broncopleural de gran tamaño) y lo imperativo es reducir las presiones pico y media en la vía aérea para intentar resolver el escape de aire. Hoy en día esta situación es infrecuente.
   2. La utilización generalizada de la estrategia de baja presión en los primeros días de la VJAF es la causa por la cual se tiene el concepto erróneo de que la VJAF no es buena para la oxigenación. Cuando se la utiliza con una óptima estrategia de volumen, la VJAF resulta en una oxigenación tan buena como la VAFO.
   3. La PIP se debe establecer en un 10% a un 15% por debajo del nivel actual de la VMC.
   4. La PEEP debe ser de 5 cm H_2O a 6 cm H_2O, según la gravedad del escape de aire y de la enfermedad pulmonar concomitante (puede necesitar ser mayor si coexisten atelectasias con el EIP).
   5. Recordar que la oxigenación está relacionada con la PMVA y que puede deteriorarse con la caída en la PIP y con un T_I corto. Puede ser necesario aceptar una PaO_2 marginal y frecuentemente se necesita una mayor FiO_2.
   6. En este contexto, por lo general, se considera adecuada una hipercapnia permisiva.
   7. La utilización de una estrategia de baja presión debe estar limitada a neonatos con EIP difuso grave y expansión pulmonar excesiva y persistente; un EIP menos grave o más localizado se trata mejor con una estrategia de volumen pulmonar óptimo para evitar atelectasias.
   8. El T_I se debe mantener en el valor mínimo de 0,02 s para promover la exhalación.
   9. Se debe omitir la VMI de fondo. La frecuencia óptima de VJAF depende de la estimación de las constantes de tiempo del paciente, las cuales, por lo general, están aumentadas en el EIP. El rango habitual es de 360 a 420 respiraciones/min para permitir un adecuado tiempo espiratorio.
   10. Si la oxigenación marginal evita un posterior descenso de la PIP, pero la $PaCO_2$ es baja, hay que reducir la amplitud de presión incrementando la PEEP para evitar la hipocapnia y para mantener la oxigenación.
   11. Si se desarrolla una atelectasia difusa y la oxigenación es inadecuada, está indicado un incremento de la PMVA (es decir, una PEEP mayor), siempre y cuando la ventilación sea adecuada. Puede ser necesario aplicar algunos suspiros al momento de volver a reclutar volumen pulmonar.
   12. Si, además, la ventilación es inadecuada, también se debe aumentar la PIP.
   13. A medida que el escape de aire se resuelve y la atelectasia se vuelve el problema dominante, hay que realizar una transición hacia la estrategia de volumen óptimo (*v.* más adelante).

F. Estrategia de volumen óptimo:
   1. Esta estrategia es adecuada en la mayoría de las situaciones, especialmente en el SDR.
   2. El objetivo es optimizar el volumen pulmonar, lo que mejora de esta manera el equilibrio V/Q, garantizar una distribución homogénea del V_T en un pulmón abierto y evitar el ciclo de reclutamiento/pérdida de reclutamiento típico de la ventilación convencional con V_T de gran magnitud.
   3. Cuando se pasa desde la VMC, se debe lograr un ligero incremento en la PMVA aumentando la PEEP.
   4. La siguiente regla general se puede utilizar para los ajustes iniciales de la PEEP:
      a. Establecer la PEEP en 6 cm H_2O a 7 cm H_2O si la FiO_2 es < 0,30.
      b. Establecer la PEEP en 7 cm H_2O a 8 cm H_2O si la FiO_2 es de 0,30 a 0,50.
      c. Establecer la PEEP en 9 cm H_2O a 12 cm H_2O si la FiO_2 es > 0,50.
   5. Inicialmente la PIP debe ser la misma que en la VMC, lo que resulta en una menor amplitud de presión. Si se comienza la VJAF sin VMC previa, elegir una presión que resulte en un movimiento de la pared torácica adecuado pero no excesivo.
   6. La frecuencia de los suspiros de fondo se establece en 5/min con un T_I de 0,3 a 0,5 s y la PIP se establece 1 cm H_2O a 2 cm H_2O por debajo de la PIP *jet*.
   7. La frecuencia predeterminada de 420 ciclos/min con un T_I de 0,02 s es adecuada temprano en el curso del SDR, debido a que las constantes de tiempo son cortas. Más tarde, a medida que la distensibilidad mejora, y la resistencia de la vía aérea aumenta, puede ser necesario reducir la frecuencia para evitar el atrapamiento aéreo.
   8. La optimización del volumen pulmonar se refleja por una mejora marcada en la oxigenación. Si los ajustes iniciales no permiten el destete de la FiO_2 a un valor menor de 0,35, se debe aumentar aún más la PEEP.
   9. Cuando se ha logrado el reclutamiento de un volumen pulmonar adecuado, evidenciado por una mejor oxigenación, hay que interrumpir la VMI de fondo y observar en busca de un posible deterioro de la oxigenación en los siguientes minutos. Si la oxigenación sigue siendo buena, la PEEP es adecuada. Si la oxigenación empeora,

regresar a una frecuencia de 5 suspiros/min para volver a reclutar volumen pulmonar y aumentar la PEEP 1 cm H_2O a 2 cm H_2O. Repetir el proceso, de ser necesario. Cuando la oxigenación se mantiene estable durante 10-15 min sin VMI de fondo, la PEEP es adecuada. Se puede mantener la VMI apagada o reiniciarla con una frecuencia de fondo de 2 suspiros/min.

10. No se sabe con certeza si la VMI de fondo es beneficiosa una vez que se alcanza un volumen pulmonar estable. Sin embargo, por favor tener en cuenta que los ensayos clínicos aleatorizados publicados se realizaron utilizando suspiros de fondo.
11. La frecuencia de suspiros de fondo *no* se debe incrementar como medio principal para aumentar la PMVA. Una PMVA más alta se alcanza de manera más segura elevando la PEEP. Recordar que el V_T de gran magnitud de la ventilación convencional es lo que se está intentando evitar.
12. Una vez optimizado el volumen pulmonar, la distensibilidad puede mejorar rápidamente. Esto se refleja en un mejor movimiento de la pared torácica y una mayor eliminación de CO_2. La PIP se debe reducir rápidamente para evitar desarrollar hipocapnia. Seguir de cerca la $PaCO_2$ y utilizar el monitoreo de $TcCO_2$, si está disponible.
13. El descenso de la PIP reduce también la PMVA, lo cual es adecuado, debido a que los pulmones reclutados ahora son más distensibles y requieren menos presión de distensión para mantener el reclutamiento (Ley de Laplace).
14. Si la FiO_2 es $\leq$ 0,30 a 0,35, puede ser necesario disminuir aún más la PMVA (PEEP) para evitar una expansión excesiva.
15. Las radiografías de tórax periódicas son útiles para verificar la adecuada expansión pulmonar o para detectar una expansión excesiva. El objetivo es una expansión hasta la 8.ª a 9.ª costilla.

G. Tratamiento del SAM y de la hipertensión pulmonar persistente del recién nacido (HPPRN):

1. El SAM (*v.* Capítulo 71) es un trastorno heterogéneo y que evoluciona rápidamente en el tiempo. La efectividad de la VJAF en este síndrome es fluctuante, variando entre escasa y espectacular.
2. En una etapa muy temprana, cuando las vías aéreas de gran tamaño están obstruidas con partículas de meconio, la VJAF puede ser ineficiente, ya que el chorro *jet* se deshace por los residuos que obstruyen su paso. Habitualmente esto se puede corregir mediante una aspiración efectiva de la vía aérea.
3. La VJAF proporciona una especie de vibración interna que ayuda a movilizar las secreciones/el material aspirado. El flujo espiratorio a lo largo de la periferia de las vías aéreas de gran tamaño lleva las secreciones en sentido distal. Hay que estar preparados para aspirar cuando se inicia la VJAF, ya que puede haber reflujo de grandes cantidades de meconio.
4. Cuando predomina la inactivación del surfactante o el efecto inflamatorio del SAM, la VJAF habitualmente es bastante efectiva y la estrategia de volumen óptimo es adecuada. Sin embargo, hay que tener cuidado con una expansión excesiva o un atrapamiento aéreo como resultado de un tiempo espiratorio inadecuado. Debe recordarse que los niños más grandes con obstrucción de la vía aérea tienen constantes de tiempo prolongadas y requieren frecuencias más bajas. El rango típico es de 240 ciclos/min a 360 ciclos/min (4 Hz a 6 Hz).
5. Si existe evidencia de expansión excesiva o retención de CO_2, la intervención correcta es reducir la frecuencia y permitir un mayor tiempo espiratorio, lo que elimina la PEEP dinámica en lugar de reducir la PEEP establecida. Es necesaria una PEEP adecuada para mantener la permeabilidad de la vía aérea y el volumen pulmonar; en niños con enfermedad pulmonar grave, por lo general, se necesitan valores de PEEP mayor o igual a 10 cm H_2O.
6. Aunque la VJAF es una manera efectiva y relativamente delicada de hiperventilación, ya no se recomienda para tratar la HPPRN con alcalosis respiratoria. Evitar valores extremos de $PaCO_2$ y de pH, que son fácilmente alcanzables con la VJAF, pero están asociados a un mayor riesgo de hemorragia intracraneal y de leucomalacia periventricular.

H. Diversas situaciones que responden a la VJAF:

1. Cuando la excursión diafragmática está disminuida por un aumento en la presión intraabdominal, es ventajoso utilizar una pequeña magnitud de V_T de VJAF con una PEEP suficientemente alta para aplicar contrapresión sobre el diafragma y mantener el volumen pulmonar. Los neonatos con distensión abdominal aguda por enterocolitis necrosante o trastornos similares, y aquellos en etapa de posreparación de gastrosquisis, HDC u onfalocele, por lo general, responden drásticamente con un mejor intercambio gaseoso y una mejor hemodinamia. La hipocapnia no intencionada puede producirse a menos que se tenga mucho cuidado de monitorear el movimiento de la pared torácica, la $TcPCO_2$ y los gases en sangre.
2. Los niños con disrupción de la vía aérea, tales como neumotórax intratable con gran flujo constante a través de tubos torácicos, fístula traqueoesofágica o desgarro traqueal, responden con un mejor intercambio gaseoso y un menor flujo a través del punto de disrupción de la vía aérea. Esto se debe a que el chorro *jet* viaja por el centro de la vía aérea virtualmente sin presión lateral sobre la pared de la vía aérea. El aire que se escapa probablemente sea aire espiratorio. En estas situaciones, probablemente sea mejor un abordaje intermedio entre la estrategia de volumen óptimo y de presión baja. Cada paciente debe ser evaluado individualmente en relación con la estrategia adecuada.
3. Los neonatos con hipoplasia pulmonar parecen beneficiarse de una ventilación más suave y con un V_T de menor magnitud, lo cual es posible con la VJAF. Debido al menor número de alvéolos en los pulmones hipoplásicos, cada unidad pulmonar debe aceptar un V_T más grande que lo normal con la VMC, y da como resultado, de

esta manera, volutrauma. Habitualmente, se tolera una hipercapnia permisiva leve, pero, a veces, los neonatos con HPPRN necesitan una disminución de su $PaCO_2$ en los 30 s antes de que la HPPRN responda al ONi. Un abordaje intermedio entre la estrategia de volumen óptimo y de presión baja funciona mejor. Tener cuidado con la expansión excesiva de los pulmones, lo que exacerba la hipertensión pulmonar. Intentar utilizar una menor frecuencia ventilatoria es adecuado cuando el volumen pulmonar es demasiado elevado o la eliminación de CO_2 es subóptima, lo que sugiere atrapamiento aéreo.

4. La limitada experiencia clínica y los pequeños estudios sugieren que la VJAF puede ser útil en neonatos prematuros extremadamente inmaduros con enfermedad pulmonar crónica en evolución o establecida. Estos niños tienen vías aéreas distendidas y "flácidas" y son muy propensos al atrapamiento aéreo, ya que las vías aéreas se colapsan durante la espiración. La VJAF puede beneficiar a estos niños manteniendo abiertas estas vías aéreas con una PEEP bastante elevada (7-10 cm H_2O) y permitiendo un intercambio gaseoso más eficiente y una aireación más homogénea de los pulmones, en parte debido a que las respiraciones con VJAF son menos afectadas por la variación en la impedancia regional. Muchos estudios pequeños sugieren que la VJAF puede ser más efectiva que la VAFO en estos niños.

I. Destete de la VJAF:

1. El destete se logra reduciendo la FiO_2 primero y la PEEP después, una vez que la FiO_2 es menor o igual a 0,30.
2. La PIP se reduce en respuesta a una $PaCO_2$ baja/normal o un movimiento excesivo de la pared torácica. Recordar compensar el descenso de la PIP aumentando la PEEP, de ser necesario, para mantener la PMVA.
3. La frecuencia ventilatoria no se disminuye como forma de destete. Sin embargo, puede ser necesario reducirla para dar lugar a constantes de tiempo más largas, debido a un aumento de la distensibilidad o un incremento de la resistencia de la vía aérea a medida que el SDR evoluciona hacia una DBP temprana.
4. Se puede destetar directamente a los niños desde la VJAF para pasar a CPAP. Esto, por lo general, es posible una vez que la PIP es $\leq$ 12 cm H_2O a 15 cm H_2O y la PEEP es $\leq$ 7 cm H_2O.
5. Alternativamente, una vez que la presión es $\leq$ 16 cm H_2O a 20 cm H_2O y la PEEP es $\leq$ 7 cm H_2O, se puede pasar al niño a VMC. Habitualmente, es necesaria una DP un 10% mayor luego del cambio para mantener la ventilación. La PEEP se puede reducir en 1 cm H_2O para mantener la PMVA constante.

Bibliografía de consulta

Donn SM, Zak LK, Bozynski MEA, et al. Use of high-frequency jet ventilation in the management of congenital tracheo-esophageal fistula associated with respiratory distress syndrome. J Pediatric Surg 1990; 25: 1219-22.

Engle WA, Yoder MC, et al. Controlled prospective randomized comparison of HFJV and CV in neonates with respiratory failure and persistent pulmonary hypertension. J Perinatol 1997; 17: 3-9.

Gonzalez F, Harris T, Black P, et al. Decreased gas flow through pneumothoraces in neonates receiving high-frequency jet versus conventional ventilation. J Pediatr 1987; 110: 464-6.

Harris TR, Bunnell JB. High-frequency jet ventilation in clinical neonatology. En: Pomerance JJ, Richardson CJ (eds). Neonatology for the clinician. Norwalk: Appleton & Lange, 1993; p. 311-24.

Keszler M. High-frequency ventilation: evidence-based practice and specific clinical indications. NeoReviews 2006; 7 (5): e234-49.

Keszler M, Durand D. High-frequency ventilation: past, present, and future. Clin Perinatol 2001; 28: 579-607.

Keszler M, Donn S, Bucciarelli R, et al. Multi-center controlled trial of high-frequency jet ventilation and conventional ventilation in newborn infants with pulmonary interstitial emphysema. J Pediatr 1991; 119: 85-93.

Keszler M, Modanlou HD, Brudno DS, et al. Multi-center controlled clinical trial of high frequency jet ventilation in preterm infants with uncomplicated respiratory distress syndrome. Pediatrics 1997; 100: 593-9.

Sugiura M, Nakabayashi H, Vaclavik S, Froese AB. Lung volume maintenance during high frequency jet ventilation improves physiological and biochemical outcome of lavaged rabbit lung. Physiologist 1990; 33: A123.

Wiswell TE, Graziani LJ, Kornhauser MS, et al. High-frequency jet ventilation in the early management of respiratory distress syndrome is associated with a greater risk for adverse outcomes. Pediatrics 1996a; 98: 1035-43.

Wiswell TE, Graziani LJ, Kornhauser MS, et al. Effects of hypocarbia on the development of cystic periventricular leukomalacia in premature infants treated with high-frequency jet ventilation. Pediatrics 1996b; 98: 918-24.

43

Ventilación de alta frecuencia oscilatoria

Reese H. Clark

I. Introducción:

A. Definición: la ventilación de alta frecuencia oscilatoria (VAFO) es una forma de ventilación mecánica de alta frecuencia y bajo volumen corriente. La VAFO utiliza una presión de distensión (presión media en la vía aérea) constante con oscilaciones de presión alrededor de la presión media. Las frecuencias ventilatorias varían entre 300 y 900 ciclos por minuto. Los volúmenes corrientes, por lo general, son menores que el espacio muerto, por lo que la VAFO depende de mecanismos alternativos de intercambio gaseoso para promover la eliminación de dióxido de carbono de los pulmones.

B. Razones para el desarrollo de la VAFO:

1. Para mejorar el intercambio gaseoso en pacientes con insuficiencia respiratoria grave.
2. Para reducir la lesión pulmonar inducida por la ventilación mecánica (VILI):
   a. Prevención del volutrauma. La VAFO reduce drásticamente el volumen corriente necesario para mantener la ventilación (normocapnia). Durante la VAFO, los pulmones se pueden mantener cerca del volumen pulmonar promedio. Existe un cambio mínimo en el volumen pulmonar con cada respiración entregada. Visualmente, esto se traduce en una vibración de la pared torácica que es apenas perceptible. Por el contrario, durante la ventilación mecánica convencional (VMC) el pulmón cicla entre un volumen bajo y un volumen alto con cada respiración, de forma tal que la elevación y el descenso del tórax son fácilmente visibles.
   b. Exposición reducida al oxígeno inspirado. La VAFO aumenta la uniformidad de la insuflación pulmonar, reduce el *shunt* intrapulmonar y mejora la oxigenación. La necesidad de administrar oxígeno se reduce y se disminuye la exposición a radicales libres del oxígeno.
   c. Prevención de atelectrauma (estrategia de pulmones abiertos). En neonatos y niños sanos, los volúmenes pulmonares, tanto al final de la inspiración como al final de la espiración, cambian rápidamente. Al final de una exhalación normal, la pared torácica interactúa con el pulmón para definir la capacidad residual funcional (CRF, volumen pulmonar al final de la espiración de una respiración con volumen corriente normal). En neonatos con retención de líquido pulmonar, enfermedad pulmonar o lesión pulmonar, la CRF está disminuida y porciones del pulmón, generalmente las áreas declives, están colapsadas. Las unidades alveolares son propensas al colapso en pacientes con enfermedades pulmonares en las que el surfactante es inadecuado o disfuncional. Entre respiración y respiración el ciclo de reclutamiento y desreclutamiento de estas unidades causa daño pulmonar. Este mecanismo de lesión explica la observación de que el reclutamiento de volumen pulmonar y la normalización de la CRF protegen a los pulmones contra la VILI y, además, reducen la necesidad de niveles elevados de oxígeno inspirado. Un objetivo del soporte respiratorio es abrir estas áreas y normalizar el volumen pulmonar al final de la espiración (es decir, la CRF). La VAFO logra esto reduciendo los cambios en el volumen pulmonar y promoviendo el reclutamiento pulmonar. Las estrategias que promueven el reclutamiento pulmonar y reducen el volumen corriente actúan de forma sinérgica para reducir la VILI.
3. Para reducir la morbilidad pulmonar en pacientes que requieren ventilación asistida.
4. Para proporcionar un método de ventilación asistida que permita la curación de escapes de aire pulmonares graves.

II. Diferencias entre la VAFO y la VMC:

A. Parámetro

Parámetro	VMC	VAFO
1. Frecuencia (respiraciones por minuto)	0 a 150	180 a 1500
2. Volumen corriente (mL/kg)	4 a 20	0,1 a 5
3. Presión alveolar (cm H_2O)	5 a 50	0,1 a 20
4. Volumen pulmonar al final de la espiración	bajo	alto

B. Ventajas de la VAFO:

1. Mejora la ventilación con cambios de presión y de volumen pulmonares más bajos.
2. Forma más segura de utilizar una presión positiva al final de la espiración (PEEP) "súper" positiva. Los pulmones se pueden insuflar hasta volúmenes medios más altos sin tener que utilizar presiones medias en la vía aérea elevadas para mantener la ventilación (eliminación de dióxido de carbono).
3. Produce una insuflación pulmonar más uniforme.

C. Desventajas de la VAFO:

1. Al igual que con la VMC, existe la posibilidad de atrapamiento aéreo y de desarrollar PEEP inadvertida. El tiempo para la exhalación durante la VAFO es muy corto. El aire entregado a los pulmones durante el ciclo inspiratorio puede quedar atrapado en los pulmones. Este aire "atrapado" puede ocasionar una insuflación excesiva y lesión pulmonar (lesión por estiramiento o escapes de aire). La predisposición para el atrapamiento aéreo depende del dispositivo de alta frecuencia utilizado. Los dispositivos que facilitan la exhalación tienen menos probabilidad de causar atrapamiento aéreo que los dispositivos que dependen de la retracción pasiva del tórax y de los pulmones.
2. La definición del volumen medio pulmonar óptimo es difícil, aunque crucial, para una utilización segura de la VAFO:
   a. El incremento del volumen pulmonar resulta en una disminución del retorno venoso, lo cual puede ser lo suficientemente grave como para comprometer el gasto cardíaco. La insuflación excesiva también puede causar daño pulmonar, en especial si el gasto cardíaco está comprometido.
   b. La insuflación pulmonar deficiente es igualmente peligrosa. Es difícil lograr el reclutamiento de pulmones colapsados; además, este proceso puede asociarse a una lesión pulmonar significativa. La atelectasia se asocia con un aumento de la resistencia vascular pulmonar, incremento de los *shunts* intrapulmonares y extrapulmonares e hipoxemia potencialmente fatal.

III. Tipos de VAFO:

A. VAFO de diafragma con fracción de tiempo inspiratorio variable. El ventilador oscilatorio SensorMedics 3100A® (*v.* Capítulo 55) es el único dispositivo de VAFO autorizado para su utilización en recién nacidos en Estados Unidos. Tiene un diafragma controlado electrónicamente que produce una oscilación de presión en el circuito del paciente. El ajuste de la potencia, la frecuencia o la fracción de tiempo inspiratorio en el controlador del diafragma regula la amplitud de presión en las vías aéreas. La presión media en la vía aérea se configura independientemente de las oscilaciones de presión. El ajuste de la tendencia del flujo o de la resistencia de salida en el circuito del paciente controla la presión media en la vía aérea.

B. VAFO de pistón con una fracción de tiempo inspiratorio fija. Estos tipos de dispositivos de VAFO han utilizado una relación de tiempo inspiratorio/espiratorio (I:E) de 1:1. En conejos adultos sanos la utilización de una relación I:E de 1 : 1 ha mostrado estar asociada a atrapamiento aéreo y PEEP inadvertida. Los dispositivos más nuevos permiten relaciones I : E de 1 : 1 y 1 : 2. El Hummingbird® es el mejor ejemplo de este tipo de VAFO.

C. Los dispositivos híbridos utilizan un dispositivo Venturi para generar presión negativa durante el ciclo espiratorio.

IV. Cálculos de la ventilación minuto:

A. Para la ventilación convencional y la respiración normal: Frecuencia × V_T.

B. Para la VAFO: $\text{Frecuencia}^{(0,5-1)} \times V_T^{(1,5-2)}$:

1. Esta ecuación predice que los factores que afectan la entrega de volumen corriente tienen un impacto mucho mayor sobre la ventilación durante la VAFO que con la VMC. Los cambios en el tamaño del tubo endotraqueal, en la distensibilidad pulmonar, en la resistencia de la vía aérea y en la rigidez de la pared torácica impactan en la entrega de "volumen corriente".
2. Además, es importante recordar que la impedancia del sistema respiratorio aumenta con la frecuencia. Durante la VAFO, a medida que la frecuencia aumenta, la entrega de volumen corriente y la ventilación minuto pueden disminuir.
3. Algunos dispositivos, tales como el SensorMedics 3100A®, tienen una menor producción de V_T a frecuencias más altas. Esto se puede compensar aumentando la configuración de potencia.

C. Teoría sobre la mejor ventilación durante la VAFO:

1. Mayor difusión molecular.

2. Mayor convección (efecto Pendelluft): las diferencias regionales en las constantes de tiempo para la insuflación y el desinflado hacen que el aire recircule entre las unidades pulmonares y mejoran el intercambio gaseoso.
3. Dispersión de Taylor: el aumento de la difusión se produce debido a las corrientes de aire turbulentas que resultan de la interacción entre la velocidad axial y el gradiente de concentración radial en las vías aéreas; y a la difusión molecular.
4. Perfiles de velocidad asimétricos: el transporte del aire por convección está aumentado, debido a la asimetría entre los perfiles de velocidad inspiratoria y espiratoria que se produce en puntos de bifurcación de las vías aéreas.
5. Disminución de la dependencia de la convección masiva.
6. Kaczka y cols. han sugerido que la oscilación con múltiples frecuencias simultáneas puede ser una modalidad ventilatoria más eficiente en comparación con la VAFO tradicional de frecuencia única.

D. Oxigenación:
1. Directamente relacionada con el grado de insuflación pulmonar (área de superficie pulmonar).
2. Directamente relacionada con la cantidad de oxígeno inspirado (FiO_2).
3. La insuflación tanto deficiente como excesiva puede dar como resultado una disminución del retorno venoso, aumento de la resistencia vascular pulmonar y compromiso del gasto cardíaco.

E. Estrategias de VAFO con objetivo fisiológico:
1. Insuflación pulmonar deficiente. La VAFO tiene sus efectos más notables en neonatos cuya fisiopatología principal es una disminución de la insuflación pulmonar. Cuando se la utiliza con una presión de distensión continua (PDC) dirigida a reclutar volumen pulmonar y seguida de un destete cuidadoso de la PDC una vez mejorada la insuflación pulmonar y disminuida la FiO_2, la VAFO reduce la lesión pulmonar y mejora la oxigenación. Este abordaje aprovecha el concepto de histéresis presión-volumen, asumiendo que el pulmón no está lesionado de forma demasiado grave y todavía tiene cierto volumen para reclutar. Utilizando una PDC mayor que la presión de apertura pulmonar (y habitualmente superior a la que, por lo general, se acepta durante la VMC), la VAFO recluta unidades pulmonares colapsadas. Una vez abiertas, estas unidades pulmonares se pueden mantener abiertas a una presión media en la vía aérea menor que la utilizada para el reclutamiento pulmonar.
2. Hipertensión pulmonar. La VAFO puede ser efectiva en pacientes con hipertensión pulmonar, si el proceso que lleva a la hipertensión pulmonar es una insuflación pulmonar deficiente e hipoxia e hipercarbia regionales. La mejora de la insuflación pulmonar favorece el equilibrio V/Q y el intercambio gaseoso, relaja de esta manera el lecho vascular pulmonar y disminuye la presión arterial pulmonar. La VAFO no es efectiva en pacientes con obstrucción de la vía aérea o en pacientes con gasto cardíaco insuficiente, especialmente por disfunción miocárdica. La obstrucción de la vía aérea atenúa la señal de presión a medida que se propaga a lo largo de las vías aéreas hacia los alvéolos. Esta atenuación disminuye la ventilación alveolar y reduce la eficiencia ventilatoria. En pacientes con gasto cardíaco deficiente, la elevada magnitud de la presión constante al final de la espiración disminuye el retorno venoso y altera aún más el gasto cardíaco.
3. Indicaciones reportadas para la VAFO. Se han publicado varios informes clínicos de ensayos no controlados sobre la utilización de VAFO como técnica de rescate. Todavía resta establecer las indicaciones absolutas y las contraindicaciones a través de ensayos clínicos cuidadosamente controlados. La siguiente lista representa las indicaciones reportadas para la VAFO de rescate:
   a. Escape de aire persistente (p. ej., fístula broncopleural, enfisema intersticial pulmonar).
   b. Insuficiencia respiratoria neonatal persistente asociada con las siguientes afecciones:
      (1) Síndrome de dificultad respiratoria (SDR).
      (2) Neumonía.
      (3) Síndrome de dificultad respiratoria del adulto (SDRA).
      (4) Síndrome de aspiración de líquido amniótico meconial (SAM).
      (5) Síndromes de hipoplasia pulmonar.
      (6) Hernia diafragmática congénita (HDC).
      (7) Hidropesía fetal.
      (8) Secuencia de Potter.
   c. Fístula traqueoesofágica en pacientes incapaces de someterse a corrección quirúrgica rápidamente (p. ej., neonatos prematuros).
   d. Hipertensión pulmonar primaria, que responde a la reversión de la atelectasia.
4. Contraindicaciones reportadas:
   a. Enfermedad de la vía aérea asociada a atrapamiento aéreo. La mayoría de los autores coinciden en que la VAFO no es efectiva en pacientes con obstrucción de la vía aérea. La utilización de VAFO en pacientes con enfermedad de la vía aérea puede acentuar los problemas con atrapamiento aéreo.
   b. Shock no corregido. La utilización adecuada de la VAFO incrementa el volumen pulmonar medio. A medida que el volumen pulmonar aumenta, el volumen de la aurícula derecha disminuye. Estos cambios afectan al retorno venoso. La reducción del retorno venoso puede intensificar los problemas con hipotensión a menos que se

eleve la precarga mediante un tratamiento agresivo del shock y sus causas. Estos problemas son idénticos a los observados con niveles crecientes de presión positiva al final de la espiración durante la VMC.

F. Informes específicos y resumen de ensayos clínicos:

1. Síndrome de dificultad respiratoria (SDR):

a. El estudio prospectivo más grande utilizando VAFO fue informado por el *HIFI Study Group*. De 673 pacientes prematuros con pesos entre 750 g y 2000 g, 346 fueron asignados para recibir VMC y 372 para recibir VAFO. Ningún neonato recibió surfactante. La incidencia de displasia broncopulmonar (DBP) fue prácticamente idéntica en los dos grupos. La VAFO no redujo la mortalidad ni el nivel de soporte ventilatorio durante los primeros 28 días. La VAFO se asoció a una mayor incidencia de neumoperitoneo, hemorragia intracraneal grados 3 y 4 y leucomalacia periventricular. Estos resultados sugirieron que la VAFO, como se usó en este ensayo, no aportó ninguna ventaja respecto de la VMC, y puede estar asociada con efectos colaterales indeseables.

b. En un estudio mucho más pequeño (n = 98), también en niños no tratados con surfactante, Clark y cols. mostraron que la VAFO se puede utilizar para reducir la incidencia de enfermedad pulmonar crónica en neonatos prematuros con SDR sin incrementar la incidencia de hemorragia intraventricular (HIV). La estrategia de VAFO utilizada en este estudio se diseñó para reclutar volumen pulmonar. La PDC promedio utilizada durante la VAFO fue 2 cm H_2O a 3 cm H_2O mayor que la PMVA utilizada durante la VMC.

c. En un ensayo multicéntrico (n = 176), el *HIFI Study Group* mostró que la VAFO de rescate se puede utilizar para reducir la incidencia de síndromes de escape de aire en pacientes con enfermedad pulmonar grave establecida. Hubo una ligera diferencia en la incidencia de HIV grados 3 y 4 en estos neonatos tratados con VAFO.

d. Gerstmann y cols. llevaron a cabo el primer estudio en el cual todos los niños recibieron surfactante. El propósito de este estudio fue comparar la evolución hospitalaria y el resultado clínico de neonatos prematuros con SDR tratados con surfactante y ventilados con VAFO o VMC como soporte ventilatorio primario. Se estudió un total de 125 neonatos de 35 semanas de gestación o menores con a/A menor de 0,5. La VAFO se utilizó con una estrategia para promover el reclutamiento pulmonar y mantener el volumen pulmonar. Los pacientes aleatorizados para recibir VAFO mostraron los siguientes hallazgos significativos en comparación con los pacientes tratados con VMC: menos soporte vasopresor; menos dosis adicionales de surfactante; mejor oxigenación, sostenida durante los primeros 7 días; oxigenoterapia o soporte ventilatorio de menor duración; reducción del fracaso del tratamiento; más sobrevivientes sin DBP a los 30 días; menos necesidad de oxigenoterapia continua al momento del alta; menos frecuencia de enterocolitis necrosante; menos pruebas auditivas anormales; y reducción de los costos hospitalarios. En el seguimiento pulmonar a los 6 años de edad, los neonatos que habían recibido VAFO tuvieron mediciones de volumen pulmonar normales, mientras que aquellos que recibieron VMC tuvieron un volumen residual mayor que lo normal y disminución de la capacidad vital.

e. Los dos estudios clínicos más grandes muestran resultados contradictorios:

(1) Courtney y cols. estudiaron 500 neonatos. Los que fueron asignados aleatoriamente a recibir VAFO fueron extubados con éxito antes que los niños asignados a recibir ventilación mandatoria intermitente sincronizada (VMIS). El 56% de los niños asignados a VAFO estaban vivos sin necesidad de oxigenoterapia a las 36 semanas de edad posmenstrual, en comparación con el 47% de aquellos que recibieron VMIS. No hubo diferencias entre los grupos respecto del riesgo de HIV, LPV quística u otras complicaciones.

(2) Johnson y cols. estudiaron a 400 neonatos que fueron asignados a recibir VAFO y 397 que fueron asignados a recibir ventilación CV. El resultado primario compuesto (muerte o EPC diagnosticada a las 36 semanas de edad posmenstrual) se presentó en el 66% de los neonatos asignados a recibir VAFO y en el 68% de los que recibieron ventilación CV. Tampoco hubo diferencias significativas entre los grupos en una gama de otros resultados secundarios, incluso la lesión cerebral grave y los escapes de aire.

f. En un metaanálisis de Cools y cols., se evaluó la efectividad de la VAFO electiva frente a la VMC en pacientes prematuros con SDR. Se incluyeron diecinueve estudios clínicos elegibles, que abarcaban a 4096 neonatos. El metaanálisis en el que se comparó la VAFO con la ventilación CV mostró que la sobrevida fue similar para ambos grupos y estos resultados fueron consistentes en todos los estudios y en los análisis de subgrupos. El riesgo de DBP en los sobrevivientes se redujo significativamente con la utilización de VAFO, pero este efecto fue inconsistente entre los diferentes estudios. El análisis de subgrupos según la estrategia de VAFO mostró un efecto similar en ensayos en los que se utilizó una estrategia de reclutamiento de volumen pulmonar y ensayos con una estrategia de reclutamiento de volumen pulmonar menos estricta. Los escapes de aire pulmonar, definidos como escapes de aire manifiestos o enfisema intersticial pulmonar, se produjeron con mayor frecuencia en el grupo que recibió VAFO, mientras que el riesgo de retinopatía del prematuro grave se redujo significativamente. El metaanálisis general no reveló diferencias significativas en el efecto entre la VAFO y la CMV sobre la hemorragia intracraneal o la leucomalacia periventricular. La mayoría de los ensayos no encontraron una diferencia significativa en el resultado del desarrollo neurológico a largo plazo, aunque un estudio reciente mostró una reducción significativa en el riesgo de parálisis cerebral y de desarrollo mental deficiente.

g. Situación actual:
   (1) Los estudios con animales muestran que la VAFO reduce la lesión pulmonar, promueve una insuflación pulmonar más uniforme, mejora el intercambio gaseoso y prolonga la efectividad del surfactante exógeno en modelos experimentales de lesión pulmonar aguda.
   (2) Los estudios clínicos muestran que los resultados son específicos de la estrategia. Cuando se la utiliza con una estrategia diseñada para optimizar y mantener la insuflación pulmonar, la VAFO se puede emplear de forma segura para reducir la aparición de DBP. Sin embargo, la tecnología está en constante cambio y continúa el debate sobre el mejor surfactante y el modo más delicado de ventilación.

2. Síndromes de escape de aire:
   a. Enfisema intersticial pulmonar (EIP). Clark y cols. mostraron que la VAFO mejoró el intercambio gaseoso en neonatos prematuros con insuficiencia respiratoria grave y EIP. Comparada con datos informados previamente sobre la VMC, la VAFO también pareció mejorar la sobrevida. Se han informado resultados similares con la VJAF.
   b. Situación actual: el EIP sigue siendo una complicación grave de la ventilación asistida. La introducción de surfactante ha reducido su incidencia, pero no ha eliminado dicho proceso patológico. La VAFO aumenta el intercambio gaseoso y parece mejorar el resultado de pacientes con EIP. Sin embargo, los neonatos afectados tienen riesgo elevado de morbilidad pulmonar y neurológica a largo plazo.
3. Neumotórax:
   a. Blum-Hoffman y cols. mostraron que la VAFO fue efectiva para mejorar la oxigenación y la ventilación en pacientes con síndromes de escape de aire. Carter y cols. informaron resultados similares.
   b. Situación actual: tanto la VJAF como la VAFO parecen mejorar el intercambio gaseoso y permiten una resolución más rápida del neumotórax.
4. Hernia diafragmática congénita: Al-Jazaeri y cols. y Migliazza y cols. han sugerido que la VAFO se puede utilizar para el soporte de neonatos con hernia diafragmática congénita y para reducir la lesión pulmonar, pero no existen ECA que evalúen esta hipótesis.
5. Candidatos para la oxigenación por membrana extracorpórea (ECMO):
   a. Paranka y cols. mostraron que el 50% de los pacientes elegibles para ECMO podían ser rescatados con VAFO sola. El resultado de los pacientes rescatados con VAFO fue tan bueno como el de aquellos sometidos a ECMO. Los pacientes con HDC (30%) y SAM (50%) no tuvieron tanta probabilidad de responder a la VAFO como los pacientes con neumonía (85%) o SDR (90%).
   b. Vaucher y cols., utilizando un tipo de VAFO y una estrategia clínica diferentes, no mostraron resultados tan alentadores. Los pacientes que cumplían los criterios y que fueron tratados con ECMO tuvieron menos DBP que los neonatos que fueron "rescatados" con terapias alternativas. Walsh-Sukys presentó hallazgos similares. Estos dos estudios mostraron que la utilización prolongada de VAFO o VMC para evitar usar ECMO puede aumentar el riesgo de DBP.
   c. Kinsella y cols. informaron que el tratamiento con VAFO y óxido nítrico inhalado fue más efectivo que cualquiera de las dos terapias solas para el tratamiento de neonatos con enfermedad pulmonar y HPPRN. Este hallazgo fue particularmente cierto para neonatos con SDR o SAM.
   d. Chen y cols. investigaron la eficiencia clínica de la VAFO combinada con surfactante pulmonar (SP) para el tratamiento del síndrome de aspiración de líquido amniótico meconial (SAM). Se recolectaron los datos clínicos de 53 pacientes con SAM internados en unidades de cuidados intensivos neonatales. La utilización temprana de VAFO combinada con surfactante pulmonar para tratar el SAM tuvo un efecto terapéutico significativo, en especial para el tratamiento del SAM grave.
   e. Situación actual: los resultados obtenidos con la VAFO probablemente sean específicos del dispositivo y de la estrategia. Los papeles relativos que el surfactante, el óxido nítrico inhalado, la ventilación líquida, la VAFO y la ECMO cumplen en el tratamiento de los neonatos de término con insuficiencia respiratoria grave aún no han sido determinados.

G. Complicaciones informadas de la VAFO:
1. Interacciones cardiopulmonares adversas. Es esencial mantener el equilibrio entre un volumen pulmonar y una precarga cardíaca adecuados. Durante la VAFO, el volumen pulmonar es casi constate. La imposibilidad de mantener una precarga adecuada o un volumen pulmonar óptimo puede dar como resultado hipotensión e hipoxemia progresivas.
2. Secreciones en la vía aérea:
   a. La configuración de la relación I:E de la VAFO logra la eliminación del moco pulmonar. Durante la VAFO se puede acumular moco en las vías aéreas. Cuando se realiza el destete de la VAFO y se regresa a la VMC, algunos pacientes movilizan rápidamente estas secreciones. Las vías aéreas pueden ocluirse y puede ser necesaria la aspiración frecuente durante el período de 24 h a 48 h posterior a la VAFO. El trauma de la vía aérea asociado a la aspiración se debe evitar haciendo pasar el catéter de aspiración solo 1 cm más debajo del tubo endotraqueal. Si bien la presencia de secreciones en la vía aérea es una complicación infrecuente de la VAFO, puede ser potencialmente fatal.

b. Los pacientes prematuros con SDR que fueron tratados con VAFO en realidad pueden requerir menos aspiración.
c. El manejo de las secreciones en la vía aérea debe ser individualizado. Hay que intentar evitar aspirar a menos que esté clínicamente indicado (aumento de la $PaCO_2$, secreciones visibles en la vía aérea o disminución de la saturación de oxígeno).

3. Atrapamiento aéreo: (*v.* más atrás).
4. HIV y LPV. Algunos estudios han sugerido que la asociación entre la VAFO y un resultado neurológico deficiente está más relacionada con la manera en la que se utiliza la VAFO que con el hecho de utilizarla. La VAFO puede ocasionar una rápida reducción de la $PaCO_2$, lo cual puede causar rápidos cambios en el flujo sanguíneo cerebral. Para utilizar la VAFO de forma segura, se deben evitar los cambios agudos en la ventilación, especialmente la ventilación excesiva (es decir, hipocapnia y alcalosis). Un monitor de $TcPCO_2$ puede ser útil.
5. Greenough y cols. han informado un trabajo de seguimiento a largo plazo de neonatos a los 11 a 14 años de edad; los investigadores concluyeron que los neonatos extremadamente prematuros ingresados en un estudio aleatorizado de VAFO frente a ventilación CV mostraron diferencias significativas en la función pulmonar en favor de la VAFO. Además, los niños que recibieron VAFO tuvieron mejor resultado en algunos aspectos educativos. De modo similar, Truffert y cols. sugirieron que "el uso temprano de la ventilación de alta frecuencia, en comparación con la ventilación convencional, puede estar asociada con un mejor resultado neuromotor". La pequeña cantidad de pacientes estudiados por Truffert y cols. limita la potencia de esta observación, pero es razonable sugerir que la VAFO no se asocia a un peor resultado neuromotor.

J. Recomendaciones generales y específicas de enfermedades:

1. Atelectasia con radioopacidad pulmonar difusa (SDR o neumonía):
   a. La PDC requerida para optimizar la insuflación pulmonar es mayor que la alcanzada habitualmente con la VMC. La presión media en la vía aérea se puede aumentar en incrementos de 1 cm H_2O a 2 cm H_2O hasta que la PaO_2 mejore o que la radiografía de tórax muestre una insuflación normal. Se debe evitar la evidencia de insuflación excesiva o de signos de compromiso cardíaco. Los signos radiográficos de insuflación excesiva incluyen campos pulmonares "extra claros", perfusión periférica deficiente y acidosis metabólica.
   b. Las presiones medias en la vía aérea utilizadas en el tratamiento del SDR no complicado en neonatos prematuros, por lo general, son más bajas que las utilizadas para el tratamiento de recién nacidos de término. La gravedad de la enfermedad pulmonar, la edad al inicio de la VAFO, la utilización de surfactante y la presencia de infección influyen en la magnitud de la presión requerida. Las PDC frecuentemente utilizadas son las siguientes:
      (1) Para neonatos con peso menor de 1 kg, 5 cm H_2O a 18 cm H_2O.
      (2) Para neonatos de 1 kg a 2 kg, 6 cm H_2O a 20 cm H_2O.
      (3) Para neonatos con peso mayor de 2 kg, 10 cm H_2O a 25 cm H_2O.
   c. La frecuencia, por lo general, se mantiene constante entre 8 Hz y 15 Hz. La mayoría de los datos clínicos informan la utilización de 10 Hz. En neonatos con peso menor de 1 kg, se debe tener extremo cuidado para evitar la hiperventilación y la alcalosis. Si la $PaCO_2$ es baja y la amplitud de presión es menor de 20 cm H_2O, puede ser necesario aumentar la frecuencia con el fin de disminuir la ventilación minuto y permitir la elevación de la $PaCO_2$ hasta un rango normal. Además, si cambios pequeños en las configuraciones de la potencia resultan en grandes cambios en la $PaCO_2$, el control de la ventilación se verá mejorado incrementando la frecuencia hasta 15 Hz.
2. Síndrome de aspiración de líquido amniótico meconial:
   a. Algunos de estos pacientes se presentan con lesión pulmonar difusa con limitada hipertensión pulmonar y mínima obstrucción de la vía aérea. Estos pacientes responden como se describió previamente.
   b. Por el contrario, algunos recién nacidos con SAM tienen obstrucción grave de la vía aérea y HPPRN y estos neonatos no responden tanto a la VAFO como los niños cuyo principal problema es una insuflación pulmonar deficiente.
   c. Durante el inicio de la VAFO en pacientes con SAM, se debe obtener una radiografía de tórax para evaluar la insuflación pulmonar y para descartar evidencia de atrapamiento aéreo. La disminución de la frecuencia y el incremento de la PDC pueden reducir el atrapamiento aéreo.
   d. Los pacientes que tienen una insuflación pulmonar deficiente, una mínima mejora en el intercambio gaseoso durante la VAFO y evidencia clínica de hipertensión pulmonar tienen más probabilidad de responder a una combinación de VAFO y óxido nítrico inhalado que a cualquiera de las dos terapias solas.
3. Síndromes de hipoplasia pulmonar:
   a. De modo similar a los pacientes con SAM, los pacientes con mayor probabilidad de responder a la VAFO son aquellos en quienes el proceso fisiopatológico primario es la insuflación pulmonar deficiente.
   b. Los pacientes cuyos volúmenes pulmonares se han optimizado con la VAFO, evidenciado por campos pulmonares claros, pero que todavía tienen hipertensión pulmonar grave, tienen menos probabilidad de responder a la VAFO sola.

c. Los pacientes tanto con insuflación pulmonar deficiente como con hipertensión pulmonar pueden ser tratados mejor con una combinación de VAFO y óxido nítrico inhalado.

4. Síndrome de escape de aire:
   a. Los pacientes que tienen escape de aire grave y persistente (como EIP o neumotórax recurrentes) requieren un abordaje diferente. El objetivo del soporte ventilatorio asistido debe ser permitir la resolución del escape de aire. Si el escape de aire es unilateral, la ubicación del pulmón afectado en una posición declive aumenta la resistencia al flujo de aire hacia ese pulmón y promueve la atelectasia. Tanto el colapso pulmonar como la disminución de la ventilación del pulmón en posición declive promueven la resolución del escape de aire.
   b. Además de la posición declive, la utilización de una estrategia de VAFO que acentúe la reducción de la presión media en la vía aérea por encima del descenso de la FiO_2 ayuda a permitir la resolución del escape de aire.
5. HPPRN idiopática con insuflación pulmonar normal. Es fácil ventilar a estos pacientes con bajos niveles de soporte convencional. La VAFO no es tan efectiva en estos pacientes y se puede asociar al desarrollo de hipoxemia potencialmente fatal si el equilibrio entre la precarga y el volumen pulmonar no se aborda con cuidado.

Bibliografía de consulta

Al-Jazaeri A. Repair of congenital diaphragmatic hernia under high-frequency oscillatory ventilation in high-risk patients: an opportunity for earlier repair while minimizing lung injury. Ann Saudi Med 2014; 34: 499-502.

Chen DM, Wu LQ, Wang RQ. Efficiency of high-frequency oscillatory ventilation combined with pulmonary surfactant in the treatment of neonatal meconium aspiration syndrome. Int J Clin Exp Med 2015; 8: 14490-6.

Clark RH, Gerstmann DR, Null DM, et al. Pulmonary interstitial emphysema treated by high-frequency oscillatory ventilation. Crit Care Med 1986; 14 (11): 926-30.

Clark RH, Gerstmann DR, Null Jr DM, Delemos RA. Prospective randomized comparison of high-frequency oscillatory and conventional ventilation in respiratory distress syndrome. Pediatrics 1992; 89 (1): 5-12.

Clark RH, Gerstmann DR, Jobe AH, Moffitt ST, Slutsky AS, Yoder BA. Lung injury in neonates: causes, strategies for prevention, and long-term consequences. J Pediatr 2001; 139 (4): 478-86.

Cools F, Offringa M, Askie LM. Elective high frequency oscillatory ventilation versus conventional ventilation for acute pulmonary dysfunction in preterm infants. Cochrane Database Syst Rev 2015; 3: CD000104.

Courtney SE, Durand DJ, Asselin JM, et al. High-frequency oscillatory ventilation versus conventional mechanical ventilation for very-low-birth-weight infants. N Engl J Med 2002; 347 (9): 643-52.

Gerstmann DR, Wood K, Miller A, et al. Childhood outcome after early high-frequency oscillatory ventilation for neonatal respiratory distress syndrome. Pediatrics 2001; 108 (3): 617-23.

Greenough A, Peacock J, Zivanovic S, Alcazar-Paris M, Lo J, Marlow N, et al. United Kingdom Oscillation Study: long-term outcomes of a randomised trial of two modes of neonatal ventilation. Health Technol Assess 2014; 18: v-95.

HiFO Study Group. Randomized study of high-frequency oscillatory ventilation in infants with severe respiratory distress syndrome. HiFO Study Group. J Pediatr 1993; 122 (4): 609-19.

Johnson AH, Peacock JL, Greenough A, et al. High-frequency oscillatory ventilation for the prevention of chronic lung disease of prematurity. N Engl J Med 2002; 347 (9): 633-42.

Kaczka DW, Herrmann J, Zonneveld CE, Tingay DG, Lavizzari A, Noble PB, et al. Multifrequency oscillatory ventilation in the premature lung: effects on gas exchange, mechanics, and ventilation distribution. Anesthesiology 2015; 123: 1394-1403.

Keszler M, Donn SM, Bucciarelli RL, et al. Multicenter controlled trial comparing high-frequency jet ventilation and conventional mechanical ventilation in newborn infants with pulmonary interstitial emphysema. J Pediatr 1991; 119 (1 Pt 1): 85-93.

Kinsella JP, Truog WE, Walsh WF, et al. Randomized, multicenter trial of inhaled nitric oxide and high-frequency oscillatory ventilation in severe, persistent pulmonary hypertension of the newborn. J Pediatr 1997; 131 (1 Pt 1): 55-62.

Migliazza L, Bellan C, Alberti D, Auriemma A, Burgio G, Locatelli G, et al. Retrospective study of 111 cases of congenital diaphragmatic hernia treated with early high-frequency oscillatory ventilation and presurgical stabilization. J Pediatr Surg 2007; 42: 1526-32.

Paranka MS, Clark RH, Yoder BA, Null Jr DM. Predictors of failure of high-frequency oscillatory ventilation in term infants with severe respiratory failure. Pediatrics 1995; 95 (3): 400-4.

The HIFI Study Group. High-frequency oscillatory ventilation compared with conventional mechanical ventilation in the treatment of respiratory failure in preterm infants. N Engl J Med 1989; 320 (2): 88-93.

Thome U, Kossel H, Lipowsky G, et al. Randomized comparison of high-frequency ventilation with high-rate intermittent positive pressure ventilation in preterm infants with respiratory failure. J Pediatr 1999; 135 (1): 39-46.

Truffert P, Paris-Llado J, Escande B, Magny JF, Cambonie G, Saliba E, et al. Neuromotor outcome at 2 years of very preterm infants who were treated with high-frequency oscillatory ventilation or conventional ventilation for neonatal respiratory distress syndrome. Pediatrics 2007; 119: e860-5.

Sección 8

Ventiladores neonatales utilizados frecuentemente

44

Clasificación de los modos ventilatorios

Robert L. Chatburn

I. Introducción:

En los últimos treinta años, la complejidad del diseño de los ventiladores ha aumentado de forma alarmante. Los primeros ventiladores utilizados para neonatos tenían como mucho cuatro modos de ventilación (CPAP, asistida, controlada y asistida/controlada). El ventilador neonatal más reciente (el Dräger VN500 Babylog®) ¡tiene veinticinco modos! Para manejar este nivel de complejidad, en este texto se ha adoptado la taxonomía de modos (sistema de clasificación) desarrollado por Chatburn y cols. Utilizando esta taxonomía, se puede especificar cualquier modo utilizando una jerarquía de tres niveles (1) la variable de control, (2) la secuencia respiratoria y (3) el esquema de objetivos.

II. Variable de control:

A. Ecuación de movimiento:

El concepto de variable de control se basa en la ecuación de movimiento para el sistema respiratorio:

$$Pvent(t) = E \times V + R \times \dot{V}$$

Donde Pvent(t) es la presión que impulsa la respiración (es decir, la presión en la vía aérea en relación con la presión al final de la espiración) entregada por el ventilador como función del tiempo (t); E es la elastancia del sistema respiratorio (DP/DV), la inversa de la distensibilidad; V es el cambio de volumen por encima del volumen al final de la espiración; R es la resistencia del sistema respiratorio (DP/ $\dot{V}$); y $\dot{V}$ es el flujo (en relación con el flujo al final de la espiración).

B. Controlado por presión:

El modo controlado por presión significa que se predetermina el lado izquierdo de la ecuación de movimiento, ya sea como un valor constante con respecto al tiempo inspiratorio o ajustado automáticamente por el ventilador para que sea proporcional al esfuerzo inspiratorio del paciente (medido, por ejemplo, utilizando la señal eléctrica proveniente del diafragma en el modo denominado ventilación asistida ajustada neuralmente [NAVA]). De esta manera, la presión es la variable independiente en la ecuación, mientras que el volumen y el flujo dependen de la mecánica del sistema respiratorio.

C. Controlado por volumen:

El modo controlado por volumen significa que se predetermina el lado derecho de la ecuación de movimiento. El operador determina tanto el volumen corriente (V_T, el cambio de volumen pulmonar durante el tiempo inspiratorio) como el flujo inspiratorio (a veces, solo el valor pico; otras veces, también la onda, según el ventilador). De esta manera, el volumen y el flujo son variables independientes en la ecuación, mientras que la presión depende de la mecánica del sistema respiratorio.

D. Controlado por tiempo:

Para algunos modos (p. ej., la ventilación de alta frecuencia oscilatoria y la ventilación percusiva intrapulmonar), la presión, el volumen y el flujo no se predeterminan. En su lugar, el operador establece los tiempos inspiratorio y espiratorio y las otras variables se vuelven funciones de la mecánica del sistema respiratorio. En este caso, la variable de control es el tiempo.

III. Secuencia respiratoria:

Los ventiladores entregan dos tipos de respiraciones: espontáneas y mandatorias. Las palabras espontánea y mandatoria tienen significados específicos en el contexto de la ventilación mecánica. Se definen en función de cómo se inicia (gatillado) y se detiene (ciclado) la inspiración.

A. Respiraciones espontáneas:

Las respiraciones espontáneas son aquellas para las cuales la inspiración es tanto gatillada como ciclada por el paciente, independientemente de la configuración del ventilador para la frecuencia respiratoria.

B. Respiraciones mandatorias:

Las respiraciones mandatorias son aquellas para las cuales la inspiración es gatillada por la máquina o ciclada por la máquina, independientemente del paciente.

C. Secuencias:

Dadas las definiciones previas, existen solo tres secuencias respiratorias posibles:

1. Todas las respiraciones son espontáneas, denominada ventilación espontánea continua (VEC).
2. Todas las respiraciones son mandatorias (o, más precisamente, no se permiten respiraciones espontáneas entre las respiraciones mandatorias, ya que todo esfuerzo inspiratorio resulta en la entrega de una respiración mandatoria), denominada ventilación mandatoria continua (VMc) (o asistida/controlada).
3. Puede haber respiraciones espontáneas entre las respiraciones mandatorias, denominada ventilación mandatoria intermitente (VMI). El hecho de que el momento de las respiraciones mandatorias esté sincronizado con los esfuerzos inspiratorios del paciente o no, como en la VMIS, se ignora en esta taxonomía.

IV. Esquema de objetivos:

El esquema de objetivos para un modo de ventilación mecánica es esencialmente la relación entre la configuración del operador y la salida del ventilador, típicamente cuenta con alguna forma de algoritmo de control por retroalimentación. Los esquemas de objetivos son lo que brindan a los modos su gran variedad y complejidad en los ventiladores actuales. Existen siete esquemas de objetivos básicos de uso actual entre las diversas marcas de ventiladores, pero solo tres son importantes para la ventilación neonatal.

A. Parámetro programado:

Es un esquema de objetivos para el cual el operador configura todos los parámetros de la onda de presión (modos controlados por presión) o de las ondas de volumen y flujo (modos controlados por volumen). El ventilador no ajusta los objetivos automáticamente. Este es el esquema de objetivos utilizado en el modo históricamente denominado "ciclado por tiempo y limitado por presión" utilizado para neonatos.

B. Servo:

Es un esquema de objetivos para el cual la salida del ventilador (p. ej., presión inspiratoria) sigue automáticamente a una entrada variable (p. ej., esfuerzo inspiratorio). Dicho de manera simple, la presión inspiratoria es proporcional al esfuerzo inspiratorio. Hasta la fecha, los únicos ejemplos para la ventilación neonatal son la NAVA y la ventilación asistida proporcional (actualmente no disponible en Estados Unidos).

C. Adaptativo:

Es un esquema de objetivos que permite al ventilador configurar automáticamente un objetivo (p. ej., la presión de una respiración) para alcanzar otro objetivo (p. ej., volumen corriente promedio tras varias respiraciones). Los modos que utilizan control por presión con objetivo adaptativo, por lo general, se denominan en la bibliografía pediátrica como formas de control por presión "con objetivo de volumen" o "con volumen garantizado". Los nombres de los modos específicos incluyen "regulado por presión y controlado por volumen", "volumen garantizado con presión de soporte", "AutoFlow" y "controlado por volumen plus". El problema es que algunos autores utilizan el nombre "objetivo de volumen" para denominar el modo controlado por volumen en lugar del controlado por presión con objetivo adaptativo.

D. Primario frente a secundario:

Para los modos con la secuencia respiratoria ventilación mandatoria intermitente (VMI), especificamos una secuencia de objetivos primaria para las respiraciones mandatorias y un esquema de objetivos secundario para las respiraciones espontáneas.

V. Clasificación de los modos:

A. Reseña:

Como se mencionó anteriormente, cualquier modo se puede clasificar en función de una variable de control, una secuencia respiratoria y un esquema de objetivos.

B. Abreviaciones:

La clasificación de cada modo se puede abreviar utilizando letras: P (presión), V (volumen), T (tiempo), VMc (ventilación mandatoria continua), VMI (ventilación mandatoria intermitente), VEC (ventilación espontánea continua), s (objetivo por parámetro programado), r (objetivo por servo) y a (objetivo adaptativo). Para los modos que se clasifican como VMI, especificamos el o los esquemas de objetivos para las respiraciones tanto mandatorias como espontáneas (es decir, las letras minúsculas separadas por una coma; la primera letra minúscula representa las respiraciones mandatorias y la segunda representa las respiraciones espontáneas).

C. Ejemplos:

El modo denominado "ciclado por tiempo y limitado por presión" se clasifica como VMI-CPs,s, debido a que se preestablece la presión inspiratoria (controlada por presión), puede haber respiraciones espontáneas entre respiraciones mandatorias (VMI) y el ventilador no ajusta ningún objetivo automáticamente (objetivo por parámetro programado, s) tanto para las respiraciones mandatorias como para las espontáneas. El modo denominado "presión de soporte" se clasifica como VEC-CPs, debido a que se predetermina la presión inspiratoria, todas las respiraciones son espontáneas (gatilladas por el paciente) y cicladas por el paciente y, nuevamente, se utiliza el objetivo por parámetro programado. El modo denominado NAVA se clasifica como VEC-CPr; difiere del modo con presión de soporte en el hecho de que la presión inspiratoria es proporcional al esfuerzo inspiratorio (objetivo por servo, r). El modo denominado "regulado por presión y controlado por volumen" se clasifica como VMC-CPa. La presión inspiratoria es preestablecida automáticamente por el ventilador (lo que implica tanto control por presión como objetivo adaptativo, a). Además, cada respiración es ciclada por la máquina (tiempo inspiratorio predeterminado), por lo tanto, cada respiración es mandatoria, lo que da como resultado la secuencia respiratoria de VMc.

Bibliografía de consulta

Chatburn RL, Mireles-Cabodevila E. Closed-loop control of mechanical ventilation: description and classification of targeting schemes. Respir Care 2011; 56 (1): 85-102.

Chatburn RL, El-Khatib M, Mireles-Cabodevila E. A taxonomy for mechanical ventilation: 10 fundamental maxims. Respir Care 2014; 59 (11): 1747-63.

Mireles-Cabodevila E, Hatipoglu U, Chatburn RL. A rational framework for selecting modes of ventilation. Respir Care 2013; 58 (2): 348-66.

45

Ventilador BIRD VIP Gold®

Steven M. Donn

I. Introducción. Aunque el ventilador BIRD VIP Gold® (CareFusion, San Diego, CA) ya no se fabrica, aún se utiliza de una manera suficientemente generalizada alrededor del mundo como para incluirlo en este texto. Proporciona ventilación tanto neonatal como pediátrica. En todos los modos las respiraciones del ventilador son sincronizadas. Además, permite el monitoreo gráfico del volumen corriente, de las ondas y de la mecánica.

II. Monitoreo:
  A. Interno:
    1. Fuente de energía de CA.
    2. Fuente de energía externa de CC.
    3. Esfuerzo del paciente.
    4. Demanda de flujo (únicamente con la modalidad limitada por presión).
    5. Presión inspiratoria pico (PIP).
    6. Presión media en la vía aérea (PMVA).
    7. Presión positiva al final de la espiración (PEEP).
    8. Frecuencia (frecuencia respiratoria total).
    9. Tiempo inspiratorio.
    10. Relación I:E.
    11. Volumen corriente (I = inspiratorio o E = espiratorio).
    12. Volumen minuto espiratorio.
    13. Manómetro de presión en la vía aérea (medidor aneroide).
  B. Monitor gráfico Bird:
    1. Ondas (dos de las tres exhibidas al mismo tiempo):
      a. Flujo.
      b. Volumen.
      c. Presión.
    2. Mecánica:
      a. Curva presión-volumen.
      b. Curva flujo-volumen.
    3. Evolución (monitoreo de la evolución de 24 h).
    4. Cálculos de la mecánica pulmonar:
      a. Distensibilidad y relación C_{20}/C.
      b. Resistencia.

III. Alarmas:
  A. Alarmas/Límites:
    1. Alarma de ingreso de gases al mezclador de gases.
    2. Alarma de frecuencia respiratoria alta.
    3. Alarma de presión alta.
    4. Alarma de presión alta/prolongada.
    5. Volumen corriente alto.

6. Alarma de baja presión de ingreso de gas.
7. Alarma de volumen minuto bajo.
8. Alarma de PEEP/presión positiva continua en la vía aérea (CPAP) baja.
9. Alarma de presión pico baja.
10. Límite de tiempo de presión de soporte/PSVA.

IV. Nomenclatura:
A. Ventilación por presión frente a por volumen:
1. Ventilación por presión:
a. Se preestablece la presión inspiratoria.
b. La entrega de volumen varía con los cambios en la distensibilidad.
c. Existen tres modalidades de presión: ciclada por tiempo y limitada por presión (CTLP), controlada por presión (CP) y presión de soporte (PS).
2. Ventilación por volumen:
a. Se predetermina tanto el volumen entregado como el flujo inspiratorio.
b. La presión varía con los cambios en la distensibilidad.
B. Asistida/controlada frente a VMIS/PS:
1. Asistida/controlada (A/C):
a. Se entrega una cantidad de respiraciones mandatorias prefijadas (inspiración controlada por tiempo o volumen) en caso de apnea o incapacidad para gatillar.
b. Cada esfuerzo inspiratorio gatilla una respiración mandatoria (asumiendo que la sensibilidad se configura adecuadamente y que se alcanza el umbral).
2. VMIS/PS:
a. Se entrega una cantidad de respiraciones mandatorias prefijadas.
b. Se permiten respiraciones espontáneas (inspiraciones gatilladas y cicladas por el paciente) entre las respiraciones mandatorias y pueden ser apoyadas utilizando presión de soporte (PS).
C. Ciclado por flujo (Figura 45.1):
1. El uso de "sensibilidad de terminación" (umbral del ciclo) permite al neonato finalizar la inspiración mecánica de una forma casi sincrónica con su propia respiración espontánea.
2. La inspiración finaliza a un porcentaje (casi siempre del 5%) del flujo inspiratorio pico en vez de al cumplirse el tiempo inspiratorio programado; si se lo configura adecuadamente, esto se produce antes del TI fijado.

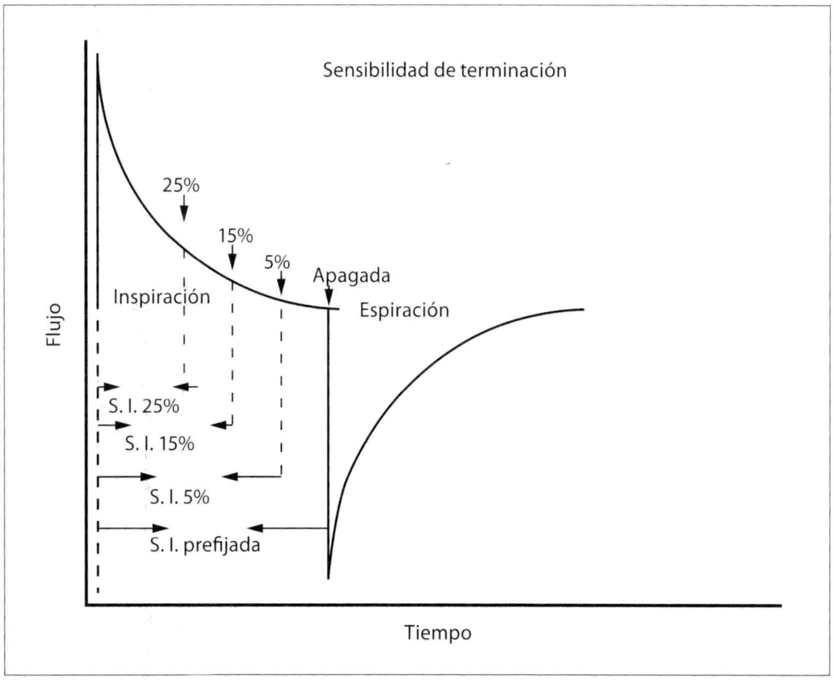

Figura 45.1 Sensibilidad de terminación® o gatillado espiratorio. La inspiración es iniciada por un cambio de flujo en la vía aérea. Cuando los pulmones se han insuflado, el flujo desciende en la vía aérea proximal, lo cual resulta en la interrupción de la respiración. El punto de finalización es ajustable por el médico y representa un porcentaje del flujo inspiratorio pico. De esta manera, una configuración de la sensibilidad de terminación del 5% significa que la respiración finalizará cuando el flujo en la vía aérea haya descendido al 5% del flujo pico (es decir, luego de una caída del 95% de la curva). TI: tiempo inspiratorio.

3. El ciclado por flujo evita la inversión de la relación I:E durante la respiración rápida y reduce en gran medida el atrapamiento aéreo que podría presentarse en el modo A/C con un TI fijo, debido a que se acorta el TE cuanto más rápido respira el neonato.
4. En raras ocasiones, el neonato puede "elegir" un T_I que sea demasiado corto para proporcionar un V_T adecuado. Cambiar al modo CTLP o CP.

V. Modalidades de la ventilación:
A. Ciclada por tiempo y limitada por presión:
1. Flujo continuo.
2. Las respiraciones mecánicas son limitadas por presión y pueden ser cicladas por tiempo o estar sincronizadas con el esfuerzo respiratorio del paciente mediante el ciclado por flujo, cambios que son detectados por un sensor de flujo proximal (neumotacógrafo).
B. Controlada por presión:
1. Se entrega una respiración limitada por presión a una velocidad de flujo variable.
2. Se acelera hasta el flujo pico y luego se desacelera.
3. La resistencia del tubo endotraqueal y la distensibilidad del paciente determinan la velocidad del flujo, la cual también se puede modular con el "tiempo de elevación" o rampa (*v.* más adelante).
C. Presión de soporte:
1. Respiración limitada por presión gatillada por el paciente. El paciente tiene el control primario del tiempo y del flujo inspiratorios.
2. El flujo inspiratorio se puede ajustar con el tiempo de elevación o rampa, un ajuste que afecta las ondas de flujo y presión. La configuración con valor 1 es la elevación más pronunciada. La respiración se entrega rápidamente. La configuración con valor 7 entrega la respiración de forma más lenta y puede ser muy útil para el tratamiento de niños con enfermedad con resistencia elevada o tubos endotraqueales pequeños.
D. Ventilación controlada por volumen (objetivo):
1. Se entrega un volumen prefijado con cada respiración:
a. El volumen es constante y la presión varía según la distensibilidad pulmonar del paciente.
b. Las respiraciones son gatilladas por un cambio de flujo en el sensor de flujo, lo que indica que el paciente está realizando un esfuerzo inspiratorio.
c. El volumen corriente mínimo que sale del ventilador es de 10 mL.
2. Debido a que en recién nacidos no se utilizan tubos endotraqueales con manguito, habitualmente existe cierta fuga del volumen entregado. Es más adecuado referirse a este modo como ventilación controlada por volumen o limitada por volumen, y no como ventilación ciclada por volumen.
E. Presión de soporte con volumen asegurado (PSVA):
1. La PSVA comienza controlada por presión a la presión inspiratoria prefijada.
2. Se determina un objetivo de volumen y de flujo inspiratorio mínimos.
3. El flujo desciende exponencialmente (para un paciente pasivo).
4. Si el objetivo de volumen se cumple antes de que el flujo descienda hasta el valor prefijado, la inspiración se interrumpe.
5. Si el volumen no se alcanza para el momento en que el flujo ha descendido hasta el valor predeterminado, la inspiración cambia a un modo controlado por volumen a un flujo constante igual al valor preestablecido. El tiempo inspiratorio se prolonga y la presión aumenta hasta que se alcanza el objetivo de volumen mínimo o hasta que el límite de tiempo inspiratorio máximo finaliza la respiración. Este modo entrega respiraciones gatilladas por el paciente o una ventilación controlada por frecuencia si el paciente no realiza esfuerzos.
F. Presión positiva continua en la vía aérea:
1. Flujo de aire continuo a través del circuito con resistencia espiratoria para proporcionar la presión deseada.
2. Puede ser enriquecida con oxígeno.
3. No se brinda refuerzo de volumen o de presión adicional.
G. Tabla de modos (Tabla 45.1).

VI. Manejo:
A. Manejo del ventilador:
1. Ventilación ($PaCO_2$). La eliminación de dióxido de carbono se relaciona con la ventilación minuto (VM). VM = volumen corriente (V_T) × frecuencia respiratoria. Los volúmenes corrientes medidos deben ser de 4 mL/kg a 8 mL/kg para evitar una insuflación excesiva. VM normal = 240 mL/kg/min a 360 mL/kg/min:
a. Objetivo de presión:
(1) El V_T es ajustado por el cambio de presión o DP (PIP – PEEP).
(2) La distensibilidad y la resistencia afectan al volumen corriente entregado.

Tabla 45.1 Clasificación de modos

Nombre	Variable de control	Secuencia respiratoria	Esquema de objetivo primario	Esquema de objetivo secundario	Abreviación
Asistido controlado y CTLP[a]	Presión	VMI	Parámetro controlado	Parámetro controlado	VMI-PSs,s
Asistido controlado por volumen	Volumen	VMc	Parámetro controlado	N/A	VMc-CVs,s
Asistido controlado y controlado por presión	Presión	VMc	Parámetro controlado	N/A	VMc-CPs
Asistido controlado con volumen asegurado[b]	Presión	VMc	Dual	N/A	VMc-CPd
VMI(S)/CPAP/PS CTLP	Presión	VMI	Parámetro controlado	Parámetro controlado	VMI-CPs,s
VMI(s)/CPAP/PS volumen	Volumen	VMI	Parámetro controlado	Parámetro controlado	VMI-CVs,s
VMI(S)/CPAP/PS con volumen asegurado	Presión	VMI	Parámetro controlado	Parámetro controlado	VMI-CPs,s
VMI(S)/CPAP/PS con volumen asegurado[b]	Presión	VMI	Dual	Parámetro controlado	VMI-CPd,s

[a] Este modo es una forma de VMI, debido a que pueden producirse respiraciones espontáneas (inspiración gatillada por el paciente y ciclada por el paciente) entre las respiraciones mandatorias (gatilladas por la máquina o cicladas por la máquina); todas las respiraciones son cicladas por el paciente (por flujo).

[b] Para las respiraciones mandatorias, la inspiración comienza en modo controlado por presión y cambia a modo controlada por volumen si no se alcanza el volumen corriente cuando el flujo desciende hasta el valor prefijado.

b. Objetivo de volumen:
   (1) El volumen corriente inspiratorio entregado al paciente es determinado por el volumen corriente prefijado menos el volumen comprimido en el circuito del ventilador (y las fugas).
   (2) El volumen comprimido varía con la presión que es generada dentro del circuito y con la distensibilidad del paciente.
   (3) Monitorear siempre los volúmenes inspiratorio y espiratorio medidos para determinar el volumen de la fuga.

2. Oxigenación (PaO_2). Se correlaciona directamente con la PMVA (presión media en la vía aérea) y con la FiO_2:
   a. Los aumentos de la PIP, en el tiempo inspiratorio, de la PEEP y de la frecuencia contribuyen a una mayor PMVA y a un incremento en la oxigenación.
   b. FiO_2.

VII. Destete y extubación (*v.* Capítulo 78):
   A. Destete del ventilador. Nuestras estrategias de destete impulsan al paciente a respirar por encima de la frecuencia respiratoria prefijada. Esto se realiza disminuyendo la frecuencia hasta el punto en que el paciente respira espontáneamente:
   1. Modos de presión:
      a. Destete en el modo A/C:
         (1) Es posible destetar en el modo A/C o en VMIS/PS.
         (2) A medida que la distensibilidad mejora, el paciente requiere menos presión para entregar el volumen corriente inspiratorio adecuado que se desea.
      b. Destete en VMIS/PS:
         (1) Configurar la DP de la respiración mandatoria (VMIS) para entregar un volumen corriente inspiratorio de 4 mL/kg a 8 mL/kg.
         (2) El nivel de presión de soporte (PS) se debe configurar a la misma presión ($PS_{máx}$) o a un nivel ligeramente inferior, y entregar aproximadamente un volumen corriente inspiratorio de 4 mL/kg a 8 mL/kg.
         (3) Disminuir la frecuencia de las respiraciones de control hasta que sean respiraciones con PS. (Se puede utilizar una frecuencia de VMIS baja de 6 min a 10 min como salvaguarda).
         (4) Extubar desde una frecuencia de cero y un nivel mínimo de PS ($PS_{mín}$ = 3 a 4 mL/kg V_T).
   2. Modos de volumen:
      a. Destete en el modo A/C:
         (1) El destete en el modo A/C por volumen es difícil.
         (2) Disminuir la frecuencia hasta que el paciente comience a respirar espontáneamente.

(3) A frecuencias ≤ 20 a 40, cambiar a VMIS/PS para continuar el destete.

b. Destete en VMIS/PS:

(1) Configurar el parámetro de volumen para entregar un volumen corriente inspiratorio medido de 5 mL/kg a 6 mL/kg.

(2) El nivel de presión de soporte (PS) se debe configurar a la misma presión ($PS_{máx}$) o ligeramente inferior que la que está siendo generada por la respiración por volumen, y entregar un volumen corriente inspiratorio de alrededor de 4 mL/kg a 6 mL/kg.

(3) Disminuir la frecuencia de las respiraciones de control hasta que todas sean respiraciones con PS. (Se puede utilizar una frecuencia de VMIS baja de 6 min a 10 min como salvaguarda).

(4) Extubar desde una frecuencia de cero y un nivel mínimo de PS ($PS_{mín}$ = 3 a 4 mL/kg V_T).

3. PSVA:

a. Destete en el modo A/C:

(1) El modo PSVA A/C, por lo general, no se considera un modo de destete.

(2) A medida que la distensibilidad mejora, se puede disminuir la PIP. Revisar las ondas en busca de aparición de respiraciones transicionales (un cambio a respiraciones con objetivo de volumen).

b. Destete en VMIS/PS:

(1) Disminuir la frecuencia de las respiraciones de control hasta que todas sean respiraciones con PS.

(2) Extubar desde una frecuencia de cero y un nivel mínimo de PS.

B. Extubación. Cuándo extubar siempre ha sido una decisión subjetiva. Hemos intentado volverla más objetiva con el inicio de una prueba de ventilación minuto:

1. Registrar la ventilación minuto (VM) total medida por el sensor de flujo proximal. No cambiar el soporte respiratorio.
2. Cambiar el modo ventilatorio a VMIS (CPAP), una frecuencia de cero y sin presión de soporte. Utilizar el modo CTLP, debido a que en este modo el paciente puede respirar de manera espontánea desde el flujo continuo proporcionado por el ventilador.
3. Luego de diez minutos, registrar el VM generado espontáneamente.
4. Si el VM espontáneo es mayor o igual 50% del VM entregado mecánicamente, extubar al neonato.

Bibliografía de consulta

Chatburn RL, Khatib ME, Mireles-Cabodevila E. A taxonomy for mechanical ventilation: 10 fundamental maxims. Respir Care 2014; 59 (11): 1747-63.

Donn SM, editors. Neonatal and pediatric pulmonary graphics: principles and clinical applications. Armonk: Futura Publishing Co, 1998.

Donn SM, Sinha SK. Controversies in patient-triggered ventilation. Clin Perinatol 1998; 25: 49-61.

Donn SM, Sinha SK. Neonatal ventilation - aspects of weaning and extubation: Physiological considerations. Perinatology 1999; 1: 317-24.

Donn SM, Sinha SK. Newer modes of mechanical ventilation for the neonate. Curr Opin Pediatr 2001; 13: 99-103.

Donn SM, Nicks JJ, Becker MA. Flow-synchronized ventilation of preterm infants with respiratory distress syndrome. J Perinatol 1994; 14: 90-4.

Gillespie LM, White SD, Sinha SK, Donn SM. Usefulness of the minute ventilation test in predicting successful extubation in newborn infants: a randomized controlled trial. J Perinatol 2003; 23: 205-7.

Goldsmith JP, Karotkin EH, editors. Assisted ventilation of the neonate. 54ª ed. St. Louis: Elsevier Saunders, 2011.

Nicks JJ, Becker MA, Donn SM. Bronchopulmonary dysplasia: response to pressure support ventilation. J Perinatol 1994; 14: 495-7.

Sinha SK, Donn SM. Advances in neonatal conventional ventilation. Arch Dis Child 1996; 75: F135-40.

Sinha SK, Donn SM. Neonatal ventilation - aspects of weaning and extubation: clinical aspects. Perinatology 2000a; 2: 1-10.

Sinha SK, Donn SM. Weaning infants from mechanical ventilation: art or science? Arch Dis Child 2000b; 83: F64-70.

Sinha SK, Donn SM. Newer modes of neonatal ventilation. Int J Intensive Care 2000c; 7: 109-15.

Sinha SK, Donn SM. Volume controlled ventilatory modes for the newborn: variations on a theme. Clin Perinatol 2001; 8: 547-60.

Sinha SK, Nicks JJ, Donn SM. Graphic analysis of pulmonary mechanics in neonates receiving assisted ventilation. Arch Dis Child 1996; 75: F213-8.

Sinha SK, Donn SM, Gavey J, McCarty M. Randomised trial of volume controlled versus time cycled, pressure limited ventilation in preterm infants with respiratory distress syndrome. Arch Dis Child 1997; 77: F202-5.

Sinha SK, Donn SM, editors. Manual of neonatal respiratory care. Armonk: Futura Publishing Co, 2000.

Wilson Jr BJ, Becker MA, Linton ME, Donn SM. Spontaneous minute ventilation predicts readiness for extubation in mechanically ventilated preterm infants. J Perinatol 1998; 18: 436-9.

Wiswell TE, Donn SM, editors. Surfactant and mechanical ventilation. Clin Perinatol 2007; 34: 1-217.

46

Ventilador AVEA®

Steven M. Donn • Anthony Iannetta

I. Introducción. El ventilador AVEA® (CareFusion, San Diego, CA), un dispositivo de plataforma individual, está diseñado para satisfacer las necesidades del soporte ventilatorio en poblaciones de pacientes neonatales, pediátricos y adultos. Cada población tiene disponibles opciones particulares de modos y modalidades de ventilación. Esta revisión se enfoca únicamente en las aplicaciones neonatales.

II. Descripción. Para la población neonatal se encuentra disponible la ventilación con objetivo tanto de volumen como de presión. Se utiliza un sensor de flujo proximal para brindar una sincronización gatillada por flujo de todas las respiraciones del ventilador, así como mediciones proximales de volumen.

III. Características adicionales:
  A. Compensación de la vía aérea artificial:
    1. Cuando está activa, el ventilador calcula automáticamente la caída en la presión a través del tubo endotraqueal y añade esa cantidad de presión al sistema.
    2. Toma en cuenta el flujo, la composición del gas, el diámetro y la longitud del tubo, así como la curva faríngea.
  B. Compensación de las fugas: la válvula de control de flujo y la válvula de exhalación trabajan juntas para compensar las fugas basales.
  C. Compensación de la distensibilidad del circuito: no está activa para pacientes neonatales.
  D. Entrega de heliox: aportando una mezcla de heliox 80/20 a través de la tecnología de conector inteligente, el ventilador no solo es capaz de entregar una concentración exacta de heliox, sino también de medir con exactitud el volumen corriente entregado.
  E. Concentración de FiO_2 ajustable cuando se activa el botón de aumento de oxígeno o de aspiración. En el modo neonatal, el valor por defecto es un incremento en la FiO_2 del 20% (a partir de la FiO_2 prefijada). Se puede ajustar entre el 0% y el 79%.
  F. Batería interna y compresor: respaldo activado automáticamente ante la interrupción del suministro eléctrico o de la fuente de aire.

IV. Monitoreo:
  A. Interno.
  B. Monitoreo gráfico:
    1. Ondas:
      a. Flujo.
      b. Volumen.
      c. Presión.
    2. Mecánica:
      a. Curva presión-volumen.
      b. Curva flujo-volumen.
    3. Tendencias: tendencia de 24 h de más de cincuenta parámetros respiratorios monitoreados.
    4. Cálculos de la mecánica pulmonar: actualmente, en pacientes neonatales solo se puede calcular la distensibilidad dinámica.

V. Alarmas/límites:
   A. Frecuencia alta (rpm).
   B. Vte bajo (mL).
   C. Vte alto (mL).
   D. Ve bajo (L).
   E. Ve alto (L).
   F. Presión pico baja (cm H_2O).
   G. Presión pico alta (cm H_2O).
   H. Presión positiva al final de la espiración (PEEP) baja (cm H_2O).
   I. Intervalo de apnea (s).

VI. Nomenclatura:
   A. Ventilación controlada por presión frente a por volumen:
      1. Ventilación controlada por presión:
         a. Se predetermina la presión, el flujo es variable.
         b. El volumen varía con los cambios de la distensibilidad pulmonar y de la resistencia de la vía aérea y con los esfuerzos ventilatorios del paciente.
      2. Ventilación controlada por volumen:
         a. Se predetermina tanto el volumen corriente como el flujo inspiratorio.
         b. La presión varía con los cambios de la distensibilidad pulmonar y de la resistencia de la vía aérea y con los esfuerzos respiratorios del paciente.
   B. Modos:
      1. Asistido controlado (A/C):
         a. Se entrega una cantidad prefijada de respiraciones mandatorias (gatilladas por la máquina y cicladas por la máquina).
         b. Si el paciente gatilla el ventilador con un esfuerzo espontáneo, se entrega otra respiración mandatoria del mismo tipo.
      2. VMIS/PS:
         a. En general, se la considera un modo de destete de la ventilación.
         b. Se entrega una cantidad prefijada de respiraciones mandatorias y se permiten respiraciones espontáneas entre las mandatorias.
         c. Si el esfuerzo espontáneo del paciente gatilla el ventilador por encima de la frecuencia mandatoria establecida, las respiraciones adicionales serán sostenidas por una respiración limitada por presión denominada presión de soporte (PS).
   C. Ciclado por flujo:
      1. La utilización de ciclado por flujo (interrupción de la inspiración cuando el flujo desciende hasta un valor umbral prefijado) permite al neonato finalizar la inspiración mecánica de una manera casi sincrónica con la respiración espontánea.
      2. La inspiración finaliza a un porcentaje (ajustable entre el 5% y el 45%) del flujo pico inspiratorio en lugar de a un tiempo inspiratorio determinado.
      3. El ciclado por flujo ayuda a prevenir la inversión de la relación I:E durante la respiración rápida y reduce ampliamente el riesgo de atrapamiento aéreo. En el modo A/C ciclado por tiempo, la respiración rápida da como resultado el acortamiento de la fase espiratoria, debido a que la fase inspiratoria es fija.
      4. El ciclado por flujo permite una mejor sincronización entre el neonato y el ventilador.
         a. El neonato inicia el flujo inspiratorio (gatillado inspiratorio).
         b. El neonato finaliza el flujo inspiratorio (gatillado espiratorio).
      5. En raras ocasiones, el niño puede "elegir" un T_I que sea demasiado corto como para proporcionar un V_T adecuado. En este caso, puede ser apropiado cambiar a un modo que utilice ciclado por tiempo.

VII. Modalidades de ventilación:
   A. Modalidades de presión:
      1. Existen tres modalidades de presión disponibles para la población neonatal:
         a. Ciclada por tiempo y limitada por presión (CTLP).
         b. Controlada por presión (CP).
         c. Presión de soporte (PS).
      2. Ciclada por tiempo y limitada por presión:
         a. El flujo a través del circuito del paciente es prefijado por el operador y continuo. Sin embargo, este flujo preestablecido determina solo el flujo inspiratorio pico. El flujo inspiratorio subsiguiente (como una función del tiempo)

es determinado por los parámetros de presión y por la mecánica del sistema respiratorio (incluido el esfuerzo del paciente).

b. Las respiraciones mandatorias son limitadas por presión y sincronizadas con el esfuerzo respiratorio del paciente por cambios en el flujo, detectados por un sensor de flujo proximal (anemómetro de cable caliente).

c. La presión es controlada y el volumen varía con la mecánica pulmonar.

3. Controlada por presión (CP):
   a. La presión inspiratoria pico se predetermina a un valor constante.
   b. La onda de flujo muestra una aceleración rápida seguida de una desaceleración rápida.
   c. La resistencia del tubo endotraqueal y la distensibilidad del paciente determinan la velocidad del flujo inspiratorio, la cual también se puede modular mediante la configuración del "tiempo de elevación" o rampa (*v.* adelante). El flujo inspiratorio es modificado por cualquier esfuerzo ventilatorio realizado por el paciente.
4. Presión de soporte (PS):
   a. Respiración espontánea controlada por presión que es gatillada por el paciente y ciclada (flujo) por el paciente. El paciente tiene el control primario del flujo inspiratorio y del tiempo inspiratorio (que pueden ser limitados a un valor máximo en caso de que el ciclado por flujo no funcione, p. ej., por una fuga).
   b. El flujo inspiratorio se puede modificar ajustando el parámetro tiempo de elevación. Las configuraciones del tiempo de elevación son cualitativas, y varían entre 1 y 9. El valor de 1 es la aceleración más pronunciada del flujo; la respiración se entrega rápidamente y el flujo pico es mayor. El valor de tiempo de elevación de 9 entrega la respiración con una menor aceleración del flujo y el flujo pico es menor. El tiempo de elevación adecuado puede ayudar a evitar un exceso de presión, un ciclado prematuro o una histéresis inadecuada de la curva presión-volumen.
5. La presión positiva continua en la vía aérea (CPAP) también está disponible y se obtiene mediante un flujo de aire continuo a través del circuito con resistencia espiratoria para brindar la presión deseada:
   a. Puede ser enriquecida con oxígeno.
   b. No se proporciona un refuerzo de volumen o de presión adicional.

B. Controladas por volumen (objetivo de volumen):
   1. Se entrega un volumen y un flujo inspiratorio prefijados a la vía aérea, la cual se abre con cada respiración (aunque el flujo entregado a los pulmones puede ser menor en caso de presencia de fugas alrededor de tubo endotraqueal). Puede ser muy útil para intentar controlar la ventilación en el tratamiento de pacientes con mecánica pulmonar cambiante.
   2. El volumen se mide proximalmente en el tubo endotraqueal del paciente. En el área de monitoreo, este valor se denomina volumen del equipo.
   3. El volumen que sale del equipo es constante y la presión varía según la distensibilidad pulmonar y la resistencia de la vía aérea del paciente (y sus esfuerzos ventilatorios). Sin embargo, puede haber compresión (pérdida) de volumen dentro del circuito del ventilador cuando la distensibilidad pulmonar es escasa. Esto se denomina como pérdida de volumen compresible. El ventilador calcula este volumen y lo añade al volumen prefijado para lograr entregar el objetivo de volumen deseado.
   4. Los parámetros prefijados de volumen, velocidad de flujo y pausa inspiratoria determinan el tiempo inspiratorio.

C. Volumen garantizado (controlada por presión con objetivo adaptativo):
   1. Reseña:
      a. En la ventilación controlada por presión con objetivo por parámetro programado, el V_T varía según la distensibilidad y la resistencia (y el esfuerzo ventilatorio del paciente).
      b. La mecánica pulmonar rápidamente cambiante puede generar volúmenes corrientes variables que resultan en un riesgo de lesión pulmonar, atelectasia progresiva y ventilación subóptima.
      c. El modo con volumen garantizado ajusta automáticamente la presión inspiratoria para entregar un volumen corriente espiratorio promedio constante.
      d. Incorpora el beneficio de respiraciones por presión (sincronía por flujo) con un objetivo de volumen corriente.
      e. En el ventilador AVEA®, la función de volumen garantizado está disponible únicamente en la configuración del tamaño del paciente neonatal.
      f. Modos ventilatorios por PRESIÓN y CTLP tanto en los patrones ventilación mandatoria intermitente sincronizada (VMIS) como asistido controlado.
      g. Esta función proporciona una configuración adicional por parte del operador para el objetivo de volumen corriente.
      h. Luego, el ventilador ajusta el modo controlado por presión para las respiraciones mandatorias con el fin de mantener el volumen corriente espirado cercano al objetivo de volumen prefijado.
   2. Configuraciones:
      a. Objetivo de volumen (volumen corriente espirado).
         (1) 2 mL a 300 mL (presión + VG).

(2) 2 mL a 100 mL (CTLP + VG).

b. Ciclado por flujo:

(1) Disponible solo para el modo CTLP (en VG).

(2) El ciclado por flujo suspende el algoritmo de VG hasta que se entregue una respiración ciclada por tiempo.

c. Vol. del equipo: no disponible cuando se activa el VG.

d. Presión inspiratoria: en VG, la presión inspiratoria ya no es un control primario. La presión inspiratoria fijada por el operador es un control avanzado del volumen, se lo utiliza para las respiraciones de prueba y actúa como una configuración de presión de respaldo durante ciertas condiciones de alarma.

e. La configuración de la presión inspiratoria en la ventana de controles avanzados se debe establecer a un nivel adecuado para que el paciente evite una entrega deficiente o excesiva de volumen corriente durante las respiraciones de prueba y ciertas condiciones de alarma.

(1) Rango: 0 cm H_2O a 80 cm H_2O.

(2) Por defecto: la configuración de la presión o del modo CTLP utilizado antes de activar el VG.

3. Presión entregada:

a. En la ventilación con volumen garantizado, la presión entregada no es una configuración del operador, es la presión proporcionada por el ventilador para mantener el volumen corriente espiratorio prefijado.

(1) Por defecto: presión inspiratoria más PEEP.

(2) Mínimo: PEEP + 2 cm H_2O.

(3) Máximo: Presión pico alta –3 cm H_2O.

b. La presión entregada se limita cuando alcanza el límite de presión establecido de –3 cm H_2O. Cuando se presenta esta situación, se exhibe el mensaje "La presión con volumen garantizado está limitada". Pueden activarse las alarmas Vte bajo o Ve bajo.

4. Límite de volumen:

a. Todas las respiraciones con VG son cicladas por volumen si el volumen inspirado supera un umbral basado en un objetivo de volumen prefijado y de la fuga promediada a lo largo de los 30 s previos.

Escape promedio < 63%.

b. Límite de volumen = (objetivo de volumen × 1,3) × [(1,1 × escape) + 1].

Escape promedio ≥ 63%.

c. Límite de volumen = objetivo de volumen × 2,2.

D. Tabla de modos (Tabla 46.1).

Nota: el ventilador AVEA® ofrece una cantidad inusualmente grande de modos, pero no todos son aplicables a neonatos.

Tabla 46.1 Clasificación de modos

Nombre del modo	Variable de control	Secuencia respiratoria	Esquema de objetivo primario	Esquema de objetivo secundario	Abreviación
A/C por volumen	Volumen	VMc	Parámetro programado	N/A	VMc-CVs
VMIS por volumen	Volumen	VMI	Parámetro programado	Parámetro programado	VMI-CVs,s
VMIS por volumen con compensación de la vía aérea artificial	Volumen	VMI	Parámetro programado	Parámetro programado/ servo	VMI-CVs,sr
A/C por volumen con flujo a demanda	Volumen	VMI	Dual	Dual	VMI-CVd,d
VMIS por volumen con flujo de demanda	Volumen	VMI	Dual	Parámetro programado	VMI-CVd,s
VMIS por volumen con flujo de demanda y compensación de la vía aérea artificial	Volumen	VMI	Dual	Parámetro programado/ servo	VMI-CVd,sr
A/C por presión	Presión	VMc	Parámetro programado	N/A	VMc-CPs
A/C ciclado por tiempo y limitado por presión	Presión	VMc	Dual	N/A	VMc-CPs
A/C por presión con volumen del equipo	Presión	VMc	Dual	N/A	VMc-CPd
A/C por presión con volumen garantizado	Presión	VMc	Adaptativo	N/A	VMc-CPa

Tabla 46.1 Clasificación de modos

A/C ciclado por tiempo y limitado por presión con volumen garantizado	Presión	VMc	Adaptativo	N/A	VMc-CPa
A/C por volumen con *Vsync*	Presión	VMc	Adaptativo	N/A	VMc-CPa
A/C regulado por presión y controlado por volumen	Presión	VMc	Adaptativo	N/A	VMC-CPa
A/C por presión con ciclado por flujo	Presión	VMI	Parámetro programado	Parámetro programado	VMI-CPs,s
A/C por presión con ciclado por flujo y compensación de la vía aérea artificial	Presión	VMI	Parámetro programado	Parámetro programado/ servo	VMI-CPs,sr
VMIS por presión	Presión	VMI	Parámetro programado	Parámetro programado	VMI-CPs,s
VMIS por presión con compensación de la vía aérea artificial	Presión	VMI	Parámetro programado	Parámetro programado/ servo	VMI-CPs,sr
Ventilación con CPAP/ presión de soporte limitada por volumen	Presión	VMI	Parámetro programado	Parámetro programado	VMI-CPs,s
Ventilación con CPAP/ presión de soporte limitada por volumen y compensación de la vía aérea artificial	Presión	VMI	Parámetro programado	Parámetro programado/ servo	VMI-CPs,sr
VMI nasal neonatal	Presión	VMI	Parámetro programado	Parámetro programado	VMI-CPs,s
VMI nasal neonatal con compensación de la vía aérea artificial	Presión	VMI	Parámetro programado	Parámetro programado/ servo	VMI-CPs,sr
Ventilación con liberación de presión de la vía aérea/ bifásica	Presión	VMI	Parámetro programado	Parámetro programado	VMI-CPs,s
A/C ciclado por tiempo y limitado por presión con ciclado por flujo	Presión	VMI	Parámetro programado	Parámetro programado	VMI-CPs,s
VMIS ciclada por tiempo y limitada por presión con compensación de la vía aérea artificial	Presión	VMI	Parámetro programado	Parámetro programado/ servo	VMI-CPs,sr
VMIS ciclada por tiempo y limitada por presión	Presión	VMI	Dual	Parámetro programado	VMI-CPs,s
VMIS por presión con volumen garantizado	Presión	VMI	Adaptativo	Parámetro programado	VMI-CPa,s
VMIS por presión con volumen garantizado y compensación de la vía aérea artificial	Presión	VMI	Adaptativo	Parámetro programado/ servo	VMI-CPa,sr
A/C ciclado por tiempo y limitado por presión con ciclado por flujo y volumen garantizado	Presión	VMI	Adaptativo	Parámetro programado	VMI-CPa,s
VMIS ciclada por tiempo y limitada por presión con volumen garantizado	Presión	VMI	Adaptativo	Parámetro programado	VMI-CPa,s

▶

Tabla 46.1 Clasificación de modos

VMIS ciclada por tiempo y limitada por presión con volumen garantizado y compensación de la vía aérea artificial	Presión	VMI	Adaptativo	Parámetro programado/ servo	VMI-CPa,sr
A/C por volumen con *Vsync* y ciclado por flujo	Presión	VMI	Adaptativo	Parámetro programado	VMI-CPa,s
VMIS por volumen con *Vsync*	Presión	VMI	Adaptativo	Parámetro programado	VMI-CPa,s
VMIS por volumen con *Vsync* y compensación de la vía aérea artificial	Presión	VMI	Adaptativo	Parámetro programado/ servo	VMI-CPa,sr
A/C regulado pro presión y controlado por volumen con ciclado por flujo	Presión	VMI	Adaptativo	Adaptativo	VMI-CPa,a
VMIS regulada por presión y controlada por volumen con ciclado por flujo	Presión	VMI	Adaptativo	Parámetro programado	VMI-CPa,s
VMIS regulada por presión y controlada por volumen	Presión	VMI	Adaptativo	Parámetro programado	VMI-CPa,s
VMIS regulada por presión y controlada por volumen con compensación de la vía aérea artificial	Presión	VMI	Adaptativo	Parámetro programado/ servo	VMI-CPa,sr
A/C ciclado por tiempo y limitado por presión con ciclado por flujo y volumen garantizado	Presión	VMI	Adaptativo/servo	Parámetro programado/ servo	VMI-CPas,sr
A/C por volumen con *Vsync* y ciclado por flujo y compensación de la vía aérea artificial	Presión	VMI	Adaptativo/servo	Parámetro programado/ servo	VMI-CPar,sr
A/C regulado por presión y controlado por volumen con ciclado por flujo y compensación de la vía aérea artificial	Presión	VMI	Adaptativo/servo	Parámetro programado/ servo	VMI-CPar,ar
VMIS regulada por presión y controlada por volumen con ciclado por flujo y compensación de la vía aérea artificial	Presión	VMI	Adaptativo/servo	Parámetro programado/ servo	VMI-CPar,sr
A/C ciclado por tiempo y limitado por presión con ciclado por flujo y compensación de la vía aérea artificial	Presión	VMI	Parámetro programado/ servo	Parámetro programado/ servo	VMI-CPsr,sr
Ventilación con CPAP/ presión de soporte	Presión	VEC	Parámetro programado	N/A	VEC-CPs
Ventilación con CPAP/ presión de soporte y compensación de la vía aérea artificial	Presión	VEC	Parámetro programado/ servo	N/A	VEC-CPsr

VIII. Manejo:

Con la nueva generación de ventiladores, se deben combinar tres evaluaciones para permitir la elección de la mejor estrategia: evaluación física del paciente, monitoreo de los valores medidos y valoración gráfica que permiten desarrollar estrategias individuales basadas en la fisiopatología y la interacción entre el neonato y el ventilador.

A. Ventilación ($PaCO_2$). La eliminación de dióxido de carbono se relaciona con la ventilación minuto (VM). VM = (V_T) × frecuencia respiratoria. Los volúmenes corrientes inspiratorios medidos deben ser de entre 4 mL/kg y 7 mL/kg para evitar una insuflación excesiva. VM normal = 240 mL/kg/min a 360 mL/kg/min. Este cálculo se basa en el volumen corriente espiratorio (V_{Te}) y es afectado por las fugas del tubo endotraqueal.

1. Modalidades de ventilación:

a. El V_T es ajustado por la configuración de la presión inspiratoria (PI) en la ventilación CTLP/CP y con presión de soporte. Esta presión está por encima del nivel de PEEP; la diferencia entre la presión pico y la PEEP también se denomina DP o amplitud.

b. La distensibilidad y la resistencia afectan al volumen corriente entregado.

2. Objetivo de volumen:

a. El volumen corriente inspiratorio (V_{Ti}) entregado al paciente es determinado por el volumen corriente prefijado menos el volumen comprimido del circuito del ventilador.

b. La pérdida por volumen compresible varía con la presión generada dentro del circuito, la cual a su vez es un reflejo de la distensibilidad.

c. Siempre monitorear los volúmenes tanto inspiratorio como espiratorio (o el porcentaje de fuga) para determinar el volumen de la fuga. Esto es importante, debido a que en neonatos se utilizan tubos endotraqueales sin balón.

B. La oxigenación (PaO_2) se correlaciona directamente con la presión media en la vía aérea (PMVA) y con la FiO_2.

1. Los incrementos en la presión inspiratoria pico (PIP), en el tiempo inspiratorio, en la presión positiva al final de la espiración (PEEP) y en la frecuencia contribuyen a aumentar la PMVA. El incremento de la PMVA aumenta la oxigenación al elevar el área de superficie pulmonar.

2. Los incrementos en la FiO_2 también aumentan la oxigenación a menos que exista un impedimento a la difusión y un desequilibrio ventilación/perfusión.

IX. Destete y extubación (*v.* Capítulo 78):

A. Destete del ventilador. Las estrategias típicas de destete estimulan al paciente a respirar por encima de la frecuencia respiratoria prefijada (controlada o mandatoria). Esto se realiza disminuyendo la frecuencia hasta el punto en el que el paciente respira espontáneamente y gatilla la mayoría de, si no todas, las respiraciones.

1. Presión.

a. Destete en el modo asistido controlado (A/C).

(1) Ajustar la PI para mantener los volúmenes corrientes inspiratorios entre 4 mL/kg y 7 mL/kg.

(2) A medida que la distensibilidad del paciente mejora, la PI requerida disminuye.

b. Destete en VMIS/PS.

(1) Ajustar la PI de las respiraciones mandatorias CTLP o CP para mantener volúmenes corrientes inspiratorios medidos de entre 4 mL/kg y 7 mL/kg.

(2) La PI de la respiración con PS se puede ajustar para entregar una respiración con volumen corriente completo (denominada PSmáx) o a un nivel menor para proporcionar una respiración con soporte parcial. Al menor nivel, PSmín, el V_T entregado iguala el trabajo respiratorio impuesto por el tubo endotraqueal y el circuito del ventilador.

(3) Si se configura una frecuencia de VMIS demasiado alta, puede interferir con la respiración espontánea y contrarrestar las ventajas de la PS.

2. Volumen:

a. Destete en modo A/C:

(1) El destete directo para la extubación es difícil de lograr en el modo asistido controlado por volumen.

(2) Se recomienda cambiar a VMIS/PS.

b. Destete en VMIS/PS:

(1) Reducir la frecuencia de las respiraciones controladas por volumen y complementar la ventilación minuto mediante respiraciones adicionales con PS.

(2) Destetar la frecuencia de control y ajustar la PI de la PS para proporcionar un V_T razonable.

(3) Una vez que se ha destetado la PI de la PS hasta un nivel que proporcione un V_T de 3 mL/kg a 4 mL/kg, por lo general, el neonato puede ser extubado.

Bibliografía de consulta

Chatburn RL, Khatib ME, Mireles-Cabodevila E. A taxonomy for mechanical ventilation: 10 fundamental maxims. Respir Care 2014; 59 (11): 1747-63.

Donn SM, Becker MA, Nicks JJ. Special ventilatory techniques I: patient-triggered ventilation. En: Goldsmith JP, Karotkin EH (eds). Assisted ventilation of the neonate. 5ª ed. St. Louis: Elsevier Saunders, 2011; p. 220-34. <www.carefusion.com/pdf/Respiratory/Ventilation/AVEA_brochur.>

47

Ventilador Twinstream®

Gerfried Zobel

I. Introducción:

A. El ventilador Twinstream® (Carl Reiner GMBH, Viena, Austria) (Figura 47.1) es un ventilador *jet* eléctrico controlado por microprocesador, que permite la aplicación simultánea de dos chorros *jet* diferentes (de baja y alta frecuencia), lo cual da como resultado un modo de ventilación pulsátil de dos niveles de presión (p-BLV).

B. El módulo básico de la ventilación *jet* de alta frecuencia clásica se utiliza en la cirugía laríngea y traqueal. La adición del módulo p-BLV® hace posible la ventilación pulsátil de dos niveles de presión (p-BLV®), que se puede utilizar en neonatos y niños críticamente enfermos con insuficiencia respiratoria aguda. El Módulo p-BLV® (Figura 47.2) consiste en una cámara tipo Venturi doble que contiene dos puertos de entrada para los chorros *jet* de baja y alta frecuencia y el puerto de salida conectado a la rama espiratoria del sistema de circuitos del respirador.

II. Principio básico:

A. Un flujo variable, calentado y humidificado en la rama inspiratoria del circuito respiratorio llega a la pieza en forma de Y conectada al tubo endotraqueal. La rama espiratoria del circuito se conecta al módulo p-BLV® y el flujo inspiratorio se ve modificado por dos chorros *jet* que resultan en una columna de aire oscilatorio hacia la vía aérea del paciente. Además, el módulo p-BLV® actúa como un generador neumático de PEEP.

B. Circuito respiratorio y sistema de humidificación:

1. Con el modo p-BLV® es extremadamente importante el acondicionamiento óptimo (calentamiento, humidificación) del aire. El muy efectivo humidificador Humicare 200 TS® tiene una superficie amplia y funciona bien a bajas velocidades del flujo de aire.
2. Las ramas inspiratoria y espiratoria del circuito respiratorio se calientan, lo que resulta en un acondicionamiento correcto del aire inspirado.
3. La combinación de aire calentado y humidificado con una oscilación efectiva en las vías aéreas permite la movilización eficiente de las secreciones de la vía aérea y un mejor intercambio gaseoso. Los adaptadores especiales entre la rama inspiratoria del circuito respiratorio y la pieza en forma de Y permiten la administración de medicación adicional.

C. Monitoreo:

1. El monitoreo de la presión se obtiene a través de la línea roja conectada a la rama inspiratoria del circuito ventilatorio cerca de la pieza en forma de Y.
2. La curva presión-tiempo exhibe las presiones pico, media y al final de la espiración.
3. Dos cámaras de oxígeno pueden medir la concentración de oxígeno de los chorros *jet* y del flujo. La FiO_2 se muestra en la pantalla del ventilador (Figura 47.3).

III. Configuraciones del ventilador:

A. Flujo: 20 L/min (rango de 20 L/min a 55 L/min).

B. FiO_2: según la FiO_2 de la ventilación mecánica convencional (VMC).

C. Módulo de baja frecuencia:

1. Presión de conducción (P_{FN}): 0,5 psi (rango de 0,1 a 2,5 psi):
   a. Incremento escalonado de 0,1 psi para alcanzar la misma presión inspiratoria pico (PIP) que con el modo CV.
   b. Objetivo: PIP < 30 cm H_2O.

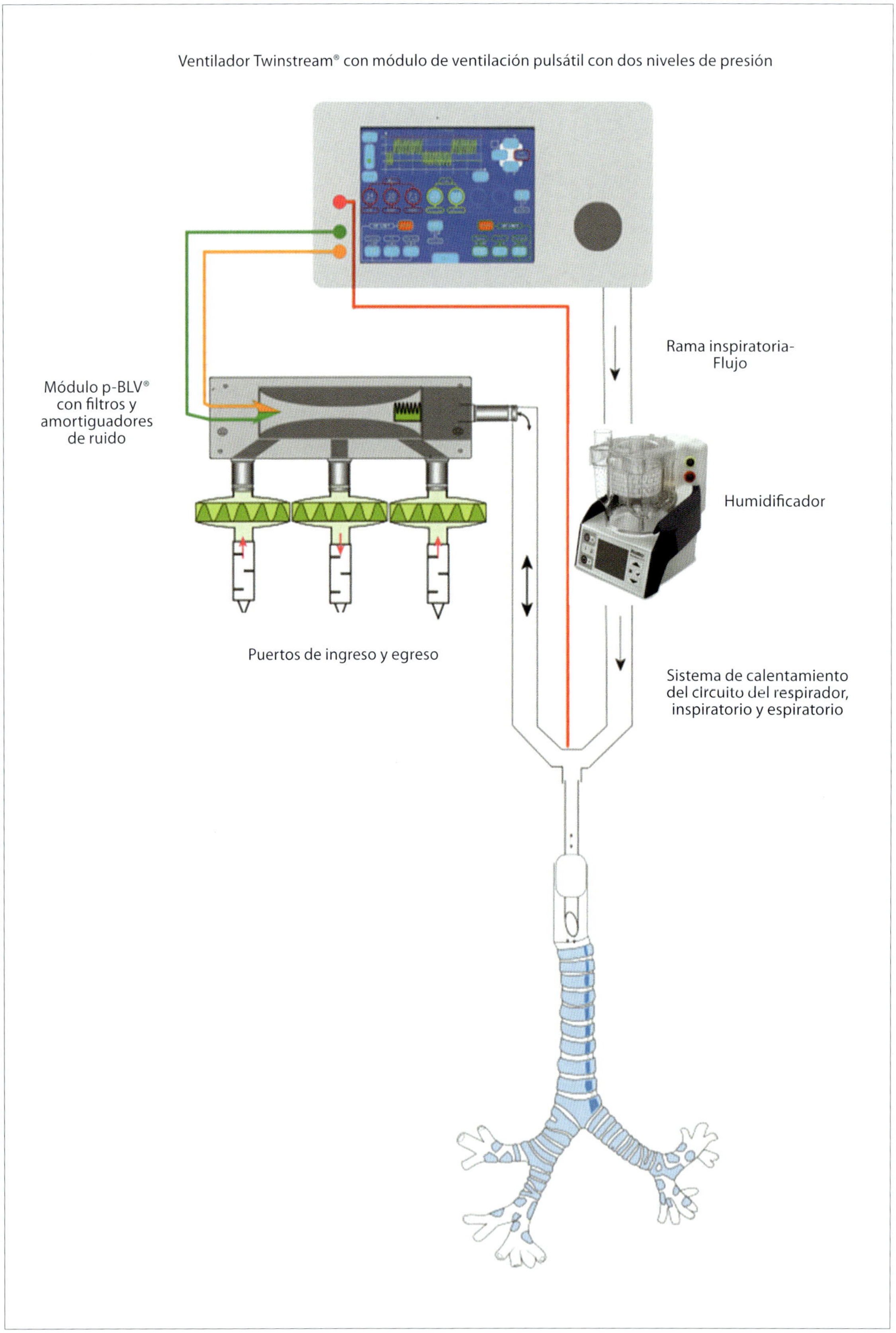

Figura 47.1 Ventilador Twinstream®.

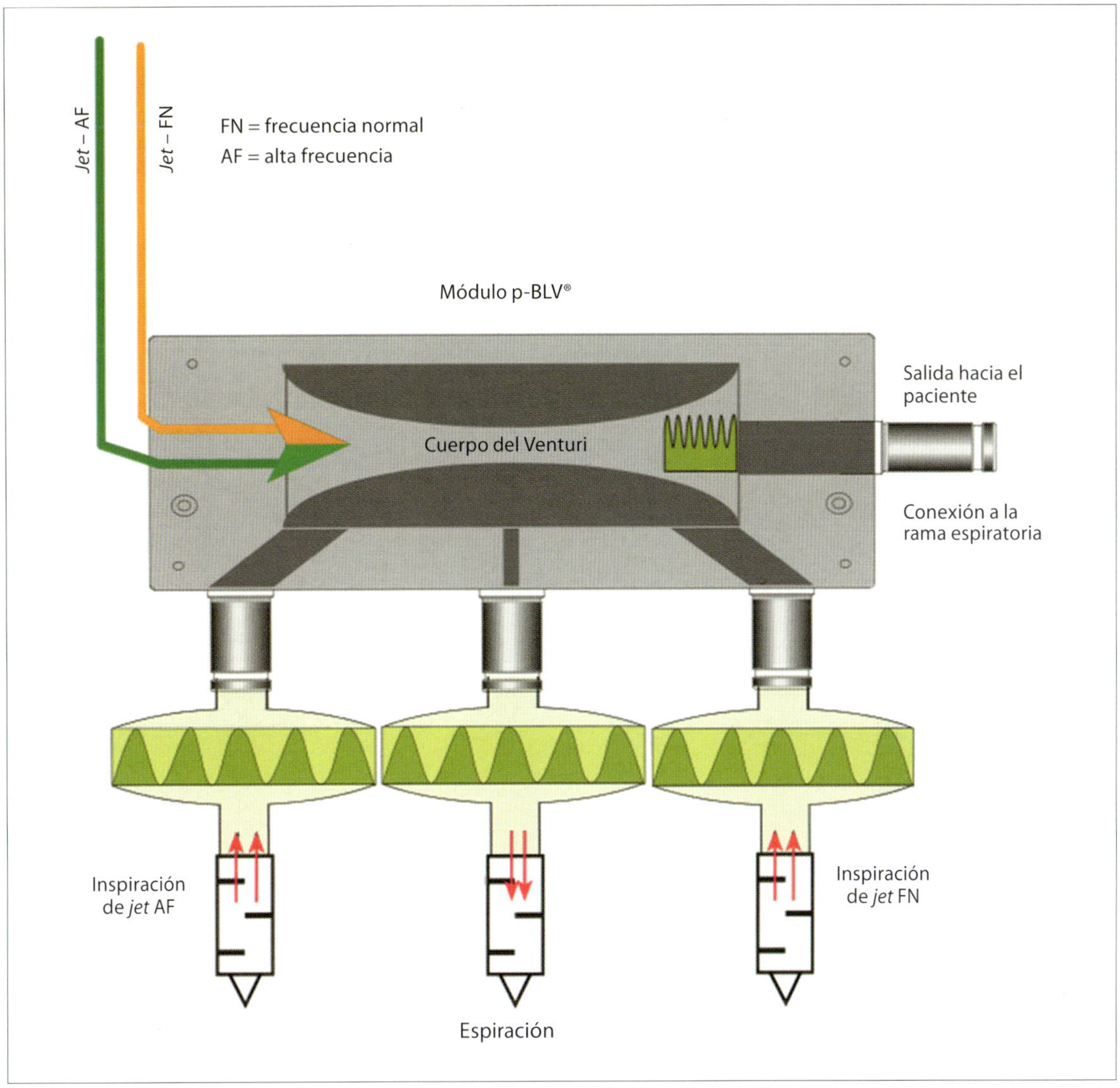

Figura 47.2 Módulo de ventilación pulsátil con dos niveles de presión®. FN: frecuencia normal; AF: alta frecuencia.

2. Frecuencia ventilatoria: 12 rpm a 20 rpm (rango de 1 rpm a 100 rpm).
3. Relación I : E de 1 : 2.

D. Módulo de alta frecuencia:
1. Presión de conducción (P_{FN}): 0,5 psi:
   Ajustar en incrementos de 0,1 bar para alcanzar la PEEP (PIP) (menor que en la VMC).
2. Frecuencia ventilatoria: 8 Hz a 10 Hz (rango de 1 Hz a 25 Hz).
3. Relación I : E de 1 : 2.

E. Configuraciones de las alarmas:
1. Presión inspiratoria alta: 35 cm H_2O.
2. Presión inspiratoria baja: 10 cm H_2O.

IV. Optimización de la oxigenación:
A. Aumentar la PEEP incrementando la presión de conducción (P_{AF}) del módulo de AF.
B. Aumentar la FiO_2.
C. Aumentar la frecuencia del módulo de AF.

V. Optimización de la ventilación:
A. Aumentar la frecuencia del módulo de FN.
B. Disminuir la frecuencia del módulo de AF.
C. Aumentar la amplitud de presión del módulo de FN.

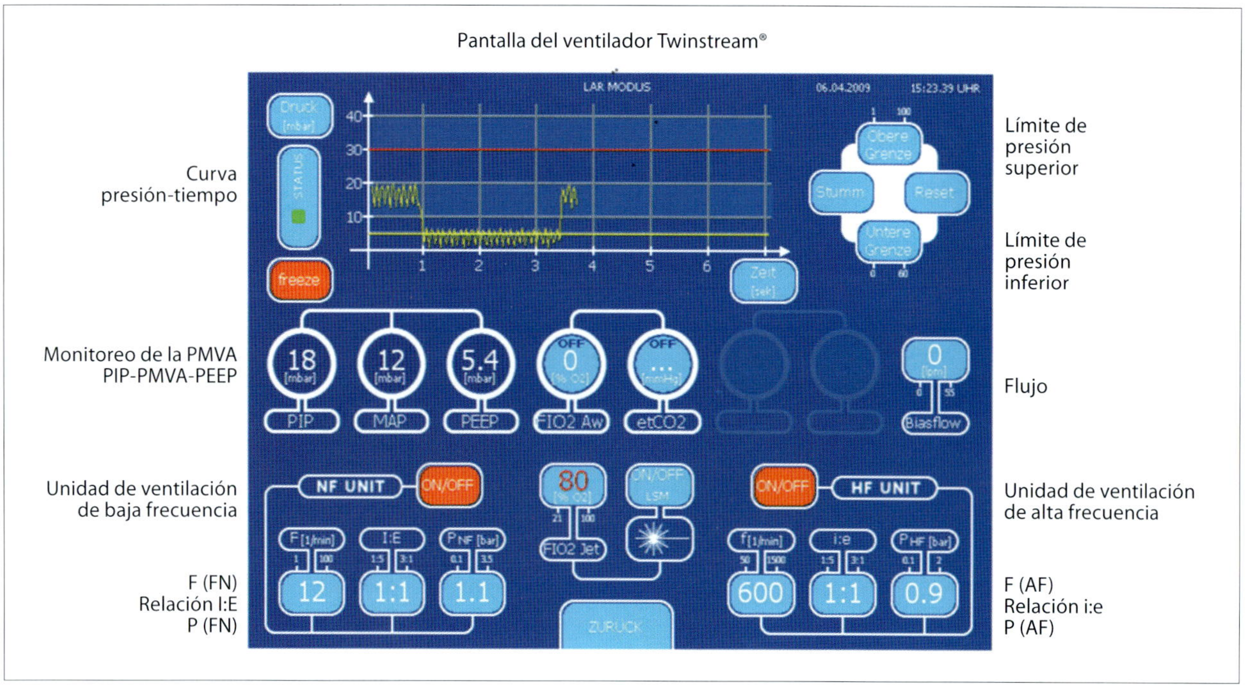

Figura 47.3 Pantalla del ventilador Twinstream®.

VI. Indicaciones para la ventilación pulmonar pulsátil bifásica:
  A. SDRA (síndrome de dificultad respiratoria aguda).
  B. Bronquiolitis.
  C. Barotrauma o volutrauma pulmonar.
  D. Trauma torácico.

VII. Pacientes:
  A. En la actualidad, infantes y niños con un peso corporal mayor de 10 kg.
  B. En el futuro, un convertidor *jet* recientemente desarrollado permitirá utilizar la técnica pulsátil BLV, incluso en neonatos y niños pequeños.

VIII. Ventajas del ventilador Twinstream®:
  A. Movilización efectiva de las secreciones traqueobronquiales.
  B. Mejor intercambio gaseoso a menores presiones en la vía aérea.
  C. Aumento de la CRF.
  D. Opción de respiración espontánea en ambas mesetas de presión.

IX. Tabla de modos:
  En la Tabla 47.1, se muestran los modos disponibles para el ventilador Twinstream®.

Tabla 47.1 Clasificación de modos del ventilador Twinstream®

Nombre del modo	Variable de control	Secuencia respiratoria	Esquema de objetivo primario	Esquema de objetivo secundario	Abreviaciones
Ventilación con dos niveles de presión	Presión	VMI	Parámetro programado	Parámetro programado	VMI-CPs,s
Ventilación pulsátil con dos niveles de presión	Presión	VMI	Parámetro programado	Parámetro programado	VMI-CPs,s
CPAP pulsátil	Presión	VMI	Parámetro programado	Parámetro programado	VMI-CPs,s
CPAP	Presión	VEC	N/A	Parámetro programado	VEC-CPs

48

Ventiladores Puritan Bennett 840® y Puritan Bennett 980®

Robert L. Chatburn • Cyndy Miller

I. Descripción:

Los ventiladores Puritan Bennett® 840 y 980 (Covidien, Boulder, CO, Estados Unidos) están diseñados para la ventilación invasiva y no invasiva de pacientes adultos, pediátricos y neonatales. Son controlados eléctricamente y accionados de forma neumática (requieren fuentes de aire y de oxígeno) (Figura 48.1).

II. Interfaz del operador:

A. Las interfaces del operador para estos dos ventiladores utilizan una pantalla táctil (IGU), botones (de membrana en el ventilador Puritan Bennett® 840 y teclas de IGU en el ventilador Puritan Bennett® 980) y una perilla de control.

B. Los ajustes se introducen a través de botones táctiles virtuales en la pantalla para seleccionar la configuración deseada, se gira la perilla para seleccionar el valor establecido y luego se toca/aprieta ACEPTAR para finalizar la configuración (tocar/presionar BORRAR descarta la configuración).

C. Otros botones/teclas/íconos permiten el acceso a las funciones de brillo de la pantalla, bloqueo de la pantalla, volumen de las alarmas, gatillado manual de la inspiración, pausa inspiratoria, pausa espiratoria, reinicio de las alarmas, silencio de las alarmas, registros, elevación del porcentaje de oxígeno, menú de ayuda, pantalla inicial (solo en el Puritan Bennett® 980), menú de configuración (solo en el Puritan Bennett® 980) y captura de pantalla (solo en el PB® 980).

D. El Puritan Bennett® 980 ofrece funciones adicionales a las que se encuentran en el ventilador Puritan Bennett® 840:

1. El Puritan Bennett® 980 tiene una IGU avanzada con muchas opciones para exhibir la información monitoreada y los gráficos a través de visualizaciones personalizadas.
2. Además, utiliza una visualización separada para proporcionar información redundante acerca del estado del ventilador: fuente de energía eléctrica (CA o CC), presencia de baterías primaria y extendida y su nivel de carga, nivel relativo de carga de la batería disponible, gráfico de presión en el circuito que muestra las unidades de presión, configuración de la alarma de P_{PICO} alta y valores actuales de P_{PICO} y de PEEP, presiones de conexión y de entrada del aire y del oxígeno, horas de ventilador funcionante, configuración del volumen de alarma e información relacionada con las alertas del dispositivo, tales como el inicio y el tipo de ventilación y la activación de un estado seguro.
3. Existe un sensor de flujo proximal opcional para utilizar cuando se ventila a pacientes neonatales.
4. La capnografía está disponible en algunas comercializaciones.

III. Modos:

Los modos se establecen seleccionando la secuencia respiratoria y las variables de control de forma separada. La interfaz del operador utiliza el término modo para referirse a lo que hemos descrito en el Capítulo 44 como secuencia respiratoria (es decir, VMc, VMI, VEC). Las selecciones del menú incluyen A/C (asistido controlado), VMIS (ventilación mandatoria intermitente sincronizada), ESPON (espontánea), CPAP (presión positiva continua en la vía aérea) y Dos niveles de presión. Los tipos de respiración mandatoria disponibles son CP (controlada por presión), CV (controlada por volumen) y CV+ (controlada por volumen plus). Los tipos de respiración espontánea disponibles son PS (presión de soporte), CT (compensación del tubo), VS (volumen de soporte), AP (asistencia proporcional) y NINGUNO. Un modo de apnea de respaldo está disponible con las configuraciones por defecto según el peso corporal ideal del paciente (ingresado como peso o altura y género durante la rutina de instalación), el tipo de circuito y el tipo de respiración mandatoria. Estas configuraciones también se aplican cuando se activa un gatillado inspiratorio manual en el modo ESPON. Estas son ajustables por el usuario.

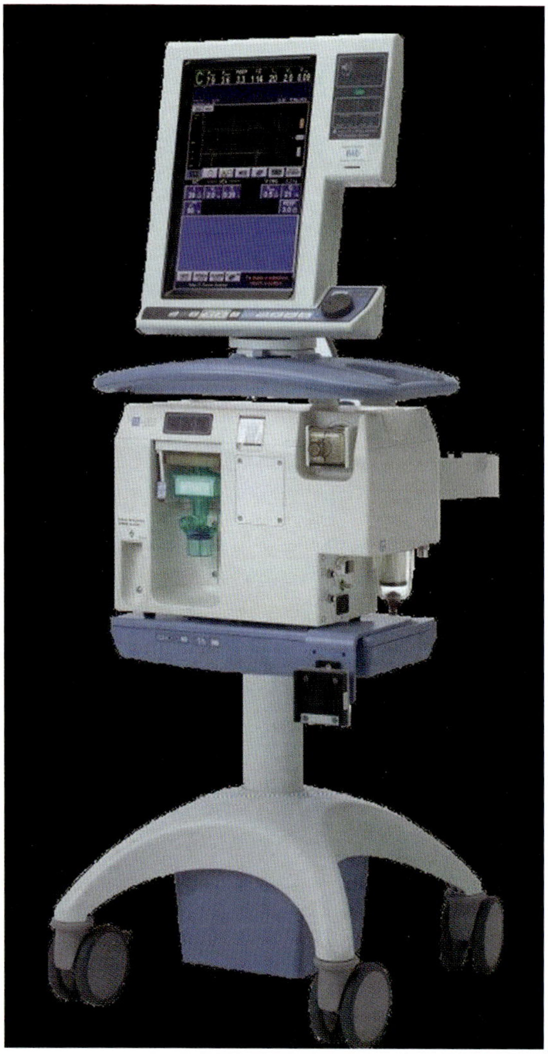

Figura 48.1 Ventilador Puritan Bennett® 980.

A. Asistido/controlado por presión:
   1. Respiraciones mandatorias: gatilladas por el equipo (frecuencia prefijada) o gatilladas por el paciente (sensibilidad a la presión o al flujo) y cicladas por la máquina (tiempo inspiratorio).
   2. Respiraciones espontáneas: no se permiten.
   3. Objetivos entre respiraciones: ninguno.
B. Asistido/controlado controlado por volumen:
   1. Respiraciones mandatorias: gatilladas por la máquina (frecuencia prefijada) o gatilladas por el paciente (sensibilidad a la presión o al flujo) y cicladas por la máquina (volumen corriente o tiempo de pausa adicional).
   2. Respiraciones espontáneas: no se permiten.
   3. Objetivos entre respiraciones: ninguno.
C. Asistido/controlado controlado por volumen plus:
   1. Respiraciones mandatorias: gatilladas por el equipo (frecuencia prefijada) o gatilladas por el paciente (sensibilidad a la presión o al flujo) y cicladas por el equipo (tiempo inspiratorio). Objetivos entre respiraciones: volumen corriente prefijado por el operador.
   2. Respiraciones espontáneas: no se permiten.
D. Dos niveles de presión (con presión de soporte):
   1. Respiraciones mandatorias: gatilladas por la máquina (frecuencia prefijada) o sincronizadas por el paciente (sensibilidad a la presión o al flujo) y cicladas por la máquina (tiempo inspiratorio) o por el paciente (porcentaje de flujo inspiratorio pico/sensibilidad espiratoria).
   2. Respiraciones espontáneas: gatilladas por el paciente (sensibilidad a la presión o al flujo) y cicladas por el paciente (porcentaje de flujo inspiratorio pico/sensibilidad espiratoria). Las respiraciones espontáneas se permiten tanto entre como durante las respiraciones mandatorias.
   3. Objetivos entre respiraciones: ninguno.

E. Dos niveles de presión (con compensación de las tubuladuras o presión de soporte):
   1. Respiraciones mandatorias: gatilladas por el equipo (frecuencia prefijada) o sincronizadas por el paciente (sensibilidad a la presión o al flujo) y cicladas por el equipo (tiempo inspiratorio) o sincronizadas por el paciente (porcentaje de flujo inspiratorio pico/sensibilidad espiratoria).
   2. Respiraciones espontáneas: gatilladas por el paciente (sensibilidad a la presión o al flujo) y cicladas por el paciente porcentaje de flujo inspiratorio pico/sensibilidad espiratoria). Las respiraciones espontáneas se permiten tanto entre como durante las respiraciones mandatorias. Las respiraciones entregadas durante la fase inspiratoria están determinadas por la configuración del porcentaje de soporte, la sensibilidad espiratoria, el DI (diámetro interno) del tubo y el tipo de tubo.
   3. Objetivos entre respiraciones: ninguno.
F. VMIS controlada por presión (con presión de soporte):
   1. Respiraciones mandatorias: gatilladas por el equipo (frecuencia prefijada) o sincronizadas con el paciente (sensibilidad a la presión o al flujo) y cicladas por el equipo (tiempo inspiratorio).
   2. Respiraciones espontáneas: gatilladas por el paciente (sensibilidad a la presión o al flujo) y cicladas por el paciente (porcentaje de flujo inspiratorio pico/sensibilidad espiratoria).
   3. Objetivos entre respiraciones: ninguno.
G. VMIS controlada por presión (con compensación del tubo):
   1. Respiraciones mandatorias: gatilladas por la máquina (frecuencia prefijada) o sincronizadas por el paciente (sensibilidad a la presión o al flujo) y cicladas por la máquina (tiempo inspiratorio).
   2. Respiraciones espontáneas: gatilladas por el paciente (sensibilidad a la presión o al flujo) y cicladas por el paciente (porcentaje de flujo inspiratorio pico/sensibilidad espiratoria).
   3. Objetivos entre respiraciones: ninguno.
H. VMIS controlada por volumen (con presión de soporte):
   1. Respiraciones mandatorias: gatilladas por la máquina (frecuencia prefijada) o sincronizadas por el paciente (sensibilidad a la presión o al flujo) y cicladas por la máquina (volumen corriente o tiempo de pausa adicional).
   2. Respiraciones espontáneas: gatilladas por el paciente (sensibilidad a la presión o al flujo) y cicladas por el paciente (porcentaje de flujo inspiratorio pico/sensibilidad espiratoria).
   3. Objetivos entre respiraciones: ninguno.
I. VMIS controlada por volumen (con compensación del tubo):
   1. Respiraciones mandatorias: gatilladas por la máquina (frecuencia prefijada) o sincronizadas por el paciente (sensibilidad a la presión o al flujo) y cicladas por la máquina (volumen corriente o tiempo de pausa adicional).
   2. Respiraciones espontáneas: gatilladas por el paciente (sensibilidad a la presión o al flujo) y cicladas por el paciente (porcentaje de flujo inspiratorio pico/sensibilidad espiratoria). Las respiraciones entregadas durante la fase inspiratoria se determinan mediante las configuraciones del porcentaje de soporte, la sensibilidad espiratoria, el DI del tubo y el tipo de tubo.
   3. Objetivos entre respiraciones: ninguno.
J. VMIS controlada por volumen plus (con presión de soporte):
   1. Respiraciones mandatorias: gatilladas por el equipo (frecuencia prefijada) o sincronizadas por el paciente (sensibilidad a la presión o al flujo) y cicladas por el equipo (tiempo inspiratorio). Objetivos entre respiraciones: volumen corriente prefijado por el operador.
   2. Respiraciones espontáneas: gatilladas por el paciente (sensibilidad a la presión o al flujo) y cicladas por el paciente (porcentaje de flujo inspiratorio pico/sensibilidad espiratoria).
K. VMIS controlada por volumen plus (con compensación del tubo):
   1. Respiraciones mandatorias: gatilladas por el equipo (frecuencia prefijada) o sincronizadas por el paciente (sensibilidad a la presión o al flujo) y cicladas por el equipo (tiempo inspiratorio). Objetivos entre respiraciones: volumen corriente prefijado por el operador.
   2. Respiraciones espontáneas: gatilladas por el paciente (sensibilidad a la presión o al flujo) y cicladas por el paciente (porcentaje de flujo inspiratorio pico/sensibilidad espiratoria).
L. Espon con presión de soporte:
   1. Respiraciones mandatorias: no se permiten.
   2. Respiraciones espontáneas: gatilladas por el paciente (sensibilidad a la presión o al flujo) y cicladas por el paciente (porcentaje de flujo inspiratorio pico/sensibilidad espiratoria).
   3. Objetivos entre respiraciones: ninguno.
M. Espon con asistencia proporcional (VAP+):
   1. Respiraciones mandatorias: no se permiten.
   2. Respiraciones espontáneas: gatilladas por el paciente (flujo pulmonar estimado) y cicladas por el paciente (flujo pulmonar estimado):

a. Las respiraciones entregadas durante la fase inspiratoria están determinadas por las configuraciones del porcentaje de soporte, el DI del tubo y el tipo de tubo.
b. El modo VAP®+ ajusta la entrega de presión para descargar la configuración operatoria (porcentaje de soporte) de trabajo.
3. Objetivos entre respiraciones: ninguno.

N. Espon con compensación del tubo:
1. Respiraciones mandatorias: no se permiten.
2. Respiraciones espontáneas: gatilladas por el paciente (sensibilidad a la presión o al flujo) y cicladas por el paciente (porcentaje de flujo inspiratorio pico/sensibilidad espiratoria). Las respiraciones entregadas durante la fase inspiratoria están determinadas por las configuraciones del porcentaje de soporte, la sensibilidad espiratoria, el DI del tubo y el tipo de tubo.
3. Objetivos entre respiraciones: ninguno.

O. Espon con volumen de soporte:
1. Respiraciones mandatorias: no se permiten.
2. Respiraciones espontáneas: gatilladas por el paciente (sensibilidad a la presión o al flujo) y cicladas por el paciente (porcentaje de flujo inspiratorio pico/sensibilidad espiratoria). Objetivos entre respiraciones: volumen corriente prefijado por el operador.

IV. Tabla de modos:
Los modos del ventilador Puritan Bennett® 980 y las selecciones del tipo respiratorio son idénticos a los del Puritan Bennett® 840; sin embargo, se han actualizado las respiraciones entregadas y los algoritmos de monitoreo. En la Tabla 48.1 se muestran los nombres y las clasificaciones de los modos. Nota: no todos los modos se utilizan en neonatos. Por ejemplo, el modo VAP+ está diseñado para su uso en adultos cuyo peso corporal previsto es de, al menos, 25 kg.

Tabla 48.1 Modos de los ventiladores Puritan Bennett® 840 y Puritan Bennett® 980

Nombre del modo	Variable de control	Secuencia respiratoria	Esquema de objetivo primario	Esquema de objetivo secundario	Abreviación
A/C controlado por volumen	Volumen	VMc	Parámetro programado	N/A	VMc-CVs
VMIS controlada por volumen con presión de soporte	Volumen	VMI	Parámetro programado	Parámetro programado	VMI-CVs,s
VMIS controlada por volumen con compensación de tubuladuras	Volumen	VMI	Parámetro programado	Servo	VMI-CVs,r
A/C controlado por presión	Presión	VMc	Parámetro programado	N/A	VMc-CPs
A/C controlado por volumen plus	Presión	VMc	Adaptativo	N/A	VMc-CPa
VMIS controlada por presión con presión de soporte	Presión	VMI	Parámetro programado	Parámetro programado	VMI-CPs,s
VMIS controlada por presión con compensación de tubuladuras	Presión	VMI	Parámetro programado	Parámetro programado	VMI-CPs,r
Dos niveles de presión con presión de soporte	Presión	VMI	Parámetro programado	Parámetro programado	VMI-CPs,s
Dos niveles de presión con compensación de tubuladuras	Presión	VMI	Parámetro programado	Servo	VMI-CPs,r
VMIS controlada por volumen plus con presión de soporte	Presión	VMI	Adaptativo	Parámetro programado	VMI-CPa,s
VMIS controlada por volumen plus con compensación de tubuladuras	Presión	VMI	Adaptativo	Servo	VMI-CPa,r
Espon con presión de soporte	Presión	VEC	Parámetro programado	N/A	VEC-CPs
Espon con compensación de tubuladuras	Presión	VEC	Servo	N/A	VEC-CPr
Espon con asistencia proporcional	Presión	VEC	Servo	N/A	VEC-CPr
Espon con volumen de soporte	Presión	VEC	Adaptativo	N/A	VEC-CPa

V. Sincronización de fugas (*leak sync*):

A. El modo de sincronización de fugas está disponible para pacientes neonatales, pediátricos y adultos tanto durante la ventilación invasiva como no invasiva con todos los modos y tipos de respiración, excepto para los tipos VAP®+ y respiración espontánea con compensación de tubuladuras.

B. Este modo distingue automáticamente entre el flujo entregado al paciente y el flujo de fuga durante la inspiración y, además, utiliza un flujo con autocontrol y compensado por gatillado para estabilizar la presión basal y evitar el gatillado automático durante la exhalación.

C. Los volúmenes del paciente y de la fuga y los flujos están identificados en los datos del paciente.

D. El manejo del volumen para las respiraciones CV+ y con VS y del ciclado por flujo de las respiraciones con PS y VS se basa en los valores de los datos del paciente en lugar de los valores totales de volumen y flujo (paciente + fugas).

VI. Ventilación neonatal:

La opción *NeoMode* (estándar en todos los ventiladores neonatales Puritan Bennett® 980 y en los ventiladores universales Puritan Bennett® 980), que incluye la utilización opcional de un sensor de flujo proximal, proporciona ventilación y monitoreo invasivos y no invasivos (incluido CPAPn) para neonatos de entre 0,3 kg y 7,0 kg. Soporta volúmenes corrientes entregados tan bajos como de 2,0 mL.

Bibliografía de consulta

Chatburn RL, Khatib ME, Mireles-Cabodevila E. A taxonomy for mechanical ventilation: 10 fundamental maxims. Respir Care 2014; 59 (11): 1747-63

49

Ventilador Draeger VN500®

Manuel Sanchez Luna

I. Introducción:

A. Beneficios generales:

1. Solución completa e integrada que se puede aplicar a la mayoría de las situaciones clínicas.
2. Una única plataforma abarca todas las necesidades respiratorias, incluidas las no invasivas, las invasivas convencionales y la VAFO.
3. Desarrollado específicamente para pacientes neonatales y pediátricos

B. Interfaz y monitoreo:

1. Monitoreo individual.
2. Función de ayuda con mensajes sensibles al contexto.
3. Visualización inteligente de la información.

C. Toma de decisiones:

1. Visualización pulmonar inteligente (distensibilidad, resistencia y respiración espontánea).
2. Evolución, ondas y curvas.

D. Estación de trabajo:

1. Impresión de pantalla descargable.
2. Opciones de exportación de registros con fines didácticos y de investigación.
3. Ventilación portátil durante 6 h, gases externos y fuentes de alimentación.
4. Unidad de acoplamiento a la cama para una mayor facilidad de transportar al paciente.

II. Modos:

A. El modelo Babylog VN500® ofrece una variedad de modos convencionales: modos de ventilación mandatoria (controlada por presión) y modos espontáneos y asistidos.

B. Ventilación invasiva y no invasiva.

C. Los modos son gatillados por el paciente. El gatillado por flujo se puede configurar según la necesidad del paciente. Se utiliza un sensor de flujo neonatal para gatillar la ventilación y para medir la mecánica. Un anemómetro de cable caliente muy sensible se ubica en la vía aérea proximal.

D. Se han instalado ventanas de gatillado para varios modos ventilatorios, los intentos inspiratorios de gatillar respiraciones mandatorias solo se detectan dentro de este período. En los modos gatillados mecánicamente, los parámetros que inician la inspiración son la FR, la relación I:E o el Ti. La espiración es ciclada por flujo o tiempo:

1. VMc-CP:

a. Controlada por presión y ciclada por tiempo; se permiten las respiraciones espontáneas; gatillado mandatorio (determinado por la frecuencia respiratoria).

b. El límite de presión superior es determinado por la Pinsp, la duración es determinada por el Ti.

c. El volumen corriente aplicado depende de la diferencia entre la presión positiva al final de la espiración (PEEP) y la Pinsp (DP), la mecánica pulmonar (resistencia y distensibilidad) y el esfuerzo respiratorio del paciente.

d. Parámetros prefijados:

(1) FiO_2.
(2) Pinsp.
(3) Ti.
(4) FR.

(5) PEEP.
(6) Pendiente.

2. VMIS-CP:
   a. Controlada por presión, gatillada por el equipo o por el paciente; se permiten respiraciones espontáneas.
   b. El paciente puede respirar espontáneamente en cualquier momento, pero se especifica la cantidad de respiraciones mecánicas. Las respiraciones mandatorias están sincronizadas con la respiración del paciente. Esta adaptación impide un cambio en el número de respiraciones mandatorias. Si no se detectan intentos de respiración independiente, la FR prefijada gatilla respiraciones mandatorias a una frecuencia de respaldo. Solo se puede gatillar en una determinada "ventana de tiempo" mediante el gatillado por flujo durante la inspiración, lo que impide que se administre un ciclo durante la espiración. Durante la respiración espontánea el paciente puede ser sostenido con presión de soporte (PS).
   c. Valores prefijados:
      (1) FiO_2.
      (2) Pinsp.
      (3) Ti.
      (4) FR.
      (5) PEEP.
      (6) DP.
      (7) Pendiente.
3. CP-AC:
   a. Asistido/controlado controlado por presión. Ventilación controlada por presión y asistida/controlada que permite respiraciones espontáneas durante todo el ciclo respiratorio y una frecuencia controlada de respaldo.
   b. Cada esfuerzo inspiratorio del paciente por encima de la sensibilidad de gatillado inicia una respiración mandatoria sincronizada.
   c. El T_I y la cantidad de respiraciones mandatorias son determinados por el paciente.
   d. Se genera una "ventana" suficiente para el gatillado ajustando la frecuencia respiratoria.
   e. La frecuencia mínima de las respiraciones mandatorias es controlada por la FR prefijada.
4. CP-VPS:
   a. Ventilación controlada por presión con presión de soporte: ventilación controlada por presión con garantía de frecuencia respiratoria mínima (controlada).
   b. Patrón combinado de PS inspiratoria en el modo CP-AC:
      (1) Durante la respiración espontánea, el paciente puede ser sostenido con PS. Esta respiración se interrumpe tan pronto como el flujo inspiratorio cae al 15% del flujo inspiratorio pico.
      (2) El nivel de presión de soporte es determinado por la Pinsp.
      (3) Todo esfuerzo inspiratorio del paciente que cumple los criterios de gatillado inicia una respiración con presión de soporte. El T_I y la frecuencia de las respiraciones con presión de soporte son determinados por la respiración espontánea del paciente.
      (4) Si la frecuencia respiratoria del paciente es menor que la frecuencia respiratoria de respaldo prefijada o si no hay respiración espontánea, el sistema administra respiraciones cicladas por tiempo con presión de soporte a la FR de respaldo.
5. VMM-CP:
   a. Ventilación con volumen garantizado, gatillada por el equipo o por el paciente, que salvaguarda el volumen minuto mandatorio con respiración espontánea permitida.
   b. Garantiza que el paciente siempre reciba al menos el volumen minuto prefijado ($V_T \times$ FR).
   c. Si la respiración del paciente es insuficiente para alcanzar el VM establecido, el equipo entrega las respiraciones faltantes:
      (1) Estas respiraciones están sincronizadas.
      (2) Por lo tanto, la FR prefijada es el número máximo de respiraciones mandatorias.
      (3) A diferencia de la VMIS, que proporciona un número prefijado de respiraciones mandatorias independientemente de la frecuencia respiratoria espontánea, en el modo VMM las respiraciones mandatorias solo se proporcionan si la ventilación minuto espontánea es menor que la ventilación mínima prefijada. En otras palabras, las respiraciones espontáneas pueden suprimir las respiraciones mandatorias.
      (4) Durante la respiración espontánea, el paciente puede ser sostenido y sincronizado con PS; las respiraciones se interrumpen cuando el flujo inspiratorio cae al 15% del flujo inspiratorio máximo o cuando alcanza el tiempo inspiratorio máximo, lo que ocurra primero.
6. VLPVA-CP (característica opcional):
   a. Ventilación controlada por presión con liberación de presión en la vía aérea: respiración espontánea bajo presión positiva continua en la vía aérea con breves liberaciones de presión.

b. La respiración espontánea es posible durante cierto período de tiempo a una presión elevada y, luego, el ventilador cambia a una presión menor para permitir el desinflado de los pulmones; este tiempo es más corto y también está controlado.
c. Es posible añadir la liberación automática para sincronizar el cambio desde la presión alta hacia la presión baja con el flujo espiratorio.

7. CPAP-SPN:
   Respiración espontánea con CPAP y PS o SV.
   a. Presión de soporte:
      (1) Soportada por una PEEP aumentada; si se cumple el criterio de gatillado durante la inspiración se activa una respiración con presión de soporte; el Ti, la frecuencia y la duración son determinados por el paciente.
      (2) La presión de soporte se interrumpe al 15% del flujo inspiratorio máximo o luego de un tiempo inspiratorio de 1,5 s. (En modo neonatal, no está disponible con VMI).
   b. Volumen de soporte:
      (1) Los esfuerzos inspiratorios que cumplen los criterios gatillan una respiración con volumen de soporte, sincronizada y determinada por el paciente.
      (2) Igual criterio de interrupción.
8. PSP-SPN:
   a. Presión de soporte proporcional espontánea.
   b. Respiración espontánea con presión de soporte proporcional al flujo y al volumen:
      (1) El soporte ventilatorio es proporcional al esfuerzo inspiratorio; si el esfuerzo del paciente es intenso, el ventilador proporciona una presión de soporte elevada.
      (2) Este soporte se puede ajustar de forma separada según los componentes resistivo y elástico.
      (3) El componente resistivo es sostenido por flujo y el elástico por presión. Una baja distensibilidad y una resistencia elevada pueden ser soportadas independientemente.
      (4) La magnitud de la asistencia para el flujo resistivo y de la asistencia del volumen elástico es determinada por el usuario.
      (5) El soporte solo es efectivo durante la inspiración. Se puede establecer un volumen corriente máximo para evitar una entrega de volumen corriente excesivo.
9. Gatillado por flujo:
   a. Necesario para la sincronización de las respiraciones mandatorias o con presión de soporte. Además, se utiliza con CPAP-SPN/PS y VS.
   b. Compensa automáticamente las fugas.
   c. El encendido del símbolo en forma de pulmón señala la respiración espontánea.
   d. Las respiraciones mandatorias están sincronizadas con los esfuerzos inspiratorios.
10. Suspiros:
   a. Las atelectasias se pueden prevenir activando la función de suspiros para proporcionar PEEP intermitente.
   b. El objetivo de los suspiros espiratorios es abrir los pulmones colapsados o mantener abiertas las regiones pulmonares más dependientes.
   c. Se puede combinar con todos los modos excepto con VLPVA.
   d. La PEEP es ajustada por el valor prefijado de PEEP intermitente.
11. Nebulización:
   Los medicamentos nebulizados se suministran con aire comprimido, O_2 o una mezcla de aire comprimido y O_2, según la concentración prefijada de O_2.
12. Visualización inteligente de los pulmones:
   a. La visualización inteligente de los pulmones es una representación gráfica cualitativa de la distensibilidad pulmonar y de la resistencia de la vía aérea.
   b. La distensibilidad y la resistencia se exhiben de forma gráfica para visualizar mejor los cambios o las modificaciones.
   c. Se puede establecer una referencia para comparar diferentes situaciones antes y después.
   d. También se pueden añadir curvas para comprender mejor la mecánica pulmonar.
   e. Además, el volumen minuto mandatorio o espontáneo se visualiza como el movimiento del diafragma para distinguir mejor ente las respiraciones espontáneas y las mandatorias.
13. Oxigenoterapia:
   Se puede utilizar oxigenoterapia en la respiración espontánea a través de un flujo continuo con una máscara o una cánula nasal.
14. Compensación de las fugas:
   a. Compensación de las fugas: el ventilador calcula un volumen corriente pulmonar (denominado VT) utilizando un algoritmo sofisticado. El volumen corriente pulmonar calculado no se mide, sino que se calcula. Esto no es

perfectamente exacto, pero puede ser mejor que medir el volumen corriente espiratorio e inspiratorio. Puede estabilizar el volumen corriente mejor que cualquier otro modo. Compensa automáticamente la pérdida de volumen por fugas a través del TET.

b. Adaptación a los escapes: ajusta automáticamente los criterios de gatillado y de interrupción según la fuga medida.

c. La ventaja es un trabajo respiratorio de baja intensidad y una baja frecuencia de autociclado.

15. Ventilación en apnea:

a. La apnea se detecta a partir de la ausencia de flujo espiratorio a través del sensor de flujo neonatal o si se entrega una cantidad insuficiente de aire inspiratorio durante el tiempo de alarma de apnea prefijado.

b. Esta alarma se predetermina a una relación I:E fija de 1:2.

c. Cuando la ventilación en apnea está funcionando, el esfuerzo inspiratorio espontáneo del paciente es sincronizado y el ventilador utiliza VMIS.

d. La ventilación en apnea finaliza cuando se modifica el modo ventilatorio o cuando se añaden nuevas configuraciones.

e. Es posible configurar un retorno automático desde la ventilación en apnea. Aquí, el ventilador vuelve automáticamente hacia el modo ventilatorio previo con las mismas configuraciones cuando se restablece una respiración espontánea suficiente.

16. Compensación automática del tubo:

a. En esta modalidad, se compensa la resistencia del tubo endotraqueal, el ventilador calcula la presión en la pieza en forma de Y y de la tráquea, conociendo el diámetro del TET y utilizando un modelo matemático.

b. Cuando está activada, el ventilador Babylog VN500® controla la presión de ventilación de forma tal que se compensa el trabajo resistivo de la respiración de acuerdo con el grado de compensación seleccionado.

III. Tabla de modos:

En la Tabla 49.1, se muestran los modos disponibles para el modelo VN500.

Tabla 49.1 Clasificación de modos para el ventilador VN500

Nombre del modo	Variable de control	Secuencia respiratoria	Esquema de objetivo primario	Esquema de objetivo secundario	Abreviación
A/C controlado por presión	Presión	VMc	Parámetro programado	N/A	VMc-CPs
A/C controlado por presión con volumen garantizado	Presión	VMc	Adaptativo	N/A	VMc-CPa
A/C controlado por presión con volumen garantizado y compensación automática del tubo	Presión	VMc	Adaptativo/servo	N/A	VMc-CPar
A/C controlado por presión con compensación automática del tubo	Presión	VMc	Parámetro programado/servo	N/A	VMc-CPar
Ventilación mandatoria continua controlada por presión	Presión	VMI	Parámetro programado	Parámetro programado	VMI-CPs,s
VMIS controlada por presión	Presión	VMI	Parámetro programado	Parámetro programado	VMI-CPs,s
Ventilación controlada por presión con presión de soporte	Presión	VMI	Parámetro programado	Parámetro programado	VMI-CPs,s
Ventilación controlada por presión con liberación de presión en la vía aérea	Presión	VMI	Parámetro programado	Parámetro programado	VMI-CPs,s
Ventilación con volumen minuto mandatorio controlada por presión con volumen garantizado	Presión	VMI	Adaptativo	Parámetro programado	VMI-CPa,s
Ventilación mandatoria continua controlada por presión con volumen garantizado	Presión	VMI	Adaptativo	Parámetro programado	VMI-CPa,s
VMIS controlada por presión con volumen garantizado	Presión	VMI	Adaptativo	Parámetro programado	VMI-CPa,s
Ventilación con presión de soporte controlada por presión con volumen garantizado	Presión	VMI	Adaptativo	Parámetro programado	VMI-CPa,s

▶

Tabla 49.1 Clasificación de modos para el ventilador VN500

Ventilación mandatoria continua controlada por presión con volumen garantizado y compensación automática del tubo	Presión	VMI	Adaptativo/servo	Parámetro programado/ servo	VMI-CPar,sr
VMIS controlada por presión con volumen garantizado y compensación automática del tubo	Presión	VMI	Adaptativo/servo	Parámetro programado/ servo	VMI-CPas,sr
Ventilación con presión de soporte controlada por presión con volumen garantizado y compensación automática del tubo	Presión	VMI	Adaptativo/servo	Parámetro programado/ servo	VMI-CPar,sr
Ventilación mandatoria continua controlada por presión con compensación automática del tubo	Presión	VMI	Parámetro programado/servo	Parámetro programado/ servo	VMI-CPsr,sr
VMIS controlada por presión con compensación automática del tubo	Presión	VMI	Parámetro programado/servo	Parámetro programado/ servo	VMI-CPsr,sr
Ventilación con presión de soporte controlada por presión con compensación automática del tubo	Presión	VMI	Parámetro programado/servo	Parámetro programado/ servo	VMI-CPsr,sr
Ventilación con liberación de presión en la vía aérea controlada por presión con compensación automática del tubo	Presión	VMI	Parámetro programado/servo	Parámetro programado/ servo	VMI-CPsr,sr
CPAP espontánea/presión de soporte	Presión	VEC	Parámetro programado	N/A	VEC-CPs
Presión de soporte proporcional espontánea	Presión	VEC	Servo	N/A	VEC-CPr
Presión de soporte proporcional espontánea con compensación automática del tubo	Presión	VEC	Servo	N/A	VEC-CPr
CPAP espontánea/volumen de soporte	Presión	VEC	Adaptativo	N/A	VEC-CPa
CPAP espontánea/volumen de soporte con compensación automática del tubo	Presión	VEC	Adaptativo/servo	N/A	VEC-CPar
CPAP espontánea/presión de soporte con compensación automática del tubo	Presión	VEC	Parámetro programado/servo	N/A	VEC-CPar

IV. Aspectos destacados:
  A. Ventilación convencional centrada en el volumen garantizado (*v.* Capítulo 39). Se puede utilizar con los modos de ventilación VMIS-CP, VMc-CP, AC-CP y VPS-CP. En los modos VMM y CPAP-SPN/VS, el VG siempre está activado:
    1. Volumen garantizado:
      a. Explicación general:
        (1) En el modo con volumen garantizado, las respiraciones mandatorias son controladas por volumen.
        (2) Para aplicar el volumen corriente prefijado, el ventilador Babylog® controla la Pinsp.
        (3) Todos los cambios en la mecánica pulmonar, tales como la distensibilidad y la resistencia, están compensados.
        (4) El volumen corriente, si la respiración es mandatoria, permanece constante.
        (5) La ventaja es que los cambios en la resistencia y en la distensibilidad no afectan al volumen corriente entregado.
        (6) Si la distensibilidad aumenta y el paciente puede respirar de forma más independiente, la presión de inspiración desciende automáticamente.
        (7) Si la distensibilidad disminuye (p. ej., neumonía, neumotórax y fibrosis pulmonar), el paciente tiene más soporte a través de un incremento en la presión. Sin embargo, aún está limitado a la $P_{máx}$ prefijada.
        (8) El ventilador Babylog VN500® siempre establece la presión adecuada requerida para el volumen corriente deseado.
        (9) El control se produce gradualmente entre una respiración y la siguiente. Se mide el volumen corriente, se lo compara con el valor prefijado y se calcula la nueva meseta de presión. Para neonatos, el volumen corriente espiratorio es la referencia, mientras que en pacientes pediátricos se utiliza el volumen corriente inspiratorio. Si está activado, se utilizan los valores compensados por los escapes.
      b. Ventajas de la medición del flujo proximal:
        (1) La distensibilidad de las tubuladuras es clínicamente significativa en comparación con la distensibilidad pulmonar del neonato prematuro.

(2) La medición del flujo espiratorio como se utiliza en adultos no es lo suficientemente exacta y no refleja el volumen pulmonar del neonato.
(3) Debido a que el ventilador Babylog VN500® solo exhibe el volumen corriente exhalado, se muestra la cantidad de aire que realmente participó del intercambio gaseoso.
(4) La discrepancia entre los volúmenes corrientes inspirado y espirado ayuda a identificar y medir las fugas de aire, la presencia de neumotórax, la presencia de extubación espontánea y la necesidad de un tubo ET más grande.

c. Aplicación clínica:
(1) El volumen garantizado evita la variación del V_T y ayuda a prevenir una ventilación excesiva o insuficiente.
(2) Un volumen corriente elevado lesiona los pulmones inmaduros, por lo que la ventilación con volumen garantizado puede evitar el daño pulmonar durante la fase inicial del SDR cuando la distensibilidad cambia rápidamente luego de la administración de surfactante.
(3) Las mejoras en la distensibilidad pulmonar promueven una reducción progresiva en la presión inspiratoria, por lo que el ventilador retira activamente el soporte.
(4) La frecuencia respiratoria del paciente puede ayudar a predecir si el volumen prefijado es demasiado alto o demasiado bajo. Ajustar al volumen más bajo que resulte en una FR normal.
(5) El VG se puede utilizar en cualquier modo de ventilación sincronizada.

B. Ventilación de alta frecuencia (característica opcional):
1. Principio de funcionamiento:
a. El ventilador VN500 en VAFO proporciona una inspiración activa y una espiración activa con ondas sinusoidales. Sus parámetros son la frecuencia (f af), la amplitud (Ampl af), la presión media en la vía aérea (PMVA af) y la relación inspiración/espiración (I:E).
b. En el ventilador Babylog VN500®, el controlador de flujo garantiza que se administre el flujo sinusoidal deseado al circuito.
(1) Regula la presión en el circuito ajustando los mecanismos de apertura y de cierre de la válvula espiratoria para generar la curva de presión sinusoidal. Para alcanzar las mayores amplitudes a menores presiones medias en la vía aérea, hay un eyector (orificio de aspiración) integrado en la válvula espiratoria.
(2) El eyector elimina activamente aire del circuito y garantiza una rápida reducción de la presión para vaciar los pulmones del paciente con el fin de evitar una presión intrínseca al final de la espiración (espiración activa).
c. Con el ventilador VN500 se pueden elegir diferentes relaciones I:E según la frecuencia, de la siguiente manera:

I:E af	Frecuencia oscilatoria
1:1	5 Hz a 20 Hz
1:2	5 Hz a 15 Hz
1:3	5 Hz a 10 Hz

d. Si bien las amplitudes de presión pueden ser considerables en el circuito, en los alvéolos solo se producen pequeñas fluctuaciones alrededor de la presión media. De acuerdo con el circuito respiratorio utilizado, puede no alcanzarse la amplitud de presión prefijada.
e. El flujo inspiratorio del dispositivo es el flujo entregado por la válvula inspiratoria y depende de las configuraciones personalizadas. Puede estar influido por fugas en los tubos, cambios en la resistencia del circuito y por la distensibilidad. El valor medido del flujo del dispositivo solo indica el flujo entregado por el ventilador. El flujo proveniente de fuentes externas no se tiene en cuenta.
f. El usuario puede establecer la presión media en la vía aérea deseada, así como la amplitud; estos valores son monitoreados para garantizar la seguridad del paciente.

C. Volumen garantizado con VAFO:
1. El volumen garantizado se puede utilizar con el modo VAFO mediante modificaciones en la amplitud.
2. Si la opción de volumen está activada, adicionalmente se puede prefijar el VT af (volumen corriente en VAFO).
3. Si el VG está activado, la amplitud se incrementa automáticamente hasta la amplitud máxima prefijada por el usuario para alcanzar el VT af determinado.
4. En esta modalidad, se evitan las variaciones en el volumen corriente y un control directo de la eliminación de CO_2 puede ser afectado por el ajuste en el volumen corriente.
5. En este modo, el ventilador Babylog VN500® calcula la amplitud requerida para alcanzar el VT af prefijado. Luego, el control de Ampl af está inactivo, pero es necesario establecer una amplitud máxima. Si no se alcanza el VT af, se activan las alarmas del dispositivo.

6. La indicación estándar de la VAFO es el modo de rescate en la insuficiencia respiratoria grave; la activación del VG se puede realizar en la configuración inicial o luego de encontrar el volumen corriente deseado en cada situación.
7. Se desea un volumen corriente menor que el espacio muerto (< 2,7 mL/kg).
8. Para evitar el trauma pulmonar, es deseable disminuir el volumen corriente.

D. Ventilación no invasiva:
1. Fundamento importante: la ventilación no invasiva se puede utilizar principalmente en los neonatos prematuros con inestabilidad respiratoria o ante la incapacidad para estabilizar, destetar o prevenir el fracaso de la extubación.
2. Posible prevención de complicaciones de intubación:
   a. Insuficiencia respiratoria aguda.
   b. Lesión pulmonar aguda.
   c. Neumonía asociada al ventilador, insuficiencia respiratoria posoperatoria.
   d. Disminución de la neumonía intrahospitalaria.
3. El soporte respiratorio no invasivo se puede lograr utilizando ventilación con presión de distensión continua o nasal (CPAPn, VMcn) y oxigenoterapia:
   a. El sistema de CPAP nasal BabyFlow® está formado por un sistema completo con circuito, carcasa, conector para cánulas o máscaras y línea de presión para dispositivos que requieren medición de la presión proximal.
   b. Evitar el autociclado.

Bibliografía de consulta

Abubakar K, Keszler M. Effect of volume guarantee combined with assist/control vs synchronized intermittent mandatory ventilation. J Perinatol 2005; 25: 638-42.

Keszler M. Update on mechanical ventilatory strategies. NeoReviews 2013; 14: 237-51. <http://neoreviews.aappublications. org/content/14/5/e237.>

Keszler M, Nassabeh-Montazami S, Abubakar K. Evolution of tidal volume requirement during the first 3 weeks of life in infants <800 g ventilated with volume guarantee. Arch Dis Child Fetal Neonatal Ed 2009; 94: F279-82.

Klingenberg C, Wheeler KI, Davis PG, Morley CJ. A practical guide to neonatal volume guarantee ventilation. J Perinatol 2011; 31: 575-85.

Nassabeh-Montazami S, Abubakar K, Keszler M. The impact of instrumental dead-space in volume targeted ventilation of the extremely low birth weight infant. Pediatr Pulmonol 2009; 44: 128-33.

Wheeler K, Klingenberg C, McCallion N, Morley CJ, Davis PG. Volume-targeted versus pressure-limited ventilation in the neonate. Cochrane Database Syst Rev 2010; CD003666.

50

Ventilador SERVO-i® y NAVA

Jennifer Beck • Louis Fuentes • Howard McDonald

I. Introducción:

A. El ventilador SERVO-i® (Maquet Critical Care AB, Solna, Suecia) tiene la capacidad de soportar la ventilación en todos los rangos de paciente respecto de la edad, el tamaño y el peso, incluso recién nacidos de muy bajo peso al nacer. La ventilación asistida ajustada neuralmente (NAVA) es un modo ventilatorio disponible en el ventilador SERVO-i® y se describe más adelante (modos de respiración espontánea, ítem E de la lista) (Figura 50.1, Tabla 50.1).

B. El sistema del ventilador SERVO-i® consta de los siguientes componentes:

1. Interfaz del usuario: para configurar los modos de ventilación, visualizar la información del paciente e indicar las alarmas.
2. Unidad del paciente: para la mezcla de gases.
3. Sistema de respiración del paciente: para la entrega y el intercambio de gases.

C. Muchas de las características del ventilador SERVO-i® son específicas de la ventilación neonatal, incluso el gatillado por flujo en todos los modos, la compensación de la distensibilidad del circuito, la compensación de las fugas, la apnea y el soporte de la apnea con ventilación de respaldo.

D. La válvula de exhalación en el ventilador SERVO-i® es una válvula espiratoria activa que puede proporcionar niveles precisos de presión positiva al final de la espiración (PEEP) y aumentar el confort de los pacientes que respiran espontáneamente. La válvula espiratoria activa utiliza un algoritmo de constante de tiempo que controla la válvula y que mide la distensibilidad y la resistencia de cada respiración mecánica con el fin de reducir el trabajo respiratorio espiratorio del paciente.

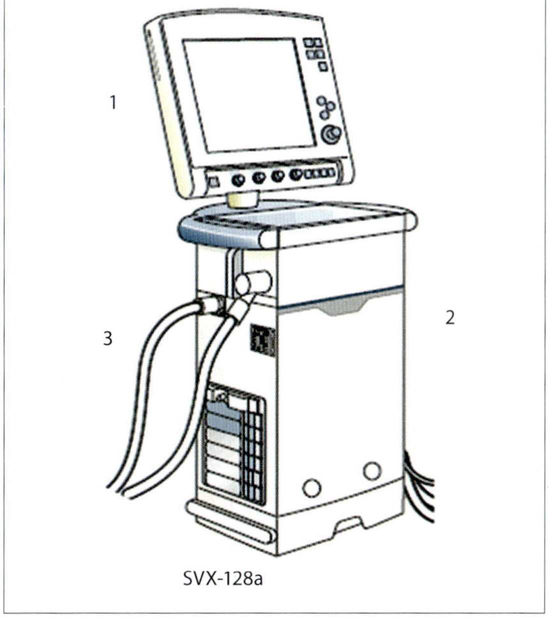

Figura 50.1 Representación esquemática del ventilador SERVO-i®.

Tabla 50.1 Paciente y rangos de peso

Configuración	Rango de peso				
	Ventilación invasiva	Ventilación no invasiva			
		Adulto	Neonato VNI CP + PS	Neonato VNI-NAVA	VNI con CPAP nasal
SERVO-i® neonato	0,5 kg a 3,0 kg	No aplicable	3 kg a 30 kg	0,5 kg a 30 kg	0,5 kg a 10 kg
SERVO-i® adulto	10 kg a 250 kg	10 kg a 250 kg	No aplicable	No aplicable	No aplicable
SERVO-i® universal	0,5 kg a 250 kg	10 kg a 250 kg	3 kg a 30 kg	0,5 kg a 30 kg	0,5 kg a 10 kg

VNI: ventilación no invasiva.

E. Además, esta nueva generación de válvulas espiratorias es necesaria para utilizar nuevas modalidades, tales como Bi-vent, ventilación no invasiva (VNI) y presión positiva continua en la vía aérea (CPAP) por vía nasal para la población neonatal.

F. El ventilador SERVO-i® tiene la capacidad de monitorear la actividad eléctrica del diafragma (Edi) mientras está en reposo o durante todos los modos operativos. La onda de Edi también se utiliza para controlar la asistencia del paciente durante la NAVA y la ventilación asistida no invasiva ajustada neuralmente (VNI-NAVA).

G. El ventilador SERVO-i® permite el transporte intrahospitalario con un respaldo de 1 hora o de hasta 3 h con baterías adicionales. Además, este ventilador se puede utilizar con un kit de transporte para viajes en helicóptero, en avión o por tierra.

H. En el modo controlado por volumen, actualmente existe la opción de desaceleración del flujo.

II. Modos:

A. El ventilador SERVO-i® ofrece una variedad de modos convencionales, así como modos combinados. Este ventilador brinda modos de ventilación tanto invasiva como VNI, incluidas la NAVA y la VNI-NAVA.

B. El ventilador se puede configurar para el gatillado por flujo o por presión en todos los modos de ventilación. Durante la NAVA y la VNI-NAVA, la Edi actúa como gatillo, con gatillado de respaldo por flujo o por presión por si el catéter de Edi se sale o si está fuera de posición.

C. Todos los modos pueden ser gatillados por el paciente.

D. Modos ventilatorios de control. Las respiraciones gatilladas espontáneamente tienen las mismas características (flujo, tiempo inspiratorio, volumen o presión) que las respiraciones del ventilador:

1. Controlado por presión (CP). Este modo de ventilación utiliza una velocidad de flujo variable, la cual es controlada por el microprocesador para proporcionar una presión inspiratoria constante:
   a. El volumen corriente es variable.
   b. La presión inspiratoria pico es variable.
   c. Onda de presión cuadrada.
   d. Onda de flujo inspiratorio decreciente (la velocidad de flujo variable la diferencia de la ventilación ciclada por tiempo y limitada por presión, la cual impone un flujo inspiratorio pico prefijado).
   e. Parámetros determinados por el médico:
      (1) Nivel de presión inspiratoria pico (por encima de la PEEP).
      (2) Tiempo inspiratorio.
      (3) Frecuencia del ventilador.
      (4) PEEP.
      (5) FiO_2.
   f. Alarmas de ventilación minuto alta y baja.
   g. Alarma de presión alta.
   h. Alarmas de frecuencia respiratoria alta y baja.
   i. Alarmas de presión al final de la espiración alta y baja.
   j. Nivel de sensibilidad para el gatillado (Figura 50.2).
2. Controlado por volumen (CV):
   a. El volumen corriente es fijo.
   b. La presión pico es variable.
   c. Onda de flujo cuadrada:
      (1) El flujo se regula según el volumen corriente y el tiempo inspiratorio prefijados.
      (2) Si la adaptación del flujo está activada, el esquema de objetivos cambia de punto de calibración a dual, lo que significa que en presencia de un esfuerzo inspiratorio suficiente por parte del paciente, la inspiración cambia de ser controlada por volumen a ser controlada por presión y puede ser ciclada por flujo en lugar de ciclada por volumen (Figura 50.3).

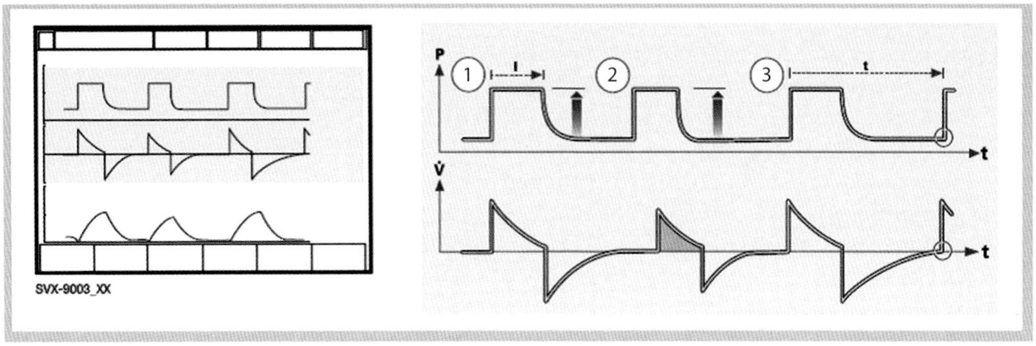

1. El modo controlado por presión garantiza que el nivel de presión prefijado se mantenga constante durante toda la inspiración. Las respiraciones se entregan según la frecuencia, el tiempo inspiratorio y el nivel de presión inspiratoria preestablecidos lo que resultan en un flujo desacelerado.

2. El nivel de presión prefijado es controlado por el ventilador. El volumen resultante depende del nivel de presión preestablecido, el tiempo inspiratorio y las propiedades pulmonares del paciente durante cada respiración con un flujo decreciente.

3. La inspiración comienza en función de la frecuencia prefijada o ante el gatillado por parte del paciente.

La espiración comienza:

a. Luego de la finalización del tiempo de inspiración prefijado.

b. Si se supera el límite superior de presión.

Figura 50.2 Representación esquemática del modo controlado por presión.

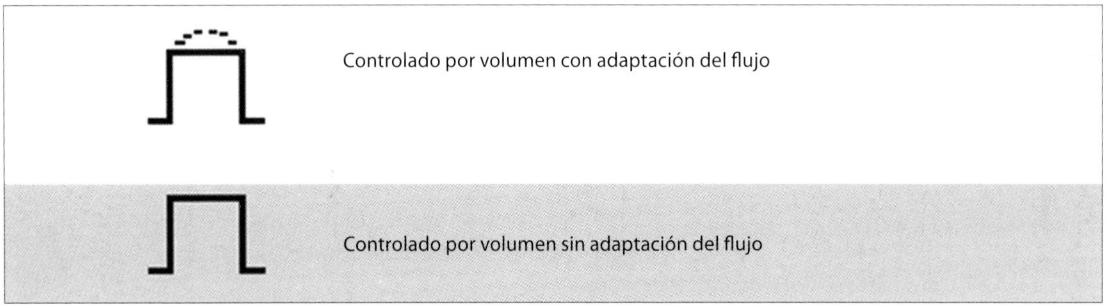

Figura 50.3 Ondas de flujo en el modo controlado por volumen con adaptación del flujo y sin esta.

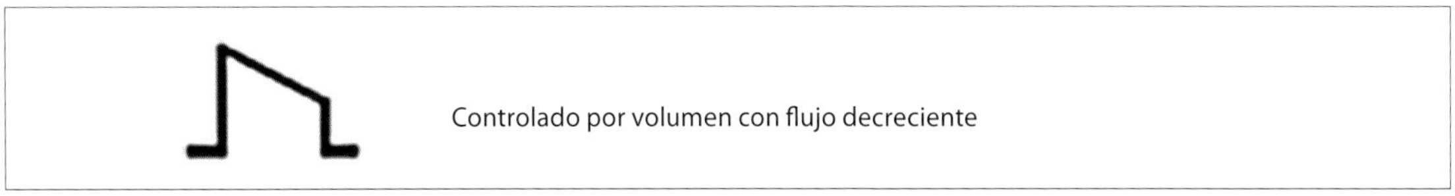

Figura 50.4 Onda de flujo en el modo controlado por volumen con flujo decreciente.

d. Modo controlado por volumen con flujo decreciente (se puede establecer el patrón de flujo para que el flujo inspiratorio finalice al 75%, al 50% [por defecto], al 25% o al 0% del flujo pico) (Figura 50.4).
e. Parámetros determinados por el médico:
   (1) Volumen corriente.
   (2) Tiempo inspiratorio (controla la velocidad del flujo).
   (3) Tiempo de pausa (añadido opcionalmente al tiempo inspiratorio para ayudar a incrementar la presión media en la vía aérea; no afecta la velocidad del flujo).
   (4) Frecuencia del ventilador.
   (5) PEEP.
   (6) FiO_2.

(7) Alarmas de ventilación minuto alta y baja.
(8) Alarma de presión alta.
(9) Alarmas de frecuencia respiratoria alta y baja.
(10) Alarmas de presión al final de la espiración alta y baja.
(11) Nivel de sensibilidad para el gatillado (Figura 50.5).

3. Controlada por volumen y regulada por presión (CVRP). El modo CVRP combina una velocidad de flujo variable con la ventaja de configurar un objetivo de volumen corriente. Cuando se inicia por primera vez el modo CVRP, el ventilador entrega una respiración controlada por volumen con un tiempo de pausa del 10%. La medida de presión de la pausa se utiliza para encontrar la presión de la meseta, luego se la utiliza para el objetivo de nivel de presión para la siguiente respiración. El modo CVRP es una forma de ventilación controlada por presión con un esquema de objetivo adaptativo. Tiene como objetivo el volumen corriente monitoreando el V_T entregado en cada respiración y ajustando la PIP en las posteriores respiraciones para alcanzar un V_T promedio igual al V_T prefijado. Se activa una alarma si el nivel de presión requerido para alcanzar el objetivo de volumen corriente no se puede entregar, debido a una configuración más baja del límite de presión superior (–5 cm H_2O) (Figura 50.6):

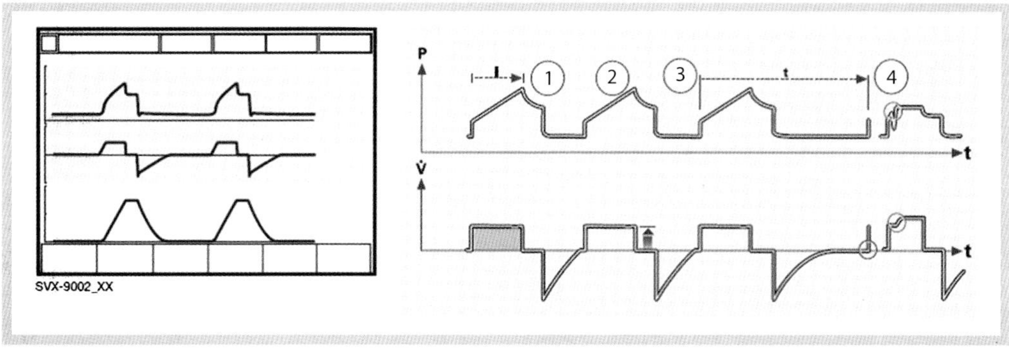

1. El modo controlado por volumen garantiza un volumen corriente prefijado con un flujo constante durante un tiempo inspiratorio preestablecido a una frecuencia prefijada.

2. El flujo inspiratorio es constante y depende de la configuración en la interface del usuario.

3. La inspiración comienza en función de la frecuencia prefijada o ante el gatillado por parte del paciente.

4. Si el paciente hace un esfuerzo inspiratorio durante el período inspiratorio, el ventilador cambia al modo con presión de soporte para satisfacer la demanda de flujo del paciente.

La espiración comienza:

a. Cuando se entrega el volumen corriente prefijado y luego del tiempo de pausa preestablecido.

b. Cuando el flujo regresa al valor prefijado luego de entregado el volumen corriente preestablecido y tras el tiempo de pausa prefijado (soporte a demanda). Sin embargo, siempre se garantiza al paciente un tiempo de espiración que corresponde por lo menos al 20% de la respiración total.

c. Si se supera el límite superior de presión.

Figura 50.5 Representación esquemática del modo controlado por volumen.

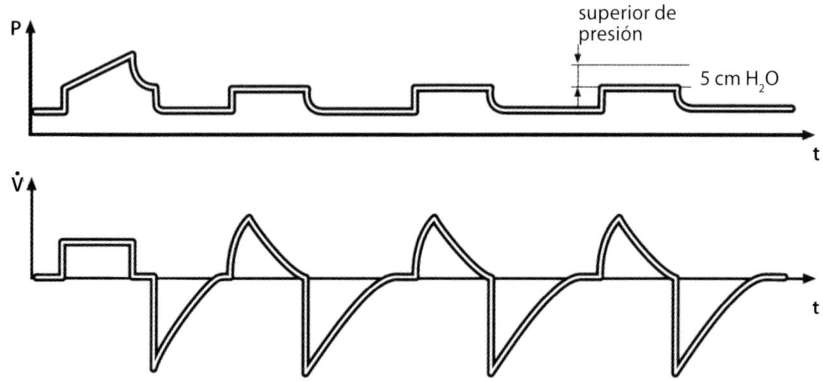

Figura 50.6 Representación esquemática del modo controlado por volumen y regulado por presión (CVRP).

a. Se configura el volumen corriente; la presión inspiratoria se ajusta automáticamente.
b. La presión pico es variable.
c. Onda de flujo decreciente (igual que en el modo CP).
d. Parámetros establecidos por el médico:
(1) Volumen corriente.
(2) Tiempo inspiratorio.
(3) Frecuencia del ventilador.
(4) PEEP.
(5) FiO_2.
(6) Alarmas de ventilación minuto alta y baja.
(7) Alarma de presión alta.
(8) Alarmas de frecuencia respiratoria alta y baja.
(9) Alarmas de presión al final de la espiración alta y baja.
(10) Nivel de sensibilidad para el gatillado (Figura 50.7).

E. Modalidades para los pacientes que respiran espontáneamente (donde las respiraciones del ventilador son iniciadas por el paciente):
1. Volumen de soporte (VS). El VS es una modalidad para pacientes con un impulso respiratorio intacto. Este modo produce inspiraciones controladas por presión y cicladas por flujo con un esquema de objetivo adaptativo para ajustar automáticamente la presión inspiratoria con el fin de alcanzar un V_T promedio igual al V_T prefijado. Se configura una ventilación de respaldo para que si el paciente se vuelve apneico, el ventilador alerte sobre esta situación y pase a los ajustes configurables de la ventilación de respaldo predeterminados por el médico. La ventilación de respaldo se configura sobre la base del tiempo de apnea, establecido por el médico, con ajustes configurables que revierten al modo espontáneo una vez que el ventilador detecta el esfuerzo respiratorio:
a. Se configura el volumen corriente; la presión inspiratoria se ajusta automáticamente.
b. Las presiones pico son variables (en función de la distensibilidad pulmonar y el esfuerzo respiratorio).
c. El flujo es desacelerado.
d. Parámetros establecidos por el médico:
(1) Volumen corriente mínimo.
(2) Tiempo inspiratorio (para la ventilación de respaldo en caso de que haya apnea).
(3) Frecuencia del ventilador (para la ventilación de respaldo en caso de que haya apnea).
(4) PEEP.
(5) FiO_2.

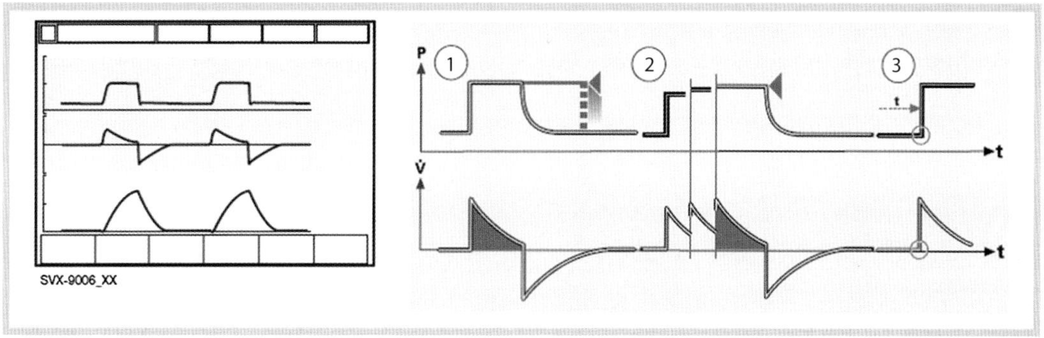

1. El modo CVRP garantiza al paciente un objetivo de ventilación minuto prefijado. El objetivo de volumen se basa en las configuraciones para el volumen corriente, la frecuencia y el tiempo inspiratorio.

2. El nivel de presión inspiratoria es constante durante cada respiración, pero se adapta automáticamente en pequeños incrementos entre una respiración y la siguiente para igualar las propiedades mecánicas del paciente para la entrega del objetivo de volumen.

3. La inspiración comienza en función de una frecuencia prefijada o ante el gatillado por parte del paciente.

La espiración comienza:

a. Tras la finalización del tiempo inspiratorio prefijado.

b. Si se supera el límite superior de presión.

Figura 50.7 Representación esquemática del modo CVRP.

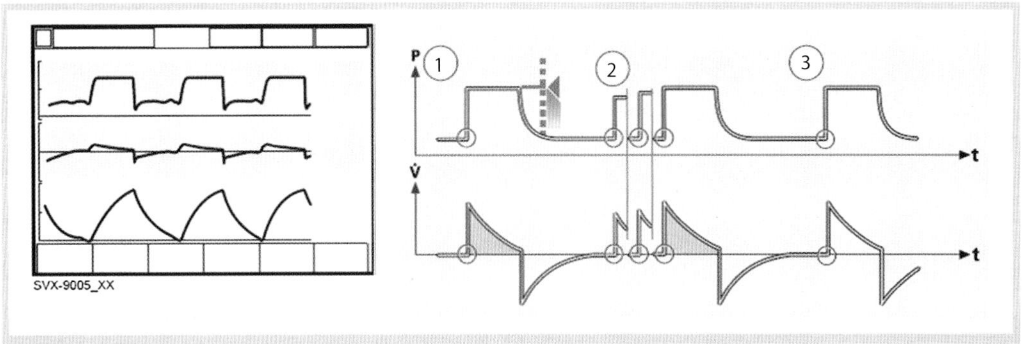

1. El modo con volumen de soporte garantiza un objetivo de volumen corriente prefijado sobre la base del esfuerzo del paciente a través de una presión de soporte inspiratoria adaptada.

2. El nivel de presión inspiratoria es constante durante cada respiración, pero se modifica en pequeños incrementos, entre una respiración y la siguiente, para igualar la capacidad respiratoria del paciente y las propiedades mecánicas pulmonares.

La espiración comienza:

a. Cuando el flujo inspiratorio desciende por debajo de una fracción prefijada del flujo inspiratorio pico (interrupción del ciclo inspiratorio).

b. Si se supera el límite superior de presión.

c. Si se supera el tiempo máximo para la inspiración.

Figura 50.8 Representación esquemática del modo con volumen de soporte.

(6) Alarmas de ventilación minuto alta y baja.
(7) Alarma de presión alta.
(8) Alarmas de frecuencia respiratoria alta y baja.
(9) Alarmas de presión al final de la espiración alta y baja.
(10) Nivel de sensibilidad para el gatillado (flujo o presión).
(11) Interrupción del ciclo inspiratorio (Figura 50.8).

2. CPAP/PS (CPAP/presión de soporte). El modo CPAP/PS es para pacientes con un impulso respiratorio intacto. Este modo sostiene el esfuerzo inspiratorio del paciente con una presión inspiratoria prefijada. Es gatillado por presión o por flujo y ciclado por flujo. La ventilación de respaldo es automática si el paciente está en apnea. La ventilación de respaldo se configura sobre la base de un tiempo de apnea, establecido por el médico, con ajustes configurables que revierten al modo espontáneo una vez que el ventilador detecta el esfuerzo respiratorio:
   a. El volumen corriente es variable.
   b. Se configura la presión inspiratoria pico.
   c. Flujo desacelerado.
   d. Parámetros determinados por el médico:
      (1) Presión inspiratoria.
      (2) FiO_2.
      (3) PEEP.
      (4) Alarmas de ventilación minuto alta y baja.
      (5) Alarma de presión alta.
      (6) Alarmas de frecuencia respiratoria alta y baja.
      (7) Alarmas de presión al final de la espiración alta y baja.
      (8) Nivel de sensibilidad para el gatillado (flujo o presión).
      (9) Interrupción de ciclo inspiratorio (Figura 50.9).
3. Ventilación asistida ajustada neuralmente (NAVA). El ventilador SERVO-i® ofrece NAVA como una opción, tanto para la ventilación invasiva como no invasiva. NAVA utiliza la actividad eléctrica del diafragma (Edi) para gatillar, ciclar y controlar el nivel de asistencia ventilatoria (Figura 50.10). NAVA entrega asistencia de forma sincronizada y proporcional a los esfuerzos respiratorios espontáneos del paciente según la señal de Edi medida (Figura 50.11). La NAVA proporciona asistencia ventilatoria parcial, utilizada en pacientes que respiran espontáneamente. NAVA tiene la ventaja del control neumático como respaldo en caso de que la Edi no tome el control. La ventilación de respaldo, al igual que en la VPS, se basa en el tiempo de apnea, prefijado por el operador, y se puede configurar de acuerdo con la práctica clínica. El ventilador vuelve a NAVA una vez que la apnea finaliza y la Edi ha vuelto:
   a. El volumen corriente es variable y controlado por el paciente y por el nivel de NAVA.

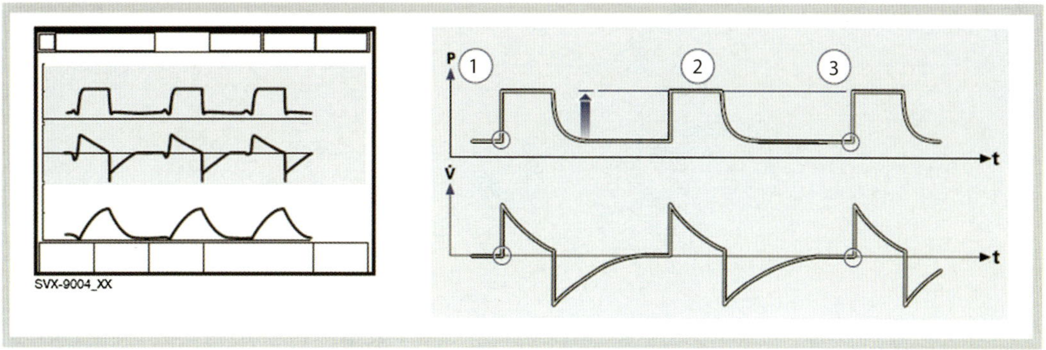

1. El modo con presión de soporte garantiza el mantenimiento constante de un nivel de presión inspiratoria prefijado ante el esfuerzo del paciente.

2. El nivel de presión prefijado es controlado por el ventilador, mientras el paciente determina la frecuencia y el tiempo de inspiración.

3. La inspiración comienza ante el gatillado de una respiración por parte del paciente; el aire fluye hacia los pulmones a una presión constante. Debido a que la presión proporcionada por el ventilador es constante, el flujo disminuye hasta que se alcanza el umbral del ciclo inspiratorio.

La espiración comienza:

a. Cuando el flujo inspiratorio cae por debajo del porcentaje prefijado del flujo inspiratorio pico (interrupción del ciclo inspiratorio).

b. Si se excede el límite superior de presión.

c. Si se supera el tiempo máximo para la inspiración.

d. Si el flujo cae dentro de un rango entre el 25% del flujo pico y el límite inferior del porcentaje prefijado para la interrupción del ciclo inspiratorio y el tiempo transcurrido dentro de este rango supera el 50% del tiempo transcurrido entre el comienzo de la inspiración y el ingreso a ese rango.

Figura 50.9 Representación esquemática del modo con presión de soporte.

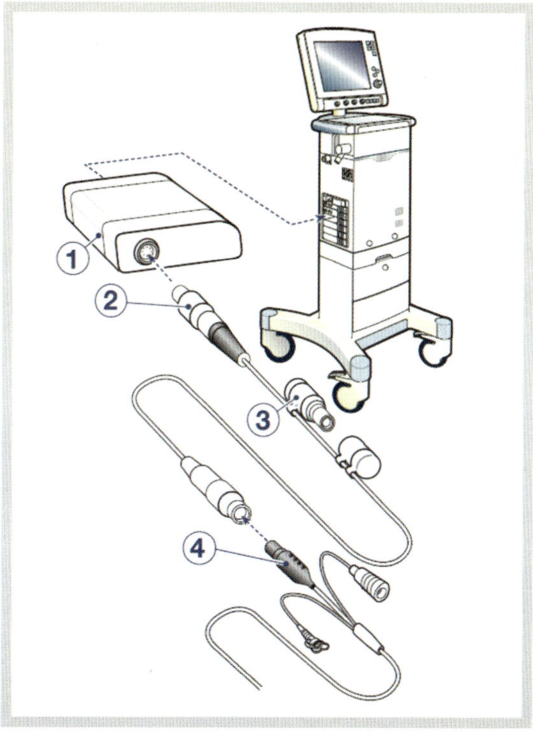

El módulo intercambiable de Edi se enchufa en el compartimento modular del sistema del ventilador SERVO-i®:

- Módulo de Edi (1).
- Cable de Edi (2).
- Enchufe de prueba de Edi (3).
- Catéter de Edi (4).

Figura 50.10 Representación esquemática de la ventilación asistida ajustada neuralmente (NAVA).

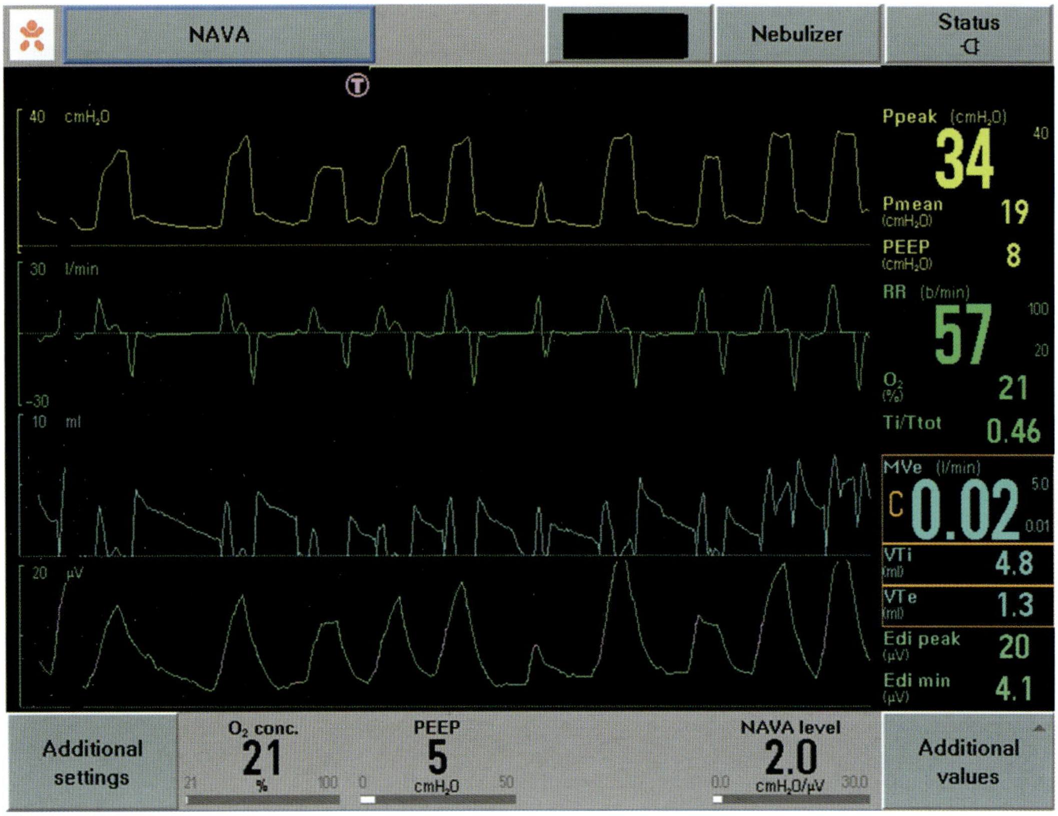

Figura 50.11 Registros temporales obtenidos durante la NAVA. Desde *arriba* hacia *abajo*: presión en la vía aérea (*amarillo*), flujo (*verde*), volumen (*azul*) y actividad eléctrica del diafragma (*verde*).

b. La PIP es variable y controlada por el paciente y por el nivel de NAVA.
c. El flujo es variable y controlado por el paciente y por el nivel de NAVA.
d. Parámetros determinados por el médico:
   (1) Nivel de NAVA (factor de proporcionalidad entre la Edi y la presión entregada por encima de la PEEP; las unidades son cm H_2O por mV).
   (2) Nivel de sensibilidad para el gatillado (Edi, flujo o presión).
   (3) El ciclado es fijo y no ajustable. El ciclado se relaciona con la Edi pico en cada respiración. El ciclado se produce al 70% de la Edi pico para señales de Edi normales y altas y al 40% para señales de Edi bajas.
   (4) FiO_2.
   (5) PEEP.
   (6) Parámetros del nivel de presión de soporte (*v.* más atrás) en el caso en el que la NAVA revierta a VPS.
   (7) Ajustes de la ventilación de respaldo (similares a los ajustes del modo controlado por presión [*v.* más atrás]).
   (8) Alarmas de ventilación minuto alta y baja (volumen minuto bajo apagado).
   (9) Alarma de presión alta (durante la NAVA, el ventilador tiene un límite de 5 cm H_2O por debajo de este valor de alarma).
   (10) Alarmas de frecuencia respiratoria alta y baja.
   (11) Alarmas de presión al final de la espiración alta y baja.
   (12) Alarma de actividad Edi baja.
   (13) Fracción porcentual de escape (en modo VNI-NAVA).

4. Presión positiva continua en la vía aérea:
   a. CPAP es un modo para pacientes con respiración espontánea que no requieren asistencia para superar el trabajo respiratorio impuesto por la enfermedad pulmonar o el tubo endotraqueal.
   b. Parámetros determinados por el médico:
      (1) FiO_2.
      (2) Nivel de presión.
      (3) Alarmas de ventilación minuto alta y baja.
      (4) Alarma de presión alta.
      (5) Alarmas de frecuencia respiratoria alta y baja.

(6) Alarmas de presión al final de la espiración alta y baja.
(7) CPAP nasal baja con volumen minuto apagado.

5. Bi-Vent:
   a. El modo Bi-Vent es una respiración controlada por presión que brinda al paciente la oportunidad de respirar de forma espontánea y sin restricciones. Se establecen dos niveles de presión juntos, y se determinan individualmente la duración de cada nivel. Los esfuerzos respiratorios espontáneos pueden ser asistidos mediante presión de soporte. En el modo Bi-Vent, el ventilador utiliza dos niveles de presión variables, y el paciente es capaz de respirar de forma espontánea con ambos niveles. Ya que el modo Bi-Vent es un modo controlado de ventilación, no tiene disponibles la alarma de apnea ni la ventilación de respaldo. Además, es muy importante establecer límites de alarma superior e inferior para el volumen minuto espirado.
   b. Parámetros determinados por el médico:
      (1) Presión alta (PAlta) para el nivel de presión más alto (cm H_2O).
      (2) PEEP para el nivel de presión más bajo (cm H_2O).
      (3) Concentración de oxígeno (%).
      (4) Tiempo al nivel de presión más alto (TAlto) (s).
      (5) Tiempo al nivel de presión más bajo (TPEEP) (s).
      (6) Tiempo de elevación inspiratoria (s).
      (7) Gatillado por flujo/gatillado por presión.
      (8) Interrupción del ciclo inspiratorio (%).
      (9) PS (nivel de presión de soporte) por encima de la PAlta (cm H_2O).
      (10) PS (nivel de presión de soporte) por encima de la PEEP (cm H_2O).
      (11) Alarmas de ventilación minuto alta y baja.
      (12) Alarma de presión alta.
      (13) Alarmas de frecuencia respiratoria alta y baja.
      (14) Alarmas de presión al final de la espiración alta y baja.

F. Modos combinados de ventilación. Además, los modos anteriores se ofrecen combinados. Esto brinda al médico la posibilidad de sostener las respiraciones entregadas por el ventilador y las respiraciones gatilladas espontáneamente con diferentes parámetros:
   1. Ventilación mandatoria intermitente sincronizada (VMIS) controlada por volumen con presión de soporte.
   2. VMIS controlada por presión con presión de soporte.
   3. VMIS/CVRP con presión de soporte.

G. Automodo:
   1. El automodo es una opción que detecta el esfuerzo respiratorio del paciente y lo cambia de un modo controlado (CV, CP y CVRP) a un modo espontáneo, como la VPS o la VS. En otras palabras, el modo es una forma de VMI, pero difiere de la VMI convencional en que la presencia de respiraciones espontáneas suprime las respiraciones mandatorias.
   2. Si se produce la interrupción del impulso respiratorio, el automodo lleva de vuelta al paciente a la ventilación controlada luego de alcanzado un umbral de límite de tiempo durante el cual el paciente no realizó esfuerzos inspiratorios detectables:
      a. El modo controlado por volumen pasa a ser con volumen de soporte.
      b. El modo CVRP pasa a ser con volumen de soporte.
      c. El modo controlado por presión pasa a ser con presión de soporte.

H. Tabla de modos (Tabla 50.2).

III. Panel de control y pantalla:
   A. El ventilador SERVO-i® está equipado con una interface del usuario táctil y computarizada.
   B. La interfaz del usuario, o panel de control, incluye una visualización continua de los valores prefijados y medidos; monitoreo gráfico del flujo, la presión y el volumen; y monitoreo de la evolución en 24 h.
   C. La interfaz del usuario es computarizada con una pantalla luminosa y una combinación de teclas táctiles y perillas de control. Esta interfaz proporciona numerosos menús y funciones para que el médico elija. Estos incluyen lo siguiente:
      1. Indicador de categoría del paciente (Tabla 50.3). El ventilador tiene un "indicador de categoría del paciente" para establecer diferentes parámetros internos para la ventilación de adultos/niños y niños/neonatos. Estos parámetros controlan lo siguiente:
         a. El nivel de flujo continuo para el gatillado por flujo o por presión (*v.* Tabla 50.3).
         b. Flujo inspiratorio pico máximo (Tabla 50.4).
         c. Rango de volumen corriente (Tabla 50.5).
         d. Alarma de apnea/rangos de ventilación de respaldo (Tabla 50.6).
         e. Velocidad de flujo máxima (Tabla 50.7).

Tabla 50.2 Clasificación de modos

Modelo	Nombre del modo	Variable de control	Secuencia respiratoria	Esquema de objetivo primario	Esquema de objetivo secundario	Abreviación
SERVO-i	Controlado por volumen	Volumen	VMc	Parámetro programado	N/A	VMc-CVs
SERVO-i	Controlado por volumen con adaptación del flujo	Volumen	VMI	Dual	Dual	VMI-CVd,d
SERVO-i	VMIS (controlada por volumen)	Volumen	VMI	Parámetro programado	Parámetro programado	VMI-CVd,s
SERVO-i	VMIS (controlada por volumen con adaptación del flujo)	Volumen	VMI	Dual	Parámetro programado	VMI-CVd,s
SERVO-i	Automodo (controlado por volumen a volumen de soporte)	Volumen	VMI	Parámetro programado/ adaptativo	Parámetro programado	VMI-CVd,a
SERVO-i	Automodo (volumen controlado con adaptación del flujo a con volumen de soporte)	Volumen	VMI	Dual/adaptativo	Dual/Parámetro programado	VMI-CVd,a
SERVO-i	Controlado por presión	Presión	VMc	Parámetro programado	N/A	VMc-CPs
SERVO-i	Controlado por volumen regulado por presión	Presión	VMc	Adaptativo	N/A	VMc-CPa
SERVO-i	VMIS (controlada por presión)	Presión	VMI	Parámetro programado	Parámetro programado	VMI-CPs,s
SERVO-i	Bi-vent	Presión	VMI	Parámetro programado	Parámetro programado	VMI-CPs,s
SERVO-i	Automodo (controlado por presión a con presión de soporte)	Presión	VMI	Parámetro programado	Parámetro programado	VMI-CPs,s
SERVO-i	VMIS controlada por volumen regulada por presión	Presión	VMI	Adaptativo	Parámetro programado	VMI-CPa,s
SERVO-i	Automodo (controlado por volumen regulado por presión a con volumen de soporte)	Presión	VMI	Adaptativo	Adaptativo	VMI-CPa,a
SERVO-i	Espontáneo/CPAP	Presión	VEC	Parámetro programado	N/A	VEC-CPs
SERVO-I	Presión de soporte	Presión	VEC	Parámetro programado	N/A	VEC-CPs
SERVO-i	Ventilación asistida ajustada neuralmente	Presión	VEC	Servo	N/A	VEC-CPr
SERVO-i	Volumen de soporte	Presión	VEC	Adaptativo	N/A	VEC-CPa

Tabla 50.3 Niveles de gatillado por flujo

Adulto/pediátrico	Neonatal
2,0 L/min	0,5 L/min

Tabla 50.4 Flujos inspiratorios pico máximos

Adulto/pediátrico	Neonatal
200 L/min	33 L/min

Tabla 50.5 Rangos de volumen corriente

Adulto/pediátrico	Neonatal
100 mL a 4000 mL	2 mL a 350 mL

Tabla 50.6 Alarma de apnea y rangos de ventilación de respaldo

Adulto/pediátrico	Neonatal
15 s a 45 s, por defecto 20 s	5 s a 45 s, por defecto 10 s

Tabla 50.7 Velocidad de flujo máxima

Adulto/pediátrico	Neonatal
200 L/min	33 L/min

2. Indicador de modo. Muestra el modo de ventilación actual.
3. Indicador de automodo. Indica si el automodo está encendido o apagado.
4. Nebulizador. Este ventilador puede estar equipado con un nebulizador ultrasónico. Cuando este está conectado, el indicador permite al médico establecer el tiempo de funcionamiento del nebulizador. El nebulizador Aerogen® opcional está integrado en el *software* con un módulo físico opcional para enchufar a la unidad. El nebulizador funciona con baterías durante el transporte.
5. Ingreso del paciente. Almacena y muestra la información del paciente, el número de identificación, el nombre, la edad y el peso.
6. Estado. Proporciona información interna sobre el estado de los siguientes parámetros:
   a. Información general del sistema.
   b. Celda de O_2/sensor de O_2.
   c. Casete espiratorio.
   d. Baterías.
   e. Módulo de CO_2 (si está integrado).
   f. Sensor de medición de la pieza en forma de Y (si está integrado).
   g. Opciones instaladas.
   h. Verificación previa.
   i. Circuito del paciente.
7. Configuraciones de alarmas:
   a. Presión alta.
   b. Ventilación minuto superior e inferior:
      (1) Frecuencia respiratoria superior e inferior.
      (2) PEEP baja.
      (3) $ETCO_2$ alto y bajo.
8. Visualización de gráficos. Cuando la unidad está conectada a un paciente, existe una visualización continua de cuatro ondas y dos curvas definidas por el usuario:
   a. Flujo-tiempo.
   b. Presión-tiempo.
   c. Volumen-tiempo.
   d. CO_2-tiempo.
   e. Flujo-volumen (opcional).
   f. Presión-volumen (opcional).
   g. Edi (opcional).
9. También se visualizan las lecturas digitales de los siguientes parámetros, si se los selecciona:
   a. PIP (presión inspiratoria máxima).
   b. PMese (presión durante la pausa al final de la inspiración).
   c. PMVA (presión media en la vía aérea).
   d. PEEP (presiones al final de la espiración).
   e. PEEPtot (PEEP prefijada + PEEP intrínseca).
   f. CPAP (solo en VNI con CPAP nasal).
   g. FR (frecuencia respiratoria).
   h. FiO_2 (concentración de oxígeno medido, %).
   i. Ti (tiempo inspiratorio).
   j. CT (constante de tiempo).
   k. Relación I:E (relación inspiración/espiración) visualizada durante las respiraciones controladas.
   l. Volumen minuto espiratorio espontáneo (Bi-Vent).

m. Tiempo del ciclo de trabajo (Ti/Ttot) durante las respiraciones espontáneas y Bi-Vent.
n. VMe (ventilación minuto espirada).
o. VTi (volumen corriente inspirado).
p. VTe (volumen corriente exhalado).
q. VMi (volumen minuto inspirado).
r. VMe spn (volumen minuto espiratorio espontáneo).
s. Porcentaje de escapes (solo durante la VNI).
t. V*EE (flujo al final de la inspiración).
u. $ETCO_2$ (concentración corriente final de dióxido de carbono) (analizador de CO_2; opcional).
v. VCO_2 (volumen de CO_2 espiratorio por minuto) (analizador de CO_2; opcional).
w. $VtCO_2$ (eliminación corriente de VCO_2) (analizador de CO_2; opcional).
x. D_{din} (distensibilidad dinámica).
y. $D_{estática}$ (distensibilidad estática).
z. E (elastancia).
aa. Ri (resistencia inspiratoria).
bb. Re (resistencia espiratoria).
cc. TRp (trabajo respiratorio del paciente).
dd. TR (trabajo respiratorio del ventilador).
ee. P0.1 (indicador de impulso respiratorio).
ff. IRS (índice de respiración superficial).
gg. Índice de estrés (opcional solo para el modo controlado por volumen; flujo fijo).
hh. Pico de Edi y Edi mínima (opcional para NAVA y VNI-NAVA).

10. Monitoreo de las tendencias. La interfaz del usuario tiene un exhaustivo monitoreo de las tendencias con información almacenada por 24 h con una resolución de tiempo de 1 h, 3 h, 6 h, 12 h y 24 h. Los datos se pueden descargar:
    a. Parámetros medidos (mencionados arriba).
    b. Cambios en el ventilador.
    c. Registro de eventos.
11. Soporte de aspiración. La tecla de soporte de aspiración, cuando se la selecciona, ofrece una FiO_2 ajustable para antes y después de la oxigenación, silencia el ventilador y detiene el flujo durante 60 s. Si se reconecta el paciente al ventilador antes de los 60 s, el ventilador reanuda la ventilación. Permanecerá en la FiO_2 seleccionada hasta que se la modifique o el ventilador se reinicie.

IV. Características adicionales:

A. Monitor de CO_2. El ventilador SERVO-i® está equipado con un puerto para monitorear el volumen corriente final de CO_2 ($ETCO_2$), el VCO_2 y el $VtCO_2$, y utiliza el sensor de $ETCO_2$ Novametrix®.

B. Nebulizador. Existen dos opciones para esto. El ventilador SERVO-i® tiene un nebulizador Aerogen® que se puede añadir para utilizar con los ventiladores SOLO neb® o SERVO-i® utilizando ese puerto para activar el nebulizador ultrasónico Servo. Con cualquiera de los sistemas, el *software* del nebulizador tiene un apagado automático, que se puede configurar para funcionar durante un máximo de 30 min en intervalos de 5 min, pero con el Aerogen® también existe una opción de nebulización continua.

C. Está disponible el monitoreo de la Edi durante todos los modos de ventilación y cuando el ventilador está en reposo. El paciente debe tener un catéter de Edi y un ventilador SERVO-i® equipado con un módulo de Edi. El catéter de Edi también sirve como sonda de alimentación y está disponible en tamaños de 6 Fr y 8 Fr para pacientes neonatales. (Nota: la FDA establece que el catéter se debe cambiar cada 5 días). El catéter de Edi no es compatible con la resonancia magnética (RM).

D. HeO_2 (heliox): un sistema de ventilador SERVO-i® habilitado para heliox tiene un *software* que compensa el monitoreo del flujo entregado cuando se utiliza HeO_2 (compensa el volumen) y un analizador de FiO_2 para heliox. El HeO_2 se conecta al ventilador a través de un adaptador de heliox, el cual se conecta a la entrada de aire/heliox y el ventilador reconoce automáticamente el cambio, o se puede cambiar automáticamente:
Las mezclas disponibles son las siguientes:
Mezcla de helio/oxígeno de 80:20.
Mezcla de helio/oxígeno de 79:21.
Mezcla de helio/oxígeno de 78:22.

E. Opción de RM condicional. El ventilador SERVO-i RM® está condicionalmente autorizado para su uso en la sala de RM con resonadores abiertos con túneles de hasta 10 m (100 Gauss) y 20 m (200 Gauss). La intensidad de campo del resonador permitida para la opción condicional es de 1,0, 1,5 y 3,0 T.

F. Índice de estrés. Esta opción está concebida únicamente para adultos con volúmenes corrientes superiores a 1000 mL y para ventilación controlada por volumen, o VMIS (CV) + presión de soporte con ondas cuadradas. El índice de estrés no se puede calcular con una onda decreciente.

G. Herramienta de pulmón abierto. Proporciona un análisis entre una respiración y la siguiente de ciertos parámetros para permitir a los usuarios evaluar la evolución de la dinámica pulmonar y los cambios preventilador y posventilador, el tratamiento y las maniobras de reclutamiento. Los parámetros monitoreados son los siguientes:

1. Presión al final de la inspiración.
2. PEEP.
3. Volumen corriente (V_T) inspirado y espirado.
4. Distensibilidad dinámica.
5. Eliminación de fracción espirada final de dióxido de carbono (si está instalada la opción $ETCO_2$).

H. Ventilación no invasiva:

1. El ventilador SERVO-i® tiene una capacidad opcional de VNI para todas las categorías de pacientes desde neonatos de 500 g hasta adultos de 250 kg. La VNI es un soporte ventilatorio para pacientes que no están intubados o traqueotomizados. Esta característica de soporte se utiliza con diversas interfaces no invasivas, tales como máscaras, cánulas nasales, almohadillas nasales y cánulas nasofaríngeas. Durante la VNI, los siguientes valores visualizados son compensados ante la presencia de fugas: volumen corriente inspirado (Vti), volumen corriente espirado (Vte), ventilación minuto exhalada (VMe) y ventilación minuto inspirada (VMi).
2. Los modos disponibles en VNI son controlados por presión, CPAP/PS, CPAP nasal (solo para la categoría de paciente neonatal) y VNI-NAVA. Durante la opción VNI, el ventilador compensa automáticamente las fugas del circuito para mantener la presión inspiratoria prefijada y la PEEP. La función de VNI tiene un gatillado variable que se ajusta a la variación en las fugas como un intento de optimizar el soporte gatillado por el paciente. Las configuraciones de las alarmas son similares a los de los modos invasivos de ventilación, con la opción de silenciar las alarmas molestas en presencia de una fuga elevada. La compensación de las fugas en la VNI se puede establecer a un flujo bajo o a un flujo alto según la fuga esperada a partir de la interfaz durante el soporte con VNI.
   Neonato:
   Flujo bajo: 7,5 lpm.
   Flujo alto: 15 lpm.
   Deshabilitada: el ventilador continúa entregando asistencia, incluso cuando el escape es excesivo.

Bibliografía de consulta

Beck J, Emeriaud G, Liu Y, Sinderby C. Neurally adjusted ventilatory assist (NAVA) in children: a systematic review. Minerva Anestesiol 2016; 82 (8): 874-83.

Chatburn RL, Khatib ME, Mireles-Cabodevila E. A taxonomy for mechanical ventilation: 10 fundamental maxims. Respir Care 2014; 59 (11): 1747-63.

Duyndam A, Bol BS, Kroon A, Tibboel D, Ista E. Neurally adjusted ventilatory assist: assessing the comfort and feasibility of use in neonates and children. Nurs Crit Care 2013; 18 (2): 86-92.

Firestone KS, Fisher S, Reddy S, White DB, Stein HM. Effect of changing NAVA levels on peak inspiratory pressures and electrical activity of the diaphragm in premature neonates. J Perinatol 2015; 35 (8): 612-6.

<http://ww2.maquet.com/pass/assets/documents/product-information/SERVO-i-Universal/en_US/SERVO-i-Universal-Data-Sheet-EN-US.pdf>

Lee J, Kim HS, Jung YH, Shin SH, Choi CW, Kim EK, Kim BI, Choi JH. Non-invasive neurally adjusted ventilatory assist in preterm infants: a randomised phase II crossover trial. Arch Dis Child Fetal Neonatal Ed 2015; 100 (6): F507-13.

Longhini F, Ferrero F, De Luca D, Cosi G, Alemani M, Colombo D, et al. Neurally adjusted ventilatory assist in preterm neonates with acute respiratory failure. Neonatology 2014; 107 (1): 60-7.

Nishimura M, Hess D, Kacmarek RM. The response of flow-triggered infant ventilators. Am J Respir Crit Care Med 1995; 152 (6 Pt 1): 1901-9.

Sinderby C, Beck J. Neurally adjusted ventilatory assist. In: Tobin MJ, editor. Principles and practice of mechanical ventilation. 3ª ed. New York: McGraw Hill; 2012.

Sinderby C, Navalesi P, Beck J, Skrobik Y, Comtois N, Friberg S, et al. Neural control of mechanical ventilation. Nat Med 1999; 5: 1433-6.

Stein H, Firestone K. NAVA ventilation in neonates: clinical guidelines and management strategies. Neonatol Today 2012; 7 (4): 1-10.

Stein H, Howard D. Neurally adjusted ventilatory assist in neonates weighing <1500 grams: a retrospective analysis. J Pediatr 2013; 160 (5): 786-9.

Declaración: el Dr. Beck ha desarrollado inventos relacionados con el control neural de la ventilación mecánica que están patentados. La licencia de tales patentes pertenece a MAQUET Critical Care. Los futuros usos comerciales de esta tecnología pueden proporcionar beneficios financieros al Dr. Beck a través de regalías. El Dr. Beck posee el 50% de Neurovent Research Inc. (NVR). NVR es una empresa de investigación y desarrollo que construye el equipamiento y los catéteres para los estudios de investigación. NVR tiene un acuerdo de consultoría con MAQUET Critical Care.

51

Ventiladores neonatales SLE5000® y SLE4000®

David G. Tingay • Barbara Pilgrim • Sunil K. Sinha

I. Introducción:
  A. El SLE5000® es un ventilador combinado convencional y de alta frecuencia oscilatoria con monitoreo de la función respiratoria.
  B. El SLE4000® es un ventilador destinado a ventilación convencional con monitoreo respiratorio.

II. Características de los ventiladores:
  A. Tecnología patentada, sin válvulas.
  B. Diseñados para su uso en neonatos y niños de entre 350 g y 20 kg.
  C. Flujo de aire fresco constante de 8 lpm (flujo de aire máximo de 60 lpm).
  D. Ciclado por tiempo limitado por presión y ciclado por flujo limitado por presión.
  E. Limitado por volumen (ventilación con objetivo de volumen).

III. Modalidades de ventilación:
  A. Presión positiva continua en la vía aérea.
  B. Ventilación mandatoria continua (VMc).
  C. Ventilación gatillada por el paciente (VGP).
  D. Ventilación con presión de soporte (VPS).
  E. Ventilación mandatoria intermitente sincronizada (VMIS) ± presión de soporte.
  F. Volumen corriente objetivo (VTO) en todas las modalidades convencionales.
  G. Ventilación de alta frecuencia oscilatoria (VAFO).
  H. Ventilación de alta frecuencia oscilatoria combinada con VMC.

IV. Detalles de diseño y principios de funcionamiento:
  A. El ventilador neonatal SLE5000® está compuesto por un sistema electrónico en la sección superior del ventilador y un sistema neumático en la inferior.
  B. Sistema electrónico:
    1. El sistema electrónico incluye tres subsistemas autónomos, uno responsable del monitoreo del paciente, otro responsable del control de las válvulas del sistema neumático y el tercero para la interfaz del usuario (pantalla táctil e información visualizada).
    2. Están conectados entre sí mediante tres enlaces de comunicación en serie en una configuración en forma de delta.
    3. El ventilador tiene una batería interna que puede alimentar al ventilador en caso de interrupción de la energía eléctrica. Si esto ocurre con la batería completamente cargada, el funcionamiento continuará durante alrededor de 60 min de acuerdo con el modo de ventilación.
  C. Sistema neumático:
    1. El sistema neumático está compuesto por los tubos y las válvulas electromecánicas necesarias para entregar el aire en modos de ventilación convencional y oscilatoria.
    2. Las dos funciones que controlan los gases son la mezcla y la generación de presión.
    3. Mezcla:
      a. El método utilizado para mezclar aire y oxígeno, en proporciones conocidas, es la regulación por presión de los dos suministros (aire y oxígeno) para que produzcan iguales velocidades de flujo. Luego se permite a cada gas ingresar a una cámara mezcladora por un período de tiempo equivalente a las proporciones requeridas.

b. Como ejemplo, la entrega de oxígeno a una velocidad de flujo prefijada en un una cámara mezcladora durante 1 s y de aire a la misma velocidad de flujo por 2 s resulta en una mezcla de 1 parte de oxígeno por 2 partes de aire (lo cual resulta en una mezcla del 47,3%).

4. Generación de presión: existen tres inyectores *jet* dentro del bloque de exhalación en el subsistema neumático:
   a. Una genera presión negativa en el circuito del paciente.
   b. Las otras dos generan presión positiva.
   c. El bloque de exhalación es estéril, incorporado al momento de la configuración y fijado en su lugar con una pinza. Si el usuario no asegura el bloque de espiración con la pinza al momento de la configuración, la entrega de presión no ocurre y suena una alarma del ventilador. La verificación de la pinza en el puerto del bloque de exhalación o la eliminación y reintroducción del bloque de exhalación debe ser parte del procedimiento de solución de problemas del circuito.
   d. Las presiones generadas a partir de los tres inyectores *jet* son controladas por tres reguladores de presión controlados electrónicamente:
      (1) Las presiones del inyector negativa y de una de las positivas también se pueden encender o apagar rápidamente con válvulas electromagnéticas en línea (de alta velocidad).
      (2) El otro inyector de presión positiva (el *jet* medio) se utiliza para generar presiones basales constantes en la ventilación (presiones de CPAP o PEEP en ventilación convencional, y presiones medias en modos de VAF).
      (3) Estos tres *jets* se utilizan en diversas combinaciones para generar todos los modos ventilatorios.

5. Ventilación convencional:
   a. En las modalidades distintas a la VAF, el *jet* negativo (o reverso) se utiliza en un modo constante para proporcionar una pequeña cantidad de flujo que contrarresta la presión no intencionada en el circuito del paciente derivada del flujo de aire fresco de 8 lpm.
   b. El *jet* medio también se utiliza en un modo constante para generar la presión basal (CPAP o PEEP) medida respecto de la presión atmosférica.
   c. El *jet* anterógrado se utiliza para generar la PIP durante la inspiración. La amplitud de presión se mide con respecto a la presión atmosférica en modo convencional.
   d. El tiempo de elevación de la fase inspiratoria se regula controlando dinámicamente el regulador de presión del *jet* anterógrado y no cambiando a una presión constante con las válvulas de alta velocidad:
      (1) Esto proporciona una elevación suave de la presión y ofrece al usuario tiempos de elevación ajustables en lugar de cambios abruptos y "alarmas" de presión que pueden resultar del cambio a una velocidad elevada.
      (2) La caída de la onda inspiratoria también es controlada por el regulador de presión del *jet* anterógrado para reducir la presión de forma rápida y fluida; la utilización de las válvulas de alta velocidad para hacer esto resulta en una dificultad para el subsistema de monitoreo en intentar detectar un esfuerzo respiratorio por parte del paciente monitoreando la presión sola.
      (3) Una vez que la presión se ha aproximado a la presión basal, luego de alrededor de 100 ms, la válvula electromagnética del *jet* anterógrado se apaga para evitar cualquier artefacto que ocasione un gatillado en falso.
      (4) Todas las presiones de *jet* se suman en el bloque de exhalación. Por ejemplo, para ventilar a un paciente con una presión de PEEP de 5 cm H_2O y una presión de PIP de 30 cm H_2O, el *jet* medio se configura para generar una presión continua en el circuito de 5 cm H_2O y el *jet* anterógrado se configura para generar una presión variable en el circuito de entre cero (fase esp.) y 25 cm H_2O (fase insp.).
      (5) Debido a que las presiones de *jet* se suman, esto resulta en la presión deseada para el paciente.

6. Ventilación VAF. El ventilador tiene la capacidad de funcionar como un dispositivo de VAFO especializado con exhalación activa:
   a. En VAF pura, el regulador de presión del *jet* medio se utiliza para establecer la presión promedio (respecto de la presión atmosférica).
   b. La onda de VAF generada es cuadrada con armónicos complejos (de forma similar al ventilador SensorMedics 3100A®, *v.* Capítulo 55).
   c. Los reguladores de presión de los *jets* anterógrado y reverso se utilizan para generar los componentes positivos y negativos constantes de la DP que se superponen a la presión media (es decir, las presiones positivas y negativas son controladas respecto de la presión media).
   d. Estos componentes son intercambiados rápidamente utilizando las válvulas electromagnéticas de alta velocidad para generar presiones de VAF:
      (1) Por ejemplo, para ventilar a un paciente con una presión media de 10 cm H_2O y una DP de 60 cm H_2O, el *jet* medio se configura para generar una presión continua de 10 cm H_2O, el *jet* anterógrado se configura para generar una amplitud de presión de 30 cm H_2O y el *jet* reverso genera una amplitud de presión de -30 cm H_2O. De esta manera, la presión pico en la vía aérea será de 30 + 10 = 40 cm H_2O y la presión mínima será de 10 - 30 = -20 cm H_2O.
      (2) La frecuencia de VAF está determinada por la frecuencia de intercambio entre las presiones anterógrada y reversa en las válvulas de alta velocidad. Debido a que las presiones de *jet* se suman, las presiones resultantes

en el paciente alternan entre –20 cm H_2O y +40 cm H_2O. De esta manera, si son necesarias presiones medias de VAF de hasta 35 cm H_2O y el *jet* medio solo genera presiones de alrededor de 20 cm H_2O, es necesario aplicar una mayor presión en el regulador de presión anterógrada y una menor presión en el regulador de presión reversa. Utilizando este método, el promedio deseado debe ser menor que la mitad de la DP deseada más 20 cm H_2O.

7. Mecanismos de gatillado:
   a. Gatillado por presión. Este sensa un cambio en la presión en la vía aérea del paciente cuando se detecta el inicio de la inspiración. La sensibilidad es ajustable dentro de un rango y no requiere calibrado. La frecuencia de la respiración de respaldo es prefijada en la VGP para entregar una respiración mandatoria (gatillada por la máquina) si no se detecta un evento de gatillado. Esto se reconoce si el gatillado de la respiración *no* está parpadeando en la pantalla. A veces, es difícil para el neonato con MBPN gatillar de forma consistente la presión de soporte con este modo de gatillado.
   b. Gatillado por flujo. Este mecanismo requiere la utilización de un sensor de flujo. El ventilador SLE5000/ SLE4000® utiliza un anemómetro de cable caliente, el cual es calibrado al momento de la configuración. La sensibilidad es ajustable entre 0,2 lpm y 2,0 lpm. La ventilación de respaldo se entrega en ausencia de un evento de gatillado reconocible. El gatillado por flujo es más fácil para el neonato con MBPN y permite la sincronización tanto inspiratoria como espiratoria utilizando ciclado por flujo.
8. Alarmas: existe una gran cantidad de alarmas y características de seguridad; los usuarios deben prestarles atención mientras operan la máquina y saber cómo reaccionar a las alarmas remitiéndose al manual del usuario proporcionado por el fabricante.
9. Pantallas LCD: se puede visualizar numerosos datos, incluidas las ondas y la mecánica pulmonar, las funciones del ventilador y las variables medibles. Estas incluyen el volumen corriente espiratorio (con diferenciación entre volumen corriente mandatorio y espontáneo), la ventilación minuto (convencional y VAFO), la distensibilidad y la resistencia del sistema respiratorio y la relación D_{20}/D. (De acuerdo con los estándares europeos, el ventilador SLE5000® exhibe la presión en mbar; esta unidad es prácticamente igual a 1 cm H_2O [1 cm H_2O = 0,98 mbar]).
10. Otras características:
    a. El ventilador SLE5000® sigue contando con un reductor en el circuito del paciente. Cuando el flujo de aire fresco es de 8 lpm, el reductor se calibra para esto y es de color verde para diferenciarlo del reductor del SLE2000®, el cual es púrpura. El reductor del SLE5000® es de color amarillo con los circuitos Fisher y Paykel.
    b. La modificación de la onda de presión (tiempo de elevación) se localiza en el menú de herramientas y permite la configuración variable entre onda sinusoidal y cuadrada mediante la modificación del flujo de aire.
    c. Volumen corriente objetivo (VTO *plus*) con compensación del 50% de la fuga. Esto permite al usuario establecer un volumen adecuado para el niño que se está ventilando. La compensación de la fuga está deliberadamente limitada para evitar un exceso en la siguiente respiración. Todas las mediciones de volumen corresponden al volumen corriente exhalado.
    d. La VPS ciclada por flujo tiene compensación automática en presencia de un escape, lo que garantiza de esta manera que todas las respiraciones sean gatilladas por flujo e interrumpidas por flujo.
    e. Monitoreo respiratorio completo con mediciones de la relación D_{20}/D y $CTCO_2$ (coeficiente de transporte gaseoso para el dióxido de carbono) y curvas y ondas.
    f. Capacidad para evaluar la evolución de todos los parámetros por 24 h.
    g. Capacidad de tomar una instantánea de una curva, guardarla y comparar curvas futuras con este gráfico de referencia para observar cambios en la distensibilidad.
    h. El usuario puede entregar óxido nítrico al circuito del paciente y eliminar y recoger el dióxido de nitrógeno espirado a través del bloque de exhalación y del sistema de recolección.
11. Modos avanzados de ventilación:
    a. El modo VGP permite que la presión de insuflación entregada esté sincronizada con los esfuerzos inspiratorios del paciente. La configuración del gatillado por defecto es de 0,6 lpm, pero el usuario lo puede configurar entre 0,2 lpm y 2,0 lpm. El usuario selecciona la PEEP, la PIP, el T_I y la frecuencia de respaldo.
    b. La VPS se puede utilizar aislada, siempre y cuando exista un esfuerzo respiratorio consistente, o junto con VMIS si no lo hay. La VPS tiene un algoritmo para compensar los escapes, lo que garantiza de esta manera que todas las respiraciones sean finalizadas por flujo:
       (1) En el modo VPS, todas las insuflaciones son cicladas por flujo con configuraciones y gatillan la función de acuerdo con la VGP. El usuario selecciona un T_I máximo permitido.
       (2) Cunado la VPS se utiliza junto con VMIS todas las respiraciones espontáneas (es decir, gatilladas y cicladas por el paciente) entre las respiraciones mandatorias programadas (gatilladas y cicladas por la máquina) serán sostenidas con VPS. Esto significa que algunas insuflaciones pueden ser cicladas por tiempo (mandatorias) y otras cicladas por flujo (espontáneas). Por ejemplo, si un neonato está respirando a 60 rpm y la VMIS se configura a cuarenta insuflaciones por minuto, el niño recibirá cuarenta insuflaciones mandatorias en modo

VMIS (al T_I prefijado) y veinte insuflaciones espontáneas en modo VPS (cicladas por flujo con T_I configurado por el neonato).

(3) A diferencia de la VPS utilizada sola, en el modo VMIS + VPS el nivel de presión de soporte para las respiraciones espontáneas se establece a un porcentaje de la diferencia de presión (PIP – PEEP) utilizada para las respiraciones mandatorias. Por ejemplo, si las respiraciones se configuran a una PIP de 20 cm H_2O y una PEEP de 6 cm H_2O (diferencia de presión de 14 cm H_2O) y la presión de soporte de la VPS se configura al 50%, entonces el nivel de presión de soporte durante las respiraciones espontáneas será de 0,5 × 14 = 7 cm H_2O (por encima de la PEEP) y la PIP (insuflaciones con VPS) será de 7 + 6 = 13 cm H_2O (por encima de la presión atmosférica). Este modo se utiliza, por lo general, si se anticipa un destete prolongado.

c. Volumen corriente objetivo plus (VTO^{plus}):

(1) El VTO^{plus} es una característica que cambia de un objetivo fijo de las respiraciones convencionales controladas por presión a respiraciones con presión variable para lograr un objetivo determinado. Esto significa que la presión inspiratoria se ajusta automáticamente para alcanzar un volumen corriente exhalado promedio igual a la configuración del volumen corriente. Las respiraciones espontáneas no son controladas de esta manera, pero la presión inspiratoria de las respiraciones con presión de soporte es afectada indirectamente en el modo VMIS + PS (debido a que está definida como un porcentaje de la DP de la respiración mandatoria; *v.* más atrás).

(2) El objetivo adaptativo se acondiciona automáticamente a los cambios en la resistencia y la distensibilidad y al esfuerzo ventilatorio del paciente.

(3) El ventilador SLE5000/4000® con la última versión de *software* 5.0 introduce una compensación de escapes de hasta 5 L/min o del 50%, lo que ocurra primero. La compensación de escapes solo está activa si el volumen del escape es del 10% al 50%. El algoritmo del VTO^{plus} determina la PIP requerida a partir del volumen corriente espiratorio medido.

(4) Para evitar la entrega de un volumen corriente excesivo a partir de la respiración espontánea activa, el algoritmo del VTO^{plus} interrumpe la PIP si se mide el 130% del volumen corriente prefijado durante una insuflación con soporte.

d. Ventilación de alta frecuencia oscilatoria:

(1) En el ventilador SLE5000® la entrega de presiones en VAF es diferente a la del SLE2000®.

(2) Se obtiene a partir del rápido intercambio de las válvulas electromagnéticas de alta velocidad.

(3) El SLE5000® puede proporcionar oscilaciones en niños de hasta 20 kg con una presión media máxima en la vía aérea de 45 mbar.

(4) Hay disponibles relaciones inspiración/espiración de 1:1, 1:2 y 1:3.

(5) Se aplican los principios prácticos de la VAF. Utilizando un sensor de flujo el usuario tiene acceso a la medición de DCO_2, que puede ser una ayuda para valorar la ventilación alveolar y, de esta manera, la eliminación de CO_2. Esto puede ser útil donde no hay otra forma de monitoreo del CO_2 más allá del análisis de gases en sangre.

(6) La utilización del sensor de flujo permite mediciones exactas de los volúmenes corrientes finales y de los volúmenes minuto.

(7) También existe la opción de visualizar una curva flujo-volumen.

(8) El ventilador SLE5000® tiene la opción de VAFO combinada con VMc. En este modo, el usuario configura los parámetros de la VMc (PIP, PEEP, T_I y frecuencia) y también puede superponer una onda de VAFO (frecuencia y diferencia de presión prefijadas) durante PEEP sola (fase espiratoria) o durante PEEP y PIP (fases inspiratoria y espiratoria). El beneficio de este modo sobre la VAFO o los modos convencionales solos no se ha explorado en ensayos clínicos y se debe reservar solo para usuarios experimentados.

12. Tabla de modos (Tabla 51.1).

Tabla 51.1 Clasificación de modos

Nombre del modo	Variable de control	Secuencia respiratoria	Esquema de objetivo primario	Esquema de objetivo secundario	Abreviación
Ventilación mandatoria continua	Presión	VMc	Parámetro establecido	N/A	VMc-CPs
Ventilación mandatoria continua con objetivo de volumen corriente	Presión	VMc	Adaptativo	N/A	VMc-CPa
Ventilación gatillada por el paciente	Presión	VMc	Parámetro establecido	N/A	VMc-CPs

▶

Tabla 51.1 Clasificación de modos

Nombre del modo	Variable de control	Secuencia respiratoria	Esquema de objetivo primario	Esquema de objetivo secundario	Abreviación
Ventilación gatillada por el paciente con objetivo de volumen corriente	Presión	VMc	Adaptativo	N/A	VMc-CPa
Ventilación mandatoria intermitente sincronizada con ventilación con presión de soporte	Presión	VMI	Parámetro establecido	Parámetro establecido	VMI-CPs,s
Ventilación mandatoria intermitente sincronizada con objetivo de volumen corriente	Presión	VMI	Adaptativo	Parámetro establecido	VMI-CPa,s
Alta frecuencia oscilatoria	Presión	VMI	Parámetro establecido	Parámetro establecido	VMI-CPs,s
Alta frecuencia oscilatoria con ventilación mandatoria continua	Presión	VMI	Parámetro establecido	Parámetro establecido	VMI-CPs,s
CPAP	Presión	VEC	Parámetro establecido	N/A	VEC-CPs
Ventilación con presión de soporte	Presión	VEC	Parámetro establecido	N/A	VEC-CPs
Ventilación con presión de soporte con objetivo de volumen corriente	Presión	VEC	Adaptativo	N/A	VEC-CPa

Bibliografía de consulta

SLE5000/SLE4000 User Manual Version 5.0 software (SLE Limited, South Croydon, UK). Product Brochures and data sheet <www.sle.co.uk>.

52

Ventiladores Stephanie® y Sophie®

Helmut D. Hummler • Christian F. Poets

Ventilador Stephanie®

I. Introducción. El ventilador Stephanie® (Fritz Stephan GmbH, Gackenbach, Alemania) (Figura 52.1) fue diseñado como un dispositivo para pacientes neonatales y pediátricos de hasta 25 kg de peso. Esta revisión se centra solo en su utilización en la población neonatal.

II. Descripción. El ventilador Stephanie® (Figura 52.2) proporciona ventilación controlada por volumen y por presión, ventilación asistida proporcional (VAP) y ventilación de alta frecuencia así como algunas técnicas de diagnóstico de la función pulmonar:

A. Se puede utilizar un sensor de flujo proximal (neumotacógrafo) para detectar el esfuerzo del paciente y proporcionar sincronización gatillada por flujo para las insuflaciones proporcionadas por el ventilador, así como para las mediciones del flujo/volumen proximal.

B. Hay disponibles varios modos de ventilación controlada por presión o por volumen.

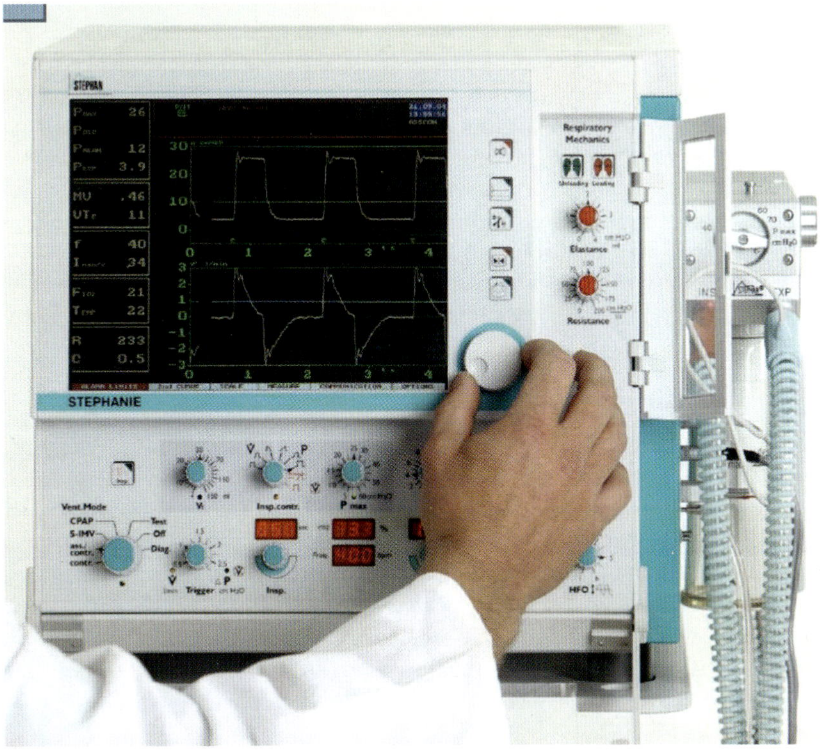

Figura 52.1 Ventilador Stephanie®.

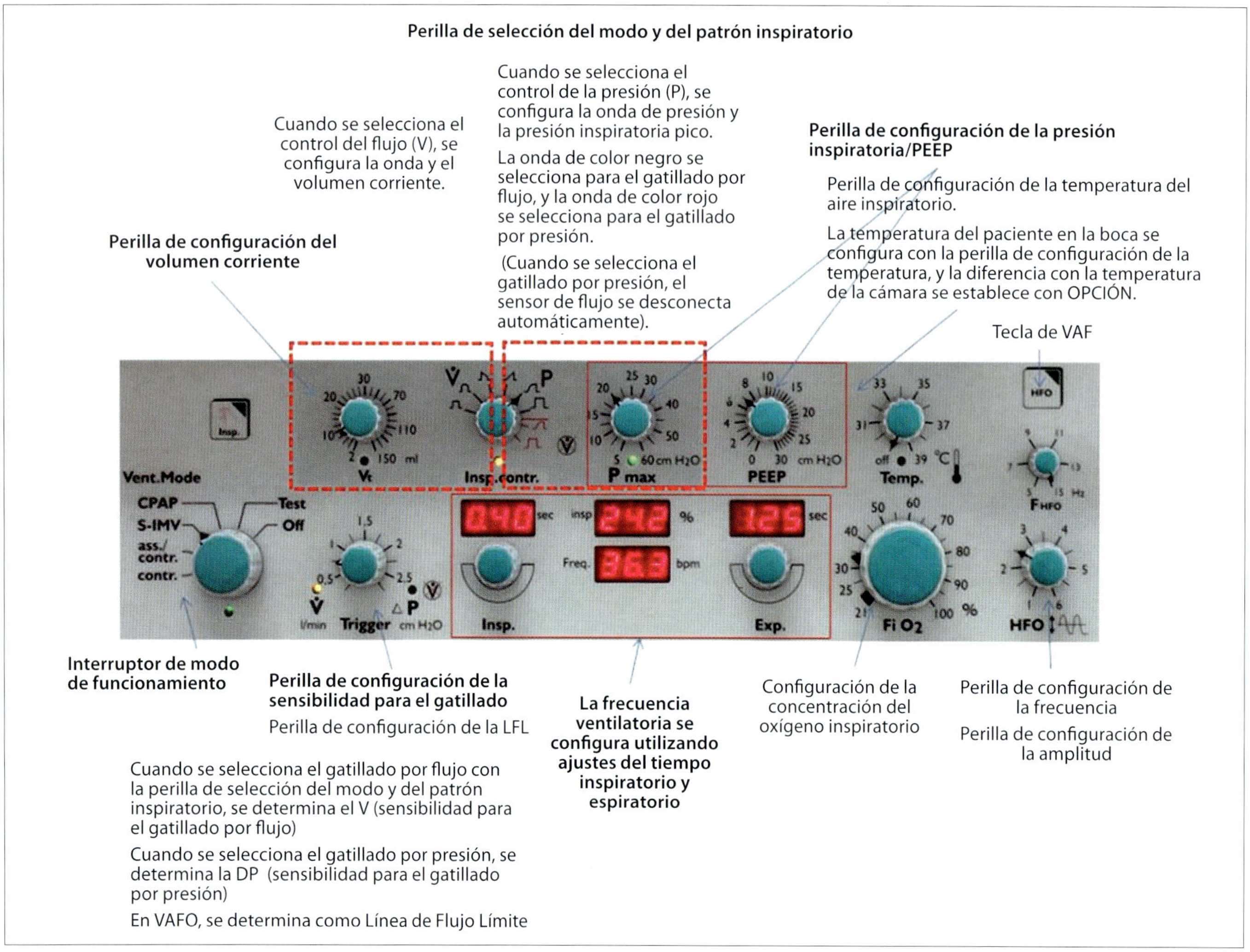

Figura 52.2 Menú del operador del ventilador Stephanie®.

C. La ventilación sincronizada también se puede lograr utilizando ventilación gatillada por el paciente (caída de presión en la vía aérea inducida por el esfuerzo del paciente) o con una cápsula de presión externa colocada sobre el abdomen.
D. Hay disponibles diversos mecanismos para gatillar e interrumpir la inspiración.
E. El ventilador Stephanie® tiene un sistema de humidificación integrado con tubos calentados para evitar la condensación y un sistema de reabastecimiento automatizado.
F. Una pantalla TFT a color de 10,4" permite la visualización de parámetros respiratorios, gráficos y curvas, así como los datos medidos. Hay disponibles salidas de información (RS232) y salidas analógicas para la exportación de los datos en tiempo real hacia sistemas de gestión de la información del paciente.

III. Características especiales:
   A. Permite aplicar ventilación no invasiva, la cual puede ser sincronizada utilizando una cápsula de presión abdominal.
   B. Ventilación de respaldo:
      1. Hay disponibles muchas formas de respaldo para neonatos con esfuerzo respiratorio variable. El intervalo hasta que se inicia la ventilación de respaldo es ajustable entre 0,5 y 15 s ("duración de la apnea"). Además, el usuario puede elegir entre una detención instantánea de la ventilación de respaldo, una vez que el paciente ha reanudado la respiración espontánea, y una reducción más gradual de las insuflaciones de respaldo ("respaldo controlado por frecuencia"), que puede ser particularmente útil en neonatos con un patrón respiratorio más inestable o una capacidad residual funcional (CRF) inestable. El respaldo se puede iniciar por detección de flujo durante la ventilación invasiva o utilizando una cápsula de presión abdominal para detectar la apnea.
      2. Un sistema de respaldo opcional sensible a la SpO_2 puede iniciar las insuflaciones de respaldo si la SpO_2 cae por debajo del límite inferior ajustable por el usuario y destetar el soporte de respaldo una vez que se produce la recuperación.

C. Ventilación asistida proporcional:
  1. La reducción de la carga elástica y resistiva se puede utilizar para soportar el esfuerzo respiratorio del neonato. Es posible ajustar el grado de reducción de la carga elástica y resistiva según las necesidades individuales del paciente. Esto permite la compensación de una distensibilidad reducida (es decir, aumento de la elastancia) y de un incremento de la resistencia del sistema respiratorio, lo que permite al paciente utilizar sus propios mecanismos de control respiratorio.
  2. Es posible combinarla con ventilación de respaldo.

D. Neumotacógrafo: hay disponibles muchos neumotacógrafos con diferentes especificaciones. El tipo A (NT A) está diseñado para medir un flujo de aire de hasta 10 lpm y tiene un espacio muerto de 0,5 mL. El NT B está diseñado para medir hasta 12 lpm, con un espacio muerto de 0,6 mL. El NT C mide hasta 25 lpm y tiene un espacio muerto de 0,9 mL.

E. Un puerto de presión especial entrega un flujo de aire continuo para la nebulización de fármacos en la rama inspiratoria del circuito del paciente y proporciona la misma FiO_2 que en el circuito regular del paciente. Si está activada, la línea de presión de aerosol entrega un flujo de aire constante, el cual se detiene automáticamente luego de 5 min si no se apaga antes de forma manual.

F. Batería interna. Respaldo activado automáticamente en caso de interrupción de la energía eléctrica con un tiempo de funcionamiento mínimo de 5 min. Sin embargo, hay disponible una batería más grande con una capacidad extendida de hasta 20 min a 30 min.

IV. Preparación para el funcionamiento:
  A. Se debe conectar el suministro de energía para cargar la batería interna.
  B. Conectar la fuente de gases (oxígeno y aire presurizado).
  C. Llenar el humidificador con agua destilada. El humidificador se puede llenar manualmente, lo que requiere recargas regulares. Por otro lado, hay disponible un sistema de reabastecimiento automatizado.
  D. Conectar el circuito del paciente al ventilador. Se debe incluir un filtro entre la rama espiratoria y el ventilador para proteger el sistema de válvulas del ventilador si se utiliza la nebulización de fármacos (formación de cristales).
  E. El interruptor de modo de funcionamiento se pone en la posición de prueba. Se inicia un programa interno de prueba, el cual verifica el funcionamiento correcto de todas las partes esenciales y detecta la presencia de escapes. Este programa de prueba se puede pasar por alto en casos de emergencia llevando directamente el interruptor de modo de funcionamiento hacia el modo de ventilación deseado.

V. Configuraciones disponibles:
  A. Ti: 0,1 a 2 s.
  B. Te: 0,1 a 60 s.
  C. Vt: 0,2 mL a 15 mL o 2 mL a 150 mL.
  D. $P_{máx}$: 5 cm H_2O a 60 cm H_2O.
  E. PEEP: 0 cm H_2O a 30 cm H_2O.
  F. Patrón inspiratorio:
    1. Controlado por presión: onda cuadrada, medio seno, pendiente ascendente (aceleración lineal) de la presión.
    2. Controlado por flujo: onda cuadrada, sinusoidal, flujo de pendiente descendente (desaceleración).
  G. Sensibilidad para el gatillado:
    1. Flujo: 0,1 lpm a 2,9 lpm, activado cuando el flujo de aire inspiratorio supera el umbral prefijado.
    2. Presión: 0,1 cm H_2O a 2,9 cm H_2O, activada como un gatillado de presión diferencial (respecto de la PEEP).
    3. Presión del movimiento abdominal: 0,1 a 2,9 unidades arbitrarias (disponible únicamente durante la ventilación no invasiva).
  H. Temperatura del gas (30 °C a 39 °C).
  I. FiO_2 (0,21 a 1,0).
  J. VPS:
    1. Gatillado espiratorio: 5% a 40% del flujo pico.
    2. Presión durante la VPS: 0% a 100% de la $P_{máx}$.
  K. Alta frecuencia oscilatoria:
    1. Frecuencia: 5 Hz a 15 Hz.
    2. Porcentaje de tiempo inspiratorio: 33%, 40%, 50%.
    3. Presión media en la vía aérea: hasta 30 cm H_2O.
    4. Amplitud máxima: 24 mL a 10 Hz.
  L. Pausa inspiratoria: 1 s a 7 s. La inspiración se mantiene durante este tiempo siempre y cuando este botón esté activado. El tiempo máximo de pausa inspiratoria es regulable por el usuario hasta 7 s.

M. VAP:
1. Reducción de la carga elástica: 0 cm H_2O/mL a 4 cm H_2O/mL.
2. Reducción de la carga resistiva: 0 cm H_2O/L/s a 200 cmH_2O/L/s.
3. Límite de volumen de VAP: 1 mL a 150 mL.

VI. Monitoreo:
A. Casi todos los ajustes son monitoreados y exhibidos en la pantalla.
B. Monitoreo gráfico:
1. Visualización de ondas:
a. La presión en la vía aérea se mide en el sistema de tubos inspiratorios (visualizada en azul grisáceo) y espiratorios (visualizada en azul) para calcular el valor instantáneo promedio (visualizado en amarillo). Las respiraciones reciben automáticamente etiquetas con "C" para la respiración controlada, "A" para la respiración asistida y "R" para la respiración de respaldo.
b. Flujo.
c. Vt.
d. Señal de la cápsula de presión no invasiva.
2. Mecánica:
a. Curva volumen-presión.
b. Curva flujo-volumen.
c. Curva flujo-presión.
3. Tendencias:
a. Presión en la vía aérea, Vt, flujo de aire.
b. Intervalos de tendencias de 0,5 h, 1 h, 2 h, 4 h, 12 h y 24 h.
4. Cálculos de la mecánica pulmonar: se puede calcular la distensibilidad del sistema respiratorio, su resistencia y la constante de tiempo espiratorio.

VII. Alarmas/límites: los límites de las alarmas se pueden ajustar para cada ítem monitoreado de forma manual o automática, donde el dispositivo toma un determinado valor por debajo y por encima del valor medido en el momento como límite superior e inferior. Para más información *v.* Capítulo 4 del manual del operador:
A. Presión en la vía aérea (alta/baja).
B. Presión al final de la espiración (alta).
C. Presión media en la vía aérea (alta/baja).
D. Ventilación minuto espiratoria (alta/baja).
E. Volumen corriente espiratorio (alto/bajo).
F. Fracción inspirada de O_2 (alta/baja).
G. Temperatura del aire (alta/baja).
H. Amplitud oscilatoria (alta/baja).
I. Volumen corriente oscilatorio (alto/bajo).
J. Ventilación minuto oscilatoria (alta/baja).
K. Desconexión.
L. Apnea.

VIII. "Control de la inspiración" para la decisión inicial por parte del operador. Ventilación controlada por presión o por flujo:
A. Ventilación controlada por presión:
1. Se controla la presión. En este modo, el operador puede elegir un incremento lineal en la presión (desde el nivel de presión positiva al final de la espiración [PEEP] hasta la presión inspiratoria pico [PIP]) o un perfil de presión de tipo "semisinusoidal" (aumento pronunciado de la presión desde la PEEP inicialmente, con una meseta hacia el final del tiempo inspiratorio para alcanzar la PIP deseada), o un perfil "cuadrado" (incremento inmediato de la presión en la vía aérea hasta la PIP a mantener durante el resto del tiempo inspiratorio).
2. Se puede elegir el perfil de onda de presión de tipo semisinusoidal o cuadrado sin un neumotacógrafo, el cual puede ser apagado en el control de la inspiración. Con esta configuración no hay monitoreo del flujo/volumen corriente y la ventilación gatillada por flujo y la VAP no son posibles.
3. El volumen varía con los cambios en la distensibilidad pulmonar y en la resistencia de la vía aérea.
B. Ventilación controlada por flujo:
1. El ventilador controla el flujo durante la fase inspiratoria. Se puede elegir una onda cuadrada, una onda sinusoidal o una curva de flujo decreciente.
2. La presión varía con los cambios en la distensibilidad pulmonar y en la resistencia de la vía aérea.

IX. Mecanismos para el gatillado y para la interrupción de las respiraciones del ventilador:
   A. Comentario general: las respiraciones sincronizadas se pueden gatillar utilizando flujo de aire, presión o la cápsula de presión abdominal. Se pueden regular umbrales de flujo (0,1 lpm a 2,9 lpm), de presión (0,1 cm H_2O a 2,9 cm H_2O) y para la cápsula de presión (unidades arbitrarias).
   B. Asistido controlado (A/C):
      1. Si el paciente gatilla el ventilador con un esfuerzo espontáneo, se entrega una respiración mandatoria asistida con características determinadas (es decir, tiempo inspiratorio, controlada por presión o por volumen). La frecuencia de las insuflaciones mecánicas es controlada por la frecuencia respiratoria del paciente. Tras cada respiración gatillada el gatillado se suprime durante 200 ms.
      2. Se puede elegir una frecuencia de respaldo para soportar al paciente si la frecuencia del esfuerzo/de las respiraciones espontáneas desciende por debajo de la frecuencia de respaldo (colchón de seguridad).
   C. Ventilación mandatoria intermitente sincronizada (VMIS):
      1. Se entrega una respiración mandatoria siempre que exista un esfuerzo por parte del paciente dentro de la ventana de sincronización preespecificada. Esta ventana se abre 2 s antes del final del tiempo de espiración o al comienzo de la segunda mitad del tiempo de espiración calculado si es menor de 4 s. Si no se detectan esfuerzos para el momento en que transcurre el período de ventana, se entrega una respiración mandatoria gatillada por tiempo.
      2. La VMIS se puede utilizar con los modos controlados tanto por presión como por volumen.
      3. Si el esfuerzo espontáneo del paciente gatilla el ventilador por encima de la frecuencia de control prefijada, las respiraciones adicionales serán espontáneas.
   D. Ventilación con presión de soporte (VPS):
      1. La VPS permite al paciente iniciar la respiración mecánica y finalizar la inspiración mecánica. De esta manera, la inspiración es ciclada por flujo y es sincrónica con el patrón de respiración espontánea del paciente.
      2. La inspiración finaliza a un porcentaje (regulable entre el 5% y el 40%) del flujo inspiratorio pico en lugar de luego de transcurrido el tiempo inspiratorio prefijado. El ciclado por flujo ayuda a evitar una inversión de la relación I:E durante la respiración rápida y puede reducir el riesgo de atrapamiento aéreo. En comparación con el modo A/C ciclado por tiempo, una frecuencia respiratoria espontánea alta reduce el tiempo inspiratorio automáticamente. El ciclado por flujo permite una mejor sincronización entre el neonato y el ventilador.
      3. Con una frecuencia respiratoria espontánea muy alta el tiempo inspiratorio puede volverse muy corto, lo que puede dar como resultado la entrega de un volumen corriente inadecuadamente pequeño. Para evitar esto, se puede configurar un volumen mínimo (V_{min}) que debe ser entregado antes de que la VPS interrumpa la inspiración de forma activa.
      4. La VPS se puede utilizar como modo individual o como complemento para soportar respiraciones espontáneas entre insuflaciones mandatorias de VMI(S).
      5. Presión durante la VPS: la presión pico de VPS durante la VMIS (%PVPS) se puede establecer entre el 0% y el 100% de la $P_{máx}$ de la presión de control para soportar las respiraciones espontáneas durante la VMIS. El valor de 0% resulta en CPAP sola sin presión de soporte; el valor de 100% proporciona una presión pico similar a la presión pico de la respiración con VMIS (con soporte completo).

X. Modalidades de ventilación:
   A. Modalidades controladas por presión:
      1. Presión positiva continua en la vía aérea (CPAP):
         a. Durante la CPAP el paciente respira espontáneamente con una presión positiva continua en la vía aérea prefijada (0 cm H_2O a 30 cm H_2O).
         b. La CPAP se puede combinar con ventilación de respaldo para proporcionar respiraciones del ventilador (sincronizadas) y así compensar la respiración irregular (apnea). La duración de la apnea para que comience el respaldo se puede ajustar entre 0,5 s y 15 s y la duración del respaldo es regulable (5 s a 60 s). Hay disponible un modo de respaldo especial controlado por frecuencia, el cual permite un destete más gradual de las respiraciones de respaldo si el neonato comienza a respirar en una duración del respaldo (DDR) predefinida (5 s a 60 s). Toda respiración espontánea dentro de este período reduce la frecuencia de respaldo a 1/2, 1/3 o 1/5 de la frecuencia inicial hasta apagarla, si el paciente sigue respirando.
         c. En el mismo menú, se puede activar un respaldo especial sensible a la SpO_2. Proporciona respiraciones de respaldo si el valor real de SpO_2 del paciente está por debajo de un determinado umbral (regulable entre el 70% y el 97%). También se puede establecer un límite superior para el destete del respaldo. (Para información más detallada, *v.* el manual).
      2. Ventilación mandatoria controlada (VMCo):
         a. El ventilador proporciona una frecuencia prefijada y un tiempo inspiratorio preestablecido. El paciente no puede influir activamente en el inicio de estas respiraciones de ventilador. Este modo se utiliza, por lo general, con el modo controlado por presión, pero se lo puede utilizar con el modo controlado por volumen.

b. En el modo controlado por presión, el Vt depende de las características del sistema respiratorio del paciente. Durante la fase espiratoria el paciente puede recibir respiraciones adicionales, que no están sincronizadas.
c. El flujo de aire en el circuito del paciente es continuo, pero varía en presencia de escapes para permitir tres perfiles de presión diferentes.
3. Ventilación limitada por volumen controlada por presión:
a. Se ajusta el aumento/descenso de la presión inspiratoria de forma escalonada cada 2 cm H_2O hasta alcanzar el objetivo de volumen (medido como el volumen corriente espiratorio de la respiración previa).
b. Se utiliza la "$P_{máx}$" para establecer la máxima presión permitida. En general, en este modo se elige un objetivo de Vt de 3 mL/kg a 6 mL/kg.
c. Se pueden compensar escapes de hasta el 50%.
4. Ventilación con presión de soporte:
a. Respiración limitada por presión que es gatillada por el paciente. El paciente tiene el control primario del tiempo inspiratorio.
b. Durante la VPS, la respiración espontánea es soportada por una presión preespecificada (regulada) y permite al paciente sincronizar el inicio y el final de la respiración. El factor para el flujo inspiratorio pico (denominado KV'máx) se ajusta entre 5 y 40 (%) y el volumen mínimo ($V_{MÍN}$), que se debe medir a través del neumotacógrafo antes de que se permita a la VPS finalizar la inspiración antes de que transcurra el tiempo de inspiración prefijado, se puede configurar entre 1 mL y 40 mL.
5. Ventilación no invasiva controlada por presión:
a. Hay disponibles modos de ventilación no invasiva, entre los que se incluye el gatillado no invasivo utilizando la cápsula de presión abdominal. La señal se puede visualizar en la pantalla. Se puede ajustar el umbral para el gatillado.
b. Se puede activar el "ciclado espiratorio" del gatillado externo si se lo desea. Si la presión no se sigue elevando en la cápsula de presión abdominal la insuflación mecánica se detiene, incluso, antes del final del tiempo de inspiración prefijado por el médico. Si no se detecta este cambio en la elevación de la presión, la insuflación se interrumpe al finalizar el tiempo de inspiración predeterminado. La presión pico entregada a los pulmones puede ser menor que la presión pico deseada, debido a la pérdida de aire (y de presión) secundaria a los escapes de gran magnitud.

B. Modalidad controlada por volumen. Existen varias maneras de lograr la ventilación con objetivo de volumen utilizando el ventilador Stephanie®. Se puede obtener utilizando un verdadero modo controlado por volumen o mediante un modo controlado por presión con volumen objetivo (limitación por volumen; *v.* más atrás):
1. Con cada respiración se entrega un volumen prefijado durante la ventilación controlada por volumen (VMc-V). Este modo está activado si el modo ventilatorio está en control y el control de la inspiración está en inspiración controlada por flujo (tres opciones de patrón de flujo). Se puede utilizar el límite de presión ($P_{máx}$) para limitar la presión pico máxima, si se lo desea. Una fuga puede resultar en una entrega incompleta del volumen deseado.
2. El volumen se mide con el neumotacógrafo ubicado entre la pieza en forma de Y y el tubo endotraqueal.
3. El volumen entregado por el ventilador es la variable independiente y la presión, que es la variable dependiente, depende de las características mecánicas del sistema respiratorio (distensibilidad y resistencia de la vía aérea). Hay una pérdida de volumen secundaria a la compresión dentro del sistema de tubos, especialmente si los pulmones son rígidos.
4. Con el neumotacógrafo en su lugar, el usuario puede elegir V_{Tes} en el menú Opciones > Modificar. Con esta configuración, se incrementa el volumen inspiratorio entregado para compensar las fugas. El máximo volumen inspiratorio permitido para la compensación de fugas corresponde a las fugas que son el doble del volumen espiratorio medido.

C. Ventilación asistida proporcional:
1. La VAP es un modo con objetivo servo que ajusta la presión en la vía aérea durante cada respiración individual de forma proporcional al esfuerzo inspiratorio del paciente. Se basa en la ecuación de movimiento: $p(t) = K_1V(t) + K_2V(t)$, donde la presión inspiratoria respecto de la PEEP es función del tiempo (t) y es la suma de dos componentes. El primero es el volumen asistido reflejado por $K_1V(t)$, que es la cantidad de presión entregada para compensar las cargas elásticas en cualquier momento a lo largo del ciclo respiratorio. La magnitud del cambio de presión respecto de la PEEP aplicada en cualquier momento durante una respiración espontánea es mayor si se utiliza una ganancia (K_1) más alta (Figura 52.3). El segundo es el "flujo asistido" reflejado por $K_2V(t)$, que es la magnitud de la presión para compensar las cargas resistivas, nuevamente a lo largo del ciclo respiratorio. La magnitud del cambio de presión respecto de la PEEP aplicada en cualquier momento durante una respiración espontánea es mayor si se utiliza una ganancia (K_2) más alta (Figura 52.4). Los valores para K_1 y K_2 pueden ser prefijados por el médico e, idealmente, deben compensar las cargas elástica y resistiva aumentadas como resultado de la enfermedad respiratoria del paciente.

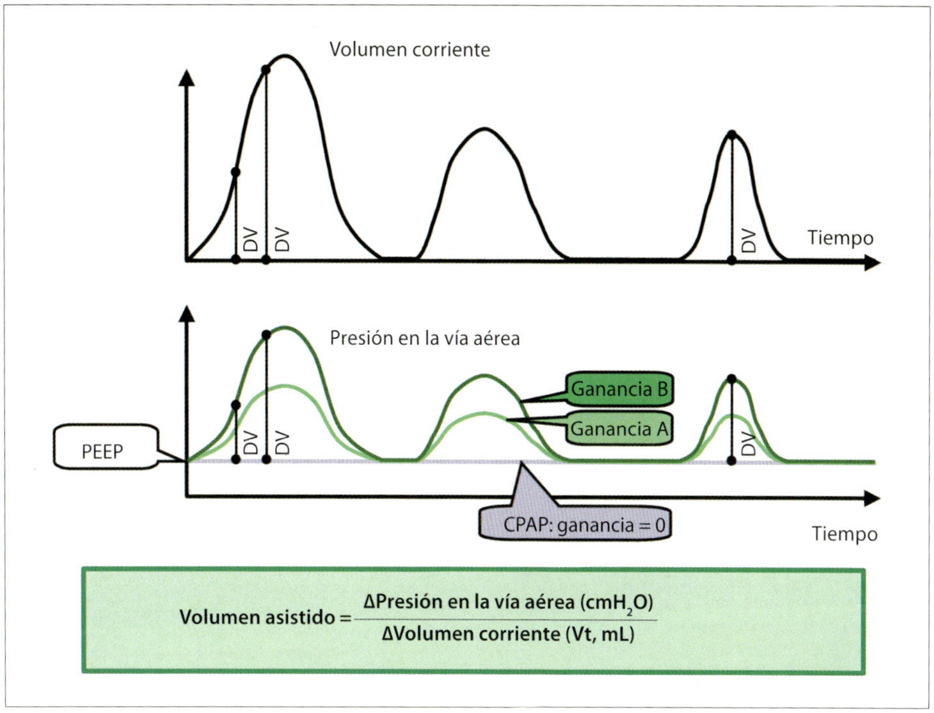

Figura 52.3 Reducción de la carga elástica durante la ventilación asistida proporcional (Ganancia B < Ganancia A).

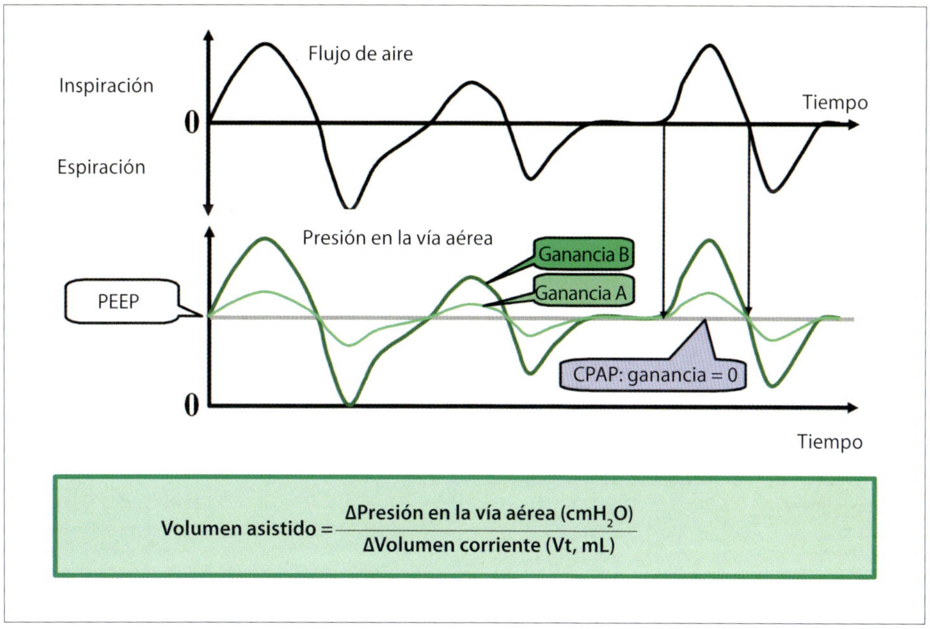

Figura 52.4 Reducción de la carga resistiva durante la ventilación asistida proporcional (Ganancia B > Ganancia A).

2. La VAP es iniciada en un panel de control separado del ventilador Stephanie®, y la CPAP es el modo básico. Existe una opción para limitar el volumen corriente entregado (por razones de seguridad) para evitar el volutrauma en caso de que el valor elegido arbitrariamente de K_1 sea demasiado elevado. El usuario siempre debe regular los siguientes límites de seguridad: primero, la perilla de presión funciona como límite de presión superior durante la VAP. El límite de presión superior debe estar algunos cm H_2O por encima de la presión inspiratoria pico observada con VAP con configuraciones ajustadas adecuadamente. Una característica de seguridad adicional es el límite de volumen ajustable. Si se alcanza este límite, la presión en la vía aérea se reduce hasta la PEEP. De nuevo, este límite debe estar al menos ligeramente por encima del volumen corriente que el médico acepta como límite superior. La máxima duración posible del tiempo inspiratorio está limitada a 0,7 s.

3. Una descripción detallada sobre cómo utilizar la VAP en un contexto clínico escapa al alcance de este capítulo, pero está disponible en el manual de operaciones y en las referencias enumeradas más abajo. Brevemente, el procedimiento más simple y más práctico para iniciar la VAP es comenzar con una ganancia (K_1 y K_2) = 0 (cero) e incrementar ambas ganancias de forma gradual. La ganancia para la reducción de la carga resistiva se puede ajustar para que compense la resistencia impuesta por el tubo endotraqueal (es decir, 25 cm H_2O/L/s con un tubo endotraqueal de 2,5 mm de DI). Luego se debe aumentar la reducción de la carga elástica, recordando que cuanto más pequeño es el neonato, mayor es la elastancia en comparación con neonatos más maduros, debido a que la distensibilidad y el volumen corriente están relacionados con el peso corporal. Cuando la VAP se ajusta de manera adecuada, los neonatos prematuros y de término, por lo general, muestran un patrón respiratorio relativamente rápido, pero confortable con su propia frecuencia respiratoria de alrededor de 60 a 100 respiraciones/min. Si el grado de reducción de la carga elástica elegido es demasiado alto, la presión se "escapa" y cuando el volumen corriente o el límite de presión se configuran adecuadamente, la VAP se convierte al modo asistido controlado (compensación excesiva).

D. Ventilación de alta frecuencia oscilatoria:
1. Inicio de la VAFO. La presión media en la vía aérea se ajusta entre 0 cm H_2O y 30 cm H_2O utilizando la perilla de CPAP/PEEP.
2. Frecuencia: se regula entre 5 Hz y 15 Hz.
3. Amplitud de la VAFO. La amplitud de la VAFO depende de las características del sistema de tubos y del sistema respiratorio del paciente. La amplitud oscilatoria máxima es de 24 mL a 10 Hz.
4. Tiempo inspiratorio. El tiempo inspiratorio como porcentaje del tiempo total del ciclo se puede ajustar entre el 33% y el 50%.

XI. Tabla de modos:

Nombre del modo	**Clasificación de los modos**				**Abreviación**
	Variable controlada	**Secuencia respiratoria**	**Esquema de objetivo primario**	**Esquema de objetivo secundario**	
Asistido controlado y controlado por flujo	Volumen	VMc	Parámetro programado	N/A	VMc-CVs
Asistido controlado y controlado por flujo con límite de presión	Volumen	VMc	Dual	N/A	VMc-CVd
Ventilación mandatoria controlada y controlada por flujo	Volumen	VMI	Parámetro programado	Parámetro programado	VMI-CVs,s
Ventilación mandatoria controlada y controlada por flujo con límite de presión	Volumen	VMI	Dual	Parámetro programado	VMI-CVd,s
VMIS controlada por flujo	Volumen	VMI	Parámetro programado	Parámetro programado	VMI-CVs,s
VMIS controlada por flujo con límite de presión	Volumen	VMI	Dual	Parámetro programado	VMI-CVd,s
Asistido controlado y controlado por presión	Presión	VMc	Parámetro programado	N/A	VMc-CPs
Asistido controlado y controlado por presión con límite de volumen	Presión	VMc	Adaptativo	N/A	VMc-CPa
VMIS controlada por presión	Presión	VMI	Parámetro programado	Parámetro programado	VMI-CPs,s
VMIS controlada por presión con límite de volumen	Presión	VMI	Adaptativo	Parámetro programado	VMI-CPa,s
Alta frecuencia oscilatoria	Tiempo	VMI	Parámetro programado	Parámetro programado	VMI-CTs,s
Ventilación con presión de soporte	Presión	VEC	N/A	Parámetro programado	VEC-CPs
Ventilación asistida proporcional	Presión	VEC	N/A	Servo control	VEC-CPr
CPAP	Presión	VEC	N/A	Parámetro programado	VEC-CPs

XII. Diagnóstico de la función pulmonar:

A. Se pueden visualizar diferentes curvas, las cuales se pueden congelar para identificar puntos de interés durante una respiración individual y para calcular la mecánica pulmonar, como la distensibilidad, la resistencia y la constante de tiempo.

B. Se puede gatillar la oclusión virtual del tubo endotraqueal en la pieza en forma de Y pulsando el botón Oclusión. De acuerdo con la selección en el menú Opciones esta oclusión puede ser al final de la inspiración o al final de la espiración:

1. Oclusión inspiratoria. La oclusión al final de la inspiración habitualmente suscita el un reflejo de Hering-Breuer y da como resultado una apnea transitoria, donde se exhibe la presión intrapulmonar al final de la fase inspiratoria para utilizarla para calcular la distensibilidad luego de medir el volumen corriente exhalado tras la oclusión.
2. Oclusión espiratoria. La oclusión al final de la espiración se puede utilizar para medir la presencia de PEEP no intencionada.
3. Función pulmonar. En el menú Medición, se pueden activar cursores de referencia para realizar cálculos adicionales de la mecánica respiratoria.

Ventilador Sophie®

I. Introducción. El ventilador Sophie® (Fritz Stephan GmbH, Gackenbach, Alemania) fue diseñado como un dispositivo para pacientes neonatales y pediátricos de hasta 25 kg de peso (Figura 52.5). Esta revisión se centra solo en su uso en la población neonatal.

II. Descripción. El ventilador Sophie® proporciona ventilación controlada por presión, modos con objetivo de volumen y ventilación de alta frecuencia, así como algunas técnicas de diagnóstico de la función pulmonar:

A. Hay disponibles muchos modos de gatillado e interrupción de las respiraciones mecánicas.

B. Se puede utilizar un sensor de flujo proximal (neumotacógrafo) para detectar el esfuerzo del paciente y para proporcionar sincronización gatillada por flujo para las insuflaciones del ventilador, así como para mediciones del flujo/volumen proximal.

C. Las ventilaciones sincronizadas también se pueden lograr utilizando ventilación gatillada por presión (caída de la presión en la vía aérea inducida por el esfuerzo del paciente) o una cápsula externa colocada sobre el abdomen.

D. El ventilador Sophie® tiene un sistema de humidificación integrado con tubos calentados para prevenir la condensación y un sistema de recambio automatizado.

E. Una pantalla TFT a color de 10,4" permite la visualización de parámetros respiratorios, gráficos y curvas, así como los datos medidos. Hay disponibles salidas de información (RS232) para la exportación de los datos en tiempo real hacia sistemas de gestión de la información del paciente.

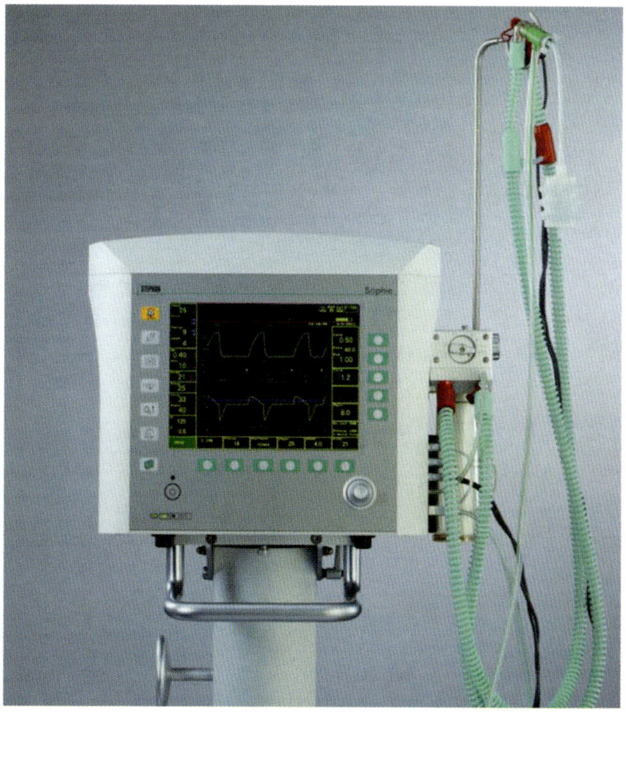

Figura 52.5 Ventilador Sophie®.

III. Características especiales:
  A. Es posible la ventilación no invasiva, la cual se puede sincronizar utilizando una cápsula de presión abdominal.
  B. Ventilación de respaldo. Hay disponibles muchas características de respaldo para neonatos con impulso respiratorio variable. La unidad de intervalo hasta el inicio del respaldo (llamada duración de la apnea) es ajustable entre 0,5 s y 15 s. Además, el usuario puede elegir entre la detención espontánea de la ventilación de respaldo una vez que el paciente ha reanudado la respiración espontánea (respaldo estándar), y una reducción más gradual de las insuflaciones de respaldo (respaldo controlado por frecuencia), que puede ser particularmente útil en neonatos con un patrón respiratorio más inestable o una CRF inestable. El respaldo se puede iniciar utilizando flujo durante la ventilación invasiva o empleando una cápsula de presión abdominal durante la ventilación no invasiva para detectar apnea.
  C. Preoxigenación: si el botón Preoxi está activado, se entrega una concentración inspiratoria de oxígeno (FiO_2) preconfigurable durante un determinado intervalo prefijado. El tiempo se puede configurar entre 30 s y 420 s o se lo puede apagar por completo.
  D. Control de ajuste automático de SpO_2 (SPOC): se encuentra disponible un control de ajuste automático de SpO_2, que regula automáticamente la FiO_2 según la SpO_2 medida, llamado Auto FiO_2, para reducir la variación en la SpO_2 y aumentar el tiempo en que el paciente tiene la SpO_2 dentro del rango objetivo.
  E. Neumotacógrafo: hay disponibles muchos neumotacógrafos con diferentes especificaciones. El tipo A (NT A) está diseñado para medir un flujo de aire de hasta 10 lpm y tiene un espacio muerto de 0,5 mL. El NT B está diseñado para medir un flujo de aire de hasta 12 lpm, con un espacio muerto de 0,6 mL. El NT C mide hasta 15 lpm, con un espacio muerto de 0,9 mL.
  F. Un puerto de presión especial entrega flujo de aire continuo para la nebulización de medicamentos en la rama inspiratoria del circuito del paciente proporcionando la misma FiO_2 que en el circuito regular del paciente. Si está activado, la línea de presión de aerosol entrega un flujo de aire constante, el cual se detiene automáticamente luego de 5 min, si no se lo apaga antes de forma manual.
  G. Batería interna: respaldo activado automáticamente en caso de interrupción de la energía eléctrica con un tiempo de funcionamiento mínimo de 60 min.

IV. Preparación para el funcionamiento:
  A. Debe estar conectado a la energía eléctrica para la carga de la batería interna en todo momento.
  B. Conectar el suministro de gases (oxígeno y aire presurizado).
  C. Llenar el humidificador con agua destilada. El humidificador se puede llenar manualmente, lo que requiere recargas regulares. Por otro lado, hay disponible un sistema de reabastecimiento automatizado.
  D. Conectar el circuito del paciente al ventilador. Se debe colocar un filtro entre la rama espiratoria y el ventilador para proteger el sistema de válvulas del ventilador si se utiliza nebulización de medicamentos (formación de cristales).
  E. Todo el Menú de ventilación se puede controlar a través de una perilla central con sistema tipo "empujar y girar". Una vez seleccionado un modo específico, aparecen menús secundarios emergentes que permiten ingresar todas las configuraciones necesarias.

V. Configuraciones disponibles:
  A. Ti: 0,1 s a 2 s.
  B. Te: 0,1 s a 60 s.
  C. Vt: 2 mL a 150 mL (modo de VtLím).
  D. $P_{máx}$: 5 cm H_2O a 60 cm H_2O.
  E. PEEP: 0 cm H_2O a 30 cm H_2O.
  F. Patrón de inspiración: onda cuadrada, semisinusoidal y aceleración lineal de la presión.
  G. Sensibilidad para el gatillado:
    1. Flujo: 0,2 lpm a 2,9 lpm, activado cuando el flujo de aire inspiratorio supera el umbral prefijado.
    2. Presión: 0,2 cm H_2O a 2,9 cm H_2O, activada como un gatillado de presión diferencial (respecto de la PEEP).
    3. Presión del movimiento abdominal: 0,2 a 2,9 unidades arbitrarias (disponible únicamente durante la ventilación no invasiva).
  H. Temperatura del aire (33 °C a 39 °C).
  I. FiO_2 (0,21 a 1,0).
  J. VPS:
    1. Gatillado espiratorio: 5% a 40% del flujo pico.
    2. Presión de las respiraciones de VPS durante la VMIS/PS: 0% a 100% de la $P_{máx}$.
  K. Alta frecuencia oscilatoria:
    1. Frecuencia: 5 Hz a 15 Hz.
    2. Porcentaje de tiempo inspiratorio: 33% a 50%.
    3. Presión media en la vía aérea: 0 cm H_2O a 30 cm H_2O.

4. Amplitud oscilatoria máx.: 24 mL a 10 Hz.

L. Pausa inspiratoria: 1 s a 7 s. La inspiración se mantiene durante ese tiempo siempre y cuando este botón esté activado. El tiempo máximo de pausa inspiratoria es regulable por el usuario en el menú Opciones > Tiempo de pausa inspiratoria.

VI. Monitoreo:

A. Casi todas las configuraciones son monitoreadas y visualizadas en la pantalla.

B. Monitoreo gráfico:

1. Visualización de las ondas:
   a. Presión en la vía aérea.
   b. Flujo.
   c. Volumen corriente.
   d. Señal de la cápsula de presión no invasiva.
2. Mecánica:
   a. Curva volumen-presión.
   b. Curva flujo-volumen.
   c. Curva flujo-presión.
3. Evolución:
   a. Presión en la vía aérea, volumen corriente y flujo de aire.
   b. Evolución en intervalos de 0,5 h, 1 h, 2 h, 4 h, 12 h, 24 h.
4. Cálculos de la mecánica pulmonar (es decir, se pueden realizar para la distensibilidad y resistencia del sistema respiratorio en la visualización de gráficos).

VII. Alarmas/límites. Los límites de las alarmas se pueden ajustar de forma manual para cada ítem monitoreado (Modificación manual) o automáticamente (Modificación automática), donde el dispositivo toma un determinado valor por debajo y por encima del valor medido en el momento como límite superior e inferior. (Para más información, *v.* el manual de funcionamiento):

A. Presión en la vía aérea (alta/baja).
B. Presión al final de la espiración (PEEP alta).
C. Presión media en la vía aérea (alta/baja).
D. Ventilación minuto espiratoria (alta/baja).
E. Volumen corriente espiratorio (alto/bajo).
F. Amplitud oscilatoria (alta/baja).
G. Volumen corriente oscilatorio (alto/bajo).
H. Ventilación minuto oscilatoria (alta/baja).
I. FiO_2 inspiratoria (alta/baja).
J. Temperatura del aire (alta/baja).
K. Desconexión.
L. Nivel de agua de la humidificación.
M. Apnea.

VIII. Menú ventilación para la elección del modo ventilatorio; el ventilador Sophie® ofrece ventilación controlada por presión. La ventilación controlada por volumen no está disponible. Sin embargo, existe una opción para limitar el volumen corriente (llamada Límite de volumen o Ventilación con volumen garantizado). Si se configura el Vt lím, se obtiene el objetivo de volumen ajustando la presión pico:

A. El médico puede elegir un perfil de presión linealmente creciente (desde el nivel de PEEP hasta la presión inspiratoria pico [PIP]), o un perfil de presión de tipo "medio seno" (incremento pronunciado de la presión desde la PEEP inicialmente, con una meseta hacia el final del tiempo inspiratorio para alcanzar la PIP deseada) o un perfil "cuadrado" (aumento inmediato de la presión en la vía aérea hasta la PIP que será mantenida a este nivel por el resto del tiempo inspiratorio).

B. Se puede elegir un perfil de onda de presión de tipo medio seno o cuadrada sin el neumotacógrafo en su lugar. Sin embargo, no es posible el monitoreo del flujo/volumen corriente ni la ventilación gatillada por flujo en esta situación.

C. El volumen varía con los cambios en la distensibilidad pulmonar y en la resistencia de la vía aérea.

IX. Modos de gatillado e interrupción de las respiraciones del ventilador:

A. Comentario general. Las respiraciones sincronizadas se pueden gatillar utilizando flujo de aire, gatillado por presión o la presión abdominal. La cápsula abdominal se puede utilizar durante los modos invasivos y no invasivos. Se pueden ajustar umbrales para el flujo (0,2 lpm a 2,9 lpm), para la presión (0,2 cm H_2O a 2,9 cm H_2O) y para la cápsula de presión (unidades arbitrarias).

B. Asistido controlado (A/C):
   1. Si el paciente gatilla el ventilador con un esfuerzo espontáneo, se entrega una respiración asistida con características determinadas (es decir, tiempo inspiratorio, controlada por presión o por volumen). La frecuencia de las insuflaciones mecánicas es controlada por la frecuencia respiratoria del paciente. Lugo de cada respiración gatillada el gatillado se suprime durante 200 ms.
   2. Se puede elegir una frecuencia de respaldo para soportar al paciente si la frecuencia de los esfuerzos/de la respiración espontánea disminuye por debajo de la frecuencia de respaldo (colchón de seguridad).

C. Ventilación mandatoria intermitente sincronizada:
   1. Se entrega una cantidad de respiraciones controladas (es decir, son mandatorias) siempre que se produce un esfuerzo del paciente dentro de una ventana de sincronización preespecificada. Esta ventana se abre 2 s antes del final de la espiración o en la segunda mitad del tiempo de espiración calculado, si es menor de 4 s.
   2. Si el esfuerzo espontáneo del paciente gatilla al ventilador por encima de la frecuencia de control prefijada, las respiraciones adicionales serán espontáneas.

D. Modo asistido controlado y VMIS con finalización del tiempo inspiratorio (VPS[FTI]):
   1. Durante el modo asistido controlado y durante la VMIS el operador puede activar la finalización del tiempo inspiratorio (FTI), que "interrumpe" la respiración del ventilador una vez que el flujo inspiratorio ha descendido a un porcentaje determinado ("% de KV", regulable entre el 5% y el 40%) del flujo inspiratorio pico en lugar de luego de transcurrido el tiempo inspiratorio prefijado (ciclado por flujo).
   2. Este modo es idéntico a la VPS y puede reducir el riesgo de atrapamiento aéreo a frecuencias más altas. El ciclado por flujo permite una sincronización completa entre el neonato y el ventilador.

E. VMIS con FTI y presión de soporte:
   1. La VMIS permite respiraciones espontáneas entre las insuflaciones mandatorias, las cuales pueden recibir soporte (presión) adicional de parte del ventilador.
   2. La magnitud de la presión de soporte se ajusta con la configuración "%PVPS", que es regulable dentro del rango de 0% a 100% de la $P_{máx}$ prefijada.
   3. Si la presión pico de las insuflaciones mandatorias/asistidas es reducida por el modo de limitación por volumen (volumen garantizado), la presión de soporte para las respiraciones espontáneas es ajustada automáticamente a esta nueva presión de insuflación.

X. Modalidades de ventilación:

A. Modalidades controladas por volumen: no están disponibles en el ventilador Sophie®. Sin embargo, se puede lograr una ventilación con objetivo de volumen utilizando modos controlados por presión con limitación por volumen (*v.* más atrás).

B. Modalidades controladas por presión:
   1. Presión positiva continua en la vía aérea:
      a. Durante la CPAP el paciente respira espontáneamente con una presión positiva en la vía aérea continua prefijada. El ventilador Sophie® compensa los cambios en el nivel de presión originados en escapes proporcionando flujo adicional. Esta compensación de los escapes puede ser limitada por el operador a un valor entre 6 lpm y 20 lpm. La CPAP se puede ajustar entre 0 cm H_2O y 30 cm H_2O.
      b. La CPAP se puede combinar con ventilación de respaldo para proporcionar respiraciones (sincronizadas) del ventilador y así compensar la respiración irregular (apnea). La duración de la apnea (DAp) para que comience el respaldo se puede ajustar entre 4 s y 16 s. Con un respaldo (R) estándar la primera respiración espontánea que supera el umbral de gatillado prefijado detiene la ventilación de respaldo. Hay disponible un modo especial de "respaldo controlado por frecuencia" que permite un destete más gradual de las respiraciones de respaldo si el neonato comienza a respirar dentro de la DDR predefinida (10 s, 30 s o 60 s). Cualquier respiración espontánea dentro de este período reduce la frecuencia de respaldo gradualmente hasta un tercio de la frecuencia de respaldo prefijada. La duración del respaldo es de al menos cinco veces la DDR. Las respiraciones de respaldo pueden ser sincronizadas.
   2. Ventilación mandatoria intermitente:
      a. El ventilador proporciona una frecuencia y un tiempo inspiratorio prefijados. El paciente no puede influir activamente en el inicio de estas respiraciones del ventilador.
      b. En el modo controlado por presión, el volumen corriente depende de las características del sistema respiratorio del paciente. Durante la fase espiratoria el paciente puede tomar respiraciones espontáneas adicionales, las cuales no están sincronizadas.
      c. El flujo de aire en el circuito del paciente es continuo, pero varía en caso de existir escapes. El perfil de presión (tres opciones) se puede ajustar. El ventilador regula el flujo necesario para obtener el perfil deseado, incluso en presencia de escapes, incrementando el flujo en el circuito.
   3. Ventilación controlada por presión limitada por volumen:
      a. Este modo es un abordaje con objetivo de volumen. El incremento/descenso de la presión inspiratoria es ajustado automáticamente en escalones de 2 cm H_2O hasta que se alcanza el objetivo de volumen (medido

como el volumen corriente espiratorio de la respiración previa). La presión inspiratoria pico mínima es igual a PEEP + 4 cm H_2O.

b. El modo se activa regulando el Vt Lím al valor deseado. Se utiliza la $P_{máx}$ para predeterminar la presión máxima permitida. En general, se elige un objetivo de Vt de 3 mL/kg a 6 mL/kg durante este modo.

c. Se pueden compensar escapes de hasta el 50%.

4. Asistido controlado, VMIS y presión de soporte (PS): *v.* más atrás.
5. CPAP no invasiva (nasal) (CPAPn):

a. Durante los modos no invasivos, los escapes intermitentes más grandes pueden resultar en una caída de presión en la vía aérea y pueden superar la capacidad de humidificación del sistema y resultar en distensión abdominal. El operador puede limitar el flujo máximo entre 6 lpm y 20 lpm (VMáx).

b. El monitoreo de la apnea está disponible y la VNPPI de respaldo se activa automáticamente tras una duración de la apnea (regulable) de 4 s a 16 s (respaldo estándar). Está disponible el respaldo controlado por frecuencia (RCF) con reducción de la VPPI cada 10/30/60 s (regulable).

6. Ventilación con presión positiva no invasiva (VPPNI):

a. Hay disponibles modos no invasivos, que incluyen el gatillado no invasivo utilizando la cápsula de presión abdominal. Esta señal se puede visualizar en la pantalla. Para activar la sincronización, se debe configurar el umbral de gatillado (Gat).

b. El gatillado se suprime durante 150 ms tras el final de la insuflación.

c. El "ciclado espiratorio" del gatillado externo se puede (des)activar. Si la presión ya no se está elevando en la cápsula de presión abdominal, la insuflación mecánica se interrumpe, incluso antes de finalizado el tiempo inspiratorio prefijado por el médico. Si este cambio en el aumento de la presión no se detecta, la insuflación finaliza al finalizar el tiempo inspiratorio prefijado. La presión pico entregada a los pulmones puede ser menor que la presión pico deseada, debido a una pérdida de aire (y de presión) secundaria a escapes grandes.

d. La VPPNI-R (VPPNI con respaldo) resulta en VPPNI con control de la frecuencia por parte del paciente. En caso de apnea, el respaldo se activa si la duración de la apnea (DAp) se establece en 4 s a 16 s.

C. Ventilación de alta frecuencia oscilatoria:

1. La presión media en la vía aérea se regula utilizando una presión de CPAP de entre 0 cm H_2O y 30 cm H_2O.
2. Frecuencia. La frecuencia puede ser regulada en el menú secundario (5 Hz a 15 Hz).
3. Amplitud de la VAFO. La amplitud de la VAFO se puede regular en el menú secundario. La amplitud verdadera (medida como cambio de presión en la vía aérea) depende de las características respiratorias de los tubos y del sistema respiratorio del paciente. La amplitud oscilatoria máxima es de 24 mL a 10 Hz.
4. Tiempo inspiratorio. Se puede regular el tiempo de inspiración como porcentaje del tiempo total del ciclo en el menú Opciones VAFO entre el 33% y el 50%.
5. La VAFO se puede combinar con la VMI (VMI-VAFO).

XI. Clasificación de modos:

Nombre del modo	Variable controlada	Secuencia respiratoria	Esquema de objetivo primario	Esquema de objetivo secundario	Abreviación
Asistido controlado y controlado por presión	Presión	VMc	Parámetro programado	N/A	VMc-CPs
Asistido controlado y controlado por presión con limitación por volumen	Presión	VMc	Adaptativo	N/A	VMc-CPa
Asistido controlado y controlado por presión con finalización del tiempo inspiratorio	Presión	VMI	Parámetro programado	Parámetro programado	VMI-CPs,s
VMIS controlada por presión	Presión	VMI	Parámetro programado	Parámetro programado	VMI-CPs,s
VMIS controlada por presión con limitación por volumen	Presión	VMI	Adaptativo	Parámetro programado	VMI-CPa,s
Alta frecuencia oscilatoria	Tiempo	VMI	Parámetro programado	Parámetro programado	VMI-CTs,s
Ventilación con presión de soporte	Presión	VEC	N/A	Parámetro programado	VEC-CPs
CPAP	Presión	VEC	N/A	Parámetro programado	VEC-CPs

XII. Diagnóstico de la función pulmonar:
A. Se pueden visualizar los gráficos y las curvas y se los puede congelar en puntos de interés durante una respiración individual para calcular la mecánica pulmonar, como la distensibilidad, la resistencia y la constante de tiempo.
B. Función pulmonar. Se pueden activar cursores de referencia para examinar valores los gráficos visualizados para posteriores cálculos de la mecánica respiratoria.

XIII. Control de ajuste automático de SpO_2 (SPOC) para el control automatizado de la FiO_2 (Auto FiO_2) (*v.* Capítulo 60):
A. Descripción general:
1. Hay disponible un controlador de SpO_2 integrado y automatizado, el cual regula automáticamente la FiO_2 de acuerdo con la SpO_2 medida, reduce la variación de la SpO_2, aumenta el tiempo del paciente con SpO_2 dentro del rango objetivo y reduce el número de ajustes de la FiO_2 necesarios por parte del personal.
2. El SPOC utiliza la SpO_2 medida por oximetría de pulso y ajusta la configuración real de FiO_2 cada 2 s. En general, se recomienda la SpO_2 preductal (sensor colocado en el brazo derecho del paciente). Esta tiene en cuenta el objetivo de SpO_2 (regulado por el médico) y la FiO_2 verdadera (inicialmente regulada por el médico) y la reajusta automáticamente a partir de allí. Si la SpO_2 medida es mayor que el objetivo, la FiO_2 se reduce, y viceversa. El SPOC analiza de manera sistemática la evolución y reajusta la FiO_2, incluso antes de que se sobrepasen los límites superior e inferior del rango objetivo. Por lo tanto, anticipa los cambios necesarios en la FiO_2 mucho antes de lo que lo haría el profesional de la salud en respuesta a un neonato cuya SpO_2 traspasa ciertos límites de alarma, y permite la implementación de todos los cambios necesarios en la FiO_2 más tempranamente en comparación con el cuidado clínico de rutina.
3. El SPOC utiliza un controlador PID (P = proporcional, I = integral, D = diferencial). Si la SpO_2, se desvía mucho del rango objetivo (observando la diferencia), la respuesta del SPOC es más pronunciada. La historia de esta diferencia y la velocidad de cambio también se toman en cuenta para la respuesta.
4. En caso de mal funcionamiento de la señal del oxímetro de pulso, el sistema alerta sobre esta situación y ajusta la FiO_2 a un valor de respaldo seleccionada por el médico.
5. Si se utiliza CPAP con la ventilación de respaldo, el SPOC puede iniciar respiraciones de respaldo no solo ante casos de apnea, sino también cuando la SpO_2 sobrepasa el objetivo inferior.
B. Activación del auto-FiO_2:
1. Se debe conectar la salida del oxímetro de pulso al ventilador Sophie®. Muchos oxímetros de pulso están autorizados por el fabricante del ventilador Sophie® para su uso en el modo auto-FiO_2.
2. Si el auto-FiO_2 está activado en el menú principal, la mitad izquierda de la pantalla se utiliza para monitorear la evolución (presión en la vía aérea, FiO_2 y SpO_2). Los gráficos del panel derecho se pueden ajustar según las preferencias del usuario.
3. El médico debe elegir un límite superior y uno inferior para el objetivo de SpO_2, la FiO_2 real y la FiO_2 de respaldo. Luego, se inicia el SPOC activando la función Auto-FiO_2.
4. Debido a que el SPOC ajusta automáticamente la FiO_2, una alarma notifica al profesional de la salud si la FiO_2 promedio muestra una evolución creciente.
C. Consideraciones especiales:
1. Si la Preoxigenación está activada durante el uso del SPOC, el incremento en la FiO_2 secundario a la preoxigenación se interrumpe tempranamente si la SpO_2 es mayor del 88% durante más de 10 s.
2. Los proveedores de cuidados pueden anular el SPOC en todo momento. Si esto se hace del modo habitual, el *software* del SPOC pregunta si el profesional quiere anular el auto-FiO_2 y este debe responder sí, en caso de querer hacerlo.
D. Consideraciones especiales con los modos de ventilación no invasiva:
1. Si se utiliza CPAP junto con auto-FiO_2, los eventos de desaturación se pueden tratar mediante un abordaje combinado utilizando auto-FiO_2 y ventilación de respaldo.
2. Si se utiliza CPAP con respaldo regular (CPAP-R) junto con auto-FiO_2, la ventilación de respaldo se activa en caso de que la SpO_2 caiga por debajo del rango objetivo inferior (incluso sin apnea), y se apaga una vez que la SpO_2 está por encima de dicho valor y el paciente tiene actividad respiratoria espontánea.
3. Si se utiliza CPAP con respaldo controlado por frecuencia junto con auto-FiO_2, y la SpO_2 cae por debajo del rango objetivo inferior, se activa el respaldo a dos tercios de la frecuencia de ventilador prefijada. Si la SpO_2 aumenta por encima del límite inferior, el destete de la frecuencia de respaldo se acelera. Si la SpO_2 aumenta hasta el promedio del rango objetivo, el respaldo se interrumpe. En resumen, la apnea inicia el respaldo con una mayor frecuencia, mientras que el respaldo gatillado por la SpO_2 tiene como resultado una respuesta de respaldo más moderada.

Bibliografía de consulta

Bhat P, Patel D-S, Hannam S, et al. Crossover study of proportional assist versus assist control ventilation. Arch Dis Child Fetal Neonatal Ed 2015; 100: F35-8.
Chatburn RL, Khatib ME, Mireles-Cabodevila E. A taxonomy for mechanical ventilation: 10 fundamental maxims. Respir Care 2014; 59 (11): 1747-63.

Herber-Jonat S, Rieger-Fackeldey E, Hummler H, et al. Adaptive mechanical backup ventilation for preterm infants on respiratory assist modes- a pilot study. Intensive Care Med 2006; 32: 302-8.
Huang L, Mendler MR, Waitz M, et al. Effects of synchronization during noninvasive intermittent mandatory ventilation in preterm infants with respiratory distress syndrome immediately after extubation. Neonatology 2015; 108: 108-14.
Hummler H, Schulze A. New and alternative modes of mechanical ventilation in neonates. Semin Fetal Neonatal Med 2009; 14: 42-8.
Reyes ZC, Claure N, Tauscher MK, et al. Randomized, controlled trial comparing synchronized intermittent mandatory ventilation and synchronized intermittent mandatory ventilation plus pressure support in preterm infants. Pediatrics 2006; 118: 1409-17.
Schulze A, Bancalari E. Proportional assist ventilation in infants. Clin Perinatol 2001; 28: 561-78.
Schulze A, Rieger-Fackeldey E, Gerhardt T, et al. Randomized crossover comparison of proportional assist ventilation and patient-triggered ventilation in extremely low birth weight infants with evolving chronic lung disease. Neonatology 2007; 92: 1-7.
Shetty S, Bhat P, Hickey A, et al. Proportional assist versus assist control ventilation in premature infants. Eur J Pediatr 2016; 175: 57-61.

53

Ventilador Leoni Plus®

Felix Neunhoeffer • Christian F. Poets

I. Introducción:

El ventilador Leoni Plus® (Heinen + Löwenstein, Bad Ems, Alemania) es un ventilador controlado por presión diseñado para el soporte ventilatorio prolongado de neonatos prematuros y de término y de niños de hasta 30 kg. Aquí nos enfocaremos solo en las aplicaciones neonatales.

II. Descripción:

A. Para la población neonatal están disponibles los modos básicos de presión controlada: VMI/VPPI, VPPIS, VMIS y CPAP.
B. Para los modos de ventilación asistida por presión hay disponible un modo con volumen garantizado y objetivo de volumen corriente.
C. En los modos que entregan respiraciones mandatorias (es decir, gatilladas o cicladas por la máquina) se puede utilizar una función de limitación por volumen para limitar el volumen corriente entregado.
D. Además, el dispositivo presenta modos de ventilación VPS y modos separados de CPAPn y VPPIn para el soporte respiratorio no invasivo.
E. Se puede utilizar un módulo integrado de alta frecuencia tipo diafragma con tubuladuras estándares:
   1. El rango de frecuencia varía entre 5 Hz y 20 Hz.
   2. Se regula el control de la amplitud y se compensan las fugas o los cambios en la distensibilidad.
F. El sensor de flujo proximal de cable caliente permite la sincronización gatillada por flujo de todas las respiraciones del ventilador, las mediciones de volumen y el reajuste automático de la sensibilidad para el gatillado en relación al volumen corriente del paciente.
G. El control del dispositivo puede realizarse a través de una pantalla a color de 12 pulgadas o utilizando una perilla de control. Están disponibles todas las configuraciones, lecturas, límites de alarma y datos gráficos, tales como visualización gráfica de hasta tres curvas y dos ciclos.
H. Se exhiben las respiraciones gatilladas espontáneamente.
I. Una batería interna proporciona respaldo durante 2 h en caso de interrupción del suministro eléctrico.
J. Como como característica opcional se cuenta con un novedoso controlador de oxígeno automático de autoajuste.

III. Monitoreo gráfico interno:

A. Ondas y curvas:
   1. Flujo.
   2. Presión.
   3. Volumen.
   4. Flujo/presión.
   5. Volumen/presión.
   6. Flujo/volumen.
B. Mecánica:
   1. Curva presión-volumen.
   2. Curva flujo-volumen.
C. Tendencias: almacenamiento y visualización de la información durante hasta 72 h:
   1. Presión.

2. Frecuencia.
3. Volumen minuto.

D. Cálculos de la mecánica pulmonar:
1. Distensibilidad y relación D_{20}/D.
2. Resistencia.
3. Coeficiente de transporte gaseoso (DCO_2).

IV. Alarmas:
A. Volumen minuto bajo (lpm).
B. Volumen minuto alto (lpm).
C. Vte alto (mL).
D. Escape (%).
E. Frecuencia alta (rpm).
F. Intervalo de apnea (s).
G. P_{pico} baja (cm H_2O).
H. P_{pico} alta (cm H_2O).
I. CPAP baja (cm H_2O).
J. CPAP alta (cm H_2O).
K. FiO_2 baja (%).
L. FiO_2 alta (%).

V. Modalidades de ventilación:
A. Ventilación con presión positiva intermitente (VPPI) (VMc-CPs): ventilación mandatoria continua. Se entrega una cantidad prefijada de respiraciones de control. La ventilación sigue un patrón determinado por el ventilador sin referencia a ninguna respiración espontánea por parte del paciente. Las respiraciones espontáneas entre las respiraciones mandatorias se vuelven posibles si el tiempo espiratorio prefijado es mayor de 1,5 s.
B. Ventilación mandatoria intermitente (VMI) (VMI-CPs,s): son posibles respiraciones espontáneas adicionales entre las respiraciones mandatorias.
C. Ventilación con presión positiva intermitente sincronizada (VPPI-S) (VMI-CPs,s): la frecuencia respiratoria depende del esfuerzo respiratorio del paciente. Todas las respiraciones son soportadas por el ventilador con los parámetros prefijados. En caso de apnea, la ventilación se lleva a cabo a una frecuencia prefijada.
D. Ventilación mandatoria intermitente sincronizada (VMI-S) (VMI-CPs,s): se entrega una cantidad prefijada de respiraciones de control. El esfuerzo inspiratorio del paciente dentro de la ventana de gatillado inicia una inspiración. Las respiraciones en cada ventana de gatillado son sostenidas con una presión de soporte variable. En caso de apnea, la ventilación se lleva a cabo a una frecuencia respiratoria prefijada.
E. Ventilación con presión de soporte - Ventilación con presión positiva intermitente sincronizada (VPS-VPPIS) (VMI-CPs,s): cada respiración es soportada por el ventilador. El paciente inicia la respiración mecánica (gatillado por inspiración) y la inspiración finaliza al 25% de la velocidad del flujo inspiratorio pico en lugar de luego de transcurrido el tiempo inspiratorio prefijado. En caso de apnea, la ventilación se lleva a cabo a una frecuencia respiratoria prefijada.
F. Ventilación con presión de soporte-ventilación mandatoria intermitente sincronizada (VPS-VMIS) (VMI-CPs,s): la respiración es gatillada por el paciente al igual que en la VPS-VPPIS. El ventilador únicamente proporciona soporte a la frecuencia respiratoria prefijada. En caso de apnea, la ventilación se lleva a cabo a una frecuencia respiratoria predeterminada.
G. Presión positiva continua en la vía aérea (CPAP) (VEC-CPs): la CPAP se obtiene mediante un flujo de aire continuo a través del circuito con resistencia espiratoria para proporcionar la presión deseada en el paciente intubado. Se puede elegir ventilación de respaldo.
H. Presión positiva continua en la vía aérea por vía nasal (CPAPn) (VEC-CPs): flujo de aire continuo a través del circuito con resistencia espiratoria para proporcionar la presión deseada en el paciente no intubado a través de la interfaz del paciente.
I. Ventilación nasal con presión positiva intermitente (VNPPI) (VMc-CPs): ventilación mandatoria continua a través de la interfaz del paciente. Se entrega una cantidad de respiraciones controladas sin sincronización.
J. Alta frecuencia oscilatoria (VAFO) (VMI-CPs,s): es posible la respiración espontánea.

VI. Tabla de modos (Tabla 53.1).

VII. Características especiales:
A. Volumen garantizado (V_{TG}): el ventilador ajusta automáticamente la presión inspiratoria para alcanzar un volumen corriente promedio prefijado (es decir, objetivo adaptativo). Puede ser muy útil para intentar controlar la ventilación en el tratamiento de pacientes con distensibilidad variable.

Tabla 53.1 Clasificación de modos

Nombre del modo	Variable de control	Secuencia respiratoria	Esquema de objetivo primario	Esquema de objetivo secundario	Abreviación
Ventilación con presión positiva intermitente	Presión	VMc	Parámetro programado	N/A	VMc-CPs
Ventilación con presión positiva intermitente sincronizada	Presión	VMc	Parámetro programado	N/A	VMc-CPa
Ventilación con presión positiva intermitente sincronizada con volumen garantizado	Presión	VMc	Adaptativo	N/A	VMc-CPa
Ventilación nasal con presión positiva intermitente	Presión	VMI	Parámetro programado	Parámetro programado	VMI-CPs,s
Ventilación mandatoria intermitente	Presión	VMI	Parámetro programado	Parámetro programado	VMI-CPs,s
Ventilación mandatoria intermitente sincronizada	Presión	VMI	Parámetro programado	Parámetro programado	VMI-CPs,s
Ventilación con presión de soporte - Ventilación con presión positiva intermitente sincronizada	Presión	VMI	Parámetro programado	Parámetro programado	VMI-CPs,s
Ventilación con presión de soporte - ventilación mandatoria intermitente sincronizada	Presión	VMI	Parámetro programado	Parámetro programado	VMI-CPs,s
Alta frecuencia oscilatoria	Presión	VMI	Parámetro programado	Parámetro programado	VMI-CPs,s
Ventilación mandatoria intermitente sincronizada con volumen garantizado	Presión	VMI	Adaptativo	Parámetro programado	VMI-CPa,s
Presión de soporte - Ventilación con presión positiva intermitente sincronizada con volumen garantizado	Presión	VMI	Adaptativo	Parámetro programado	VMI-CPa,s
Presión de soporte - Ventilación mandatoria intermitente sincronizada con volumen garantizado	Presión	VMI	Adaptativo	Parámetro programado	VMI-CPa,s
Alta frecuencia oscilatoria	Presión	VMI	Adaptativo	Parámetro programado	VMI-CPa,s
CPAP	Presión	VEC	N/A	Parámetro programado	VEC-CPs
CPAP nasal	Presión	VEC	N/A	Parámetro programado	VEC-CPs

B. Limitación por volumen ($V_{T\ limit}$): si se supera el volumen corriente prefijado, el ventilador detiene la inspiración y evita el trauma por volumen (es decir, ciclado por volumen de las respiraciones mandatorias controladas por presión).

C. Control de oxígeno automático por autoajuste:

1. El algoritmo del controlador se basa en un método de abstracción de datos orientados en el tiempo, capaz de obtener descripciones cualitativas constantes a partir de datos fluctuantes (p. ej., SpO_2). Tiende a nivelar las fluctuaciones de la SpO_2, manteniendo de esta manera la SpO_2 en un rango objetivo predefinido.
2. Los datos se analizan en ventanas temporales y se los clasifica como demasiado altos, demasiado bajos o dentro del rango objetivo.
3. El rango objetivo se subdivide en un rango objetivo superior, medio o inferior.
4. Según esta clasificación, se realizan cinco ajustes diferentes de la FiO_2: (−0,02, −0,01, ±0, +0,02, +0,05).
5. Cada ajuste se sigue de un período de espera y observación de 180 s durante el cual el *software* del controlador no aplica cambios.
6. En caso de valores bajos de SpO_2, el algoritmo cambia a un modo "de alarma", alerta sobre esta situación y suspende posteriores ajustes hasta que los valores de SpO_2 estén nuevamente por encima del límite crítico.

54

Ventilador *jet* de alta frecuencia Bunnell Life Pulse®

Martin Keszler

I. El ventilador Bunnell Life Pulse® es el único dispositivo de VJAF neonatal autorizado por la *Food and Drug Administration* (FDA) actualmente disponible en Estados Unidos. Otros dispositivos de VJAF fabricados en el extranjero se han utilizado en Europa y en otros lugares.

II. El Life Pulse® es un ventilador neonatal regulado por microprocesador, ciclado por tiempo y controlado por presión que monitorea continuamente la presión en la vía aérea y regula de manera automática la presión que impulsa los pulsos de aire a través de la cánula del inyector para alcanzar la presión de insuflación pico prefijada medida en la zona proximal del tubo endotraqueal.

III. Se inyectan pequeños pulsos de aire caliente y humidificado en un adaptador especial del tubo endotraqueal (LifePort®); los pulsos son generados por una válvula de pinza que se encuentra dentro de una caja denominada estuche o caja del paciente ubicada cerca de la vía aérea. Esta disposición minimiza la atenuación de los pulsos y permite una entrega más efectiva de estos con una exhalación sin obstáculos.

IV. El transductor de presión para el monitoreo de la presión en la vía aérea proximal (que se aproxima a la presión traqueal) también está localizado en el estuche del paciente, lo que da como resultado una señal de mayor fidelidad.

V. Ráfagas intermitentes de aire purgan cualquier condensación o secreción y mantienen la permeabilidad de la línea de monitoreo de la presión.

VI. Variables configuradas independientemente:
A. Presión de insuflación pico (PIP, rango de 8 cm H_2O a 50 cm H_2O).
B. Frecuencia del ventilador (240 a 660 ciclos/min = 4 Hz a 11 Hz).
C. Válvula *jet* "de" tiempo (es decir, tiempo inspiratorio [T_I]), rango de 0,02 s a 0,034 s.

VII. La presión positiva al final de la espiración (PEEP) y la VMI superpuesta de baja frecuencia (cuando se lo desea) son generadas por un ventilador convencional utilizado en tándem con el ventilador Life Pulse® a través de un circuito ventilatorio convencional conectado a la parte superior del adaptador LifePort®.

VIII. La presión media en la vía aérea, abreviada como PMVA en este dispositivo, no se configura de forma directa; se controla principalmente regulando la PEEP. Debido a que la relación I:E es muy pequeña, la PMVA está mucho más cerca de la PEEP que de la PIP. Con el fin de lograr una PMVA adecuada en los neonatos más enfermos, con frecuencia se necesitan niveles de PEEP más altos que los utilizados comúnmente con la ventilación convencional.

IX. La DP, o amplitud de presión, se configura de forma indirecta regulando la PIP y la PEEP. Hay que tener cuidado de no disminuir inadvertidamente la PMVA cuando se disminuye la PIP con el fin de reducir la DP. Puede ser necesario incrementar la PEEP al mismo tiempo que se reduce la PIP, para no disminuir de forma inadvertida la PMVA.

X. Las FiO_2 de los dos ventiladores se pueden regular de forma separada (se las debe mantener al mismo nivel), o ambos ventiladores se pueden alimentar de una fuente común utilizando un único mezclador (preferible).

XI. Parámetros visualizados:
A. PIP (cm H_2O).
B. DP = amplitud de presión (cm H_2O).
C. PEEP (cm H_2O).
D. PMVA = presión media en la vía aérea (cm H_2O).
E. Presión servo (libras/pulgada cuadrada, PSI).
F. Relación I:E (esta es determinada por la válvula *jet* de tiempo y de frecuencia).

XII. Cuando se presiona el botón Prueba el ventilador se somete a una autoevaluación para garantizar que todos los componentes estén funcionando y el circuito esté intacto. Esto siempre se debe realizar cuando se inicia el dispositivo.

XIII. Las configuraciones del ventilador comienzan con valores por defecto de PIP de 20 cm H_2O, una frecuencia de 420 (7 Hz) y una válvula de tiempo de 0,002 s cuando se activa el dispositivo; estas, junto con la relación I:E resultante, se visualizan en la fila Ahora del panel de control.

XIV. El usuario selecciona configuraciones Nuevas en la fila de abajo y las activa presionando el botón Enter. Por favor, ***v.*** el Capítulo 37 para las configuraciones recomendadas ante una variedad de circunstancias.

XV. Una vez que los valores medidos se estabilizan y el ventilador Life Pulse® alcanza el estado Listo, los límites de alarma superior e inferior de la Presión servo, visualizados en el lado superior derecho del panel frontal, se configuran automáticamente un 20% por encima y por debajo de los niveles actuales para la Presión servo cuando esta está en el rango habitual de 1 a 5 PSI. Cuando la Presión servo es menor de 1 PSI los límites son ±0,2 y cuando es mayor de 5 el rango es ±1 PSI. Los límites de alarma para la PMVA se configuran automáticamente en ±1,5 cm H2O. Luego, los límites de alarma se pueden regular de forma manual, si así se lo desea.

XVI. Como medida de seguridad, la Presión servo se fija en su valor actual cuando está activada la alarma de la PMVA o de la Presión servo. El paciente sigue siendo ventilado con la misma Presión servo hasta que se produzca una de las siguientes situaciones:
A. Las presiones regresan al rango objetivo.
B. Se modifican los límites de alarma.
C. Se presiona el botón Reinicio (no se recomienda hasta solucionar la situación, para garantizar un funcionamiento seguro).
D. Se modifican las configuraciones y se presiona el botón Enter.

XVII. Las alarmas de la Presión servo o de la PMVA pueden apagarse espontáneamente si las presiones regresan al rango objetivo; si la situación de alarma persiste, el médico debe examinar al paciente, al circuito y al ventilador y corregir la situación que inició la alarma para reestablecer el servocontrol de la PIP.

XVIII. Es esencial comprender el significado de los cambios en la Presión servo y evaluar el circuito y el paciente antes de actuar.

XIX. Cuando se necesita más volumen de aire para alcanzar la PIP prefijada, la presión aumenta. Una presión servo alta puede ser resultado de lo siguiente:
A. Mayor distensibilidad pulmonar/mayor volumen pulmonar.
B. Escape en el circuito (gran escape alrededor del tubo endotraqueal, extubación accidental, desconexión parcial y conector fisurado).
C. Aumento del escape a través de una fístula broncopulmonar.
D. Retorcimiento parcial del circuito del paciente (obstrucción parcial de la línea *jet*).
E. Oclusión parcial de la línea de presión que resulta en una atenuación de la lectura de presión.

XX. Cuando se necesita menos volumen de aire para alcanzar la PIP prefijada, la presión servo disminuye. Una presión servo baja puede ser resultado de lo siguiente:
A. Disminución de la distensibilidad pulmonar (atelectasia, neumotórax a tensión).
B. Intubación del bronquio principal derecho.
C. Obstrucción del tubo endotraqueal (p. ej., secreciones).
D. Aumento de la resistencia de la vía aérea.

XXI. Los mensajes de alarma adicionales incluyen lo siguiente:
A. Error en la válvula *jet*.
B. Error de ventilador.

C. Presión de aire baja (suministro de aire).
D. No se puede alcanzar la PIP.
E. Pérdida de PIP.
F. PIP alta.

XXII. El ventilador debe estar en estado Listo con la luz Listo encendida antes de que el sistema esté estable, las alarmas configuradas y sea seguro alejarse de la cama del paciente luego de cualquier cambio en las configuraciones o tras presionar el botón Reinicio.

XXIII. El estado Listo se produce cuando la PIP se ha estabilizado durante 20 s en un rango entre +2,0 y –1,5 cm H_2O respecto de la PIP prefijada. Si no se cumple la condición de estado Listo 3 min después de presionar los botones Enter o Reinicio, como resultado se obtendrá el mensaje "No se puede alcanzar la PIP".

XXIV. Al igual que cualquier dispositivo con autocontrol, la PIP verdadera fluctúa alrededor del valor predeterminado, en especial cuando el paciente está respirando activamente.

XXV. Los botones Silencio y Reinicio están ubicados cerca uno del otro. Tienen funciones diferentes:
A. Utilizar el botón Silencio como botón primario para silenciar la alarma del ventilador mientras se resuelve un problema.
B. El botón Reinicio se debe reservar para lo siguiente:
1. Establecer nuevos límites de alarma luego de un cambio en la configuración de la VMI de respaldo que activa una alarma de PMVA o servo.
2. La infrecuente situación en la que el ventilador no ha sido capaz de alcanzar un estado estable y se activa el botón Listo como resultado de un escape o una desconexión parcial.

XXVI. El circuito del dispositivo/paciente tiene incorporado un eficiente humidificador de bajo volumen, que garantiza un calentamiento y una humidificación óptimos de los gases inspirados.

XXVII. El panel del humidificador permite al usuario configurar de forma independiente la temperatura del cartucho y del circuito dentro del rango de 32 °C a 42 °C.

XXVIII. Una bomba de agua mantiene automáticamente un nivel de agua óptimo en el cartucho de humidificación.

XXIX. La temperatura del aire a la salida del circuito del paciente se visualiza de forma constante. Las temperaturas del cartucho y del circuito se pueden exhibir presionando el botón Configuración en el panel del humidificador.

XXX. El posicionamiento óptimo del paciente y del tubo endotraqueal (TET) es extremadamente importante cuando se utiliza VJAF, debido a su particular mecanismo de flujo de aire. Con la VJAF, el aire ventilatorio sale del TET a alta velocidad y atraviesa el centro de la vía aérea aplicando mínima presión sobre la pared lateral, de allí la capacidad de llevar a cabo una ventilación efectiva en presencia de disrupción de la vía aérea. A medida que el aire ingresa, desplaza parte del aire interno de la vía aérea y crea un flujo espiratorio rotacional simultáneo que viaja de manera adyacente a la pared externa de la tráquea y da como resultado la eliminación de secreciones o de material aspirado. La efectividad óptima de la VJAF depende del chorro ***jet*** que penetra en la vía aérea sin obstáculos:
A. Asegurarse que el TET esté al menos 1 cm por encima de la carina con el bisel del tubo mirando hacia la región anterior para evitar que el chorro *jet* choque contra la carina o ventile preferencialmente uno de los bronquios principales.
B. Posicionar la cabeza del neonato sobre la línea media para garantizar que el TET esté alineado con el eje largo de la tráquea y el chorro *jet* no choque contra la pared de la tráquea.

XXXI. La aspiración se puede realizar en una de dos maneras:
A. El ventilador *jet* se puede colocar en modo de Espera y la aspiración se realiza de manera habitual, y se reanuda la ventilación tan pronto como sea posible presionando el botón Enter.
B. Por otro lado, la aspiración se puede realizar con el ventilador en funcionamiento y se aplica succión constante (continua) mientras se retira el catéter de aspiración. La entrega de aire *jet* resulta parcialmente obstruida, pero puede generar suficiente presión en el TET como para hacer que el ventilador detecte presión excesiva e interrumpa la entrega de aire con un fuerte chasquido que indica que la Presión servo ha sido momentáneamente purgada hacia la atmósfera. La ventilación se reanuda tan pronto como la presión en el TET regresa a su valor normal. Este método no se recomienda para su uso de rutina, pero puede ser útil en neonatos inestables que pueden no tolerar la reducción del soporte luego de la aspiración, mientras el ventilador está preparando las presiones prefijadas.

XXXII. A través del ventilador Life Pulse® se puede entregar óxido nítrico inhalado de forma segura y efectiva empalmando el cartucho del inyector DS INOmax® con la línea de alta presión entre el ventilador y el cartucho de humidificación y conectando la línea de monitoreo al conector en T introducido en la línea de entrega de aire ***jet*** distal a la válvula de pinza.

XXXIII. Los médicos de Estados Unidos deben saber que la FDA solo ha autorizado el ventilador Life Pulse® para el tratamiento del enfisema intersticial pulmonar y para el rescate de neonatos con insuficiencia respiratoria refractaria complicada con escapes de aire.

Bibliografía de consulta

Bunnell Life Pulse Ventilator Quick Start Guide. <www.bunl.com/quick-start-guide.html.>

Bunnell Life Pulse User Manual. <www.bunl.com/uploads/4/8/7/9/48792141/inservicemanual.pdf.>

Harris TR, Bunnell JB. High-frequency jet ventilation in clinical neonatology. En: Pomerance JJ, Richardson CJ (eds). Neonatology for the clinician Norwalk: Appleton & Lange, 1993.

Keszler M, Pillow JJ, Courtney SE. High-frequency ventilators. En: Rimensberger P (ed). Neonatal and pediatric mechanical ventilation: from basics to clinical practice. Berlín: Springer, 2011.

55

Ventiladores de alta frecuencia oscilatoria

David G. Tingay

I. Fisiología de la ventilación de alta frecuencia oscilatoria (VAFO) (*v.* Capítulos 41 y 43):

A. Diferencia conceptual entre ventilación convencional y de alta frecuencia:

1. Con la ventilación convencional, el aire se desplaza desde la vía aérea superior hacia los alvéolos principalmente por flujo masivo (volúmenes corrientes empujados hacia adentro y hacia afuera de los alvéolos).
2. Con la VAFO, el movimiento del aire se logra a través de diversos mecanismos adicionales incluyendo la mezcla de aire de la vía aérea superior con el aire de los alvéolos ("agitación del aire hacia adentro y hacia afuera de los alvéolos"), el fenómeno de Pendelluft y la difusión.
3. Desde un punto de vista práctico, a diferencia de la ventilación convencional, durante la VAFO la transmisión de presión en la vía aérea es atenuada a lo largo del árbol respiratorio entre el ventilador y los alvéolos.

B. Caracterización de los ventiladores de alta frecuencia oscilatoria (VAFO):

1. Los ventiladores de VAFO se pueden definir por el tipo y el método de onda de presión y de flujo medidas en la zona proximal del tubo endotraqueal. Estas se pueden considerar como ondas cuadradas o sinusales (triangulares). En los alvéolos, todos los dispositivos entregan alguna forma de onda sinusal. Los armónicos de las ondas son más amplios y más complejos con una onda cuadrada, especialmente a frecuencias más altas:
   a. Los ventiladores Sensormedics 3100A® y 3100B® son los únicos ventiladores de VAFO específicos, todos los otros dispositivos son híbridos que ofrecen opciones de ventilación convencional y de alta frecuencia.
   b. En la Tabla 55.1, se resumen las características de los diferentes ventiladores de VAFO disponibles.
2. Para todos los dispositivos la onda de presión se caracteriza mediante cuatro factores, cada uno de los cuales se puede regular de forma independiente:
   a. Presión media en la vía aérea (la presión "promedio" entregada a los pulmones a lo largo del ciclo respiratorio).
   b. Amplitud (la diferencia, o "altura", entre las ondas de presión inspiratoria pico y al final de la espiración), la principal determinante del volumen corriente.
   c. Frecuencia (la cantidad de insuflaciones por minuto).
   d. La relación inspiración/espiración (I:E). Habitualmente de 1:2 o 1:1 para la mayoría de los pacientes neonatales. El volumen corriente es mayor con una relación de 1:1, pero el tiempo espiratorio es menor.

C. Oxigenación y ventilación:

1. La oxigenación es proporcional a la presión media en la vía aérea:
   a. El aumento de la presión media en la vía aérea incrementa el volumen pulmonar.
   b. Cuanto mayor es la presión media en la vía aérea, más alvéolos se abren a lo largo del ciclo respiratorio. Esto disminuye la atelectasia y mejora el equilibrio ventilación/perfusión.
   c. Presiones medias en la vía aérea excesivas (por encima del punto de inflexión superior de la relación presión-volumen) pueden causar sobredistensión y reducción del gasto cardíaco con empeoramiento de la oxigenación.
2. La ventilación (o eliminación de CO_2) es aproximadamente proporcional a Frecuencia × (Volumen corriente)^2:
   a. El volumen corriente es determinado por el volumen de gas y está relacionado con la magnitud y la duración de la amplitud de presión. De esta manera, la eliminación de CO_2 se puede considerar como Frecuencia × Amplitud^2.
   b. Esto significa que pequeños cambios en la amplitud tienen un mayor impacto en el intercambio de CO_2 que los cambios en la frecuencia.
   c. Para la mayoría de los pacientes se elige una frecuencia según el tamaño del paciente y la enfermedad pulmonar, y se mantiene constante mientras el intercambio de CO_2 varía, lo que modifica la amplitud.

Tabla 55.1 Resumen de los ventiladores neonatales de alta frecuencia oscilatoria

Ventilador	Fabricante	Principio de funcionamiento	Onda de VAFO	Monitoreo de DCO/V_T	VOV	Especificaciones del fabricante				
						Peso máximo	PMVA máxima (cmH_2O)	Rango de frecuencia (Hz)	Amplitud máxima ($cm\ H_2O$)	Relación I:E
Fabian HFO®	Acutronic (Suecia)	Generador de flujo con bobina de voz	Sinusal	Sí	No	30 kg	80	5 a 20	80	1:1 - 1:3
Sensormedics 3100A®	CareFusion (EE. UU.)	Generador de flujo electromagnético	Cuadrada	No	No	35 kg	45	3 a 15	90	1:1 - 1:2
Sensormedics 3100B®	CareFusion (EE. UU.)	Generador de flujo electromagnético	Cuadrada	No	No	> 35 kg	45	3 a 15	90	1:1 - 1:2
VN500®	Drägerwerk (Alemania)	Válvula espiratoria con espiración asistida por Venturi	Sinusal	Sí	Sí	7 kg	40	5 a 20	90	1:1 - 1:3
BabyLog 8000+®	Drägerwerk (Alemania)	Válvula espiratoria con espiración asistida por Venturi	Sinusal	Sí	No	4 kg[a]	30	5 a 20	% máx[b]	1:1 - 1:5
Leonie+®	Heinen-Löwenstein (Alemania)	Diafragmas de membrana integrados	Sinusal	Sí	Sí	8 kg	40	5 a 20	100	1:1 - 1:3
SLE5000®	SLE (RU)	*Jets* bidireccionales	Cuadrada	Sí	No	20 kg	45	3 a 20	180	1:1 - 1:3
Sophie®	Stephan (Alemania)	Oscilador de válvula con espiración activa	Sinusal	Sí	Sí	6 kg	30	5 a 20	% máx[b]	1:1 - 1:3

VOV: modo de ventilación con objetivo de volumen; DCO: coeficiente de difusión de CO_2 (Frecuencia x V_T^2); V_T: volumen corriente; PMVA: presión media en la vía aérea.
[a]Peso práctico máximo 2 kg.
[b]Amplitud expresada como un porcentaje del valor máximo posible para configuraciones y características del paciente específicas, máxima amplitud informada en contextos en vivo; Sophie 80 cm H_2O y Babylog 8000+ 35 cm H_2O (*v.* Tingay, et al. Neonatology 2015; 108: 220-8).

d. La relación I:E influye sobre la magnitud de la amplitud de presión, pero desde un punto de vista práctico, por lo general no se altera.
e. Cuando la eliminación de CO_2 no responde como se esperaba a los cambios de amplitud, se debe considerar la aptitud de los ajustes de la frecuencia y de la relación I:E.

3. Efecto de la frecuencia sobre la amplitud:
   a. El tubo endotraqueal y la vía aérea superior actúan como un <u>filtro pasa bajos</u>. Esto significa que las ondas de presión de baja frecuencia pasan desde el ventilador hacia los alvéolos sin ser atenuadas, mientras que las ondas de presión de alta frecuencia son atenuadas. Cuanto mayor es la frecuencia, mayor es la atenuación.
   b. Abajo se muestra un ejemplo simplificado de la atenuación de la amplitud de presión a frecuencias altas. Imagine un ventilador configurado para entregar una amplitud de 20 cm H_2O (p. ej., PIP de 25 cm H_2O, presión positiva al final de la espiración [PEEP] de 5 cm H_2O):
      (1) A baja frecuencia (p. ej., 30 insuflaciones por minuto; 0,5 Hz), esta amplitud de presión de 20 cm H_2O se transmite por completo a los alvéolos. La presión alveolar cambia de 5 cm H_2O a 25 cm H_2O con el ciclado del ventilador.
      (2) A una frecuencia intermedia (p. ej., 120 insuflaciones por minuto; 2 Hz), la amplitud de presión es atenuada ligeramente mientras viaja desde el ventilador hacia los alvéolos, ya que ni el tiempo inspiratorio ni el tiempo espiratorio son adecuados para que la presión se equipare entre la vía aérea superior y los alvéolos. En los alvéolos, la insuflación tendrá una PIP menor de 25 cm H_2O y una PEEP mayor de 5 cm H_2O. De esta manera, la amplitud de la insuflación se habrá <u>atenuado</u> desde 20 cm H_2O hasta un valor algo inferior. Este es el fenómeno que ocasiona atrapamiento aéreo (a veces denominado PEEP no intencionada) a frecuencias inadecuadamente altas en la ventilación convencional.
      (3) A una frecuencia aún mayor (p. ej., 600 insuflaciones por minuto; 10 Hz), la atenuación es mucho más significativa. Una insuflación con una amplitud de 20 cm H_2O en el conector del tubo endotraqueal se puede atenuar a menos de 5 cm H_2O en los alvéolos.
   c. De esta manera, si todo lo demás es constante, <u>la reducción de la frecuencia aumenta la amplitud alveolar</u>. Esto se debe a que a una menor frecuencia un mayor porcentaje de la onda de presión se transmite hacia los alvéolos. Debido a que la amplitud tiene un mayor impacto sobre la eliminación de CO_2 que la frecuencia, <u>la reducción de la frecuencia incrementa la eliminación de CO_2</u>.

d. Esta compleja relación entre frecuencia e intercambio de CO_2 es una de las razones por las cuales la frecuencia no es el parámetro primario que deba regularse cuando se optimiza la ventilación.

II. Mecánica común a todos los ventiladores de VAFO. Hay seis parámetros que se pueden regular:
A. Presión media en la vía aérea:
1. El aumento de la presión media en la vía aérea recluta alvéolos, lo que resulta en un mejor equilibrio ventilación/perfusión (V/Q), una mejor oxigenación, una mayor eliminación de CO_2 y una mayor insuflación pulmonar en la radiografía de tórax.
2. Cuando se trata un paciente con VAFO, se debe considerar la enfermedad pulmonar. Si predomina la atelectasia (la mayoría de las enfermedades neonatales, por ejemplo el síndrome de dificultad respiratoria [SDR]), se debe utilizar una estrategia de volumen pulmonar alto.
3. Para las enfermedades pulmonares sin atelectasia (por ejemplo, hipoplasia pulmonar y hernia diafragmática congénita), la sobredistensión es frecuente y puede ser más adecuada una presión media de la vía aérea igual o menor que la presión media de la vía aérea en ventilación convencional.
4. Cambios en la presión media en la vía aérea:
a. Aumentar la presión media en la vía aérea si los pulmones tienen una insuflación insuficiente o si el paciente no está oxigenando adecuadamente.
b. Disminuir la presión media en la vía aérea si los pulmones tienen una insuflación excesiva o si la oxigenación del paciente está mejorando.
c. Para ocasionar un pequeño cambio en la insuflación pulmonar o en la oxigenación, modificar la presión media en la vía aérea en un 10% a un 20% (habitualmente 1 cm H_2O a 2 cm H_2O).
d. Para ocasionar un cambio más grande en la insuflación pulmonar o en la oxigenación, modificar la presión media en la vía aérea en un 20% a un 40% (habitualmente 2 cm H_2O a 5 cm H_2O).
B. La amplitud se configura regulando la diferencia (Δ) de presión (cm H_2O). En los ventiladores Sensormedics 3100A® y 3100B®, esto se denomina potencia:
1. El aumento de la DPresión resulta en un incremento de la excursión del mecanismo operativo. Esto aumenta la amplitud de la onda de presión y se refleja en un incremento en la DPresión, la cual se mide a nivel del conector del tubo endotraqueal. Debe recordarse que esta DPresión está marcadamente atenuada en los alvéolos.
2. La mayoría de los dispositivos exhiben la amplitud en unidades absolutas (cm H_2O). Los ventiladores Dräger BabyLog 8000+® y Sophie® exhiben la amplitud como un porcentaje de la DPresión máxima que el ventilador puede generar en ese paciente según la frecuencia prefijada, la relación I:E, el tubo endotraqueal y la presión media en la vía aérea. De modo importante, esto significa que no se puede suponer que la amplitud entregada sea extrapolable desde otros dispositivos o entre pacientes y configuraciones.
3. El incremento de la amplitud tiene como resultado un aumento del movimiento torácico (vibración torácica) y en una disminución de la $PaCO_2$.
4. Cambios relativamente pequeños (del 10% al 20%) en la amplitud pueden dar como resultado cambios significativos en la $PaCO_2$.
5. Cuando se trata un paciente con VAFO, debe ajustarse la amplitud de forma tal que el paciente esté cómodo sin mucho esfuerzo respiratorio espontáneo y, por lo tanto, el movimiento torácico resulta adecuado.
6. La evaluación de la vibración del tórax es tanto táctil como visual. Sentir el movimiento del tórax en los espacios intercostales derechos e izquierdos (línea medioclavicular) simultáneamente es más confiable que observar dicho movimiento, en especial en neonatos de gran tamaño o edematosos. Esto también ayuda a evaluar la necesidad de aspiración y la uniformidad de la oscilación.
7. Seguir la $PaCO_2$ de cerca (puede cambiar drásticamente), utilizando $TcPCO_2$ o monitoreo del volumen corriente/de la ventilación minuto (DCO_2) para ayudar con los ajustes iniciales de la amplitud y prevenir cambios rápidos en la $PaCO_2$.
C. Frecuencia:
1. Medida en Hz (1 Hz = 1 insuflación/s o 60 insuflaciones/min). Para pacientes neonatales, la frecuencia, por lo general, es de 5 Hz a 15 Hz (300 insuflaciones/min a 900 insuflaciones/min).
2. La configuración de la frecuencia se debe determinar a partir de la constante de tiempo del pulmón (de modo similar a la configuración del tiempo inspiratorio durante la ventilación convencional) y sobre la base del tamaño del paciente y el tipo de enfermedad pulmonar.
3. Utilizar frecuencias más altas para neonatos pequeños con enfermedad pulmonar atelectásica grave.
4. Utilizar frecuencias más bajas para neonatos de gran tamaño, neonatos con enfermedad leve y neonatos con enfermedad no uniforme.
5. En general, se debe utilizar una frecuencia menor para pacientes con enfermedad pulmonar no homogénea, enfermedad de la vía aérea o atrapamiento aéreo. Si un paciente tiene un grado inaceptable de atrapamiento aéreo que no responde al descenso de la presión media en la vía aérea, debe considerarse disminuir la frecuencia al menos en 1 Hz a 2 Hz.

6. Frecuencias típicas:
   a. Neonatos prematuros con SDR grave: 10 Hz a 12 Hz, a veces mayor (excepto con el Dräger BabyLog 8000+®, 7 a 10 Hz).
   b. Neonatos prematuros con SDR leve o enfermedad pulmonar crónica temprana: 8 Hz a 12 Hz (excepto con el Dräger BabyLog 8000+®, 7 a 10 Hz).
   c. Neonatos prematuros con enfermedad pulmonar crónica significativa o atrapamiento aéreo: 6 Hz a 8 Hz (excepto con el Dräger BabyLog 8000+®, 7 a 10 Hz).
   d. Neonato de término con neumonía grave o síndrome de aspiración de líquido amniótico meconial: 8 Hz a 10 Hz, y considerar frecuencias de 6 Hz a 7 Hz en caso de enfermedad grave o atrapamiento aéreo (excepto con el Dräger BabyLog 8000+®, el cual probablemente no tiene la potencia suficiente para eliminar CO_2 en estos neonatos).
   e. El Dräger BabyLog 8000+® tiene potencia limitada a frecuencias y amplitudes altas y se lo debe reservar para neonatos prematuros.
   f. Debido a las similitudes en el diseño, el Dräger VN500® puede no ser capaz de generar amplitudes mayores de 30 cm H_2O a 40 cm H_2O en algunas situaciones a frecuencias mayores de 7 Hz. En situaciones de CO_2 alta puede ser más útil utilizar frecuencias de 1 Hz a 2 Hz por debajo de las utilizadas en un Sensormedics 3100A®.

D. Habitualmente una relación inspiración/espiración de 1:2 es adecuada para la mayoría de los neonatos y siempre debe tener ese valor en caso de presencia de atrapamiento aéreo. Una relación I:E de 1:1 aumenta el volumen corriente entregado y esto puede ser útil en casos de atelectasia grave si se opera a amplitudes y frecuencias elevadas.

E. En algunos ventiladores de VAFO (Sensormedics 3100A® y 3100B®, Fabian®, Leoni®), se puede configurar el flujo, medido en litros por minuto (lpm). Al igual que con otros tipos de ventiladores, se necesita un flujo mayor para neonatos de gran tamaño (15 lpm a 20 lpm) que para los neonatos prematuros (6 lpm a 12 lpm).

F. Fracción inspirada de oxígeno (FiO_2):
Los ajustes en la FiO_2 tienen el mismo impacto en la oxigenación para un paciente que recibe VAFO que para un paciente con otras formas de ventilación.

G. Optimización de la presión media en la vía aérea en pulmones atelectásicos (por ejemplo, SDR) (*v.* Capítulo 77):
1. En general, el abordaje de la VAFO en pulmones atelectásicos requiere la utilización de <u>una estrategia de volumen pulmonar alto</u> que incluya evitar los extremos de insuflación excesiva o insuficiente (atelectasia), minimizar la exposición al oxígeno y destetar de una manera tan agresiva como sea tolerada.
2. Una estrategia de volumen pulmonar alto consiste en "optimizar" el volumen pulmonar mediante el uso de una presión media en la vía aérea por encima del valor utilizado en la ventilación convencional (al menos al principio), destetar la FiO_2 antes de destetar la presión media en la vía aérea y considerar maniobras de reclutamiento intencional.
3. Existen múltiples abordajes a la "optimización" del volumen pulmonar en VAFO, todos los cuales se basan en la suposición de que los pacientes están ventilados de forma óptima cuando la atelectasia se ha revertido y la ventilación se está produciendo en la rama de desinflado de la relación presión-volumen.
4. Lograr un volumen pulmonar óptimo consiste en reclutar de manera progresiva alvéolos atelectásicos incrementando la presión media en la vía aérea hasta que se puede reducir la FiO_2, lo que sugiere que el equilibrio V/Q ha mejorado.
5. La optimización del volumen pulmonar se puede lograr únicamente junto con el monitoreo y la vigilancia atenta de la FiO_2. Si bien el incremento de la presión media en la vía aérea puede ser muy efectivo para reclutar alvéolos y disminuir la FiO_2, también puede dar como resultado una sobredistensión significativa.
6. No existe una única presión media en la vía aérea "óptima" absoluta; el valor varía entre diferentes pacientes y a medida que se modifica el estado patológico del paciente. En general, la presión media en la vía aérea "óptima" habitualmente se define como el menor valor que mantiene la mejor oxigenación. En la mayoría de los neonatos prematuros con síndrome de dificultad respiratoria, este valor se alcanza con una FiO_2 menor de 0,3 a 0,4.
7. Para los usuarios experimentados, el "abordaje de pulmón abierto" para reclutar los pulmones y luego identificar la menor presión media en la vía aérea que mantiene el reclutamiento (oxigenación) óptimo es un método altamente efectivo para lograr una estrategia de volumen pulmonar alto:
   a. Comenzar la VAFO a una presión media en la vía aérea de 2 cm H_2O a 4 cm H_2O por encima de la presión media de la ventilación convencional.
   b. Si la oxigenación no mejora significativamente luego de 10 min, incrementar la presión media en la vía aérea en 2 cm H_2O cada 2 min (2 min a 5 min en el síndrome de aspiración de líquido amniótico meconial) y observar la SpO_2.
   c. En cada aumento de la presión media en la vía aérea, disminuir la FiO_2 si la SpO_2 mejora (p. ej., > 94% a 96%). Esto indica que ha habido reclutamiento pulmonar.
   d. Continuar un incremento escalonado de la presión media en la vía aérea hasta que no haya mejora en la SpO_2 luego de dos a tres incrementos o cuando la SpO_2 comience a caer (sobredistensión). Esta presión media en la vía aérea máxima se denomina presión de apertura y representa el máximo reclutamiento pulmonar (puede ser mayor de 20 cm H_2O).

e. Manteniendo la FiO_2 al valor de "presión de apertura", la presión media en la vía aérea se debería reducir cuidadosamente (2 cm H_2O cada 2 min) para seguir la rama espiratoria de la relación presión-volumen.
f. Si la SpO_2 cae persistentemente por debajo de niveles aceptables (p. ej., 88%), o se produce una inestabilidad clínica luego de una disminución de la presión media en la vía aérea, esto indica que la atelectasia predomina nuevamente. En este momento, se ha reducido la presión media en la vía aérea a un valor más allá de la "presión de cierre" de los pulmones.
g. Se debe aumentar de inmediato la presión media en la vía aérea hasta la "presión de apertura" hasta que la SpO_2 mejore (2 min a 5 min) y la FiO_2 se pueda reducir nuevamente.
h. Luego, se debe reducir de inmediato la presión media en la vía aérea a un valor 2 cm H_2O a 5 cm H_2O por encima de la "presión de cierre", ya que este valor representa la presión segura más baja que mantiene una SpO_2 adecuada a la FiO_2 más baja. Esta se denomina presión óptima.

H. Optimización de la presión media en la vía aérea en pulmones no atelectásicos:
1. En pulmones no atelectásicos se deben evitar presiones medias en la vía aérea agresivas. Recordar que las maniobras de reclutamiento solo se deben utilizar en pulmones que necesitan reclutamiento.
2. Se deben evitar las estrategias de volumen pulmonar alto en la hipoplasia pulmonar (rotura prolongada de membranas, hernia diafragmática congénita), en la HPPRN, en la DBP quística establecida, en las fístulas traqueoesofágicas y en la enfermedad pulmonar quística congénita.
3. Hipoplasia pulmonar:
   a. CRF reducida y riesgo de sobredistensión.
   b. Presión media en la vía aérea igual o por debajo del valor usado en la ventilación convencional (habitualmente 10 cmH_2O a 15 cm H_2O).
   c. Los cambios en el volumen pulmonar son lentos (horas) y se debe realizar un reclutamiento gradual suave (máximo 2 cm H_2O) solo si en presencia de oxigenación deficiente y evidencia de atelectasia en la radiografía de tórax.
4. Hernia diafragmática congénita:
   a. La hipoplasia pulmonar y la hipertensión pulmonar predominan en pulmones heterogéneos.
   b. En cuanto a la hipoplasia pulmonar, se debe evitar una presión media en la vía aérea alta (máximo 16 cm H_2O) y hay que realizar un reclutamiento gradual suave solo en caso de presencia de atelectasia/colapso.
   c. Permitir una hipercapnia permisiva (pH > 7,25 a 7,30) y una hipoxia relativa (SpO_2 preductal > 85%).
5. DBP quística establecida (o enfermedad quística congénita):
   a. Pulmones no reclutables con quistes y constantes de tiempo inspiratorio y espiratorio prolongadas.
   b. Probable atrapamiento aéreo y sobredistensión, por lo tanto es necesario adecuar la fase espiratoria (frecuencia de uso de 8 Hz o menos y relación I:E de 1:2). Considerar posicionar el pulmón quístico "arriba".
   c. Utilizar una estrategia de baja presión (presión media en la vía aérea de 10 cm H_2O a 14 cm H_2O).
   d. Aceptar una FiO_2 más alta y evitar maniobras de reclutamiento.
   e. Los cambios en el volumen pulmonar son muy lentos (horas), debido a la pérdida de elasticidad de los pulmones.
6. HPPRN:
   a. El abordaje es determinado por la naturaleza de la enfermedad pulmonar asociada con la HPPRN.
   b. La HPPRN con enfermedad del parénquima pulmonar se debe tratar igual que el pulmón atelectásico.
   c. La HPPRN con hipoplasia pulmonar se debe tratar igual que la hipoplasia pulmonar.
   d. En la HPPRN sin enfermedad pulmonar, se deben evitar presiones medias elevadas en la vía aérea. Frecuentemente, los neonatos con HPPRN y sin enfermedad pulmonar tienen mejor resultado con la ventilación convencional.

I. Optimización de la frecuencia:
1. La identificación de la frecuencia óptima es un proceso impreciso. En la mayoría de los casos, el rango de frecuencias mencionado arriba es adecuado.
2. Si el paciente parece tener atrapamiento aéreo, manifestado por insuflación excesiva en la radiografía de tórax y oxigenación o ventilación insuficientes, considerar reducir la frecuencia en decrementos de 1 Hz a 2 Hz.
3. Recordar que la disminución de la frecuencia reduce la atenuación de la presión y, por lo tanto, aumenta la amplitud de presión entregada a los alvéolos, lo que resulta en una menor $PaCO_2$.

J. Destete y extubación de la VAFO:
1. La amplitud del destete se modifica disminuyendo cuidadosamente la diferencia de presión (por lo general, en un 10%) para pacientes que tienen una $PaCO_2$ en su "rango objetivo". Sin embargo, si un descenso en la amplitud tiene como resultado un incremento significativo de la $PaCO_2$, del trabajo respiratorio o de la inestabilidad clínica, probablemente la amplitud se haya reducido demasiado.
2. La mayoría de los pacientes se pueden extubar directamente desde la VAFO. El abordaje para preparar a un neonato para la extubación desde la VAFO en esencia es el mismo que para los neonatos con ventilación convencional:
   a. Disminuir tanto la presión media en la vía aérea como la amplitud a medida que el paciente mejora.

b. A medida que el paciente mejora y la amplitud disminuye, este realizará más respiraciones espontáneas. Si la amplitud desciende lo suficiente, el paciente esencialmente estará recibiendo "CPAP oscilatoria" en lugar de ventilación oscilatoria.
c. Cuando el paciente está realizando la mayor parte de la eliminación de CO_2 mediante la respiración espontánea, y la presión media en la vía aérea se ha reducido lo suficiente, se puede proceder a la extubación.
d. Las guías generales para la extubación desde la VAFO son similares a aquellas para la extubación desde la ventilación convencional. Al igual que con la ventilación convencional, los médicos han adoptado una actitud progresivamente más agresiva respecto de la extubación temprana. El abordaje actual del autor es extubar desde la VAFO utilizando los siguientes criterios:
(1) Neonatos prematuros:
(a) Existe un buen esfuerzo respiratorio espontáneo.
(b) La presión media en la vía aérea es < 6 cm H_2O a 8 cm H_2O.
(c) Manteniendo una SpO_2 adecuada con una FiO_2 < 0,3 a 0,4.
(d) pH > 7,25, y CO_2 aceptable con diferencia de presión de 10 cm H_2O a 15 cm H_2O.
(2) Neonatos de término:
(a) Existe un buen esfuerzo respiratorio espontáneo.
(b) La presión media en la vía aérea es < 6 cm H_2O a 10 cm H_2O.
(c) Manteniendo una SpO_2 adecuada con una FiO_2 < 0,3 a 0,4.
(d) pH > 7,25, y CO_2 aceptable con diferencia de presión de 15 cm H_2O a 20 cm H_2O.

III. Mecánica específica de algunos ventiladores:
A. Ventilación con objetivo de volumen durante la VAFO:
1. Actualmente tres ventiladores ofrecen modalidades de ventilación con objetivo de volumen (VOV) durante la VAFO (denominada por algunos fabricantes como volumen garantizado): el Dräger VN500®, el Acutronic Fabian® y el Leoni+®.
2. En principio, la VOV durante la VAFO es similar a la ventilación convencional en el sentido de que el médico configura un volumen corriente deseado y el algoritmo del ventilador ajusta la amplitud para mantener el volumen corriente prefijado.
3. El médico también configura la amplitud máxima que se permite al ventilador entregar (similar a la configuración de PIP máxima durante la ventilación convencional).
4. La VOV durante la VAFO ofrece una posible menor inestabilidad de CO_2, un destete más rápido y una ayuda durante las maniobras de reclutamiento (debido a la interacción entre el volumen pulmonar y la eliminación de CO_2).
5. A diferencia de la ventilación convencional, se desconoce el rango objetivo ideal de los volúmenes corrientes durante la VAFO, y no hay ensayos clínicos de gran tamaño que validen su utilización en la población neonatal.
6. Recordar que el volumen corriente durante la VAFO no solo está determinado por la amplitud, sino también por la frecuencia, la relación I:E y las características del paciente. Es improbable que un único rango o valor de volumen corriente sea adecuado para todos los neonatos. Más importante, a diferencia de los modos de VOV convencional, <u>un cambio en la frecuencia o en la relación I:E altera el volumen corriente entregado</u> en los modos de VOV durante la VAFO.
7. Se han sugerido dos abordajes para utilizar la VOV durante la VAFO, pero todavía ninguno ha sido validado en ensayos clínicos:
a. Comenzar la VOV a un volumen corriente de aproximadamente 2 mL/kg, con una configuración de amplitud máxima alta. Luego, observar el movimiento de la pared torácica y la eliminación de CO_2 durante los siguientes 10 min a 30 min. Configurar la amplitud máxima para que esté 5 cm H_2O por encima de la amplitud requerida durante la estabilización. Incrementar el valor de VOV (mL/kg) si la eliminación de CO_2 no es adecuada.
b. Primero estabilizar al neonato utilizando un abordaje de VAFO "tradicional" sin VOV y determinar la amplitud requerida para alcanzar el objetivo de CO_2. Durante este proceso se debe documentar el volumen corriente y la ventilación minuto necesarios para alcanzar la estabilidad de CO_2. Luego, se inicia la VOV a la configuración del volumen corriente (amplitud máxima establecida 5 cm H_2O por encima del valor necesario para alcanzar la estabilidad).
c. Para ambos métodos, si la frecuencia (o la relación I:E) varía, esto también altera el volumen corriente. Recordar que la ventilación minuto es el verdadero determinante de la eliminación de CO_2. Para mantener la misma CO_2, es necesario reajustar la configuración de la VOV para establecer el mismo valor de ventilación minuto antes del cambio de frecuencia. Si esto no se realiza existe la posibilidad de que la CO_2 se eleve o caiga fuera del rango objetivo a pesar de una configuración de VOV aparentemente sin cambios.

IV. Monitoreo de la función pulmonar durante la VAFO:
A. Monitoreo al lado de la cama:

1. Con la VAFO es posible realizar cambios rápidos y sustanciales en la oxigenación y en la mecánica pulmonar (CO_2). El monitoreo continuo de ambas es obligatorio.
2. Se debe utilizar monitoreo por SpO_2 o $TcPO_2$ durante la VAFO para guiar el nivel de insuflación pulmonar y la presión media en la vía aérea.
3. El monitoreo del CO_2 se puede realizar utilizando lo siguiente:
   a. $TcPCO_2$.
   b. Volumen corriente medido en la apertura de la vía aérea.
   c. Volumen minuto:
      (1) Calculado como: Frecuencia × (Volumen corriente)^2.
      (2) Debido a que la ventilación minuto refleja el papel de la frecuencia, la amplitud y la relación I:E en la eliminación de CO_2, es un indicador más útil de la evolución del CO_2 que el volumen corriente.
      (3) Los valores absolutos del volumen minuto dependen de las características del paciente y del dispositivo, por lo que no se pueden extrapolar entre pacientes o enfermedades. En su lugar se debe utilizar la evolución del volumen minuto (cuanto más alto = mayor eliminación de CO_2).
   d. El monitoreo del volumen corriente y del volumen minuto está disponible en todos los ventiladores modernos excepto en los Sensormedics 3100A® y 3100B®. Hay disponibles dispositivos externos que monitorean de forma confiable estos parámetros durante la VAFO y se pueden utilizar junto con los ventiladores Sensormedics 3100A® y 3100B®.
   e. Ningún método de monitoreo de la eliminación de CO_2 durante la VAFO ha demostrado ser universalmente confiable para observar la evolución de la ventilación. Se recomienda utilizar más de uno inicialmente y que los médicos determinen el método y la confiabilidad óptimos para cada neonato individual en comparación con el análisis intermitente de gases en sangre.

B. Radiografía de tórax (*v.* Capítulo 23):
1. Durante más de dos décadas se ha recomendado la radiografía de tórax como método para determinar el grado de insuflación pulmonar.
2. Con la disponibilidad de métodos de monitoreo complejos al lado de la cama del paciente durante la VAFO, el papel de la radiografía de tórax ha cambiado. Esta es un método de evaluación intermitente y no se la debe utilizar para configurar los parámetros de la VAFO, sino para confirmar la insuflación pulmonar luego de optimizar las configuraciones o para diagnosticar enfermedades pulmonares.
3. La radiografía de tórax se debe repetir luego de cualquier cambio mayor en la presión media en la vía aérea (p. ej., reclutamiento con abordaje de pulmón abierto), o del incremento de las necesidades de FiO_2 si la evaluación clínica del paciente y el monitoreo al lado de la cama no pueden determinar la causa.
4. No se debe demorar la intervención clínica adecuada (p. ej., incremento de la presión media en la vía aérea luego de la pérdida de reclutamiento por aspiración) por la necesidad de una radiografía de tórax.
5. Evaluación de la insuflación pulmonar en la radiografía de tórax:
   a. La posición y la forma (plana) del hemidiafragma, la radiolucidez de los campos pulmonares, el tamaño cardíaco y la forma intercostal de los bordes pulmonares (p. ej., protuberantes) se han descrito como métodos para evaluar la insuflación pulmonar (volumen) durante la VAFO.
   b. Individualmente, cada uno tiene limitaciones y es necesario combinarlos todos dentro del contexto de la información clínica al lado de la cama del paciente para evaluar la insuflación pulmonar.
   c. En la mayoría de los pacientes, los pulmones se deben insuflar de forma tal que la parte superior del hemidiafragma derecho esté entre las costillas 8 y 10.
   d. Una ubicación más alta del hemidiafragma derecho (p. ej., costillas 6 a 8) representa una insuflación normal en situaciones con CRF reducida (p. ej., hipoplasia pulmonar).

C. Ecografía pulmonar:
La ecografía pulmonar se ha descrito como un método intrahospitalario para valorar el volumen pulmonar y detectar neumotórax durante la VAFO, pero actualmente está limitada a centros con experiencia en esta práctica.

V. VAFO o ventilación "convencional"?

A. Existen claras ventajas teóricas de la VAFO respecto de la ventilación "convencional" para pacientes con enfermedad pulmonar restrictiva grave (atelectasia grave) cuando se utiliza una presión media en la vía aérea adecuada:
1. Con la VAFO, los alvéolos nunca se desinflan al grado que lo hacen con la ventilación convencional. De esta manera, es menos probable que las fuerzas superficiales generen atelectasia. En cualquier paciente con tendencia a desarrollar atelectasia (p. ej., SDR), esta es una ventaja significativa, ya que la prevención de atelectasias es un elemento clave para evitar la lesión pulmonar.
2. Con la VAFO, los pulmones no se distienden tanto durante la ventilación corriente, por lo que hay menos probabilidad de ocasionar sobredistensión alveolar o de la vía aérea, una causa primaria de lesión pulmonar tanto aguda como crónica.

3. Debido a que durante la VAFO la oxigenación y la ventilación están relativamente "desacopladas", los cambios en una pueden no afectar a la otra y, por lo general, se pueden lograr cambios duales de forma simultánea. Esto es útil en enfermedades complejas o rápidamente cambiantes.

B. Múltiples modelos animales han mostrado las ventajas de la VAFO respecto de la ventilación convencional, en particular en modelos de SDR grave o con lesión pulmonar aguda grave.

C. Los datos en humanos sobre las ventajas de la VAFO respecto de la ventilación convencional son menos convincentes. En general, los informes y ensayos clínicos de VAFO se han enfocado en su papel en pacientes con enfermedad pulmonar grave o en la prevención de DBP en neonatos muy prematuros:

1. Metaanálisis recientes de ensayos clínicos en los que se comparó la VAFO "de primera elección" con la ventilación convencional para la prevención de DBP concluyeron que cualquier ventaja de la VAFO es relativamente pequeña.
2. La interpretación de grandes ensayos de VAFO frente a ventilación convencional es obstaculizada por el hecho de que esencialmente todos los ensayos fueron realizados utilizando estrategias clínicas que ya no se utilizan. La extrapolación de estos estudios a la actualidad, donde se evita vehementemente la intubación y donde se realiza la extubación temprana, es difícil.
3. La VAFO ha evolucionado en la mayoría de las unidades como un tratamiento de rescate luego de un período de ventilación convencional, en lugar de ser un tratamiento de primera línea. En la actualidad, no existen ensayos clínicos sobre esta práctica.

D. Se pueden sacar muchas conclusiones a partir de los ensayos de VAFO en animales y en humanos:

1. La VAFO es, por lo menos, tan efectiva como la ventilación convencional para el soporte de la oxigenación y de la ventilación en pacientes con enfermedad restrictiva significativa.
2. La VAFO es, por lo menos, tan segura como la ventilación convencional, cuando se la utiliza adecuadamente (con una estrategia de volumen pulmonar alto).
3. La VAFO es superior a la ventilación convencional para neonatos con enfisema intersticial pulmonar o fístula broncopleural. Sin embargo, la VAFO probablemente no sea tan efectiva como la VJAF para el tratamiento de pacientes con enfermedad grave.
4. La VAFO puede ser superior a la ventilación convencional en pacientes con enfermedad pulmonar restrictiva grave.
5. La VAFO probablemente no ofrezca ventajas respecto de la ventilación convencional en pacientes con enfermedad pulmonar mínima.
6. En manos experimentadas, la VAFO tiene un papel importante en el cuidado en UCIN, pero en manos inexperta la VAFO puede ser perjudicial.

E. Las indicaciones generales para la VAFO en la mayoría de los centros que tienen experiencia en este modo de ventilación incluyen lo siguiente:

1. Tratamiento de síndromes de escape de aire, que incluye el enfisema intersticial pulmonar o la fístula broncopulmonar.
2. Enfermedad pulmonar restrictiva grave, que incluye el SDR, el síndrome de aspiración de líquido amniótico meconial o la neumonía, especialmente en centros familiarizados con la utilización del abordaje de pulmón abierto.
3. Hipoplasia pulmonar grave, que incluye la hernia diafragmática congénita.
4. Neonatos prematuros pequeños con riesgo elevado de desarrollar DBP. Esta indicación es más controvertida que las mencionadas arriba.

Bibliografía de consulta

Chang H. Mechanisms of gas transport during ventilation by high-frequency oscillation. J Appl Physiol 1984; 56: 553-63.

Cools F, Askie LM, Offringa M, Asselin JM, et al. Elective high-frequency oscillatory versus conventional ventilation in preterm infants: a systematic review and meta-analysis of individual patients' data. Lancet 2010; 375: 2082-91.

Courtney SE, Durand DJ, Asselin JM, et al. High frequency oscillatory ventilation vs conventional mechanical ventilation for very-low-birth-weight infants. N Engl J Med 2002; 347: 643-52.

De Jaegere A, van Veenendaal MB, Michiels A, van Kaam AH. Lung recruitment using oxygenation during open lung high-frequency ventilation in preterm infants. Am J Respir Crit Care Med 2006; 174: 639-45.

Froese AB, Kinsella JP. High-frequency oscillatory ventilation: lessons from the neonatal/pediatric experience. Crit Care Med 2005; 33 Suppl: S115-21.

Harcourt ER, John J, Dargaville PA, Zannin E, et al. Pressure and flow waveform characteristics of eight high-frequency oscillators. Pediatr Crit Care Med 2014; 15 (5): e234-40.

Pillow JJ. High-frequency oscillatory ventilation: mechanisms of gas exchange and lung mechanics. Crit Care Med 2005; 33 Suppl: S135-41.

Tingay DG, Mills JF, Morley CJ, Pellicano A, Dargaville PA. Indicators of optimal lung volume during high-frequency oscillatory ventilation in infants. Crit Care Med 2013; 41 (1): 237-44.

Sección 9

Terapias complementarias

56

Soporte hemodinámico

Keith J. Barrington

I. Introducción:
  A. La fisiología cardiovascular neonatal difiere de muchas maneras de la fisiología del ser humano más maduro:
    1. Función cardíaca:
      a. El miocardio neonatal está estructural, metabólica y funcionalmente limitado.
      b. La contractilidad basal está cerca de los niveles máximos, por lo tanto, las demandas adicionales sobre la función cardíaca, como las que resultan de incrementos de la poscarga, pueden no satisfacerse.
      c. La elevación de la poscarga como resultado de una vasoconstricción, por lo general, tiene como resultado un descenso del gasto cardíaco.
      d. Las respuestas a los fármacos frecuentemente son muy diferentes en los recién nacidos; en estos, la inmadurez metabólica de los miocitos puede dar como resultado respuestas que se producen en una dirección diferente. Por ejemplo, los inhibidores de la fosfodiesterasa-3 (p. ej., milrinona) pueden ocasionar respuestas inotrópicas negativas en los recién nacidos, en contraste con las respuestas inotrópicas positivas observadas en los sujetos de más edad.
      e. Únicamente los estudios que se limitan a investigar a los recién nacidos o a neonatos prematuros brindan información adecuada.
    2. Respuestas vasculares:
    El desarrollo de los receptores vasculares está escasamente estudiado. Ante la administración de agentes catecolaminérgicos se observa una vasoconstricción alfa-adrenérgica, incluso en neonatos muy inmaduros, pero la edad gestacional a la cual otras respuestas vasculares pueden producirse (aquellas mediadas por otros receptores de catecolaminas, u otras categorías de respuestas, como las mediadas por endotelina o acetilcolina) son desconocidas.
    3. *Shunts*:
      a. Debido a la presencia de *shunts*, los recién nacidos con corazones normales no tienen una variable individual denominada gasto cardíaco.
      b. La perfusión total del cuerpo es la suma del flujo de la VCS y de la VCI.
      c. Por el contrario, el gasto del ventrículo izquierdo (GVI) solo refleja la perfusión sistémica cuando el conducto arterioso está cerrado.
      d. Cuando el conducto está abierto, el GVI es la suma del retorno venoso pulmonar y todo *shunt* neto a través del foramen oval.
      e. El gasto del ventrículo derecho (GVD) es la suma del retorno venoso sistémico y todo *shunt* neto de izquierda a derecha a través del foramen oval; debido a que el *shunt*, por lo general, es pequeño, habitualmente el GVD se puede utilizar como indicador de la perfusión sistémica total.
  B. Transición normal:
    1. La circulación fetal:
      a. En la vida intrauterina, la resistencia vascular pulmonar es muy alta, lo que mantiene un flujo de sangre pulmonar bajo (menor del 15% del gasto ventricular combinado).
      b. La mayor parte de la sangre eyectada por el ventrículo derecho atraviesa el conducto arterioso e irriga la circulación placentaria de baja resistencia; de esta manera, en la vida intrauterina la poscarga del ventrículo derecho es baja.
      c. En esta misma etapa, la mayor parte del flujo de la mitad superior del cuerpo proviene del GVI.

2. Al momento del nacimiento el conducto arterioso se cierra y el GVD irriga los pulmones, luego de lo cual la resistencia pulmonar comienza a disminuir; de esta manera, al nacer la poscarga del ventrículo derecho aumenta transitoriamente y, luego, cae a medida que la RVP disminuye.

II. Problemas hemodinámicos:
 A. HPPRN (*v.* Capítulo 72):
  1. Fisiopatología:
   a. Esta situación resulta de la falta de descenso de la resistencia vascular pulmonar, o del retorno de la resistencia elevada luego de la transición inicial.
   b. Esto puede presentarse como una complicación de la aspiración de líquido amniótico meconial, neumonía, hipoplasia pulmonar u otros trastornos respiratorios, tales como el síndrome de dificultad respiratoria, u ocasionalmente como un fenómeno aislado en neonatos con radiografías de tórax radiolúcidas.
   c. El *shunt* ductal de derecha a izquierda, si bien patognomónico, solo se observa en aquellos niños con enfermedad grave y un conducto arterioso abierto.
   d. Muchos otros neonatos tienen *shunts* intracardíacos a través del foramen oval; dicho *shunt* depende del gradiente de presión interauricular. La insuficiencia del ventrículo derecho puede producirse por una elevada precarga de este, lo que conduce a aumento de la presión en la aurícula derecha. De esta manera, en neonatos con HPPRN la función del ventrículo derecho es un determinante importante de una buena evolución.
   e. Finalmente, la hipoxemia puede deberse a un *shunt* intrapulmonar (es decir, desequilibrio V/Q).
  2. Evaluación clínica:
   a. La HPPRN puede acompañar a la dificultad respiratoria o presentarse en neonatos con poca dificultad; estos niños, por lo general, requieren una FiO_2 alta para alcanzar una saturación adecuada.
   b. La saturación preductal (mano derecha) y la saturación posductal (un pie) pueden mostrar un gradiente, pero su ausencia no descarta la presencia de enfermedad.
   c. En la mayoría de los neonatos con insuficiencia respiratoria grave, existe cierta elevación de la resistencia vascular pulmonar, lo cual puede contribuir a la gravedad de su enfermedad.
  3. Exámenes complementarios:
   a. La ecocardiografía puede mostrar *shunts* de derecha a izquierda o bidireccionales en el conducto arterioso o a través del foramen oval. En presencia de insuficiencia tricuspídea, se puede estimar la presión en el ventrículo derecho. La curvatura anormal del tabique interventricular puede proporcionar una estimación indirecta del incremento de la presión arterial pulmonar.
   b. Si se sospecha la presencia de cardiopatía congénita, una prueba de hiperoxia puede ser útil, pero también puede ser engañosa.
  4. Tratamiento:
   a. Se utiliza tratamiento de sostén, ventilación asistida, calor, oxígeno y líquidos.
   b. La sedación puede ayudar en determinados casos.
   c. El único tratamiento de acción directa comprobado es el óxido nítrico inhalado (*v.* Capítulo 63), el cual se puede iniciar entre 2 ppm y 20 ppm.
   d. Se debe evitar la hipoxia, ya que puede perjudicar la vasodilatación pulmonar inducida por el óxido nítrico e incrementar la reactividad vascular pulmonar.
   e. Se debe evitar la hiperventilación, ya que puede producir hipotensión sistémica progresiva.
   f. Se deben evitar las infusiones de bicarbonato de sodio, ya que su uso se ha asociado a una mayor necesidad de ECMO y a peores resultados.
   g. Puede ser necesario el tratamiento de soporte cardíaco, pero no está claro qué medicamento tiene el mejor efecto. La adrenalina en dosis bajas a moderadas (0,05 μg/kg/min a 0,2 μg/kg/min) mejora la entrega de oxígeno sistémico en modelos animales. La noradrenalina resulta en vasodilatación pulmonar en algunos modelos animales.
 B. *Shock* séptico:
  1. Fisiopatología:
   a. Existe poca información respecto de las características hemodinámicas habituales del *shock* séptico en recién nacidos.
   b. Los pacientes de más edad con *shock* séptico por gram negativos frecuentemente tienen vasodilatación excesiva acompañada por un gasto cardíaco normal o aumentado e hipotensión, el denominado *shock* caliente.
   c. No está claro si esto es verdad en recién nacidos, quienes, por lo general, tienen diferentes microorganismos (p. ej., estreptococos del grupo B) y cuentan con una fisiología cardiovascular diferente. Los *animales* neonatales con estreptococos del grupo B muestran "*shock* frío" por vasoconstricción; la hipotensión es el evento preterminal.
  2. Evaluación clínica:

a. En el *shock* frío son frecuentes los signos de vasoconstricción periférica: llenado capilar prolongado, oliguria e inactividad.
b. En el *shock* caliente los pulsos pueden ser saltones, pero se pueden observar signos de entrega inadecuada de oxígeno a los tejidos (p. ej., acidosis láctica y producción de orina insuficiente).

3. Exámenes complementarios:
   a. La ecocardiografía puede ser útil para estimar el llenado cardíaco, su contractilidad y el flujo sanguíneo sistémico, y para determinar las intervenciones terapéuticas.
   b. No existe evidencia clara de que esta mejore los resultados, pero sí permite un tratamiento más razonable.
4. Tratamiento:
   a. Existe poca evidencia respecto de las opciones terapéuticas en neonatos con *shock* séptico.
   b. Un abordaje basado en la fisiología sugiere que los neonatos con *shock* clínico, pero con adecuada presión arterial pueden beneficiarse de la administración de dobutamina (la cual incrementa la perfusión sistémica sin tener mucho efecto sobre la presión arterial).
   c. Los neonatos con *shock* e hipotensión preferentemente se pueden tratar con adrenalina, la cual parece incrementar tanto la presión arterial como la perfusión sistémica. La noradrenalina puede ser una alternativa útil.
   d. Las combinaciones de medicamentos pueden tener efectos impredecibles. La farmacocinética y el estado de los receptores en los neonatos varían de manera considerable; por lo tanto, las respuestas a las dosis son extremadamente variables y se las debe individualizar.
   e. En adultos con *shock* séptico, existe poca evidencia de que los resultados clínicos varíen según el fármaco elegido; los ensayos aleatorizados en los que se comparan diferentes medicamentos muestran diferencias en las respuestas clínicas a corto plazo, pero, por lo general, no en la sobrevida.
   f. Con frecuencia se administran bolos de líquido, sobre la base de la suposición de que la sepsis conduce a una hipovolemia funcional:
      (1) Aunque esto puede ser cierto en determinados casos, un ensayo reciente en lactantes y niños de más edad mostró un incremento de la mortalidad en niños con *shock* séptico temprano que recibieron un bolo de líquido.
      (2) Si se administran bolos de líquido, los cristaloides y los coloides tienen diferentes respuestas hemodinámicas, con un incremento mayor y más prolongado de la perfusión con coloides que con solución fisiológica, pero con poca o ninguna evidencia de resultados clínicos distintos; el agente de preferencia en los recién nacidos es incierto.

C. *Shock* hipovolémico:
1. Fisiopatología:
   a. La hipovolemia puede resultar de una pérdida de sangre (p. ej., rotura de *vasa* previa) o, a veces, en neonatos luego de una abrupción placentaria (en esta situación la sangre perdida, por lo general, es principalmente materna).
   b. La oclusión parcial del cordón umbilical, como puede producirse con una circular de cordón o prolapso del cordón, inicialmente ocluye la vena umbilical, antes que las arterias, lo que reduce el volumen de sangre circulante.
   c. Una hemorragia feto-materna de gran volumen también da como resultado hipovolemia, pero es infrecuente antes de las 28 semanas de gestación; se presenta principalmente en neonatos prematuros tardíos o de término.
   d. Los modelos neonatales en animales sugieren que la presión arterial y la perfusión se pueden mantener mediante vasoconstricción hasta una pérdida de sangre de alrededor de 20 mL/kg; más allá de este punto, una mayor pérdida de sangre resulta en *shock* e hipotensión.
2. Evaluación clínica: por lo general, los neonatos están pálidos, taquicárdicos y mal perfundidos con llenado capilar prolongado.
3. Exámenes complementarios:
   a. La evaluación ecocardiográfica del llenado cardíaco puede ser útil, pero no existen claros índices de volumen sanguíneo circulante.
   b. Las mediciones de la presión venosa central (PVC) son de utilidad limitada, ya que, por lo general, son de baja magnitud en recién nacidos y se mantienen así a pesar de la administración de volumen. La PVC puede proporcionar información útil sobre la evolución.
4. Tratamiento:
   a. Administración de volumen.
   b. La solución fisiológica restituye transitoriamente la perfusión en una resucitación de emergencia; es necesario administrar sangre, tan pronto como sea posible, para restablecer la capacidad de transportar oxígeno.

D. *Shock* cardiogénico:
1. Fisiopatología:
   a. Miocardiopatía.
   b. Cardiopatía congénita (p. ej., SCIH).
   c. Lesión por asfixia.

2. Evaluación clínica:
   a. La perfusión insuficiente y la taquicardia son las características distintivas de la disfunción cardíaca primaria.
   b. La acidosis metabólica con aumento del lactato sérico y la oliguria o anuria son signos de peligro.
3. Exámenes complementarios:
   a. La ecocardiografía es esencial; la identificación de los orígenes de las arterias coronarias se debe considerar como importante a menos que exista otro diagnóstico probable.
   b. Se debe descartar la presencia de malformación cardíaca estructural y de miocardiopatía.
4. Tratamiento:
   a. Tiene sentido fisiológico evitar una precarga excesiva y aquellos tratamientos que aumenten la poscarga.
   b. La dobutamina y una dosis baja de adrenalina son primeras opciones razonables.

E. Prematuridad extrema: ¿hipotensión o *shock*?
1. Fisiopatología:
   a. Muchos neonatos extremadamente prematuros reciben una intervención cardiovascular, muchas veces a causa de una presión arterial <u>numéricamente</u> baja.
   b. Muchos estudios muestran que no existe una correlación entre la presión arterial media y la perfusión sistémica; la mayoría de los neonatos prematuros hipotensos tienen presión arterial baja por razones de resistencia vascular baja y tienen un adecuado suministro de oxígeno a sus tejidos vitales.
   c. Los neonatos hipotensos con buena perfusión clínica pueden tener buenos resultados sin intervención.
   d. No existe una respuesta clara respecto de la idoneidad del tratamiento para la hipotensión en neonatos con signos clínicos de buena perfusión o aquellos con flujo sanguíneo sistémico normal documentado.
   e. Muchos centros de salud no practican intervenciones médicas en tales neonatos y establecen una vigilancia estrecha; por lo general, la presión arterial se eleva espontáneamente durante las siguientes horas.
   f. La hipotensión asociada a mala perfusión es una situación muy peligrosa con malos resultados; algunos neonatos en esta situación se encuentran en situación de sepsis y otros pueden tener disfunción cardíaca primaria.
2. Evaluación clínica:
   a. Es necesario realizar una evaluación general que incluya la búsqueda de signos clínicos de mala perfusión y estudios adicionales para determinar si el neonato extremadamente prematuro con una presión arterial numéricamente baja tiene una perfusión inadecuada.
   b. La evaluación clínica incluye el tiempo de llenado capilar, la temperatura en regiones periféricas, la producción de orina y el nivel de actividad espontánea.
3. Exámenes complementarios:
   a. Ecocardiografía para la medición del flujo sistémico (un flujo en la VCS menor de 40 mL/kg/min se asocia a un riesgo aumentado de hemorragia intravascular y mal resultado a largo plazo).
   b. Un nivel elevado o creciente de lactato sérico es un signo de inadecuada entrega de oxígeno a los tejidos, siempre y cuando la muestra sea adecuadamente extraída y procesada, y una combinación de lactato elevado y de llenado capilar prolongado se asocia a baja perfusión sistémica.
   c. La espectroscopia cercana al infrarrojo para medir la tensión de oxígeno cerebral resulta prometedora, pero son necesarias más investigaciones. Además, puede ser útil para determinar la perfusión intestinal.
4. Tratamiento:
   a. Si no existe evidencia de perfusión periférica insuficiente, entonces puede no ser necesario tratar la hipotensión.
   b. Para los neonatos con hipotensión y signos de perfusión escasa o flujo sistémico insuficiente, los abordajes terapéuticos son inciertos. La administración de una dosis baja a moderada de adrenalina (o quizás una combinación de dopamina y dobutamina) es fisiológicamente razonable como forma de mejorar la función cardíaca y también de elevar la presión arterial.
   c. Los bolos de líquido se usan de forma excesiva y los neonatos extremadamente prematuros hipotensos casi nunca están hipovolémicos; en presencia de antecedentes compatibles con pérdida de volumen, se puede intentar de forma empírica la administración de 10 mL/kg de solución fisiológica normal.

57

Soporte nutricional en la insuficiencia respiratoria

David H. Adamkin

I. Introducción:

La dificultad respiratoria sigue siendo la principal causa de morbilidad neonatal a pesar de las nuevas estrategias con ventilación mecánica tanto invasiva como no invasiva. La relación entre la nutrición temprana y su impacto sobre la gravedad de la enfermedad en recién nacidos con extremadamente bajo peso al nacer (EBPN) (peso al nacer < 1000 g), estudiada recientemente, demuestra por qué la nutrición es tan importante en neonatos con síndrome de dificultad respiratoria (SDR).

A. Los neonatos se dividieron en aquellos con enfermedad más crítica (PN 734 g, promedio de 41 días en ventilación asistida) vs. menos enfermos (PN 842 g, promedio de 13 días en ventilación asistida). Utilizando análisis estadístico de mediación de los datos de 1366 neonatos con EBPN se respondieron tres preguntas:

1. ¿Se asocia la enfermedad crítica en las primeras semanas de vida con un crecimiento tardío y con otros resultados? Aquellos neonatos definidos como más enfermos experimentaron los siguientes síntomas:
   a. Un incremento en la sepsis tardía.
   b. Un aumento en el riesgo de displasia broncopulmonar (DBP).
   c. Un incremento en la alteración del neurodesarrollo.
   d. Una disminución de la velocidad de crecimiento ponderal de 2 g/kg/día.
   e. Mayor mortalidad.
2. ¿Se asocia la enfermedad crítica en las primeras semanas de vida con soporte nutricional temprano?
   a. Aquellos neonatos en el grupo más críticamente enfermo recibieron menos soporte nutricional total durante las primeras 3 semanas de vida.
   b. Durante la primera semana de vida, los menos enfermos tuvieron una ingesta de energía total de 52,0 cal/kg/día frente a los neonatos más enfermos que recibieron 42,7 cal/kg/día durante esa semana.
   c. Sin embargo, la administración de líquidos fue mayor en los neonatos más enfermos en comparación con los menos enfermos (130 mL/kg/día frente a 123 mL/kg/día, respectivamente).
3. Más importante: ¿se asocia el soporte nutricional temprano con un crecimiento tardío y otros resultados luego de controlar por enfermedad crítica en las primeras 3 semanas de vida?
   a. El estudio mostró que la nutrición podía mitigar la gravedad de la enfermedad. Si los neonatos más críticamente enfermos recibían la misma nutrición que los menos críticamente enfermos, entonces por cada incremento de 1 cal/kg/día en la primera semana de vida, las siguientes morbilidades y el riesgo de muerte se redujeron en un 2%:
      (1) Enterocolitis necrosante (ECN).
      (2) Sepsis tardía.
      (3) DBP.
      (4) Muerte.

B. A partir de este estudio se aprenden las siguientes lecciones:

1. Las decisiones sobre la nutrición temprana en los neonatos con EBPN están influenciadas por las percepciones de los médicos respecto de la gravedad de la enfermedad.
2. La nutrición parenteral total (NPT) y el soporte enteral temprano se asocian con menores tasas de muerte y de morbilidades a corto plazo, mayor crecimiento y mejores resultados del neurodesarrollo.
3. El inicio temprano de la nutrición enteral fue bien tolerada y se asoció con alcanzar más tempranamente la alimentación enteral completa y sin incremento en la incidencia de ECN.

4. La ingesta diaria de energía durante los primeros 7 días de vida afecta el impacto de la enfermedad crítica sobre el riesgo de resultados adversos.
5. Las decisiones terapéuticas tomadas en los primeros días de vida pueden tener efectos duraderos.

C. Conclusiones que se pueden sacar para optimizar el soporte nutricional en estos neonatos:
1. La primera semana de vida es crucial para promover el crecimiento.
2. La pérdida de peso posnatal y el fracaso del crecimiento posnatal pueden estar limitados a los primeros días de vida en la mayoría de estos neonatos, lo que enfatiza la importancia del inicio temprano de la administración de aminoácidos.
3. El crecimiento subsiguiente también se puede optimizar y la recuperación del crecimiento (*catch-up*) es sostenida con fortificadores de la leche materna con un mayor contenido de proteínas, fórmulas para prematuros y estrategias ricas en calorías para los neonatos con restricción de volumen.

D. Las estrategias nutricionales para estos neonatos con muy bajo peso al nacer (MBPN) y dificultad respiratoria comienzan durante las primeras horas de vida con soluciones madre de aminoácidos parenterales que aportan muchos beneficios:
1. Limitación del catabolismo mediante un balance nitrogenado positivo temprano.
2. Promoción del crecimiento de la masa corporal magra.
3. Reducción de la pérdida de peso posnatal.
4. Retorno más temprano al peso de nacimiento.
5. Prevención de las comorbilidades hiperglucemia e hiperpotasemia no oligúrica.
6. Sinergia con la alimentación enteral temprana para mantener el crecimiento.
7. Mejora en el resultado del neurodesarrollo.

E. El fundamento que guía todas las estrategias nutricionales es que la nutrición insuficiente es, por definición, no fisiológica e indeseable. Toda medida que disminuya la nutrición insuficiente es intrínsecamente buena siempre que no comprometa la seguridad:
1. Una cantidad considerable de evidencia sugiere que las deficiencias tempranas del crecimiento tienen consecuencias duraderas, incluso menor estatura y malos resultados del neurodesarrollo.
2. Los datos que vinculan las consecuencias en el neurodesarrollo con la nutrición temprana inadecuada provienen de estudios en neonatos prematuros alimentados con una fórmula para prematuros con un mayor contenido proteico y energético durante el primer mes posnatal. Estos niños tuvieron mayores índices de neurodesarrollo a los 18 meses y a los 7 a 8 años de edad en comparación con los neonatos prematuros alimentados con fórmula para niños de término.
3. Otro estudio demostró mejores resultados del neurodesarrollo y del crecimiento a los 18 a 22 meses de edad para neonatos con EBPN que tuvieron mayores velocidades de crecimiento para el peso y la circunferencia cefálica durante su internación en la UCIN.

II. Manejo nutricional:

El manejo nutricional de estos neonatos se puede dividir en tres fases: NPT exclusiva, transición desde NPT hacia nutrición enteral y finalmente nutrición enteral exclusiva. El objetivo es mantener la nutrición en los niveles de requerimiento durante las tres fases. Primero se analizan los requerimientos de proteínas y energía.

A. Requerimientos de proteínas y energía:
1. Los dos métodos para estimar el aporte de proteínas necesario para mantener un crecimiento similar al crecimiento intrauterino de un feto de la misma edad gestacional:
   a. Método factorial, que incluye una estimación de la cantidad de proteína depositada en la vida intrauterina corregida según la eficiencia de absorción y de depósito, así como una estimación de las pérdidas de nitrógeno urinario inevitables. La principal ventaja del método factorial es que proporciona estimaciones de los requerimientos de energía, que se pueden aplicar a neonatos con EBPN para quienes no existen estimaciones empíricas.
   b. Método empírico, que determina las ingestas verdaderas que sostienen las tasas intrauterinas de crecimiento y de acumulación de nitrógeno. El método empírico solo proporciona estimaciones para la recuperación del crecimiento. El método empírico no estima los requerimientos energéticos.
2. En la Tabla 57.1, se muestran los requerimientos de proteínas y de energía determinados mediante el abordaje factorial. Los requerimientos de energía disminuyen con el aumento del tamaño corporal al igual que la relación proteínas/energía.

B. Los requerimientos energéticos son inferiores con la nutrición parenteral en comparación con la nutrición enteral, debido a que la energía ni se utiliza para el efecto térmico de la alimentación ni es mal absorbida en las heces.

C. Las mediciones de gasto de energía en neonatos con muy bajo peso al nacer (MBPN, PN < 1500 g) críticamente enfermos que reciben ventilación asistida son extremadamente difíciles de realizar utilizando las técnicas de medición existentes. En conjunto, los estudios sugieren un gasto de energía promedio de alrededor de 54 kcal/kg: 1.

Tabla 57.1 Requerimientos de proteínas y energía para la nutrición enteral en neonatos prematuros[a]

Peso corporal, g	Proteínas, g/kg/día	Energía, kcal/kg/día	P/E, g/100 kcal
500 a 700	4,0	105	3,8
700 a 900	4,0	108	3,7
900 a 1200	4,0	119	3,4
1200 a 1500	3,9	127	3,1
1500 a 1800	3,6	128	2,8
1800 a 2200	3,4	131	2,6

P/E: relación proteínas/energía, expresada como gamos de proteína cada 100 kcal.
[a]Adaptado de Ziegler, J. Ped Gastro/Nutr 2007.

Diversas limitaciones técnicas dificultaron estas investigaciones, incluso el nivel mínimo de oxígeno inspirado al cual se podía estudiar a los pacientes.

2. Los neonatos más pequeños tuvieron aportes de energía menores, pero también menor gasto energético de una misma magnitud.
3. Los neonatos con EBPN críticamente enfermos tienen depósitos energéticos limitados; es importante proporcionar fuentes de energía adecuadas de forma temprana, las cuales también deben incluir la administración temprana de aminoácidos por vía intravenosa.
4. En general, una ingesta energética total de 90 kcal/kg/día a 100 kcal/kg/día es suficiente para la mayoría de los neonatos que reciben ventilación mecánica siempre y cuando estén normotérmicos y recibiendo nutrición parenteral. Aportes adicionales que varían entre 10 kcal/kg/día y 20 kcal/kg/día (120 kcal/kg/día) se indican para neonatos prematuros, activos físicamente y que reciben alimentación enteral completa.
5. En la NPT, la administración intravenosa de carbohidratos debe proporcionar el 50% de las calorías totales. La velocidad de infusión de glucosa (VIG) depende del volumen de líquido administrado y del porcentaje de dextrosa elegido. A medida que se modifica la cantidad de líquido, la cantidad de glucosa administrada varía. En la Tabla 57.2, se proporciona una guía fácil para determinar la VIG:
   a. Se debe administrar una infusión parenteral constante de 6 mg/kg/min a 8 mg/kg/min de glucosa.
   b. VIG (mg/kg/min) = % glucosa × mL totales × 100 mg + 1440 (minutos/día) + p (kg) (*v.* Tabla 57.2).
   c. Una ingesta de glucosa > 18 g/kg/día o > 13 mg/kg/min con 60 kcal/kg/día incrementa la producción de CO_2, lo cual afecta al intercambio gaseoso respiratorio. El exceso de energía derivada de la glucosa induce la lipogénesis, la cual es un proceso ineficiente y que incrementa el gasto de energía y la producción de CO_2.
   d. Los aportes de glucosa de magnitud igual o inferior al gasto de energía no tienen efecto sobre el intercambio gaseoso respiratorio (producción de CO_2).

D. La intolerancia a la glucosa puede limitar el aporte de energía al neonato hasta una fracción del gasto de energía en reposo, lo que resulta en un equilibrio energético negativo:
   1. La administración temprana de aminoácidos luego del nacimiento ayuda a prevenir la hiperglucemia en la mayoría de los neonatos con EBPN. La estimulación de la secreción de insulina endógena y un aumento en la actividad de la insulina con aminoácidos parenterales específicos explica por qué su administración temprana previene la hiperglucemia.
   2. Puede ser necesario administrar insulina corriente en caso de hiperglucemia (glucosa sérica > 180 a 220 mg/dL) a una VIG < 4 mg/kg/min.
   3. La infusión profiláctica de insulina para incrementar la utilización de glucosa y el aporte de energía en los neonatos euglucémicos no aumenta el balance proteico. Disminuye tanto la proteólisis como la síntesis de proteínas en alrededor de un 20%. Además, se asocia a acidosis metabólica e incrementa el riesgo de hipoglucemia.
   4. En la Tabla 57.3, se muestra una guía para utilizar la NPT.

E. La infusión intravenosa temprana de aminoácidos permite que se produzca la transición desde la vida fetal hacia la vida extrauterina con una interrupción del crecimiento y del desarrollo tan mínima como sea posible:
   1. La administración de aminoácidos debe comenzar dentro de las primeras horas de vida para evitar una desnutrición temprana. Esta estrategia nutricional inicia esfuerzos al prevenir el retraso de crecimiento en neonatos con EBPN ventilados y mejora el resultado del neurodesarrollo.
   2. Un incremento moderado en el nitrógeno ureico de la sangre (BUN) luego de comenzar la NPT no es, en general, adverso ni un signo de toxicidad; más bien, se relaciona con el metabolismo de los aminoácidos.
   3. La administración precoz de aminoácidos estimula la nutrición del feto en la etapa temprana, ya que el 50% de los aminoácidos proporcionados al feto se utilizan para obtener energía. Estos aminoácidos son oxidados y generan

Tabla 57.2 Tabla de cálculo rápido de la velocidad de infusión de glucosa (VIG) (Chowning R, Adamkin DH. J Perinatol 2015; 35: 463.)

mL/kg/día	% de dextrosa												
	5	6	7	7,5	8	9	10	11	12	13	14	15	20
20	0,7	0,8	1,0	1,0	1,1	1,3	1,4	1,5	1,7	1,8	1,9	2,1	2,8
40	1,4	1,7	1,9	2,1	2,2	2,5	2,8	3,1	3,3	3,6	3,9	4,2	5,6
60	2,1	2,5	2,9	3,1	3,3	3,8	4,2	4,6	5,0	5,4	5,8	6,3	8,3
70	2,4	2,9	3,4	3,6	3,9	4,4	4,9	5,3	5,8	6,3	6,8	7,3	9,7
80	2,8	3,3	3,9	4,2	4,4	5,0	5,6	6,1	6,7	7,2	7,8	8,3	11,1
90	3,1	3,8	4,4	4,7	5,0	5,6	6,3	6,9	7,5	8,1	8,8	9,4	12,5
100	3,5	4,2	4,9	5,2	5,6	6,3	6,9	7,6	8,3	9,0	9,7	10,4	13,9
110	3,8	4,6	5,3	5,7	6,1	6,9	7,6	8,4	9,2	9,9	10,7	11,5	15,3
120	4,2	5,0	5,8	6,3	6,7	7,5	8,3	9,2	10,0	10,8	11,7	12,5	16,7
130	4,5	5,4	6,3	6,8	7,2	8,1	9,0	9,9	10,8	11,7	12,6	13,5	18,1
140	4,9	5,8	6,8	7,3	7,8	8,8	9,7	10,7	11,7	12,6	13,6	14,6	19,4
150	5,2	6,3	7,3	7,8	8,3	9,4	10,4	11,5	12,5	13,5	14,6	15,6	20,8
160	5,6	6,7	7,8	8,3	8,9	10,0	11,1	12,2	13,3	14,4	15,6	16,7	22,2

Tabla 57.3 Guía de nutrición parenteral

Nutriente	Estándar	Ajuste	Resultados de laboratorio aceptables	Notas
Líquidos	Días de vida (DDV)1 a 3: 80 a 100 mL/kg DDV 4: 100 a 120 mL/kg DDV 5: 130 a 150 mL/kg	Incrementar 10 a 20 mL/kg/día	Na: 130 a 145 mEq/L K: 3,5 a 5,5 mEq/L	Regular los líquidos según los I y E, los electrolitos y el peso
Dextrosa	Periférica: D10 a 12,5% Central: D10 a 15%	Ajustar para mantener el aporte de glucosa en 6 a 8 mg/kg/min	Glucosa: 45 a 130 mg/dL	Las calorías provenientes de la dextrosa no deberán superar el 50% de las calorías totales
Lípidos	3 g/kg/día	Comenzar con 1 a 2 g/kg/día e incrementar de a 1 g/kg/día hasta alcanzar el objetivo	Triglicéridos: ≤ 200 mg/dL	Las calorías provenientes de las grasas no deberán superar el 40% de las calorías totales
Proteínas	3 g/kg/día	Comenzar con 2,0 a 3 g/kg e incrementar de a 1 g/kg/día hasta alcanzar el objetivo	BUN[a]: 6 a 40 mg/dL Creatinina: 0,8 a 1,2 mg/dL	Las calorías provenientes de las proteínas no deberán superar el 12% de las calorías totales
Cisteína	40 mg/g de aminoácidos			No superar los 100 mg/kg/día
Carnitina	8 mg/kg ≤ 1250 g comenzar el DDV 14 ≥ 1250 g comenzar el DDV 30			La carnitina es un cofactor necesario para la oxidación de los ácidos grasos
Sodio	3 mEq/kg	Ajustar según los valores de laboratorio y el estado de hidratación	Na: 130 a 145 mg/dL	No se administra hasta que el nivel de Na es ≤ 130 mg/dL
Magnesio	0,25 mEq/dL	Ajustar según los valores de laboratorio	Mg 1,7 a 2,1 mg/dL	Vigilar el aumento en los primeros días de vida
Potasio	2 mEq/kg	Ajustar según los valores de laboratorio y el estado de hidratación	K 3,5 a 5,5 mEq/L	
Calcio	1 a 3 mEq/kg	Ajustar según la solubilidad y los valores de laboratorio	Ca: 7,6 a 10,4 mg/dL de Ca ionizado	Mantener una relación de 2:1 con el PO^{4}
Fósforo	0,5 a 1,5 mEq/kg	Ajustar según la solubilidad y los valores de laboratorio	PO^{4}: 5 a 7 mg/dL	Mantener una relación Ca/PO^{4} de 2:1
Cloro	1 a 2 mEq/kg	Ajustar según los valores de laboratorio	Cl: 95 a 110 mEq/L	El cloro se puede utilizar para regular el acetato

Tabla 57.3 Guía de nutrición parenteral

Nutriente	Estándar	Ajuste	Resultados de laboratorio aceptables	Notas
Acetato	1 mEq/kg	Ajustar según los valores de laboratorio	CO_2: 18 a 24 mEq/L	El acetato solo se puede regular disminuyendo/aumentando el cloruro
Multivitamínico para infusión (MVI) pediátrico	1 mL/kg/día			Administrar a todos los neonatos al comenzar la NPT
Hierro	200 mg/kg			Comenzar si se utiliza EPOGEN® o NPT prolongada (> 3 semanas)
Zinc	200 mg/kg			Se añade para neonatos que pesan < 3 kg
Yodo				Solo se administra a neonatos que reciben NPT durante > 4 semanas (1 mcg/kg/día)
Cobre[b]	30 mg/kg			Se añade para neonatos que pesan ≤ 3 kg
Manganeso[b]	6 mg/kg			Se añade a toda NPT
Cromo	0,2 mg/kg			Se añade a toda NPT
Selenio	2 mg/kg			Se añade a toda NPT
Pack de elementos traza	0,2 mL/kg			Se añade a toda NPT
Heparina	0,5 a 0,7 unidades/mL			Máximo: 1 unidad/mL (100 unidades/kg)
Osmolaridad				No se deben superar los 1200 mOsm/L en una vía periférica. Regular las proteínas o el sodio si la osmolaridad es demasiado elevada

Adamkin, Nutritional Strategies VLBW. Cambridge Press 2009.
[a]BUN: un valor de BUN elevado puede representar una adecuada entrega, utilización y posterior oxidación de aminoácidos, o puede representar una intolerancia a los aminoácidos. La modificación del aporte de aminoácidos no se debe basar solo en las concentraciones de BUN. Un valor de BUN continuamente creciente puede indicar un desequilibrio entre la producción y la excreción.
[b]Retirar si hay evidencia de colestasis asociada a la NPT. D Bili 2,2 mg/dL. Incrementar semanalmente si se administra NPT exclusiva de forma prolongada.

dióxido de carbono y amoníaco. Este último se convierte en urea y eleva el valor de BUN. Por lo tanto, con la administración temprana de aminoácidos existe una elevación del BUN.

4. Muchos estudios controlados han demostrado la eficacia y la seguridad de la administración de aminoácidos iniciada dentro de las primeras 24 h tras el parto. No se han observado alteraciones metabólicas reconocidas, como hiperamoniemia, acidosis metabólica o aminogramas anormales.
5. En nuestra experiencia, una minoría de pacientes, en especial aquellos menores de 25 semanas de gestación, puede desarrollar hiperazoemia con valores de BUN que superan los 50 mg/dL y, ocasionalmente, es necesario reducir el contenido de aminoácidos parenterales. La mayoría de las veces el BUN elevado se resuelve con rapidez sin realizar ajustes en la dosis de aminoácidos.
6. La dosis de aminoácidos no se correlaciona de forma directa con el valor de BUN. Una elevación en este último también se relaciona con la agudeza de la enfermedad, el estado de hidratación y la función renal.
7. La tolerancia a la glucosa mejora en neonatos que reciben aminoácidos de forma temprana, debido a que estimulan la secreción de insulina. Si la NPT con aminoácidos no se proporciona tempranamente tras el nacimiento, la actividad de la insulina desciende, debido a una insuficiencia de aminoácidos específicos. La administración temprana de aminoácidos previene la hiperglucemia y permite la entrega de más energía con menos líquido, debido a su relación con la secreción de insulina.
8. De modo similar, se puede prevenir la hiperpotasemia no oligúrica. La administración temprana de aminoácidos estimula la actividad de la insulina y previene la insuficiencia energética intracelular. Sin una cantidad suficiente de insulina, la llegada de esta a las células se ve alterada y se produce una insuficiencia energética intracelular. A medida que el transporte de glucosa disminuye en la membrana celular, existe una reducción resultante en la actividad de la Na^+/K^+-ATPasa y pérdida de potasio intracelular. Por lo tanto, la hiperpotasemia no oligúrica se previene con la administración temprana de aminoácidos.

9. La NPT con administración temprana de aminoácidos se puede iniciar con una solución estándar al 4% para proporcionar fácilmente 2,4 g/kg/día a 3,0 g/kg/día de aminoácidos en las primeras horas de vida. La dosis de aminoácidos entregada al niño depende del volumen por cada kg de la solución al 4%. La solución estándar, por lo general, tiene una concentración de glucosa del 10%.
10. Se puede utilizar un aporte parenteral de aminoácidos de hasta 4,0 g/kg/día para neonatos con EBPN cuando se demora la alimentación enteral o es interrumpida por períodos prolongados.
11. El aporte de aminoácidos no debe superar el 12% de las calorías totales.

F. Los lípidos intravenosos sirven como fuente de ácido linoleico para prevenir o tratar la deficiencia de ácidos grasos esenciales (DAGE). Cantidades más grandes sirven como reemplazo parcial de la glucosa como fuente principal de calorías (NPT balanceada):
1. Utilizar una emulsión de lípidos al 20% para reducir el riesgo de hipertrigliceridemia, hipercolesterolemia e hiperfosfolipidemia.
2. Los neonatos prematuros pueden eliminar de 0,15 g/kg/hora a 0,20 g/kg/hora. La velocidad de infusión de lípidos por hora se correlaciona mejor con las concentraciones plasmáticas de lípidos. La infusión por hora no debe superar los 0,15 g/kg/hora a 0,20 g/kg/hora. Sin embargo, los neonatos pequeños para la edad gestacional (PEG) y aquellos con sepsis pueden no ser capaces de eliminar dosis estándares de lípidos endovenosos y desarrollar hipertrigliceridemia.

G. Nutrición parenteral total:
1. La NPT es el principal modo de alimentación para los neonatos críticamente enfermos que reciben ventilación mecánica, en especial durante el período neonatal inmediato cuando no se los puede alimentar por vía enteral.
2. La NPT, por lo general, se continúa hasta que la alimentación enteral proporciona suficiente volumen para reemplazar a la NPT. La transición desde la NPT hacia la alimentación enteral es crucial para prevenir el crecimiento posnatal insuficiente (esto se analiza abajo).
3. Las soluciones de nutrición parenteral deben proporcionar tasas de mantenimiento de todos los nutrientes necesarios, incluidos electrolitos y minerales, para corregir las anomalías bioquímicas frecuentes que se producen durante el período neonatal (*v.* Tabla 57.3):
   a. Los neonatos prematuros que reciben nutrición parenteral tienen riesgo de desarrollar deficiencia de vitamina A, debido a sus escasos depósitos hepáticos y a los bajos niveles séricos de proteínas transportadoras al nacer.
   b. Además, existen pérdidas significativas de vitamina A en el circuito de administración utilizado para la nutrición parenteral:
      (1) En 2005, se llevó a cabo el ensayo controlado aleatorizado más grande con 807 neonatos prematuros con un peso al nacer menor de 1 kg, quienes recibieron 5000 UI de vitamina A por vía IM tres veces por semana durante el primer mes de vida.
      (2) Los resultados mostraron un efecto modesto pero beneficioso de la administración de vitamina A para reducir la incidencia de DBP.
      (3) Se ha vuelto cada vez más difícil encontrar suministros de vitamina A parenteral y su uso se ha reducido.

H. El uso "rutinario" de emulsiones lipídicas intravenosas no ha sido universalmente aceptado en neonatos con EBPN críticamente enfermos ventilados, debido a las potenciales complicaciones pulmonares:
1. No se encontraron diferencias en el intercambio gaseoso en neonatos asignados aleatoriamente a recibir diversas dosis de lípidos (incluso controles sin lípidos) cuando se utilizaron menores velocidades y mayores tiempos de infusión de lípidos intravenosos (< 0,2 g/kg/hora).
2. Para los neonatos prematuros tardíos con aumento de la resistencia vascular pulmonar (RVP) o cualquier neonato prematuro con insuficiencia respiratoria, parece que se debería tener un abordaje más prudente con lípidos endovenosos.
3. En la Figura 57.1 se muestra que las emulsiones lipídicas con alto contenido de ácidos grasos poliinsaturados en forma de ácido linoleico pueden conducir a vías que resultan en vías que producen sustancias vasoactivas como prostaglandinas, leucotrienos y tromboxanos mediante su conversión a partir del ácido araquidónico. Esto puede exacerbar la hipertensión pulmonar.
4. La oxidación de las grasas produce menos CO_2 para la misma cantidad de oxígeno consumido. Esta reducción en la producción de CO_2 y en su eliminación puede ser beneficiosa para pacientes con compromiso de la función pulmonar. Por lo tanto, los lípidos reemplazan parcialmente a la glucosa como fuente de energía (NPT balanceada).
5. En neonatos con EBPN y enfermedad respiratoria iniciar la administración de lípidos en una dosis de 0,5 g/kg/día a 1,0 g/kg/día el día posterior al nacimiento, luego de comenzar con la solución estándar de aminoácidos.
6. Los triglicéridos plasmáticos se monitorean luego de cada incremento en la dosis y los niveles se mantienen por debajo de 200 mg/dL.
7. La administración máxima de lípidos habitualmente es de 3 g/kg/día en 24 h de infusión para no superar el valor de 0,2 g/kg/h.
8. *Véase* la Tabla 57.3.

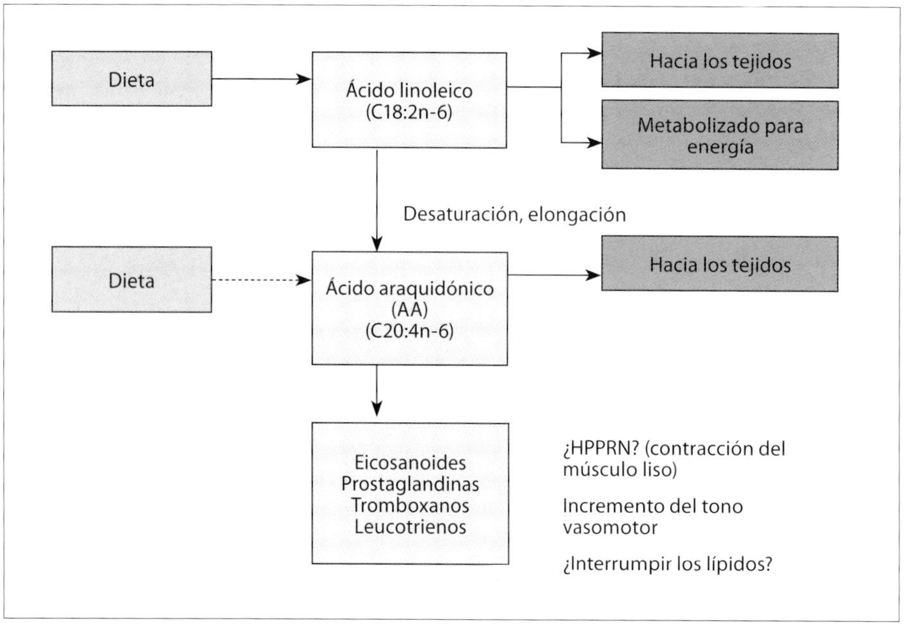

Figura 57.1 Derivados metabólicos del ácido linoleico y del AA (ácido araquidónico). Referencia: Adamkin DH. Clin Perinatol. 2006.

I. Transición desde la NPT hacia la alimentación enteral y prevención del crecimiento posnatal insuficiente:
 1. Un estudio reciente mostró una tasa elevada de crecimiento posnatal insuficiente entre neonatos con MBPN. El estudio dividió el tratamiento nutricional en tres fases: NPT, transición y nutrición enteral completa exclusiva.
 2. Casi el 50% de los neonatos experimentaron un crecimiento insuficiente que se relacionó con una nutrición inadecuada durante la fase de transición desde la NPT hacia la nutrición enteral.
 3. Los neonatos no recibieron una cantidad adecuada de proteínas durante la transición. Se pueden hacer varias sugerencias para evitar este período de administración inadecuada de proteínas, las cuales incluyen tanto a los aminoácidos de la NPT como a la alimentación enteral:
  a. Continuar una administración de aproximadamente 0,7 g/kg/día a 1,2 g/kg/día de aminoácidos a través de la NPT cuando la alimentación enteral total sea de 100 mL/kg/día a 120 mL/kg/día.
  b. Fortificar la leche humana con 40 mL/kg/día cuando se utiliza un fortificador concentrado humano preparado a partir de leche de donante o con 80 mL/kg/día cuando se utilizan fortificadores concentrados bovinos. Esto incrementa el aporte de proteína por vía enteral durante la transición, momento en el que se administran los mayores volúmenes de nutrición enteral.
  c. Determinar las proteínas aportadas por vía enteral provenientes de la leche materna o de fórmula y restarlas de los 4,0 g/kg/día de proteína (cantidad de proteínas necesaria para la transición con una NPT de entre 100 mL/kg/día y 120 mL/kg/día de alimentación enteral) (Tabla 57.4).

J. Nutrición enteral:
 Los requerimientos proteicos de la alimentación enteral han sido reevaluados y destacan el concepto de relación proteínas/energía y ganancia de masa corporal magra. En la Figura 57.2, se muestran las relaciones entre proteínas y energía para promover la producción de masa corporal magra y para limitar la acumulación de grasa.
 1. Además, es necesario incorporar proteínas adicionales para la recuperación del crecimiento. Las primeras semanas de vida se asocian a un déficit de proteínas acumuladas y de energía. El déficit de proteínas es más importante y se debe abordar para permitir que se produzca una recuperación del crecimiento y mejorar tanto el crecimiento como el resultado del neurodesarrollo.
 2. Es obligatorio un incremento en la relación proteínas/energía de la alimentación para mejorar el aumento de masa corporal magra y para limitar el depósito de grasa.
 3. La leche materna cumple un papel significativo en la promoción de la masa corporal magra y en evitar la mala distribución del tejido adiposo.
 4. En la Tabla 57.5 se muestran las recomendaciones para la ingesta de proteínas y para la relación proteínas/energía para los neonatos prematuros según la edad posmenstrual y necesidad de recuperación (*catch-up*). En la Tabla 57.1 se presentan los requerimientos según el feto de referencia. Ambas tablas se pueden tener en cuenta juntas para abordar tanto el crecimiento como la necesidad de recuperación del crecimiento.

Tabla 57.4 Contenido proteico

Leche humana y fórmulas alimenticias	a 100 mL/kg		a 110 mL/kg		a 120 mL/kg		a 130 mL/kg		a 140 mL/kg		a 150 mL/kg		a 160 mL/kg		a 170 mL/kg		a 180 mL/kg	
Leche materna																		
Leche materna (sola) (LM)	0,9	1,4	1,0	1,5	1,1	1,7	1,2	1,8	1,3	2,0	1,4	2,1	1,4	2,2	1,5	2,4 1,6	2,5	
Leche materna con Prolacta® (PL)																		
LM 24/PL (80% LM + 20% PL + 4)	1,9	2,3	2,1	2,6	2,3	2,8	2,5	3,0	2,7	3,3	2,9	3,5	3,1	3,7	3,3	4,0	3,5	4,2
LM 26/PL (70% LM + 30% PL + 6)	2,4	2,8	2,7	3,1	2,9	3,3	3,2	3,6	3,4	3,9	3,6	4,2	3,9	4,5	4,1	4,7	4,4	5,0
LM 28/PL (60% LM + 40% PL + 8)	2,9	3,2	3,2	3,6	3,5	3,9	3,8	4,2	4,1	4,5	4,4	4,9	4,7	5,2	5,0	5,5	5,3	5,8
LM 30/PL (50% LM + 50% PL + 10)	3,5	3,7	3,8	4,1	4,1	4,4	4,5	4,8	4,8	5,2	5,2	5,6	5,5	5,9	5,9	6,3	6,2	6,7
Leche materna con Enfamil® FLM-LA (bovino)																		
LM22/EFLM (50 LM + 1 pack FLM)	1,9	2,4	2,1	2,6	2,3	2,8	2,5	3,1	2,7	3,3	2,9	3,5	3,1	3,8	3,2	4,0	3,4	4,2
LM24/EFLM (25 LM + 1 pack FLM)	2,6	3,0	2,8	3,3	3,1	3,6	3,4	3,9	3,6	4,2	3,9	4,5	4,1	4,8	4,4	5,1	4,6	5,4
Leche materna con Similac® FLM-LCPH (bovino)																		
LM22/SFLM (50 LM + 1 pack FLM)	1,8	2,3	2,0	2,5	2,2	2,7	2,4	2,9	2,5	3,2	2,7	3,4	2,9	3,6	3,1	3,8	3,3	4,1
LM24/SFLM (25 LM + 1 pack FLM)	2,4	2,8	2,7	3,1	2,9	3,4	3,1	3,7	3,4	4,0	3,6	4,2	3,9	4,5	4,1	4,8	4,4	5,1
Leche materna con fórmula (bovina) de 30 kcal/onza																		
LM22 (80% LM + 20% SSC30)	1,3	1,7	1,5	1,9	1,6	2,1	1,7	2,2	1,8	2,4	2,0	2,6	2,1	2,8	2,2	2,9	2,4	3,1
LM24 (60% LM + 40% SSC30)	1,7	2,0	1,9	2,2	2,1	2,4	2,3	2,7	2,4	2,9	2,6	3,1	2,8	3,3	3,0	3,5	3,1	3,7
LM27 (30% LM + 70% SSC30)	2,4	2,5	2,6	2,8	2,8	3,0	3,1	3,3	3,3	3,5	3,6	3,8	3,8	4,0	4,0	4,3	4,3	4,5
Fórmula para prematuros (regular o rica en proteínas)																		
24 cal	2,4	2,8	2,6	3,0	2,9	3,3	3,1	3,6	3,4	3,9	3,6	4,1	3,8	4,4	4,1	4,7	4,3	5,0
27 cal (50% 24 cal + 50% 30 cal)	2,7	2,9	3,0	3,2	3,2	3,5	3,5	3,7	3,8	4,0	4,1	4,3	4,3	4,6	4,6	4,9	4,9	5,2
30 cal	3,0		3,3		3,6		3,9		4,2		4,5		4,8		5,1		5,4	
Fórmulas hipoalergénicas																		
Ampliamente hidrolizada 24 cal	2,2		2,5		2,7		2,9		3,1		3,4		3,6		3,8		4,0	
Elemental 24 cal (todas las marcas)	2,2	2,5	2,4	2,7	2,7	3,0	2,9	3,2	3,1	3,5	3,3	3,7	3,6	4,0	3,8	4,2	4,0	4,5

FLM-LA: Fortificador de leche materna - Líquido acidificado; FLM-LCPH: Fortificador de leche materna - Líquido concentrado con proteínas hidrolizadas; SSC 30: Simulac Special Care 30.
Abbott Nutritional Products
Mead Johnson Nutrition
Adaptado del Manual de la American Academy of Pediatric Nutrition, 6.ª ed.
Prolacta Biosciences California.

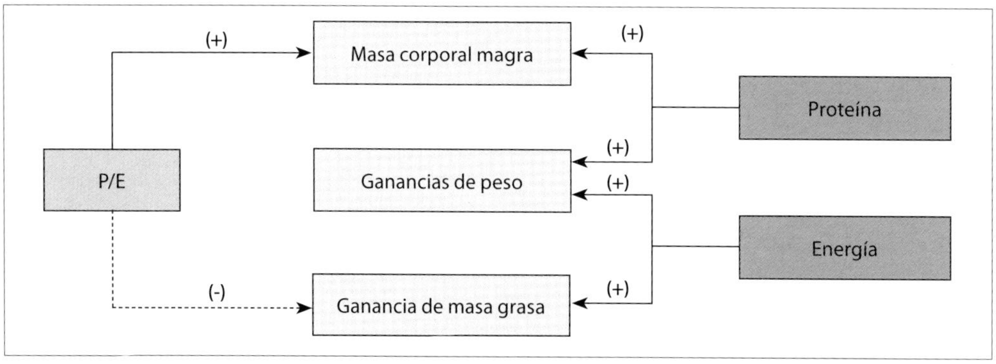

Figura 57.2 Impacto de la relación proteínas/energía (P/E) sobre la composición corporal.

Tabla 57.5 Valores recomendados y revisados de ingesta de proteínas y de relación proteínas/energía para neonatos prematuros según la edad posconcepcional y la necesidad de recuperación de crecimiento (*catch-up*).

	Sin necesidad de recuperación de crecimiento	Con necesidad de recuperación de crecimiento
26 a 30 semanas de edad posconcepcional: 16 a 18 g/kg/día de MCM con retención de proteínas del 14%	3,8 a 4,2 g/kg/día RPE: ± 3,0	4,4 g/kg/día RPE: ± 3,3
30 a 36 semanas de edad posconcepcional: 14 a 15 g/kg/día de MCM con retención de proteínas del 15%	3,4 a 3,6 g/kg/día RPE: ± 2,8	3,6 a 4,0 g/kg/día RPE: ± 3,0
36 a 40 semanas de edad posconcepcional: 13 g/kg/día de MCM con retención de proteínas del 17%	2,8 a 3,2 g/kg/día RPE: ± 2,4 a 2,6	3,0 a 3,4 g/kg/día RPE: ± 2,6 a 2,8

MCM: masa corporal magra; RPE: relación proteínas/energía. RPE: gramos de proteína/100 cal. Basada en Rigo, en Tsang. J Peds 2006; 149: S80-88.

5. Las fórmulas para neonatos prematuros y la leche materna fortificada proporcionan concentraciones de proteínas de 3,6 g/kg/día a 4,8 g/kg/día con un aporte de energía de 120 kcal/kg/día. Las fórmulas para prematuros con "mayor" contenido proteico y una relación P/E de 3,3 a 3,6, en lugar del valor de 3,0 de la fórmula para prematuros estándar, promueven una mayor acumulación de masa magra corporal cuando se satisface un requerimiento proteico de 4,0 g/kg/día en comparación con las fórmulas para prematuros estándares, las cuales se deben administrar a mayores volúmenes y con un aporte excesivo de energía para alcanzar los 4,0 g/kg/día.
6. Los mayores niveles de proteínas encontrados en los fortificadores de líquido bovino concentrado y las fórmulas para prematuros ricas en proteínas permiten que la mayor cantidad de proteínas satisfagan los requerimientos para la recuperación del crecimiento con un menor aporte de energía.

K. Guía práctica para la alimentación enteral:

1. Comenzar con alimentaciones enterales/tróficas mínimas (< 25 mL/kg/día) hacia el segundo día de vida en neonatos con EBPN luego de que estén fisiológicamente estables a menos que existan contraindicaciones.
2. La leche humana es la preferencia definitiva para la alimentación. Esto incluye la utilización de leche humana de donante.
3. Resulta útil incrementar las ingestas de una manera segura y estandarizada.
   a. Cada institución debe tener guías para iniciar la alimentación, incrementarla y detenerla en caso de identificar intolerancia.
   b. Cualquier situación asociada a hipoxia visceral o disminución del flujo sanguíneo intestinal puede contraindicar el inicio de la alimentación enteral hasta resolver la situación.
   c. Incrementos nutricionales iguales o mayores de 20 mL/kg/día no aumentan la incidencia de ECN.
   d. Las fórmulas diluidas y la leche humana diluida no logran proporcionar energía suficiente ni estimular la actividad motora del tracto GI y no se las debe utilizar.
   e. Se pueden utilizar ingestas en bolo lento ("comprimido"), es decir que duren, al menos, 30 min hasta una o dos horas, particularmente en neonatos con intolerancia a la alimentación y reflujo gastroesofágico.
   f. Los residuos gástricos no indican ECN ni ECN inminente; son mucho más importantes otros signos de esta patología. El examen clínico y una evaluación minuciosa del neonato son cruciales cuando se diagnostica intolerancia a la alimentación.
   g. De hecho, los residuos gástricos pueden tener una función protectora, que actúan como marcadores de maduración intestinal, y ayudan al médico a incrementar los volúmenes administrados de acuerdo con el volumen de los residuos.

4. La leche humana proporciona beneficios sustanciales para el neonato prematuro, es el alimento de elección y puede incluir el uso de leche humana de donante:
   a. Se debe promover su uso a menos que exista alguna contraindicación.
   b. Se debe hacer hincapié en los beneficios sustanciales de la leche materna para el neonato prematuro y en la importancia de la contribución de parte de la madre.
   c. El uso de una bomba de leche y la extracción manual se deben iniciar dentro de las primeras 6 horas posparto.
   d. Se debe hacer hincapié en la importancia del calostro. El calostro fresco se debe recolectar y utilizar en las primeras ingestas.
   e. Las consultas sobre lactancia deben producirse, idealmente, antes del parto, o en el primer DDV, o cuando la madre esté disponible (p. ej., en casos en los que el neonato ha sido transferido desde otro hospital).
5. La fortificación de la leche humana es necesaria en neonatos con EBPN y en la mayoría de los recién nacidos con MBPN para permitir una ingesta óptima de nutrientes:
   a. Debido a que la composición de la leche materna varía ampliamente entre una madre y otra, y que la concentración de nutrientes en la leche prematura cambia con el tiempo, es difícil determinar el verdadero aporte de nutrientes, en particular de proteínas, que el neonato MBPN está recibiendo.
   b. Para otorgar las potenciales ventajas no nutricionales y proporcionar un aporte óptimo de nutrientes, la leche humana debe ser complementada o fortificada con proteínas, calcio, fósforo, vitamina D y sodio.
   c. La leche humana sola no satisface las necesidades de los neonatos con MBPN. Asumiendo un requerimiento proteico para estos neonatos de entre 4,0 g/kg/día y 4,3 g/kg/día, un neonato prematuro que tome la leche de su propia madre a volumen completo recibiría aproximadamente 2,5 g/kg/día. Si recibe leche humana de donante, que tiene menos proteína que la leche de la propia madre, el neonato recibiría solo alrededor de 1,5 g/kg/día. La fortificación de la leche humana es crucial para satisfacer el requerimiento de proteínas.
   d. Independientemente de si la leche proviene de la propia madre o de una donante, el calcio y el fósforo proporcionados por la leche humana no satisface para nada los valores necesarios para el crecimiento y la mineralización ósea.
   e. El nivel de proteínas que se supone presente en la leche de una madre que da a luz a un neonato prematuro es de 1,5 g/dL. Sin embargo, a medida que la lactancia progresa y en el mismo período en el que se proporciona un fortificador, el nivel proteico desciende. La leche humana de donante proporciona 0,8 a 1,0 g/dL.
   f. La alta variabilidad en el contenido de nutrientes en la leche humana hace que satisfacer los requerimientos nutricionales sea inherentemente impreciso.
   g. La composición de la leche varía con el volumen extraído, el tipo de leche obtenido (leche final o inicial) y el estadio de la lactancia.
   h. Se han desarrollado fortificadores líquidos concentrados de origen bovino y estériles, que se pueden añadir a la leche humana y que proporcionan más proteína que los fortificadores en polvo de origen bovino no estériles. El Center for Disease Control and Prevention ya no recomienda las fórmulas ni los fortificadores en polvo para neonatos prematuros, debido al riesgo de contaminación bacteriana y la consiguiente bacteriemia. Además, existe un fortificador de leche materna preparado a partir de leche humana concentrada de donante que proporciona proteínas, energía, calcio y fósforo adicionales. Permite una dieta exclusiva a base de leche humana.
   i. La fortificación más temprana (es decir, 40 mL/kg/día para el concentrado humano y 80 mL/kg/día para el concentrado líquido bovino) es importante para prevenir la carencia de proteínas durante la transición desde la NPT hacia la alimentación enteral.
   j. En la Tabla 57.4, se muestra el aporte proteico de diversas fórmulas para prematuros y fortificadores de leche materna. El principal objetivo con la fortificación de la leche materna es sostener las tasas de crecimiento posnatal por encima de la tasa de crecimiento intrauterino de 15 g/kg/día para prevenir la desnutrición y permitir la recuperación del crecimiento.
   k. Para alcanzar este objetivo de crecimiento, debe haber un equilibrio adecuado entre proteínas y energía.

L. Estudios adicionales: alimentación con leche humana frente a con fórmula y DBP:
1. En este estudio, observamos la influencia de la alimentación con leche humana frente a con fórmula sobre el crecimiento y los resultados en neonatos con MBPN que recibieron predominantemente leche humana o más del 50% de su dieta el primer año de vida frente a aquellos alimentados de forma predominante con fórmula:
   a. Los neonatos que recibieron predominantemente fórmula eran más grandes sobre la base de todos los parámetros antropométricos a los 6 meses de vida.
   b. Sin embargo, la duración de la alimentación con leche materna se correlacionó con puntuaciones del índice de desarrollo mental significativamente mejores a los 12 meses de vida luego de controlar según el ambiente hogareño y la inteligencia materna.
   c. Aquellos que recibieron más leche humana tenían mejor agudeza visual a pesar del hecho de que la fórmula tenía complemento de ADH (ácido docosahexaenoico).
   d. Los neonatos alimentados predominantemente con leche materna también tuvieron menos morbilidad luego del alta, incluso readmisiones hospitalarias.

13. Los resultados incluyeron las observaciones de que todos los neonatos con peso adecuado para la edad gestacional (AEG) demostraron recuperación del crecimiento cuando eran alimentados con una fórmula para el alta con mayor contenido proteico.
14. Las ventajas más importantes para el neonato prematuro alimentado con fórmula enriquecida con nutrientes fueron la combinación de una mayor masa libre de grasas a los 6 meses de edad y una mayor circunferencia cefálica. Aquellos niños < 34 semanas o < 1800 g al nacer deben ser dados de alta con una FPA para adquirir estas ventajas observadas en neonatos alimentados con fórmula.
15. Seguir cuidadosamente los parámetros antropométricos luego del alta y mantener la estrategia de FPA hasta una edad corregida de 9 a 12 meses, especialmente para neonatos con MBPN que estuvieron más enfermos y aquellos que desarrollaron DBP.
16. Los neonatos con MBPN dados de alta con leche materna requieren un abordaje individual basado en los valores de la antropometría y si hay presencia o no de osteopenia del prematuro cuando se acerca el momento del alta.
17. Los neonatos alimentados con leche materna con insuficiencia de crecimiento o evidencia de osteopenia al momento del alta pueden recibir fortificación alternando entre períodos de amamantamiento y administración de FPA u otras estrategias de fortificación analizadas en las secciones sobre leche materna y fortificación rica en calorías.
18. El crecimiento luego del alta debe ser monitoreado usando las curvas del CDC, las Curvas de Crecimiento del NCHS, y no con la Curva del IHDP.

IV. Trastornos alimentarios:

A. Los neonatos tratados con ventilación mecánica pueden desarrollar trastornos alimentarios, que alteran el crecimiento a largo plazo, el estado nutricional y el resultado del desarrollo.

B. En general, los trastornos alimentarios se reconocen por primera vez cuando, luego de extubar al paciente, este falla múltiples intentos de alimentarse por vía oral.

C. La hipersensibilidad orofaríngea, definida como una aversión patológica a la estimulación oral, se evidencia por un comportamiento elusivo a la introducción de cualquier tipo de alimento oral:

1. Este trastorno resulta de una intubación orotraqueal prolongada, de la aspiración orofaríngea y nasofaríngea frecuente, del uso prolongado de sondas de alimentación nasogástricas y orogástricas y de la administración de oxígeno mediante cánula nasal a altos flujos.
2. Los retrasos en el momento crucial para aprender a alimentarse pueden resultar en la pérdida de los reflejos de hociqueo y de deglución y contribuyen al problema en la alimentación.
3. El tratamiento de la hipersensibilidad orofaríngea incluye un programa de desensibilización de la orofaringe del niño con estimulación positiva e intentos de minimizar los estímulos negativos. Esto último implica el reemplazo de sondas de alimentación nasogástricas y orogástricas por tubos de gastrostomía y el uso de traqueostomía en lugar de intubación endotraqueal continua en caso de necesitar continuar la ventilación mecánica.

D. También se pueden observar trastornos de la deglución luego de períodos prolongados de ventilación mecánica:

1. Estos trastornos pueden afectar las tres fases de la deglución: oral, faríngea y esofágica.
2. Los trastornos de la deglución se pueden observar asociados a anomalías congénitas, tales como la micrognatia, la atresia de coanas, el labio leporino y la hendidura palatina, las fístulas traqueoesofágicas y las hendiduras laríngeas. También pueden ser adquiridos y se observan en neonatos con laringomalacia grave, DBP y lesiones neurológicas que resultan en parálisis cerebral.
3. La valoración de la disfunción deglutoria incluye una historia clínica minuciosa, el examen físico y la evaluación del estado neurológico, pulmonar y gastrointestinal. La videofluoroscopia es el estudio radiológico de elección para detectar anomalías en las diferentes fases de la deglución y el riesgo de aspiración.
4. El tratamiento depende de los signos, la etiología y los antecedentes de alimentación y habitualmente requiere terapia especial en cinco categorías: posicionamiento, normalización de la sensibilidad oral, modificación de la consistencia de los alimentos, adaptación de dispositivos de alimentación y ejercicios de alimentación oral.

E. Se puede observar un reflujo gastroesofágico (RGE) patológico en neonatos que recibieron ventilación mecánica, en especial en aquellos que desarrollan DBP, lesiones neurológicas que resultan en parálisis cerebral y traqueomalacia o estenosis subglótica por intubación endotraqueal prolongada:

1. La presentación clínica del RGE patológico incluye la presencia de residuos gástricos frecuentes, episodios de vómitos, falla de crecimiento y neumonía por aspiración.
2. El tratamiento médico ha incluido antiácidos, antagonistas del receptor H_2 e inhibidores de la bomba de protones. Sin embargo, estos tratamientos se han relacionado con el desarrollo de ECN. No se los utiliza en la UCIN durante las primeras semanas o meses de cuidados intensivo.
3. En casos graves de RGE refractario al tratamiento médico, se puede indicar la funduplicatura tipo Nissen.

Bibliografía de consulta

Adamkin DH. Postdischarge nutritional therapy. J Perinatol 2006; 26 suppl 1: S27-30.

Adamkin DH. Nutritional strategies for the very low birthweight infant. Cambridge: Cambridge University Press, 2009.

Adamkin DH, Radmacher PG. Fortification of human milk in very low birth weight infants (VLBW <1500 g birth weight). Clin Perinatol 2014; 41 (2): 405-21.

Ehrenkranz RA. Early, aggressive nutritional management for very low birth weight infants: what is the evidence? Semin Perinatol 2007; 31: 48-55.

Ehrenkranz RA, Younes N, Lemons J, et al. Longitudinal growth of hospitalized very-low-birth-weight infants. Pediatrics 1999; 104: 280-9.

Ehrenkranz RA, Dusick AM, Vohr BR, et al. Growth in the neonatal intensive care unit influences neurodevelopmental and growth outcomes of extremely low birth weight infants. Pediatrics 2006; 117: 1253-61.

Ehrenkranz RA, et al. Early nutrition mediates the influence of severity of illness on extremely LBW infants. Pediatr Res 2011; 69 (6): 522-9. doi:10.1203/PDR.0b013e318217f4f1.

Embleton NE, Pang N, Cooke RJ. Postnatal malnutrition and growth retardation: an inevitable consequence of current recommendations in preterm infants? Pediatrics 2001; 107: 270-3.

Ernst KD, Radmacher PG, Rafail ST, et al. Postnatal malnutrition of extremely low birthweight infants with catch-up growth postdischarge. J Perinatol 2003; 23: 447-82.

Kuscel CA, Harding JE. Multicomponent fortified human milk for promoting growth in preterm infants (Cochrane Review). The Cochrane Library, 2005.

Leitch CA, Denne SC. Energy expenditure in the extremely low birth weight infant. Clin Perinatol 2000; 27: 181.

Lucas A, Morley R, Cole TJ. Randomised trial of early diet in preterm babies and later intelligence quotient. BMJ 1998; 317: 1481-7.

Miller M, Vaidya R, Rastogi D, Bhutada A, Rastogi S. From parenteral to enteral nutrition: a nutrition-based approach for evaluating postnatal growth failure in preterm infants. JPEN J Parenter Enteral Nutr 2014; 38 (4): 489-97.

O'Connor DL, Khan S, Welshuhn K, et al. Growth and nutrient intakes of human milk-fed preterm infants provided with extra energy and nutrients after hospital discharge. Pediatrics 2008; 121 (4): 766-76.

Poindexter BB, Karn CA, Denne SC. Exogenous insulin reduces proteolysis nd protein synthesis in extremely low birth weight infants. J Pediatr 1998; 132: 948-53.

Radmacher PG, Rafail S, Adamkin DH. Nutrition and growth in VVLBW Infants with and without bronchopulmonary dysplasia. Neonatal Intensive Care 2004; 16 (1): 22-6.

Rigo J, Senterre J. Nutritional needs of premature infants: current issues. J Pediatr 2006; 149: S80-8.

Stefano JL, Norman ME, Morales MC, et al. Decreased erythrocyte Na-K+-ATPase activity associated with celular potassium loss in extremely-low-birth-weight infants with nonoliguric hyperkalemia. J Pediatr 1993; 122: 276.

Theile AR, Radmacher PG, Anshutz TW, Davis DW, Adamkin DH. Nutritional strategies and growth in extremely low birth weight infants with bronchopulmonary dysplasia over the past 10 years. J Perinatol 2012; 32 (2): 117-22.

Ziegler EE. Meeting the nutritional needs of the low-birth-weight infant. Ann Nutr Metab 2011; 58 suppl 1: 8-18.

Ziegler EE, Thureen PJ, Carlson SJ. Aggressive nutrition of the very-low-birth-weight infant. Clin Perinatol 2002; 29: 225-44.

58

Administración de surfactante

Fernando Moya • Kathryn Colacchio

I. Introducción:

A. La administración de surfactante exógeno se considera uno de los avances más significativos en neonatología y ha sido el estándar de atención durante las últimas tres décadas para prevenir y tratar el síndrome de dificultad respiratoria (SDR) en neonatos prematuros. Un reciente estudio observacional informó un incremento en la incidencia de displasia broncopulmonar (DBP) a lo largo del mismo período, aunque no se sugirió una relación de causalidad.

B. Los neonatos que desarrollan SDR, por lo general, tienen una reserva de surfactante lipídico menor de 10 mg/kg en comparación con la magnitud de la reserva en neonatos de término de alrededor de 100 mg/kg. Además, el surfactante de neonatos prematuros con SDR tiene un menor porcentaje de especies de fosfatidilcolina saturada, menos fosfatidilglicerol y menos proteínas surfactantes.

II. Estructura y función del surfactante pulmonar:

La principal función del surfactante pulmonar es disminuir el trabajo respiratorio reduciendo la tensión superficial en la interfase aire-líquido en los alvéolos. Además, estabiliza las vías respiratorias, mejora el transporte mucociliar, previene la formación de edema y contribuye a la defensa pulmonar contra patógenos.

A. Fosfolípidos del surfactante:

1. El surfactante pulmonar es un microagregado con alrededor del 90% de lípidos altamente organizados (alrededor del 85% son fosfolípidos) y 10% de proteínas surfactantes específicas (SP-A, SP-B, SP-C y SP-D). Sus componentes son sintetizados y secretados hacia los espacios alveolares por las células epiteliales tipo II. Los diversos lípidos del surfactante provienen de la circulación, de la síntesis *de novo* o de la recaptación desde las reservas alveolares. Estos lípidos son conducidos desde el retículo endoplasmático hacia el cuerpo lamelar, la organela para el almacenamiento de surfactante de las células tipo II. Este proceso necesita la presencia de transportador de tipo casete de unión a ATP A3 (ABCA3), que está codificado en el cromosoma 16. Las mutaciones de este gen son la causa más frecuente de insuficiencia respiratoria hereditaria en recién nacidos.
2. La dipalmitoilfosfatidilcolina (DPPC) es el lípido más abundante (75%) y es la principal variedad con actividad en la superficie de intercambio. Su estructura está adaptada para formar una monocapa estable que genera la disminución de la tensión superficial requerida para prevenir el colapso alveolar al final de la espiración. A temperatura fisiológica la DPPC es un gel cristalino, pero, debido a su estructura rígida no es capaz de adsorberse y esparcirse rápidamente.
3. Su distribución es facilitada por la presencia de proteínas surfactantes. Además, la presencia de fosfolípidos insaturados aporta fluidez a la estructura para facilitar su adsorción y distribución en la interfase aire-líquido.

B. Proteínas del surfactante:

1. Las proteínas hidrofóbicas del surfactante, SP-B y SP-C, promueven la rápida absorción de fosfolípidos en la interfase aire-líquido y son responsables de la disminución sostenida de la tensión superficial luego de una compresión dinámica. La SP-B es necesaria para la formación de los cuerpos lamelares y de la mielina tubular, así como para el procesamiento de la pro-SP-C. La contribución de la SP-B y de la SP-C tanto a la organización estructural como a la persistencia funcional del surfactante pulmonar es esencial debido a los siguientes factores:
   a. La cantidad de SP-B y SP-C está reducida en el surfactante de neonatos con SDR y en aquellos que evolucionan hacia o con DBP establecida.

b. Una insuficiencia respiratoria letal se manifiesta luego del nacimiento con deficiencia de SP-B, debido a alteraciones en su gen localizado en el cromosoma 2. Actualmente, se han identificado muchas de estas mutaciones, por lo general, heredadas en forma autosómica recesiva.
c. Las mutaciones en el gen de la SP-C localizado en el cromosoma 8 dan como resultado una síntesis inadecuada de esta proteína o en la acumulación de un precursor anormal de la SP-C. Por lo general, son heredadas en forma autosómica dominante, aunque recientemente se han descrito mutaciones espontáneas. Las manifestaciones clínicas son las de una forma de enfermedad intersticial pulmonar crónica que con frecuencia comienza en la niñez.

2. Las proteínas surfactantes hidrofílicas SP-A y SP-D son glucoproteínas complejas que pertenecen a la familia de la colectina, un subgrupo de la superfamilia de la lectina. La SP-A es codificada por dos genes localizados en el cromosoma 10, mientras que la SP-D es codificada por un solo gen en el mismo cromosoma:
a. La SP-A y la SP-D son importantes para la formación de la mielina tubular, mientras que la SP-D participa en la regulación de la reserva de lípidos surfactantes. Estas dos proteínas cumplen un papel importante en la barrera innata para la defensa pulmonar contra organismos patógenos, como bacterias, hongos y virus.
b. En humanos, se han descrito mutaciones genéticas de sus genes, pero no se presentan con insuficiencia respiratoria en el período neonatal.

III. Surfactantes exógenos:
A. Para que los surfactantes exógenos sean efectivos deben ser capaces de adsorberse muy rápidamente a la interfase aire-líquido una vez administrados, con lo que se logra una tensión superficial muy baja durante la espiración, así como volver a esparcirse de forma eficiente durante la inspiración.
B. La administración de surfactante exógeno a un animal o a un humano recién nacido prematuro con deficiencia de surfactante disminuye la presión mínima necesaria para abrir los pulmones, aumenta la capacidad residual funcional y los volúmenes pulmonares máximos y previene el colapso pulmonar a bajas presiones.
C. Tipos de surfactantes exógenos:
Existen muchos surfactantes exógenos actualmente disponibles y algunos están en desarrollo. Si bien no todos los surfactantes exógenos son iguales, en general se agrupan en dos categorías de acuerdo con si provienen de pulmones animales o si tienen origen sintético. La nueva generación de surfactantes sintéticos contiene péptidos que imitan la acción de la SP-B o de la SP-C (Tabla 58.1).
D. Las preparaciones de surfactante de origen animal son purificadas y extraídas con solventes orgánicos a partir de molidos pulmonares o lavado pulmonar, ya sea de fuentes bovinas o porcinas:
1. Su concentración de fosfolípidos varía, pero, por lo general, es igual o mayor al 80% y todos contienen cantidades variables de SP-B y SP-C, pero no SP-A ni SP-D.
2. Existen muchas diferencias significativas en la composición de estas preparaciones que pueden tener un efecto en su desempeño clínico a corto plazo. Por ejemplo, la concentración de SP-B es sustancialmente menor en la

Tabla 58.1 Los diferentes surfactantes actualmente disponibles o en desarrollo

Nombre genérico (nombre comercial)	Origen	Características	Proteína	Primera dosis, mg/kg (mL/kg)	Dosis adicionales, cantidad máxima, mg/kg (mL/kg)
Surfactantes de origen animal					
Calfactant (Infasurf®)	Lavado pulmonar de ternero	Extraído con cloroformo/metanol	SP-B/SP-C	105 (3)	Máx. 2 dosis al menos c/12 h, 105 (3)
(BLES®)	Lavado pulmonar de vaca	Extraído con cloroformo/metanol	SP-B/SP-C	135 (5)	Máx. 2 dosis al menos c/6 h, 135 (5)
Beractant (Survanta®)	Extracto de pulmón bovino molido	Enriquecido con DPPC, tripalmitoilglicerol y ácidos grasos libres	SP-C/escaso contenido de SP-B	100 (4)	Máx. 3 dosis al menos c/6 h, 100 (4)
Poractant (Curosurf®)	Extracto de pulmón porcino molido	Sin lípidos neutros (cromatografía líquido-gel)	SP-B/SP-C	100-200 (1,25-2,5)	Máx. 2 dosis al menos c/12 h, 100 (1,25)
Surfactantes sintéticos sin péptidos					
Colfosceril palmitato (Exosurf®)a	Sintético	DPPC + Hexadecanol (9%) + Tiloxapol (6%)	0	67 (5)	Máx. 3 dosis al menos c/12 h, 67 (5)
Surfactantes sintéticos con péptidos					
Lucinactant (Surfaxin®)b	Sintético	DPPC/POPG 3/1 + ácidos grasos libres (ácido palmítico)	Sinapultide (3%)	175 (5,8)	Máx. 3 dosis al menos c/6 h, 175 (5,8)

[a] Ya no está disponible.
[b] No se usa clínicamente como instilación líquida, bajo estudio en forma aerosolizada.

preparación de molido pulmonar en comparación con los surfactantes derivados de lavados pulmonares. De todos los surfactantes, el de origen porcino, poractant alfa, es el que contiene la mayor cantidad de fosfolípidos por unidad de volumen.

E. Las preparaciones de surfactante sintético están compuestas por uno o dos fosfolípidos, habitualmente DPPC y fosfatidilglicerol:
   1. Durante casi 20 años el colfosceril palmitato (Exosurf®) fue el surfactante sintético sin proteínas más utilizado. Sin embargo, no ha estado disponible por muchos años, pero se lo menciona solo, debido a los ensayos ampliamente citados en los que se comparan los surfactantes de origen animal con los sintéticos.
   2. Lucinactant (Surfaxin®) es una nueva generación de surfactante sintético autorizado por la FDA compuesto por DPPC, palmitoil-oleil-fosfatidilglicerol (POPG) y ácido palmítico. Además, incluye un péptido sintético de 21 aminoácidos (sinapultide) que consiste en repeticiones de lisina y leucina, cuya estructura espacial y función se asemejan a la de SP-B. Aerosurf® es una forma aerosolizada de lucinactant que se está evaluando en ensayos clínicos, pero actualmente no tiene autorización de la FDA. Se encontró que es beneficioso: podría brindar la posibilidad de administrar tratamiento con surfactante sin la necesidad de realizar una laringoscopia directa o una intubación endotraqueal.
   3. Recientemente se ha desarrollado otro surfactante sintético compuesto por DPPC, POPG, ácido palmítico y SP-C recombinante obtenido mediante expresión en un sistema procariota. Sin embargo, hasta la fecha no existen publicaciones de experiencias con neonatos.

IV. Respuestas al surfactante:

La respuesta clínica a la administración de surfactante exógeno se puede clasificar en tres estadios:

A. Estadio uno: respuesta aguda al tratamiento (se produce minutos luego de la administración). La respuesta inicial resulta de las propiedades biofísicas del surfactante y depende de su rápida distribución hacia áreas pulmonares distales. Por lo general, la primera respuesta clínica a la instilación de surfactante es una mejora en la oxigenación, la cual parece derivar principalmente de un aumento de la capacidad residual funcional de los pulmones. Debido a esto, es esencial el monitoreo continuo de la saturación de oxígeno durante y luego de la administración. Además, la mejora en el intercambio gaseoso luego de la administración puede ser bastante rápida y la presión de insuflación y el volumen corriente se deben ajustar observando la expansión torácica, monitoreando el volumen corriente y midiendo de forma intermitente los gases en sangre. Esta respuesta aguda al surfactante es más rápida para las preparaciones que contienen más SP-B.

B. Estadio dos: respuesta sostenida a la dosis inicial de surfactante (se produce horas después de la administración):
   1. Resulta de la mejora en la mecánica pulmonar y del reciclado de componentes del surfactante desde los espacios aéreos hacia las células tipo II, donde los lípidos, en parte, son conducidos hacia los cuerpos lamelares para secretarlos en los espacios alveolares.
   2. De esta manera, el tratamiento con surfactante aumenta rápidamente la reserva metabólica para el metabolismo endógeno. En general, el reciclado es más eficiente en los pulmones prematuros, donde se han medido tasas de reciclado tan altas como del 80% al 90% (Jobe, 2006).
   3. Sin embargo, esto no garantiza que una sola dosis de surfactante sea efectiva. De hecho, algunos neonatos pueden permanecer todavía en ventilación mecánica con una FiO_2 mayor del 30%-40% muchas horas después de la primera dosis y pueden ser elegibles para un nuevo tratamiento. Una respuesta escasa a una dosis de surfactante inicial adecuadamente administrada, en especial si el neonato fue expuesto a corticoides prenatales, por lo general, se asocia con asfixia (pulmón de *shock*), infección o grados variables de hipoplasia pulmonar.
   4. No existe un beneficio demostrado de la administración de más de dos dosis adicionales. Además, no está bien establecido el beneficio de la administración de surfactante más allá de las primeras 48 h a 72 h después del nacimiento.

C. Estadio tres: respuesta persistente a la dosis inicial de surfactante (se produce días o quizás semanas después de la administración). Se atribuye a la larga vida media de los componentes del surfactante tanto endógeno como exógeno dentro de los espacios aéreos; se estima que es de alrededor de 3 días para los neonatos con SDR. El balance neto de síntesis lenta, secreción, metabolismo y eliminación de surfactante y sus componentes permite al neonato con SDR acumular una gran cantidad de surfactante durante muchos días.

V. Eficacia de la utilización de surfactante para el SDR:

A. Eficacia general del surfactante:
   1. La administración de surfactante para la prevención o el tratamiento del SDR es muy efectiva, como lo muestran muchos ensayos aleatorizados y metaanálisis. Cabe destacar que la mayoría de los estudios de uso de surfactante controlados con placebo fueron realizados antes de la amplia utilización de corticoides prenatales (la mayoría de los ensayos informaron una exposición menor del 40%) y sin uso rutinario de presión positiva continua en la vía aérea (CPAP).

2. Históricamente, el surfactante se utilizó tanto en un abordaje profiláctico como de rescate:
   a. El primero consistía en la administración dentro de los primeros 30 min a 60 min después del nacimiento independientemente del estado respiratorio y, por lo general, en neonatos muy prematuros con riesgo elevado de SDR. Esto dio como resultado la administración de surfactante en proporciones variables de neonatos que no habrían desarrollado SDR.
   b. La administración de rescate (tratamiento) se realizó en neonatos con signos establecidos de insuficiencia respiratoria y, habitualmente, confirmación radiográfica de SDR. En este abordaje, los neonatos que fueron intubados y, por lo general, requirieron una FiO_2 mayor del 30% al 35% se consideraron elegibles para el tratamiento, el cual con frecuencia se llevó a cabo muchas horas después del nacimiento. En ensayos más contemporáneos se ha utilizado un umbral más alto de FiO_2 para administrar surfactante.
   c. En muchos estudios se ha evaluado el beneficio de una estrategia de rescate temprano (administración temprana a neonatos sintomáticos antes de las dos horas de vida) en comparación con el tratamiento de rescate clásico.
   d. Con el paso del tiempo, estas distinciones se han vuelto más imprecisas, en especial más recientemente con el surgimiento del uso generalizado de CPAP o sus derivados como forma inicial de soporte respiratorio, incluso en neonatos extremadamente prematuros. A pesar de estos puntos, una gran cantidad de datos provenientes de ensayos aleatorizados han demostrado lo siguiente:
      (1) Una reducción consistente de alrededor del 40% en la probabilidad de muerte neonatal luego de la administración de surfactante, ya sean productos de origen animal o sintéticos, administrado en forma de profilaxis o como tratamiento de rescate en comparación con el placebo.
      (2) Ambos tipos de surfactante y de estrategia de administración también han resultado en una reducción significativa del 30% al 50% en la probabilidad de escapes de aire pulmonar (neumotórax, neumomediastino o enfisema intersticial).
3. A pesar de la utilización generalizada de surfactante, la incidencia de DBP no ha disminuido de manera consistente, aunque se ha sugerido que la gravedad de este trastorno se ha atenuado. Asimismo, no se ha reducido de manera significativa la manifestación de otras complicaciones de la prematurez con el tratamiento con surfactante.
4. Las primeras revisiones de ensayos controlados demostraron reducciones en la mortalidad y en la incidencia de neumotórax ante la administración profiláctica de surfactante en comparación con la espera hasta el desarrollo de SDR significativo. Sin embargo, no se han mostrado tales mejoras en revisiones sistemáticas de ensayos más contemporáneos, en los cuales se incorporó el uso rutinario de CPAP durante la estabilización posparto, así como la utilización generalizada de corticoides (habitualmente más del 80% al 90%).
5. Más recientemente, se ha administrado surfactante utilizando el abordaje INSURE (INtubar-SURfactante-Extubar), en el cual el surfactante se administra luego de una intubación endotraqueal electiva, seguida de un período variable de ventilación mecánica. Este abordaje, por lo general, es bien tolerado y resulta principalmente en una menor necesidad de ventilación mecánica, pero no se ha demostrado una reducción general de la mortalidad o de la incidencia de DBP. Además, esta estrategia puede ser más apta para neonatos de más de 25 a 26 semanas de edad gestacional que no requieren intubación durante la resucitación en la sala de partos. Para aquellos neonatos con mayor riesgo de SDR, en quienes ya se ha introducido un tubo endotraqueal durante la resucitación, probablemente exista muy poca morbilidad adicional derivada de la administración de surfactante.
6. Muchos ensayos aleatorizados recientes (COIN, SUPPPORT y CURPAP) han evaluado si el uso de CPAP frente al abordaje más tradicional de intubación y administración de surfactante en la sala de partos reduce la incidencia de DBP y la mortalidad en neonatos muy prematuros de entre 24 y menos de 29 semanas:
   a. Estos ensayos son bastante diferentes en cuanto a su diseño y criterios de inclusión/exclusión que los ensayos de surfactante previos, lo que dificulta sacar conclusiones generalizables a partir de sus resultados. Por ejemplo, algunos de ellos solo permitieron la administración de surfactante a una FiO_2 mucho más alta que los previamente estudiados y recomendados ($FiO_2 > 50\%$ en el estudio SUPPORT y FiO_2 del 60% en el estudio COIN).
   b. En el estudio SUPPORT, los criterios ventilatorios para la extubación, si bien diferentes entre los dos grupos, fueron mucho más altos que los parámetros utilizados en ensayos e investigaciones previos y superaron incluso indicaciones previas para la administración de nuevas dosis de surfactante. No obstante esto, los investigadores sugirieron que el uso temprano de CPAP en la sala de partos reduce la necesidad de ventilación mecánica y la proporción de neonatos que necesitan surfactante. Además, informaron una tendencia hacia una menor incidencia de DBP en aquellos neonatos que recibieron CPAP inicial y, en el análisis *post hoc*, menos mortalidad de neonatos de entre 24 y menos de 26 semanas; sin embargo, no se brindó información específica acerca de qué proporción de estos neonatos más inmaduros recibió surfactante en última instancia.
   c. Por el contrario, la demora en la administración de surfactante también puede aumentar los riesgos de neumotórax y de escapes de aire generales. Además, debido a que en ambos ensayos, COIN y SUPPORT, más del 50% de los neonatos de menos de 26 semanas aleatorizados a recibir CPAP fueron intubados tempranamente, parece razonable considerar la administración de surfactante una vez colocado el tubo endotraqueal y luego de que haya demostrado la necesidad de oxigenoterapia.

VI. Comparación directa entre surfactantes:

A. Muchos ensayos aleatorizados han comparado la eficacia del surfactante de origen animal con la de los surfactantes sintéticos. Metaanálisis previos agruparon a los surfactantes según su origen, es decir naturales (de origen animal) frente a sintéticos; sin embargo, debido a las enormes diferencias en su composición y en el modo de administración, se obtienen mejores datos comparativos a partir de las comparaciones directas entre surfactantes. Aunque no sea el objetivo de este capítulo enumerar todas estas comparaciones realizadas hasta la fecha, abajo se presentan algunas conclusiones.

B. La administración de una preparación de surfactante que contiene proteínas surfactantes o sus homólogos sintéticos, por lo general, resulta en un inicio de acción más rápido determinado por el destete de la FiO_2 y del soporte ventilatorio. Además, el inicio de acción es más rápido entre surfactantes de origen animal que contienen más SP-B en comparación con los que tienen menos cantidades de esta proteína.

C. El efecto anterior probablemente se relacione con la menor incidencia de escapes de aire cuando se comparan surfactantes que contienen proteínas surfactante con aquellos que solo contienen fosfolípidos sin proteínas.

D. A pesar de estos hallazgos, los datos actualizados de ensayos de comparación directa no han demostrado diferencias generales en la mortalidad o en la incidencia de DBP como resultado de la utilización de diferentes surfactantes. Las únicas excepciones a esto son el ensayo de hace 2 décadas en el que se comparó poractant con pumactant, y una reciente revisión sistemática en la que se comparó poractant con beractant, el cual mostró una menor mortalidad en favor de poractant.

E. Dos ensayos clínicos aleatorizados realizaron una comparación entre el surfactante sintético con contenido proteico lucinactant y colfosceril palmitato, beractant y poractant. Estos estudios informaron más sobrevivientes sin DBP con el uso de lucinactant en comparación con colfosceril. Sin embargo, no hubo diferencia significativa en la sobrevida sin DBP entre los tres surfactantes con contenido proteico. Además, no hubo diferencias en otras complicaciones frecuentes de la prematuridad. Sin embargo, colfosceril ya no está disponible y lucinactant en su forma líquida no se está comercializando activamente.

VII. Administración y preocupaciones prácticas:

A. Todos los surfactantes de origen animal necesitan ser calentados a temperatura ambiente antes de su administración. La formulación líquida de lucinactant autorizada por la FDA requiere un proceso de calentamiento a 44 °C en un bloque térmico durante 15 min antes de su administración. El tratamiento con surfactante se debe realizar luego de garantizar clínicamente una adecuada colocación del tubo endotraqueal. La realización de una radiografía de tórax antes de la administración de surfactante solo se indica en neonatos prematuros con riesgo elevado de SDR cuando es necesario descartar alteraciones como el neumotórax.

B. En la Tabla 58.1, se indican las dosis recomendadas por los fabricantes:

1. La dosis habitualmente se divide en dos alícuotas (aunque algunos fabricantes recomiendan cuatro) y se administra a través de un catéter 5 French que se hace pasar a través del tubo endotraqueal mientras el neonato es ventilado para garantizar la máxima dispersión.
2. Resulta mejor evitar desconectar al neonato del circuito ventilatorio durante la administración para proporcionar presión positiva continua. De acuerdo con las recomendaciones de los fabricantes, la cabeza y el torso del neonato se deben rotar 30° a 45° hacia la derecha para la primera media dosis y, luego, a la izquierda para la alícuota restante. Poractant también se puede administrar en un bolo rápido sin cambio de posición, interrupción de la ventilación mecánica ni necesidad de ventilación manual. Algunos estudios han informado una administración segura si se utiliza un tubo endotraqueal de doble luz.
3. Con frecuencia, se observa una desaturación transitoria y una leve bradicardia durante la administración que pueden requerir una regulación de los ajustes del ventilador y de la FiO_2 o interrupción de la administración de surfactante. Ocasionalmente, se observa obstrucción del tubo endotraqueal y reflujo de surfactante.
4. Aunque algunas comparaciones directas entre surfactantes han revelado algunas diferencias en estas complicaciones entre las diversas preparaciones estudiadas, la mayoría de los efectos colaterales fueron transitorios y no resultaron en morbilidad significativa. Además, estas diferencias no parecen estar relacionadas con el volumen administrado y son más frecuentes con dosis repetidas.

C. La administración de surfactante sin intubación endotraqueal probablemente sea más frecuente en el futuro cercano. Los dos abordajes evaluados en la actualidad son la administración mediante técnicas en general denominadas como terapia mínimamente invasiva con surfactante (MIST) o terapia con surfactante menos invasiva (LIST), o entrega de surfactante aerosolizado:

1. Tanto la MIST como la LIST requieren la realización de una laringoscopia directa y la administración de surfactante se lleva a cabo utilizando una sonda nasogástrica u otro tubo relativamente rígido introducido más allá de las cuerdas vocales. Los informes que resumen los pasos involucrados en estas técnicas no han descrito de manera consistente si los neonatos recibieron medicación antes de la laringoscopia y si se utilizó CPAP durante la administración. Además, estas técnicas no están exentas de efectos colaterales y muchos autores han informado

complicaciones relativamente similares a las observadas luego de la intubación endotraqueal al administrar surfactante. Además, sigue siendo preocupante el reflujo de surfactante y la posible necesidad frecuente de nuevas dosis. En general, los ensayos de MIST y LIST han sido estudios de un solo centro médico o de experiencias en neonatos prematuros relativamente más grandes y más estables menores de 26 a 27 semanas de gestación. Los recientes ensayos de MIST incluyen el estudio AMV (evitación de la ventilación mecánica mediante la administración de surfactante), el estudio Take Care y el ensayo NINSAPP (Aplicación de Surfactante Durante la Respiración Espontánea con Presión Positiva Continua en la Vía Aérea en Neonatos Prematuros Menores de 27 Semanas). En este estudio, se encontró que la terapia con surfactante administrada a través de una sonda de alimentación redujo la necesidad de posterior intubación y ventilación y mejoró los resultados respiratorios a corto plazo. En la actualidad, se están realizando estudios adicionales para definir detalles específicos de este abordaje.

2. Aerosolización de surfactante. Esta técnica, si demuestra ser clínicamente viable y efectiva, tiene el potencial de revolucionar la administración de surfactante. Se ha sugerido que para que el surfactante aerosolizado funcione, las partículas generadas deben tener un diámetro de alrededor de 2 mm para que puedan llegar a los espacios aéreos distales. Existen muchos tipos de generadores de aerosol, concretamente los tipos *jet*, ultrasónico, de membrana vibratoria y un sistema de capilares calentados. Recientemente, se ha revisado cómo funcionan estos sistemas. Muchos estudios de SDR en modelos animales han demostrado que el surfactante aerosolizado logra mejoras en el intercambio gaseoso y en la mecánica pulmonar:

   Existe experiencia clínica limitada con surfactante aerosolizado en recién nacidos humanos. Hasta la fecha solo se ha publicado un pequeño ensayo aleatorizado de surfactante aerosolizado (poractant). En este estudio, se utilizó un nebulizador *jet* como método de entrega. Se incluyeron 32 neonatos con SDR establecido que recibían CPAP. No se observaron beneficios y los autores sugirieron que se debía optimizar el método de entrega del surfactante aerosolizado. Un ensayo contemporáneo más pequeño no controlado demostró la viabilidad de la aerosolización de lucinactant con la utilización un generador de membrana vibratoria para prevenir el SDR en neonatos prematuros de entre 28 y 32 semanas de gestación.

   Existen muchos desafíos que deben ser superados antes de que esta técnica resulte utilizable. No solo el método de entrega y el tamaño de las partículas son variables cruciales, sino también la dosis, la duración de la aerosolización, la pérdida potencial de surfactante hacia la vía aérea superior y el tracto gastrointestinal y el mejor sistema de CPAP a utilizar, entre otras, también son interrogantes de gran importancia. En una revisión reciente de la administración de aerosol a recién nacidos ventilados se analiza en detalle algunas de estas consideraciones.

VIII. Uso de surfactante para otras indicaciones neonatales:

Muchos estudios experimentales y clínicos han sugerido que la patogénesis de diversos trastornos respiratorios neonatales, tales como el síndrome de aspiración de líquido amniótico meconial (SAM), la neumonía/sepsis, DBP y la hernia diafragmática congénita (HDC), incluye la inactivación del surfactante o una síntesis deficiente de sus componentes. Por lo tanto, estos trastornos se han considerado como objetivos potenciales para el tratamiento con surfactante. Sin embargo, la evidencia clínica para respaldar esto es limitada y, por lo general, no se ha evaluado en ensayos aleatorizados de tamaño adecuado.

A. Síndrome de aspiración de líquido amniótico meconial:

1. Muchos ensayos aleatorizados han mostrado que la administración de surfactante a neonatos con SAM mejora la oxigenación y reduce la necesidad de oxigenación por membrana extracorpórea (ECMO).
2. Sin embargo, existen ciertas salvedades:
   a. La mayoría de los neonatos incluidos en estos ensayos estaban bastante enfermos y con niveles elevados de soporte, determinados por un índice de oxigenación mayor de 15 a 20. El beneficio del surfactante en neonatos con SAM no intubados o con grados moderados de enfermedad respiratoria sigue siendo desconocido.
   b. Principalmente se han estudiado surfactantes de origen animal cuando el surfactante se administró en bolo. En algunos estudios, se utilizó una dosis mayor de fosfolípido que la utilizada para el SDR.
   c. Los efectos beneficiosos del surfactante pueden no aparecer hasta después de administrar más de una dosis.
   d. Un metaanálisis actualizado de todos los ensayos de surfactante en bolo confirmó que esta forma de administración reduce la gravedad del SAM y disminuye el número de neonatos que requieren ECMO (El Shaned y cols., 2014).
   e. Dos estudios aleatorizados han evaluado la eficacia y la seguridad del lavado broncoalveolar con surfactante bovino diluido (beractant) o sintético con contenido peptídico (lucinactant) en el SAM grave. Dichos ensayos mostraron cierta mejora en la función respiratoria (tendencia a una menor duración de la ventilación mecánica) y una disminución del resultado compuesto de muerte o necesidad de ECMO en el análisis *post hoc* (Dargaville y cols., 2010). Sin embargo, no hay una cantidad suficiente de neonatos estudiados para sacar conclusiones sólidas.

B. Neumonía y sepsis:

1. La administración de surfactante de origen animal puede mejorar la oxigenación y disminuir los requerimientos ventilatorios en neonatos prematuros y de término con insuficiencia respiratoria asociada a sepsis por estreptococos del grupo B.

2. Sin embargo, actualmente existe evidencia insuficiente para determinar si el tratamiento con surfactante mejora el resultado a largo plazo de los recién nacidos sépticos con insuficiencia respiratoria y no se puede recomendar su utilización con este objetivo.

C. Displasia broncopulmonar:
1. Los datos de estudios en animales y neonatos que evolucionan hacia o con DBP establecida han mostrado anomalías cualitativas y cuantitativas en el surfactante.
2. Los estudios observacionales mostraron mejoras transitorias en la oxigenación y en el soporte ventilatorio en neonatos con DBP a quienes se administró surfactante exógeno. Estas se han confirmado en dos recientes estudios aleatorizados controlados con placebo en los que se utilizó lucinactant o calfactant. Este último también incluyó la administración de óxido nítrico inhalado. Sin embargo, la administración de surfactante solo en neonatos con DBP en evolución sigue bajo estudio y no se puede recomendar de forma generalizada.
3. No obstante esto, el uso de surfactante como vehículo para otras intervenciones dirigidas a la prevención de la DBP puede volverse una alternativa viable. En un reciente ensayo aleatorizado se investigó si la adición del corticoide budesonide al surfactante administrado a través de un tubo endotraqueal era útil para disminuir el riesgo de desarrollar DBP (Yeh y cols., 2016). Este estudio aleatorizó a 265 neonatos con muy bajo peso al nacer y SDR significativo a las 4 h tras el parto (que recibían ventilación mecánica y una $FiO_2 \geq 0,5$) a recibir surfactante solo (100 mg/kg) o con la adición de budesonide (0,25 mg/kg). Los autores mostraron una reducción significativa en el resultado de muerte o de DBP (44% frente a 66%) y, además, reducciones en las citoquinas proinflamatorias en aspirados traqueales. Cabe destacar que un pequeño estudio en corderos prematuros demostró que la administración intratraqueal de una dosis similar de budesonide resultó en concentraciones plasmáticas máximas inversamente relacionadas con el índice de oxigenación y, de forma muy importante, sin acumulación en el tejido cerebral.

D. Hernia diafragmática congénita:
1. Las determinaciones de los fosfolípidos del surfactante o de las proteínas surfactantes en modelos animales de HDC, en el líquido amniótico y en algunos neonatos con esta alteración han implicado una deficiencia cuantitativa de componentes del surfactante en su patogénesis.
2. Hasta la fecha, no existen ensayos aleatorizados que examinen este importante interrogante clínico. Sin embargo, la evidencia de grandes bases de datos observacionales no respalda su uso de rutina en el tratamiento de estos neonatos independientemente de si son prematuros o de término.

Bibliografía de consulta

Ballard RA, Keller RL, Black DM, Ballard PL, et al. Randomized trial of late surfactant treatment in ventilated preterm infants receiving inhaled nitric oxide. J Pediatr 2016; 168: 23-9.

Berggren E, Liljedahl M, Winbladh B, Andreasson B, et al. Pilot study of nebulized surfactant therapy for neonatal respiratory distress syndrome. Acta Paediatr 2000; 89: 460-4.

Blanco O, Perez-Gil J. Biochemical and pharmacological differences between preparations of exogenous natural surfactant used to treat Respiratory Distress Syndrome: role of the different components in an efficient pulmonary surfactant. Eur J Pharmacol 2007; 568: 1-15.

Chong E, Greenspan J, Kirkby S, Culhane J, Dysart K. Changing use of surfactant over 6 years and its relationship to chronic lung disease. Pediatrics 2008; 122: e917-21.

Dargaville P, Copnell B, Mills J, et al. Randomized controlled trial of lung lavage with dilute surfactant for meconium aspiration syndrome. J Pediatr 2010; 158: 383-9.

Dargaville PA, Aiyappan A, De Paoli AG, et al. Continuous positive airway pressure failure in preterm infants: incidence, predictors and consequences. Neonatology 2013; 104: 8-14.

Dunn M, Kaempk J, de Klerk A, de Klerk R, et al. Randomized trial comparing 3 approaches to the initial respiratory management of preterm neonates. Pediatrics 2011; 128: e1069-76.

El Shahed AI, Dargaville P, Ohlsson A, Soll RF. Surfactant for meconium aspiration syndrome in term and late preterm infants. Cochrane Database Syst Rev 2014; 12: CD002054. doi:10.1002/14651858.CD002054.pub3.

Finer NN, Merritt TA, Bernstein G, Job L, Mazela J, Segal R. An open label, pilot study of Aerosurf® combined with nCPAP to prevent RDS in preterm neonates. J Aerosol Med Pulm Drug Deliv 2010; 23: 303-9.

Gopel W, Kribs A, Ziegler A, Laux R, et al. Avoidance of mechanical ventilation by surfactant treatment of spontaneously breathing preterm infants (AMV): an open-label, randomised, controlled trial. Lancet 2011; 378: 1627-34.

Gupta S, Donn SM. Novel approaches to surfactant administration (Neonatal Lung Disease and Respiratory Failure). Crit Care Res Pract 2012; article ID: 278483; doi:10.1155/2012/278483.

Jobe AH. Pharmacology review: why surfactant works for respiratory distress syndrome. NeoReviews 2006; 7: e95-106.

Ketko AK, Donn SM. Surfactant-associated proteins: structure, function, and clinical implications. Curr Pediatr Rev 2014; 10: 162-7.

Kribs A, Roll C, Gopel W, Wieg C, et al. Nonintubated surfactant application vs conventional therapy in extremely preterm infants. JAMA Pediatr 2015; 169: 723-30.

Lally KP, Lally PA, Langham MR, Hirschl R, et al. Congenital Diaphragmatic Hernia Study Group. Surfactant does not improve survival rate in preterm infants with congenital diaphragmatic hernia. J Pediatr Surg 2004; 39: 829-33.

Laughon M, Bose C, Moya F, et al. A pilot randomized, controlled trial of later treatment with a peptide-containing, synthetic surfactant for the prevention of bronchopulmonary dysplasia. Pediatrics 2009; 123 (1): 89-96.

Mazela J, Polin R. Aerosol delivery to ventilated newborn infants: historical challenges and new directions. Eur J Pediatr 2010; doi:10.1007/s00431-010-1292-6.
Morley CJ, Davis PG, Doyle LW, et al. Nasal CPAP or intubation at birth for very preterm infants. N Engl J Med 2008; 358: 700-8.
Moya F, Javier MC. Myth: all surfactants are alike. Semin Fetal Neonatal Med 2011; 16: 269-74.
Moya F, Maturana A. Animal-derived surfactants versus past and current synthetic surfactants: current status. Clin Perinatol 2007; 34: 145-77.
Moya F, Gadzinowski J, Bancalari E, et al. A multicenter, randomized, masked comparison trial of lucinactant, colfosceril palmitate, and beractant for the prevention of respiratory distress syndrome among very preterm infants. Pediatrics 2005; 115: 1018-29.
Perez-Gil J, Keough KM. Interfacial properties of surfactant proteins. Biochim Biophys Acta 1998; 1408: 203-17.
Pfister RH, Soll RF, Wiswell T. Protein containing synthetic surfactant versus animal derived surfactant extract for the prevention and treatment of respiratory distress syndrome. Cochrane Database Syst Rev 2007; 4: CD006069.
Pfister RH, Soll R, Wiswell TE. Protein-containing synthetic surfactant versus protein-free synthetic surfactant for the prevention and treatment of respiratory distress syndrome. Cochrane Database Syst Rev 2009; 4: CD006180.
Polin R, Carlo W, Committee on Fetus and Newborn, American Academy of Pediatrics. Surfactant replacement therapy for preterm and term neonates with respiratory distress. Pediatrics 2014; 133: 156-63.
Rojas-Reyes MX, Morley CJ, Soll R. Prophylactic versus selective use of surfactant in preventing morbidity and mortality in preterm infants. Cochrane Database Syst Rev 2012; (3): CD000510. doi:10.1002/14651858.CD000510.
Sandri F, Plavka R, Ancore G, et al. Prophylactic or early selective surfactant combined with nCPAP in very preterm infants. Pediatrics 2010; 125: e1402-9.
Singh N, Hawley KL, Viswanathan K. Efficacy of porcine versus bovine surfactants for preterm newborns with respiratory distress syndrome: systematic review and meta-analysis. Pediatrics 2011; 128: e1588-95.
Sinha SK, Lacaze-Masmonteil T, Valls I, Soler A, et al. A randomized, controlled trial of lucinactant versus poractant alfa among very premature infants at high risk for respiratory distress syndrome. Pediatrics 2005; 115: 1030-8.
SUPPORT Study Group of the Eunice Kennedy Schriver NICHD Neonatal Network. Early CPAP versus surfactant in extremely preterm infants. N Engl J Med 2010; 362: 1970-8.
Whitsett JA. The molecular era of surfactant biology. Neonatology 2014; 105: 337-43.
Whitsett JA, Wert SE, Weaver TE. Diseases of pulmonary surfactant homeostasis. Annu Rev Pathol 2015; 10: 371-93.
Wolfson M, Wu J, Hubert T, Gregory T, et al. Lucinactant attenuates pulmonary inflammatory response, preserves lung structure, and improves physiologic outcomes in a preterm lamb model of RDS. Pediatr Res 2012; 72: 375-83.
Yeh TF, Chen CM, Wu SY, Husan Z, et al. Intratracheal administration of budesonide/surfactant to prevent bronchopulmonary dysplasia. Am J Respir Crit Care Med 2016; 193: 86-95.

59

Agentes farmacológicos

Varsha Bhatt-Mehta • Steven M. Donn

I. Los agentes farmacológicos (además de los antimicrobianos —*v.* Capítulo 70— y el surfactante —*v.* Capítulo 58—) que se pueden utilizar con frecuencia durante el soporte respiratorio incluyen analgésicos, broncodilatadores, corticoides, diuréticos, inotrópicos, bloqueantes musculares, sedantes y vasodilatadores pulmonares. La siguiente es una lista de los medicamentos utilizados habitualmente con las indicaciones recomendadas, las dosis y los efectos adversos relevantes. Estos difieren según diversas fuentes. Por lo tanto, las prácticas individuales e institucionales también pueden ser diferentes.

II. Analgésicos (*v.* Capítulo 62):

A. Paracetamol:

1. Descripción: para el tratamiento del dolor leve a moderado, dolor posoperatorio y fiebre. Es un analgésico y antipirético sin propiedades antiinflamatorias. Tiene buena absorción oral y, menos predecible, por vía rectal. Conjugado en el hígado y excretado en orina. Vida media de alrededor de 4 h.
2. Dosis: administración endovenosa, rectal u oral:
   EV: Dosis de carga: 20 mg/kg seguida de 7,5 mg/kg/dosis a 10 mg/kg/dosis cada 12 h (dosis diaria máxima: 30 mg/kg/día).
   Oral: 10 mg/kg/dosis a 15 mg/kg/dosis cada 6 h a 8 h; dosis diaria máxima: 60 mg/kg/día.
   Rectal: Dosis de carga: 30 mg/kg; luego 20 mg/kg/dosis cada 6 h a 8 h; dosis diaria máxima: 90 mg/kg/día.
3. Efectos adversos relevantes: edema (periférico), hipertensión, hipervolemia, hipotensión, taquicardia, atelectasias, sonidos respiratorios anormales, disnea, hipoxia, derrame pleural, edema pulmonar, estridor, sibilancias, espasmos musculares y dolor en extremidades.

B. Fentanilo:

1. Descripción: analgésico opioide de acción corta utilizado para aliviar el dolor perioperatorio. La corta acción es más una función de la redistribución rápida hacia los depósitos adiposos y musculares, ya que su vida media de eliminación es, en realidad, bastante larga: ~4 h en el adulto y probablemente el doble en el recién nacido. La morfina puede ser una mejor alternativa para el alivio sostenido del dolor.
2. Dosis: administración endovenosa, intramuscular o intranasal. El fentanilo en dosis anestésicas proporciona buen alivio del dolor durante alrededor de 1 h en el recién nacido:
   Dosis anestésicas: 5 µg/kg a 15 µg/kg por vía EV.
   Dosis analgésicas: 1 µg/kg/dosis a 5 mcg/kg/dosis por vía IM/EV repetidas después cada 30 min a 60 min según sea necesario. Las infusiones endovenosas continuas de 1 µg/kg/h a 3 mcg/kg/h son efectivas durante cierto tiempo, pero se desarrolla tolerancia rápidamente y, si la infusión se continúa durante más de 4 a 5 días, pueden aparecer signos graves de abstinencia tras la interrupción.
   Intranasal: niños ≥ 10 kg: 1,5 mcg/kg una vez (máximo: 100 mcg/dosis); rango informado: 1 µg/kg a 2 µg/kg. En algunos estudios en los que se utilizó una dosis inicial de 1,5 mcg/kg, se permitieron dosis incrementales adicionales de 0,3 µg/kg a 0,5 mcg/kg administradas cada 5 min, sin superar una dosis total de 3 µg/kg según el tipo de dolor y de la gravedad.
3. Efectos adversos relevantes: con frecuencia se suprime el impulso respiratorio y es necesaria la ventilación asistida. También puede manifestarse depresión respiratoria de manera imprevista, probablemente luego de la redistribución desde los depósitos adiposos o musculares.

C. Morfina:
1. Descripción: analgésico opioide mejor estudiado para su utilización en el período neonatal. Para el alivio del dolor de gran intensidad, como el de la enterocolitis necrosante o luego de una cirugía.
2. Dosis: administración endovenosa, intramuscular y oral. Las dosis IM y EV son las mismas. La absorción de morfina por vía oral es escasa y no se la debe utilizar para el tratamiento del dolor agudo:
Dolor: para el dolor de gran intensidad, probablemente sea necesario una dosis de carga EV de 100 μg/kg a 150 μg/kg seguida de una infusión de 10 a 20 μg/kg por hora. Para el dolor leve a moderado en neonatos no ventilados, una dosis EV de 100 μg/kg una vez cada 6 h a 12 h puede ser suficiente, según la edad posnatal.
Procedimientos: para la intubación electiva se recomienda una dosis EV de morfina de 50 μg/kg a 100 μg/kg al menos 2 min y, preferentemente, 5 min antes de la intubación.
3. Efectos adversos relevantes: la depresión respiratoria, la retención de orina y la disminución de la peristalsis se producen con dosis normales, y la hipotensión, la bradicardia y las convulsiones pueden presentarse con dosis mayores.

III. Broncodilatadores y estimulantes de la respiración:
A. Aminofilina/teofilina:
1. Descripción: tratamiento de la apnea del prematuro (AdP), aunque la cafeína es más fácil de usar y más segura. El rango terapéutico para el tratamiento de la AdP es de 7 a 12 μg/mL y para el tratamiento de los broncoespasmos en neonatos de más edad es de 10 μg/mL a 20 μg/mL. La aminofilina es la forma endovenosa de la teofilina, que se administra por vía oral. Cuando se utiliza aminofilina la dosis se debe incrementar en un 20%, debido a la forma de sal.
2. Dosis: basada en el uso de la aminofilina. Una dosis de carga de 6 mg/kg seguida de 2 mg/kg a 4 mg/kg por vía EV cada 8 h a 12 h según la edad posnatal, por lo general, suprime la AdP en la mayoría de los neonatos. El tratamiento se puede continuar con teofilina por vía oral. Se deben medir las concentraciones plasmáticas para asegurar el rango terapéutico y evitar la toxicidad, ya que el índice terapéutico es estrecho.
3. Efectos adversos relevantes: la toxicidad se manifiesta con niveles plasmáticos por encima del rango terapéutico y se manifiesta con taquicardia excesiva, náuseas, vómitos y convulsiones.

B. Cafeína:
1. Descripción: fármaco de elección de muchos médicos para el tratamiento de la AdP. Más recientemente, la cafeína ha mostrado reducir la incidencia y la gravedad de la displasia broncopulmonar y es empleada a partir del día 1 en neonatos intubados. Tiene un índice terapéutico más amplio en comparación con la teofilina, tiene buena absorción por vía oral y solo necesita ser administrada una vez al día. Se administra, por lo general, como <u>citrato</u> de cafeína: 1 mg equivale a 0,5 mg de cafeína <u>base</u>.
2. Dosis: la cafeína habitualmente se prescribe en forma de sal de citrato:
Administrar una dosis de carga de 20 mg/kg de citrato de cafeína por vía oral o EV, seguida de una dosis de 5 mg/kg una vez por día. Tanto la dosis de carga como la de mantenimiento se pueden duplicar de forma segura, en caso de ser necesario. El rango de concentraciones terapéuticas de la cafeína varía entre 10 mg/L y 20 mg/L. La toxicidad se presenta con concentraciones que superan los 50 mg/L. Debido a que el índice terapéutico es amplio, el monitoreo de rutina de la concentración plasmática no es necesario. Sin embargo, se la debe medir si se sospecha toxicidad o ineficacia terapéutica en dosis habituales.
3. Efectos adversos relevantes: frecuentemente incluyen taquicardia, hiperactividad y trastornos gastrointestinales. La toxicidad se manifiesta como taquicardia, náuseas, vómitos y convulsiones.

C. Albuterol (Estados Unidos)/salbutamol (RU):
1. Descripción: broncodilatador agonista b_2-adrenérgico selectivo. La vida media en el adulto es de 6 h. Buena absorción por vía oral. Sin embargo, el aumento de la hiperactividad es un efecto adverso indeseable que es más prominente con la administración por vía oral. En la práctica clínica, el uso por esta vía se evita tanto como sea posible.
2. Dosis: albuterol/salbutamol se puede utilizar por vía inhalatoria u oral:
El fármaco inhalado se puede administrar mediante nebulización o a través de un inhalador de dosis medida.
Para la nebulización, un régimen de uso frecuente es 1,25 mg/dosis, nebulizado tres a cuatro veces por día.
Los inhaladores de dosis medida entregan 90 μg/accionamiento. 1 a 2 *puffs* administrados al circuito del ventilador es la dosis informada con más frecuencia.
3. Efectos adversos relevantes: taquicardia, temblor e irritabilidad (incluso en dosis normales).
No hay evidencia que respalde su uso rutinario en la DBP.

D. Ipratropio:
1. Descripción: broncodilatador anticolinérgico, sinérgico con los β-agonistas. El ipratropio es un derivado sintético de la atropina.
2. Dosis: el ipratropio se utiliza únicamente por vía inhalatoria. El fármaco inhalado se puede administrar mediante nebulización o a través de un inhalador de dosis medida. Cuando se utiliza la nebulización, por lo general, se usa

una dosis de 25 μg/kg/dosis tres veces por día. El inhalador de dosis medida proporciona 21 μg/*puff*. Dosis habitual: 1 a 2 accionamientos (*puffs*) cada 8 h.

3. Efectos adversos relevantes: taquicardia, temblor e irritabilidad (incluso en dosis normales). Estos efectos colaterales se pueden exacerbar cuando se lo utiliza junto con albuterol:
   No hay evidencia que respalde su uso rutinario en la DBP.

E. Adrenalina:
1. Descripción: agente simpaticomimético de acción directa con un efecto más marcado sobre los receptores β-adrenérgicos que sobre los α-adrenérgicos. Utilizada para el tratamiento del estridor luego de la extubación o de otra causa o para broncodilatación.
2. Dosis: utilizada mediante inhalación por nebulización. Adrenalina racémica: (solución al 2,25%): 0,05 mL/kg (dosis máxima: 0,5 mL) diluida en 2 mL de SF; otros autores han informado el uso de 0,5 mL como dosis fija para todos los pacientes; utilizar el límite inferior del rango de dosis para neonatos de menor edad.
3. Efectos adversos relevantes: taquicardia, temblor e irritabilidad, incluso en dosis normales. Estos efectos adversos se pueden exacerbar cuando se la utiliza junto con albuterol o ipratropio.

IV. Diuréticos:

A. Bumetanida:
1. Descripción: diurético del asa más potente que la furosemida y con similar mecanismo de acción. Vida media en recién nacidos de 2 h a 6 h.
2. Dosis: se puede utilizar la administración por vías endovenosa, intramuscular u oral. La dosis es la misma por cualquier vía: 5 μg/kg a 50 μg/kg c/6 h por vía EV, IM u oral.
3. Efectos adversos relevantes: ocasiona pérdidas muy significativas de sodio, cloro, calcio y bicarbonato a través de la orina. El uso excesivo puede causar una significativa alcalosis por contracción con pH en sangre mayor de 7,55. No hay evidencia que respalde su uso rutinario en la DBP.

B. Clorotiazida:
1. Descripción: diurético benzotiazídico habitualmente combinado con espironolactona para un efecto diurético adicional, aunque la espironolactona es un diurético débil. La espironolactona tiene la ventaja añadida de conservar potasio ante el uso crónico de diuréticos. Probablemente, esta sea la combinación de diuréticos más segura para el control prolongado de la retención de líquido en la insuficiencia cardíaca congestiva y DBP en el recién nacido, aunque puede resultar en pérdidas de calcio considerables por vía urinaria.
2. Dosis: se pueden utilizar las vías de administración endovenosa y oral:
   Endovenosa: para los neonatos agudamente enfermos que están bajo régimen de nada por boca, se utilizan 10 mg/kg/día a 20 mg/kg/día en dos dosis separadas mediante inyección endovenosa.
   Oral: la dosis oral habitual es de 20 mg/kg/día a 40 mg/kg/día (por lo general, combinada con 1 mg/kg a 2 mg/kg de espironolactona) administrada en dos tomas separadas.
3. Efectos adversos relevantes: la alcalosis por contracción y los desequilibrios electrolíticos son extremadamente frecuentes y deben ser monitoreados de cerca durante los estadios iniciales del tratamiento. Por lo general, no es necesario utilizar potasio complementario si ambos fármacos se administran junto. Sin embargo, si se administra potasio complementario junto con espironolactona, se debe monitorear de cerca el potasio sérico. No hay evidencia que respalde su uso rutinario en la DBP.

C. Furosemida (Estados Unidos)/Frusemida (RU):
1. Descripción: diurético del asa que inhibe la reabsorción activa de cloruro en el asa de Henle y en el túbulo distal, lo que da como resultado una menor reabsorción pasiva de sodio y diuresis. Ocasiona pérdidas significativas de sodio, cloro, potasio, bicarbonato y calcio por la orina. Estimula la síntesis renal de prostaglandina E_2 y puede aumentar el riesgo de conducto arterioso permeable. Es ototóxica y aumenta el efecto ototóxico de los aminoglucósidos. Su uso crónico puede causar nefrolitiasis o nefrocalcinosis. Existe cierta evidencia de un efecto directo sobre la mejora de la función pulmonar a corto plazo en la DBP si se administra furosemida nebulizada.
2. Dosis: las vías endovenosa y oral y la nebulización son formas aceptables de administración:
   Endovenosa: para el tratamiento agudo de la sobrecarga hídrica, 1 mg/kg por vía EV administrada una o dos veces por día (o con mayor frecuencia según lo indique la condición clínica). Si bien en la bibliografía no se ha definido una dosis máxima sugerida, el uso excesivo puede resultar en una alcalosis por contracción aguda, importantes alteraciones electrolíticas e hipotensión. En la insuficiencia renal, una sola dosis de 5 mg/kg puede ayudar a reducir el daño tubular isquémico.
   Oral: por lo general, se utilizan de 2 mg/kg a 4 mg/kg por vía oral dos o más veces por día para el control sintomático de la sobrecarga hídrica.
   Nebulización: aunque no es una vía de administración habitual, la furosemida se puede utilizar en forma de nebulización en la DBP, 1 mg/kg de la preparación EV diluida en 2 mL de solución fisiológica al 0,9% y administrada con un nebulizador una vez cada 6 h puede mejorar la distensibilidad pulmonar sin afectar la función renal.

3. Efectos adversos relevantes: los desequilibrios electrolíticos son extremadamente frecuentes, en especial con las dosis mayores. Los pacientes con tratamiento prolongado deben recibir cloruro de potasio para prevenir la hipopotasemia. El uso crónico puede ocasionar nefrolitiasis, nefrocalcinosis y osteopenia. No hay evidencia que respalde su uso rutinario en la DBP.

D. Espironolactona:
1. Descripción: inhibidor competitivo de la aldosterona que resulta en diuresis con conservación de potasio. Habitualmente se la utiliza en combinación con un diurético tiazídico, como la clorotiazida, ya que la espironolactona en sí misma es un diurético débil.
2. Dosis: por vía oral 1 mg/kg dos veces por día. Hasta 4 mg/kg/24 h se puede usar con seguridad, de ser necesario, pero se debe monitorear de cerca.
3. Efectos adversos relevantes: la hiperpotasemia es el efecto adverso más frecuente. El potasio sérico se debe monitorear de cerca. No hay evidencia que respalde su uso rutinario en la DBP.

V. Inotrópicos (*v.* también hidrocortisona) (*v.* Capítulo 49):

A. Dobutamina:
1. Descripción: es una catecolamina inotrópica sintética con actividad principalmente ß1-adrenérgica, pero en dosis elevadas presenta efectos tanto α como b2. Estimula la contractilidad cardíaca e incrementa el gasto cardíaco. Debido a que tiene menos efecto que la dopamina sobre la resistencia vascular sistémica, tiene menos efecto en la elevación de la presión arterial (sin embargo, incrementar de manera efectiva la perfusión tisular probablemente sea un objetivo más importante que alcanzar un objetivo de presión arterial específico). Puede haber taquicardia con el uso de dosis elevadas y puede producirse isquemia tisular en caso de infiltraciones de la infusión.
2. Dosis: vía endovenosa únicamente.
Comenzar con una infusión EV continua en una dosis de 5 μg/kg/min, incrementando hasta 10 μg/kg/min a 20 μg/kg/min de ser necesario. No administrar bicarbonato de sodio u otras soluciones alcalinas a través del mismo catéter, ya que esto inactiva a la dobutamina. Nunca debe administrarse este fármaco a través de un catéter arterial.
3. Efectos adversos relevantes: la taquicardia es el más frecuente.

B. Dopamina:
1. Descripción: sustancia catecolamínica precursora natural de la noradrenalina.
2. Dosis: vía endovenosa únicamente. En dosis bajas (2 μg/kg/min a 5 μg/kg/min) la dopamina ocasiona vasodilatación coronaria, mesentérica y renal (aunque es cuestionable si esto tiene importancia clínica), mientras que en dosis elevadas (6 μg/kg/min a 20 μg/kg/min) causa vasoconstricción. Se administra mejor a través de una vena central y es inactivada por el bicarbonato u otras soluciones alcalinas. Nunca debe administrarse este fármaco a través de un catéter arterial.
3. Efectos adversos relevantes: la hipertensión, la taquicardia y el latido cardíaco irregular son los más frecuentes.

C. Milrinona:
1. Descripción: inhibidor selectivo de la fosfodiesterasa, actúa incrementando la concentración de AMP cíclico. Funciona como inotrópico, pero también tiene cierta acción vasodilatadora que resulta en un mayor gasto cardíaco. Se utiliza únicamente durante cortos períodos, debido a que en adultos su administración prolongada por vía oral se asoció a un incremento inexplicado en la mortalidad. El volumen de distribución en el período neonatal es mucho más alto que en los adultos, por lo tanto, es necesario utilizar una dosis de carga.
2. Dosis: vía endovenosa únicamente. Neonatos de término: dosis de carga: 50 μg/kg a 75 μg/kg administrada durante 15 min a 30 min seguida de una infusión continua de 0,5 μg/kg/min; titular el valor hasta obtener el efecto deseado; rango: se han utilizado 0,25 a 0,75 μg/kg/min.
3. Efectos adversos relevantes: arritmias ventriculares, incluidas la actividad ventricular ectópica, la taquicardia ventricular y la fibrilación ventricular, las arritmias supraventriculares, la hipotensión, raramente la angina/dolor de pecho y la torsión de puntas (taquicardia ventricular polimórfica). También se ha informado hipopotasemia, trombocitopenia y pruebas de función hepática anormales con el uso prolongado.

D. Noradrenalina (norepinefrina):
1. Descripción: vasoconstrictor simpaticomimético. Principalmente causa incremento de la contractilidad cardíaca, aumento de la frecuencia cardíaca y mayor consumo miocárdico de oxígeno (estimulación ß1). La infusión de altas dosis también puede incrementar la vasoconstricción periférica (estimulación a1), lo que da como resultado una poscarga cardíaca significativamente aumentada y en una disminución del gasto cardíaco.
2. Dosis: vía de administración endovenosa únicamente. En los neonatos con hipotensión aguda, la dosis de inicio es de 0,1 μg/kg/min de noradrenalina base a través de una vena central. Esta dosis se puede aumentar hasta un máximo de 1,5 μg/kg/min siempre y cuando la perfusión en las extremidades y la producción de orina sean monitoreadas cuidadosamente. Nunca debe administrarse este fármaco a través de un catéter arterial.
3. Efectos adversos relevantes: dificultad respiratoria, arritmias cardíacas, palpitaciones, bradicardia, taquicardia, hipertensión, dolor de pecho, palidez, isquemia visceral local (por vasoconstricción de las arterias renales y mesentéricas), necrosis isquémica y descamación de tejidos superficiales luego de la extravasación.

E. Adrenalina (epinefrina):

1. Descripción: agente simpaticomimético de acción directa con un efecto más marcado sobre los receptores β-adrenérgicos que sobre los α-adrenérgicos. Utilizada en el tratamiento del paro cardíaco secundario a disociación electromecánica o como una infusión para tratar la hipotensión grave (aunque esto puede causar vasoconstricción significativa y es probable que afecte la perfusión renal).
2. Dosis: endovenosa, endotraqueal, intraósea e intracardíaca:
Administración: neonatal.
Resucitación cardiopulmonar:
EV: 0,01 a 0,03 μg/kg (0,01 a 0,03 mL/kg de solución 1 : 10000) cada 3 min a 5 min según sea necesario.
Endotraqueal: (Nota: se prefiere la vía EV). ET: 0,05 a 0,1 mg/kg (0,5 mL/kg a 1 mL/kg de solución 1 : 10000) cada 3 min a 5 min hasta establecer el acceso EV o el retorno de la circulación espontánea. Las guías actuales de la AHA (2015) recomiendan la vía ET únicamente si las vías vascular o intraósea no están disponibles. Solo se debe administrar una dosis y se debe intentar obtener un acceso venoso central.
Posresucitación: infusión para mantener el gasto cardíaco o para estabilizar: velocidad de infusión EV/IO continua: 0,1 μg/kg/min a 1 μg/kg/min; dosis menores de 0,3 μg/kg/min, por lo general, producen efectos β-adrenérgicos y dosis mayores (> 0,3 μg/kg/min), por lo general, producen vasoconstricción α-adrenérgica; titular la dosis hasta obtener el efecto deseado.
Soporte inotrópico: velocidad de infusión EV continua: 0,1 μg/kg/min a 1 μg/kg/min; titular la dosis hasta obtener el efecto deseado.
Hipotensión/shock resistente a la administración de líquidos: infusión EV continua: 0,1 a 1 μg/kg/min; raramente pueden ser necesarias dosis de hasta 2 μg/kg/min de ser necesario, se puede combinar con soporte inotrópico.
Nunca administrar este fármaco a través de un catéter arterial.
3. Efectos adversos relevantes: arritmias cardíacas, palpitaciones, bradicardia, taquicardia, hipertensión.

VI. Mucolíticos - dornasa alfa:

A. Descripción: inhalante enzimático para diluir las secreciones luego de infecciones respiratorias.
B. Dosis: 2,5 mg/día a través de nebulizadores seleccionados junto con sistema compresor Pulmo-Aide®, Pari Proneb®, Mobilaire®, Porta-Neb® o Pari Baby®. No se debe diluir o mezclar con otros fármacos en el nebulizador, este puede inactivar el medicamento.
C. Efectos adversos relevantes: fiebre, sarpullido, disnea e infección.

VII. Relajantes musculares:

Indicados para situaciones clínicas que requieren relajación muscular o la necesidad de reducir el consumo de oxígeno:

A. Atracurio:

1. Descripción: el besilato de atracurio es un antagonista competitivo no despolarizante de la acetilcolina en la placa terminal motora del músculo estriado. Su efecto se puede revertir mediante anticolinesterasas, como la neostigmina. Una ventaja importante es que no depende de la función renal ni hepática para su degradación.
2. Dosis: vía de administración endovenosa únicamente:
Una única dosis de 0,25 mg/kg a 0,4 mg/kg por vía EV ocasiona una parálisis completa que dura alrededor de 20 min. Para la parálisis sostenida, esta dosis se debe seguir de dosis intravenosas repetidas de 0,25 mg/kg según sea necesario para mantener la parálisis o se puede una infusión endovenosa continua de 400 μg/kg/h utilizar para lograr una parálisis sostenida.
3. Efectos adversos relevantes: los efectos cardiovasculares son mínimos y transitorios. Ocasionalmente, se puede observar sibilancias o incremento de las secreciones bronquiales.

B. Cis-atracurio:

1. Descripción: el besilato de cis-atracurio es un antagonista competitivo no despolarizante de la acetilcolina en la placa terminal motora del músculo estriado. Es un isómero del atracurio. Su efecto se puede revertir mediante anticolinesterasas, como la neostigmina. Una ventaja importante es que no depende de la función renal ni hepática para su degradación.
2. Dosis: para uso por vía endovenosa únicamente:
EV: inicial: 0,1 mg/kg seguido de una dosis de mantenimiento de 0,03 mg/kg según sea necesario para mantener el bloqueo neuromuscular.
Infusión continua: 1 a 4 μg/kg/min (0,06 mg/kg/h a 0,24 mg/kg/h).
3. Efectos adversos relevantes: los efectos cardiovasculares son mínimos y transitorios. Ocasionalmente, se puede observar sibilancias o incremento de las secreciones bronquiales.

C. Pancuronio:

1. Descripción: antagonista competitivo no despolarizante de la acetilcolina similar al atracurio. Su efecto se extiende hasta los receptores colinérgicos autónomos, así como a aquellos en el músculo esquelético. Es metabolizado

parcialmente en el hígado y excretado por los riñones y tiene una duración de acción variable en el recién nacido del orden de 2 h a 4 h. Sus efectos se pueden revertir con atropina y neostigmina.

2. Dosis: vía de administración endovenosa únicamente:
   0,1 mg/kg para producir parálisis completa en pocos minutos y se pueden administrar dosis repetidas de 0,05 mg/kg a 0,15 mg/kg ajustadas según la duración del efecto observado. Se debe adecuar la dosis en caso de insuficiencia renal. Si bien, a veces, se utilizan infusiones continuas de 0,02 mg/kg/h a 0,04 mg/kg/h, la vida media en neonatos es prolongada, lo que, en la mayoría de los casos, elimina la necesidad de infusiones continuas.
3. Efectos adversos relevantes: taquicardia, hipotensión, sibilancias, broncoespasmo; atrofia de músculos esqueléticos con el uso prolongado.

D. Suxametonio (succinilcolina):

1. Descripción: actúa como un agonista competitivo despolarizante de la acetilcolina. Antes de que se produzca la parálisis se observa una breve contracción muscular. Los adultos informan estas contracciones como dolorosas. Se lo utiliza para producir relajación muscular en procedimientos de corta duración, tales como la intubación endotraqueal y exámenes endoscópicos.
2. Dosis: <u>se prefiere la vía endovenosa</u>. La vía intramuscular se utiliza para la intubación que no es de emergencia cuando el acceso EV no está disponible:
   EV: 1 a 2 mg/kg/dosis.
   IM: 2 mg/kg/dosis si no hay disponible un acceso EV.
   Estas dosis proporcionan parálisis durante 5 min a 10 min. Por lo general, se administra una dosis de atropina (15 mg/kg) antes de cualquier dosis de suxametonio y, ciertamente, antes de una segunda dosis.
3. Efectos adversos relevantes: debido al riesgo de hipertermia maligna, <u>no</u> se recomienda el uso de infusión continua. En niños con miopatías, se han reportado algunos informes de rabdomiólisis, con hiperpotasemia seguida de disritmias ventriculares, paro cardíaco y muerte. Evitar su uso en pacientes con potasio sérico > 5,5 mEq/L.

E. Vecuronio:

1. Descripción: antagonista competitivo no despolarizante de la acetilcolina similar al pancuronio. Metabolizado por el hígado y excretado en la orina. El vecuronio, a diferencia del pancuronio, es estable en el corazón y carece de efectos adversos, tales como taquicardia, hipertensión o hipotensión. El vecuronio es más estable en el corazón que el atracurio, incluso en dosis altas. El vecuronio se prefiere en pacientes con insuficiencia renal.
2. Dosis: administración por vía endovenosa únicamente:
   EV: 0,1 mg/kg/dosis. Esta dosis ocasiona una parálisis completa que dura de 1 h a 2 h. Se pueden utilizar dosis de mantenimiento de 0,03 mg/kg/dosis a 0,15 mg/kg/dosis cada 1 h a 2 h según sea necesario. Se puede administrar como una infusión continua de 1 a 1,5 µg/kg/min (0,06 mg/kg/h a 0,09 mg/kg/h).
3. Efectos adversos relevantes: arritmias, taquicardia, hipotensión, hipertensión, insuficiencia respiratoria, broncoespasmo y apnea.

VIII. Corticoides:

A. Budesonide:

1. Descripción: corticoide potente utilizado, por lo general, por vía inhalatoria, para tratar la enfermedad pulmonar crónica avanzada.
2. Dosis: se prefiere la vía inhalatoria en neonatos y niños pequeños:
   Información limitada en neonatos y niños pequeños.
   Inicial: 0,25 mg dos veces por día o 0,5 mg una vez al día; dosis diaria máxima: 1 mg/día.
3. Efectos adversos relevantes: infección del tracto respiratorio, por lo general, relacionada con la administración local. En niños muy jóvenes, la absorción sistémica del budesonide administrado localmente tiene el potencial de causar hipertensión, hiperglucemia e insuficiencia suprarrenal. Si hay, en los niños muy jóvenes, absorción sistémica significativa, son frecuentes con el uso crónico la supresión del crecimiento y la osteopenia.

B. Dexametasona:

1. Descripción: glucocorticoide potente similar a la betametasona. Se utiliza de forma similar para promover la maduración pulmonar fetal, aunque existe cierta evidencia que sugiere que es menos efectiva. Parece ser beneficiosa para tratar la DBP grave, pero el régimen terapéutico ideal aún no se ha establecido y el tratamiento con altas dosis en el período neonatal parece estar asociado con una mayor incidencia de parálisis cerebral en los sobrevivientes. El tratamiento de neonatos con dexametasona causa un mayor catabolismo proteico, lo cual afecta el crecimiento. Otros efectos adversos bien reconocidos son la hipercalciuria, la hipertensión, la hiperglucemia, la hemorragia gastrointestinal, la obstrucción del tracto de salida del ventrículo izquierdo, la hipopotasemia y un mayor riesgo de infección.
2. Dosis: se prefiere la vía endovenosa.
   a. Régimen tradicional: 0,25 mg/kg base por vía oral o EV dos veces por día durante 7 días seguidos, de ser necesario, de un curso de 9 días de reducción progresiva de la dosis.

b. Régimen de Durand: 100 μg/kg por vía oral o EV dos veces por día durante 3 días más 50 μg/kg dos veces por día durante 4 días.
c. Régimen del estudio DART: 60 μg/kg por vía oral o EV dos veces por día los días 1 a 3, luego, 40 μg/kg dos veces por día los días 4 a 6, 20 μg/kg dos veces por día los días 7 a 8 y 8 μg/kg los días 9 y 10.
d. Edema de la vía aérea posintubación: EV: 0,25 mg/kg/dosis 2 h a 4 h antes de la extubación programada, luego, cada 8 h para un total de tres dosis; otros autores han utilizado 0,5 mg/kg/dosis cada 8 h en tres dosis, y administran la última dosis 1 h antes de la extubación programada; rango: 0,25 a 0,5 mg/kg/dosis en una a tres dosis; dosis máxima: 1,5 mg/kg/día. En casos más graves, puede ser necesaria una mayor duración del tratamiento.

3. Efectos adversos relevantes: perforación gastrointestinal, hiperglucemia, leucocitosis e hipertensión. Supresión del eje hipotálamo-hipófisis-suprarrenal, retención de sodio y agua, supresión del crecimiento, intolerancia a la glucosa, hipopotasemia y sangrado gastrointestinal. El uso prolongado puede causar debilidad muscular, reducción de la densidad mineral ósea y fracturas.

C. Hidrocortisona:
1. Descripción: glucocorticoide con mínimo efecto mineralocorticoide. Utilizada principalmente para reemplazo fisiológico, pero también se la puede utilizar en el tratamiento de la hipotensión aguda.
2. Dosis: es posible la administración por vía endovenosa y oral.
Prevención de la DBP (neonatos prematuros con exposición inflamatoria prenatal): EPN ≤ 48 h: EV: 1 mg/kg/día dividido cada 12 h durante 9 a 12 días, seguido de 0,5 mg/kg/día dividido cada 12 h durante 3 días; puede ser necesaria una dosis durante la enfermedad aguda. Dosis de 2 mg/kg por vía EV seguidas de 1 mg/kg cada 8 h a 12 h son efectivas para el tratamiento de la hipotensión. La AAP sugiere que para neonatos con exposición inflamatoria prenatal, el tratamiento con dosis bajas de hidrocortisona (1 mg/kg/día) durante las primeras 2 semanas de vida puede mejorar la sobrevida sin DBP y sin resultados adversos del neurodesarrollo.
Hipoglucemia (refractaria a la infusión continua de glucosa de > 12 mg/kg/min a 15 mg/kg/min): oral o EV: 5 mg/kg/día dividido cada 8 h a 12 h o 1 mg/kg/dosis a 2 mg/kg/dosis cada 6 h.
3. Efectos adversos relevantes: perforación gastrointestinal, hiperglucemia, leucocitosis, supresión del eje hipotálamo-hipófisis-suprarrenal, retención de sodio y agua, supresión del crecimiento, intolerancia a la glucosa, hipopotasemia y sangrado gastrointestinal. El uso prolongado puede causar debilidad muscular, reducción de la densidad mineral ósea y fracturas.

IX. Sedantes (*v.* Capítulo 62):

A. Hidrato de cloral:
1. Descripción: sedante, buena absorción por vía oral, metabolizado en el hígado y excretado en la orina. Actúa dentro de los 30 min; la vida media del metabolito activo es de 36 h.
2. Dosis: administración por vía oral o rectal. 45 mg/kg como dosis única. Dosis mayores (75 mg/kg) se han utilizado para la sedación con el fin de realizar estudios de imágenes, pero pueden producir depresión respiratoria. 30 mg/kg por vía oral cada 6 h puede ser útil en neonatos con irritabilidad cerebral. Puede haber acumulación del fármaco si se lo utiliza durante más de 48 h.
3. Efectos adversos relevantes: depresión respiratoria, apnea e irritación gástrica.

B. Lorazepam:
1. Descripción: ansiolítico y sedante de la familia de las benzodiazepinas. Metabolizado en el hígado y excretado en orina. No tiene metabolitos activos. De acción más larga que el midazolam.
2. Dosis: vías de administración EV y oral. Habitual: 0,05 mg/kg/dosis (dosis máxima: 2 mg/dosis) cada 4 h a 8 h; rango: 0,02 mg/kg a 0,1 mg/kg.
3. Efectos adversos relevantes: riesgo de toxicidad por propilenglicol. Monitorear de cerca si se lo utiliza durante largos períodos o a dosis elevadas. Bradicardia, colapso circulatorio, hipertensión o hipotensión, depresión respiratoria y apnea.

C. Midazolam:
1. Descripción: ansiolítico y sedante de la familia de las benzodiazepinas. Metabolizado en el hígado y excretado en orina. 1-hidroximidazolam es un metabolito activo. Puede haber acumulación del fármaco y del metabolito con dosis repetidas. Se ha informado que la infusión EV o la administración de bolo rápido producen convulsiones en algunos neonatos.
2. Dosis: vías endovenosa, intramuscular e intranasal. Por vía EV, IM o intranasal 0,15 mg/kg produce una sedación rápida y se puede utilizar para la inducción o la anestesia. (El midazolam no alivia el dolor).
Procedimientos: 0,1 mg/kg por vía EV se puede utilizar para la sedación antes de la intubación electiva (junto con morfina para el alivio del dolor y atracurio para la parálisis).
Sedación: dosis de carga de 0,1 mg/kg administrada a lo largo de 15 min a 30 min seguida de una infusión EV de 10 a 60 μg/kg/h se puede utilizar para la sedación de neonatos ventilados durante 3 a 4 días.
3. Efectos adversos relevantes: paro cardíaco, hipotensión y bradicardia.

X. Vasodilatadores pulmonares:

A. Bosentán:

1. Descripción: utilizado para la hipertensión pulmonar persistente, es un antagonista competitivo de la endotelina 1 en los receptores de endotelina A (ET-A) y B (ET-B). En condiciones normales, la endotelina 1 unida a los receptores ET-A y ET-B ocasiona constricción de los vasos sanguíneos pulmonares. Al bloquear esta interacción, bosentán disminuye la resistencia vascular pulmonar.
2. Dosis: información muy limitada.
   Neonato de término:
   Oral: 1 mg/kg/dosis dos veces por día (para uso a corto plazo de 2 a 6 días).
3. Efectos adversos relevantes: edema, sarpullido, hipotensión, palpitaciones, síncope, prurito, anemia, insuficiencia hepática e infecciones del tracto respiratorio.

B. Epoprostenol:

1. Descripción: HPPRN refractaria al óxido nítrico. Epoprostenol causa vasodilatación directa de los lechos vasculares arteriales pulmonares y sistémicos.
2. Dosis: epoprostenol se administra mediante infusión EV continua:
   Infusión EV continua: las dosis se expresan en nanogramos (ng)/kg/min.
   Régimen de dosis baja: Inicial: 2 ng/mg/min aumentado lentamente de a 1 ng/kg/min a 2 ng/kg/min cada 15 min a 30 min según sea tolerado hasta 20 ng/kg/min durante ~3 h.
   Régimen de dosis alta: Inicial: 20 ng/kg/min, aumentado lentamente de a 1 ng/kg/min a 2 ng/kg/min (según la oxigenación) a intervalos de 30 min durante 4 h a 12 h hasta una dosis promedio de 60 ng/kg/min (rango: 30 ng/kg/min a 120 ng/kg/min).
   Administrar a través de un catéter venoso central; la infusión periférica se puede utilizar transitoriamente hasta establecer una vía central. Epoprostenol se debe administrar utilizando una bomba de infusión a través de una vía específica exclusiva de cualquier otro medicamento. (Remitirse al prospecto por cuestiones de almacenamiento, estabilidad e instrucciones adicionales sobre la administración antes de su uso).
3. Efectos adversos relevantes: rubor, hipotensión, taquicardia, agitación, infección, dolor, edema de pulmón y trombocitopenia.

C. Óxido nítrico (*v.* Capítulo 63):

1. Descripción: actúa sobre receptores dentro del músculo de las paredes vasculares para producir vasodilatación. Es inactivado rápidamente por la hemoglobina, produciendo metahemoglobina. Vida media menor de 5 s. Por lo tanto, el efecto vasodilatador se limita a la circulación pulmonar. Se deben monitorear los niveles de metahemoglobina para mantenerlos por debajo del 2,5%.
2. Dosis: administrado en forma gaseosa mediante inhalación. En neonatos y aquellos de ≥ 34 semanas de gestación, comenzar con veinte partes por millón (ppm). Si esto produce una elevación en la PaO_2 posductal de, al menos, 20 Torr (3 kPa) sin modificación de los ajustes del ventilador, reducir la concentración al menor valor compatible con una respuesta sostenida, por lo general, 5 ppm. Detener el tratamiento rápidamente si no hay respuesta. Una vez iniciado el tratamiento con óxido nítrico, los neonatos son extremadamente sensibles a cualquier interrupción del suministro.
3. Efectos adversos relevantes: metahemoglobinemia, edema de pulmón, hemorragia pulmonar y toxicidad por la formación de dióxido de nitrógeno.

D. Sildenafil:

1. Indicaciones: tratamiento de la hipertensión pulmonar (uso no autorizado).
2. Dosis: administración por vía oral únicamente.
   Hipertensión pulmonar: Dosis inicial: 0,5 mg/kg/dosis cada 8 h; las dosis se incrementan en 0,25 mg/kg/dosis cada 24 h si es necesario y, si es tolerado, hasta un máximo de 2 mg/kg/dosis cada 6 h a 8 h.
3. Efectos adversos relevantes: hemorragia cerebrovascular, edema, rubor, hipotensión, hemorragia pulmonar, taquicardia, arritmia ventricular, disnea, epistaxis, congestión nasal, rinitis, rinorrea y sinusitis. No hay evidencia tanto de su seguridad como de su eficacia.

Bibliografía de consulta

Neonatal formulary. 6ª ed. Oxford: Wiley Blackwell Publications/BMJ Books, 2011.
Weinge G. Textbook of neonatal resuscitation. 7ª ed. Elk Grove Village: American Academy of Pediatrics, 2016.
Takemoto CK, Hodding JH, Kraus DM. Pediatric and Neonatal Dosage Handbook. 21ª ed. Hudson: Lexi-Comp Inc, 2014.

60

Control automático de la fracción inspirada de oxígeno

Nelson Claure • Eduardo Bancalari

I. Introducción y fundamentos:

A. El oxígeno suplementario es necesario para mantener una adecuada oxigenación en la mayoría de los neonatos prematuros con insuficiencia respiratoria hipóxica y esto puede ser por tiempo prolongado.

B. Con frecuencia la fracción inspirada de oxígeno (FiO_2) es excesiva, lo que provoca hiperoxemia y un mayor riesgo de ROP y de daño oxidativo de los pulmones y del SNC.

C. La saturación arterial de oxígeno se monitorea continuamente mediante oximetría de pulso (SpO_2) y el proveedor de cuidados regula la FiO_2 para mantener un rango objetivo de SpO_2 clínicamente prescripto.

D. En un estudio multicéntrico se encontró que la SpO_2 se mantuvo dentro del rango objetivo solo alrededor del 50% del tiempo en neonatos prematuros que necesitaban aporte de oxígeno. La SpO_2 superó el rango objetivo durante alrededor de un tercio del tiempo y estuvo por debajo de dicho rango casi una quinta parte del tiempo. El mantenimiento de la SpO_2 dentro del rango objetivo es más difícil en neonatos con enfermedad pulmonar crónica subyacente y cuando la carga de trabajo tiene una mayor proporción neonatos/personal de enfermería.

E. En esta población, la hiperoxemia es inducida por una FiO_2 excesivamente elevada mientras que la hipoxemia, por lo general, resulta de episodios de hipoxemia espontánea. La gravedad y la duración de los episodios de hipoxemia dependen en parte de la respuesta del personal de salud. En la mayoría de los casos, la respuesta a la hipoxemia consiste en un incremento en la FiO_2, pero este, por lo general, es excesivo y con frecuencia la FiO_2 no vuelve al valor basal luego de finalizado el episodio de hipoxemia, lo cual da como resultado hiperoxemia.

F. Se han desarrollado sistemas de control automático de la FiO_2 para mejorar el mantenimiento de la SpO_2 dentro del rango objetivo seleccionado por el médico y, de esta manera, reducir la exposición a la hipoxemia, la hiperoxemia y al oxígeno suplementario.

II. Descripción general:

A. Los sistemas de control automático de la FiO_2 consisten en un oxímetro de pulso, un dispositivo de entrega de aire (es decir, ventilador, CPAP, halo o cánula) y un algoritmo de control de circuito cerrado que lee continuamente la SpO_2 y determina la FiO_2 que se debe entregar.

B. En general, los algoritmos de FiO_2 automática controlan un rango o nivel objetivo de SpO_2 y los ajustes continuos de la FiO_2 tienen una relación inversa con la diferencia entre la SpO_2 medida y el objetivo deseado. El momento, la magnitud y la frecuencia de los ajustes determinan la respuesta automática a cambios graduales o rápidos en la SpO_2.

III. Efectos de la oxigenación, la exposición al oxígeno y la carga de trabajo:

A. Los estudios clínicos a corto plazo han mostrado de manera consistente que el control automático de la FiO_2 mejora el mantenimiento de la SpO_2 dentro de un rango objetivo en comparación con los ajustes manuales realizados por el personal de salud y es comparable o mejor que un enfermero o enfermera totalmente dedicados (Figura 60.1).

B. Estos estudios mostraron que el control automático de la FiO_2 pueden lograr reducciones sustanciales de los períodos con hiperoxemia y puede lograr el destete del O_2 de forma más consistente que el control manual.

C. Los episodios espontáneos de hipoxemia son un desafío significativo para el personal de salud. El control automático de la FiO_2 no previene estos eventos, pero ha mostrado reducir los episodios más graves y prolongados.

D. Los estudios en situaciones clínicas de rutina mostraron una cantidad considerablemente menor de ajustes manuales necesarios durante el control automático de la FiO_2. Esto sugiere potenciales reducciones en la carga de trabajo o la posibilidad de redirigir los esfuerzos del personal de salud hacia otras áreas del cuidado del paciente.

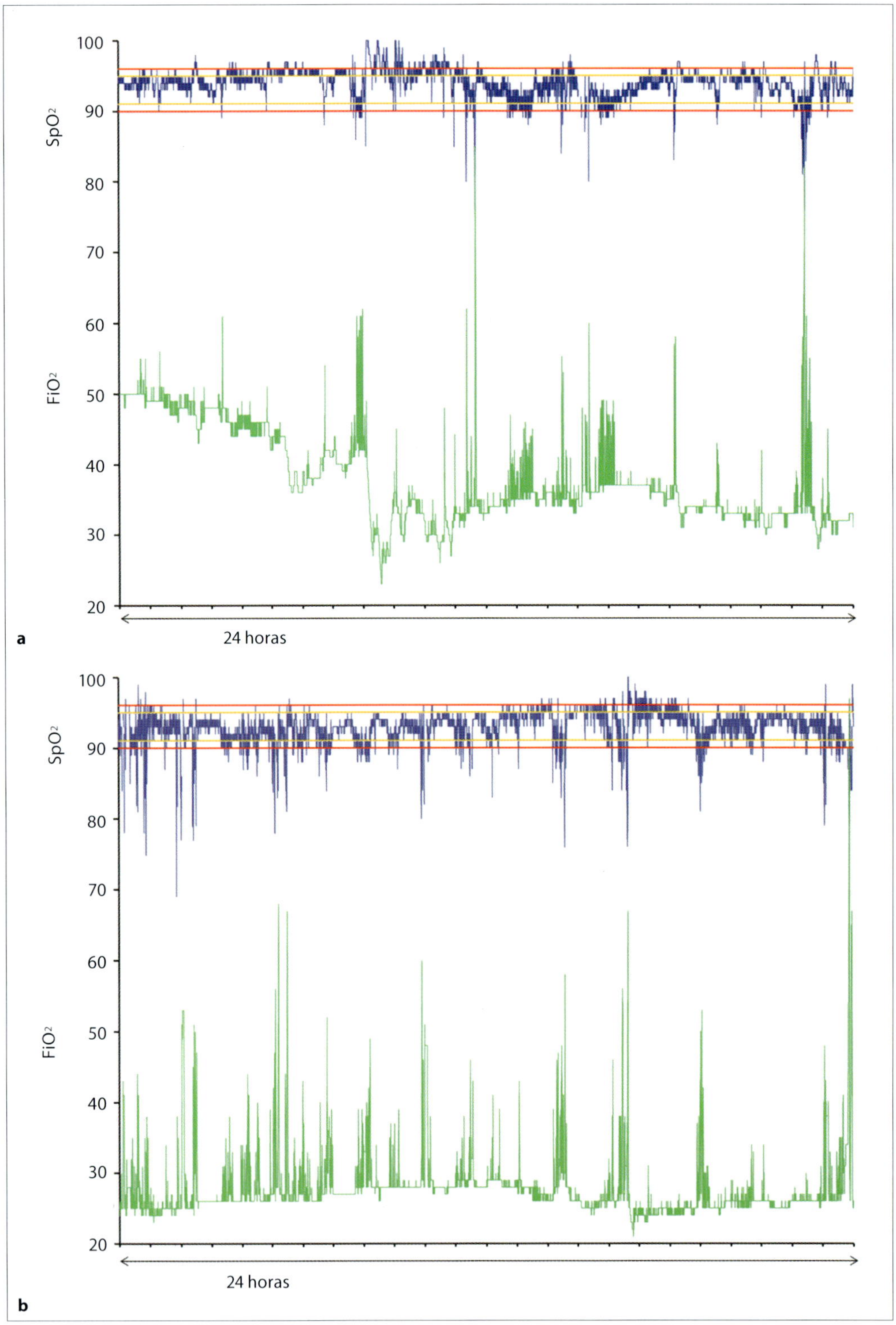

Figura 60.1 Registros de neonatos prematuros sometidos a 24 h de control automático de la FiO_2. Los registros muestran los ajustes automáticos de la FiO_2 para mantener la SpO_2 dentro del rango objetivo relativamente estrecho del 91% al 95% (*líneas naranjas*) en neonatos con diferentes grados de inestabilidad en la oxigenación. Los límites de alarma están señalados por *líneas rojas*. El panel **a** muestra un destete consistente de la FiO_2 con relativamente pocos incrementos durante episodios de hipoxemia seguidos por un rápido retorno al valor basal. El panel **b** muestra pequeños y graduales cambios en la FiO_2 basal e incrementos más frecuentes de la FiO_2 en respuesta a episodios de hipoxemia.

▶

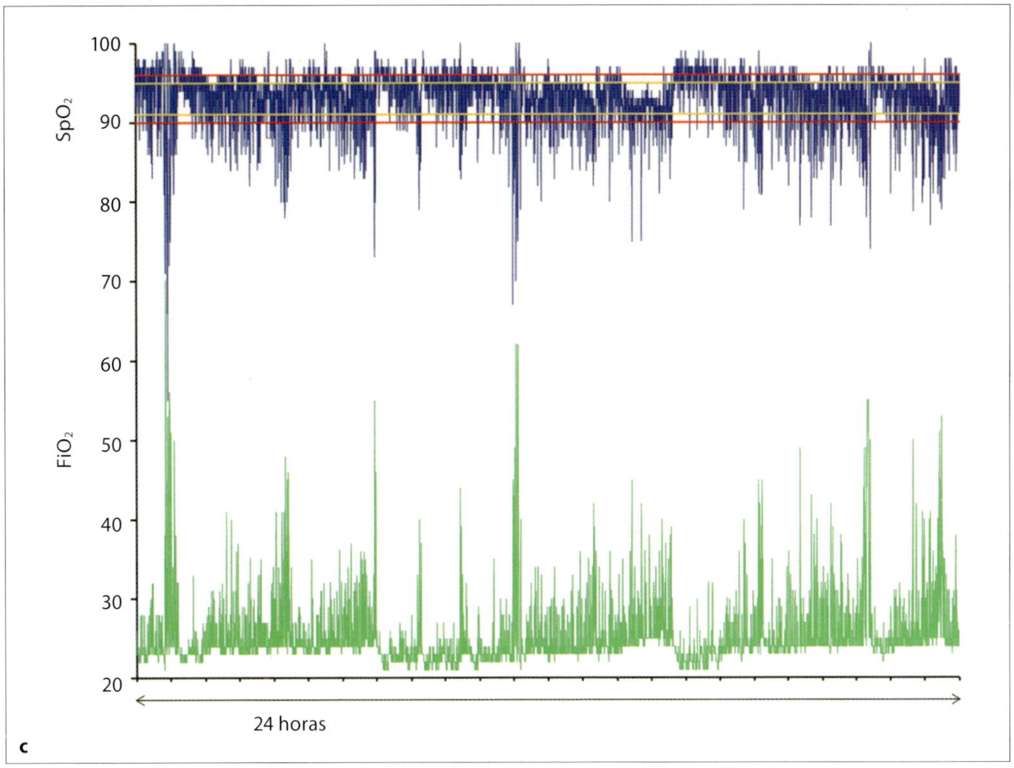

▶ **Figura 60.1** El panel **c** muestra incrementos automáticos frecuentes de la FiO_2 en respuesta a episodios frecuentes de hipoxemia. A pesar de la elevada frecuencia de eventos, en relativamente pocos episodios la SpO_2 cae por debajo del 80%.

E. Los estudios en situaciones clínicas de rutina mostraron una cantidad considerablemente menor de ajustes manuales necesarios durante el control automático de la FiO_2. Esto sugiere potenciales reducciones en la carga de trabajo o la posibilidad de redirigir los esfuerzos del personal de salud hacia otras áreas del cuidado del paciente.

IV. Consideraciones prácticas y posibles limitaciones:

A. Los potenciales beneficios del control automático de la FiO_2 se relacionan con la eficacia del control manual para lograr el objetivo de SpO_2. Por lo tanto, las ventajas del control automático de la FiO_2 pueden ser mayores en centros de salud con limitaciones de personal y grandes cargas de trabajo, así como entre neonatos con mayor inestabilidad en la oxigenación.

B. Además del monitoreo de la SpO_2, similar al que se lleva a cabo con los oxímetros de pulso estándar, los sistemas de control automático de la FiO_2 brindan la posibilidad de monitorear la FiO_2. Estas posibilidades adicionales de monitoreo pueden advertir al médico cuando la FiO_2 entregada actualmente ha sobrepasado o caído por debajo de umbrales superiores o inferiores específicos o si la FiO_2 basal ha superado un nivel de umbral alto, lo que indica un deterioro en la situación del paciente reflejado por un incremento en la necesidad de oxígeno suplementario para mantener la SpO_2 dentro del rango objetivo. Estos sistemas automáticos también pueden monitorear la confiabilidad de la SpO_2 y adoptar un estado a prueba de fallos cuando la exactitud es cuestionable.

C. El control automático de la FiO_2 puede resultar en un menor estado de alerta y ocultar situaciones que, de lo contrario, pueden resultar en hipoxemia grave. Debido a que, en algunas situaciones, incrementar la FiO_2 puede no ser la respuesta más adecuada, las alertas automáticas cuando se necesita una FiO_2 consistentemente más alta para mantener la SpO_2 dentro del rango deben promover la intervención del médico. Por otro lado, la respuesta automática puede prevenir la hipoxemia más grave hasta que se tomen medidas correctivas. El adecuado monitoreo de la ventilación para reconocer estas situaciones debe ser parte de la capacitación estándar del personal de salud y particularmente antes del uso del control automático de la FiO_2.

D. La SpO_2 se utiliza para el control automático de la FiO_2, debido a que proporciona mediciones continuas y no invasivas, pero determinadas situaciones pueden afectar su confiabilidad. En la atención de rutina, los médicos no utilizan la SpO_2 para el tratamiento del paciente si se considera que la señal no es confiable. Los mismos criterios u otros más estrictos se deben aplicar cuando se utiliza el control automático de la FiO_2. Los algoritmos de este proceso pueden incluir pasos para reconocer una reducción en la confiabilidad de la SpO_2.

E. El parámetro más importante en el control automático de la FiO_2 es el rango objetivo de la SpO_2 prescripta por el médico. Debido a que todavía no se ha definido el rango óptimo de SpO_2 para neonatos prematuros, se recomienda la selección cautelosa del rango objetivo con el fin de evitar valores de SpO_2 extremos. Los rangos de SpO_2 que se utilizan actualmente como objetivo durante el cuidado médico de rutina pueden tener consecuencias importantes que se hacen evidentes solo cuando los rangos son mantenidos de forma más efectiva en el tiempo por parte de los sistemas automáticos.

F. Se recomienda la capacitación y la comprensión exhaustivas de las ventajas y limitaciones de los sistemas de control automático de la FiO_2 antes de su adopción para el uso de rutina.

V. Resumen:

A. Importantes efectos perjudiciales se pueden asociar con la hipoxemia y la exposición excesiva al O_2 inspirado, así como con la oxigenación insuficiente en los neonatos prematuros. En la actualidad, estas situaciones se observan con frecuencia, debido a que el control manual de la FiO_2 no se adapta a las necesidades continuamente cambiantes de los neonatos prematuros. Esto se puede superar, pero requiere considerables recursos humanos.

B. El control automático de la FiO_2 es una alternativa para mejorar el mantenimiento de la oxigenación y minimizar la exposición a rangos de SpO_2 y valores de FiO_2 extremos. Los estudios a corto plazo han mostrado su viabilidad y eficacia para lograr estos objetivos.

C. Mantener un equilibrio para evitar la hipoxemia sin inducir hiperoxemia o una exposición aumentada al oxígeno puede mejorar la sobrevida y los resultados respiratorios, oftalmológicos y del neurodesarrollo a largo plazo en neonatos prematuros. Es necesario determinar en ensayos clínicos grandes la medida en la cual el control automático de la FiO_2 puede lograr este equilibrio y mejorar estos resultados competitivos.

Bibliografía de consulta

Claure N, Bancalari E. Closed-loop control of inspired oxygen in premature infants. Semin Fetal Neonatal Med 2015; 20 (3): 198-204.

Claure N, Gerhardt T, Everett R, Musante G, Herrera C, Bancalari E. Closed-loop controlled inspired oxygen concentration for mechanically ventilated very low birth weight infants with frequent episodes of hypoxemia. Pediatrics 2001; 107: 1120-4.

Claure N, D'Ugard C, Bancalari E. Automated adjustment of inspired oxygen in preterm infants with frequent fluctuations in oxygenation: a pilot clinical trial. J Pediatr 2009; 155: 640-5.

Claure N, Bancalari E, D'Ugard C, Nelin L, Stein M, Ramanathan R, Hernandez R, Donn SM, Becker M, Bachman T. Multicenter crossover study of automated adjustment of inspired oxygen in mechanically ventilated preterm infants. Pediatrics 2011; 127: e76-83.

Hagadorn JI, Furey AM, Nghiem TH, Schmid CH, Phelps DL, Pillers DA, Cole CH, AVIOx Study Group. Achieved versus intended pulse oximeter saturation in infants born less than 28 weeks' gestation: the AVIOx study. Pediatrics 2006; 118: 1574-82.

Hallenberger A, Poets CF, Horn W, Seyfang A, Urschitz MS, CLAC Study Group. Closed-loop automatic oxygen control (CLAC) in preterm infants: a randomized controlled trial. Pediatrics 2014; 133: e379-85.

Lal M, Tin W, Sinha S. Automated control of inspired oxygen in ventilated preterm infants: crossover physiological study. Acta Paediatr 2015; 104: 1084-9.

Lim K, Wheeler KI, Gale TJ, Jackson HD, Kihlstrand JF, Sand C, Dawson JA, Dargaville PA. Oxygen saturation targeting in preterm infants receiving continuous positive airway pressure. J Pediatr 2014; 164: 730-6.

Sink DW, Hope SA, Hagadorn JI. Nurse:patient ratio and achievement of oxygen saturation goals in premature infants. Arch Dis Child Fetal Neonatal Ed 2011; 96: F93-8.

Urschitz MS, Horn W, Seyfang A, Hallenberger A, Herberts T, Miksch S, Popow C, Müller-Hansen I, Poets CF. Automatic control of the inspired oxygen fraction in preterm infants: a randomized crossover trial. Am J Respir Crit Care Med 2004; 170: 1095-100.

van Kaam AH, Hummler HD, Wilinska M, Swietlinski J, Lal MK, Te Pas AB, Lista G, Gupta S, Fajardo CA, Onland W, Waitz M, Warakomska M, Cavigioli F, Bancalari E, Claure N, Bachman TE. Automated versus manual oxygen control with different saturation targets and modes of respiratory support in preterm infants. J Pediatr 2015; 167: 545-50.

van Zanten HA, Tan RN, Thio M, de Man-van Ginkel JM, van Zwet EW, Lopriore E, te Pas AB. The risk for hyperoxaemia after apnoea, bradycardia and hypoxaemia in preterm infants. Arch Dis Child Fetal Neonatal Ed 2014; 99: F269-73.

Zapata J, Gómez JJ, Araque Campo R, Matiz Rubio A, Sola A. A randomised controlled trial of an automated oxygen delivery algorithm for preterm neonates receiving supplemental oxygen without mechanical ventilation. Acta Paediatr 2014; 103: 928-33.

61

Aerosolización y nebulización

Jan Mazela

I. Introducción:

A. Los aerosoles han demostrado ser una forma efectiva de administrar medicamentos. No obstante, el desarrollo de dispositivos, así como de fármacos para la aerosolización para el tratamiento de neonatos intubados y no intubados con algún tipo de soporte respiratorio todavía presenta un desafío significativo.

B. La presencia de volúmenes corrientes y capacidad residual funcional bajos, frecuencias respiratorias altas, un tiempo de residencia de las partículas acortado y menores diámetros de las vías aéreas explican la menor llegada de los aerosoles inhalados hacia las vías aéreas inferiores en estos neonatos.

C. Existe una cantidad limitada de estudios clínicos en la población neonatal sobre el depósito del fármaco aerosolizado, debido a la incapacidad de utilizar aerosoles radiomarcados, lo que hace que la valoración de la efectividad de las terapias inhalatorias en esta población sea muy difícil.

D. A pesar de la escasez de datos clínicos, los aerosoles se han utilizado para tratar a recién nacidos críticamente enfermos sin una clara comprensión del sistema óptimo de administración de aerosoles, el patrón de depósito en los pulmones y la relación dosis/respuesta de los medicamentos aerosolizados.

E. Los medicamentos aerosolizados se administran a neonatos con soporte ventilatorio como parte del tratamiento de rutina. Históricamente, las autorizaciones regulatorias para el uso de nebulizadores y sistemas de administración en la unidad de cuidados intensivos neonatales (UCIN) se han basado en estudios en adultos o en simulaciones *in vitro*:

1. En septiembre de 2007, el Congreso de los Estados Unidos aprobó el Título III de la Ley de Enmiendas de la FDA, la Ley de Seguridad y Mejora de los Dispositivos Médicos Pediátricos, la cual requiere que las nuevas aplicaciones o protocolos presentados a la FDA para uso y aprobación de un dispositivo médico deben incluir una descripción de toda subpoblación pediátrica que padezca la patología para la cual el dispositivo está diseñado para tratar, diagnosticar o curar.
2. Se espera que esta Ley promueva el desarrollo de nuevos generadores de aerosoles para neonatos que requieren soporte ventilatorio, ya que los nebulizadores y los sistemas de administración de aerosoles en uso antes de la implementación de esta Ley no fueron diseñados exclusivamente para esta población. No obstante, no ha habido un solo dispositivo desarrollado y aprobado para la población neonatal.

II. Terminología y equipamiento:

A. Terminología:

1. La aerosolización es el proceso o acto de convertir alguna sustancia física en una forma de partículas lo suficientemente pequeñas y livianas para ser transportadas en el aire, es decir, en forma de aerosol.
2. Dosis nominal: dosis total de medicamento prescripta. La cantidad de medicamento cargado en el depósito. Esta dosis es específica para cada dispositivo, ya que las dosis recomendadas son distintas para diferentes aparatos.
3. Dosis emitida: cantidad total de medicamento emitido por el dispositivo inhalatorio y por ende disponible para el usuario.
4. Dosis inhalada: cantidad de medicamento disponible para el paciente bajo condiciones respiratorias (medida en un contexto *in vitro*, incluyendo un modelo de pulmón o de la vía aérea superior).
5. Dosis pulmonar: masa de fármaco que llega al pulmón. El efecto de una dosis pulmonar depende de muchos factores, que incluyen:
   a. Sitio de depósito.

b. Tasa de eliminación del fármaco de la vía aérea.
c. Sitio de acción del medicamento.
d. La dosis pulmonar se puede presentar de la siguiente manera:
(1) Porcentaje de la dosis nominal.
(2) Porcentaje de la masa de medicamento que sale del dispositivo generador del aerosol.
(3) Porcentaje de la masa de medicamento que ingresa a la boca o a la nariz.

6. El diámetro de masa mediana aerodinámico (DMMA) se define como el diámetro al cual el 50% de las partículas, respecto de su masa, son grandes y el 50% son pequeñas.
7. El desvío estándar geométrico (DEG) es una medida de dispersión de la distribución de tamaño de una partícula (DTP) aerodinámica. Típicamente se calcula de la siguiente manera:

$$DEG = (d_{84}/d_{16})^{1/2}$$

Donde d_{84} y d_{16} representan los diámetros a los cuales el 84% y el 16% de la masa de aerosol están contenidas, respectivamente, en diámetros menores que tales valores.
8. Fracción respirable (FR) o fracción de partículas finas (FPF): fracción de la masa de partículas inhaladas que penetran hasta las vías aéreas no ciliadas.
9. Difracción láser: método generalizado para el análisis del tamaño de las partículas. La difracción láser consiste en la dispersión de luz láser en un grupo de partículas y la recolección de la luz dispersada utilizando un conjunto especial de detectores. La señal proveniente de los detectores es realmente un patrón de luz dispersa/difractada frente a ángulo. El patrón de luz difractada requiere un algoritmo matemático complejo para obtener una representación aproximada de la DTP.
10. Impactador de nueva generación (ING): unidad generada por un consorcio de fabricantes farmacéuticos para su uso en la industria como herramienta para valorar el tamaño de las partículas de aerosol.

B. Equipamiento (Tabla 61.1):
1. Inhaladores: dispositivos que requieren inhalación activa por parte del paciente para impulsar los fármacos aerosolizados.
2. Inhaladores de dosis medida (IDM): son dispositivos de aerosol manuales que utilizan un propelente para entregar el agente terapéutico. Los IDM consisten en un agente farmacológico en suspensión o solución, surfactante, propelente y válvula de dosificación. Los propelentes tipo clorofluorocarbono (CFC) han sido reemplazados por el propelente hidrofluoroalcano para reducir la erosión de la capa de ozono.
3. Inhaladores de polvo seco (IPS): son dispositivos accionados por la respiración que entregan fármacos en forma de polvo, almacenado en la cápsula o *blister*, la cual se perfora antes de su utilización. Este inhalador requiere un flujo inspiratorio activo para lograr una adecuada entrega del medicamento.
4. Cámara espaciadora: dispositivo adicional que permite a la columna de aerosol del IDM expandirse y desacelerarse, y convertirse en una neblina muy fina en lugar de un *spray* de alta presión de accionamiento. Las cámaras espaciadoras pueden estar equipadas con válvulas unidireccionales para evitar el flujo reverso de aire.

Tabla 61.1 Características de diferentes generadores de aerosol utilizados para neonatos ventilados

	Comparación de diferentes generadores de aerosol			
	Jet	**Malla vibratoria**	**Ultrasónico**	**IDM**
Principio de generación del aerosol	El aire presurizado forma un *jet* que pasa a través de un tubo capilar que extrae la formulación líquida hacia el *jet*	El aerosol es generado por la acción de microbomba de la malla vibratoria que contiene mil orificios en forma de embudo	El cristal piezoeléctrico convierte una señal eléctrica en vibraciones de alta frecuencia, crea una onda constante en la medicación y genera el aerosol	El fármaco activo se suspende en el propelente, el cual proporciona la fuerza para generar la nube de aerosol cuando es liberada del contenedor
Flujo de gas	Activo	Pasivo	Pasivo	Pasivo
Ubicación dentro del circuito	Rama inspiratoria	Rama inspiratoria o entre la "Y" y el tubo ET	Rama inspiratoria	Rama inspiratoria o entre la "Y" y el tubo ET
Volumen residual	Grande	Pequeño	Pequeño	Tamaño de la CE
Tamaño de la partícula de aerosol	Depende del flujo de gas y de la formulación	Depende de la malla y de la formulación	Depende de la formulación	Depende del tamaño de la CE y del tipo
Temperatura del aerosol	Baja	Ambiente	Ambiente	Ambiente
Eficacia expresada como: dosis inhalada % de la dosis nominal	Baja	Alta	Intermedia	Intermedia

Mazela J, Polin R. Aerosol delivery to ventilated newborn infants: historical challenges and new directions. Eur J Pediatr 2011; 170 (4): 433-44.
ET: endotraqueal; Y: conector en forma de Y del circuito del ventilador; CE: cámara espaciadora.

5. Nebulizadores: dispositivos que transforman soluciones o suspensiones de medicamentos en aerosoles que son óptimos para el depósito en las vías aéreas inferiores:
   a. Nebulizador ultrasónico: genera ondas ultrasónicas de alta frecuencia a partir de la energía eléctrica a través de un elemento piezoeléctrico en el transductor. Las ondas ultrasónicas son conducidas hacia la superficie donde se generan pequeñas partículas. Produce partículas más bien grandes en comparación con otros nebulizadores.
   b. Nebulizador *jet*: administra aire comprimido a través de un *jet* que genera un área de presión negativa y extrae líquido a través de un tubo mediante el efecto Bernoulli. La desventaja de este nebulizador es la adición de flujo extra y el enfriamiento sustancial del medicamento durante la nebulización. Produce partículas pequeñas.
   c. Nebulizador de malla vibratoria: nebulizador independiente que no requiere flujo de aire adicional. El aerosol es generado mediante vibraciones de la malla, las cuales impulsan la solución a través de pequeños poros y generan la niebla. Produce partículas pequeñas.
   d. Generador de aerosol capilar (GAC): esta es la nueva clase de nebulizadores, que utiliza altas presiones y energía en forma de calor para generar aerosoles finos y bien controlados, tanto a partir de soluciones como de suspensiones. Debido al pequeño diámetro del capilar, el agente farmacológico es expuesto brevemente a una temperatura elevada, la cual evapora el contenido de agua sin destruir la estructura del fármaco.

III. Factores que influyen en la efectividad de las terapias inhalatorias (Tabla 61.2):
   A. Tipo y ubicación del nebulizador:
      1. Solo existen unas pocas opciones para la conducción del aerosol dentro del circuito ventilatorio:
         a. Ubicación del nebulizador dentro de la rama inspiratoria del circuito.
         b. Introducción del aerosol entre el conector en forma de Y y la interfase del paciente.
      2. Se recomienda la conexión del nebulizador a la rama inspiratoria a través de un conector en forma de T para el IDM, los nebulizadores de malla vibratoria y los nebulizadores *jet*. La conducción del aerosol entre el conector en forma de Y y la interfase del paciente se utiliza principalmente para los IDM con una cámara espaciadora (CE), aunque algunos estudios recientes también han sugerido la utilidad de colocar los nebulizadores de malla vibratoria en esta ubicación cuando se utiliza un nebulizador con un bajo volumen residual.

Tabla 61.2 Factores que influyen en la dosis inhalada en neonatos con ventilación mecánica

Dependientes de la ventilación mecánica	
↑ Dosis inhalada	**↓ Dosis inhalada**
CPAP	VMI
Mayor VT	Menor VT
Menor FR	Mayor FR
TI más prolongado	TI más corto
Tubo ET más grande	Tubo ET más pequeño
Gas seco	Gas húmedo
Flujo ventilatorio bajo	Flujo ventilatorio alto
Dependientes del generador de aerosol	
↑ Dosis inhalada	**↓ Dosis inhalada**
DMMA = 1 a 3 mm	DMMA < 1 y > 3 mm
Volumen residual pequeño	Volumen residual grande
IDM con CEV	IDM sin CEV
CEV revestida con detergente	CEV no revestida
Flujo del aerosol = FIP	Flujo del aerosol > o < FIP
Actuaciones/liberación sincronizadas	Actuaciones/liberación no sincronizadas
Dependientes de la formulación	
↑ Dosis inhalada	**↓ Dosis inhalada**
Soluciones acuosas	Soluciones viscosas
Soluciones	Suspensión
Temperatura = 36 °C	Temperatura < 36 °C

Mazela J, Polin R. Aerosol delivery to ventilated newborn infants: historical challenges and new directions. Eur J Pediatr 2011; 170 (4): 433-44.
CPAP: presión positiva continua en la vía aérea; VMI: ventilación mecánica intermitente; DMMA: diámetro aerodinámico mediano de masa; VT: volumen corriente; FR: frecuencia respiratoria; IDM: inhalador de dosis medida; CE: cámara espaciadora; ET: endotraqueal; FIP: flujo inspiratorio pico.

3. En la Tabla 61.1, se incluye una revisión general de los generadores de aerosol utilizados clínicamente, así como las variables más cruciales que influyen en la efectividad de las formulaciones aerosolizadas que se utilizan en neonatos con ventilación mecánica.
4. Fok y cols. compararon diferentes generadores de aerosol respecto de la entrega de salbutamol marcado con tecnecio 99m (^{99m}Tc) en neonatos con displasia broncopulmonar (DBP). Los aerosoles administrados a los neonatos mediante nebulización *jet* eran significativamente más finos que los generados por los IDM (p = 0,005). A pesar del mayor tamaño de las partículas, el IDM se asoció con un mayor depósito pulmonar en comparación con el nebulizador *jet*, al expresarse los resultados como porcentaje de la actividad de las reservas iniciales del nebulizador (dosis nominal) (el 0,19% frente al 0,08%, respectivamente, p = 0,009):
   a. Estos datos sugieren que para los neonatos intubados, un menor tamaño de las partículas en el generador de aerosol no garantiza un mayor depósito pulmonar y que el tipo y la ubicación del nebulizador también pueden influir en la dosis depositada en los pulmones.
   b. Dubus y cols. mostraron que el nebulizador de malla vibratoria (Aeroneb Pro®; Aerogen, Dungan, Irlanda) fue superior en cuanto a la dosis depositada en los pulmones en comparación con el nebulizador *jet* (MistyNeb®; Airlife Inc., Montclair, CA), cuando ambos nebulizadores se colocaron en la misma ubicación (rama inspiratoria de circuito ventilatorio) con un DMMA de 1,4 mm medido en el extremo del tubo ET.
   c. Este hallazgo indica que las características del dispositivo, como el volumen residual y la velocidad de salida, pueden afectar los resultados clínicos.
5. En base a los hallazgos de Fok y Dubus, parece ser que la conducción del aerosol hacia el circuito ventilatorio es tan importante como el tamaño de las partículas en el depósito pulmonar:
   a. En estos estudios, los nebulizadores *jet* y de malla vibratoria se colocaron en de la rama inspiratoria del circuito ventilatorio, mientras que el IDM se conectó a la CE entre el conector en forma de Y y el tubo ET.
   b. La conducción del aerosol hacia la rama inspiratoria del circuito dio como resultado una dilución considerable de aquel, debido a que los flujos inspiratorios eran mucho más bajos que el flujo del circuito ventilatorio, especialmente cuando se utilizó un nebulizador *jet* con un flujo impulsor del gas adicional de 6 L/min.
   c. Además, el uso de mayores flujos de aire en el circuito ventilatorio puede resultar en el impacto del aerosol dentro del circuito ventilatorio antes de llegar al paciente.
   d. Además, es posible que partículas muy pequeñas (menores de 1 mm) generadas por el nebulizador *jet* (con flujos inspiratorios relativamente bajos) sean exhaladas, lo que resulta en un menor depósito pulmonar.
6. Las cámaras espaciadores se utilizan para optimizar el tamaño de las partículas de aerosol generado por los IDM. La CE brinda tiempo y distancia para la disminución del tamaño de las partículas y también actúa como filtro de las partículas grandes:
   a. La eliminación de la cámara puede incrementar el impacto del aerosol en el tubo ET (hasta un 90% de la dosis aerosolizada). Sin embargo, es importante recordar que la colocación de una CE, o, incluso, de un conector en forma de T entre el conector en forma de Y y la interfase del paciente, puede aumentar el espacio muerto de la ventilación.
   b. Las CE también se pueden colocar ubicar en de la rama inspiratoria del circuito ventilatorio. Utilizando un modelo pulmonar, O'Doherty y cols. demostraron que tal ubicación de la cámara incrementó la entrega de aerosol debido al llenado continuo de la cámara con aerosol durante la espiración, pero no tuvo efecto sobre el tamaño de las partículas.
   c. Además, se ha mostrado que la carga electrostática puede tener una gran influencia en la entrega de salbutamol generada por un IDM. El revestimiento de la cámara de plástico con un detergente iónico solucionó el problema de la carga electrostática, originada a partir de la acumulación de una capa conductora sobre la superficie de la cámara, y mejoró la entrega de aerosol por parte de las CE plásticas.
7. La ubicación del nebulizador más cerca del paciente (entre el tubo ET y el conector en forma de Y) evita la potencial dilución del aerosol como resultado de los mayores flujos de aire del ventilador:
   a. Utilizando un modelo pulmonar neonatal, Turpeinen y cols. demostraron que la ubicación del nebulizador en el tubo ET mejoró la entrega del fármaco en comparación con la colocación del nebulizador en serie dentro de la rama inspiratoria del circuito ventilatorio.
   b. Estudios clínicos con cromoglicato de sodio no mostraron una mejora en el depósito de aerosol en los pulmones (menos del 1% de la dosis nominal) colocando el nebulizador más cerca del paciente.
   c. Otros estudios han demostrado un mayor depósito en los pulmones colocando el nebulizador a menos de 30 cm del conector en forma de Y y dentro de la rama inspiratoria. Esto sugiere que los tubos del ventilador pueden adoptar la función de una reserva de aerosol.
8. En resumen, si se utiliza un IDM, la CE se puede colocar en la rama inspiratoria del circuito o entre el conector en forma de Y y el tubo ET. Si se utiliza un nebulizador *jet* o de malla vibratoria, se lo debe colocar dentro de la rama inspiratoria. Sin embargo, la ubicación óptima se debe determinar a partir de ensayos clínicos bien diseñados; la configuración del ventilador se debe ajustar si se utiliza un flujo impulsor del gas del nebulizador adicional. El

nebulizador de malla vibratoria tiene como resultado un mayor depósito pulmonar del medicamento, probablemente como resultado de un menor volumen residual y de menores flujos de aire operativos.

B. Tamaño de las partículas:
1. En estudios recientes sobre el depósito de aerosoles en los pulmones de los neonatos de término y prematuros, se ha utilizado un método indirecto para determinar dicho parámetro en el que se emplea una sustancia marcadora, el cromoglicato de sodio, que se puede medir en la orina.
2. Kohler y cols. compararon la entrega de aerosol en neonatos no intubados con respiración espontánea en la que se utilizan tres nebulizadores diferentes: un nebulizador *jet* (LC Star®; Pari, Starnberg, Alemania), un nebulizador ultrasónico francés (LS 290®; Systam, Villeneuve sur Lot) y un nebulizador ultrasónico italiano (Projet®; Artsanao, Grandate). Aunque el LC Star® tuvo el mayor depósito pulmonar en comparación con los otros nebulizadores, solo el 0,89% de la dosis nominal llegó a los pulmones luego de la inhalación con dicho dispositivo.
3. Este hallazgo es respaldado por otros estudios en neonatos que muestran un depósito pulmonar menor del 1% de la dosis nominal para los pacientes con respiración espontánea y ventilación mecánica.
4. Se informó un depósito directo pulmonar significativamente mayor en un estudio *in vivo* realizado en macacos intubados y con ventilación mecánica utilizando el nebulizador Aeroneb Pro® y ^{99m}Tc pentaacetato de dietilentriamina con una DMMA de 1,4 mm en el extremo del tubo ET para ambos dispositivos evaluados, pero un depósito pulmonar veinticinco veces mayor para el aerosol radiomarcado cuando fue generado por el Aeroneb Pro® y sincronizado con la inspiración frente al Misty Neb® en un modo continuo (el 14% frente al 0,5% de la dosis nominal, respectivamente).
5. Estas observaciones a partir de estudios clínicos y no clínicos indican que las partículas de pequeño tamaño que eluden las vías aéreas artificiales y superiores pueden llegar de forma efectiva a los pulmones de pacientes ventilados, y que las diferencias en los volúmenes residuales entre nebulizadores pueden afectar las tasas de depósito si se las expresa como porcentaje de la dosis nominal.
6. Las partículas pequeñas en combinación con tiempos inspiratorios cortos y flujos inspiratorios bajos aumentan el riesgo de pérdidas de medicamento en la exhalación:
   a. Fok y cols. demostraron un menor depósito pulmonar en neonatos con displasia broncopulmonar (DBP) tratados con partículas de aerosol más pequeñas (DMMA de 0,83 ± 0,01 mm) frente a partículas de aerosol más grandes (DMMA de 1,88 ± 0,01 mm).
   b. Se ha mostrado que las partículas pequeñas (< 1 mm) dependen menos de la gravedad y pueden ser exhaladas sin depositarse en los pulmones.
   c. Los cálculos, así como las mediciones reales basadas en modelos adultos, han indicado que partículas de entre 2 mm y 6 mm se depositan en las vías aéreas centrales y aquellas mayores de 6 mm se depositan en la orofaringe.
   d. Son limitados los estudios en los que se evaluó el tamaño de las partículas que se depositan en la vía aérea superior de neonatos prematuros:
      (1) Minocchieri y cols., utilizando un modelo de vía aérea superior comparable con un neonato de 32 semanas de gestación, informaron resultados similares. En este estudio, el DMMA promedio de partículas de budesonide que atravesaron las vías aéreas superiores fue de 1,6 mm.
      (2) Sin embargo, los estudios basados en modelos no explican las cantidades de fármaco exhaladas y los resultados solo reflejan suposiciones teóricas que deben ser respaldadas por experimentos *in vivo*.
7. O'Riordan y cols. mostraron que la mayor parte del depósito en un tubo de traqueostomía se produce durante la exhalación, lo que sugiere que una fracción significativa del aerosol inhalado en realidad era exhalada:
   a. Los adultos intubados recibieron ventilación mecánica y tratamiento con solución fisiológica marcada con ^{99m}Tc unida a albúmina sérica humana.
   b. El aerosol se generó con el nebulizador *jet* AeroTech II® y fue conducido hacia la rama inspiratoria del circuito ventilatorio con un DMMA de 1,1 mm y un DEG de 1,8 mm.
   c. El estudio informó que el 53% de la dosis inhalada total se depositó en los pulmones; el resto de la dosis fue exhalada y depositada en el tubo de traqueostomía o en la rama espiratoria del circuito.
   d. Aunque este estudio se realizó en adultos ventilados, los resultados pueden tener importancia para los neonatos ventilados en quienes los tiempos inspiratorios cortos pueden incrementar el riesgo de pérdidas a través de la exhalación.
   e. Heyder y cols. demostraron que solo del 20% al 30% de las partículas de aerosol menores de 1 micra que llegan más allá de los bronquios principales era en última instancia retenido en los pulmones; el resto era espirado.
8. En resumen, para los neonatos intubados y no intubados que requieren soporte respiratorio, la variable más importante que influye en el tamaño de las partículas es la interfase del paciente:
   a. Las partículas deben ser lo suficientemente pequeñas como para pasar por la interfase con mínimas pérdidas por impacto, pero no deben ser demasiado pequeñas con el fin de evitar significativas pérdidas a través de la exhalación.
   b. Es importante recordar que el tamaño de las partículas solo es una de las muchas variables que pueden influir en el depósito de los fármacos en los pulmones.

C. Condiciones del gas de ventilación:
1. Los nebulizadores *jet* utilizan flujo de aire para generar el aerosol. Distintos nebulizadores *jet* comercialmente disponibles tienen diferentes parámetros de flujo de aire con el fin de lograr un desempeño optimizado.
2. Los nebulizadores ultrasónicos o de malla vibratoria necesitan flujo de aire para dirigir y transportar el aerosol hacia el paciente, aunque no se necesita flujo de aire para generar el aerosol:
   a. Coleman y cols. evaluaron diferentes flujos de aire del nebulizador en combinación con ventilación mecánica en un modelo pulmonar con configuraciones seleccionadas para simular un neonato de 4 kg con enfermedad pulmonar moderada a grave.
   b. En este estudio, se utilizó un nebulizador *jet* (Airlife® Misty-Neb®; Baxter, Valencia, CA) ubicado en la rama inspiratoria del circuito ventilatorio.
   c. El estudio demostró que, a medida que el flujo de aire del nebulizador aumentaba, la llegada de medicación al modelo pulmonar disminuía significativamente de forma lineal; el porcentaje promedio de entrega a 5 L/min fue del 4,8% ± 1,3%, mientras que, aumentando el flujo a 6,5 L/min, se redujo de forma significativa el porcentaje promedio de entrega al 3,7% ± 1,1%. Un mayor incremento del flujo a 8 L/min resultó en un descenso significativo en el porcentaje promedio de entrega a un valor del 2,7% ± 1,1% ($p < 0{,}015$ frente a 5 L/min).
   d. Este estudio también demostró un mayor depósito de aerosol dentro de la rama inspiratoria del circuito ventilatorio ante mayores flujos de aire, lo que probablemente se haya relacionado con el impacto.
   e. Ari y cols. también informaron una relación similar entre la dosis inhalada de aerosol y el flujo ventilatorio.
   f. Utilizando un modelo de nariz y garganta de un neonato prematuro, Minocchieri y cols. mostraron que mayores flujos de aerosol dan como resultado una reducción del depósito en los pulmones. Hubo una disminución estadísticamente significativa en la entrega de aerosol del 61,8% ± 5,3% al 26,0% ± 1,5% y al 9,0% ± 0,8% de la dosis nominal para un flujo inspiratorio de 1, 5 L/min y 10 L/min, respectivamente.
3. Estos estudios *in vitro* han demostrado que un incremento en el flujo de aire posiblemente conduce a un aumento en el impacto del aerosol en las vías aéreas superiores, lo que tiene como resultado una menor entrega y depósito del fármaco en los pulmones.
4. La densidad es otra condición del gas que puede influir en la efectividad de la terapia inhalatoria:
   a. Cualquier densidad del gas menor que la del aire o del oxígeno puede reducir la turbulencia del flujo de aire a través de las vías aéreas más estrechas del neonato.
   b. Fink y cols. encontraron que la entrega de aerosol por parte del IDM mostró un incremento lineal cuando la densidad del gas dentro del circuito ventilatorio disminuía.
   c. La utilización de una mezcla de 80% helio y 20% de oxígeno en un circuito ventilatorio seco tuvo como resultado un incremento del 50% en la cantidad de fármaco entregado al tracto respiratorio inferior (TRI), en comparación con la observada con oxígeno al 100% (el 46,1% frente al 30,4%, respectivamente). Sin embargo, es importante recordar que los nebulizadores *jet* basados en flujo de aire pueden exhibir menores velocidades de salida cuando se utilizan con mezclas de helio y oxígeno.
   d. De modo interesante, la ventilación no invasiva con heliox ha mostrado disminuir el trabajo resistivo de la respiración y los requerimientos de soporte ventilatorio, así como mejorar el intercambio gaseoso en neonatos prematuros.
5. La humedad es otra variable que puede influir en la efectividad de las terapias inhalatorias:
   a. El soporte ventilatorio estándar requiere la administración de aire humidificado y calentado a los pacientes para evitar secar la mucosa de la vía aérea.
   b. En muchos estudios *in vitro*, se ha investigado la relación entre la humidificación y el depósito de aerosol en los pulmones:
      (1) Miller y cols., utilizando diferentes nebulizadores *jet* (AeroTech II®, CIS-US, Bedford, MA; y Portex®, SIMS Portex Inc., Fort Myers, FL) y tres ventiladores distintos diseñados para adultos (con un flujo impulsor de 8 L/min), demostraron que la entrega de aerosol aumentó casi dos veces ($p < 0{,}0001$) al apagar y eludir el humidificador. Además, la humedad incrementó el tamaño de las partículas en el extremo del tubo ET desde 1,5 mm ± 0,1 mm hasta 2,3 mm ± 0,2 mm ($p = 0{,}0006$) por crecimiento higroscópico, lo que sugiere un mayor impacto de las partículas en los tubos del ventilador.
      (2) Otros estudios mostraron una disminución aproximada del 40% en el depósito de aerosol en los pulmones cuando se utilizó aire humidificado y calentado. Aunque los estudios fueron llevados a cabo bajo condiciones de ventilación en adultos, las conclusiones relacionadas con la humedad son aplicables a los neonatos que reciben ventilación mecánica.

D. Interfase del paciente:
1. La interfase del paciente también puede actuar como un sitio significativo de impacto del aerosol.
2. En un estudio *in vitro*, Ahrens y cols. investigaron la influencia de diferentes tamaños de tubo ET neonatal y diferentes flujos sobre el depósito de aerosol en un pulmón de prueba.

a. Los resultados sugirieron que los flujos de aerosol eran más importantes que el tamaño del tubo ET sobre el depósito de aerosoles convencionales utilizados en la clínica (DMMA = 3,95 mm).
b. El estudio también mostró que el depósito en el pulmón de prueba mejoró significativamente cuando se administraron partículas menores de una micra (DMMA = 0,54 mm) (Ahrens y cols. 1986).
3. Crogan y cols. mostraron que el porcentaje de metaproterenol aerosolizado (Alupent®, Boehringer Ingelheim, Alemania) que sale del tubo ET fue casi el doble para un diámetro de 9,0 mm frente a uno de 6,0 mm (Crogan y Bishop 1989).
4. Everard y cols. mostraron una caída en la entrega de fármaco al utilizar tubos ET más pequeños (2,5 mm frente a 3,0 mm) durante una prueba *in vitro* de un circuito ventilatorio neonatal Draeger Babylog® y Dubus y cols. informaron que independientemente de las diferentes partículas de aerosol presentes a la salida del nebulizador, la DTP en el extremo del tubo ET de 3,0 mm era similar con un DMMA de 1,4 mm en todos los nebulizadores evaluados.
5. Un reciente estudio *in vitro* basado en un modelo de pulmón mostró que un novedoso conector para aerosoles (Afectair®, Discovery Laboratories Inc., Warrington, PA) utilizado para la administración de albuterol con soporte respiratorio aumentó la dosis entregada entre cinco y nueve veces. Esta mejora significativa en la entrega de aerosol se logró a partir de dos factores: se evitó la dilución del aerosol por parte del flujo del ventilador y se evitó un flujo de aire elevado, y de esta manera el impacto del aerosol en las vías aéreas artificiales.
6. Como se mencionó previamente, estos hallazgos muestran que la interfase del paciente puede ser una variable crucial que determina el tamaño de la partícula entregada a un paciente con ventilación mecánica. Existe información limitada sobre la influencia del tamaño del tubo ET neonatal sobre las características del aerosol y el depósito en los pulmones en estudios *in vivo*.

E. Modo de soporte respiratorio:
1. Las configuraciones del ventilador también pueden cumplir un papel en el depósito de aerosol en los pulmones.
2. Fink y cols. estudiaron el efecto de diferentes modos ventilatorios sobre la entrega de aerosol en un IDM utilizando un modelo *in vitro*:
a. Esto permitió una comparación entre modos de ventilación mecánica controlada, asistida controlada, con presión de soporte y presión positiva continua en la vía aérea (CPAP).
b. El estudio demostró que se llega a un depósito de aerosol significativamente mayor en el tracto respiratorio inferior (TRI) con respiraciones espontáneas si se utiliza CPAP. Además, el depósito en el TRI tuvo una relación lineal con el ciclo de trabajo (tiempo inspiratorio/duración total de la respiración).
3. Otros estudios mostraron claramente que la CPAP es más eficiente para la entrega de aerosol en comparación con la presión positiva intermitente:
a. Hess y cols. estudiaron la relación *in vitro* entre la entrega de albuterol y el modo controlado por presión frente a la ventilación controlada por volumen. Su estudio mostró que la entrega de albuterol con un nebulizador (generación continua de aerosol) se vio afectada por el tiempo inspiratorio y el patrón de flujo inspiratorio. Sin embargo, cuando se utilizó un IDM presurizado (IDMp) (generación intermitente de aerosol), la entrega de aerosol no se vio influida por el patrón de flujo inspiratorio, por el tiempo inspiratorio ni por la mecánica pulmonar.
b. El uso de ventilación nasal con presión positiva intermitente (VNPPI) sincronizada podría resultar en una mejora en la llegada de aerosol hacia el TRI, aunque esto no se ha demostrado en estudios *in vivo*.
4. La cánula nasal de alto flujo (CNAF) es el más reciente soporte respiratorio utilizado en las UCIN para neonatos prematuros que requieren soporte prolongado:
a. Los flujos elevados utilizados en las vías aéreas artificiales pueden disminuir la eficiencia de la entrega de aerosol.
b. Longest y cols. evaluaron el nuevo tipo de aerosol menor de 1 micra, el cual se genera evaporando el producto que sale del generador de aerosol de partícula pequeña, que tiene escaso depósito en el dispositivo de entrega. En consecuencia, las partículas pequeñas en presencia de aire humidificado más allá de la cavidad nasal comienzan a crecer, lo que garantiza un depósito óptimo en las vías aéreas inferiores. Este mismo grupo también mejoró las interfases del paciente mediante un efecto aerodinámico, que evaluaron extensamente bajo un estudio de dinámica de fluidos computacional (DFC).
c. Estos abordajes establecen el potencial para la entrega de una dosis de aerosol mucho mayor con la CNAF si se puede desarrollar un sistema clínicamente aplicable. Sunbul y cols. evaluaron el sistema de CNAF optimizado OptiFlow® (OptiFlow, Fisher & Paykel, Nueva Zelanda) y mostraron que se produce un mayor depósito en los pulmones en comparación con SiPAP o CPAP de burbuja bajo condiciones *in vitro* al utilizar un nebulizador de malla vibratoria colocado justo antes del humidificador con un flujo de 3 L/min.

F. Cálculos de la dosis inhalada:
1. La dosis de los fármacos aerosolizados no se calculan solo a partir del peso o el tamaño del paciente; la dosis entregada depende de sus condiciones respiratorias.
2. Cada sistema de aerosolización tiene sus propias características de dosis emitida (D_E) y de concentración de aerosol (C):

a. La dosis entregada es la cantidad de fármaco dispensado al paciente (disponible para el paciente) por minuto.
b. La concentración de aerosol es la cantidad de fármaco por volumen de gas transportador, que depende del flujo inspiratorio.
c. Asumiendo que el generador de aerosol tiene una tasa de producción constante, la cantidad de fármaco disponible para el paciente se puede regular mediante la duración del tratamiento y reducir así el efecto de dilución del gas transportador.
d. Las variables que determinan la cantidad de medicamento depositado en las vías aéreas inferiores incluyen: la ventilación minuto (V_{min}) (frecuencia respiratoria por volumen corriente) y las potenciales pérdidas en las vías aéreas superiores. En la Tabla 61.3, se muestra que la V_{min} aumenta con el tamaño del paciente, lo que indica que la función pulmonar puede ser un determinante directo de la dosis adecuada del fármaco depositado en el TRI. Esto es factible solo con un sistema de entrega que brinde una concentración de aerosol intacta durante las inhalaciones.

3. En teoría, el sistema inhalatorio de fármacos más eficiente debe utilizar un flujo de aerosol igual al flujo inspiratorio pico (FIP) o un volumen de aerosol igual a la V_{min} para evitar diluciones o, al menos, un flujo o un volumen tan cercano a estos valores como sea posible. En la mayoría de los estudios clínicos en neonatos, se utilizaron nebulizadores y sistemas de entrega con flujos de aerosol y volumen mucho más altos, lo que resultó en que los pacientes inhalaban solo una parte del flujo de aerosol. La dosis inhalada teórica es función de la concentración de aerosol, la cantidad de aerosol inhalada por el sujeto (estimada por la ventilación minuto del sujeto, asumiendo que todo el gas inhalado por este contiene la misma concentración de aerosol) y la duración de la exposición al aerosol. De esta manera, la dosis se puede estimar utilizando la siguiente ecuación:

$$\text{Dosis inhalada} = C \times ({}^{Vm}/_{kg}) \times T$$

C = concentración de aerosol (en mg/mL).
Vmin/kg = ventilación minuto normalizada al peso corporal (L/min/kg).
T = duración de la administración (en minutos).

4. La concentración de aerosol (C) es función de la dosis emitida por el flujo (preferentemente flujo inspiratorio). Cada nebulizador, en la caracterización del dispositivo, contiene información respecto de la D_E. No obstante, cuando se utiliza un nebulizador para un paciente con ventilación mecánica, se debe asumir que la D_E en el nebulizador no es la misma que en la interfase del paciente. De esta manera, para valorar adecuadamente la cantidad de medicamento inhalado se debe medir la D_E en el tubo endotraqueal o de las cánulas nasales bajo condiciones de flujo inspiratorio, las cuales se pueden replicar con un simulador pulmonar controlado.
5. Por lo tanto, la concentración de fármaco aerosolizado (C) es la velocidad de dosis emitida (mg/min) dividida en la velocidad del flujo del gas transportador (L/min) (*v.* Tabla 61.3):

$$C = \frac{D_E\ (\text{mg/min})}{V\ (\text{L/min})} = \text{mg/L}$$

6. Los cálculos de arriba deberían ser exactos si se elimina el depósito de aerosol en el tracto respiratorio superior y se obtiene un adecuado tamaño de partícula. El impacto del aerosol en las vías aéreas superiores se puede evitar utilizando algún tipo de *bypass* para esta región anatómica, p. ej., empleando un tubo nasofaríngeo y una máscara laríngea. La cavidad nasal con epitelio ciliado o sin este actúa como filtro y puede limitar el depósito de aerosol en las vías aéreas inferiores.

G. Resumen:
1. La terapia inhalatoria no ha demostrado ser efectiva en neonatos con soporte mediante ventilación mecánica en estudios clínicos prospectivos en fase III.

Tabla 61.3 Relación entre los flujos inspiratorios pico, los volúmenes corrientes, las ventilaciones minuto y el aerosol inhalado

	FIP (L/min)			**Vol. corriente (mL/kg)**			**V_{min} (mL/kg/min)**			**Aerosol inhalado (mg/kg/min)[a]**		
Percentilos de peso (g)	10	50	90	10	50	90	10	50	90	10	50	90
500 a 1000	0,8	1,3	2,1	3,2	5,4	8,3	230	400	600	1,25	2,0	3,0
1000 a 2500	1,3	2,3	3,5	3,4	5,7	8,1	250	400	600	1,25	2,0	3,0
2500 a 5000	1,8	3,2	5,2	2,4	4,7	7,2	170	300	500	0,85	1,5	2,0

Modificado de: Mazela J, et al. Aerosolized surfactants. Curr Opin Pediatr 2007; 19: 155-62.
FIP: flujo inspiratorio pico; Vol. corriente: volumen corriente; V_{min}: ventilación minuto.
[a]Cálculos del aerosol inhalado sobre la base de las siguientes suposiciones:
- El flujo de aerosol es igual a 5,2 L/min, que es el FIP más alto.
- No hay efecto de dilución en la interfase del paciente.
- La dosis emitida es de 26 mg/min. Por lo que con un flujo de 5,2 L/min la concentración de aerosol es de 5 mg/L.
- No hay pérdidas en la orofaringe, p. ej., uso de tubo endotraqueal, tubo nasofaríngeo individual o máscara laríngea.

2. Los futuros ensayos de medicamentos aerosolizados deben abordar las variables técnicas y fisiológicas presentadas en este capítulo.
3. Los fármacos, así como los nebulizadores y los sistemas de entrega, deben satisfacer las necesidades y tener en cuenta las limitaciones fisiológicas de los pacientes más pequeños.
4. Los fabricantes de dispositivos proporcionan nebulizadores que se pueden utilizar en configuraciones de UCIN con fármacos no autorizados a tal fin.

H. Recomendaciones:
1. Ventilación mandatoria intermitente sincronizada (VMIS), AC, VG, VC y CPAP:
   a. Limpiar las vías aéreas artificiales antes de la nebulización.
   b. Retirar el sensor de flujo ventilatorio del conector en forma de Y.
   c. Tipo de nebulizador: de malla vibratoria (Aeroneb®, Pari e-flow®); IDM con CE.
   d. Ubicación: en la rama inspiratoria del circuito, a 20 cm del conector en forma de Y.
   e. Variables del soporte respiratorio:
      (1) Incrementar el tiempo inspiratorio tanto como sea posible.
      (2) Disminuir la frecuencia respiratoria tanto como sea posible.
      (3) Eludir el humidificador, pero mantener el calentamiento del flujo de aire durante la nebulización.
2. CNAF:
   a. Limpiar las vías aéreas artificiales antes de la nebulización.
   b. Asegurarse de utilizar un diseño de cánula aerodinámico.
   c. Tipo de nebulizador: de malla vibratoria (Aeroneb®, Pari e-flow®); IDM con CE.
   d. Ubicación: justo antes del humidificador.
   e. Variables del soporte respiratorio: no hay necesidad de apagar el humidificador.

IV. Estudios clínicos con fármacos aerosolizados en la UCIN:

A. Surfactantes:
1. Durante muchas décadas se han utilizado fármacos aerosolizados de forma rutinaria en la UCIN; sin embargo, los resultados de estudios clínicos en general han sido desalentadores.
2. Los fármacos aerosolizados fueron utilizados por primera vez en neonatos críticamente enfermos hace más de 40 años por Robillard y colegas, quienes administraron dipalmitoil-fosfatidilcolina (DPPC) aerosolizada directamente en las incubadoras de neonatos prematuros con SDR establecido. En este estudio no controlado, encontraron que el esfuerzo respiratorio disminuyó en ocho de once neonatos.
3. Por el contrario, investigadores de la Universidad de California, San Francisco y de la Universidad de Singapur no lograron demostrar un beneficio fisiológico con la fosfatidilcolina aerosolizada.
4. Otros estudios en los que se administró un aerosol de dipalmitoil-lecitina a neonatos con SDR también fueron "negativos" y desalentaron el uso de terapia con surfactante aerosolizado durante muchos años. Sin embargo, en la década de 1990 los médicos nuevamente se interesaron en esta terapia, debido a la mayor prevalencia de ventilación mecánica no invasiva en la población neonatal.
5. El primer estudio en neonatos utilizando presión positiva continua en la vía aérea por vía nasal (CPAPn) en combinación con surfactante aerosolizado para el tratamiento del SDR se realizó en 1997. Este fue un estudio piloto de factibilidad, en el cual los neonatos prematuros con SDR moderado que necesitaban CPAP por vía faríngea recibieron SF-RI1 nebulizado (Alveofact®, Boehringer Ingelheim, Ingelheim, Alemania). Se mostró que el procedimiento era seguro y el estudio demostró que la ventilación y la oxigenación mejoraron, una vez iniciada la nebulización del surfactante.
6. El año siguiente, Arroe y cols. evaluaron la eficacia y la seguridad del colfosceril palmitato nebulizado (Exosurf®, GlaxoSmithKline, Brentford, RU) administrado a través de CPAPn en neonatos prematuros. En el estudio, no se informaron efectos adversos, pero no se demostró ninguna mejora en la eficacia clínica.
7. Berggren y cols. trataron a 34 recién nacidos (28 a 33 semanas de edad gestacional y 1015 g a 2370 g) con SDR utilizando CPAPn y poractant alfa aerosolizado (Curosurf®, Chiesi Pharmaceutici SpA, Parma, Italia). Los investigadores tampoco fueron capaces de demostrar la superioridad de la entrega de surfactante aerosolizado en comparación con la CPAPn sola.
8. En un estudio clínico con lucinactant aerosolizado (Aerosurf®, Discovery Laboratories Inc., Warrington, PA), Finer y cols. evaluaron la viabilidad y la seguridad de la administración de un surfactante sintético con contenido peptídico a recién nacidos con signos tempranos de SDR, dentro de la primera hora tras el nacimiento:
   a. En este estudio, se utilizó un nebulizador de malla vibratoria aprobado para uso clínico, el Aeroneb® Pro (Aerogen, Dangan, Galway, Irlanda) con un adaptador de CPAP especialmente diseñado, el cual permitió la administración de aerosol justo por debajo del conector en forma de "Y".
   b. El procedimiento mostró ser seguro con una baja incidencia de "eventos peridosificación" y cierta eficacia.

9. El último estudio clínico llevado a cabo fue informado por Pillow y cols. y tuvo como objetivo la administración de poractant alfa aerosolizado nebulizado a través de un generador de membrana vibratoria (Pari e-flow®). Aún no se ha publicado el informe completo de este estudio.
10. Se está llevando a cabo otro estudio clínico sobre aumento de dosis con lucinactant inhalado.

B. Corticoides:
1. Se han realizado dieciocho estudios clínicos centrados en la efectividad de diferentes formulaciones de corticoides aerosolizados para prevenir la DBP. Se trató a un total de 1170 neonatos con flunisolide, fluticasona, beclometasona y budesonide aerosolizados en la década de 1990 y principios de la década de 2000.
2. Un estudio realizado por Gupta y cols. mostró una disminución significativa en la DBP moderada con beclometasona aerosolizada frente a placebo.
3. Otro estudio llevado a cabo por Fok y cols. mostró una disminución en la intubación a los 14 días de vida, pero no mostró una diferencia en la incidencia de DBP cuando se comparó la fluticasona con el placebo.
4. Solo en dos estudios (de Townsend y cols. y de Kovacs y cols.) se utilizó un nebulizador *jet*, mientras que en otros estudios se utilizaron IDM. En la mayoría de los estudios, se colocó una cámara espaciadora (CE) entre el tubo ET y la bolsa inflada por flujo o autoinflable. En los estudios de Townsend y cols., Jangaard y cols. y Fok y cols. se activó el nebulizador durante el soporte ventilatorio estándar sin desconectarlo ni utilizar bolsa. En los otros tres estudios, se colocó la CE dentro de la rama inspiratoria. De modo interesante, en ninguno de los estudios se evaluó el efecto del espacio muerto adicional causado por la presencia de la CE.
5. Solo en un estudio se informó la dosis de aerosol depositado en los pulmones, que se basó en radiomarcación directa. La dosis depositada en los pulmones fue igual al 0,98% de la dosis emitida por el IDM (*D*E).
6. Groneck y cols. citaron dos estudios diferentes para respaldar el régimen de administración de dosis, mientras que Everard y cols. mostraron una dosis depositada del 3,2% de la DE del IDM sobre la base de un modelo de conejo, y Grigg y cols. mostraron una dosis depositada del 1,7% de la DE del IDM en neonatos sobre la base de los valores de cromoglicato de sodio excretado en la orina.
7. Cole y cols. basaron el esquema de administración de dosis según la dosis emitida desde el tubo ET: 1,7 mg, valor que era el 4% de la DE del IDM.
8. Un estudio presentó una dosis depositada estimada del 10% de la dosis nominal para un objetivo de dosis depositada de 0,2 mg/kg/día.
9. El resto de estos estudios no incluyeron información respecto de la dosificación y la dosis nominal presentada sobre la base de las concentraciones de la droga activa y los volúmenes dispensados por el IDM.
10. Debido a que en la mayoría de los ensayos clínicos se utilizaron IDM, la DE informada fue el valor proporcionado por el fabricante de cada IDM. Excepto por los estudios de Cole y cols. y de Rozycki y cols., estos estudios no informan la DE en la interfase del paciente, lo que puede ser influido por el tipo y el tamaño de dicha interfase, el volumen residual de la CE utilizada, así como la presencia de CE entre la pieza en forma de Y y el tubo ET. Algunos estudios utilizaron diferentes estrategias de administración de las dosis según el tamaño del paciente.
11. Los estudios de Fok y cols., de Cole y cols. y de Rozycki y cols., fueron los únicos que proporcionaron una descripción detallada sobre el tamaño de las partículas en el extremo del tubo ET. Hubo una diferencia significativa en el DMMA del aerosol emitido directamente desde el IDM en comparación con el aerosol emitido desde el extremo del tubo ET. Este estudio, así como otros informes publicados, mostró que la interfase del paciente, el componente final del sistema de entrega de aerosol, puede tener un efecto perjudicial sobre el tamaño de las partículas y, por lo tanto, influye en la dosis depositada en los pulmones.
12. Trece de diecisiete informes analizados arriba no incluyeron el tamaño de las partículas del aerosol utilizado en el estudio clínico; un aspecto clave de la caracterización del aerosol.
13. En un estudio publicado recientemente por Bassler y cols., se evaluó el tratamiento temprano (dentro de las primeras 24 h de vida) con budesonide inhalado en neonatos de entre 23 y 27 semanas de edad gestacional. La incidencia de DBP fue del 27,8% en el grupo que recibió budesonide frente al 38,0% en el grupo con placebo (riesgo relativo, estratificado según la edad gestacional, 0,74: IC del 95%, 0,60 a 0,91; P = 0,004). El budesonide se administró mediante un IDM colocado con una CE entre el conector en forma de Y y el tubo ET.
14. Un metaanálisis Cochrane actual no recomienda el uso de corticoides inhalados para el tratamiento o la prevención de la DBP, cuando se los utiliza luego de la primera semana de vida:
   a. En el metaanálisis se incluyeron ocho ensayos en los que se aleatorizó a 232 neonatos prematuros. Los corticoides inhalados no redujeron los resultados individuales o combinados de muerte o DBP.
   b. No tuvo impacto en los resultados respiratorios a corto plazo, como el fracaso de la extubación y la duración total de la ventilación mecánica o de la dependencia del oxígeno. Hubo una tendencia hacia un menor uso de corticoides sistémicos en favor de los corticoides inhalados (RR 0,51; IC del 95%, 0,26 a 1,00).
   c. Los autores concluyeron que, debido a la escasez de datos sobre efectos adversos a corto y largo plazo y a la pequeña cantidad de pacientes aleatorizados, el procedimiento no puede ser recomendado.

C. Broncodilatadores:
1. Los broncodilatadores aerosolizados conforman otro grupo de fármacos pulmonares utilizados para tratar a neonatos con signos de DBP y para mejorar la efectividad de los corticoides inhalados.
2. El más grande de siete estudios clínicos, que enroló 169 neonatos, fue el único que mostró la efectividad del salbutamol o del bromuro de ipratropio inhalado para disminuir la resistencia de la vía aérea o mejorar la distensibilidad pulmonar.
3. Únicamente el estudio de Denjean y cols. no mostró efectividad, ya que el punto final no era la mecánica pulmonar a corto plazo, sino la incidencia de DBP.
4. En cuatro estudios, se utilizaron nebulizadores *jet* y en cuatro se utilizaron IDM con CE (en un estudio se evaluaron dos formas diferentes de broncodilatadores). En todos los estudios menos uno, se informó la ubicación del nebulizador *jet*. Este se colocó debajo del conector en forma de Y o dentro de la rama inspiratoria del circuito. En la mayoría de los estudios, se utilizaron IDM con CE colocados entre el tubo ET y la pieza en forma de Y, y se empleó una bolsa autoinflable en dos estudios.
5. Solo en un estudio se informó una dosis depositada en los pulmones del 1,7% de la DE del IDM. El resto de los estudios recomendaron la dosificación sobre la base de la dosis nominal. La dosis nominal diaria de salbutamol varió entre 200 mg/día y 1200 mg/día. En un estudio en el que se utilizó un nebulizador *jet* faltó información relacionada con la velocidad de salida del nebulizador o de la DE del nebulizador. En ninguno de los estudios, se informó la *DE* en la interfase del paciente. El análisis de DTP de los aerosoles se realizó solo en uno.
6. La Biblioteca Cochrane también revisó el uso de broncodilatadores aerosolizados para la prevención y el tratamiento de la EPC. Solo un estudio, en el cual la EPC era un resultado clínico clave, cumplía los criterios para su inclusión en el análisis. En este ensayo multicéntrico aleatorizado y a doble ciego se comparó la beclometasona inhalada en combinación con salbutamol frente a beclometasona sola. No hubo diferencias estadísticamente significativas en la mortalidad, la EPC, la necesidad de dexametasona parenteral, la duración de la oxigenoterapia ni la edad al momento del destete del soporte respiratorio (definido como ventilación asistida u oxígeno suplementario).

D. Diuréticos:
1. En siete estudios publicados, se evaluó un total de 78 neonatos prematuros tratados con furosemida inhalada para el tratamiento o la prevención de la DBP. Todos estos estudios están incluidos en una revisión Cochrane, la cual concluyó que para los neonatos de más de 3 semanas de edad con signos clínicos de DBP, la furosemida aerosolizada a una dosis nominal de 1 mg/kg/día mejora la mecánica pulmonar, pero en vista de la falta de información proveniente de ensayos clínicos respecto de los efectos en los resultados clínicos importantes, no se puede recomendar el uso de rutina o sostenido de diuréticos del asa aerosolizados en neonatos con (o desarrollando) DBP. No obstante, cuando se analizó la función pulmonar como punto final, cinco de ocho estudios mostraron eficacia por parte de los diuréticos nebulizados.
2. Hay información limitada respecto del tipo de nebulizador utilizado en estos estudios. Solo cuatro de estos incluyeron dicha información. En la mayoría, se utilizaron nebulizadores *jet*; solo Ohky y cols. utilizaron un nebulizador ultrasónico. Los nebulizadores se colocaron en la rama inspiratoria del circuito en cuatro estudios; en tres estudios no se informó la ubicación del nebulizador.
3. No hay información respecto de la dosis emitida o entregada en la interfase del paciente. Todos los regímenes de administración de dosis se basaron en las dosis nominales diarias de la furosemida, las cuales variaron entre 0,1 y 2 mg/kg/día. Solo un estudio incluyó información respecto del tamaño de las partículas (1 mm a 2,1 mm).

E. Antivirales (ribavirina):
1. El VSR es uno de los patógenos infecciosos más frecuentes de las vías aéreas inferiores en neonatos y niños. La población de alto riesgo de infección por VSR incluye a los neonatos prematuros y los recién nacidos con muy bajo peso al nacer (MBPN) con DBP. El estándar de atención actual para la prevención de la infección por VSR es la administración de palivizumab, un anticuerpo monoclonal específico, durante la temporada de VSR.
2. El tratamiento de la infección por VSR ha incluido un medicamento antiviral, ribavirina (1-beta-D-ribofuranosil-1,2,4-triazol-3-carboxamida), que es una nucleosidasa sintética que posee propiedades antivirales. La ribavirina aerosolizada está autorizada para pacientes ventilados con diagnóstico de neumonía por VSR, a pesar de que los resultados de la revisión sistemática Cochrane no la respaldan. De modo interesante, la ribavirina es el único tratamiento inhalatorio aprobado en medicina intensiva pulmonar pediátrica que requiere el uso de un nebulizador específico, un generador de aerosol Collison, conocido como generador de aerosol de partícula pequeña (GAPP), el cual se diseñó específicamente para ser usado en combinación con la ventilación mecánica.
3. Hay dos estudios de interés que utilizaron ribavirina aerosolizada para el tratamiento de la infección por VSR en 28 neonatos:
   a. El tratamiento con ribavirina aerosolizada ha sido bien caracterizado con un DMMA de 1,3 mm y una concentración de aerosol (Ca) de 190 mg/L.
   b. La dosis depositada en los pulmones estimada se basó en estudios de depósito directos en pacientes adultos.
   c. Hubo una ligera diferencia entre ambos estudios en cuanto al tiempo de administración, 20 h frente a 12 h, lo que según los autores podría ser responsable de la diferencia terapéutica menos significativa observada por Taber y cols.

d. No obstante, ambos estudios mostraron una reducción significativa en la gravedad de la bronquiolitis por VSR luego del tratamiento con ribavirina inhalada, mientras que Hall y cols. demostraron una menor diseminación viral.

F. Agentes vasoactivos:

1. La HPPRN puede ser causada por vasos pulmonares anormalmente contraídos a partir de una enfermedad del parénquima pulmonar o de mediadores vasoactivos, tales como tromboxanos, en la sepsis; remodelación de la vascularización pulmonar, también denominada HPPRN idiopática; o por un lecho vascular hipoplásico observado en la hernia diafragmática congénita o la hipoplasia pulmonar.
2. El tratamiento de la HPPRN tiene como objetivo la reducción de la vasoconstricción pulmonar a través de una terapia vasodilatadora pulmonar, que incluye oxígeno, óxido nítrico inhalado (ONi) y en los casos más graves oxigenación por membrana extracorpórea. Los vasodilatadores sistémicos no son útiles, debido a que no tienen un efecto selectivo sobre la vascularización pulmonar. Con el fin de lograr selectividad pulmonar, los fármacos se deben administrar mediante inhalación o nebulización.
3. Los fármacos aerosolizados estudiados en neonatos con HPPRN incluyen prostaglandina (PGE_1), prostaciclina (PGI_2) y nitroprusiato de sodio:
   a. Tres ensayos clínicos pequeños publicados hasta la fecha examinaron los efectos de estos fármacos aerosolizados en 46 neonatos con diagnóstico de HPPRN.
   b. En los tres estudios, los efectos clínicos del tratamiento fueron comparables con los del ONi. Es importante notar que de estos tres estudios, únicamente el sistema utilizado por Kelly y cols. fue optimizado para neonatos ventilados. En este estudio, se utilizó el dispositivo mencionado previamente (GAPP -2), que produjo un aerosol con un DMMA de 1,3 mm y una dosis inhalada de 20 a 30 ng/kg/min.
   c. En los tres estudios, la administración de PGE_1, PGI_2 y nitroprusiato de sodio se basó solo en la dosis nominal y no en las dosis inhaladas ni en las depositadas en los pulmones. Aunque en cada estudio se utilizaron diferentes generadores de aerosol, la ubicación del nebulizador fue dentro de la rama inspiratoria del circuito y dos de los estudios incluyeron información sobre la DTP.
4. En resumen, en 43 estudios clínicos realizados hasta el momento sobre neonatos prematuros o de término que recibieron terapias inhalatorias y que requerían ventilación mecánica, hay información muy limitada relacionada con el desempeño de los nebulizadores, los generadores de aerosol y los sistemas de entrega de aerosol. El tamaño de las partículas de aerosol se determinó en menos de la mitad de los estudios publicados, la dosis de aerosol entregada se indicó en un tercio de estos y en una sexta parte no hubo información respecto del nebulizador utilizado (Tabla 61.4).

Tabla 61.4 Resumen de los estudios clínicos sobre recién nacidos tratados con fármacos aerosolizados en combinación con soporte respiratorio

Terapias inhalatorias para neonatos ventilados	Nro. de estudios	Nro. de pacientes	% de estudios								
			Tipo de nebulizador utilizado						Tamaño de las partículas	Dosis nominal/ entreg.	Punto final alcanzado
			Jet	IDM	Ultrasónico	MV	GAPP	Desconocido			
Corticoides	17	733	12	88					18	100/35	18
Beta-agonistas	7	169	50	50					14	100/14	86
Diuréticos	7	78	43		14			43	14	100/0	57
Ribavirina	2	28					100		100	100/100	100
PGE1, I2, nitrato de sodio	3	46	33				33	33	50	100/33	100
Surfactantes	7	109	43		29	14		14	57	71/27	14
Total	43	1163	30	23	7	2	22	15	42	95/35	63

Bibliografía de consulta

Ahrens R et al. The delivery of therapeutic aerosols through endotracheal tubes. Pediatr Pulmonol 1986; 2: 19-26.

Ari A, Atalay OT, Harwood R, Sheard MM, et al. Influence of nebulizer type, position, and bias flow on aerosol drug delivery in simulated pediatric and adult lung models during mechanical ventilation. Respir Care 2010; 55 (7): 845-51.

Ballard J, Lugo RA, Salyer JW. A survey of albuterol administration practices in intubated patients in the neonatal intensive care unit. Respir Care 2002; 47 (1): 31-7.

Bassler D, Plavka R, Shinwell ES, Hallman M, et al. Early inhaled budesonide for the prevention of bronchopulmonary dysplasia. New Engl J Med 2015; 373 (16): 1497-506.

Cole C. Special problems in aerosol delivery: neonatal and pediatric considerations. Respir Care 2000; 45 (6): 646-51.
Crogan S, Bishop M. Delivery efficiency of metered dose aerosols given via endotracheal tubes. Anesthesiology 1989; 70: 1008-10.
Dolovich M. Influence of inspiratory flow rate, particle size, and airway caliber on aerosolized drug delivery to the lung. Respir Care 2000; 45 (6): 597-608.
Everard M. Ethical aspects of using radiolabeling in aerosol research. Arch Dis Child 2003; 88: 659-61.
Finer N, Merritt T, Bernstein G, Job L, Mazela J, et al. An open label, pilot study of Aerosurf combined with nCPAP to prevent RDS in preterm neonates. J Aerosol Med Pulm Drug Del 2010; 23: 1-7.
Fink JB. Aerosol delivery to ventilated infant and pediatric patients. Respir Care 2004; 49 (6): 653-65.
Fok T, Monkman S, Dolovich M, Gray S, et al. Efficiency of aerosol medication delivery from a metered dose inhaler versus jet nebulizer in infants with bronchopulmonary dysplasia. Pediatr Pulmonol 1996; 21: 301-9.
Grigg J, Arnon S, Jones T, Clarke A, et al. Delivery of therapeutic aerosols to intubated babies. Arch Dis Child 1992; 67 (1 Spec No): 25-30.
Kelly L, Porta N, Goodman D, Carroll C, et al. Inhaled prostacyclin for term infants with persistent pulmonary hypertension refractory to inhaled nitric oxide. J Pediatr 2002; 141: 830-2.
Kohler E, Jilg G, Avenarius S, Jorch G. Lung deposition after inhalation with various nebulizers in preterm infants. Arch Dis Child Fetal Neonatal Ed 2008; 93: 275-9.
Longest P, Azimi WM, Golshahi L, Hindle M. Improving aerosol drug delivery during invasive mechanical ventilation with redesigned components. Respir Care 2014; 59 (5): 686-98.
Longest P, Tian WG, Hindle M. Improving the lung delivery of nasally administered aerosols during noninvasive ventilation—an application of enhanced condensational growth (ECG). J Aerosol Med Pulm Drug Deliv 2011; 24 (2): 103-18.
Maas C, Poets CF, Bassler D. Survey of practices regarding utilization of inhaled steroids in 223 German neonatal units. Neonatology 2010; 98 (4): 404-8.
Mazela J, Merritt T, Finer N. Aerosolized surfactants. Curr Opin Pediatr 2007; 19: 155-62.
Mazela J, Polin R. Aerosol delivery to ventilated newborn infants: historical challenges and new directions. Eur J Pediatr 2011; 170 (4): 433-44.
Minocchieri S, Burren J, Bachmann M, Stern G, et al. Development of the premature infant nose throat-model (PrINTModel) - an upper airway replica of a premature neonate for the study of aerosol delivery. Pediatr Res 2008; 64 (2): 141-6.
Ng G, da Silva O, Ohlsson A. Bronchodilators for the prevention and treatment of chronic lung disease in preterm infants. Cochrane Database of Systematic Reviews 2012; (6): doi: 10.1002/14651858.CD14003214.pub14651852
Onland W, Offringa M, van Kaam A. Late (≥7 days) inhalation corticosteroids to reduce bronchopulmonary displasia in preterm infants. Cochrane Database of Systematic Reviews 2012; (4): doi: 10.1002/14651858.CD14002311.pub14651853
Robillard E, Alarie Y, Dagenais-Perusse P, Baril E, et al. Micro-aerosol administration of synthetic dipalmityol lecithin in the respiratory distress syndrome: A preliminary report. Can Med Assoc J 1964; 90: 55-7.
Sood B, Delanley-Black V, Aranda J, Shankaran S. Aerosolized PGE1: a selective pulmonary vasodilator in neonatal hypoxemic respiratory failure results of a phase I/II open label clinical trial. Pediatr Res 2004; 56: 579-85.
Sunbul FS, Fink JB, Harwood R, Sheard MM, et al. Comparison of HFNC, bubble CPAP and SiPAP on aerosol delivery in neonates: an in-vitro study. Pediatr Pulmonol 2015; 50 (11): 1099-106.
Ventre K, Randolph A. Ribavirin for respiratory syncytial virus infection of the lower respiratory tract in infants and young children. Cochrane Database Syst Rev 2004; 24 (1): CD000181.

62

Sedación y analgesia

Jenna Deeming • Elaine M. Boyle

I. Definiciones:
   A. Estrés: respuesta fisiológica adaptativa normal generada por ciertos estímulos externos. Puede no haber percepción consciente y, por lo tanto, no haber sufrimiento asociado.
   B. Sufrimiento: malestar o comportamiento inadaptado que resulta de los efectos emocionales del estrés excesivo que puede ser afectado por experiencias pasadas. En neonatos, un observador solo puede inferir esta situación a partir de indicios conductuales.
   C. Dolor: forma particular de sufrimiento, fácilmente descrito por los adultos en términos de una experiencia o emoción dolorosa.
   D. Nocicepción: efectos conductuales y fisiológicos de un estímulo nocivo independiente de respuestas fisiológicas y emocionales asociadas. Este término describe con más exactitud el "dolor" neonatal.

II. Causas posibles de dolor o sufrimiento (Tabla 62.1):
   A. Intervenciones invasivas.
   B. Intervenciones invasivas o no invasivas repetidas.
   C. Estados patológicos.
   D. Factores ambientales.

III. Indicadores de dolor en los recién nacidos:
   A. Respuestas conductuales:
      1. Llanto audible (no aplicable a neonatos intubados).
      2. Expresión facial (rasgos característicos de cejas fruncidas, ojos cerrados, arrugamiento nasolabial, boca o labio fruncido, lengua tensa y temblor del mentón).
      3. Alejamiento de la extremidad afectada.
      4. Cambios en el tono (incremento general de la actividad, flexión del tronco y las extremidades, postura o arqueamiento "fetal", extensión de las piernas, extensión de los dedos o manos cerradas).
      5. Trastornos del ciclo de sueño acompañados por contracciones, sacudidas, respiración irregular, muecas o quejidos.
      6. Conductas autorregulatorias o tranquilizadoras tales como un estado conductual atenuado, cambios posturales, movimientos de manos hacia la boca, succión o expresión de "alerta activa".
   B. Fisiológicos:
      1. Incremento de la frecuencia cardíaca.
      2. Aumento de la presión arterial.
      3. Cambios en la frecuencia respiratoria.
      4. Cambios en la oxigenación.
      5. Fluctuaciones en el color y en la temperatura de la piel.
      6. Incremento de la sudoración palmar (aplicable luego de las 37 semanas de gestación).
      7. Fluctuación en la circulación cerebral y en la presión intracraneal.
      8. Trastornos gastrointestinales.

IV. Evaluación del dolor o del sufrimiento:
   A. General:

Tabla 62.1 Causas de posible sufrimiento o dolor en el recién nacido

1. Ventilación
▪ Intubación endotraqueal. ▪ Presencia de tubo endotraqueal y dispositivos de fijación. ▪ Disconfort por respiraciones mandatorias del ventilador. ▪ Restricción del movimiento y de la postura necesaria para la ventilación.
2. Procedimientos invasivos agudos repetidos
▪ Toma de muestras de sangre arterial/venosa/capilar. ▪ Venopunción. ▪ Aspiración endotraqueal.
3. Procedimientos quirúrgicos menores
▪ Colocación de drenaje torácico. ▪ Aspiración suprapúbica de orina. ▪ Punción lumbar. ▪ Punción ventricular.
4. Condiciones infecciosas/inflamatorias coexistentes
▪ Enterocolitis necrosante. ▪ Osteomielitis. ▪ Meningitis. ▪ Sepsis generalizada.
5. Complicaciones de procedimientos necesarios
▪ Celulitis o absceso por infiltración de infusión endovenosa. ▪ Quemaduras por sensores cutáneos.
6. Posoperatorio luego de una cirugía mayor
▪ Ligadura de conducto arterioso permeable. ▪ Terapia láser para la retinopatía del prematuro. ▪ Reparación/resección intestinal luego de una perforación o enterocolitis necrosante.
7. Manipulación descuidada
▪ Posicionamiento para radiografías. ▪ Exploraciones ecográficas. ▪ Procedimientos de cuidados generales.
8. Disconfort por estímulos ambientales
▪ Luz excesiva, ya sea luz solar o de la fototerapia. ▪ Ruidos excesivos e inquietantes de las alarmas de monitoreo, puertas de la incubadora, etc. ▪ Entorno táctil desconocido sin contención física.
9. Estrés fisiológico
▪ Abstinencia de medicamentos. ▪ Insuficiencia respiratoria/falta de aire. ▪ Nutricional, por ejemplo, hambre.
10. Procedimientos relativamente no invasivos repetidos
▪ Cambios de los electrodos de monitoreo transcutáneo de gases. ▪ Alimentación por bolo. ▪ Administración de medicamentos. ▪ Medición de la presión arterial utilizando manguitos inflables.

1. Sufrimiento agudo: basada principalmente en medidas conductuales o fisiológicas.
2. Sufrimiento subagudo: difícil de valorar:
   a. Incremento de la actividad o "movimientos violentos".
   b. "Congelamiento" o ausencia de movimientos; conducta retraída.

B. Específica:
1. Herramientas clínicas:
   a. Más de cuarenta herramientas de evaluación del dolor disponibles.
   b. Diseñadas para su uso en la práctica clínica y en la investigación.
   c. Unidimensionales o multidimensionales.
   d. Ejemplos (Tabla 62.2):
      (1) Sistema de codificación facial neonatal.
      (2) Perfil de dolor en el neonato prematuro.
      (3) Puntuación neonatal de dolor, agitación y sedación.

Tabla 62.2 Puntuaciones validadas para la evaluación del dolor en recién nacidos

1. Sistema de codificación facial neonatal (NFCS) (Grunau y Craig, 1987)						
Respuesta facial a la punción del talón (es decir, dolor agudo y obvio) en diferentes estados de sueño-vigilia. Se valoran 10 características:						
1. Cejas fruncidas						
2. Ojos cerrados						
3. Arrugamiento nasolabial						
4. Apertura de labios						
5. Apertura vertical de la boca						
6. Apertura horizontal de la boca						
7. Fruncimiento del labio						
8. Lengua tensa						
9. Temblor del mentón						
10. Exageración del tono con sobresalto o contracciones						

2. Perfil de dolor del neonato prematuro (PIPP) (Stevens y cols. 1996)

Proceso	**Indicador**	**0**	**1**	**2**	**3**	**Puntuación**
Tabla	**Edad gestacional**	**≥ 36 semanas**	**32 a 35 semanas**	**28 a 31 semanas**	**≤ 28 semanas**	
Observar al neonato por 15 s Observar el estado basal, la frecuencia cardíaca y la SaO_2	Estado conductual	Activo/despierto Ojos abiertos Movimientos faciales	Quieto/despierto Ojos abiertos Sin movimientos faciales	Activo/dormido Ojos cerrados Movimientos faciales	Quieto/dormido Ojos cerrados Sin movimientos faciales	
Observar al neonato por 30 s	Frecuencia cardíaca máx	Incremento de 0 a 4 latidos/min	Incremento de 5 a 14 latidos/min	Incremento de 15 a 24 latidos/min	Incremento de 25 latidos/min o más	
	SaO_2 mín	Reducción del 0% al 2,4%	Reducción del 2,5% al 4,9%	Reducción del 5,0% al 7,4%	Reducción del 7,5% o más	
	Cejas fruncidas	Ausente del 0% al 9% del tiempo	Mínimo del 10% al 39% del tiempo	Moderado del 46% al 69% del tiempo	Máximo el 70% del tiempo o más	
	Ojos cerrados	Ausente del 0% al 9% del tiempo	Mínimo del 10% al 39% del tiempo	Moderado del 46% al 69% del tiempo	Máximo el 70% del tiempo o más	
	Arrugamiento nasolabial	Ausente del 0% al 9% del tiempo	Mínimo del 10% al 39% del tiempo	Moderado del 46% al 69% del tiempo	Máximo el 70% del tiempo o más	

3. Puntuación neonatal de dolor, agitación y sedación (Hummel, 2008)

Criterios de evaluación	**Sedación**		**Normal**	**Dolor/agitación**	
	−2	−1	0	1	2
Llanto Irritabilidad	Ausencia de llanto ante un estímulo doloroso	Se queja o llora brevemente ante un estímulo doloroso	Poco llanto No irritable	Irritable o llanto a intervalos Consolable	Llanto continuo de tonalidad alta o silencioso Inconsolable
Estado conductual	No se excita ante ningún estímulo Ausencia de movimientos espontáneos	Se excita mínimamente ante un estímulo Poco movimiento espontáneo	Adecuado para la edad gestacional	Sueño sin descanso Se despierta frecuentemente	Constantemente despierto o se excita mínimamente (no sedado)
Expresión facial	La boca está flácida Sin expresión	Mínima expresión ante un estímulo	Relajada	Cualquier expresión de dolor (intermitente)	Cualquier expresión de dolor (continua)
Tono de las extremidades	Ausencia de reflejo de prensión Tono flácido	Reflejo de prensión débil Tono muscular reducido	Manos y pies relajados Tono normal	Dedos de los pies apretados/formación de puño o extensión de los dedos de forma intermitente El cuerpo no está tenso	Dedos de los pies apretados/ formación de puño o extensión de los dedos de forma continua El cuerpo está tenso
Signos vitales FC, FR, PA, saturación	Sin variabilidad ante los estímulos Hipoventilación o apnea	Variabilidad $<$ 10% respecto del valor basal ante los estímulos	Dentro del valor basal o normal para la edad gestacional	Incremento del 10% al 20% respecto del valor basal La SpO_2 disminuye al 76% a 85% ante la estimulación, rápido incremento	Incremento $>$ 20% respecto del valor basal La SpO_2 disminuye a ≤ 75% y tiene un incremento lento ante la estimulación Sin sincronización con la ventilación

2. Herramientas de investigación:
   a. Marcadores neuroendocrinos (p. ej., cortisol, adrenalina y endorfinas).
   b. Marcadores metabólicos-bioquímicos de catabolismo (p. ej., 3-metil-histidina).
   c. Análisis computarizado de datos fisiológicos (p. ej., cambios en el tono vagal, variabilidad de la frecuencia cardíaca).

C. Evaluación del dolor en neonatos ventilados o prematuros:
1. Respuestas conductuales e influidas por los siguiente factores:
   a. Grado de prematuridad.
   b. Estado conductual (nivel de estimulación).
   c. Gravedad de la enfermedad.
2. El llanto no es audible en neonatos intubados.
3. La presencia de fijación del tubo endotraqueal o de dispositivos de soporte respiratorio no invasivo alteran la expresión facial.
4. Los dispositivos de monitoreo y de fijación para infusiones cambian la postura y restringen el movimiento de las extremidades.
5. La agitación o el sufrimiento pueden ser secundarios a un proceso distinto al dolor (p. ej., insuficiencia respiratoria, abstinencia de la medicación).
6. Puede producirse una habituación al dolor o al estrés.

V. Intervenciones no farmacológicas para prevenir o reducir el sufrimiento:

A. Ambientales:
1. Control de la luz, la temperatura y el ruido.
2. Posicionamiento, envoltura, manipulación mínima y contención.
3. Tacto positivo, masajes, especialmente de parte de los padres.
4. Música como intervención terapéutica.

B. Conductuales: succión no nutritiva, amamantamiento.

VI. Indicaciones para el tratamiento farmacológico (Tabla 62.3):

A. Observación de indicadores conductuales y fisiológicos de dolor.
B. Anticipación del dolor derivado de procedimientos.
C. Respiración asincrónica que interfiere con la ventilación.
D. Inestabilidad fisiológica.
E. Fracaso de las intervenciones no farmacológicas.
F. Sufrimiento asociado a la hipotermia terapéutica.

VII. Intervenciones farmacológicas (*v.* Capítulo 59):

A. Sucrosa/glucosa:
1. Reduce las respuestas conductuales a estímulos dolorosos menores.
2. Efectos mediados por el gusto dulce.
3. Solo efectivo por vía oral.
4. Administrar 2 min antes del procedimiento sobre la región anterior de la lengua.
5. Dosis: 0,05 mLa 2 mL de sucrosa/glucosa al 20% a 30%.
6. Duración de acción: 5 min a 8 min.

B. Opioides:
1. Reducen la respuesta endocrina del estrés.
2. Reducen la respiración asincrónica durante la ventilación (efecto sedante).
3. Efectos adversos:
   a. Hipotensión.
   b. Depresión respiratoria.
   c. Broncoespasmo (en teoría).
   d. Disminución de la movilidad intestinal.
   e. Rigidez de la pared torácica (causada por la estimulación de vías excitadoras en la médula espinal; administrar en bolos lentos).
   f. Abstinencia. Retirar gradualmente si se administran durante más de 5 días. Puede haber una depresión respiratoria tardía de rebote a partir de la recirculación enterohepática o liberación desde depósitos adiposos.
4. Fármacos específicos:
   a. Sulfato de morfina:

Tabla 62.3 Uso de analgésicos y sedantes

Procedimientos relativamente menores		
Procedimiento	**Comentario**	**Abordaje sugerido**
Punción del talón	▪ Afectado por la técnica y la perfusión del talón ▪ EMLA® no es efectiva	▪ Lancetas automatizadas ▪ Chupete/sucrosa/glucosa ▪ Evitar el uso de EMLA®
Punción venosa y arterial		▪ Chupete/sucrosa/glucosa ▪ Crema anestésica tópica
Aspiración suprapúbica de orina		▪ Chupete/sucrosa ▪ Crema anestésica tópica
Colocación de sonda nasogástrica	▪ Molestias con arcadas ▪ Reflejo vagal	Introducir lentamente
Procedimientos moderados/mayores		
Procedimiento	**Problemas**	**Abordaje sugerido**
Punción lumbar	▪ Dolor o punción cutánea ▪ Estrés por la contención	▪ Chupete/sucrosa/glucosa/anestésico tópico ▪ Corregir la posición/técnica ▪ Infiltración de la piel con lidocaína (evitar una infiltración profunda por el riesgo de inyección medular) ▪ Considerar opiáceos en paciente ventilado
Colocación de tubo de toracostomía	Dolor cutáneo, muscular, pleural	▪ Bolo lento de opiáceos ▪ Infiltración de la piel y la pleura con lidocaína (si hay tiempo)
Tubo torácico (*in situ*)		Infusión con opiáceos si hay sufrimiento
Punción ventricular	Dolor de la penetración cutánea	▪ Anestésico tópico ▪ Considerar opiáceos en paciente ventilado
Procedimientos moderados/mayores		
Procedimiento	**Problemas**	**Abordaje sugerido**
Intubación electiva	▪ Malestar ▪ Arcadas/tos ▪ Reflejo vagal	Bolo lento de opiáceos con relajante muscular
Láser/crioterapia para la retinopatía de prematuro	▪ Malestar/sujeción ▪ Dolor en el globo ocular ▪ Reflejo vagal ▪ (Reestablecer un monitoreo completo antes del procedimiento)	▪ Ventilación ▪ Gotas oculares con oxibuprocaína ▪ Anestesia tópica ▪ Dosis de carga e infusión de opiáceos o anestésico inhalado antes de la intubación ▪ Relajante muscular para impedir el movimiento ocular y de otro tipo (luego de la intubación) ▪ Atropina para prevenir la bradicardia (reflejo óculo-cardíaco)
Dolor o sufrimiento persistente/constante	**Problemas**	**Abordaje sugerido**
Ventilación mecánica/cuidados intensivos neonatales	▪ Presencia de TET y dispositivos de fijación ▪ Asincronía con la ventilación ▪ Posible relajación de músculos asociados	▪ Optimizar los factores ambientales ▪ Manipulación mínima ▪ Infusión de opiáceos si continúa el disconfort obvio a pesar de las intervenciones ambientales y conductuales
Hipotermia terapéutica para la encefalopatía hipóxica isquémica	▪ Habitualmente neonatos de término ▪ Puede ser sufrimiento asociado con el enfriamiento y los temblores	▪ Infusión de opiáceos en caso de sufrimiento ▪ Evitar las benzodiazepinas

(1) Ampliamente utilizado.
(2) Dosis de carga: 100 μg/kg a 150 μg/kg en 30 min.
(3) Mantenimiento: 10 μg/kg/h a 20 μg/kg/h.
(4) Dosis para procedimientos: 50 μg/kg a 100 μg/kg en 30 min (pueden ser necesarias dosis más altas).

b. Fentanilo:
(1) Opioide sintético.
(2) Menos efectos histaminérgicos que la morfina.
(3) Tiende a reducir la resistencia vascular pulmonar; puede ser preferible en la HPPRN, en la HDC, en la EPC, durante la ECMO.
(4) Grandes dosis toleradas sin efectos hemodinámicos adversos.

(5) Rigidez de la pared torácica si se lo administra rápidamente.
(6) Dosis de carga: 5 μg/kg a 15 μg/kg en 30 min.
(7) Mantenimiento: 1 μg/kg/h a 5 μg/kg/h.

5. Destete:
   a. Depende de la duración del tratamiento.
   b. Signos de abstinencia:
      (1) Irritabilidad.
      (2) Llanto inconsolable.
      (3) Taquipnea.
      (4) Agitación.
      (5) Hipertonía.
      (6) Vómitos.
      (7) Diarrea.
      (8) Sudoración.
      (9) Abrasiones cutáneas.
      (10) Convulsiones.
      (11) Bostezo.
      (12) Congestión nasal.
      (13) Estornudos.
      (14) Hipo.
   c. Si el tratamiento dura menos de 48 h, debe interrumpirse sin destete.
   d. Si dura de 3 a 7 días, debe reducirse la dosis diaria de mantenimiento en un 25% a un 50%.
   e. Si dura más de 7 días, debe reducirse en un 10% a un 20% cada 6 h a 12 h según la tolerancia.

C. No opiáceos:
1. Paracetamol:
   a. Analgésico y antipirético. La analgesia se suma al efecto opioide.
   b. Los recién nacidos son relativamente resistentes a la toxicidad hepática sin depresión respiratoria o cardiovascular, irritación GI o disfunción plaquetaria.
   c. Útil en el dolor inflamatorio y posoperatorio.
   d. Dosis:
      (1) Oral: 10 mg/kg a 15 mg/kg c/4 h a 6 h (se puede dar una dosis de carga de 24 mg/kg).
      (2) Rectal: 20 mg/kg a 25 mg/kg c/4 h a 6 h (dosis diaria máxima: 60 mg/kg).
      (3) Endovenosa: 7,5 mg/kg c/6 h (dosis diaria máxima: 30 mg/kg).
2. Ibuprofeno:
   a. Fármaco antiinflamatorio no esteroideo.
   b. Dosis recomendada para el cierre del DAP (sin información disponible respecto de la dosis analgésica): 10 mg/kg EV/oral, luego 5 mg/kg a 10 mg/kg c/24 h.

D. Fármacos sedantes:
1. Complementarios a los analgésicos, pero sin alivio del dolor.
2. Pueden ser útiles para la ventilación prolongada.
3. Útiles cuando se desarrolla tolerancia a los opioides.
4. Pueden permitir retirar los opioides.
5. Pueden ayudar a los neonatos de más edad con DBP grave.
6. Fármacos específicos:
   a. Midazolam:
      (1) Benzodiazepina.
      (2) No se recomienda su uso de rutina.
      (3) Bolo EV para procedimientos, infusión para sedación de fondo, si es necesaria.
      (4) Depresión respiratoria e hipotensión; sinergia con los opioides.
      (5) Abstinencia (agitación, movimientos anormales y depresión del sensorio) luego del uso prolongado.
      (6) Dosis de carga: 0,1 mg/kg en 15 min a 30 min.
      (7) Mantenimiento: 0,17 μg/kg/min a 1 μg/kg/min (10 μg/kg/h a 60 μg/kg/h).
   b. Hidrato de cloral:
      (1) Ocasiona depresión neuronal generalizada.
      (2) No parece producir depresión respiratoria.
      (3) Se puede administrar por vía oral o rectal.
      (4) Inicio de acción en 30 min; duración de 2 h a 4 h.
      (5) Lento desarrollo de tolerancia.

(6) Dosis:
(a) Sedación: 25 mg/kg a 50 mg/kg.
(b) Hipnosis: hasta 100 mg/kg.

E. Anestésicos locales:
1. Lidocaína:
a. Infiltración de piel/membranas mucosas.
b. Solución al 0,5%, dosis máxima: 1,0 mL/kg.
c. Ante una sobredosis, la absorción sistémica puede causar sedación, arritmia cardíaca, paro cardíaco y convulsiones.
2. Cremas anestésicas tópicas:
a. Aplicar una cantidad predeterminada con vendaje oclusivo 30 min a 60 min antes del procedimiento.
b. EMLA® (mezcla eutéctica de lidocaína y prilocaína como crema al 5%):
(1) Vasoconstrictora.
(2) Mínimo riesgo de metahemoglobinemia.
c. Ametocaína (Ametop®): menos vasoconstricción.

VIII. Evaluación de la eficacia de la analgesia y la sedación:
A. Difícil, debido a la ausencia de autoinforme.
B. La necesidad de analgesia y sedación varía entre los neonatos.
C. Es difícil diferenciar entre los efectos analgésicos y sedantes de los opiáceos.

IX. Experiencia del dolor en los recién nacidos:
A. Neonatos prematuros:
1. Aumento de la sensibilidad al dolor (umbral del dolor reducido).
2. Se desarrolla hipersensibilidad como resultado de un daño tisular repetido.
3. Hiperalgesia:
a. Más neurotransmisores del dolor en la médula espinal.
b. Expresión demorada de neurotransmisores inhibitorios.
4. Necesidad de mayores concentraciones plasmáticas de agentes analgésicos y anestésicos para obtener efectos clínicos, en comparación con grupos de mayor edad.
5. La manipulación no dolorosa (p. ej., cuidados de salud) pueden activar vías de dolor que se experimentan como dolor.

B. Fuentes de dolor y sufrimiento:
1. Enfermedades dolorosas:
a. Enterocolitis necrosante:
(1) Bajo umbral para la analgesia.
(2) Necesidad de tratamiento endovenoso.
(3) Los fármacos antiinflamatorios no esteroideos están contraindicados (efectos adversos GI).
b. Meningitis/osteomielitis:
(1) Debe considerarse morfina en caso de sufrimiento.
(2) Paracetamol para aliviar el dolor y la fiebre.
2. Ventilación:
a. Utilizar medidas ambientales y conductuales y ventilación sincronizada.
b. No se recomienda el uso de rutina de opiáceos para la ventilación.
c. Tener cuidado con la hipotensión ante el uso de morfina en neonatos extremadamente prematuros.
3. Procedimientos médicos/quirúrgicos (Tabla 62.3)

C. Consecuencias a corto plazo del dolor y la analgesia inadecuada:
1. Dolor agudo:
a. Cambios fisiológicos y conductuales (Secciones IIA, IIB) para limitar la duración de la "protesta" contra la experiencia dolorosa.
b. Estos implican grandes gastos de energía.
2. Dolor continuo (crónico): el cuerpo reorienta su expresión conductual y fisiológica del dolor para conservar energía y expresar "exasperación":
a. Pasividad.
b. Movimiento corporal escaso o ausente.
c. Rostro sin expresión.
d. Disminución de la variabilidad de la frecuencia cardíaca y de la respiración.
e. Disminución del consumo de oxígeno.

X. Implicancias clínicas del dolor o la analgesia inadecuada:
   A. Las respuestas al dolor pueden ser lo suficientemente extremas como para tener un efecto adverso en el estado clínico:
      Evidencia de investigaciones:
      1. Consecuencias a corto plazo:
         a. Los procedimientos invasivos frecuentes poco después del nacimiento en neonatos extremadamente inmaduros pueden contribuir a la inestabilidad fisiológica.
         b. La cirugía cardíaca causa respuestas metabólicas extremas. El resultado clínico se puede mejorar con la analgesia: menor incidencia de sepsis posoperatoria, acidosis metabólica, coagulación intravascular diseminada y muerte.
         c. La circuncisión sin analgesia en neonatos de término ocasiona un incremento de la irritabilidad, disminución de la atención y la orientación, mala regulación del estado conductual y de patrones motores, alteración del sueño y de los patrones de alimentación que duran hasta 7 días.
         d. Los neonatos de menos de 28 semanas de gestación, en comparación con aquellos nacidos a las 32 semanas de gestación, muestran una menor respuesta conductual y mayor respuesta cardiovascular a las 4 semanas de edad. La magnitud de los cambios se correlaciona con la cantidad total de procedimientos invasivos experimentados.
      2. Consecuencias a largo plazo:
         a. La circuncisión neonatal provoca un incremento de las respuestas conductuales a la vacunación a los 4-6 meses, lo que se puede atenuar utilizando anestésicos.
         b. Las situaciones estresantes al momento del nacimiento se asocian con una mayor respuesta de cortisol a la vacunación a los 4-6 meses.
         c. Una mayor reactividad conductual a la obtención de una muestra de punción del talón en recién nacidos de término se correlaciona con un mayor sufrimiento en las inmunizaciones a los 6 meses.
         d. Los neonatos exprematuros mostraron mayor somatización a los cuatro años y medio. El predictor más fuerte fue la duración del tratamiento intensivo neonatal.
   B. Intervenciones terapéuticas y resultado:
      1. Analgesia:
         a. Los cambios fisiológicos y conductuales agudos pueden atenuarse utilizando analgesia con opioides.
         b. El uso rutinario de morfina como analgésico en neonatos prematuros no reduce el riesgo de hemorragia intraventricular (HIV).
      2. Cuidados del desarrollo individualizados:
         a. Apunta a minimizar el estrés y el dolor, y a respaldar el desarrollo neuroconductual.
         b. Se ha sugerido que reduce la incidencia de HIV y que conduce a mejores resultados del desarrollo, pero se necesitan más investigaciones para precisar los beneficios de los cuidados del desarrollo.

XI. Áreas de investigación en curso:
   A. Intervenciones farmacológicas:
      1. Dexmedetomidina:
         a. α-agonista, sin acción opioide.
         b. Provoca sedación sin depresión respiratoria.
      2. Remifentanilo:
         a. Opioide sintético de acción ultracorta.
         b. Metabolizado por esterasas en los tejidos y en el plasma, lo que da como resultado una vida media muy corta y sin acumulación.
         c. No apto para uso prolongado.
   B. Evaluación del dolor o del sufrimiento: tecnologías no invasivas:
      1. Espectroscopia de infrarrojo cercano.
      2. EEG.
   C. Consecuencias a largo plazo del uso de morfina (p. ej., conducta, neurodesarrollo).

Bibliografía de consulta

Anand KJS, Hall RW, Desai N, et al. Effects of morphine analgesia in ventilated preterm neonates: primary outcomes from the NEOPAIN randomised trial. Lancet 2004; 363: 1673-82.

Grunau RV, Johnston CC, Craig KD. Neonatal facial and cry responses to invasive and non-invasive procedures. Pain 1990; 42: 295-305.

Grunau RVE, Craig KD. Pain expression in neonates: facial action and cry. Pain 1987; 28: 395-410.

Hummel P, Puchalski M, Creech SD, Weiss MG. Clinical reliability and validity of the N-PASS: neonatal pain, agitation and sedation scale with prolonged pain. J Perinatol 2008; 28 (1): 55-60.

Johnston CC, Stevens B, Craig KD. Developmental changes in pain expression in premature, full-term, two and four month old infants. Pain 1993; 52: 201-8.

Johnston CC, Fernandes AM, Campbell-Yeo M. Pain in neonates is different. Pain 2011; 152: S65-73.
Pillai Riddell RR, Racine NM, Gennis HG, Turcotte K, Uman LS, Horton RE, Ahola Kohut S, Hillgrove Stuart J, Stevens B, Lisi DM. Non-pharmacological management of infant and young child procedural pain. Cochrane Database Syst Rev 2015; 12: CD006275.
Stevens B, Johnston C, Petryshen P, Taddio A. Premature Infant Pain Profile: development and initial validation. Clin J Pain 1996; 12 (1): 13-22.
Stevens BJ, Pillai Riddell RR, Oberlander TE, Gibbins S. Assessment of pain in neonates and infants. En: Anand KJS, Stevens BJ, McGrath PJ editors. Pain in neonates and infants. 3ª ed. Pain Research and Clinical Management Series. Amsterdam: Elsevier Science Publishers B.V., 2007. p. 67-90.
Stevens B, Yamada J, Lee GY, Ohlsson A. Sucrose for analgesia in newborn infants undergoing painful procedures. Cochrane Database Syst Rev 2013; 1: CD001069.
Taddio A. Evidence for systemic morphine and fentanyl analgesia. En: Anand KJS, Stevens BJ, McGrath PJ (eds). Pain in neonates and infants. 3ª ed. Pain Research and Clinical Management Series. Amsterdam: Elsevier Science Publishers B.V., 2007; p. 141-54.

63

Terapia con óxido nítrico inhalado

John P. Kinsella

I. Introducción:
   A. La terapia con óxido nítrico inhalado (ONi) para el tratamiento de recién nacidos con insuficiencia respiratoria e hipertensión pulmonar ha modificado de forma drástica las estrategias de tratamiento para esta población críticamente enferma.
   B. La terapia con ONi genera una vasodilatación pulmonar potente, selectiva y sostenida y mejora la oxigenación en neonatos de término con insuficiencia respiratoria hipoxémica grave e hipertensión pulmonar persistente.
   C. Ensayos clínicos aleatorizados multicéntricos han demostrado que la terapia con ONi reduce la necesidad de tratamiento mediante oxigenación por membrana extracorpórea (ECMO) en neonatos de término con insuficiencia respiratoria hipoxémica.
   D. Actualmente el posible papel del ONi en recién nacidos prematuros es controvertido y su uso en esta población se sigue investigando.

II. Fundamentos de la terapia con ONi:
   A. El fundamento fisiológico para usar la terapia con ONi en el tratamiento de la insuficiencia respiratoria hipoxémica neonatal se basa en su capacidad de lograr una vasodilatación pulmonar potente y sostenida sin disminuir el tono vascular sistémico.
   B. La hipertensión pulmonar persistente del recién nacido (HPPRN) es un síndrome neonatal asociado con diversos trastornos cardíacos y pulmonares que se caracterizan por resistencia vascular pulmonar (RVP) elevada que ocasiona *shunt* extrapulmonar de derecha a izquierda a través del conducto arterioso o del foramen oval (*v.* Capítulo 72).
   C. El *shunt* extrapulmonar ocasionado a partir de la RVP elevada en la HPPRN grave puede causar hipoxemia crítica, la cual responde escasamente al oxígeno inspirado o a la vasodilatación farmacológica.
   D. Históricamente, los fármacos vasodilatadores administrados por vía endovenosa, tales como la tolazolina y el nitroprusiato de sodio, por lo general, no tuvieron éxito, debido al desarrollo de hipotensión sistémica y a una incapacidad de alcanzar o sostener la vasodilatación pulmonar.
   E. La capacidad de la terapia con ONi para reducir selectivamente la RVP y disminuir la mezcla veno-arterial extrapulmonar explica la mejora rápida en la oxigenación observada en recién nacidos con HPPRN.
   F. En algunos neonatos que no tienen *shunt* de derecha a izquierda la oxigenación también puede mejorar durante la terapia con ONi. En estos casos, la hipoxemia principalmente resulta del *shunt* intrapulmonar causado por la perfusión continua de unidades pulmonares que carecen de ventilación (p. ej., atelectasia), con distribuciones variables de desequilibrio ventilación/perfusión (V/Q). La terapia con ONi a dosis baja también puede mejorar la oxigenación redirigiendo la sangre desde regiones pulmonares poco aireadas o enfermas hacia espacios aéreos distales mejor aireados ("efecto microselectivo").
   G. Los beneficios clínicos de la terapia con ONi en dosis baja pueden incluir la reducción de la inflamación y del edema pulmonar, así como potenciales efectos protectores sobre la función del surfactante, pero estos aún no se han demostrado clínicamente.
   H. El valor diagnóstico de la terapia con ONi también es importante, debido a que la falta de respuesta a ella genera importantes preguntas acerca del mecanismo específico de hipoxemia. La escasa respuesta al ONi debe conducir a una evaluación diagnóstica posterior en busca de enfermedad por malformación anatómica cardiovascular o pulmonar "no sospechada".

III. Evaluación del recién nacido de término para la terapia con ONi:
  A. El recién nacido cianótico:
    1. Historia clínica:
      a. Evaluar la causa primaria de hipoxemia. La hipoxemia marcada en el recién nacido puede ser causada por enfermedad del parénquima pulmonar con *shunt* intrapulmonar, enfermedad vascular pulmonar que causa *shunt* de derecha a izquierda o *shunt* de izquierda a derecha asociado a cardiopatía congénita.
      b. Evaluación de factores de riesgo de insuficiencia respiratoria hipoxémica:
        (1) Estudios ecográficos prenatales:
          (a) Las lesiones tales como la hernia diafragmática y la malformación congénita de la vía aérea pulmonar por lo general se diagnostican en la etapa prenatal.
          (b) Aunque muchas cardiopatías congénitas por malformación anatómica se pueden diagnosticar en el período prenatal, las anomalías vasculares (p. ej., coartación de aorta, retorno venoso pulmonar anómalo total) son más difíciles de diagnosticar.
          (c) En el recién nacido cianótico se debe confirmar la presencia de un corazón estructuralmente normal mediante ecocardiografía, a pesar de tener historia de corazón anatómicamente normal en la ecocardiografía fetal.
      c. Información de la historia clínica materna:
        (1) Antecedentes de oligohidramnios grave y prolongado que ocasiona hipoplasia pulmonar.
        (2) La presencia de bradiarritmias y taquiarritmias fetales prolongadas y anemia marcada (causada por hemólisis, transfusión gemelo a gemelo o hemorragia crónica) puede causar insuficiencia cardíaca congestiva, edema de pulmón y dificultad respiratoria.
        (3) La enfermedad materna (p. ej., diabetes mellitus), los medicamentos (p. ej., aspirina que ocasiona el cierre prematuro del conducto arterioso) y el uso de drogas pueden contribuir a una transición alterada y trastornos cardiopulmonares en el recién nacido.
        (4) También se deben considerar los factores de riesgo para infección causante de sepsis/neumonía, incluidas la rotura prematura y prolongada de membranas, la taquicardia fetal, la leucocitosis materna, la sensibilidad uterina a la palpación y otros signos de infección intraamniótica.
      d. Eventos al momento del nacimiento:
        (1) Si resulta necesaria la ventilación a presión positiva en la sala de partos, el riesgo de neumonía aumenta.
        (2) Los antecedentes de líquido amniótico meconial, en particular si el meconio está presente por debajo de las cuerdas vocales, debe hacer sospechar la presencia de síndrome de aspiración de meconio (*v.* Capítulo 71).
        (3) El trauma del parto (p. ej., fractura clavicular y lesión del nervio frénico) o la hemorragia aguda feto-materna/feto-placentaria también pueden causar dificultad respiratoria en el recién nacido.
    2. Examen físico:
      a. El examen físico inicial proporciona importantes indicios sobre la etiología de la cianosis (*v.* Capítulo 13).
      b. La dificultad respiratoria intensa en el recién nacido (retracciones, gruñidos y aleteo nasal) sugiere la presencia de enfermedad del parénquima pulmonar con disminución de la distensibilidad pulmonar.
      c. Tener en cuenta que la enfermedad de la vía aérea (p. ej., traqueo-broncomalacia) y la acidemia metabólica también pueden causar dificultad respiratoria grave.
      d. Por el contrario, el recién nacido con cianosis sola ("taquipnea sin dificultad") típicamente tiene una cardiopatía congénita cianótica (p. ej., trasposición de los grandes vasos) o HPPRN idiopática.
    3. Interpretación de las mediciones de la oximetría de pulso:
      a. El *shunt* de derecha a izquierda a través del conducto arterioso causa desaturación posductal.
      b. La interpretación de la saturación preductal (mano derecha) y posductal (extremidades inferiores) mediante oximetría de pulso proporciona pistas importantes acerca de la etiología de la hipoxemia en el recién nacido.
      c. Si las mediciones de la SpO_2 preductal y posductal son equivalentes, esto sugiere que el conducto arterioso es permeable y la RVP es inferior a la sistémica (es decir, la hipoxemia es causada por una enfermedad del parénquima pulmonar con *shunt* intrapulmonar o cardiopatía cianótica con flujo sanguíneo pulmonar dependiente del conducto) o que el conducto arterioso está cerrado (lo que, sin un estudio ecocardiográfico, impide la interpretación de la presión arterial pulmonar).
      d. Es excepcionalmente infrecuente que el conducto arterioso se cierre en las primeras horas de vida en presencia de presiones arteriales pulmonares superiores a la sistémica.
      e. En la HPPRN, cuando la SpO_2 posductal es menor que la SpO_2 preductal (gradiente > 5%) la causa más frecuente es una RVP superior a la sistémica, la cual ocasiona *shunt* de derecha a izquierda a través del conducto arterioso (asociado a síndrome de aspiración de meconio, deficiencia/disfunción de surfactante, hernia diafragmática congénita, hipoplasia pulmonar o idiopática).

f. Las lesiones con flujo sanguíneo sistémico dependiente del conducto (síndrome del corazón izquierdo hipoplásico, estenosis aórtica crítica, interrupción del arco aórtico y coartación de aorta) también pueden presentarse con desaturación posductal.
g. La enfermedad vascular pulmonar de origen anatómico (displasia alvéolo capilar, estenosis venosa pulmonar y retorno venoso anómalo con obstrucción) pueden ocasionar una RVP superior a la sistémica con *shunt* de derecha a izquierda a través del conducto arterioso y desaturación posductal.
h. La presencia inusual de SaO_2 preductal marcadamente inferior en comparación con las mediciones posductales sugiere uno de dos diagnósticos: trasposición de los grandes vasos con hipertensión pulmonar, o trasposición con coartación de aorta.

4. Evaluación de laboratorio y radiológica:
   a. Una de las pruebas más importantes a realizar en la evaluación del recién nacido con cianosis es la radiografía de tórax (Rx Tx).
   b. La Rx Tx puede demostrar los hallazgos clásicos del SDR (broncogramas aéreos, granulación difusa y escasa insuflación), del síndrome de aspiración de meconio o de la hernia diafragmática congénita.
   c. La pregunta importante a hacer cuando se observa la Rx Tx es si la gravedad de la hipoxemia es desproporcionada respecto de los cambios radiográficos. La hipoxemia marcada a pesar de la administración de oxígeno suplementario en ausencia de enfermedad radiográfica del parénquima pulmonar sugiere la presencia de un *shunt* extrapulmonar de derecha a izquierda (HPPRN idiopática o cardiopatía cianótica).
   d. Otras pruebas esenciales incluyen un análisis de gases en sangre arterial, un hemograma completo para evaluar la presencia de infección y mediciones de la presión arterial en el brazo derecho y en una extremidad inferior para determinar la presencia de obstrucción aórtica (interrupción del arco aórtico, coartación).
5. Respuesta al oxígeno suplementario (oxígeno al 100% mediante halo, máscara o tubo endotraqueal):
   a. La mejora marcada en la SpO_2 (incrementos hasta el 100%) con el oxígeno suplementario sugiere *shunt* intrapulmonar (enfermedad pulmonar) o HPPRN reactiva debido a vasodilatación.
   b. La respuesta a la CPAP mediante máscara también es una medida útil para discriminar entre enfermedad pulmonar grave y otras causas de hipoxemia.
   c. La mayoría de los pacientes con HPPRN presentan al menos una mejoría transitoria en la oxigenación en respuesta a intervenciones, tales como una fracción inspirada de oxígeno elevada o ventilación mecánica. Si la SpO_2 preductal nunca llega al 100%, la probabilidad de cardiopatía cianótica es alta.
6. Ecocardiografía (*v.* Capítulo 25):
   a. El diagnóstico definitivo en recién nacidos con cianosis e insuficiencia respiratoria hipoxémica por lo general requiere una ecocardiografía (Figura 63.1).
   b. La evaluación ecocardiográfica inicial es importante para descartar anomalías estructurales del corazón que causan hipoxemia.

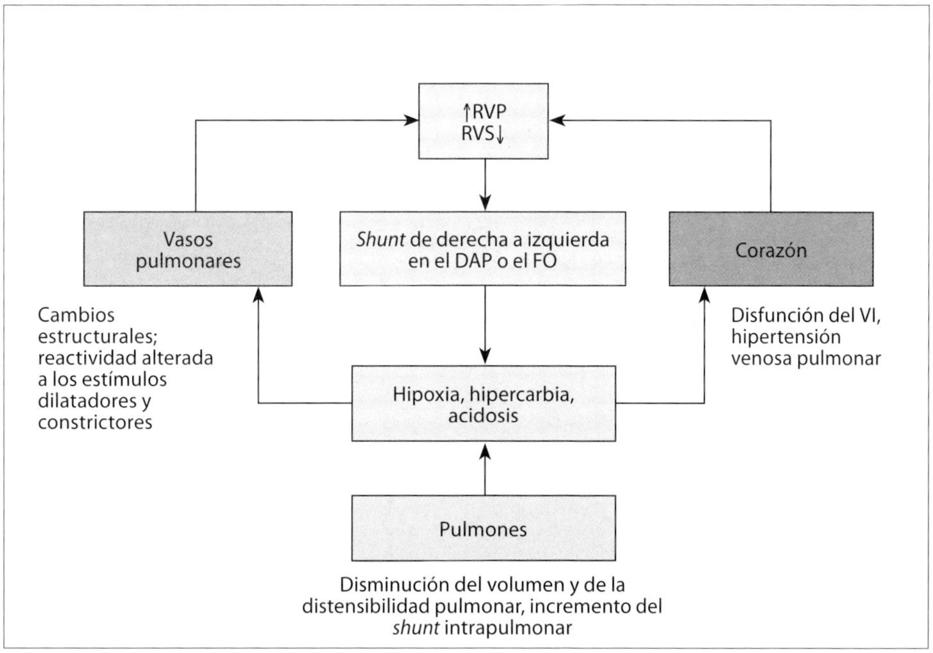

Figura 63.1 Interacciones cardiopulmonares en la hipertensión pulmonar persistente del recién nacido.

c. Es muy importante diagnosticar lesiones cardíacas congénitas para las cuales el tratamiento con ONi está contraindicado.
d. Las cardiopatías congénitas que pueden presentarse con hipoxemia que no responden a altas concentraciones inspiradas de oxígeno (p. ej., dependientes de un *shunt* de derecha a izquierda a través del conducto arterioso) incluyen la estenosis y la coartación de aorta críticas, la interrupción del arco aórtico y el síndrome del corazón izquierdo hipoplásico. La disminución de la RVP con ONi en estas situaciones puede conducir a hipoperfusión sistémica y retraso en el diagnóstico definitivo.
e. La HPPRN se define a partir de la determinación ecocardiográfica de la presencia de mezcla veno-arterial extrapulmonar (*shunt* de derecha a izquierda en el foramen oval o el conducto arterioso), no simplemente a partir de la evidencia de incremento de la RVP.
f. Las evaluaciones con Doppler de los *shunts* auriculares y ductales proporcionan información esencial para el tratamiento de un recién nacido con insuficiencia respiratoria hipoxémica.
g. El *shunt* de izquierda a derecha en el foramen oval y el conducto arterioso con hipoxemia marcada sugiere un *shunt* predominantemente intrapulmonar, y la intervención se debe orientar a optimizar la insuflación pulmonar.
h. En presencia de disfunción ventricular grave e hipertensión pulmonar, la vasodilatación sola puede ser ineficiente para mejorar la oxigenación. Los hallazgos ecocardiográficos en este contexto incluyen *shunt* de derecha a izquierda (causado por una RVP superior a la sistémica) e insuficiencia mitral con *shunt* auricular de izquierda a derecha.

IV. Candidatos para la terapia con ONi:
A. Muchas alteraciones fisiopatológicas contribuyen a la hipoxemia en el recién nacido, incluidas la disfunción cardíaca, anomalías de las vías aéreas y del parénquima pulmonar y trastornos vasculares pulmonares:
1. En algunos recién nacidos con insuficiencia respiratoria hipoxémica, predomina un solo mecanismo (p. ej., *shunt* extrapulmonar de derecha a izquierda en la HPPRN idiopática), pero con mayor frecuencia muchos mecanismos contribuyen a la hipoxemia.
2. El SAM tiene una fisiopatología cardiopulmonar compleja. El meconio puede obstruir algunas vías aéreas, lo que disminuye las relaciones V/Q e incrementa el *shunt* intrapulmonar. Otros segmentos pulmonares pueden tener una ventilación excesiva respecto de la perfusión y generar un aumento del espacio muerto fisiológico. Además, el mismo paciente puede tener hipertensión pulmonar grave con *shunt* extrapulmonar de derecha a izquierda en el conducto arterioso y el foramen oval, y disfunción del VI.
3. Los efectos del ONi pueden ser subóptimos cuando el volumen pulmonar está disminuido en asociación con una enfermedad del parénquima pulmonar. La atelectasia y la enfermedad del espacio aéreo (neumonía, edema de pulmón) disminuyen la llegada efectiva de ONi a su sitio de acción en las unidades pulmonares terminales.
4. Los efectos del ONi sobre el equilibrio ventilación-perfusión parecen ser óptimos en dosis bajas (< 20 ppm).
5. En casos complicados por enfermedad homogénea (difusa) del parénquima pulmonar e insuflación insuficiente, la hipertensión pulmonar puede estar exacerbada, debido a los efectos mecánicos adversos de la insuflación deficiente sobre la RVP. En este contexto, el tratamiento efectivo de la enfermedad pulmonar subyacente es esencial (y, a veces, suficiente) para lograr la resolución de la hipertensión pulmonar acompañante.
B. Criterios clínicos:
1. Edad gestacional y posnatal:
a. La evidencia disponible proveniente de ensayos clínicos respalda el uso de ONi en recién nacidos prematuros tardíos (> 34 semanas de gestación) y de término.
b. En los ensayos clínicos con ONi en recién nacidos, se ha incorporado el tratamiento con ECMO como punto final. Por lo tanto, la mayoría de los pacientes han sido enlistados en los primeros días de vida.
c. Si bien en uno de los principales estudios para respaldar la autorización de parte de la FDA de la terapia con ONi se incluyó como uno de los criterios de entrada una edad posnatal de hasta 14 días, la edad promedio al momento del ingreso al estudio fue de 1,7 días.
d. En la actualidad, los ensayos clínicos respaldan la utilización de ONi antes del tratamiento con ECMO, habitualmente dentro de la primera semana de vida.
e. La experiencia clínica sugiere que el ONi puede ser beneficioso como tratamiento adyuvante luego de la terapia con ECMO en pacientes con hipertensión pulmonar sostenida (p. ej., hernia diafragmática congénita). La edad posnatal sola no debe definir la duración del tratamiento en casos en los que el tratamiento prolongado podría ser beneficioso.
C. Gravedad de la enfermedad:
1. Los estudios respaldan el uso de ONi en neonatos que tienen insuficiencia respiratoria hipoxémica con evidencia de HPPRN que requiere ventilación mecánica y elevadas concentraciones inspiradas de oxígeno.
2. El criterio más frecuentemente empleado ha sido el índice de oxigenación (IO, *v.* Capítulo 20). Aunque los ensayos clínicos, por lo general, permitieron la entrada al estudio con IO > 25, el nivel promedio para el ingreso en ensayos multicéntricos se aproximó a 40.

3. No existe evidencia de que el comienzo de la terapia con ONi a un IO menor (es decir, < 25) reduzca la necesidad de tratamiento con ECMO.
4. Los estudios multicéntricos actuales sugieren que las indicaciones para el tratamiento con ONi pueden incluir un IO > 25 con evidencia ecocardiográfica de *shunt* extrapulmonar de derecha a izquierda.

V. Estrategias terapéuticas:
 A. Dosis:
  1. Los primeros estudios de tratamiento con ONi en recién nacidos de término reportaron dosis iniciales que oscilaban alrededor de 80 ppm. Los primeros estudios de laboratorio y clínicos establecieron los límites de los protocolos de dosificación de ONi para los posteriores ensayos clínicos aleatorizados en recién nacidos.
  2. La dosis inicial recomendada de ONi para recién nacidos es de 20 ppm.
  3. Por lo general, incrementar la dosis a 40 ppm no mejora la oxigenación en pacientes que no responden a dosis de 20 ppm.
  4. Aunque breves exposiciones a dosis más altas (40 a 80 ppm) parecen ser seguras, el tratamiento sostenido con 80 ppm de ON aumenta el riesgo de metahemoglobinemia.
 B. Duración del tratamiento:
  1. En ensayos clínicos multicéntricos, la duración típica de tratamiento con ONi ha sido menor de 5 días, que equivale a la resolución clínica de la HPPRN.
  2. Existen excepciones individuales, particularmente en casos de hipoplasia pulmonar.
  3. Si se necesita ONi durante más de 5 días, se debe considerar investigar otras causas de hipertensión pulmonar (p. ej., displasia alvéolo capilar), en particular si la interrupción del ONi resulta en elevaciones de la presión arterial pulmonar por encima del valor sistémico determinadas mediante ecocardiografía.
  4. Es razonable interrumpir el ONi si la FiO_2 es menor de 0,60 y la PaO_2 es mayor de 60 sin evidencia de hipertensión pulmonar de rebote o un incremento en la FiO_2 mayor del 15% luego de retirar el ONi.
 C. Destete:
  1. Luego de que se produce la mejora en la oxigenación ante el inicio de la terapia con ONi, cobran importancia las estrategias para reducir la dosis.
  2. Se han utilizado numerosos abordajes y se han detectado pocas diferencias hasta la interrupción final del tratamiento con ONi.
  3. En un estudio, la ONi se redujo de 20 a 6 ppm luego de 4 h de tratamiento sin cambios agudos en la oxigenación. En otro estudio, el ONi se redujo en forma escalonada hasta un valor de 1 ppm sin cambios en la oxigenación.
 D. Monitoreo:
  1. Los dispositivos electroquímicos monitorean con exactitud los niveles de ON y NO_2.
  2. Los niveles de NO_2 permanecen bajos cuando se utilizan dosis entregadas de ONi dentro de los rangos recomendados.
  3. La metahemoglobinemia se produce luego de la exposición a altas concentraciones de ONi (80 ppm). Esta complicación no se ha informado en dosis más bajas de ONi (≤ 20 ppm).
  4. Debido a que la deficiencia de metahemoglobina reductasa puede presentarse de manera imprevisible, es razonable medir los niveles de metahemoglobina mediante cooximetría dentro de las 4 h de iniciada la terapia con ONi y, posteriormente, a intervalos de 24 h.
 E. Tratamiento ventilatorio:
  1. Junto con la terapia con ONi, otras estrategias terapéuticas han emergido para el tratamiento de neonatos de término con insuficiencia respiratoria hipoxémica.
  2. Teniendo en cuenta el importante papel de la enfermedad del parénquima pulmonar en trastornos específicos incluidos en el síndrome de HPPRN, en muchos casos no se debe esperar que la vasodilatación pulmonar farmacológica sola ocasione una mejora clínica sostenida.
  3. Los pacientes que no responden al ONi pueden mostrar una mejora marcada en la oxigenación con una adecuada insuflación pulmonar sola.
  4. En recién nacidos con enfermedad pulmonar grave, la VAFO se usa frecuentemente para optimizar la insuflación pulmonar y minimizar el daño pulmonar (*v.* Capítulo 43).
  5. En estudios clínicos piloto en los que se utilizó ONi, la combinación de ONi y VAFO generó una mayor mejora en la oxigenación en recién nacidos que tenían hipertensión pulmonar grave complicada con enfermedad difusa del parénquima pulmonar e insuflación insuficiente (p. ej., SDR, neumonía).
  6. Un estudio aleatorizado multicéntrico demostró que el tratamiento con VAFO + ONi con frecuencia resultó exitoso en pacientes que no lograron responder a la VAFO o al ONi solos en casos de hipertensión pulmonar grave; las diferencias en las respuestas se relacionaron con la enfermedad específica asociada con diversos trastornos complejos.

VI. El recién nacido prematuro:
 A. Contexto:

1. La efectividad del ONi en el recién nacido prematuro tardío y de término depende ampliamente de sus propiedades como vasodilatador pulmonar selectivo; sin embargo, numerosos estudios de laboratorio también demostraron efectos importantes, tales como disminución de la inflamación pulmonar, reducción del estrés oxidativo y aumento de la alveolización y del crecimiento pulmonar.
2. Estas observaciones formaron la base para el estudio del ONi en neonatos prematuros con riesgo de desarrollar displasia broncopulmonar (DBP).
3. En las últimas 2 décadas, se han llevado a cabo numerosos estudios aleatorizados de ONi en neonatos prematuros. Los metaanálisis de estos estudios no reportaron una mejora neta en la DBP ni en las secuelas del desarrollo. La terapia con ONi tampoco se asoció con un mayor riesgo de eventos adversos.
4. La Conferencia de Desarrollo de Consenso del NIH concluyó que el uso de ONi para prevenir DBP no es respaldado por la evidencia disponible, y que "existen algunas situaciones clínicas, incluidas la hipertensión pulmonar y la hipoplasia pulmonar, que han sido inadecuadamente estudiadas en las cuales el ONi puede ser beneficioso en neonatos menores de 34 semanas de gestación" y que "su uso en esta población debe quedar a discreción del médico".
5. Guías conjuntas recientes de la American Heart Association y la American Thoracic Society respaldaron el papel del ONi para el tratamiento de la hipertensión pulmonar grave en neonatos prematuros.

B. Estado actual del tratamiento con ONi en neonatos prematuros:
1. La terapia con ONi no se debe utilizar para la prevención de DBP en neonatos prematuros, ya que los estudios multicéntricos no han logrado demostrar consistentemente su eficacia a este fin.
2. La terapia de ONi puede ser beneficiosa para neonatos prematuros con hipoxemia grave principalmente originada en la fisiología de la HPPRN en lugar de la enfermedad del parénquima pulmonar, en particular si está asociada con rotura prolongada de membranas y oligohidramnios.
3. En neonatos prematuros, se prefiere el ONi antes que otros vasodilatadores pulmonares sobre la base de una potente evidencia sobre su seguridad obtenida a partir del seguimiento a corto y largo plazo de grandes cantidades de pacientes de ensayos clínicos aleatorizados multicéntricos para la prevención de DBP.

Bibliografía de consulta

Abman SH, Hansmann G, Archer SL, et al. Pediatric pulmonary hypertension: guidelines from the American Heart Association and American Thoracic Society. Circulation 2015; 132: 1-66.
Ballard RA, Truog WE, Cnaan A, et al. Inhaled nitric oxide in preterm infants undergoing mechanical ventilation. N Engl J Med 2006; 205: 343-53.
Clark RH, Kueser TJ, Walker MW, et al. Low-dose inhaled nitric oxide treatment of persistent pulmonary hypertension of the newborn. N Engl J Med 2000; 342: 469-74.
Cole FS, Alleyne C, Barks JD, et al. NIH consensus development conference statement: inhaled nitric-oxide therapy for premature infants. Pediatrics 2011; 127: 363-9.
Davidson D, Barefield ES, Kattwinkel J, et al. Safety of with drawing inhaled nitric oxide therapy in persistent pulmonary hypertension. Pediatrics 1999; 104: 231-6.
Gerlach H, Rossaint R, Pappert D, Falke KJ. Time-course and dose-response of nitric oxide inhalation for systemic oxygenation and pulmonary hypertension in patients with adult respiratory distress syndrome. Euro J Clin Invest 1993; 23: 499-502.
Gersony WM. Neonatal pulmonary hypertension: pathophysiology, classification and etiology. Clin Perinatol 1984; 11: 517-24.
Hallman M. Molecular interactions between nitric oxide and lung surfactant. Biol Neonate 1997; 71: 44-8.
Kinsella JP, Abman SH. Clinical approach to inhaled nitric oxide therapy in the newborn. J Pediatr 2000; 136: 717-26.
Kinsella JP, Neish SR, Shaffer E, Abman SH. Low-dose inhalational nitric oxide in persistent pulmonary hypertension of the newborn. Lancet 1992; 340: 819-20.
Kinsella JP, Truog WE, Walsh WF, et al. Randomized, multicenter trial of inhaled nitric oxide and high frequency oscillatory ventilation in severe persistent pulmonary hypertension of the newborn. J Pediatr 1997; 131: 55-62.
Kinsella JP, Walsh WF, Bose CL, et al. Inhaled nitric oxide in premature neonates with severe hypoxaemic respiratory failure: a randomised controlled trial. Lancet 1999; 354: 1061-5.
Kinsella JP, Cutter GR, Walsh WF, et al. Early inhaled nitric oxide therapy in premature newborns with respiratory failure. N Engl J Med 2006; 205: 354-64.
Kinsella JP, Steinhorn RH, Krishnan US, et al. Recommendations for the use of inhaled nitric oxide therapy in premature newborns with severe pulmonary hypertension. J Pediatr 2015; doi:10.1016/j.jpeds.2015.11.050.
Levin DL, Heymann MA, Kitterman JA, et al. Persistent pulmonary hypertension of the newborn. J Pediatr 1976; 89: 626.
Neonatal Inhaled Nitric Oxide Study Group. Inhaled nitric oxide in full-term and nearly full-term infants with hypoxic respiratory failure. N Engl J Med 1997; 336: 597-604.
Roberts JD, Polaner DM, Lang P, Zapol WM. Inhaled nitric oxide in persistent pulmonary hypertension of the newborn. Lancet 1992; 340: 818-9.
Schreiber MD, Gin-Mestan K, Marks JD, et al. Inhaled nitric oxide in premature infants with the respiratory distress syndrome. N Engl J Med 2003; 349: 2099-107.
Wessel DL, Adatia I, Van Marter LJ, et al. Improved oxygenation in a randomized trial of inhaled nitric oxide for persistent pulmonary hypertension of the newborn. Pediatrics 1997; 100: e7.

64

Oxigenación por membrana extracorpórea

Robert E. Schumacher

I. Descripción:

A. La oxigenación por membrana extracorpórea (ECMO) es un tratamiento para neonatos (habitualmente de término o prematuros tardíos) con insuficiencia pulmonar reversible, que proporciona un período de "reposo pulmonar" mediante el uso de *bypass* cardiopulmonar y un pulmón artificial. Este período de descanso puede permitir la recuperación pulmonar y en última instancia la sobrevida del neonato. La sangre se desvía de la circulación corporal y se la bombea a través de un oxigenador de membrana.

B. La entrega de oxígeno es determinada por el contenido de oxígeno y el gasto cardíaco. El ECMO veno-venoso (V-V) aumenta el contenido de oxígeno (se lo debe considerar como oxígeno endovenoso). El ECMO veno-arterial (V-A) incrementa el contenido de oxígeno y puede aumentar el gasto cardíaco (que es equivalente a "flujo de bomba").

C. La ventilación es determinada por el flujo de aire (equivalente a frecuencia respiratoria × volumen corriente [litros por minuto]) a través del pulmón artificial.

II. Circuito de ECMO (Figura 64.1):

A. Para el *bypass* V-A, la sangre venosa se drena pasiva o activamente (según el tipo de bomba) a través de la aurícula derecha y pasa a través de una bomba hacia un depósito con capacitancia venosa (vejiga [*bladder*]: opcional), un pulmón artificial, un intercambiador de calor y una cánula de perfusión arterial. Frecuentemente se utilizan la vena yugular interna derecha y la arteria carótida común derecha como puntos de acceso y, por lo general, son ligadas como parte del procedimiento de *bypass*.

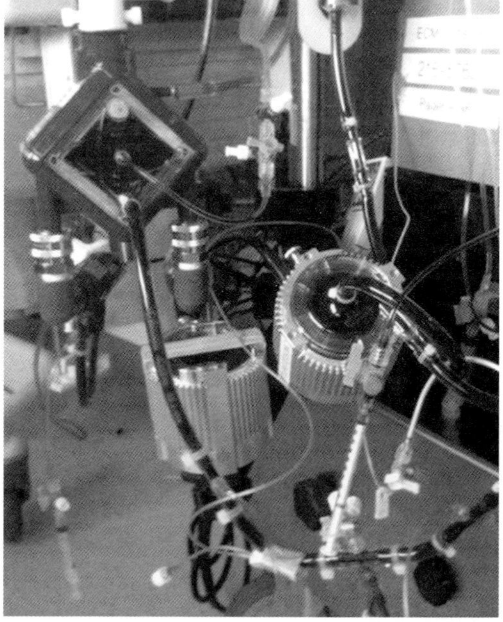

Figura 64.1 Circuito y equipamiento de ECMO típicos.

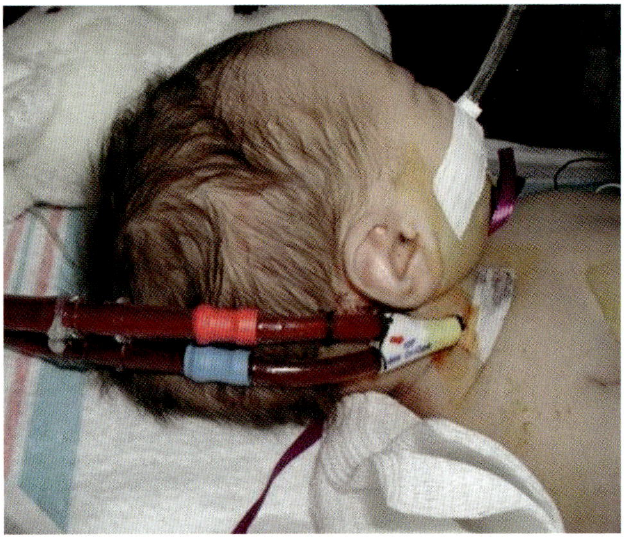

Figura 64.2 Neonato de término con cánulas para ECMO veno-venoso.

B. Para el *bypass* V-V se utiliza una cánula de doble luz. En este procedimiento isovolémico, se extrae la sangre desde y se la devuelve hacia la aurícula derecha; el resto del circuito es igual al del ECMO V-A (Figura 64.2).
C. Para prevenir complicaciones trombóticas durante la terapia con ECMO, el neonato se trata con heparinización sistémica.

III. Selección de pacientes:
A. Para el ECMO neonatal "estándar" el neonato debe tener las siguientes características:
1. Tener una edad gestacional tal que el riesgo de hemorragia intracraneal sea relativamente bajo (por lo general se utiliza un valor ≥ 35 semanas de gestación, pero los datos de los registros sugieren que no hay una edad gestacional absoluta por debajo de la cual se producirá la hemorragia).
2. Tener una ecografía craneal en la que no se evidencie HIV (para muchos autores, el grado I es una contraindicación relativa).
3. No tener ningún problema hemorrágico mayor (la hemorragia pulmonar aislada no es una contraindicación).
4. Tener insuficiencia respiratoria reversible (el ECMO no genera crecimiento pulmonar).
5. Haber "fracasado" el tratamiento médico convencional.
B. El fracaso del tratamiento médico convencional es una definición que se debe "individualizar" en cada centro de ECMO:
1. Se utilizan guías (basadas en la experiencia con poblaciones), pero la decisión final depende de quienes atienden al neonato individual. Los valores de corte (es decir, ECMO/NO ECMO) se deben elegir teniendo en cuenta las probabilidades de mortalidad y morbilidad a largo plazo. Ya que diferentes procesos patológicos tienen diferentes probabilidades de resultado, es razonable, además, tener esto en cuenta al aplicar los criterios. Los criterios generales brindan una orientación.
2. Criterio del índice de oxigenación (IO):
a.
$$IO = \frac{\text{presión media en la vía aérea} \times FiO_2}{P_a O_2 \text{ (posductal)}} \times 100$$
b. Luego de la estabilización, si el IO es ≥ 40 en tres de cinco ocasiones (cada valor separado > 30 min y < 60 min), se cumplen los criterios de ECMO (un IO > 40 es el criterio "absoluto" en la Universidad de Michigan; un IO > 25 se utiliza como criterio "por considerar").
c. El ECMO V-V puede no proporcionar el mismo soporte cardíaco que el ECMO veno-arterial:
(1) Los neonatos con compromiso cardíaco grave pueden no tolerar la ECMO V-V. Cómo identificar a tales pacientes es difícil; los resultados del registro Organización del Soporte de Vida Extracorpóreo (*Extracorporeal Life Support Organization*) sugiere que el ECMO V-V es efectiva, incluso, en neonatos que requieren un sustancial soporte de la presión arterial.
(2) Debido a la ausencia de riesgo de ligadura de la arteria carótida, a veces se considera el ECMO V-V ante un IO menor.
3. Otros criterios incluyen el A-aDO_2 (por lo general, mayor de 600 a 610 Torr), el "deterioro agudo", la presencia de "escapes de aire incorregibles", la inestabilidad hemodinámica (hipotensión refractaria) y la "falta de respuesta al tratamiento médico".

IV. Tratamiento:

A. Problemas iniciales del *bypass*:

1. Hipotensión:

a. Hipovolemia: el circuito de ECMO tiene una elevada capacitancia sanguínea; esto se trata con volumen. El técnico/especialista puede/debe tener sangre o coloide disponible del procedimiento de preparación del circuito.

b. Dilución súbita de vasopresores, en especial con el ECMO V-V; tratar mediante el uso de bombas de infusión separadas para infundir los vasopresores en el circuito.

c. Hipocalcemia por el uso de sangre almacenada (a veces es un problema): se puede entregar calcio al circuito para prevenir este problema.

2. Bradicardia: por estimulación vagal por parte del o de los catéteres; debería responder a la atropina.

3. Consecuencias de una mala colocación del catéter. La ubicación correcta se debe documentar radiográficamente.

4. Una vez iniciado el *bypass* no debe haber salida de sangre ni bombeo de aire a través del circuito y debe haber "sangre azul entrando y sangre roja saliendo" del circuito.

B. Tratamiento inicial:

1. *Bypass* V-A: reducir el soporte ventilatorio rápidamente (10 min a 15 min) hasta los ajustes "de reposo" (FiO_2 de 0,3, presiones de 25/4 cm H_2O, frecuencia de 20 rpm, T_I de 0,5 a 1,0 s). Frecuentemente la CPAP/PEEP alta (10 cm H_2O a 12 cm H_2O) para mantener la CRF puede acortar el tiempo de *bypass*. Por lo general, los inotrópicos se pueden interrumpir rápidamente. La utilización de un monitor de saturación para evaluar la sangre que regresa al circuito proporciona al médico una medida exacta de la saturación de oxígeno en la sangre mixta (SvO_2). Ante la mayoría de las condiciones, el consumo de O_2 (reflejado por la diferencia en los valores de O_2 en sangre venosa mixta y de O_2 en sangre arterial) es igual a la entrega de O_2. Ya que esto se puede medir en los pacientes con ECMO, el cuidador tiene una medida de la relación entrega de oxígeno/gasto cardíaco de la "bomba".

2. "Agua caliente-agua fría". Con el ECMO V-A existen dos corazones (bomba y paciente) y dos pulmones que funcionan en paralelo. La entrega de oxígeno se ha comparado con la entrega de agua caliente a través de un grifo equipado con una válvula de agua caliente (pulmón de ECMO) y de agua fría (pulmón nativo "enfermo"). La temperatura del agua que sale de la canilla se puede regular manipulando cualquiera de las llaves. Un ejemplo para reflexionar: si un neonato es transfundido y el flujo de ECMO no se regula, el flujo a través del "pulmón enfermo" aumenta y la SaO_2 de sangre arterial disminuye, ¡pero la entrega total de oxígeno aumenta! Cuando esto tiene sentido, uno está pensando "en términos de ECMO".

3. *Bypass* V-V: retirar con precaución; el neonato todavía depende de la función miocárdica nativa para la entrega de O_2. Con el ECMO V-V tanto el ingreso como el egreso de sangre se producen en la aurícula derecha y existe la posibilidad de cierta recirculación de sangre. Debido a esto, la SvO_2 es útil solo para evaluar la evolución ante la misma velocidad de flujo de la bomba. El pulmón nativo aún proporciona intercambio gaseoso. El uso de CPAP alta con el ECMO V-V puede disminuir el gasto cardíaco o el flujo sanguíneo pulmonar; si se lo desea, medir el CO_2 al final de la espiración para optimizar la PEEP (utilizar V_D/V_T). Los inotrópicos deben ser retirados con precaución.

4. Cuidado: evitar grandes variaciones en la pCO_2 y en la presión arterial; se pueden asociar con cambios rápidos e indeseados en el flujo sanguíneo cerebral.

5. Hay casos en que el mismo neonato provoca su decanulación; es obligatorio utilizar medios de contención.

6. La posición de la cabeza es crucial; la cabeza demasiado rotada hacia la izquierda ocluye funcionalmente la vena yugular izquierda (la derecha ya está ligada). Esta situación puede conducir a hipertensión venosa del SNC.

7. Habitualmente es necesario utilizar analgesia y sedación. Se utilizan narcóticos para la analgesia; si el paciente necesita sedación adicional, las benzodiazepinas son opciones razonables.

8. Tratamiento con heparina:

a. Antes de la canulación, dosis de carga de 100 U/kg.

b. La típica concentración del goteo inicial es de 50 U/mL (5 mL de heparina [1000 U/mL] en 95 mL de dextrosa al 5%).

c. El consumo habitual es de 20 U/kg/h a 40 U/kg/h (aunque los valores varían ampliamente). A un ritmo de 60 U/kg/h considerar administrar plasma fresco congelado c/6 h. Este parámetro es afectado por las interacciones entre la sangre y la superficie en el circuito, el estado coagulatorio propio del paciente y la eliminación de heparina (excreción renal).

d. Dosificar la heparina para mantener un tiempo de coagulación activada (TCA) en el rango deseado.

C. Tratamiento diario, protocolos del paciente, problemas:

1. Radiografía de tórax: diaria.

2. Ecografía craneal: obtener el primer día tras la canulación, luego de cada cambio en el estado neurológico y regularmente a partir de entonces (cada 2 a 3 días). Algunos centros prefieren un estudio diario cuando se utiliza ECMO V-A:

a. El sangrado cerebral incluye hemorragias tanto típicas como atípicas (incluso la fosa posterior). Si esto se observa y es posible retirar al paciente del ECMO, hay que hacerlo. Si es probable que el paciente muera si se retira el *bypass*, tiene una hemorragia estable o está neurológicamente estable, debe considerarse continuar el *bypass* con observación estricta de los valores inferiores de TCA, y mantener los recuentos plaquetarios elevados (p. ej., 125 000 a 200 000/mm^3).
b. La ecografía de cráneo no es tan buena como la RM/TC para demostrar lesiones tales como hemorragia de la fosa posterior.

3. Líquidos: seguir los I/E y los pesos; el oxigenador de membrana proporciona un área adicional para pérdidas por evaporación:
   a. El valor de agua corporal total (ACT) es elevado: este es un problema común, de etiología multifactorial. Surge un problema cuando el valor de ACT está elevada, pero el volumen intravascular es bajo (escapes capilares); los intentos vigorosos tempranos de diuresis en esta instancia habitualmente no ayudan y pueden resultar perjudiciales. Algunos autores argumentan que los intentos vigorosos de diuresis pueden acelerar la recuperación pulmonar; otros afirman que la diuresis espontánea es un marcador de mejora y los intentos por acelerarla no tienen utilidad. Si se considera que la diuresis es aconsejable, primero utilizar diuréticos; por último, soporte mecánico (p. ej., hemofiltración). (Puede ser útil el uso de furosemida combinada con teofilina). Al utilizar hemofiltración se debe esperar una disminución en la producción de orina.
   b. K^+: los valores séricos frecuentemente son bajos y requiere reposición; detectar el desarrollo de alcalosis. (Un valor bajo de K^+ puede estar relacionado con el uso de GR lavados "sedientos" de K^+).
   c. La bomba se prepara con sangre de banco; según el conservante, el Ca^{++} ionizado puede estar bajo. La comprobación y corrección del circuito puede evitar esto.
4. Hemostasia/hemólisis:
   a. Realizar estudios adecuados (p. ej., fibrinógeno, hemoglobina sérica) y seguir la evolución. Algunos autores utilizan un valor de Hb de 50 mg/dL como umbral para actuar (sugerir la creación de valores/planes locales) y recuentos plaquetarios regulares (c/8 h) diarios.
   b. Es frecuente la presencia de coágulos, especialmente si se utiliza un depósito con capacitancia venosa (vejiga). Habitualmente, no se hace nada con los coágulos ubicados antes de los pulmones. Aquellos ubicados después de los pulmones son tratados por un especialista/técnico de ECMO. Cuando aparecen coágulos, revisar el consumo de plaquetas/heparina, etc.
   c. Sangrado:
      (1) Originado en la herida del cuello: se trata con manipulación de la cánula, presión leve o pegamento de fibrina.
      (2) El hemotórax/hemopericardio se presenta con disminución de la presión de pulso y reducción del llenado de la bomba. Primero se trata mediante drenaje. (Este problema es más frecuente si previamente se ha realizado una cirugía, p. ej., por HDC, colocación de tubo de toracostomía).
      (3) Tratar con reemplazo de sangre, mantener los recuentos plaquetarios elevados (> 150 000/mm^3), reducir los valores objetivo de TCA.
5. NPT: un beneficio <u>mayor</u> del ECMO puede ser la administración inmediata de NPT y un consumo adecuado de calorías con bajo volumen (utilización de concentraciones con alto contenido de dextrosa).
6. Productos hemáticos:
   a. Minimizar la exposición a donantes, administrar solo cuando esté indicado.
   b. La administración excesiva de GRE sin incrementar el flujo de la bomba (ECMO V-A) conduce a una menor PO_2 aórtica, pero con una mayor entrega de oxígeno. En el contexto del ECMO, cuando se responde a esta situación realizando una nueva transfusión se dice que uno está "persiguiendo su propia cola".
7. La hipertensión es una complicación conocida. El mecanismo final por el cual se produce es un contenido de agua total habitualmente elevado. Esto casi siempre es transitorio y se resuelve cerca del final de un ciclo. Utilizar normas comunes para la presión arterial (una definición funcional útil de hipertensión es un valor de PAM > 75 mmHg). El tratamiento inicial con frecuencia se realiza con diuréticos.
8. Por lo general, el recuento de GB es bajo, probablemente, debido a la migración periférica de estas células.
9. Las infecciones no son un problema frecuente. Sospechar la presencia de infección si se requiere un incremento no anticipado del soporte con ECMO.
10. La bilirrubina puede estar elevada especialmente en presencia de sepsis o ante largos ciclos de ECMO. Es típico un cuadro de colestasis; el ftalato en los tubos plásticos puede ser hepatotóxico. La hepatoesplenomegalia es frecuente.
11. Aturdimiento (*stun*) cardíaco: una vez iniciado el ECMO, se observa una drástica disminución del rendimiento cardíaco en hasta el 5% de los pacientes. Se observa más en pacientes conectados a un sistema V-A; puede ser inducido por el ECMO debido a una mayor poscarga y un menor contenido de oxígeno en las arterias coronarias. El

fenómeno de aturdimiento habitualmente se resuelve, pero los pacientes que lo padecen tienen tasas de mortalidad general más altas. El tratamiento es de sostén.

D. Problemas del circuito (se seleccionaron los problemas más frecuentes):
   1. Aire en el circuito: el tratamiento depende de su ubicación; por lo general, puede ser aspirado.
   2. "Desaceleraciones o interrupciones" de la bomba: plegamiento de los tubos, mala posición, bajo volumen, baja presión de llenado (neumotórax, hemopericardio) y neonato agitado (todos estos son problemas de la precarga/poscarga).
   3. Bomba:
      a. Falla eléctrica: se puede arrancar manualmente.
      b. Con las bombas de rodillo: si la oclusión se configura demasiado suelta: falsas lecturas de flujo alto; si se configura demasiado apretada: hemólisis.
   4. Fisiopatología pulmonar: el oxigenador de membrana se puede "enfermar" y tener embolia pulmonar, edema, etc. El tratamiento depende del problema específico.

E. Destete:
   1. Utilizar mediciones seriadas del contenido de oxígeno (en el ECMO V-A es más fácil seguir la SvO_2) y retirar según parámetros prefijados.
   2. La radiografía de tórax es muy útil:
      a. Habitualmente muestra opacificación completa inicial.
      b. Comienza a despejarse antes de "reventilar" los pulmones y sirve como un marcador de recuperación pulmonar. Anticipar una prueba de suspensión ante este signo temprano.
   3. Pruebas de mecánica pulmonar: la distensibilidad disminuye horas después del inicio y la mejora es un marcador temprano de recuperación pulmonar.
   4. $ETCO_2$: el incremento del CO_2 exhalado es un indicador de retorno de la función pulmonar.

F. Prueba de suspensión (*trial off*):
   1. Se puede obtener información valiosa a partir de una prueba de suspensión, incluso si no se espera que sea exitoso.
   2. Acondicionamiento pulmonar: los pulmones son insuflados periódicamente (cada una hora) utilizando una insuflación sostenida prolongada ($\geq$ 5 s).
   3. Aumentar la FiO_2 del ventilador y seguir la SvO_2 permite determinar si hay un intercambio gaseoso pulmonar efectivo.
   4. El aumento de los ajustes del ventilador para alcanzar volúmenes corrientes adecuados 30 min a 60 min antes del intento de interrupción parece permitir el reclutamiento de unidades pulmonares.
   5. V-A: obtener análisis de gases en sangre frecuentemente para evaluar la ventilación. Disminuir la FiO_2 de forma agresiva según la oximetría.
   6. V-V: detener el flujo de aire hacia el pulmón de membrana, mantener la bomba funcionando. Debido a que el neonato aún está en *bypass*, pero sin intercambio gaseoso efectivo a través de la membrana, utilizar la SvO_2 de una línea venosa para disminuir al FiO_2, ya que ahora este es el valor de la saturación venosa verdadera. El O_2 residual en el pulmón de membrana puede elevar falsamente el contenido de O_2 durante 20 min a 30 min.
   7. Un intento de interrupción exitoso depende de cada paciente. En general, el neonato debería estar estable con una $FiO_2 \leq 0{,}4$ y con configuraciones del ventilador razonables.

G. Incapacidad de lograr el destete del ECMO (sin HDC):
   1. Ante la necesidad prolongada de *bypass* (p. ej., 7 días) y poca o ninguna mejora, considerar la presencia de una enfermedad pulmonar subyacente "rara".
   2. La broncoscopia con lavado o biopsia puede permitir el diagnóstico de una enfermedad pulmonar infrecuente (p. ej., deficiencias de proteínas surfactantes, displasia alvéolo capilar).

H. Decanulación:
   1. Notificar al cirujano lo antes posible.
   2. Administrar un relajante muscular.
   3. La necesidad de reparar la arteria carótida o la vena yugular es controvertida.

V. Seguimiento luego del ECMO:

A. Cuello: las suturas se retiran en 7 días.

B. El recuento plaquetario sigue disminuyendo luego de finalizar el ECMO. Es necesario realizar recuentos seriados hasta que estén estables (24 h a 48 h).

C. SNC:
   1. RM: se realiza debido a la relativa poca sensibilidad de la ecografía para las lesiones de la fosa posterior y parenquimatosas de campo cercano.
   2. Potenciales auditivos evocados (PAE): debido a la elevada incidencia de hipoacusia neurosensorial en casos de HPPRN, se recomienda el tamizaje auditivo. Se ha descrito la hipoacusia de inicio tardío, por lo que se recomienda repetir el tamizaje.

D. Vía aérea: en aproximadamente el 5% de los neonatos luego del ECMO se observa parálisis de las cuerdas vocales; se ha descrito el deterioro agudo de la función respiratoria. Si se detecta un estridor persistente, se recomienda la broncoscopia flexible. Habitualmente la ronquera se ha resuelto clínicamente (días a meses).

E. Seguimiento a largo plazo:

1. Se debe brindar seguimiento del neurodesarrollo: del 10% al 20% de los niños muestran problemas mayores.
2. En muchos de estos niños, los problemas médicos incluyen infecciones del tracto respiratorio inferior.

Bibliografía de consulta

Annich G, Lynch W, MacLaren G, et al., editors. Extracorporeal cardiopulmonary support in critical care. 4ª ed. Ann Arbor: Extracorporeal Life Support Organization, 2012.

Ijsselstijn H, van Heijst AF. Long-term outcome of children treated with neonatal extracorporeal membrane oxygenation: increasing problems with increasing age. Sem Perinatol 2014; 38 (2): 114-21.

Mugford M, Elbourne D, Field D. Extracorporeal membrane oxygenation for severe respiratory failure in newborn infants. Cochrane Database Syst Rev 2008; 3.

65

Ventilación líquida para la insuficiencia respiratoria neonatal

Ronald B. Hirschl

I. Descripción: la ventilación líquida se refiere al proceso por el cual se mejora la función pulmonar a través de la instilación de líquido de perfluorocarbono en los pulmones:
   A. Ventilación líquida parcial (VLP): se logra el intercambio gaseoso a través de la entrega de volúmenes corrientes de gas hacia los pulmones que han sido llenados con líquido de perfluorocarbono.
   B. Ventilación líquida total (VLT): se logra el intercambio gaseoso a través de la entrega de volúmenes corrientes de líquido de perfluorocarbono hacia los pulmones utilizando un ventilador mecánico especializado para líquidos.

II. Fisiología de la ventilación con perfluorocarbono:
   A. Perfluorocarbono (PFC): líquido inerte producido mediante fluoración de hidrocarburos orgánicos comunes. La longitud de la cadena de carbonos y todo átomo adicional proporcionan propiedades particulares a cada molécula de perfluorocarbono.
   B. Propiedades físicas del perfluorocarbono:
      1. Densidad: es más denso que los hidrocarburos equivalentes, con niveles que se aproximan al doble de los del agua (1,75 g/mL a 1,95 g/mL a 25 °C).
      2. Tensión superficial: tiene fuerzas intermoleculares débiles y tensiones superficiales sorprendentemente bajas (15 dyn/cm a 20 dyn/cm a 25 °C).
      3. Solubilidad de los gases respiratorios: la solubilidad de los gases respiratorios en los perfluorocarbonos es significativamente mayor que en el agua o en solventes no polares:
         a. Solubilidad del O_2 a 37 °C = 44 mL a 55 mL de gas/100 mL de líquido.
         b. Solubilidad del CO_2 a 37 °C = 140 mL a 210 mL de gas/100 mL de líquido.
      4. Un PFC ideal de aplicación respiratoria debe tener las siguientes propiedades: elevada solubilidad de los gases y moderada presión de vapor y viscosidad. Sin embargo, estas propiedades pueden no encontrarse en un único perfluorocarbono puro. De esta manera, los estudios recientes se están enfocando en las combinaciones de PFC que pueden optimizar las propiedades del líquido para adaptarse mejor a una aplicación particular.
      5. Presión de vapor: los PFC son relativamente volátiles (las presiones de vapor varían entre 11 Torr y 85 Torr a 37 °C). Esta propiedad es importante, debido a que rige la tasa de evaporación de los perfluorocarbonos desde los pulmones durante y luego de ambos tipos de ventilación líquida; un líquido con una elevada presión de vapor necesita una reposición más frecuente que uno con una presión de vapor más baja.
   C. Fundamentos para la utilización de la ventilación líquida en la insuficiencia respiratoria neonatal dependiente del ventilador:
      1. Intercambio gaseoso:
         a. La porción declive de los pulmones tiende a estar colapsada o a llenarse de exudado inflamatorio durante la inflamación pulmonar grave, lo que resulta en desequilibrios ventilación-perfusión (V/Q) e hipoxemia.
         b. Las elevadas densidades de los líquidos de PFC facilitan su distribución hacia las porciones declives de los pulmones, donde se recluta el pulmón atelectásico.
         c. Los PFC también han mostrado redistribuir el flujo sanguíneo pulmonar hacia los segmentos no declives y con mejor insuflación.
         d. Estos efectos, combinados con las elevadas solubilidades de los gases respiratorios en los perfluorocarbonos, tienen como resultado en mejoras en el equilibrio V/Q y en la oxigenación arterial.

2. Distensibilidad pulmonar:
   a. Los PFC conducen a un aumento de la distensibilidad pulmonar como resultado de su efecto de reclutamiento de los alvéolos colapsados e inflamados relacionado con la densidad. Sin embargo, durante la VLP un incremento en la dosis de perfluorocarbono se puede asociar a una reducción en la distensibilidad. Esto se relaciona con la distribución heterogénea de gas en los pulmones parcialmente llenos de líquido.
   b. Los PFC actúan como surfactante artificial y aumentan la estabilidad de las vías aéreas pequeñas.
   c. Las regiones pulmonares que se llenan con líquido de PFC (todas las regiones para la VLT; las regiones declives para la VLP) exhiben una reducción de la interfase gas-líquido en la vía aérea distal que también reduce las fuerzas de superficie activas que tienden al colapso alveolar.
   d. El resultado de estos efectos es un mayor reclutamiento alveolar a menores presiones de insuflación.
3. Reducción del daño pulmonar:
   a. Los efectos pueden estar relacionados con una mayor insuflación alveolar y un mejor desplazamiento y lavado de los mediadores y detritos inflamatorios desde las regiones pulmonares afectadas o a la limitación de presiones ventilatorias excesivas como resultado de las mejoras en la distensibilidad.
   b. Los PFC han mostrado tener actividades antiinflamatorias *in vitro*, tales como reducción de la quimiotaxis y la producción de óxido nítrico de los neutrófilos, así como disminución de la producción de citoquinas estimulada por LPS por parte de los macrófagos. Además, en animales que reciben ventilación líquida parece reducirse la infiltración de neutrófilos luego de una lesión pulmonar. La evaluación *in vivo* en humanos ha mostrado una reducción de la liberación de TNF-α, IL-1 e IL-6 por parte de los macrófagos alveolares en pulmones expuestos al perfluorocarbono.

D. Captación, biodistribución, eliminación y toxicología:
1. Captación: los PFC se absorben en pequeñas cantidades desde los pulmones durante la ventilación líquida y llegan a un estado de equilibrio a los 15-30 min de respiración del líquido.
2. Biodistribución: tienen una distribución preferencial hacia los tejidos con elevado contenido lipídico. Estos compuestos son eliminados más rápidamente desde tejidos vascularizados con escaso contenido lipídico, como el músculo.
3. Eliminación: no sufren biotransformación o excreción significativa. Los PFC se eliminan principalmente por evaporación desde los pulmones y son absorbidos por los macrófagos tanto en los pulmones como en otros tejidos.
4. Toxicología: se ha estudiado ampliamente los efectos pulmonares, metabólicos, hematológicos y clínicos de la ventilación líquida en animales de laboratorio sin detectar toxicidad pulmonar o sistémica significativa. En estudios clínicos en humanos, se ha identificado hipoxemia transitoria durante la administración de PFC y el desarrollo de neumotórax como potenciales complicaciones a corto plazo de la VLP.

III. Ventilación líquida parcial:

A. Método híbrido de intercambio gaseoso, logrado a través de la entrega de volúmenes corrientes convencionales de gas hacia los pulmones llenos de PFC:
1. Métodos:
   a. Los pulmones se llenan con líquido de PFC hasta una fracción estimada de la CRF (aproximadamente de 5 mL/kg a 30 mL/kg, según el proceso patológico, la edad y el peso) y se superpone ventilación convencional para lograr el intercambio gaseoso.
   b. El llenado adecuado de los pulmones se determina por la presencia de un menisco de líquido en el tubo endotraqueal a una PEEP de 0, por la opacificación de las regiones declives de los pulmones en la radiografía lateral de tórax y por lo adecuado de los volúmenes corrientes de aire. Se puede añadir o quitar líquido.
2. Fundamentos teóricos para la utilización de VLP en el SDR:
   a. La VLP es relativamente simple, ya que se elimina la necesidad de un complejo ventilador mecánico de ventilación líquida.
   b. La presencia del líquido de PFC denso en las regiones declives de los pulmones permite el reclutamiento de vías aéreas gravemente inflamadas para lograr el intercambio gaseoso. La oxigenación durante la VLP puede producirse a través de la llegada de aire a estas vías aéreas de forma directa o a través de la oxigenación del líquido que se equilibra con el aire inspirado.
   c. La eliminación de dióxido de carbono aumenta a partir de mayores volúmenes corrientes de aire.
   d. La distensibilidad aumenta como resultado del reclutamiento alveolar y la actividad similar al surfactante de los PFC. Debido a que la interfase aire-líquido no se elimina por completo durante la VLP, la mejora de la distensibilidad no es tan drástica como la observada en la VLT y, en realidad, puede deteriorarse si los pulmones se llenan con demasiado líquido de PFC.

B. Estudios clínicos de VLP en la insuficiencia respiratoria neonatal dependiente de ventilador:
1. Leach informó una mejora significativa en el intercambio gaseoso y en la distensibilidad pulmonar durante la VLP en 13 neonatos prematuros (de 24 a 34 semanas de gestación al nacimiento) con SDR refractario como

parte de un ensayo multicéntrico no controlado. Las complicaciones significativas que se producjeron durante el ensayo se limitaron al desarrollo de hemorragia intraventricular grado IV en un paciente. De los diez pacientes que completaron al menos 24 h de VLP, la sobrevida a una edad gestacional corregida de 36 semanas fue del 60%.

2. Pranikoff evaluó el uso de VLP en cuatro recién nacidos mantenidos con soporte de vida extracorpóreo para la insuficiencia respiratoria secundaria a hernia diafragmática congénita (HDC). Durante 5-6 días de tratamiento con VLP, los pacientes exhibieron incrementos significativos en la tensión de oxígeno arterial y en la distensibilidad pulmonar estática en comparación con los valores anteriores al tratamiento. La terapia fue bien tolerada y las complicaciones significativas se limitaron al desarrollo de hemorragia pulmonar en un paciente 4 días después de la dosis final de PFC.
3. Migliori y cols. evaluaron el uso de VLP de alta frecuencia en dos neonatos con enfermedad pulmonar crónica e insuficiencia respiratoria grave. Ambos pacientes mostraron mejoras en el intercambio gaseoso con reducción del índice de oxigenación.

IV. Ventilación líquida total:

A. Los pulmones se llenan por completo con PFC y se administra un volumen corriente de líquido hacia los pulmones, que luego se drena, para lograr el intercambio gaseoso, utilizando un ventilador mecánico especializado para la ventilación líquida.

B. Estudios clínicos de la VLT:

1. En 1990, Greenspan informó la viabilidad y el potencial de la ventilación líquida como tratamiento para la dificultad respiratoria grave.
2. Se utilizó ventilación líquida en tres neonatos prematuros en quienes el tratamiento convencional había fracasado.
3. Con respecto a todos estos neonatos, se informó una mejora en la mecánica pulmonar sin alteración hemodinámica.
4. La gravedad de la lesión pulmonar antes del inicio de la ventilación líquida impidió un resultado exitoso.

V. Crecimiento pulmonar inducido por PFC (CPIP):

A. Diferentes estudios han demostrado la efectividad del PFC para inducir el crecimiento pulmonar en neonatos con HDC que reciben ECMO.

B. Un estudio piloto aleatorizado, multicéntrico y prospectivo mostró una mayor mortalidad para el grupo con CPIP (75%) en comparación con pacientes tratados mediante ventilación convencional (40%), aunque el número de pacientes en el estudio fue muy pequeño.

VI. <u>En la actualidad, la ventilación líquida aún no es una terapia aprobada para su uso clínico y sigue siendo experimental.</u>

Bibliografía de consulta

Avoine O, Bosse D, Beaudry B, Beaulieu A, Albadine R, Praud JP, Robert R, Micheau P, Walti H. Total liquid ventilation in an ovine model of severe meconium aspiration syndrome. Crit Care Med 2011; 39 (5): 1097-103.

Furhman BP, Paczan PR, DeFancisis M. Perfluorocarbon-assisted gas exchange. Crit Care Med 1991; 19: 712-22.

Greenspan JS, Wolfson MR, Rubenstein SD, et al. Liquid ventilation of human preterm neonates. J Pediatr 1990; 117: 106-11.

Hirschl RB, Pranikoff T, Gauger P, et al. Liquid ventilation in adults, children and neonates. Lancet 1995; 346: 1201-2.

Hirschl RB, Croce M, Gore D, et al. for the Adult PLV study group. Prospective, randomized controlled pilot study evaluating the safety and efficacy of partial liquid ventilation in adult patients with the acute respiratory distress syndrome (ARDS). Am J Respir Crit Care Med 2002; 165 (6): 781-7.

Ivascu FA, Hirschl RB. New approaches to managing congenital diaphragmatic hernia. Semin Perinatol 2004; 28 (3): 185-98.

Leach CL, Greenspan JS, Rubenstein SD, et al. Partial liquid ventilation with perflubron in infants with severe respiratory distress syndrome. N Engl J Med 1996; 335: 761-7.

Migliori C, Bottino R, Angeli A, et al. High frequency partial liquid ventilation in two infants. J Perinatol 2004; 24 (2): 118-20.

Mychaliska G, Bryner B, Dechert R, Kreutzman J, Becker M, Hirschl R. Safety and efficacy of perflubron-induced lung growth in neonates with congenital diaphragmatic hernia: results of a prospective randomized trial. J Pediatr Surg 2015; 50 (7): 1083-7.

Pranikoff T, Gauger P, Hirschl RB. Partial liquid ventilation in newborn patients with congenital diaphragmatic hernia. J Pediatr Surg 1996; 31: 613-8.

Shaffer TH, Moskowitz GD. Demand-controlled liquid ventilation of the lungs. J Appl Physiol 1974; 36: 208-13.

Shaffer TH, Douglas PR, Lowe CA, et al. The effects of liquid ventilation on cardiopulmonary function in preterm lambs. Pediatr Res 1983; 17: 303-6.

Shaffer TH, Wolfson MR, Clark C. Liquid ventilation (state of the art review). Pediatr Pulmonol 1992; 14: 102-9.

Tredici S, Komori E, Funakubo A, et al. A prototype of a liquid ventilator using a novel hollow fiber oxygenator in a rabbit model. Crit Care Med 2004; 32: 2104-9.

Wolfson MR, Shaffer TH. Liquid ventilation during early development: theory, physiologic processes and application. J Appl Physiol 1990; 13: 1-12.
Wolfson MR, Shaffer TH. Liquid ventilation: an adjunct for respiratory management. Pediatr Anesth 2004; 14: 15-23.
Wolfson MR, Tran N, Bhutani VK, et al. A new experimental approach for the study of cardiopulmonary physiology during early development. J Appl Physiol 1998; 65: 1436-43.

Sección 10

Tratamiento de enfermedades respiratorias neonatales frecuentes

66

Mecanismos de insuficiencia respiratoria

Anne Greenough • Anthony D. Milner

I. La insuficiencia respiratoria está presente cuando existe una anomalía importante en el intercambio gaseoso:
  A. En un adulto, el límite de la normalidad es una $PaO_2 > 60$ Torr (8 kPa).
  B. En el recién nacido, la tensión de oxígeno necesaria para mantener la saturación arterial por encima del 90% varía entre 40 Torr y 60 Torr (5,3 kPa a 8 kPa) según la proporción de hemoglobina fetal y del pH arterial (una caída en el pH de 0,2 unidades elimina el desplazamiento hacia la izquierda producido por la presencia de un porcentaje de hemoglobina fetal del 70%). Por lo tanto, en el período neonatal la insuficiencia respiratoria se define mejor en relación con la saturación de oxígeno. Sin embargo, no existen criterios consensuados.
  C. La hipoxia puede estar asociada a hipercarbia ($PaCO_2 > 6{,}7$ kPa o 55 Torr):

$$PaCO_2 = \frac{\text{Producción de } CO_2}{\text{Ventilación alveolar}}$$

  Ventilación alveolar = (volumen corriente – espacio muerto × frecuencia).
  D. Por lo tanto, la insuficiencia respiratoria asociada a hipercarbia se produce en situaciones asociadas con reducción del volumen corriente o de la frecuencia.
  E. En el período neonatal la insuficiencia respiratoria se puede definir de la siguiente manera:
    $PaO_2 < 50$ Torr (6,7 kPa) ante una fracción inspirada de oxígeno de, al menos, el 50% con $PaCO_2 > 50$ Torr (6,7 kPa) o sin este.

II. En el período neonatal la hipoxemia puede ser el resultado de múltiples causas:
  A. Desequilibrio ventilación/perfusión (V/Q):
    1. Se distingue por una buena respuesta al oxígeno suplementario (*shunt* intrapulmonar).
    2. Incremento del espacio muerto fisiológico (es decir, pérdida del área de superficie para el intercambio gaseoso), encontrado en las siguientes situaciones:
      a. Síndrome de dificultad respiratoria (SDR).
      b. Neumonía.
      c. Síndrome de aspiración de meconio.
      d. Displasia broncopulmonar.
      e. Hemorragia pulmonar.
  B. Los *shunts* extrapulmonares (de derecha a izquierda) se distinguen por una mejora relativamente pequeña ante el uso de oxígeno suplementario y se encuentran en las siguientes afecciones:
    1. Hipertensión pulmonar*.
    2. Cardiopatía congénita cianótica*.
  C. Metahemoglobinemia*.
  D. Fracción inspirada de oxígeno inadecuada*:
  *Nota: Aunque estas situaciones producen cianosis, esta no se origina en una insuficiencia respiratoria. La cianosis aparece cuando la concentración de hemoglobina reducida en sangre capilar es mayor de 5 g/dL. Por lo tanto, la cianosis no se manifiesta en la hipoxia anémica grave (la hipoxia es deficiencia de oxígeno en los tejidos).

III. La hipoventilación (reducción en la ventilación alveolar, disminución del volumen corriente o de la frecuencia) se distingue por una $PaCO_2$ elevada asociada a hipoxemia:

A. La disminución de la distensibilidad respiratoria se encuentra en las siguientes situaciones:
   1. SDR.
   2. Neumonía.
B. La disminución del volumen pulmonar se encuentra en las siguientes situaciones:
   1. SDR.
   2. Hipoplasia pulmonar.
C. En las siguientes situaciones se observa compresión pulmonar:
   1. Neumotórax.
   2. Hernia diafragmática congénita.
   3. Derrame pleural.
   4. Enfisema lobar.
   5. Malformación congénita de la vía aérea pulmonar.
   6. Distrofia torácica asfixiante.

IV. Insuficiencia de la bomba ventilatoria. La bomba ventilatoria consiste en la caja torácica rígida, los músculos respiratorios que actúan como generadores de fuerza y el sistema nervioso central, el cual coordina la actividad de los músculos respiratorios. La insuficiencia de la bomba ventilatoria se produce en las siguientes situaciones:
A. Reducción del impulso central:
   1. Tratamiento de la madre con opiáceos (niveles elevados de sedación).
   2. Isquemia cerebral.
   3. Hemorragia intracerebral.
   4. Apnea del prematuro.
   5. Síndrome de hipoventilación alveolar central.
B. Alteración de la función de los músculos ventilatorios:
   1. Fármacos (corticoides, paralizantes: sinergia con aminoglucósidos).
   2. Atrofia por desuso (los primeros signos se manifiestan luego de 1 a 2 días de ventilación mecánica).
   3. Desnutrición proteico-calórica.
   4. Relación tensión-longitud desfavorable (p. ej., hiperinsuflación): el diafragma se debe contraer con una tensión mucho mayor que la normal. Cuando está completamente plano, la contracción del diafragma lleva a la caja hacia adentro torácica, que produce una acción espiratoria en lugar de inspiratoria.
   5. Trastornos neuromusculares (enfermedad de Werdnig-Hoffman, distrofia miotónica, etc.).
   6. Problemas diafragmáticos (p. ej., hernia, eventración).
   7. Parálisis del nervio frénico (nacimiento traumático: parálisis de Erb).
C. Incremento de la carga de trabajo de los músculos respiratorios:
   1. Edema de la pared torácica (hidrops).
   2. Obstrucción de la vía aérea superior/tubo endotraqueal con soporte ventilatorio compensatorio insuficiente.
   3. Edema de pulmón, neumonía.
   4. PEEP intrínseca (inadvertida).

V. Los trastornos que afectan la interfase alvéolo-capilar se distinguen, en caso de ser incompletos, por una buena respuesta a un incremento del oxígeno suplementario:
A. Anomalías de la difusión (enfermedad pulmonar intersticial), p. ej.: linfangiectasia pulmonar (síndrome de Noonan).
B. Anemia.
C. Displasia alvéolo capilar.

Bibliografía de consulta

Aldrich TK, Prezant DJ. Indications for mechanical ventilation. En: Tobin MJ (ed). Principles and practice of mechanical ventilation. New York: McGraw-Hill Inc, 1994; p. 155-89.
Bazzy-Asaad A. Respiratory muscle function: implications for ventilatory failure. En: Haddad GG, Abman SH, Chernick V (eds). Basic mechanisms of pediatric respiratory disease. 2ª ed. Hamilton: BC Decker, 2002; p. 250-71.
Greenough A, Milner AD. Pulmonary disease of the newborn; Part 1 Physiology. En: Rennie JM, Roberton NRC (eds). Textbook of neonatology. 5ª ed. Edinburgh: Churchill Livingstone, 2012
Marini JJ, Slutsky AS. Physiological basis of ventilatory support. En: Lenfant C (ed). Lung biology in health and disease. Vol. 188. New York: Marcel Dekker Inc, 1988.
Roussos C, Macklem PT. The respiratory muscles. N Engl J Med 1982; 307: 786-97.

67

Hipoxia tisular

Anne Greenough • Anthony D. Milner

I. Definición:

A. La hipoxia tisular se produce cuando el transporte de oxígeno disminuye por debajo de un nivel crítico (es decir, por debajo de la demanda metabólica), punto en el cual se debe mantener el metabolismo de forma anaeróbica o se debe reducir la tasa metabólica tisular.

B. Bajo condiciones experimentales, si las demandas se mantienen constantes existe una respuesta bifásica en el consumo de oxígeno a medida que el transporte de oxígeno se reduce progresivamente:

1. Inicialmente, el consumo de oxígeno es independiente del transporte de oxígeno.
2. Posteriormente, el consumo de oxígeno se vuelve dependiente del transporte de oxígeno y disminuye de forma proporcional (dependencia del suministro fisiológico).

II. Evaluación de la oxigenación tisular:

A. La saturación venosa mixta identifica la presencia de hipoxia tisular global, pero puede existir hipoxia tisular en presencia de una saturación venosa mixta normal.

B. Niveles de lactato en sangre; su elevación puede estar presente en ausencia de hipoxia tisular, particularmente en pacientes con sepsis.

C. La fracción de extracción de oxígeno (FEO) aumenta a medida que el transporte de oxígeno se ve progresivamente comprometido. La FEO se puede medir mediante espectroscopia de infrarrojo cercano (EIC). Utilizando la espectroscopia con resolución espacial, es posible medir la saturación de oxígeno tisular regional en diferentes órganos (p. ej., cerebro, riñones, hígado, músculos, regiones del cuerpo y tejidos periféricos preductales y posductales). Se puede medir la relación entre la hemoglobina (Hb) oxigenada y la Hb total, la cual expresada como un porcentaje equivale a la saturación de oxígeno del tejido evaluado. Se pueden utilizar las mediciones mediante EIC en músculos periféricos para reconocer estadios tempranos de *shock* (compensado), en los cuales la saturación de oxígeno arterial (medida mediante oximetría de pulso) o la presión arterial pueden ser normales.

D. Cuando se combina la valoración de la saturación de oxígeno regional en el tejido cerebral con la evaluación de la saturación de oxígeno arterial es posible calcular la fracción de extracción de oxígeno tisular, la cual refleja el equilibrio entre el suministro y el consumo cerebral de oxígeno.

III. Transporte de oxígeno:

A. Determinantes:

1. Gasto cardíaco.
2. Concentración de hemoglobina.
3. Saturación de la hemoglobina (en menor medida).

B. Curva de disociación oxígeno-hemoglobina (Figura 20.1):

1. La estructura cuaternaria de la hemoglobina determina su afinidad por el oxígeno. Al cambiar la relación de las cuatro cadenas polipeptídicas que la componen y, por ende, un cambio en la posición de los grupos hemo, la hemoglobina puede adoptar los siguientes estados:
   a. Un estado relajado (R): favorece la captación de O_2.
   b. Un estado tenso (T): disminuye la captación de O_2.
2. Cuando la hemoglobina se une a una pequeña cantidad de oxígeno, se favorece el estado R y se facilita la captación de O_2 adicional.

3. La curva de disociación oxígeno-hemoglobina (que relaciona el porcentaje de hemoglobina saturada de oxígeno con la PaO_2) tiene una forma sigmoidea.

C. Factores que afectan la afinidad de la hemoglobina por el oxígeno:
1. Temperatura.
2. pH.
3. 2,3-Difosfoglicerato (2,3-DPG):
   a. Una elevación en la temperatura, un descenso del pH (efecto Bohr, $PaCO_2$ elevada) o un incremento en el 2,3-DPG desplazan la curva hacia la derecha, lo que promueve la liberación de más oxígeno.
   b. La P_{50} es la PaO_2 a la cual la mitad de la hemoglobina está saturada con O_2; cuanto mayor sea el valor de P_{50} menor es la afinidad de la hemoglobina por el oxígeno.
   c. Un desplazamiento de la curva hacia la derecha significa una mayor P_{50} (es decir, se requiere un mayor valor de PaO_2 para que la hemoglobina capte una determinada cantidad de O_2).

D. 2,3-DPG:
1. Formado a partir de 3-fosfoglicerato, un producto de la glucólisis.
2. Es un anión fuertemente cargado, que se une a las cadenas β de la hemoglobina desoxigenada, pero no a las de la oxihemoglobina.
3. Concentración de 2,3-DPG:
   a. Es aumentada por los siguientes factores:
      (1) Hormonas tiroideas.
      (2) Hormonas de crecimiento.
      (3) Andrógenos.
      (4) Ejercicio.
      (5) Ascenso a una altitud elevada (secundario a alcalosis).
   b. Es disminuida por los siguientes factores:
      (1) Acidosis (la cual inhibe la glucólisis de los glóbulos rojos).
      (2) La hemoglobina fetal (HbF) tiene una mayor afinidad por el O_2 que la hemoglobina adulta (HbA); esto se debe a la escasa unión de 2,3-DPG a las cadenas δ de la HbF. El incremento de las concentraciones de 2,3-DPG tiene un efecto mucho menor sobre la P_{50} si hay HbF en lugar de HbA.

IV. Respuesta a la disminución del transporte de oxígeno:

A. Originada en un gasto cardíaco bajo; si es crónica, el 2,3-DPG aumenta a menos que haya acidemia sistémica.

B. Originada en anemia:
1. El gasto cardíaco y la extracción de oxígeno aumentan.
2. Si es crónica, la curva de disociación Hb-O_2 se desplaza hacia la derecha.

C. Originada en hipoxemia alveolar:
1. Incremento del gasto cardíaco y de la extracción de oxígeno.
2. Elevación de la hemoglobina.

V. La extracción de oxígeno aumenta progresivamente a medida que se reduce el transporte de oxígeno si el consumo permanece constante:

A. Alteraciones en la resistencia vascular con ajustes en la microcirculación: apertura de capilares previamente cerrados. Esto tiene tres efectos positivos:
1. El incremento en la densidad capilar reduce la distancia de difusión entre la sangre y el sitio de utilización de oxígeno.
2. Aumenta el área de superficie lateral para la difusión.
3. El incremento del área transversal de los capilares reduce la velocidad lineal de la sangre y aumenta el tiempo de tránsito para la difusión.

B. Cambios en la afinidad entre la hemoglobina y el oxígeno:
1. El incremento en la concentración de iones hidrógeno (H^+) da como resultado un desplazamiento hacia la derecha de la curva de disociación.
2. Cambios en la concentración de 2,3-DPG.
3. La concentración de 2,3-DPG es regulada por la concentración de H^+ en los glóbulos rojos (ya que la enzima limitante de la velocidad es sensible al pH): un pH alto estimula la síntesis de 2,3-DPG.
4. La desoxihemoglobina es un mejor amortiguador (*buffer*) que la oxihemoglobina y de esta manera eleva el pH de los glóbulos rojos; por lo tanto, la presencia de poco oxígeno en la sangre venosa promueve la síntesis de DPG.
   <u>Nota</u>: este mecanismo adaptativo es menos prominente en recién nacidos con niveles elevados de HbF, ya que esta se une escasamente al 2,3-DPG y su síntesis es inhibida por el DPG no ligado.

VI. Consecuencias de la hipoxia tisular:
  A. Reducción de la fosforilación oxidativa.
  B. Enlentecimiento de la cadena transportadora de electrones.
  C. Reducción de la fosforilación de adenosina-5'-difosfato (ADP) para formar adenosina-5'-trifosfato (ATP).
  D. Incremento de adenosina-5'-monofosfato (AMP), la cual durante la hipoxia es catabolizada rápidamente a inosina, hipoxantina, xantina y, finalmente, ácido úrico.
  E. La fosfocreatina actúa como un depósito de energía "suplementaria" en caso de haber creatinquinasa disponible, pero se agota rápidamente.
  F. El ADP se puede fosforilar por vía anaeróbica, pero esto es mucho menos eficiente que el metabolismo aeróbico. Durante la glucólisis aeróbica la producción de ATP es diecinueve veces mayor que bajo condiciones anaeróbicas (es decir, una producción de 38 frente a 2 mmol de ATP). Hay acumulación de ácido láctico.
  G. Efectos adversos sobre la función inmunológica y la inflamación:
    1. Aumento del secuestro de neutrófilos.
    2. Incremento de la permeabilidad vascular.
    3. Disminución de la función de las células inmunológicas.

Bibliografía de consulta

Austin T. Measurement of cerebral oxygenation in preterm infants: is it useful? Dev Med Child Neurol 2015; 57: 401-9.

Holler N, Urlesberger B, Mileer L, Baik N, Schwaberger B, Pichler G. Peripheral muscle near-infrared spectroscopy in neonates: ready for clinical use? A systematic qualitative review of the literature. Neonatology 2015; 108: 233-45.

Lister G. Oxygen transport and consumption. In: Gluckman PD, Heymann MA, editors. Pediatrics and perinatology - the scientific basis. 2ª ed. London: Edward Arnold, 1996; p. 778-90.

Lister G, Farhey J. Oxygen transport. En: Haddad GG, Abman SH, Cherick V (eds). Basic mechanisms of pediatric respiratory disease. 2ª ed. Hamilton: BC Decker Inc, 2002; p. 184-99.

Van Bel F, Lemmers P, Naulaers G. Monitoring neonatal regional cerebral oxygen saturation in clinical practice: value and pitfalls. Neonatology 2008; 94: 237-44.

Victor S, Weindling MA. Near-infrared spectroscopy and its use for the assessment of tissue perfusion in neonates. In: Kleinman CS, Seri L, editors. Haemodynamics and cardiology. Philadelphia: Elsevier Health Sciences, 2008; p. 111-30.

68

Indicaciones para la ventilación mecánica

Anne Greenough • Anthony D. Milner

I. Indicaciones absolutas:
   A. En la sala de partos:
      1. Imposibilidad de establecer la respiración espontánea inmediatamente tras el nacimiento a pesar de una adecuada ventilación con máscara facial.
      2. Hernia diafragmática de gran magnitud. Se debe intubar y ventilar a los neonatos afectados. En algunos centros, a los neonatos se los paraliza para impedir la deglución, lo que puede aumentar las dimensiones intestinales y empeorar la insuficiencia respiratoria.
   B. En la unidad de cuidados intensivos neonatales (UCIN):
      1. Colapso súbito con apnea y bradicardia, con incapacidad para establecer una ventilación satisfactoria luego de un corto período de ventilación mediante máscara facial.
      2. Hemorragia pulmonar masiva. Tales neonatos deben ser intubados, habitualmente paralizados y ventilados con valores altos de presión positiva al final de la espiración.

II. Indicaciones relativas:
   A. En la sala de partos:
      1. En algunos centros los neonatos de edad gestacional extremadamente baja pueden ser intubados de forma electiva para recibir terapia profiláctica con surfactante; luego, estos niños son extubados para recibir CPAP. En otros centros, se utiliza presión positiva continua en la vía aérea como alternativa a la intubación electiva y la ventilación mecánica y el surfactante se administran como tratamiento "de rescate".
      2. Los neonatos menores de 24 semanas de edad gestacional deben ser intubados y ventilados de forma electiva a menos que sean muy vigorosos al nacer.
   B. En la UCIN:
      1. Empeoramiento de la insuficiencia respiratoria: los criterios dependen de la edad gestacional del niño.
         a. Menos de 28 semanas de gestación: tensión arterial de dióxido de carbono ($PaCO_2$) > 45 Torr a 55 Torr (6,0 kPa a 7,3 kPa); si se utiliza el límite inferior se asocia con un pH < 7,25 o la tensión arterial de oxígeno (PaO_2) es < 50 a 60 Torr (6,7 kPa a 8 kPa) con una fracción inspirada de oxígeno (FiO_2) mayor a 0,50, aunque si el neonato solo tiene oxigenación insuficiente, primero se puede intentar con CPAP nasal.
         b. De 28 a 32 semanas de gestación: $PaCO_2$ > 45 Torr a 55 Torr (6,0 kPa a 7,0 kPa); se utiliza el límite inferior si el pH es < 7,25 o la PaO_2 es < 50 Torr a 60 Torr (6,7 kPa a 8 kPa) con una FiO_2 mayor de 0,6, si la CPAP nasal no ha logrado mejorar las tensiones de gases en sangre.
         c. Mayor o igual a 33 semanas de gestación: si la $PaCO_2$ supera los 60 Torr (8 kPa) con un pH inferior a 7,25 o una PaO_2 < 45 Torr (6 kPa) con una FiO_2 > 0,80. Habitualmente, la CPAP es menos tolerada en neonatos maduros (Nota: en centros en los que se prefiere usar CPAP en lugar de intubación y ventilación mecánica, se pueden utilizar valores de gases en sangre más anormales como criterios para la intubación).
      2. Estabilización de neonatos en riesgo de descompensación aguda:
         a. Neonatos prematuros pequeños con apnea recurrente que no responde a la CPAP nasal con administración de metilxantinas.
         b. Sepsis grave.
         c. Necesidad de mantener la permeabilidad de la vía aérea.

3. Para mantener el control de la tensión de dióxido de carbono:
   a. Neonatos con hipertensión pulmonar (p. ej., hernia diafragmática congénita).
   b. Hiperventilación de neonatos para prevenir el desarrollo de edema cerebral (p. ej., encefalopatía hipóxica isquémica).

Bibliografía de consulta

Donn SM, Sinha SK. Assisted ventilation and its complications. En: Martin RJ, Fanaroff AA, Walsh MC (eds). Neonatal-perinatal medicine: diseases of the fetus and infant. 8ª ed. St. Louis: Elsevier/Mosby, 2011; p. 1116-40.

Greenough A, Milner AD. Acute respiratory disease. In: Rennie JM, editor. Roberton's textbook of neonatology. 4ª ed. Edinburgh: Elsevier Churchill Livingstone, 2005; p. 468-553.

Lista G, Fontana P, Castoldi F, Cavigioli F, Bianchi S, Bastrenta P. ELBW infants: to intubate or not to intubate in the delivery room? J Matern Fetal Neonatal Med 2012; 25: 63-5.

Sant'Anna GM, Keszler M. Developing a neonatal unit ventilation protocol for the preterm baby. Early Hum Dev 2012; 88: 925-9.

69

Síndrome de dificultad respiratoria

Steven M. Donn • Sunil K. Sinha

I. Descripción:

A. El síndrome de dificultad respiratoria (SDR) es un trastorno pulmonar primario que acompaña a la prematuridad, específicamente la inmadurez pulmonar y, en menor medida, de las vías aéreas. Es una enfermedad de atelectasia progresiva, que en su forma más grave puede conducir a insuficiencia respiratoria grave y muerte.

B. En general, la incidencia y gravedad del SDR tiene una relación inversa con la edad gestacional:
Incidencia aproximada:

1. A las 24 semanas: > 80%.
2. A las 28 semanas: 70%.
3. A las 32 semanas: 25%.
4. A las 36 semanas: 5%.

II. Fisiopatología:

A. Anomalías bioquímicas:

1. La principal característica distintiva es una deficiencia de surfactante, lo que conduce a una mayor tensión al nivel de la superficie alveolar e interfiere con el intercambio gaseoso normal.
2. Según la ley de Laplace, la mayor tensión superficial requiere una mayor presión de distensión para insuflar los alvéolos:

$$P = 2T/r$$

donde P = presión, T = tensión superficial y r = radio de curvatura.

3. A medida que el radio del alvéolo disminuye (atelectasia) y su tensión superficial aumenta, la cantidad de presión necesaria para superar estas fuerzas aumenta.

B. Anomalías morfológicas/anatómicas:

1. La cantidad de alvéolos funcionales (y, por ende, el área de superficie para el intercambio gaseoso) disminuye con la menor edad gestacional.
2. En caso de prematuridad extrema (de 23 a 25 semanas), la distancia entre el alvéolo o bronquiolo terminal y el capilar adyacente más cercano aumenta, se incrementa de esta manera la barrera de difusión, que interfiere con el transporte de oxígeno desde los pulmones hacia la sangre.
3. El espesor de la pared septal también es inversamente proporcional a la edad gestacional.
4. Las vías aéreas del neonato prematuro están incompletamente formadas y carecen de cartílago suficiente como para permanecer permeables. Esto puede dar como resultado un colapso e incremento de la resistencia de la vía aérea.
5. La pared torácica del recién nacido prematuro es más distensible que los pulmones, por lo que tiende al colapso cuando el neonato intenta aumentar la presión negativa intratorácica e incrementa el trabajo respiratorio.

C. Anomalías funcionales:

1. Disminución de la distensibilidad.
2. Incremento de la resistencia.
3. Anomalías del equilibrio ventilación/perfusión.
4. Disminución del intercambio gaseoso.
5. Incremento del trabajo respiratorio.

D. Anomalías histopatológicas:
   1. El trastorno originalmente se denominaba enfermedad de la membrana hialina como resultado de los típicos hallazgos *post mortem* en los niños fallecidos.
   2. Hallazgos macroscópicos.
      a. Disminución de la aireación.
      b. Pulmones rígidos, gomosos, "parecidos al hígado".
      c. Disminución de los volúmenes pulmonares.
   3. Hallazgos microscópicos:
      a. Espacios aéreos llenos de un exudado eosinofílico compuesto por un material proteináceo, con células inflamatorias y sin estas.
      b. Edema en los espacios aéreos.
      c. Colapso alveolar.
      d. Metaplasia escamosa del epitelio respiratorio.
      e. Distensión de los vasos linfáticos.
      f. Engrosamiento de las arteriolas pulmonares.

III. Manifestaciones clínicas del SDR:
   A. Taquipnea. El neonato afectado respira rápidamente, en un intento por compensar los volúmenes corrientes pequeños incrementado la frecuencia respiratoria y la ventilación minuto para eliminar dióxido de carbono.
   B. Aleteo nasal. Esto aumenta el área transversal de las vías nasales y disminuye la resistencia de la vía aérea superior.
   C. Quejido. Este es un intento por parte del neonato de producir una presión positiva al final de la espiración (PEEP) exhalando contra la glotis cerrada. Su objetivo es mantener cierto grado de volumen alveolar (distensión) para que el radio de los alvéolos sea mayor y la cantidad de trabajo necesario para expandirlos sea menor.
   D. Retracciones (retrocesos). El neonato utiliza los músculos respiratorios accesorios, tales como los intercostales, para proporcionar la mayor presión necesaria para insuflar los pulmones.
   E. Cianosis. Esta refleja la disminución de la oxigenación, cuando existen más de 5g/dL de hemoglobina desoxigenada.

IV. Hallazgos radiográficos:
   A. La descripción clásica es la de un patrón en "vidrio esmerilado" o "retículo-granular" con broncogramas aéreos (*v.* Capítulo 23).
   B. Los casos graves con atelectasia casi total pueden mostrar opacificación completa de los campos pulmonares ("velamiento").
   C. Los neonatos extremadamente prematuros con una cantidad mínima de alvéolos pueden tener campos pulmonares limpios.
   D. La mayoría de los casos muestran volúmenes pulmonares disminuidos (a menos que se esté aplicando presión positiva).

V. Anomalías de laboratorio:
   A. Habitualmente la tensión arterial de oxígeno está disminuida.
   B. Inicialmente la tensión arterial de dióxido de carbono puede ser normal si el neonato es capaz de compensar (taquipnea), pero, por lo general, está aumentada.
   C. El pH sanguíneo puede reflejar acidosis respiratoria (por la hipercarbia), acidosis metabólica (por la hipoxia tisular) o acidosis mixta.

VI. Diagnóstico:
   A. Evidencia clínica de dificultad respiratoria.
   B. Hallazgos radiográficos.
   C. Anomalías de laboratorio derivadas de la alteración del intercambio gaseoso.

VII. Diagnóstico diferencial:
   A. Sepsis/neumonía, especialmente infección por estreptococo del grupo B, que puede producir un cuadro radiológico casi idéntico.
   B. Taquipnea transitoria del recién nacido.
   C. Malformaciones pulmonares (p. ej., malformación congénita de la vía aérea pulmonar, enfisema lobar congénito y hernia diafragmática).
   D. Anomalías extrapulmonares (p. ej., anillo vascular, ascitis y tumor abdominal).

VIII. Tratamiento:
A. Establecer un intercambio gaseoso adecuado:
1. Si el neonato solo está levemente afectado y tiene un esfuerzo respiratorio razonable y ventilación efectiva, puede ser necesario solo incrementar la FiO_2. Esto se puede lograr a través de un halo de oxígeno o una cánula nasal.
2. Si el neonato exhibe evidencia de hipoventilación alveolar ($PaCO_2$ > 50 Torr o 6,7 kPa) o hipoxemia (PaO_2 < 50 Torr o 6,7 kPa con $FiO_2 \geq 0{,}50$), se indica alguna forma de ventilación con presión positiva:
a. Considerar el uso de presión positiva continua en la vía aérea (CPAP) si el neonato tiene un esfuerzo respiratorio espontáneo razonable y solo mínima hipercapnia (*v.* Capítulo 29). Se debe utilizar un nivel de 4 cm H_2O a 8 cm H_2O.
b. Considerar la intubación endotraqueal y ventilación mecánica (*v.* Capítulo 68) en los siguientes casos:
(1) Hipercapnia ($PaCO_2$ > 60 Torr o 8 kPa).
(2) Hipoxemia (PaO_2 < 50 Torr o 6,7 kPa).
(3) Disminución del impulso respiratorio o apnea.
(4) Necesidad de mantener la permeabilidad de la vía aérea.
(5) Para para administrar terapia de reemplazo con surfactante.
c. Ventilación mecánica:
(1) El objetivo es lograr un adecuado intercambio gaseoso pulmonar al mismo tiempo que se disminuye el trabajo respiratorio del paciente.
(2) Se puede utilizar ventilación mecánica convencional o ventilación de alta frecuencia.
(3) El SDR es un trastorno de volumen pulmonar bajo, por lo que el abordaje debería entregar un volumen corriente apropiado minimizando el riesgo de desarrollar complicaciones.
B. Terapia de reemplazo con surfactante (*v.* Capítulo 58):
1. El desarrollo y uso de la terapia de reemplazo con surfactante ha revolucionado el tratamiento del SDR.
2. Actualmente hay disponibles numerosas preparaciones (naturales, sintéticos y semisintéticos).
3. Tipos de intervención:
a. Profilaxis: el neonato es intubado inmediatamente y se le administra surfactante tan cerca de la primera respiración como sea posible:
(1) Una opción es la intubación, administración de surfactante y ventilación mecánica continua hasta que el neonato esté listo para la extubación.
(2) Otra opción es intubar, administrar surfactante y extubar a CPAP. Este abordaje se denomina INSURE y está ganando popularidad como método alternativo a la ventilación mecánica continua.
b. Rescate: el neonato es tratado luego de establecer el diagnóstico.
4. La dosis y los intervalos son diferentes para cada preparación.
5. Aunque hay poca duda acerca de su eficacia, el tratamiento aún es muy caro.
C. Medidas complementarias:
1. Mantener una adecuada presión arterial (y, por ende, un flujo sanguíneo pulmonar) con utilización razonable de expansores de volumen y vasopresores.
2. Mantener una adecuada capacidad de transporte de oxígeno (Hb) en neonatos con requerimiento de oxígeno elevado (FiO_2 > 0,4).
3. Mantener un pH fisiológico y <u>no</u> administrar bicarbonato de sodio en presencia de hipercarbia.
4. Mantener sedación/analgesia adecuada (*v.* Capítulo 62), pero evitar la depresión respiratoria, la cual retrasa el destete.
5. Proporcionar nutrición adecuada (*v.* Capítulo 57), pero evitar un exceso de calorías no nitrogenadas, lo cual incrementa la producción de CO_2 y exacerba la hipercapnia.
6. Observar atentamente en busca de signos de complicaciones, especialmente infección.

IX. Complicaciones:
A. Respiratorias:
1. Escapes de aire:
a. Neumomediastino.
b. Enfisema intersticial pulmonar.
c. Neumotórax.
d. Neumopericardio.
e. Neumoperitoneo (transdiafragmático).
f. Enfisema subcutáneo.
2. Lesión de la vía aérea.
3. Hemorragia pulmonar (*v.* Capítulo 48).
4. Displasia broncopulmonar (*v.* Capítulos 79, 80 y 81).

B. Cardíacas:
   1. Conducto arterioso permeable (*v.* Capítulo 83).
   2. Insuficiencia cardíaca congestiva.
   3. Hipertensión pulmonar (*v.* Capítulo 63).
   4. *Cor pulmonale*.

C. Neurológicas (*v.* Capítulo 86):
   1. Relacionadas con hemorragia intraventricular.
   2. Relacionadas con leucomalacia periventricular.
   3. Impacto en el neurodesarrollo.

D. Infecciosas:
   1. Neumonía hospitalaria y adquirida (*v.* Capítulo 70).
   2. Sepsis.

X. Tratamientos prenatales y situaciones que afectan el SDR:

A. El tratamiento prenatal de la madre con corticoides ha demostrado reducir la incidencia y la gravedad del SDR, en particular si se los administra entre las 28 y las 32 semanas de gestación:
   1. Betametasona.
   2. Dexametasona.

B. Se han explorado otros agentes, pero hasta ahora los resultados no son convincentes:
   1. Hormona tiroidea.
   2. Tirotrofina.

C. La maduración pulmonar acelerada (es decir, surfactante sistémico) se observa en las siguientes situaciones:
   1. Retraso del crecimiento intrauterino.
   2. Hijos de madres con abuso de sustancias.
   3. Rotura prolongada de membranas.

D. La maduración pulmonar demorada se observa en las siguientes situaciones:
   1. Hijos de madres diabéticas.
   2. Fetos con sensibilización Rh.
   3. Hijos de madres hipotiroideas.
   4. Neonatos con hipotiroidismo.

Bibliografía de consulta

Donn SM, Sinha SK. Assisted ventilation and its complications. En: Martin RJ, Fanaroff AA, Walsh MC (eds). Neonatal-perinatal medicine: diseases of the fetus and infant. 8ª ed. St. Louis: Elsevier/Mosby, 2011; p. 1116-40.

Greenough A, Milner AD. Acute respiratory disease. In: Rennie JM, editor. Roberton's textbook of neonatology. 4ª ed. Edinburgh: Elsevier Churchill Livingstone, 2005; p. 468-553.

Lista G, Fontana P, Castoldi F, Cavigioli F, Bianchi S, Bastrenta P. ELBW infants: to intubate or not to intubate in the delivery room? J Matern Fetal Neonatal Med 2012; 25: 63-5.

Sant'Anna GM, Keszler M. Developing a neonatal unit ventilation protocol for the preterm baby. Early Hum Dev 2012; 88: 925-9.

70

Neumonía en el recién nacido

Thomas Hooven • Tara M. Randis • Richard A. Polin

I. Contexto:
  A. Se estima que se producen 800 000 muertes a nivel mundial a causa de infecciones respiratorias en recién nacidos.
  B. En los neonatos, existen cuatro variedades de neumonía (difieren en los patógenos y las vías de adquisición):
    1. Neumonía congénita: adquirida por transmisión transplacentaria de agentes infecciosos (habitualmente es una manifestación de una infección generalizada).
    2. Neumonía intrauterina: asociada a una infección bacteriana intrauterina (corioamnionitis/coriodeciduitis); puede ser no infecciosa y asociada a asfixia fetal.
    3. Neumonía adquirida durante el parto: causada por microorganismos que colonizan el tracto genital.
    4. Neumonía adquirida tras el nacimiento: en la sala de maternidad (infección asociada a la atención sanitaria) o en el hogar.
  C. Defensas pulmonares del huésped:
    1. Las defensas pulmonares locales y sistémicas del huésped están atenuadas en los recién nacidos:
      a. Ausencia de IgA secretoria en la nasofaringe y la vía aérea superior al nacer (detectable hacia la 1.ª-2.ª semana de vida).
      b. Función mucociliar inmadura.
      c. Los linfocitos T neonatales son vírgenes, con expresión reducida del receptor de linfocitos T, expresión disminuida de las moléculas de adherencia y producción reducida de citoquinas.
      d. Función inmadura de los linfocitos NK.
      e. Escasa cantidad de macrófagos alveolares al nacer (incrementa rápidamente tras el nacimiento).
      f. Expresión reducida de beta-defensina humana tipo 2.
      g. Diferencias del desarrollo en la expresión de receptores tipo Toll.
      h. Niveles disminuidos de IgG sérica en neonatos prematuros; falta de IgM al nacer (se eleva luego del nacimiento).
      i. Ausencia de anticuerpos protectores contra patógenos bacterianos frecuentes (p. ej., *Streptococcus* del grupo B [SGB]).
      j. Capacidad reducida para generar anticuerpos contra lipopolisacárido capsular (p. ej., cápsula de SGB).
      k. Escasos niveles de complemento sérico (vías clásica y alternativa) y alteraciones de la función del complemento.
      l. Función fagocítica disminuida (quimiotaxis, fagocitosis y muerte) especialmente en neonatos con estrés.
      m. Capacidad limitada para acelerar la producción de neutrófilos.
      n. Desarrollo lento de respuestas inflamatorias.
    2. Los tubos endotraqueales promueven la colonización de la tráquea y lesionan la mucosa (puerta de entrada); el oxígeno interfiere con la función ciliar y la integridad de la mucosa.

II. Neumonía congénita:
  A. Toxoplasmosis:
    1. Transmisión: resulta de una parasitemia primaria materna durante el embarazo.
    2. Patología:
      a. Tabiques alveolares ensanchados y edematosos infiltrados por células mononucleares.
      b. Las paredes de los vasos sanguíneos pequeños están infiltradas por linfocitos y células mononucleares.
      c. Se puede encontrar parásitos en las células endoteliales y en el epitelio que recubre las vías aéreas pequeñas.
      d. En muchos casos, hay presencia de bronconeumonía, que puede ser causada por una sobreinfección.

3. Manifestaciones:
   a. Cuatro variedades de infección: enfermedad neonatal; enfermedad leve o grave, que se presenta en los primeros meses de vida; secuelas o recaída de una infección previamente no diagnosticada durante la infancia, la niñez o la adolescencia; e infección subclínica.
   b. Los neonatos infectados pueden ser asintomáticos (> 80%), exhibir hallazgos neurológicos (coriorretinitis, hidrocefalia, convulsiones y calcificaciones) o demostrar una enfermedad sistémica generalizada (RCIU, hepatoesplenomegalia, neumonía, etc.).
   c. Los hallazgos neurológicos y la coriorretinitis pueden tener una presentación tardía.
   d. La neumonía se observa en el 20% al 40% de los neonatos con enfermedad generalizada. Los neonatos exhiben signos de dificultad respiratoria/sepsis junto con otras manifestaciones de enfermedad sistémica (p. ej., hepatoesplenomegalia).
4. Diagnóstico:
   a. Los neonatos con sospecha de infección por *Toxoplasma* deben recibir evaluaciones oftalmológicas, auditivas y neurológicas, que incluyen una punción lumbar e imágenes craneales.
   b. El LCR muestra pleocitosis mononuclear y elevado contenido proteico; algunos neonatos exhiben eosinofilia.
   c. La demostración de taquizoítos en los tejidos (placenta, cordón umbilical, líquidos corporales o muestra de sangre del neonato) por inoculación en ratones es definitiva.
   d. Las muestras de glóbulos blancos de sangre periférica, LCR y líquido amniótico se pueden evaluar mediante reacción en cadena de la polimerasa en un laboratorio de referencia.
   e. En recién nacidos, es frecuente detectar trombocitopenia y eosinofilia.
   f. Existe una elevada prevalencia de anticuerpos contra *Toxoplasma gondii* en mujeres normales en edad fértil; por lo tanto, un título alto de anticuerpos en el recién nacido puede representar una infección reciente o antigua en la madre.
   g. La cuantificación de IgM en sangre de cordón no es una herramienta de tamizaje útil.
   h. La presencia de anticuerpos de tipo IgM, IgA o IgE contra *T. gondii* en la sangre de un recién nacido es diagnóstica (si no se ha producido contaminación con sangre materna). Es mejor realizar estas pruebas de 5 a 10 días luego del nacimiento.
   i. La persistencia de títulos de IgG contra *T. gondii* después de 12 meses es diagnóstica.
   j. La ausencia de anticuerpos de tipo IgG contra *T. gondii* (en un niño capaz de producir anticuerpos IgG) a cualquier edad descarta la toxoplasmosis congénita.
   k. La prueba de inmunofluorescencia indirecta (IFI) con IgM tiene una elevada incidencia de falsos negativos.
   l. El estudio de ELISA de captura de IgM tipo doble sándwich y la prueba de aglutinación inmunoabsorbente (ISAGA) de IgM tienen una sensibilidad del 75% al 80% y una menor incidencia de reacciones falsas positivas. La prueba ISAGA es el método más sensible.
5. Tratamiento y pronóstico:
   a. La espiramicina (disponible en Estados Unidos a través de la FDA en colaboración con el Laboratorio de Toxoplasmosis de la Fundación Médica de Palo Alto) se ha utilizado para reducir la transmisión de madre a hijo. No es efectiva para el tratamiento de la toxoplasmosis congénita.
   b. Una vez confirmada la toxoplasmosis congénita en el feto, se debe utilizar pirimetamina y sulfadiazina (más ácido fólico) durante el embarazo. La pirimetamina se debe evitar en el primer trimestre debido a sus efectos teratogénicos.
   c. Todos los neonatos infectados deben recibir pirimetamina y sulfadiazina (más ácido fólico) hasta cumplir 1 año de vida.
   d. Se añade prednisona (0,5 mg dos veces por día) en neonatos con un nivel de proteínas muy elevado en el LCR (> 1 g/dL) o con coriorretinitis activa.
   e. Cuando el diagnóstico es incierto, se puede posponer el tratamiento farmacológico hasta tener un diagnóstico definitivo.
   f. En mujeres embarazadas, se deben utilizar estrategias de prevención (cocinar bien la carne, evitar manipular o ingerir carne cruda y evitar el contacto con material potencialmente contaminado con heces de gato).
   g. Los neonatos con toxoplasmosis congénita no tratados tienen un mal pronóstico. Los recién nacidos con manifestaciones del SNC al nacer tienen peores resultados.
   h. Los neonatos con infecciones congénitas subclínicas también pueden desarrollar secuelas.
   i. La mayoría de los neonatos sobreviven en caso de un buen cuidado de sostén; sin embargo, hasta el 30% de ellos desarrollan coriorretinitis a una edad promedio de 3,1 años. La mayoría de los pacientes con coriorretinitis tienen buenos resultados visuales. Las secuelas neurológicas son menos frecuentes.

B. Citomegalovirus:
   1. Transmisión:

a. La transmisión de CMV puede producirse durante el embarazo a través de la placenta; al nacer a partir de la exposición al virus presente en secreciones del cuello uterino, o en la etapa posnatal mediante la ingesta de leche materna contaminada. Habitualmente, las últimas dos modalidades de transmisión no dan como resultado una infección sintomática.
b. La transmisión de CMV a neonatos prematuros, por cualquiera de las vías, incluso la exposición a productos hemáticos positivos para CMV, se puede asociar a infecciones sistémicas, incluida la neumonía.

2. Patología:
a. Los neumocitos contienen inclusiones intranucleares características. Cuando están infectados los neumocitos tipo II, la producción de surfactante puede disminuir.
b. Reacción inflamatoria mínima.

3. Manifestaciones:
a. Es la infección congénita más frecuente (0,2% a 2,2% de todos los recién nacidos).
b. La infección congénita puede producirse como resultado de una infección primaria o una reactivación/reinfección durante el embarazo.
c. Las mujeres que son seropositivas pueden reinfectarse con una cepa diferente de CMV que provoca una infección congénita.
d. Con la infección materna primaria, el riesgo general de transmisión al feto es del 30% al 40%.
e. El 90% de los neonatos con infección congénita por CMV son asintomáticos al nacer.
f. Las infecciones primarias tienen más probabilidad de estar asociadas a daño fetal que la infección recurrente.
g. La exposición a CMV en el tracto genital puede resultar en una tasa del 30% al 50% de infección perinatal.
h. Del 70% al 90% de las mujeres seropositivas excretan el virus a través de la leche materna.
i. La transmisión por leche materna se produce en el 30%-70% de los neonatos amamantados, si la lactancia dura más de 1 mes.
j. En menos del 1% de los neonatos sintomáticos con infección congénita se produce una neumonía intersticial difusa.
k. Los signos frecuentes de infección congénita al nacer incluyen restricción del crecimiento intrauterino, microcefalia, calcificaciones intracerebrales, retinitis, hepatoesplenomegalia, ictericia y púrpura.
l. Las secuelas frecuentes incluyen retraso del desarrollo y pérdida de la audición.

4. Diagnóstico:
a. La mejor opción es aislar el virus en la orina u otros líquidos infectados.
b. Para confirmar la infección congénita por CMV, se debe intentar aislar el virus en las primeras 2 semanas de vida.
c. En neonatos con sepsis viral puede ser útil la reacción en cadena de la polimerasa para ADN de CMV en muestras de sangre.
d. La serología no es útil.

5. Tratamiento y pronóstico:
a. Existe poca información sobre el uso de ganciclovir o valganciclovir en neonatos. Sin embargo, el uso de estos fármacos en neonatos sintomáticos se ha asociado con una mayor sobrevida y a reducción de la pérdida de la audición.
b. Las secuelas se desarrollan en el 8%-15% de los neonatos con infección congénita asintomáticos y en el 60%-80% de los neonatos sintomáticos.

C. Virus herpes simple:

1. Epidemiología: existen tres variedades de infecciones por VHS:
a. Las infecciones intrauterinas por VHS son infrecuentes, con una incidencia estimada de 1/250 000 nacidos vivos,
b. Las infecciones perinatales representan el 85% de las infecciones neonatales.
c. Las infecciones posnatales representan el 10% de las infecciones.

2. Transmisión:
a. En Estados Unidos, la incidencia estimada es de 5 a 33 neonatos/100 000 nacidos vivos.
b. La infección en la madre se puede clasificar como recurrente, primaria o primer episodio de infección no primaria. En las infecciones primarias, la madre experimenta una infección por VHS y nunca había estado expuesta a VHS 1 o 2. En los primeros episodios de infecciones no primarias, la madre experimenta una infección por VHS-1 o VHS-2 y tiene anticuerpos preexistentes contra el otro tipo de VHS.
c. Por lo general, los neonatos adquieren el VHS a través del tracto genital materno infectado, o mediante infección ascendente con membranas intactas.
d. El riesgo de transmisión es de aproximadamente el 50% para hijos de madres con infección primaria, del 25% para neonatos con primer episodio de infección no primaria, pero solo del 1 al 2% en caso de reactivación viral.
e. Es poco probable la transmisión por contacto (manos) en la sala de maternidad.

3. Patología: neumonía intersticial difusa, que progresa a neumonía hemorrágica.
4. Manifestaciones:
   a. La mayoría de las infecciones por VHS son sintomáticas, pero el 20% de los neonatos nunca desarrollan vesículas.
   b. Tres variedades: enfermedad localizada (piel, ojos o boca: 45% de las infecciones neonatales por VHS), encefalitis con enfermedad localizada o sin esta (33% de las infecciones neonatales por VHS) o infección diseminada (el 25% de las infecciones neonatales por VHS); con frecuencia afecta al hígado y a los pulmones.
   c. La mitad de los neonatos nacen de forma prematura. Siempre se debe considerar la posibilidad de SDR.
   d. Los neonatos con infección diseminada habitualmente se presentan entre la primera y la segunda semana de vida con signos similares a los de la sepsis bacteriana o *shock*, disfunción hepática (hepatitis) y dificultad respiratoria.
   e. Los neonatos con compromiso del SNC típicamente se presentan en la segunda o tercera semana de vida, pero, ocasionalmente, hasta las 6 semanas.
5. Diagnóstico:
   a. Los cultivos virales positivos (secreciones orofaríngeas y respiratorias, conjuntiva y recto, vesículas cutáneas, sangre y LCR), obtenidos de 12 h a 24 h luego del nacimiento, son sugestivos de infección.
   b. La inmunofluorescencia directa de muestras de lesiones cutáneas y las pruebas de reacción en cadena de la polimerasa en líquido cefalorraquídeo son útiles (sensibilidad del 75% al 100% y especificidad del 71% al 100%).
6. Tratamiento y pronóstico:
   a. Se debe realizar cultivos, pruebas serológicas y estudios para distinguir entre VHS-1 y VHS-2 en mujeres con lesiones activas al momento del parto y antecedentes de herpes genital. De esta manera, se puede clasificar la infección como primaria o recurrente.
   b. Si existen antecedentes de infecciones genitales recurrentes por VHS, se recomienda administrar aciclovir o valaciclovir como tratamiento supresor a las 36 semanas de gestación.
   c. Cuando existen lesiones activas al momento del nacimiento, se recomienda la cesárea.
   d. Los hijos de mujeres con lesiones genitales al momento del nacimiento y sin antecedentes de herpes genital deben ser tratados con aciclovir luego de una evaluación adecuada (cultivos de superficie; reacción en cadena de la polimerasa para VHS en muestras de sangre; GPT en suero; y recuento celular, química y reacción en cadena de la polimerasa en LCR) alrededor de las 24 h de vida.
   e. Los neonatos con buen aspecto, nacidos de madres con lesiones genitales activas al momento del parto y antecedentes de VHS en un embarazo previo, no requieren tratamiento. Sin embargo, alrededor de las 24 h de vida se deben realizar cultivos virales y reacción en cadena de la polimerasa para VHS en muestras de sangre neonatal.
   f. La enfermedad diseminada se trata durante 21 días.
   g. La enfermedad cutánea, ocular y oral (SEM) se debe tratar durante 14 días.
   h. Se debe evaluar a todos los neonatos con SEM en busca de enfermedad del SNC y diseminada.
   i. Para neonatos con enfermedad del SNC, hay que repetir el análisis del LCR y se debe realizar la reacción en cadena de la polimerasa para VHS en esta muestra antes de detener el tratamiento. Si el LCR tiene ADN detectable por reacción en cadena de la polimerasa, se debe continuar el tratamiento con aciclovir parenteral hasta que este estudio sea negativo.
   j. En neonatos con infección por VHS demostrada, se debe administrar aciclovir oral durante 6 meses (luego de completar el tratamiento con aciclovir parenteral).
   k. Con el tratamiento antiviral, las tasas de mortalidad en neonatos con enfermedad diseminada o enfermedad del SNC son del 29% y del 4%, respectivamente.
   l. El tratamiento antiviral mejora el pronóstico de neonatos con enfermedad diseminada (80% normal), pero no con enfermedad del SNC (30% normal).

D. *Treponema pallidum*:
1. Transmisión:
   a. La sífilis congénita, por lo general, se adquiere por vía transplacentaria.
   b. La tasa de transmisión aumenta con el avance de la gestación.
   c. Las tasas de transmisión son mayores para la sífilis primaria temprana (del 60% al 90%) y menores para las infecciones latentes tempranas (40%) o para las infecciones latentes tardías (< 10%).
   d. El *T. pallidum* no se puede transmitir a través de la leche materna.
   e. La sífilis materna no tratada puede resultar en aborto, hidropesía fetal, muerte fetal, recién nacido muerto, infección congénita o muerte perinatal.
2. Patología:
   a. La infección evidente se puede observar en el feto, el recién nacido o más tarde en la niñez.
   b. Frecuentemente, se describe a la placenta como grande, gruesa y pálida.
   c. La rinitis sifilítica puede anunciar el inicio de la sífilis congénita.

d. La "neumonía alba" se caracteriza macroscópicamente como pulmones aumentados de tamaño, pesados, firmes y amarillo-blanquecinos.
e. Marcado incremento del tejido conectivo en los tabiques interalveolares y en el intersticio con colapso de los espacios alveolares.

3. Manifestaciones:
   a. Los neonatos con sífilis congénita temprana se presentan entre el nacimiento y los 3 meses de edad.
   b. Dos tercios de los neonatos infectados son asintomáticos al nacimiento.
   c. La sífilis congénita temprana se debe sospechar en cualquier neonato con prematuridad inexplicada, hidropesía o una placenta aumentada de tamaño.
   d. La neumonía es una manifestación infrecuente.
   e. Las manifestaciones frecuentes de la "sífilis congénita temprana" incluyen hepatoesplenomegalia, anemia, leucopenia o leucocitosis, linfadenopatía generalizada, rinitis, síndrome nefrótico, erupción maculopapular, anomalías óseas y leptomeningitis.
4. Diagnóstico:
   a. En la mayoría de las mujeres, se realiza el tamizaje durante el embarazo utilizando estudios de anticuerpos no treponémicos (RPR/VDRL) en el primer trimestre. Las pruebas treponémicas solo se utilizan para la confirmación.
   b. En la sífilis primaria durante el embarazo, las pruebas no treponémicas son negativas en un cuarto a un tercio de los casos.
   c. Todos los neonatos con títulos cuatro veces mayores que el título materno deben someterse a una punción lumbar para realizar VDRL, recuento celular y proteínas en el LCR.
   d. La sífilis congénita se considera <u>confirmada</u> ante la demostración de *T. pallidum* utilizando microscopia de campo oscuro.
   e. La sífilis congénita se considera <u>altamente probable</u> si el neonato tiene signos de sífilis congénita y un título mayor cuatro veces que los títulos maternos o VDRL positiva en el LCR.
   f. La sífilis congénita se considera <u>probable</u> cuando el neonato es asintomático, los títulos son menores cuatro veces que los títulos maternos, pero el tratamiento materno fue inexistente, inadecuado, no documentado o fracasó.
   g. La sífilis congénita se considera <u>posible</u> cuando el neonato es asintomático, los títulos son menores cuatro veces que los títulos maternos, hubo tratamiento durante el embarazo y los títulos permanecieron bajos o estables.
   h. La sífilis congénita se considera <u>improbable</u> si el examen físico del neonato es normal, los títulos de RPR/VDRL son menores cuatro veces que los títulos maternos, y la madre fue tratada adecuadamente antes del embarazo y sus títulos permanecieron bajos o estables.
   i. Se han desarrollado pruebas de reacción en cadena de la polimerasa, pero no están ampliamente disponibles.
5. Tratamiento y pronóstico:
   a. Los neonatos con sífilis congénita <u>demostrada o altamente probable</u> deben recibir penicilina parenteral durante 10 días.
   b. Para los neonatos con sífilis congénita <u>probable</u>, la mayoría de los expertos recomiendan un tratamiento de penicilina parenteral por 10 días. Si se puede garantizar un seguimiento adecuado, algunos expertos recomiendan una única dosis de penicilina benzatínica IM.
   c. Para neonatos con sífilis congénita <u>posible</u>, la mayoría de los expertos recomiendan una única dosis de penicilina benzatínica IM. Puede ser innecesaria una evaluación completa. Como alternativa, estos neonatos pueden ser seguidos mensualmente hasta que sus pruebas no treponémicas se vuelvan negativas.
   d. Los neonatos con sífilis congénita considerada <u>improbable</u> no requieren evaluación ni tratamiento. Sin embargo, pueden ser tratados con una única dosis de penicilina benzatínica IM cuando el seguimiento resulte incierto.
   e. Cuanto antes se inicie el tratamiento, mayor será la probabilidad de un buen resultado (prevención de estigmas).

III. Neumonía adquirida en la etapa intrauterina, durante el parto o tempranamente en la vida:

A. Contexto: el tiempo de presentación varía:
   1. El inicio de la dificultad respiratoria inmediatamente tras el nacimiento sugiere aspiración de líquido amniótico infectado durante la vida intrauterina.
   2. Una presentación "demorada" (1 a 3 días) probablemente resulte de la colonización de superficies mucoepiteliales y siembra del torrente sanguíneo.

B. Patología:
   1. Exudado celular denso, congestión, hemorragia y necrosis.
   2. *Staphylococcus aureus* y *Klebsiella* pueden producir microabscesos y neumatoceles.
   3. Es frecuente la presencia de membranas hialinas (especialmente en neonatos prematuros) y se pueden observar bacterias dentro estas.

C. Fisiopatología de la lesión pulmonar:

1. Invasión directa del tejido pulmonar (los patógenos bacterianos secretan enzimas y toxinas que rompen las membranas celulares, alteran el metabolismo e interfieren con el suministro de nutrientes).
2. Lesión indirecta secundaria a la respuesta inflamatoria del huésped (citoquinas, complemento y coagulación).
3. Obstrucción de la vía aérea por detritos inflamatorios.
4. Alteración de la composición y la función del surfactante (secundario a la unión de proteínas bacterianas/inflamatorias secretadas y señalización directa de subproductos infecciosos en los neumocitos).

D. Alteraciones de la función pulmonar:
1. Incremento de la resistencia de la vía aérea por detritos inflamatorios y constricción del músculo liso de la vía aérea.
2. Disminución de la distensibilidad pulmonar (atelectasia e inflamación parenquimatosa).
3. Anomalías del equilibrio ventilación/perfusión (V/Q) (*shunts* intrapulmonares).
4. Hipertensión pulmonar secundaria a la liberación de mediadores vasoactivos.
5. Disminución de la difusión alveolar.

E. Epidemiología:
1. Idéntica a la de la sepsis bacteriana de inicio temprano.
2. Factores de riesgo:
   a. Prematurez y bajo peso al nacer.
   b. Estado socioeconómico bajo.
   c. Sexo masculino.
   d. Colonización con un patógeno conocido (p. ej., SGB).
   e. Rotura prolongada de membranas > 18 h.
   f. Galactosemia: mayor susceptibilidad a infecciones con organismos gram negativos.
   g. Rotura prematura de membranas.
   h. Signos de corioamnionitis (fiebre materna > 38 °C, sensibilidad abdominal aumentada y líquido amniótico con olor fétido o turbio):
      (1) La corioamnionitis puede ser subclínica o clínica.
      (2) La corioamnionitis subclínica puede ser un factor de riesgo para DBP (*v.* "Ureaplasma" más adelante).

F. Patogenia:
1. La infección comienza con la colonización del tracto genital materno.
2. Los organismos que colonizan el cuello uterino, la vagina o el recto se diseminan en sentido ascendente hacia la cavidad amniótica a través de las membranas intactas o rotas (y causan amnionitis).
3. El feto inhala líquido amniótico infectado (y exhibe inicio inmediato de dificultad respiratoria) o resulta colonizado y se vuelve sintomático más tarde.

G. Patógenos bacterianos:
1. *Streptococcus agalactiae* (SGB):
   a. Patógeno bacteriano más frecuente en neonatos de término.
   b. Del 15% al 40% de las mujeres están colonizadas con SGB.
   c. Las mujeres que tienen "cultivo positivo" tienen una probabilidad diez veces mayor de dar a luz a un niño con sepsis de inicio temprano que las mujeres con "cultivo negativo".
   d. Los antibióticos intraparto han reducido en un 80% la incidencia de la sepsis por SGB de inicio temprano, pero no han modificado sustancialmente la incidencia de sepsis por SGB de inicio tardío.
   e. En ausencia de antibióticos intraparto, la tasa de transmisión vertical es de ~50% y el riesgo de infección (sepsis y neumonía) en neonatos colonizados es del 1% al 2%.
2. *Escherichia coli*:
   a. Patógeno más frecuente en neonatos prematuros.
   b. La mayoría de las cepas que producen sepsis son resistentes a ampicilina.
   c. Asociada a una mayor mortalidad que la infección por organismos gram positivos.
3. *Listeria monocytogenes*:
   a. La mayoría de las infecciones son causadas por tres serotipos (1a, 1b y 4b).
   b. Casi todos los casos se originan por la ingesta de alimentos contaminados.
   c. Puede causar sepsis bacteriana (cuando es adquirida durante el trabajo de parto y en el parto), una infección granulomatosa ampliamente diseminada (cuando se adquiere dentro del útero) o enfermedad de inicio tardío (por lo general, meningitis).
   d. La *Listeria* se puede transmitir al feto por vía transplacentaria o a través de una infección ascendente.
   e. Con frecuencia resulta en un parto prematuro.
   f. La infección materna "símil influenza" antecede al nacimiento en el 50% de los casos.
   g. Dos tercios de los hijos de mujeres con listeriosis que sobreviven al parto desarrollarán infección neonatal.
4. Otros patógenos: *S. aureus*, especies *Haemophilus*, *Enterococcus*, *Streptococcus viridans*, *Klebsiella*, especies *Enterobacter*, estreptococos del Grupo A y estafilococos coagulasa negativos.

H. Historia clínica (sugestiva de sepsis/neumonía):
  1. Rotura prolongada de membranas > 18 h:
    a. Signos y síntomas maternos de infección/inflamación intrauterina (III o "triple I"), definida como fiebre materna con, al menos, uno de los siguientes: taquicardia fetal sostenida > 160 lpm, GB maternos > 15 000/mm^3 (sin tratamiento con corticoides), flujo vaginal purulento, evidencia de laboratorio de infección/inflamación del líquido amniótico (Tabla 70.1). La fiebre materna aislada no es un factor de riesgo significativo para sepsis/neumonía.
  2. Colonización con SGB (el tratamiento intraparto adecuado reduce el riesgo de infección en un 85% a un 90%).
  3. Infección del tracto urinario materno.
  4. Rotura prematura de membranas.
  5. Trabajo de parto prematuro.
  6. Meconio (disminuye las propiedades antibacterianas del líquido amniótico).

I. Presentación clínica:
  1. Los signos de sepsis/neumonía pueden ser sutiles (taquipnea) o evidentes (quejido, aleteo, retracciones).
  2. Hallazgos pulmonares:
    a. Taquipnea (frecuencia respiratoria > 60/min).
    b. Quejido.
    c. Aleteo.
    d. Retracciones.
    e. Rales o roncus.
    f. Cianosis.
    g. Cambio en la calidad de las secreciones (serohemáticas o purulentas).
  3. Hallazgos sistémicos (no pulmonares):
    a. Apnea.
    b. Letargo.
    c. Irritabilidad.
    d. Hipotermia, hipertermia o temperatura inestable.
    e. Escasa perfusión o hipotensión (manifestada como oliguria o acidosis metabólica).
    f. Hipertensión pulmonar.
    g. Distensión abdominal.

J. Diagnóstico:
  1. Conceptos generales:
    a. Las pruebas de laboratorio, en general, no son útiles para identificar a los neonatos con probabilidad de tener sepsis/neumonía bacteriana (es decir, la mayoría de las pruebas de laboratorio tienen un escaso valor predictivo positivo).
    b. Las pruebas son útiles para decidir en cuáles neonatos no es probable la presencia de infección y cuáles no requieren antibióticos (con un alto valor predictivo negativo).
    c. En neonatos con sepsis/neumonía demostrada, las pruebas de laboratorio (p. ej., recuento de glóbulos blancos, índices de neutrófilos, reactantes de fase aguda) realizadas al nacer frecuentemente son normales. Las pruebas realizadas de 8 h a 12 h luego del nacimiento tienen una mayor probabilidad de ser anormales.
    d. La única manera absoluta de hacer el diagnóstico de sepsis/neumonía bacteriana es recuperar un organismo de un sitio normalmente estéril (sangre, orina, líquido cefalorraquídeo, líquido pleural). La presencia de bacterias en un aspirado traqueal obtenido inmediatamente tras la intubación es evidencia razonable de infección.
    e. Los neonatos con sepsis/neumonía en evolución pueden ser asintomáticos al momento del nacimiento.

Tabla 70.1 Características de la fiebre materna aislada y de la triple I con clasificación

Terminología	Características y comentarios
Fiebre materna aislada (documentada)	• Temperatura oral materna ≥ 39 °C (102,2 °F) en una ocasión cualquiera es "fiebre documentada". • Si la temperatura oral es ≥ 38 °C (100,4 °F), pero ≤ 39 °C (102,2 °F), repetir la medición en 30 min; si el valor repetido sigue siendo ≥ 38 °C (100,4 °F), es "fiebre documentada".
Sospecha de triple I	• Fiebre sin una fuente clara más uno de los siguientes: taquicardia fetal basal (> 160 lpm durante 10 min o más, excluidas las aceleraciones, desaceleraciones y períodos de variabilidad marcada). • GB maternos > 15 000/mm^3 en ausencia de corticoides. • Líquido purulento categórico proveniente del orificio cervical.
Triple I confirmada	Todas las anteriores más infección demostrada por amniocentesis a través de una tinción gram positiva, líquido amniótico con bajo contenido de glucosa o cultivo positivo y respaldada posteriormente por patología placentaria que revela características diagnósticas de infección

f. Se deben obtener cultivos y se debe tratar a todos los neonatos sintomáticos. Algunos neonatos exhiben signos transitorios que se resuelven rápidamente (en pocas horas tras el nacimiento); estos niños pueden no requerir tratamiento.
g. Recientemente las recomendaciones para la evaluación y el tratamiento de los recién nacidos con antecedentes de fiebre materna han recibido muchas revisiones. En la Figura 70.1, se muestran las guías desarrolladas en un taller sobre corioamnionitis en 2015.
h. Las calculadoras *online* de riesgos de sepsis validadas pueden ser herramientas útiles para decidir si iniciar o no el tratamiento empírico.

2. Cultivos:
   a. Un cultivo de sangre positivo es el método de referencia para la detección de bacteriemia en el recién nacido.
   b. Los cultivos de orina raramente son positivos en neonatos con sepsis bacteriana de inicio temprano y no se deben realizar de forma rutinaria.
   c. Se debe realizar una punción lumbar en todos los neonatos con cultivo de sangre positivo o en neonatos sintomáticos con alta probabilidad de infección sobre la base de estudios de laboratorio complementarios o en neonatos con escasa respuesta al tratamiento antimicrobiano convencional. La punción lumbar se debe posponer en todo neonato clínicamente inestable o que tiene una diátesis hemorrágica no corregida.
3. Pruebas de laboratorio complementarias:
   a. Los índices de neutrófilos (recuento absoluto de neutrófilos, recuento absoluto de neutrófilos en banda y relación de neutrófilos inmaduros/totales [I/T]) son más útiles que los recuentos totales de leucocitos.
   b. El índice más sensible es la relación I/T y el índice más específico es la neutropenia:
      (1) No existe consenso sobre los índices de neutrófilos sugestivos de infección; sin embargo, un recuento absoluto de neutrófilos en banda $\geq 2000/mm^3$ o una relación I/T $\geq 0,2$ son sugestivos de sepsis neonatal.

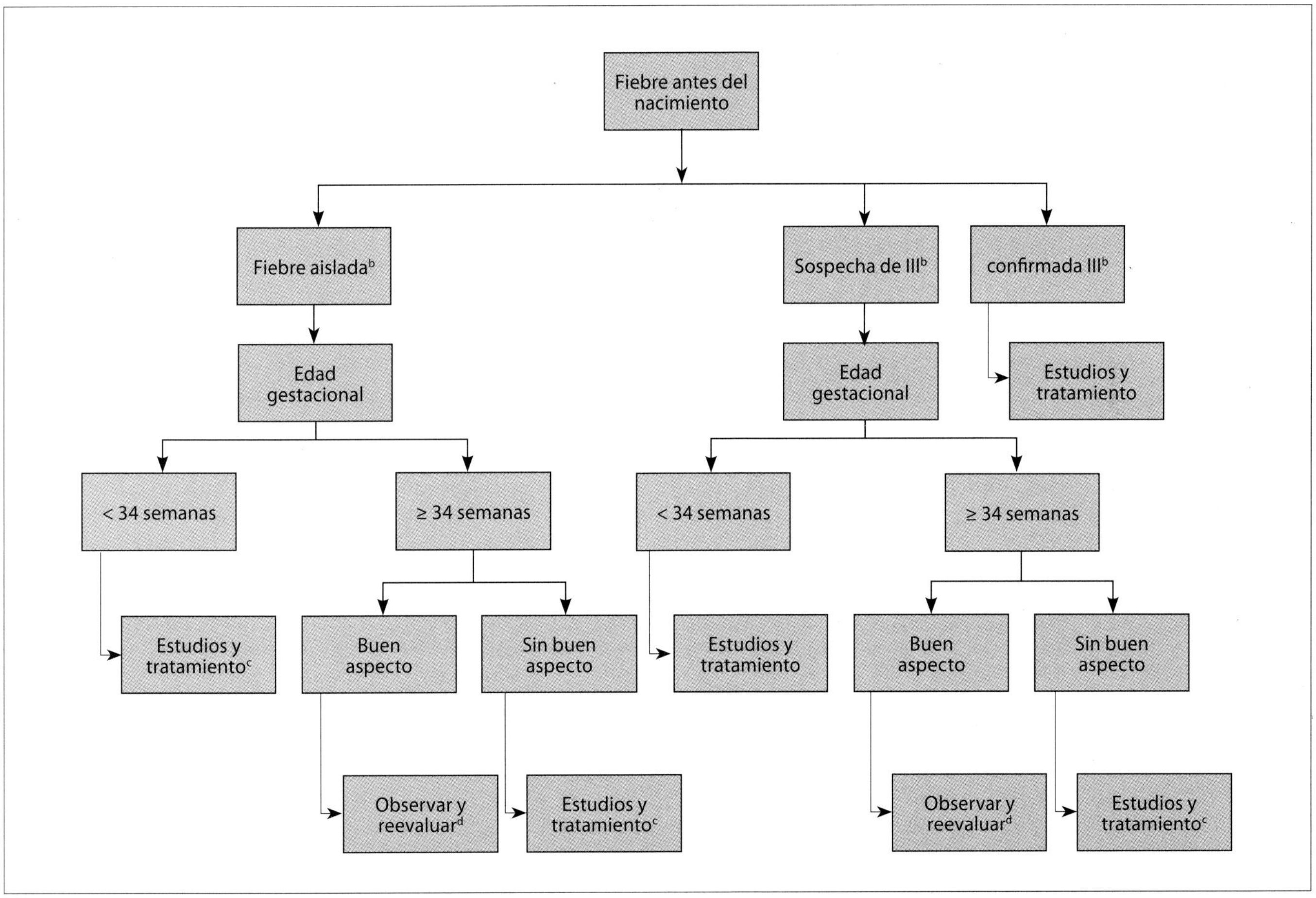

Figura 70.1 Algoritmo sugerido para el tratamiento de neonatos con antecedentes maternos de fiebre. [a] Las guías se deben considerar como un punto de partida. La presencia de factores adicionales puede justificar un tratamiento alternativo. [b] III = infección/inflamación intrauterina. (*V.* texto y Tabla 70.1 para más detalles). [c] Los estudios deben incluir un cultivo de sangre al nacer, hemograma completo con recuento diferencial y proteína C reactiva, los últimos dos de las 6 h a las 12 h de vida. El tratamiento debe consistir en antibióticos de amplio espectro durante al menos 48 h; la duración final depende de los resultados de las pruebas de laboratorio y la evolución clínica. [d] La observación y reevaluación frecuente por parte de miembros del equipo médico puede tener lugar en una unidad posparto adecuadamente provista de personal.

(2) Los límites inferiores para el recuento absoluto de neutrófilos varían con la edad gestacional (los valores de corte sugeridos a las 8 h a 12 h de edad posnatal son menores de 8000/mm^3 en los neonatos prematuros tardíos o de término y menores de 2200/mm^3 en neonatos con muy bajo peso al nacer).

c. Los neonatos que nacen por cesárea sin trabajo de parto tienen menores recuentos de neutrófilos totales y los niños que nacen a altitudes elevadas pueden tener valores más altos de neutrófilos absolutos.

d. La proteína C reactiva (PCR), un reactante de fase aguda, es una prueba complementaria útil:

(1) Un valor de PCR $\geq$ 1 mg/dL se considera positivo.

(2) Los valores se elevan lentamente en neonatos infectados (por lo tanto, la PCR obtenida en el nacimiento no es tan útil como una obtenida a las 8 h a 12 h de vida).

(3) Una determinación de PCR obtenida 12 h a 24 h luego del nacimiento tiene una elevada exactitud predictiva negativa y es más útil para descartar el diagnóstico de sepsis.

(4) La PCR materna no atraviesa la placenta, por lo que cualquier elevación en el neonato proviene de la producción endógena.

4. Radiografías de tórax:

a. En neonatos prematuros el aspecto radiográfico de la neumonía puede ser indistinguible del SDR (es decir, aspecto en vidrio esmerilado y broncogramas aéreos).

b. Por lo general, en neonatos prematuros la neumonía causa hiperinsuflación con incremento de infiltrados peribronquiales centrales y atelectasias subsegmentarias diseminadas.

c. Otros hallazgos incluyen derrames/enfisema, hiperinsuflación y neumatoceles (sugestivos de *S. aureus*).

K. Tratamiento:

1. Antibióticos de amplio espectro:

a. La elección depende del patógeno predominante causante de sepsis y los patrones de sensibilidad a antibióticos para los microorganismos que causan sepsis de inicio temprano en una determinada UCIN.

b. El tratamiento empírico debe cubrir organismos tanto gram positivos como gram negativos.

c. La combinación utilizada más frecuentemente es la de ampicilina y un aminoglucósido (por lo general, gentamicina). La ampicilina con cefotaxima es una alternativa efectiva, pero la resistencia a cefotaxima se desarrolla rápidamente; por lo tanto, la cefotaxima se debe reservar para neonatos con meningitis por gram negativos.

d. Ninguna de las cefalosporinas de tercera generación son activos contra *L. monocytogenes* o *Enterococcus*.

e. Luego de identificar un microorganismo, el tratamiento antibiótico se debe confeccionar según las sensibilidades:

(1) *L. monocytogenes* se trata con ampicilina. En presencia de meningitis, la ampicilina se debe administrar junto con un antibiótico aminoglucósido.

(2) Los enterococos se tratan con ampicilina y un aminoglucósido, o vancomicina y un aminoglucósido según las sensibilidades.

(3) Las infecciones por *Pseudomonas aeruginosa* se tratan frecuentemente con piperacilina-tazobactam o un carbapenem, pero la mayoría también son sensibles a ceftazidima.

(4) La mayoría de las infecciones por otros gram negativos se pueden tratar con aminoglucósidos o cefotaxima.

f. La duración del tratamiento habitualmente es de 7 a 10 días (3 semanas o más para una neumonía por *S. aureus*).

2. Cuidados de sostén:

a. Soporte hemodinámico (volumen y vasopresores) para garantizar una perfusión sistémica adecuada.

b. Soporte nutricional; nutrición parenteral para cualquier neonato que no sea capaz de tolerar la alimentación enteral.

c. Soporte respiratorio:

(1) Oxígeno para mantener la SpO_2 entre el 91% y el 95%.

(2) Utilizar la forma menos invasiva de soporte respiratorio para lograr una adecuada oxigenación y ventilación.

(3) Fisioterapia torácica (vibración y percusión) una vez que el neonato está clínicamente estable.

(4) Uso racional de la aspiración.

(5) Drenaje de derrames pleurales si la función pulmonar está comprometida.

d. Óxido nítrico para los neonatos de término y prematuros tardíos con hipoxemia persistente a pesar de soporte ventilatorio máximo.

e. ECMO para neonatos de término y prematuros tardíos que no responden a las medidas anteriores si cumplen los criterios.

f. El tratamiento con surfactante mejora la oxigenación y reduce la necesidad de ECMO en los neonatos con neumonía.

3. Prevención:

a. La incidencia de sepsis/neumonía por SGB de inicio temprano se puede disminuir mediante la administración intraparto de antibióticos.

b. Las mujeres, consideradas "de alto riesgo", que se detallan a continuación, deben ser tratadas:

(1) Hijo previo con enfermedad invasiva.
(2) Bacteriuria por SGB durante el embarazo.
(3) Cultivo de tamizaje para SGB positivo durante el embarazo.
(4) Estado de SGB desconocido (cultivo no realizado, incompleto o resultados desconocidos) y cualquiera de las siguientes.
(5) Nacimiento < 37 semanas de gestación.
(6) Rotura de membrana amniótica ≥ 18 h.
(7) Temperatura intraparto ≥ 100,4 °F (≥ 38 °C).

L. Neumonía atípica: *Ureaplasma urealyticum*:
1. Transmisión:
 a. Aunque el *U. urealyticum* es un residente frecuente del tracto genital inferior de mujeres asintomáticas, el aislamiento de este microorganismo del corion o amnios se ha asociado a trabajo de parto prematuro y corioamnionitis.
 b. La tasa de transmisión vertical varía según el estudio (del 18% al 88%), pero es más alta en neonatos prematuros.
 c. La transmisión se produce en la vida intrauterina mediante infección ascendente, incluso con membranas intactas, por vía hematógena a través de la infección placentaria, o en el nacimiento por contacto con un canal vaginal colonizado.
2. Patología:
 a. Se encuentran exudados irregulares de polimorfonucleares y macrófagos vacuolados en bronquiolos y alvéolos.
 b. Fibrosis intersticial prominente del tejido pulmonar (posible asociación con DBP).
3. Manifestaciones:
 a. La infección por *U. urealyticum* del recién nacido se asocia con neumonía, meningitis e hidropesía fetal.
 b. Radiografías: patrón radiado, infiltrados gruesos de distribución en parches, borrosidad difusa o granularidad difusa indistinguible del SDR.
4. Diagnóstico:
 a. Los cultivos (sangre, orina, secreciones nasofaríngeas y aspirados endotraqueales) requieren medios especiales y tiempos de incubación prolongados.
 b. La reacción en cadena de la polimerasa tiene una mayor sensibilidad que el cultivo y los resultados están disponibles en menos de 24 h.
 c. Las pruebas serológicas (IgG e IgM para *U. urealyticum*) tienen utilidad limitada.
5. Tratamiento y pronóstico:
 a. El tratamiento profiláctico de mujeres colonizadas en trabajo de parto prematuro no disminuye la mortalidad ni la morbilidad y no se recomienda.
 b. La eritromicina es el fármaco de elección para las infecciones que no afectan al SNC (se ha informado cierto riesgo de estenosis hipertrófica del píloro con el uso de eritromicina).
 c. Las morbilidades a largo plazo incluyen una estadía más prolongada en la UCIN y una posible asociación con DBP.

M. Neumonía atípica: *Chlamydia trachomatis*:
1. Transmisión:
 a. En mujeres colonizadas con *C. trachomatis*, el 50% de los hijos resultan colonizados al momento del nacimiento, de los cuales el 50% desarrollan conjuntivitis y del 20% al 25% desarrollan neumonía entre los meses 1 y 3 de vida.
 b. El tamizaje y tratamiento sistemático de la infección por clamidia durante el embarazo disminuye ampliamente las infecciones adquiridas en la etapa perinatal.
2. Patología:
 a. Inflamación intraalveolar con un grado leve de reacción intersticial.
 b. Las células del revestimiento alveolar contienen inclusiones intracitoplasmáticas.
3. Manifestaciones:
 a. La neumonía por *Chlamydia trachomatis* en el recién nacido se presenta entre las 2 y las 19 semanas de edad con tos entrecortada y repetitiva, taquipnea, rales y raramente sibilancias o fiebre. Se puede observar conjuntivitis purulenta.
 b. Los hallazgos de laboratorio significativos incluyen eosinofilia y niveles elevados de inmunoglobulinas séricas. La radiografía de tórax demuestra hiperinsuflación e infiltrados difusos inespecíficos bilaterales.
4. Diagnóstico:
 a. El diagnóstico definitivo se hace con cultivo (conjuntiva, nasofaringe, vagina o recto) o mediante amplificación de ácido nucleico en aspirados nasofaríngeos o endotraqueales. Debido a que *Chlamydia* es un organismo intracelular obligado, las muestras para cultivo deben contener células epiteliales.
 b. En neonatos con neumonía, la detección de IgM específica (≥1:32) es diagnóstica.

5. Tratamiento y pronóstico: la eritromicina es el tratamiento de elección (riesgo de estenosis hipertrófica del píloro).

IV. Neumonía asociada al ventilador (NAV):
A. Conceptos generales:
1. En ausencia de ventilación mecánica, la neumonía es una presentación infrecuente para las infecciones intrahospitalarias.
2. El organismo ingresa al tracto respiratorio y coloniza el tubo endotraqueal y la vía aérea superior, por aspiración traqueal o por aspiración directa de contenidos gastrointestinales:
a. La colonización orofaríngea cumple un papel crucial en la patogenia de la NAV.
b. Los tubos endotraqueales y la aspiración pueden alterar la integridad de la mucosa y promover la diseminación.
c. Frecuentemente ocurre una microaspiración de secreciones.
d. Puede haber escapes de secreciones orales y gástricas contaminadas alrededor de los tubos endotraqueales sin balón.
e. En raras ocasiones, los microorganismos se pueden transmitir desde un equipamiento contaminado.
B. Epidemiología:
1. La NAV representa el 6,8% al 32,2% de las infecciones asociadas con la atención sanitaria.
2. La tasa verdadera de NAV neonatal es difícil de establecer, pero parece estar disminuyendo. Se estima en 0,3 a 0,6 cada 1000 días de ventilador en UCIN de nivel II/III de Estados Unidos.
3. Los factores de riesgo incluyen lo siguiente:
a. Prematuridad (es el más importante).
b. Nutrición parenteral y catéteres venosos centrales (factor de riesgo general para una infección asociada a la atención sanitaria).
c. Ventilación mecánica.
d. Aspiración frecuente del tubo endotraqueal.
e. Reintubación.
f. Tratamiento con opiáceos.
g. Uso de bloqueadores H2 y antiácidos.
C. Diagnóstico:
1. El diagnóstico en neonatos es problemático. Los procedimientos utilizados frecuentemente para el diagnóstico de NAV en adultos (p. ej., broncoscopia, biopsia de pulmón, muestra tomada con cepillo protegido y lavado broncoalveolar) casi nunca se utilizan en la población neonatal.
2. La definición actual utilizada por el Center for Disease Control and Prevention (CDC) y por la National Healthcare Safety Network requiere la presencia de infiltrados radiográficos nuevos y persistentes, empeoramiento del intercambio gaseoso en neonatos ventilados durante al menos 48 h y por lo menos 3 de los siguientes criterios:
a. Temperatura inestable sin otra causa reconocida.
b. Leucopenia.
c. Cambio en la característica de las secreciones respiratorias.
d. Dificultad respiratoria.
e. Bradicardia o taquicardia.
3. En neonatos con NAV los hemocultivos pueden o no ser positivos.
4. Los aspirados traqueales para el cultivo no son útiles, debido a que simplemente identifican microorganismos que colonizan la vía aérea (no necesariamente aquellos que causan enfermedad). El conocimiento de la sensibilidad a los antibióticos puede ser útil para dirigir el tratamiento.
5. La utilidad de los cultivos cuantitativos o de la presencia de bacterias intracelulares no ha sido adecuadamente estudiada en neonatos.
6. Las radiografías de tórax pueden indicar infiltrados nuevos o focales, pero en neonatos con cambios pulmonares crónicos es difícil distinguirlos de las atelectasias.
7. Los estudios de laboratorio complementarios, por lo general, no son útiles; sin embargo, los neonatos con infecciones bacterianas o fúngicas graves con frecuencia exhiben un incremento en el recuento de glóbulos blancos, un mayor porcentaje de formas inmaduras y trombocitopenia.
8. No se recomienda la broncoscopia en neonatos con sospecha de NAV.
D. Patógenos bacterianos y fúngicos:
1. Frecuentemente la NAV es polimicrobiana.
2. El *S. aureus* y los organismos entéricos (*P. aeruginosa*, *Klebsiella* spp., *E. coli*, *Enterobacter cloacae*, *Acinetobacter* spp., *Citrobacter* spp. y *Enterococcus*) son los más frecuentes.
E. Tratamiento:

1. Por lo general, se utilizan antibióticos de amplio espectro que cubren microorganismos gram positivos y gram negativos (incluso *Pseudomonas* y *Staphylococcus*) (p. ej., piperacilina-tazobactam o ticarcilina-clavulanato).
2. Si se identifican microorganismos que producen betalactamasas de espectro extendido, los carbapenemes pueden ser más apropiados.
3. Cuando existe un brote de neumonía por un microorganismo resistente, el tratamiento empírico se debería dirigir a dicho patógeno. Cualquier conjunto de infecciones, o una infección individual, secundario a un patógeno inusual (p. ej., *Citrobacter*) debe ser investigado por el servicio de control de infecciones.
4. Para las infecciones fúngicas se utiliza anfotericina o fluconazol.
5. Soporte hemodinámico y respiratorio como se mencionó previamente.

F. Prevención:
1. Prácticas de higiene de manos, que incluyen el uso de guantes cuando se entra en contacto con secreciones.
2. Evitar la ventilación mecánica.
3. Minimizar los días de ventilación.
4. Otras estrategias y recomendaciones (evidencia menos clara):
   a. Posicionamiento (elevación de la cabecera de la cama, decúbito lateral).
   b. Aspiración de secreciones orofaríngeas antes de retirar o reposicionar un tubo endotraqueal.
   c. Higiene oral.
   d. Cambio del circuito ventilatorio solo cuando está visiblemente sucio o con mal funcionamiento.
   e. Eliminar la condensación del circuito ventilatorio.
   f. Recortar la longitud excesiva del tubo endotraqueal.

V. Virus sincicial respiratorio (VSR):

A. Contexto:
1. Aunque las infecciones por VSR son infrecuentes en las primeras semanas de vida, se ha descrito una epidemia en recién nacidos.
2. En Estados Unidos, el VSR es la principal causa de internación hospitalaria en niños de menos de 1 año de edad. Aproximadamente, el 1% al 3% de todos los niños serán hospitalizados en los primeros 12 meses de vida, debido a una infección por VSR.
3. La mortalidad relacionada con el VSR ha descendido en el siglo XXI (3 a 4/10 000 internaciones en Estados Unidos).
4. El VSR se disemina mediante contacto directo o estrecho con secreciones infectadas. El virus puede vivir hasta 7 h en mostradores, guantes y paños y hasta 30 min en la piel.
5. Los factores de riesgo para infección grave por VSR en neonatos incluyen prematuridad, enfermedad pulmonar crónica y cardiopatía congénita (CC) compleja.

B. Patología: necrosis del epitelio bronquiolar e infiltrado peribronquiolar de linfocitos y células mononucleares.
1. Llenado de espacios alveolares con líquido.
2. Células multinucleadas gigantes rodeadas por un sincicio grande.

C. Manifestaciones:
1. Infección del tracto respiratorio superior, neumonía y bronquiolitis.
2. Los signos clínicos de infección por VSR incluyen letargo, escasa alimentación, apnea y dificultad respiratoria con taquipnea y sibilancias.
3. La infección por VSR incrementa el riesgo del neonato de tener sibilancias o asma hasta los 7 años de edad y se ha asociado al síndrome de muerte súbita neonatal.

D. Diagnóstico:
1. Las pruebas de diagnóstico rápido (inmunofluorescencia e inmunoensayo enzimático) que utilizan muestras nasofaríngeas son confiables.
2. Hay comercialmente disponibles estudios de diagnóstico molecular que utilizan pruebas de transcripción reversa- reacción en cadena de la polimerasa; estas aumentan las tasas de detección de VSR en comparación con el aislamiento viral o las pruebas de detección de antígenos:
   a. Muchas pruebas comerciales están diseñadas como análisis múltiples para facilitar la evaluación de muchos virus respiratorios con una sola prueba.
   b. En estudios poblacionales, hasta el 25% de los niños asintomáticos tienen una prueba positiva para virus respiratorios utilizando estudios de transcripción reversa- reacción en cadena de la polimerasa.
3. Aislamiento viral en cultivo celular (de 3 a 5 días) de muestras nasofaríngeas utilizando métodos específicos de recolección y transporte.
4. No se puede confiar en pruebas serológicas para la confirmación.

E. Prevención:

1. Ante la ausencia de una vacuna segura y efectiva, se ha autorizado la inmunización pasiva para la prevención de la infección por VSR. El palivizumab, un anticuerpo monoclonal humanizado, es el producto de elección.
2. El palivizumab no está autorizado para el tratamiento de la enfermedad.
3. La AAP recomienda el uso de palivizumab para la profilaxis contra VSR durante el primer año de vida en todos los neonatos de alto riesgo que incluyen lo siguiente:
   a. Neonatos nacidos antes de las 29 semanas y 0 días de edad gestacional.
   b. Neonatos prematuros con EPC del prematuro, definida como un nacimiento < 32 semanas y 0 días de edad gestacional y un requerimiento de una fracción de oxígeno > 21% durante al menos 28 días tras el nacimiento.
   c. Neonatos con CC cianótica o no cianótica hemodinámicamente significativa. Los grupos de mayor riesgo incluyen neonatos con CC cianótica, aquellos que requieren medicamentos para insuficiencia cardíaca congestiva y neonatos con hipertensión pulmonar.
   d. Los niños de menos de 24 meses que estarán profundamente inmunocomprometidos durante la temporada de VSR se pueden considerar para la profilaxis.
4. Los médicos pueden administrar hasta un máximo de cinco dosis mensuales de palivizumab durante la temporada de VSR en el primer año de vida a neonatos que califican para la profilaxis.
5. La profilaxis con palivizumab no se recomienda en el segundo año de vida, excepto en niños que requirieron, al menos, 28 días de oxígeno suplementario tras el nacimiento y que siguen necesitando intervención médica (oxígeno suplementario, corticoides crónicos o diuréticos).

F. Tratamiento y pronóstico:
1. El tratamiento primario es de sostén (hidratación, oxígeno y soporte ventilatorio según sea necesario).
2. La ribavirina tiene actividad antiviral *in vitro*; sin embargo, no ha demostrado disminuir la necesidad de ventilación mecánica ni la duración de la internación.
3. La ribavirina no se recomienda para el uso rutinario, pero se puede considerar para su uso en pacientes seleccionados con infección por VSR potencialmente fatal documentada.
4. ECMO para casos refractarios.

VI. Metapneumovirus humano (MPVh):

A. Contexto:
1. Paramixovirus descubierto en el año 2001 reconocido solo recientemente, debido a nuevos métodos diagnósticos.
2. Afecta a todos los grupos etarios, pero la mayoría de los niños están infectados a los 5 años de edad.
3. Distribución estacional similar al VSR (mayor cantidad hacia fines del invierno o inicios de la primavera).
4. Puede causar una coinfección con el VSR, que posiblemente aumente la gravedad de la enfermedad.

B. Patología:
1. Afecta principalmente al epitelio de la vía aérea y conduce a degeneración celular o necrosis.
2. Hallazgos patológicos similares al VSR.

C. Manifestaciones: causa infecciones del tracto respiratorio tanto superior como inferior:
1. Rinofaringitis.
2. Bronquiolitis.
3. Bronquitis.
4. Neumonía.
5. Puede haber otitis media concomitante.

D. Diagnóstico:
1. El MPVh se replica escasamente en cultivos celulares tradicionales.
2. La transcripción reversa- reacción en cadena de la polimerasa es el método de elección para el diagnóstico.
3. Además hay disponibles ensayos de inmunofluorescencia que utilizan anticuerpos monoclonales para MPVh.
4. Las pruebas serológicas solo permiten un diagnóstico retrospectivo.

E. Tratamiento:
1. De sostén (hidratación, uso de oxígeno suplementario y ventilación mecánica según sea necesario).
2. No se recomienda la utilización de agentes antivirales.

Bibliografía de consulta

AAP Committee on Infectious Diseases and Bronchiolitis Guidelines Committee. Updated guidance for Palivizumab prophylaxis among infants and young children at increased risk of hospitalization for Respiratory Syncytial Virus infection. Pediatrics 2014; 134 (2): 415-20.

Ablow RC, Gross I, Effman EL, et al. The radiographic features of early onset group B streptococcal neonatal sepsis. Radiology 1977; 127: 771-7.

American College of Obstetricians and Gynecologists. Practice bulletin no. 151: Cytomegalovirus, parvovirus B19, varicella zoster, and toxoplasmosis in pregnancy. Obstet Gynecol 2015; 125 (6): 1510-25.
Avila C, Willins JL, Jackson M, et al. Usefulness of two clinical chorioamnionitis definitions in predicting neonatal infectious outcomes: a systematic review. Am J Perinatol 2015; 32 (11): 1001-9; doi:10.1055/s-0035-1547325.
Barker JA, McLean SD, Jordan GD, et al. Primary neonatal Herpes simplex virus pneumonia. Pediatr Infect Dis J 1990; 9: 285-9.
Barton L, Hodgman JE, Pavlova Z. Causes of death in the extremely low birth weight infant. Pediatrics 1999; 103: 446-51.
Benitz WE. Adjunct laboratory tests in the diagnosis of early-onset neonatal sepsis. Clin Perinatol 2010; 37 (2): 421-38.
Benitz WE, Wynn JL, Polin RA. Reappraisal of guidelines for management of neonates with suspected early-onset sepsis. J Pediatr 2015; 166 (4): 1070-4; doi:10.1016/j.jpeds.2014.12.023.
Benjamin Jr DK, Stoll BJ, Gantz MG, et al. Neonatal candidiasis: epidemiology, risk factors, and clinical judgment. Pediatrics 2010; 126 (4): e865-73.
Bertsche A, Wagner MH, Bollmann R, Obladen M, Felderhoff-Mueser U. An unusual manifestation of a neonatal Chlamydia. J Child Neurol 2008; 23: 948-9.
Bizzarro MJ, Raskind C, Baltimore RS, Gallagher PG. Seventy-five years of neonatal sepsis at Yale: 1928–2003. Arch Dis Child Fetal Neonatal Ed 2006; 91 (3): F208-12.
Bizzarro MJ, Shabanova V, Baltimore RS, Dembry L-M, Ehrenkranz RA, Gallagher PG. Neonatal sepsis 2004–2013: the rise and fall of coagulase-negative staphylococci. J Pediatr 2015; 166 (5): 1193-9; doi:10.1016/j.jpeds.2015.02.009.
Cernada M, Brugada M, et al. Ventilator-associated pneumonia in neonatal patients: an update. Neonatology. 2014;105(2):98–107
Chapman E, Reveiz L, Illanes E, Bonfill Cosp X. Antibiotic regimens for management of intra-amniotic infection. Reveiz L, editor. Cochrane Database Syst Rev 1996; doi:10.1002/14651858.CD010976.pub2.
Cohen-Wolkowiez M, Moran C, Benjamin DK, Cotten CM, Clark RH, Smith PB. Early and late onset sepsis in late preterm infants. Pediatr Infect Dis J 2009; 28 (12): 1052-6; doi:10.1097/INF.0b013e3181acf6bd.
Corey L, Wald A. Maternal and neonatal herpes simplex virus infections. Vaccine and Infectious Disease Institute, Fred Hutchinson Cancer Research Center, University of Washington. Seattle: N Engl J Med 2009; 361 (14): 1376-85.
de Jong EP1, Vossen AC, Walther FJ, Lopriore E. How to use neonatal TORCH testing. Arch Dis Child Educ Pract Ed 2013; 98 (3): 93-8.
Edell DS, Davidson JJ, Mulvihill DM, Majure M. A common presentation of an uncommon cause of neonatal respiratory distress: Pneumonia alba. Pediatr Pulmonol 1993; 15: 376-9. Epidemiol Infect 2010; 138 (10): 1503-9
Garland JS. Ventilator-associated pneumonia in neonates: an update. Neoreviews 2014; 15: e225-35.
Gronek P, Schmale J, Soditt V, et al. Bronchoalveolar inflammation following airway infection in preterm infants with chronic lung disease. Pediatr Pulmonol 2001; 31: 331-8.
Hammerschlag MR. Chlamydia trachomatis and Chlamydia pneumoniae infection in children and adolescents. Pediatr Rev 2004; 25: 43-51.
Heath PT, Jardine LA. Neonatal infections: group B streptococcus. BMJ Clin Evid 2014.
Jackson KA, Iwamoto M, Swerdlow D. Pregnancy-associated listeriosis. Epidemiol Infect 2010; 138 (10): 1503-9.
Kim CJ, Romero R, Chaemsaithong P, Chaiyasit N, Yoon BH, Kim YM. Acute chorioamnionitis and funisitis: definition, pathologic features, and clinical significance. Am J Obstet Gyn 2015; 213 (4 Suppl): S29-52; doi:10.1016/j.ajog.2015.08.040.
Kimberlin DW, Baley J, Committee on Infections Diseases and Committee on Fetus and Newborn. Guidance on management of asymptomatic neonates born to women with active genital Herpes lesions. Pediatrics 2013; 131 (2): e635-48.
Langlet C, Gaugler C, Castaing M, et al. An uncommon case of disseminated neonatal herpes simplex infection presenting with pneumonia and pleural effusions. Eur J Pediatr 2003; 162: 532-3.
Larsen JW, Sever JL. Group B Streptococcus and pregnancy: a review. Am J Obstet Gynecol 2008; 198: 440-50.
Liu J. Lung ultrasonography for the diagnosis of neonatal lung disease. J Matern Fetal Neonatal Med 2014; 27 (8): 856-61; doi:10.3109/14767058.2013.844125.
Mazur MJ, Matinón-Torres F, Baraldi E, et al. Lower respiratory tract infection caused by respiratory syncytial virus: current management and new therapeutics. Lancet Resp Med 2015; 3: 888-900.
Merrill JD, Ballard RA. Pulmonary surfactant for neonatal respiratory disorders. Curr Opin Pediatr 2003; 15 (2): 149-54.
Mishra UK, Jacobs SE, Doyle LW, Garland SM. Newer approaches to the diagnosis of early onset neonatal sepsis. Am J Obstet Gynecol 2008; 198 (4): 440-8; discussion 448-50.
Nissen MD. Congenital and neonatal pneumonia. Paediatr Respir Rev 2007; 8 (3): 195-203; doi:10.1016/j.prrv.2007.07.001.
Numazaki K, Asanuma H, Niida Y. Chlamydia Trachomatis infection in early neonatal period. BMC Infect Dis 2003; 3: 2.
Panda S, Mohakud NK, Pena L, et al. Human metapneumovirus: review of an important respiratory pathogen. Int J Infect Dis 2014; 25: 45-52; doi:10.1016/j.ijid.2014.03.1394. Epub 2014 May 17.
Pinninti SG, Kimberlin DW. Preventing herpes simplex virus in the newborn. Clin Perinatol 2014; 41 (4): 945-55.
Principi N, Bosos S, Esposito S. Human metapneumovirus in paediatric patients. Clin Microbiol Infect 2006; 12: 301-8.
Resch B, Paes B. Are late preterm infants as susceptible to RSV infection as full term infants? Early Hum Dev 2011; 87S: S47-9.
Romero R, Gotsch F, Pineles B, Kusanovic JP. Nutr Rev 2007; 65 (12 Pt 2): S194-202. Inflammation in pregnancy: its roles in reproductive physiology, obstetrical complications, and fetal injury. Pediatr Res 2009; 65 (5 Pt 2): 84R-90R.
Rudd PT, Carrington D. A prospective study of chlamydial, mycoplasmal, and viral infections in a neonatal intensive care unit. Arch Dis Child 1984; 59 (2): 120-5.
Schachter J, Holt J, Goodner E, Grossman M, Sweet R. Prospective study of chlamydial infection in neonates. Lancet 1979; 314 (8139): 377-80; doi:10.1016/s0140-6736(79)90400-8.

Sgro M, Shah PS, Campbell D, et al. Early-onset neonatal sepsis: rate and organism pattern between 2003 and 2008. J Perinatol 2011; 31 (12): 794-8; doi:10.1038/jp.2011.40.
Skevaki C, Kafetzis DA. Ureaplasma Urealyticum airway colonization and pulmonary outcome in neonates. Expert Rev Anti Infect Ther 2003; 1: 183-91.
Stoll BJ, Hansen N, Fanaroff AA, Wright LL, et al. Changes in pathogens causing early-onset sepsis in very-low-birthweight infants. N Engl J Med 2002; 347 (4): 240-7.
Stoll BJ, Hansen NI, Sánchez PJ, et al. Early onset neonatal sepsis: the burden of group B Streptococcal and E. coli disease continues. Pediatrics 2011; 127 (5): 817-26. doi:10.1542/peds.2010-2217.
Verani JR, Schrag SJ. Group B streptococcal disease in infants: progress in prevention and continued challenges. Clin Perinatol 2010; 37 (2): 375-92.
Verani JR, McGee L, Schrag SJ; Division of Bacterial Diseases, National Center for Immunization and Respiratory Diseases, Centers for Disease Control and Prevention (CDC). Prevention of perinatal group B streptococcal disease–revised guidelines from CDC, 2010. MMWR Recomm Rep 2010; 59 (RR-10): 1-36.
Vicencio AG. Susceptibility to bronchiolitis in infants. Curr Opin Pediatr 2010; 22: 302-6.
Viscardi RM, Hasday JD. Role of Ureaplasma species in neonatal chronic lung disease: epidemiologic and experimental evidence. Pediatrics 2005; 116 (3): 595-602.
Viscardi RM, Manimtim WM, Sun CJ, et al. Lung pathology in premature infants with Ureaplasma urealyticum infection. Pediatr Dev Pathol 2002; 5: 141-50.
Waites KB, Katz B, Schelonka RL. Mycoplasmas and Ureaplasmas as neonatal pathogens. Clin Microbiol Rev 2005; 18: 757-89.
Waites KB, Schelonka RL, Xiao L, Grigsby PL, Novy MJ. Congenital and opportunistic infections: Ureaplasma species and Mycoplasma hominis. Semin Fetal Neonatal Med 2009; 14: 190-9.
Weiss LM, Dubeyb JP. Toxoplasmosis: a history of clinical observations. Int J Parasitol 2009; 39 (8): 895-901.
Wolfs TGAM, Jellema RK, Turrisi G, Becucci E, Buonocore G, Kramer BW. Inflammation-induced immune suppression of the fetus: a potential link between chorioamnionitis and postnatal early onset sepsis. J Matern Fetal Neonatal Med 2012; 25 (S1): 8-11; doi:10.3109/14767058.2012.664447.
Woods CR. Congenital syphilis–persisting pestilence. Pediatr Infect Dis J 2009; 28: 536-7.
Wynn J, Cornell TT, Wong HR, Shanley TP, Wheeler DS. The host response to sepsis and developmental impact. Pediatrics 2010; 125 (5): 1031-41.

71

Síndrome de aspiración de meconio

Thomas E. Wiswell

I. Reseña:

A. Líquido amniótico meconial (LAM):

1. Se produce aproximadamente en el 10% al 15% de todos los nacimientos.
2. La expulsión de meconio puede ser un marcador de compromiso preparto o intraparto (como hipoxemia o compresión del cordón umbilical).
3. Por lo general, la expulsión de meconio es probablemente un evento relacionado con la maduración. El LAM raramente se detecta antes de las 37 semanas de gestación, pero puede manifestarse en el 35% o más de los embarazos de $\geq$ 42 semanas de gestación.

B. Síndrome de aspiración de meconio (SAM):

1. Definición: dificultad respiratoria en un neonato que nace rodeado por LAM cuyos hallazgos clínicos no se pueden explicar de otra manera.
2. El SAM se produce en el 2% al 6% de los neonatos rodeados por LAM.
3. Por lo general, la aspiración se presenta dentro del útero. La aspiración ocasionada por las primeras respiraciones posnatales parece ser indudablemente menos frecuente.
4. Cuanto más espesa es la consistencia del LAM mayor es la probabilidad de SAM.
5. Cuanto más deprimido está un neonato (reflejado por la necesidad de ventilación con presión positiva o puntuaciones de Apgar bajas), mayor es la probabilidad de SAM.
6. De aquellos niños con SAM, del 30% al 60% requiere ventilación mecánica, del 10% al 25% desarrolla neumotórax y del 2% al 7% fallece.
7. Del 50% al 70% de los neonatos con hipertensión pulmonar persistente del recién nacido (HPPRN) tienen SAM como trastorno subyacente.

II. Fisiopatología:

A. Involucra mecanismos complejos (Figura 71.1).

B. En cualquier momento determinado, muchos de estos mecanismos pueden influir en el grado de dificultad respiratoria.

III. Prevención del SAM:

A. Amnioinfusión: un ensayo controlado aleatorizado internacional de gran tamaño indicó que esta terapia no reduce el riesgo de SAM.

B. Aspiración orofaríngea: un ensayo controlado aleatorizado internacional de gran tamaño indicó que la aspiración nasofaríngea y orofaríngea intraparto no reduce la incidencia de SAM.

C. Maniobras potencialmente peligrosas sin beneficio demostrado:

1. Presión cricoidea: aplicación de presión sobre la vía aérea del neonato para evitar que el meconio intratraqueal descienda hacia los pulmones.
2. Bloqueo epiglótico: introducción de 1 a 3 dedos dentro de la vía aérea del neonato para "cerrar" manualmente la epiglotis por encima de la glotis y así prevenir la aspiración.
3. Compresión torácica: se envuelve el tórax del neonato y se aplica presión intentando prevenir una inspiración profunda antes de la limpieza endotraqueal.

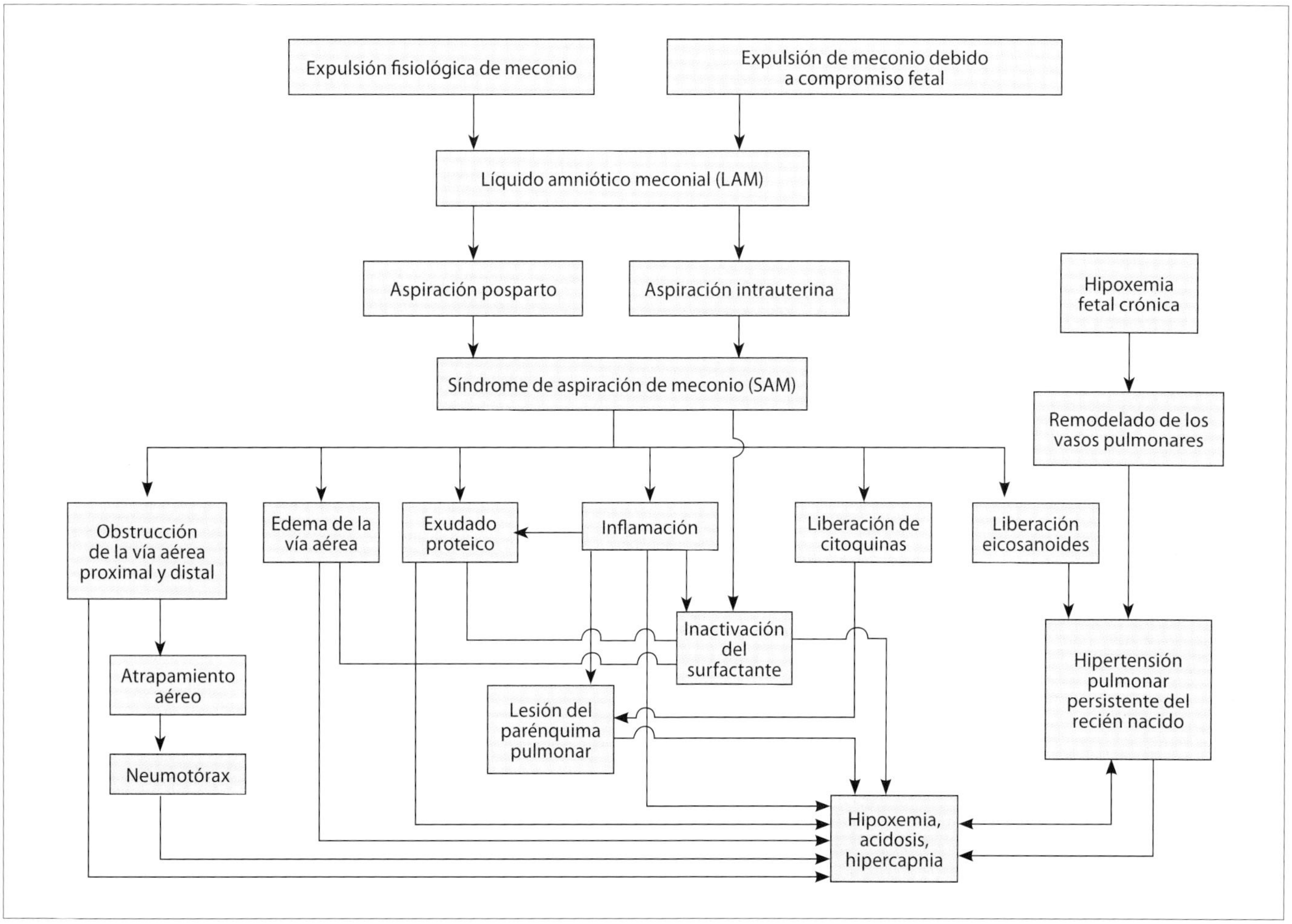

Figura 71.1 Fisiopatología del síndrome de aspiración de meconio.

4. Ninguna de estas maniobras ha sido validada científicamente y todas pueden resultar peligrosas (trauma, estimulación vagal o inducción de una inhalación profunda con retracción torácica al retirar las manos que rodean el tórax).

D. Intubación endotraqueal y aspiración intratraqueal en la sala de partos:
1. Un gran estudio indicó que la intubación endotraqueal no es beneficiosa en el neonato aparentemente vigoroso que nace rodeado por LAM de cualquier consistencia (el vigor aparente se definió dentro de los primeros 10 s a 15 s de vida por una frecuencia cardíaca mayor de 100 latidos/min, respiraciones espontáneas y tono razonable).
2. Las guías *Programa de Resucitación Estadounidense (7.ª edición)*, recientemente publicadas ya no recomiendan la intubación y aspiración intratraqueal de rutina en neonatos deprimidos o no vigorosos. Aunque ha sido una intervención de rutina durante más de 40 años, el NRP Steering Committee ahora declara que hay evidencia insuficiente para respaldar su uso. No obstante, el comité reconoce que aún no se ha llevado a cabo un ensayo clínico aleatorizado para valorar la práctica en la población no vigorosa. Las guías establecen que la intubación y aspiración intratraqueal se puede realizar en caso de estar clínicamente indicada para neonatos deprimidos con líquido meconial, como los que manifiestan obstrucción de la vía aérea.

E. Aspiración gástrica:
1. En teoría, la aspiración posnatal de los contenidos gástricos en los neonatos con líquido meconial podría prevenir el reflujo o la emesis posparto y la aspiración directa de LAM.
2. Hasta la fecha ningún estudio ha evaluado este abordaje.

IV. Hallazgos radiográficos (*v.* Capítulo 23):
A. Los hallazgos radiográficos en neonatos con SAM son variados e incluyen los siguientes:
1. Infiltrados difusos y de distribución en parches.
2. Consolidación.
3. Atelectasia.

4. Derrames pleurales.
5. Escapes de aire (neumotórax y neumomediastino).
6. Hiperinsuflación.
7. Aspecto de "pulmón húmedo" similar a los hallazgos observados en la taquipnea transitoria del recién nacido.
8. Hipovascularización.
9. Aspecto aparentemente limpio, virtualmente normal.

B. Correlación de los hallazgos radiográficos con la gravedad de la enfermedad:
1. Uno de los primeros estudios indicó una correlación directa entre la gravedad del SAM y el grado de anomalías radiográficas.
2. En otros estudios, no se encontró dicha correlación. Los pacientes con signos mínimos pueden tener una radiografía de tórax notablemente anormal, mientras que el neonato más enfermo puede tener una radiografía de tórax virtualmente normal.
3. Al igual que con otros síndromes de aspiración, el aspecto radiográfico, por lo general, va a la zaga del aspecto clínico. La inflamación tarda en hacerse evidente en la radiografía.

V. Tratamiento convencional del SAM:

A. Fisioterapia torácica (FTT):
1. Los objetivos de la FTT son prevenir la acumulación de detritos, mejorar la movilización de secreciones de la vía aérea y aumentar la oxigenación.
2. La FTT consiste en drenaje postural, percusión, vibración, lavado con solución fisiológica y aspiración (nasofaríngea, orofaríngea e intratraqueal).
3. Si bien, por lo general, se realiza tanto en la sala de partos (SP) como en la unidad de cuidados intensivos neonatales (UCIN), nunca se ha estudiado científicamente la FTT para el SAM y sus "beneficios" no están demostrados.

B. Oxígeno:
1. El objetivo es mantener una oxigenación sistémica aceptable. En general, esto consiste en sostener la SpO_2 periférica entre el 92% y el 96% o la presión parcial de oxígeno arterial (PaO_2) entre 60 Torr y 80 Torr (8 kPa y 10,7 kPa).
2. Debido a la probabilidad de atrapamiento aéreo y de escapes de aire, algunos autores recomiendan incrementar la fracción inspirada de oxígeno (FiO_2) a 1,0 antes de implementar una terapia más agresiva (ventilación mecánica, etc.). Sin embargo, típicamente una vez que los requerimientos de FiO_2 superan el valor de 0,60, está indicado un soporte más agresivo (presión positiva continua en la vía aérea [CPAP] o ventilación mecánica).
3. Además, el oxígeno es un vasodilatador pulmonar. Debido a que con frecuencia una vasoconstricción pulmonar aberrante acompaña al SAM, los médicos, por lo general, intentan mantener una oxigenación más alta de lo normal durante el tratamiento de esta afección (SpO_2 del 98% al 100% o PaO_2 de 100 Torr a 120 Torr [13,3 kPa a 16 kPa] o, incluso, valores más altos). Sin embargo, esta práctica no ha sido validada en ensayos clínicos. Por otra parte, es posible que concentraciones elevadas de oxígeno afecten de forma adversa a los neonatos.
4. Se utiliza suplementación de oxígeno junto con un tratamiento más agresivo.

C. Cánula nasal:
1. Este es un método no invasivo para administrar oxígeno y proporcionar un grado de presión positiva.
2. En el tratamiento, se han utilizado flujos tanto bajos (1 L/min a 2 L/min) como altos (3 L/min a 7 L/min). Los flujos altos pueden aumentar la probabilidad de atrapamiento aéreo y de escapes de aire.
3. No se han realizado estudios clínicos para evaluar el uso de flujo de aire mediante cánula nasal en el SAM.

D. Presión positiva continua en la vía aérea:
1. Con frecuencia, la CPAP se inicia una vez que los requerimientos de FiO_2 superan el valor de 0,50 a 0,60 o si el paciente exhibe signos de dificultad respiratoria considerable. Sin embargo, algunos médicos prefieren pasar directamente a ventilación mecánica sin un intento de CPAP.
2. Por lo general, en neonatos la CPAP se administra a través de cánulas intranasales. La CPAP también se puede administrar mediante una máscara facial o a través de un tubo endotraqueal.
3. Las principales complicaciones posibles de la CPAP son atrapamiento aéreo, hiperinsuflación y capacidad residual funcional excesiva. Estos factores pueden contribuir a la aparición de escapes de aire o a la disminución del retorno venoso hacia el corazón, que compromete aún más al neonato.
4. Existe poca información publicada respecto del uso de CPAP en el SAM.

E. Ventilación mecánica convencional (VMC):
1. Típicamente, se proporciona mediante ventilación ciclada por tiempo y limitada por presión. Algunos médicos evitan utilizar ventilación con objetivo de volumen, debido a un miedo injustificado a la aparición de escapes de aire. Otros evitan el modo controlado por presión a causa de las velocidades de flujo elevadas y a la posibilidad de atrapamiento aéreo.
2. Se han propuesto múltiples estrategias:

a. Uso de cualquier configuración (presión, frecuencia, relación I/E, FiO_2, etc.) que mantenga los gases en sangre arterial dentro de los rangos normales.
b. Hiperventilación para lograr la alcalosis respiratoria y así conseguir vasodilatación pulmonar.
c. La ventilación "suave" permite una mayor $PaCO_2$ y menor pH y PaO_2 con el fin de prevenir el daño pulmonar (por barotrauma o volutrauma) y los potenciales efectos adversos de la hipocapnia y la alcalosis.
d. Un informe retrospectivo reciente sugiere que los neonatos con SAM requieren mayores volúmenes corrientes y mayor ventilación minuto para alcanzar niveles "aceptables" de $PaCO_2$.
3. Hasta la fecha, no han habido ensayos aleatorizados prospectivos en los que se compare cualquiera de las estrategias de ventilación mecánica en el tratamiento del SAM. Por ende, ningún abordaje se puede considerar óptimo.
F. Otras terapias convencionales frecuentemente utilizadas:
1. Sedación.
2. Parálisis.
3. Alcalosis sistémica en la que se utiliza administración parenteral de bicarbonato de sodio.
4. Uso de vasopresores (dopamina o dobutamina) o bolos de líquido para mantener una presión arterial sistémica elevada para superar las presiones pulmonares elevadas.
5. Ninguno de estos tratamientos se ha investigado rigurosamente en neonatos con SAM; algunos pueden ser perjudiciales.

VI. Tratamiento no convencional:
A. Ventilación de alta frecuencia:
1. Incluye tanto la ventilación *jet* de alta frecuencia como la ventilación de alta frecuencia oscilatoria.
2. Por lo general, los ensayos en modelos animales de SAM no han indicado beneficio adicional.
3. Se ha promocionado limitada experiencia anecdótica en humanos como indicadora de eficacia.
4. Hasta la fecha, no existen ensayos prospectivos en humanos publicados que hayan documentado que cualquier forma de ventilación de alta frecuencia sea más eficaz que la ventilación convencional en el tratamiento del SAM.
B. Bolo de surfactante exógeno:
1. Fundamentos:
a. El meconio produce una inactivación directa del surfactante endógeno del recién nacido dependiente de la concentración.
b. El meconio tiene un efecto citotóxico directo sobre los neumocitos tipo II.
c. El meconio reduce los niveles de proteínas surfactantes A y B.
2. En el ensayo controlado aleatorizado más grande, en el que se evaluó el uso de bolo de surfactante en neonatos de término con insuficiencia respiratoria (51% de los cuales tenían SAM), los neonatos con SAM tratados con surfactante tuvieron una menor necesidad de oxigenación por membrana extracorpórea (ECMO). Sin embargo, no hubo diferencias en la mortalidad, la duración de la ventilación mecánica o de la oxigenoterapia ni en la cantidad total de días de internación.
3. Un abordaje alternativo es el uso de surfactante diluido para <u>lavar</u> los pulmones de los neonatos con SAM:
a. Se han utilizado diferentes técnicas, al igual que muchos surfactantes diferentes.
b. Varios ensayos pequeños han evaluado el lavado pulmonar con surfactante diluido. Los neonatos que reciben este tratamiento tuvieron resultados más favorables, tales como una mejora más rápida y sostenida en la oxigenación, un uso más corto del ventilador y una menor necesidad de ECMO.
4. En la actualidad, en Estados Unidos no hay surfactantes comerciales específicamente aprobados por la FDA para su uso en el SAM en forma de bolo o para el lavado.
5. Se necesitan ensayos adicionales para evaluar este tratamiento.
C. Óxido nítrico inhalado (ONi) (*v.* Capítulo 63):
1. Se han publicado los resultados de varios ensayos en recién nacidos con insuficiencia respiratoria hipoxémica. Aproximadamente, la mitad de los neonatos en estos estudios tenían SAM.
2. Entre los neonatos con SAM, en los diversos ensayos clínicos en los que se utilizó óxido nítrico, ha habido una ligera disminución en la necesidad de ECMO. Sin embargo, no ha habido diferencias significativas en la mortalidad, en la duración de la internación o en la duración de la ventilación mecánica.
3. En la actualidad, se debe considerar el ONi en neonatos con hipertensión pulmonar persistente concomitante que no responden al tratamiento convencional.
D. Tratamiento con corticoides:
1. El fundamento es contrarrestar la intensa inflamación que se produce pocas horas después de la aspiración.
2. Los corticoides se pueden administrar de forma sistémica o por vía inhalatoria.
3. Los datos en animales son interesantes; los escasos datos en humanos muestran cierto beneficio.
4. Se necesitan ensayos clínicos adicionales en los que se incluyan neonatos con SAM considerable que requieran ventilación mecánica.

E. Oxigenación por membrana extracorpórea:
   1. La ECMO es el tratamiento de último recurso y se utiliza cuando se estima que la mortalidad es muy alta, del 50% al 80%.
   2. De más de 21 000 neonatos tratados con ECMO desde mediados de la década de 1980, del 25% al 30% tenían SAM como trastorno respiratorio subyacente.
   3. En comparación con neonatos con otros trastornos tratados con ECMO, los que tenían SAM tuvieron la duración más corta de bypass cardiopulmonar y las mayores tasas de sobrevida, cercanas al 95%.
   4. El *bypass* V-A todavía es la forma de ECMO utilizada con más frecuencia en neonatos con SAM. En la mayoría de los centros, esto requiere la ligadura permanente de la arteria carótida común derecha y de la vena yugular interna derecha.
   5. Quienes sobreviven a la ECMO tienen tasas de morbilidad del 20% al 40%. No se sabe qué proporción de esta morbilidad corresponde a trastornos preexistentes y qué proporción deriva de la ECMO.

VII. Resumen:
   A. El SAM sigue siendo una causa frecuente de dificultad respiratoria en recién nacidos.
   B. De las diversas terapias utilizadas en el tratamiento del SAM, pocas se han investigado adecuadamente.
   C. Se necesita trabajo adicional para determinar el tratamiento óptimo del SAM.

Bibliografía de consulta

Dargaville PA. Respiratory support in meconium aspiration syndrome: a practical guide. Int J Pediatr 2012; 2012: 965159; doi:10.1155/2012/965159. Epub 2012 Feb 23.

Dargaville PA, Copnell B, Australian and New Zealand Neonatal Network. The epidemiology of meconium aspiration syndrome: incidence, risk factors, therapies and outcome. Pediatrics 2006; 117: 1712-21.

El Shahed AI, Dargaville PA, Ohlsson A, Soll R. Surfactant for meconium aspiration syndrome in term and late preterm infants. Cochrane Database Syst Rev 2014; 12: CD002054.

Fraser W, Hofmeyr J, Lede R, et al. Amnioinfusion for prevention of the meconium aspiration syndrome. N Engl J Med 2005; 353: 909-17.

Kääpä PO. Meconium aspiration syndrome (MAS): where do we go? Research perspectives. Early Hum Dev 2009; 85: 627-9.

Mirza HS, Wiswell TE. Meconium aspiration syndrome. En: The 5 minute pediatric consult. 7ª ed. Philadelphia: Wolters Kluwer, 2015; p. 570-1.

Sharma S, Clark S, Aubakar K, Keszler M. Tidal volume requirement in mechanically ventilated infants with meconium aspiration syndrome. Am J Perinatol 2015; 32: 916-9.

Swarnam K, Soraisham AS, Sivanandan S. Advances in the management of meconium aspiration syndrome. Int J Pediatr 2012; 2012: 359571; doi:10.1155/2012/359571.

The Neonatal Inhaled Nitric Oxide Study Group. Inhaled nitric oxide in full-term and nearly full-term infants with hypoxic respiratory failure. N Engl J Med 1997; 336: 597-604.

Vain N, Szyld E, Prudent L, Wiswell TE, et al. Oro- and nasopharyngeal suctioning of meconium-stained neonates before delivery of their shoulders: results of the international, multicenter, randomized, controlled trial. Lancet 2004; 364: 597-602.

Wiswell TE. Delivery room management of the meconium-stained newborn. J Perinatol 2008; 28 Suppl 3: S19-26.

Wiswell TE, Gannon M, Jacob JJ, et al. Delivery room management of the apparently vigorous meconium-stained neonate: results of the multicenter, international collaborative trial. Pediatrics 2000; 105: 1-7.

Wiswell TE, Knight GR, Finer NN, Donn SM, et al. A multicenter, randomized, controlled trial comparing Surfaxin (Lucinactant) lavage with standard care for treatment of meconium aspiration syndrome. Pediatrics 2002; 109: 1081-7.

Wyckoff MH, Aziz K, Escobedo MB, Kapadia VS, Kattwinkel J, Perlman JM, Simon WM, Weiner GM, Zaichkin JG. Part 13: Neonatal Resuscitation. 2015 American Heart Association Guidelines update for cardiopulmonary resuscitation and emergency cardiovascular care. Circulation 2015; 132 Suppl 2: S543-60.

72

Hipertensión pulmonar persistente del recién nacido

Joseph O'Connell • Robert E. Schumacher • Steven M. Donn

I. Descripción:

A. La hipertensión pulmonar persistente del recién nacido (HPPRN) es un trastorno en el cual la resistencia vascular pulmonar (RVP) está elevada, habitualmente por no producirse su normal descenso luego del nacimiento. Esto conduce a un grado variable de *shunt* de derecha a izquierda a través de canales fetales persistentes, el foramen oval y el conducto arterioso, e hipoxemia. Un cuadro clínico similar puede surgir a partir de una disminución de la resistencia vascular sistémica (RVS), o cualquier situación en la cual la relación RVP/RVS sea mayor de 1. Originalmente denominada circulación fetal persistente (CFP), era un diagnóstico realizado en neonatos de término con campos pulmonares "limpios" en la radiografía, cianosis profunda y un corazón estructuralmente normal; además, la HPPRN secundaria se presenta en neonatos con enfermedad primaria del parénquima pulmonar o ante disfunción del ventrículo izquierdo.

B. La RVP puede estar elevada como resultado de una respuesta "adecuada" a un estado patológico agudo subyacente (p. ej., hipoxia alveolar), en el cual la disminución de la perfusión se equipara con la disminución de la ventilación (una respuesta adecuada para un pulmón funcionante). Además, los incrementos de la RVP pueden manifestarse ante un neumotórax o como resultado de anomalías estructurales del lecho vascular pulmonar.

C. CFP es un nombre erróneo, ya que el órgano de la respiración fetal, la placenta, ha sido eliminado y el neonato depende de los pulmones para el intercambio gaseoso.

II. Desarrollo vascular pulmonar:

A. El desarrollo alveolar es un evento principalmente posterior al nacimiento. Por lo tanto, el desarrollo vascular intraacinar también es un fenómeno posnatal. Como consecuencia, al momento del nacimiento, en los ácinos, existe un área transversal reducida para el flujo sanguíneo pulmonar y una resistencia vascular elevada obligada.

B. En el recién nacido, el desarrollo completo del músculo liso vascular no se extiende hasta el ácino, lo que en teoría hace que los incrementos en la RVP sean más difíciles. Cantidades anormalmente grandes de flujo sanguíneo pulmonar en la vida intrauterina (como en el cierre prematuro del conducto arterioso) pueden contribuir a cambios estructurales/musculares en el sistema vascular pulmonar con incremento de la RVP. (La hipertrofia muscular puede ser la forma más energéticamente eficiente a largo plazo para lidiar con incrementos patológicos del flujo sanguíneo pulmonar).

C. Cierto incremento en la masa muscular vascular pulmonar se produce al final de la gestación y, por ende, la verdadera HPPRN de origen estructural es infrecuente en el neonato prematuro.

D. Varios factores no estructurales (y, por lo tanto, más reversibles) pueden impactar significativamente en la reactividad vascular y en la presión pulmonar, entre los que se incluyen las tensiones arteriales de oxígeno y dióxido de carbono y el pH. La hipoxia, la hipercapnia y la acidosis pueden causar vasoconstricción y elevar la presión arterial pulmonar y su presencia puede conducir a una mala adaptación desde la circulación fetal hacia la neonatal (tipo adulto).

III. Patogenia:

A. Morfología vascular pulmonar normal con disfunción miocárdica o reactividad vascular aumentada por estímulos vasoconstrictores:

1. Asociado a asfixia:

a. Efectos vasoconstrictores de la hipoxia, la hipercapnia y la acidosis.

b. Disfunción miocárdica (especialmente del ventrículo izquierdo) que conduce a hipertensión venosa pulmonar y subsiguiente HPPRN con *shunt* de derecha a izquierda a través del conducto arterioso.

2. Asociado a síndrome de aspiración de meconio:
   a. La hipoxia alveolar resulta en vasoconstricción.
   b. El atrapamiento aéreo y la sobredistensión pulmonar contribuyen a un incremento en la RVP en los ácinos.
   c. Efectos concomitantes de enfermedad grave del parénquima pulmonar.
   d. Algunos neonatos también tienen cambios morfológicos en la vascularización pulmonar.
3. Sepsis/neumonía:
   a. La infección inicia una respuesta inflamatoria.
   b. La liberación de citoquinas y otros mediadores vasculares eleva la RVP.
   c. La enfermedad grave del parénquima pulmonar empeora la hipoxemia y la hipercapnia.
4. Formación de trombos y microtrombos con liberación de mediadores vasoactivos:
5. Síndrome de hiperviscosidad (aunque en algunos modelos de recién nacidos en los que se utiliza hemoglobina fetal no se puede elevar fácilmente la relación RVP/RVS > 1).
6. Síndrome de escape de aire con incremento de la presión intratorácica.

B. Vascularización pulmonar morfológica o "funcionalmente" anormal:
1. Extensión anormal del músculo liso vascular, con engrosamiento y mayor resistencia en regiones más distales del árbol vascular pulmonar. Puede relacionarse con hipoxia intrauterina crónica:
   a. Algunos casos de síndrome de aspiración de meconio.
   b. Cierre intrauterino del conducto arterioso.
   c. Displasia alvéolo capilar.
   d. HPPRN idiopática.
2. Pulmones anormalmente pequeños con disminución del área transversal del lecho vascular pulmonar *y* engrosamiento muscular y extensión distal:
   a. Hipoplasia pulmonar (ya sea primaria o secundaria).
   b. Hernia diafragmática congénita.
   c. Malformación adenomatoidea quística pulmonar congénita.
3. Anomalías funcionales de los vasos pulmonares inducidas por hipoxia:
   a. La hipoxia disminuye la producción de NO endotelial (lo que causa vasoconstricción pulmonar).
   b. La hipoxia afecta la expresión de NO sintetasa y disminuye la liberación de NO.
   c. Además, la hipoxia induce disfunción de los miocitos vasculares.

C. Cardiopatía por malformación anatómica:
1. Obstrucción del tracto de salida del ventrículo izquierdo.
2. Retorno venoso pulmonar anómalo total.
3. Anomalía de Ebstein.
4. Miocardiopatía del ventrículo izquierdo.
5. Cualquier malformación estructural que resulte en un *shunt* obligatorio de derecha a izquierda.

IV. Diagnóstico:

A. Diagnóstico diferencial de la hipoxemia en el neonato de término o prematuro tardío:
1. Enfermedad pulmonar primaria.
2. Cardiopatía congénita cianótica.
3. HPPRN, con enfermedad pulmonar o sin esta.

B. Pruebas diagnósticas iniciales:
1. Historia clínica:
   a. Evidencia de infección.
   b. Líquido amniótico meconial.
   c. RCIU/insuficiencia uteroplacentaria (p. ej., posmadurez y dismadurez).
   d. Uso de aspirina por parte de la madre (cierre prematuro del conducto).
2. Examen físico (los hallazgos son inespecíficos, pero pueden ayudar a sugerir consideraciones etiológicas):
   a. Soplo.
   b. Ruidos respiratorios anormales.
   c. Pulsos desiguales.
   d. Abdomen excavado.
   e. Facies de Potter.
3. Radiografía de tórax (nuevamente, inespecífica, pero puede sugerir o descartar trastornos asociados).
4. Determinación de gases en sangre arterial. Intentar corregir las anomalías de la ventilación y del estado ácido-base antes de atribuir la hipoxemia a la HPPRN.

C. La prueba de hiperoxia (para la HPPRN primaria):
1. Exponer al neonato a una FiO_2 de 1,0 durante 10 min a 15 min.

2. Respuestas esperadas:
   a. Enfermedad del parénquima pulmonar: la PaO_2 debería aumentar.
   b. Cardiopatía congénita cianótica: sin cambio en la PaO_2.
   c. HPPRN: la PaO_2 puede aumentar ligeramente, pero, por lo general, no lo hace.

D. Evaluación simultánea de la oxigenación preductal y posductal:
1. Obtener muestras simultáneas de gases en sangre arterial de sitios preductal (arteria radial derecha) y posductal (arteria umbilical o tibial posterior).
2. La presencia de un gradiente (20 Torr o 2,7 kPa mayor en la PaO_2 preductal) sugiere un *shunt* ductal de derecha a izquierda. Valores bajos en ambos sitios no descarta la presencia de HPPRN; el *shunt* aún puede estar presente en el foramen oval. Si ambos valores son altos y esencialmente iguales, es improbable la presencia de HPPRN. También se puede utilizar la SpO_2.

E. La prueba de hiperoxia-hiperventilación:
1. La hipoxemia y la acidosis aumentan la vasoconstricción pulmonar.
2. La alcalosis y la hiperoxia disminuyen la RVP.
3. Método:
   a. Hiperventilar al neonato (mecánica o manualmente) utilizando una FiO_2 de 1,0 durante 10 min a 15 min.
   b. Intentar disminuir la $PaCO_2$ (por lo general, al rango de 25 Torr a 30 Torr o 3,3 kPa a 4,0 kPa) e incrementar el pH a 7,5.
   c. Obtener una muestra de gases en sangre arterial.
   d. <u>Cambios rápidos, prolongados y de gran magnitud en la $PaCO_2$ pueden alterar el flujo sanguíneo cerebral. Utilizar esta prueba con cuidado.</u>
4. Resultado:
   a. Una respuesta <u>drástica</u> (incremento de la PaO_2) junto con una marcada inestabilidad sugieren HPPRN.
   b. Se debe distinguir si el incremento en la PaO_2 se originó en la alcalosis e hiperoxia inducidas o en el incremento de la presión media en la vía aérea.

F. Ecocardiografía (*v.* Capítulo 25):
1. Es el método de referencia para el diagnóstico.
2. Permite descartar la presencia de cardiopatía congénita.
3. Evalúa la función miocárdica.
4. Puede permitir la visualización directa del *shunt* (flujo sanguíneo con Doppler).
5. Estima la presión arterial pulmonar a partir del *jet* regurgitante tricuspídeo.

V. Tratamiento:

A. Prenatal:
1. Los embarazos complicados con alteraciones asociadas a HPPRN (p. ej., hernia diafragmática congénita y oligohidramnios prolongado) deben ser derivados a un centro de alto riesgo capaz de tratar al neonato luego del nacimiento.
2. Identificación y tratamiento obstétrico adecuado de otros embarazos de riesgo (p. ej., líquido amniótico meconial, corioamnionitis y posmadurez).

B. Neonatal:
1. Resucitación adecuada.
2. Evitar la acidosis, la hipoxia y la hipercarbia.
3. Evitar la hipotermia, la hipovolemia y la hipoglucemia.
4. Rápido tratamiento ante la sospecha de sepsis, hipotensión u otros problemas.

C. Establecer el diagnóstico.

D. Medidas generales de sostén:
1. Utilizar estrategia, modo y modalidad ventilatorios adecuados.
2. Garantizar una adecuada presión arterial sistémica.
3. Mantener una adecuada capacidad de transporte de oxígeno (hemoglobina > 15 mg/dL).
4. <u>Tratar el trastorno subyacente</u>. Ejemplos:
   a. Reemplazo con surfactante para el síndrome de dificultad respiratoria (SDR).
   b. Antibióticos, si están indicados.
   c. Corregir problemas mecánicos (p. ej., ascitis, derrames pleurales y escapes de aire).

E. Ventilación mecánica:
1. El abordaje inicial debe ser establecer una ventilación adecuada mientras se trata la enfermedad pulmonar subyacente, en caso de existir. Se puede utilizar la ventilación mecánica tanto convencional como de alta frecuencia.
2. No hay suficiente bibliografía para definir un abordaje óptimo al tratamiento ventilatorio de la HPPRN. Se han sugerido dos estrategias diametralmente opuestas, pero no han sido comparadas mediante estudios clínicos adecuados:

a. La ventilación conservadora utiliza la menor cantidad de soporte posible para alcanzar el intercambio gaseoso y el pH que son mínimamente aceptables (según estándares convencionales). La filosofía es disminuir el soporte ventilatorio al menor nivel posible, para evitar la hiperexpansión pulmonar (que contribuye a la RVP) y el barotrauma. Se toleran niveles de PaO_2 de 40 Torr a 45 Torr (5,7 kPa a 6,0 kPa), niveles de $PaCO_2$ de 55 Torr a 60 Torr (7,7 a 8,0 kPa) y niveles de pH de 7,25. En la práctica clínica habitual, los valores de saturación de oxígeno reflejan mejor el contenido de oxígeno en la sangre; por ende, muchos médicos optan por seguir estos valores en lugar de los niveles de PaO_2. Además, si bien la RVP responde a la concentración de oxígeno alveolar, no hay suficiente evidencia en humanos que sugiera que responde a la PaO_2. Desde esta perspectiva, "mantener una PaO_2 mayor a un valor X" parece ser un abordaje poco útil.

b. Hiperventilación y alcalosis moderadas. Este abordaje intenta sacar provecho de los efectos ventilatorios de la alcalosis y la hipocapnia sobre los vasos pulmonares. Disminuir la $PaCO_2$ al valor "crítico", por debajo del cual existe una marcada elevación de la PaO_2. La alcalosis se puede elevar mediante infusión de bicarbonato de sodio (aunque la evidencia reciente sugiere que esto incrementa la morbilidad y, por lo tanto, ya no se recomienda). Si se lo utiliza, habitualmente el pH se mantiene por encima de 7,5. Sin embargo, el flujo sanguíneo cerebral también responde a la $PaCO_2$ (disminución del flujo ante una $PaCO_2$ baja) y existe evidencia epidemiológica en niños que asocia una $PaCO_2$ baja con discapacidad motriz a largo plazo. Este abordaje ya no se recomienda.

c. Por precaución, muchos médicos favorecen un abordaje "intermedio" o "de evitación de la acidosis y la hipercapnia", en el cual se tiene como objetivo alcanzar valores de gases en sangre y de pH fisiológicamente normales o casi normales utilizando soporte ventilatorio a través de una filosofía intermedia entre las descritas más arriba.

3. Mantener un volumen pulmonar adecuado. En pulmones normales, el estudio de la mecánica/fisiología básica sugiere que la RVP es mínima a la capacidad residual funcional (CRF). En pulmones enfermos, hay un volumen donde la RVP es mínima (probablemente cerca de la CRF), pero se desconoce su valor exacto. Seguir la mecánica pulmonar puede ser una técnica útil en este sentido.
4. Sin importar qué abordaje se elija, debe recordarse que algunos neonatos con HPPRN presentan una inestabilidad extrema. Habitualmente, es mejor intentar varios cambios pequeños en el ventilador/la FiO_2 que uno grande.
5. En la HPPRN, se produce una fase transicional a los 3 a 5 días de edad. La reactividad vascular disminuye y se puede disminuir el soporte más rápidamente.

F. Farmacoterapia (*v.* Capítulos 59 y 63):

1. Mantener un gasto cardíaco y una presión arterial sistémica adecuados. El grado de *shunt* de derecha a izquierda depende del gradiente pulmonar a sistémico. Es crucial evitar la hipotensión sistémica. El monitoreo de la PVC puede ser útil:
   a. Corregir la hipovolemia, si está presente, administrando expansores de volumen.
   b. Agentes cardiotónicos/vasculares: dopamina, dobutamina, adrenalina, noradrenalina y milrinona. Todos estos tienen diferentes efectos sobre la RVP, la RVS y la contractilidad. Hay escasa evidencia que indique el medicamento y la dosis correctos.
   c. Pequeñas series de casos han sugerido que la milrinona puede aumentar la oxigenación en neonatos con escasa respuesta al óxido nítrico inhalado (ONi). Esto probablemente se origine en la acción de la milrinona como inhibidor de la PDE-3.
2. Corregir la acidosis:
   a. Se puede administrar bicarbonato de sodio en forma de bolo (1 mEq/kg a 3 mEq/kg) o como infusión continua ($\leq$ 1 mEq/h). <u>Evitar la hipernatremia; garantizar una ventilación adecuada</u>.
   b. Se puede administrar trishidroxiaminometano (THAM, 0,3 M) si la $PaCO_2$ está elevada. Dosis: 4 mL/kg a 8 mL/kg. Evaluar en busca de hipopotasemia, hipoglucemia y depresión respiratoria.
3. Agentes vasodilatadores pulmonares:
   a. ONi (*v.* Capítulo 63). El ONi ha tratado exitosamente la HPPRN en neonatos de término. Las toxicidades potenciales incluyen metahemoglobinemia y lesión pulmonar por metabolitos formados durante la oxidación del NO:
      (1) Prematuridad y NO. Ensayos controlados aleatorizados y metaanálisis no han mostrado una mejora en la sobrevida al utilizar NO de forma rutinaria o en un contexto de rescate.
      (2) No se recomienda su uso en este contexto.
   b. Sildenafil es un inhibidor de la PDE-5 que puede ser beneficioso como coadyuvante al ONi de uso agudo o como tratamiento primario en centros sin acceso a ONi. Típicamente, está disponible solo en forma oral. No autorizado por la FDA para su uso en neonatos. Se necesita más investigación con ensayos aleatorizados de gran tamaño.
   c. El bosentán es un antagonista de la endotelina-1 (ET-1). La evidencia se limita a reportes de casos y pequeños ensayos controlados aleatorizados. Un estudio mostró mayor oxigenación a corto plazo. Solo disponible en forma oral. El principal efecto adverso es la elevación de las transaminasas e insuficiencia hepática. Se deben realizar estudios de la función hepática antes y durante de la administración de bosentán. Se necesita más investigación.

d. Epoprostenol (Flolan®) es una prostaciclina (análogo de PGI-2) que en pequeñas series de casos y en reportes de casos ha mostrado ser útil en neonatos con HPPRN. Se puede administrar mediante instilación endotraqueal o por vía endovenosa de forma continua, debido a su corta vida media. El principal efecto adverso es la hipotensión sistémica, la cual se puede atenuar con la forma inhalada, pero el pH de esta última es extremadamente alcalótico y faltan datos sobre la seguridad a largo plazo. Se necesitan más estudios.

G. Oxigenación por membrana extracorpórea (*v.* Capítulo 64):

1. Modalidad de rescate utilizada generalmente cuando la mortalidad pronosticada por HPPRN es elevada (por lo general, entre el 80% y el 85%).
2. La sobrevida general se acerca al 70%-80% y depende de la enfermedad subyacente; para la hernia diafragmática congénita e hipoplasia pulmonar se detectan tasas menores.
3. Secuelas a largo plazo en alrededor del 20%, valor equivalente al reportado en neonatos que sobreviven a la HPPRN tratados por medios convencionales.

Bibliografía de consulta

Kinsella JP, Shaffer E, Neish SR, et al. Low-dose inhalational nitric oxide in persistent pulmonary hypertension of the newborn. Lancet 1992; 340: 818-22.

Konduri GG, Kim UO. Advances in the diagnosis and management of persistent pulmonary hypertension of the newborn. Pediatr Clin N Am 2009; 56: 579-600.

Lapointe A, Barrington KJ. Pulmonary hypertension and the asphyxiated newborn. J Pediatr 2011; 158 (2 Suppl): e19-24.

Peckham GJ, Fox WW. Physiological factors affecting pulmonary artery pressures in infants with persistent pulmonary hypertension. J Pediatr 1978; 93: 1005-110.

Roberts JD, Polaner DM, Lang P, et al. Inhaled nitric oxide in persistent pulmonary hypertension of the newborn. Lancet 1992; 340: 818-21.

Wung JT, James LS, Kilchevsky E, et al. Management of infants with severe respiratory failure and persistence of the fetal circulation, without hyperventilation. Pediatrics 1985; 76: 488-93.

73

Hernia diafragmática congénita

Nitesh Singh • David Field

I. Contexto: la hernia diafragmática congénita (HDC) tiene una incidencia reportada de entre 1 en 2500 y 1 en 4000 nacidos vivos, con una tasa de abortos espontáneos del 30%:
  A. Embriología: fracaso del desarrollo normal del diafragma durante el primer trimestre. Tipos:
    1. Defecto posterolateral o HDC de Bochdalek: variedad más frecuente, se la observa comúnmente del lado izquierdo (85%), pero también puede ocurrir del lado derecho (13%) o ser bilateral (2%). El cuadro clásico de la hernia de Bochdalek consiste en un defecto posterolateral de aproximadamente 3 cm de diámetro.
    2. Los defectos de la porción anterior o central representan menos del 5% de los casos.
    3. Ausencia completa del diafragma; infrecuente, es el tipo más grave y con peor pronóstico.
    4. Eventración. No es una verdadera hernia, resulta de un desarrollo muscular insuficiente del diafragma primitivo.
  B. Aproximadamente en el 60% de los casos la HDC es aislada (no sindrómica). En el resto de los casos, se la denomina de diferentes maneras: HDC compleja, no aislada o sindrómica. El síndrome más frecuente que incorpora una HDC es el síndrome de Fryn. La HDC también es una característica de ciertas anomalías cromosómicas (p. ej., trisomía 13 o 18). El pronóstico es peor en aquellos casos en los que la HDC no es un hallazgo aislado.
  C. Fisiopatología:
    1. La compresión de ambos pulmones durante el embarazo provoca hipoplasia, especialmente en el pulmón homolateral.
    2. En los casos más graves, la función cardíaca también puede estar comprometida en la etapa intrauterina.
    3. Luego del nacimiento, la distensión gaseosa del intestino dentro del tórax puede dar como resultado un mayor compromiso cardiorrespiratorio.
    4. Hipoplasia pulmonar (incluidas las anomalías de los vasos pulmonares) y escasa oxigenación luego del nacimiento, que, por lo general, resultan en hipertensión pulmonar persistente del recién nacido (HPPRN) grave.
    5. En casos leves, el desarrollo y la función cardiopulmonar pueden ser suficientes para permitir una adaptación normal a la vida extrauterina con presentación a una edad mayor.

II. Presentación y diagnóstico:
  A. Prenatal:
    1. Normalmente se la puede detectar en la exploración ecográfica materna de rutina durante el segundo o tercer trimestre en alrededor del 70% de los casos; se puede identificar las vísceras abdominales herniadas y el desplazamiento del mediastino. Sin embargo, una evaluación informada como "normal" no descarta definitivamente el diagnóstico. Los casos no detectados en la evaluación prenatal suelen tener un mejor pronóstico.
    2. Las lesiones del lado derecho son más difíciles de detectar debido a la ecogenicidad similar entre los pulmones y el hígado.
    3. Con frecuencia se observa la presencia de polihidramnios.
    4. Se han detectado varias otras anomalías asociadas con la hernia diafragmática; por ende, se deben revisar todos los aspectos de la anatomía fetal una vez detectada una HDC.
  B. Presentaciones posnatales (cuando no se la sospecha en la etapa prenatal):
    1. En el nacimiento, cuando el neonato no responde a medidas de resucitación normales. En tales casos, se puede detectar un tórax en tonel o abdomen excavado.
    2. Dentro de las primeras 48 h de vida con dificultad respiratoria.

3. Más adelante en la niñez (hasta el 10%), donde los signos pueden ser variables y pueden ser de naturaleza respiratoria o gastrointestinal, con una edad promedio al momento del diagnóstico de 1 año (32 días a 15 años).

C. Diagnóstico diferencial:
Las lesiones quísticas (más frecuentemente la malformación congénita de la vía aérea pulmonar) y los crecimientos o derrames pulmonares, que vuelven al hemitórax opaco, pueden causar confusión.

D. Estudios:
Los hallazgos en la ecografía prenatal o la presentación clínica sola pueden sugerir fuertemente el diagnóstico. Estudios adicionales útiles:
1. La radiografía de tórax es esencial (*v.* Capítulo 23).
2. Estudios contrastados: se utilizan para confirmar la presencia del estómago/asas intestinales en el tórax; raramente necesarios.
3. Ecografía o (muy pocas veces) estudios con isótopos para documentar la posición del hígado.
4. La ecocardiografía puede ser útil para valorar el grado de hipertensión pulmonar.
5. Raramente, es necesaria la TC o resonancia magnética (RM).
6. Asimismo, la endoscopia de la vía aérea muy pocas veces es necesaria.

III. Predicción del resultado:
Fundamentos: la hernia diafragmática ocasiona un rango patológico que varía desde hipoplasia pulmonar muy leve (que causa mínimo compromiso) hasta grave (incompatible con la vida). Muchos neonatos caen en esta última categoría. ¿Se los puede identificar con el fin de evitar una exposición innecesaria a cirugía y cuidados intensivos?

A. Período prenatal: se ha sugerido que las características de diagnóstico temprano (< 25 semanas), polihidramnios y presencia de estómago o hígado en el tórax equivalen a mal pronóstico. Ninguna de ellas ha demostrado ser consistentemente confiable. La relación entre el diámetro pulmonar y la circunferencia cefálica (RPC, relación pulmón/cabeza) puede proporcionar cierto indicio respecto del crecimiento pulmonar, en particular ante valores extremos. Una RPC < 0,6 se correlaciona con una elevada mortalidad, mientras que una RPC mayor de 1,4 se asocia a mortalidad virtualmente ausente. Para el feto con HDC y una RPC de valor intermedio, este parámetro ha demostrado ser menos útil. Se ha sugerido la RM fetal como herramienta para obtener una estimación tridimensional del crecimiento pulmonar. En la actualidad, en centros quirúrgicos se utiliza una combinación entre la RPC y la presencia o ausencia de hígado en la cavidad torácica para considerar la intervención prenatal.

B. La radiografía de tórax posnatal (estómago intratorácico, grado estimado de hipoplasia pulmonar) tiene utilidad limitada para predecir el resultado.

C. Función pulmonar posnatal (volúmenes pulmonares, distensibilidad pulmonar; utilidad limitada en forma aguda para predecir el resultado).

D. Ecocardiografía (espesor ventricular; utilidad limitada para predecir el resultado).

E. En neonatos con HDC el tamaño del defecto detectado al momento de la cirugía se relaciona con la sobrevida; sin embargo, esta asociación no está perfeccionada.

IV. Tratamiento:

A. Prenatal: una vez realizado el diagnóstico, el obstetra, el neonatólogo y cirujano pediátrico deben asesorar a las familias respecto de las opciones disponibles:
1. Los criterios y las normativas para la interrupción del embarazo varían ampliamente entre diferentes países.
2. Continuación del embarazo y realización de reparación posnatal.
3. Cirugía fetal prenatal: realizada solo en algunos centros alrededor del mundo. La reparación anatómica intrauterina mediante histerotomía y cirugía fetal directa ya no se utiliza en vistas de los malos resultados. La oclusión traqueal fetal endoscópica (OTFE) es el tratamiento actualmente en estudio como medio para promover el crecimiento pulmonar y limitar la gravedad de la hipoplasia pulmonar. Utilizando un traqueoscopio fetal, se introduce un balón (idealmente a las 26 a 28 semanas) y se elimina esta oclusión durante la etapa intrauterina a las 34 semanas. Esto es mucho menos invasivo que las técnicas previas en las que se utilizaban clips traqueales o cánulas de acceso más grandes. Harrison y cols. concluyeron que la oclusión traqueal fetal no mejoró la sobrevida ni la mortalidad. Se esperan más estudios aleatorizados.

B. Al nacer, en casos diagnosticados en la etapa prenatal:
1. Evitar la distensión del tracto gastrointestinal como resultado de la ventilación mediante máscara facial:
   a. En la mayoría de los centros el abordaje es intubar y ventilar tan pronto como sea posible (es decir, en la sala de partos). Considerar la parálisis electiva.
   b. Pasar una sonda nasogástrica en la sala de partos, asegurarse que esté libre para el drenaje y aspirar cada 30 min. Alternativamente, introducir una sonda Replogle y utilizar aspiración continua.
2. Minimizar los factores que puedan precipitar HPPRN y también daño pulmonar:
   a. Utilizar sedación adecuada.

b. Intentar garantizar una ventilación adecuada. El principal objetivo de la ventilación es el intercambio gaseoso adecuado. Las técnicas de ventilación sutil, que toleran una $PaCO_2$ de 60 mmHg a 65 mmHg con oxigenación adecuada (definida como una SpO_2 preductal > 85% [idealmente > 90%]) y permiten una presión inspiratoria pico mínima, han ocasionado una marcada mejora en la sobrevida en centros seleccionados.
c. La ventilación de alta frecuencia puede permitir un adecuado intercambio gaseoso a una presión más baja, que evita en cierta medida el daño pulmonar.

C. En la UCIN, antes de la cirugía:
1. En los neonatos que no son diagnosticados en la etapa prenatal pero se presentan poco después del nacimiento con dificultad respiratoria, se debe intentar minimizar la manifestación de HPPRN y evitar la distensión intestinal con aire.
2. En todos los neonatos afectados, establecer un monitoreo continuo. El acceso arterial/invasivo para la presión arterial es esencial (recordar que las muestras obtenidas de sitios diferentes al brazo derecho son afectadas por el *shunt* de derecha a izquierda). El monitoreo de la presión venosa central, si está disponible a través de la vena umbilical, es de gran ayuda para el control de los líquidos.
3. Garantizar una adecuada presión arterial sistémica (mantiene la perfusión tisular y minimiza el *shunt* de derecha a izquierda). Puede requerir infusión tanto de volumen como de inotrópicos. Tener cuidado de no inducir una sobrecarga de volumen. Un pH posductal > 7,25 es aceptable siempre y cuando exista evidencia de buena perfusión tisular, como buen llenado capilar, adecuada excreción de orina y niveles séricos de ácido láctico normales.
4. Proporcionar adecuado soporte ventilatorio. Habitualmente las normas locales determinan la primera elección. Se puede utilizar con éxito la ventilación tanto convencional como de alta frecuencia. El objetivo es lograr como mínimo un estado de estabilidad (es decir, oxigenación suficiente para prevenir la acidosis metabólica, control de dióxido de carbono suficiente para prevenir la acidosis respiratoria). Si esto no se puede lograr a pesar del soporte máximo (incluyendo ECMO), se debe considerar al neonato como no viable. En aquellos neonatos que se estabilizan, se debe optimizar su condición clínica antes de la cirugía. Nuevamente, la práctica local determina el momento óptimo para la operación; sin embargo, no hay suficiente evidencia para respaldar criterios específicos.
5. Administrar vasodilatadores pulmonares según esté indicado. La HPPRN es una complicación frecuente e importante de la hernia diafragmática. El óxido nítrico empírico parece ser el agente de elección, pero los datos relacionados a la HDC sugieren que su uso no es útil y potencialmente perjudicial.
6. Surfactante. No existe evidencia que respalde la recomendación de utilizar surfactante en la HDC. Su uso puede estar indicado en neonatos prematuros con hallazgos radiográficos de atelectasia alveolar sugestiva de deficiencia de surfactante.
7. En algunos centros se utilizan prostaglandinas para mantener la permeabilidad ductal y así prevenir la sobredistensión del corazón derecho.

D. Claramente, la reparación quirúrgica es esencial, pero solo se debe llevar a cabo cuando el neonato esté estable. La reparación a cielo abierto se puede realizar a través del abdomen (permite la corrección simultánea de la malrotación asociada) o del tórax. Un defecto de gran tamaño puede requerir el uso de un parche. En la actualidad, se está evaluando la reparación mínimamente invasiva de la HDC utilizando toracoscopia.

E. Cuidados posoperatorios:
1. Esencialmente se recomienda el mismo patrón de tratamiento.
2. La imposibilidad de retirar el soporte respiratorio en los días posteriores a la operación puede indicar la presencia de hipoplasia pulmonar letal.

F. La oxigenación por membrana extracorpórea (ECMO) claramente puede proporcionar estabilidad y controlar la HPPRN; sin embargo, no se ha demostrado evidencia de beneficios en comparación con otras formas de atención respecto del resultado a largo plazo. La revisión Cochrane más reciente concluyó que el beneficio de la ECMO en neonatos con HDC no es evidente. Los que sobreviven a la HDC grave y que han recibido soporte con ECMO tienen mortalidad y morbilidad tardías significativas. En algunos centros, hay un uso cada vez mayor de ECMO para tratar a pacientes con HDC tanto antes como después de la cirugía.

G. El tratamiento posnatal de neonatos con HDC varía marcadamente entre diferentes centros. El CDH EURO Consortium ha publicado documentos/guías de consenso que brindan a los neonatólogos e intensivistas una estrategia de tratamiento guiada por estrategia de protocolo europeo (el documento presenta los hallazgos de una reunión de consenso entre centros europeos con gran volumen y experiencia en el tratamiento de la HDC).

V. Resultados:

A. Corto plazo. Aproximadamente dos tercios de los recién nacidos vivos con HDC sobreviven y son dados de alta. Casi todos los resultados publicados son difíciles de interpretar, ya que son específicos de cada hospital y, por lo tanto, pueden presentarse las siguientes situaciones:
1. Contener sesgos de derivación.
2. No aclarar el efecto del asesoramiento prenatal y la interrupción selectiva del embarazo.

3. Excluir grupos de alto riesgo, tales como los que tienen anomalías asociadas.

B. Plazo intermedio. Una proporción de neonatos que sobreviven al período neonatal fallecen en los primeros 2 años de vida como resultado de la hipertensión/hipoplasia pulmonar.

C. Morbilidad a largo plazo:
Los neonatos con HDC por lo general requieren tratamiento intensivo luego del nacimiento, tienen hospitalizaciones prolongadas y presentan otras anomalías congénitas. Luego del alta hospitalaria, pueden tener secuelas a largo plazo, tales como insuficiencia respiratoria, reflujo gastroesofágico (hasta el 50%), crecimiento deficiente, retraso del neurodesarrollo, problemas conductuales, hipoacusia, recurrencia de la hernia y deformidades ortopédicas.

1. Morbilidad pulmonar: los neonatos que sobreviven a la HDC pueden requerir tratamiento para enfermedad pulmonar crónica (la incidencia varía entre el 25 y el 2%), broncoespasmo, aspiración, neumonía, hipertensión pulmonar e hipoplasia pulmonar. En neonatos con HDC que tienen DBP, además de las vacunas de rutina, se sugiere la profilaxis contra el virus sincicial respiratorio.
2. El reflujo gastroesofágico es frecuente y se ha informado una necesidad de funduplicatura por reflujo grave en hasta el 19% al 31% de los neonatos que sobreviven a la HDC.
3. La Academia Americana de Pediatría ha publicado guías para el seguimiento posterior al alta para profesionales de la salud involucrados en la atención de neonatos con HDC.

VI. Nuevos abordajes en desarrollo:

A. Intentos adicionales de intervención intrauterina. Se espera que con el avance de las técnicas de diagnóstico por imágenes será posible definir con mayor precisión el grado de hipoplasia pulmonar presente durante la etapa intrauterina y que, a partir de ensayos controlados aleatorizados bien realizados, surgirán guías e indicaciones claras para la intervención prenatal.

B. Se han desarrollado técnicas de reparación mínimamente invasivas, pero, en la actualidad, no tienen beneficio demostrado respecto de los abordajes más convencionales.

Bibliografía de consulta

American Academy of Pediatrics Committee on Fetus and Newborn, Lally KP, Engle W. Post discharge follow-up of infants with congenital diaphragmatic hernia. Pediatrics 2008; 121 (3): 627-32.

Deprest J, Brady P, Nicolaides K, et al. Prenatal management of the fetus with isolated congenital diaphragmatic hernia in the era of the TOTAL trial. Semin Fetal Neonatal Med 2014; 19 (6): 338-48; doi:10.1016/j.siny.2014.09.006.

Field D, Hyman-Taylor P, Bacon C, et al on behalf of MBRRACE-UK. Perinatal confidential enquiry—congenital diaphragmatic hernia. Leicester: The Infant Mortality and Morbidity Group. Department of Health Sciences, University of Leicester, 2014. <https://www.npeu.ox.ac.uk/downloads/files/mbrrace-uk/reports/Perinatal%20CDH%20Report%202014%20Full.pdf>

Harrison MR, Keller RL, Hawgood SB, et al. A randomized trial of fetal endoscopic tracheal occlusion for severe fetal congenital diaphragmatic hernia. N Engl J Med 2003; 349 (20): 1916-24.

Hedrick HL. Management of prenatally diagnosed congenital diaphragmatic hernia. Semin Fetal Neonatal Med 2010; 15 (1): 21-7.

Jani J, Gratacos E, Greenough A, et al. Percutaneous fetal endoscopic tracheal occlusion (FETO) for severe left-sided congenital diaphragmatic hernia. Clin Obstet Gynecol 2005; 48 (4): 910-22.

Keijzer R, Puri P. Congenital diaphragmatic hernia. Semin Pediatr Surg 2010; 19 (3): 180-5.

Lally KP, Lally PA, Lasky RE, et al. CDH study group. Defect size determines survival in infants with congenital diaphragmatic hernia. Pediatrics 2007; 120 (3): e651-7.

Lansdale N, Alam S, Losty PD, Jesudason EC. Neonatal endosurgical congenital diaphragmatic hernia repair: a systematic review and meta-analysis. Ann Surg 2010; 252 (1): 20-6.

Logan JW, Rice HE, Goldberg RN, Cotton CM. Congenital diaphragmatic hernia; a systematic review and summary of best-evidence practice strategies. J Perinatol 2007; 27 (9): 535-49.

Mugford M, Elbourne D, Field D. Extracorporeal membrane oxygenation for severe respiratory distress in newborn infants. Cochrane Database Syst Rev 2008; 3: CD001340.

Pober BR. Genetic aspects of human congenital diaphragmatic hernia. Clin Genet 2008; 74 (1): 1-15.

Reiss I, Schaible T, Van den Hout L, et al. Standardised postnatal management of infants with congenital diaphragmatic hernia in Europe: the CDH EURO Consortium consensus. Neonatology 2010; 98: 354-64.

Robinson PD, Fitzgerald DA. Congenital diaphragmatic hernia. Paediatr Respir Rev 2007; 8: 323-35.

Rossi AC. Indications and outcomes of intrauterine surgery for fetal malformations. Curr Opin Obstet Gynaecol 2010; 22 (2): 159-65.

Smith NP, Jesudason EC, Losty PD. Congenital diaphragmatic hernia. Paediatr Respir Rev 2002; 3 (4): 339-48.

Zalla JM, Stoddard GJ, Yoder BA. Improved mortality rate for congenital diaphragmatic hernia in the modern era of management: 15 year experience in a single institution. J Pediatr Surg 2015; 50 (4): 524-7; doi:10.1016/j.jpedsurg.2014.11.002.

74

Hipoplasia y agenesia pulmonar

Nitesh Singh • David Field

I. Clasificación:
  A. Pulmonar:
    1. Agenesia. Puede ser aislada o parte de un síndrome. Fracaso del desarrollo de ambos brotes pulmonares al inicio del desarrollo pulmonar (*v.* Capítulos 1 y 3). La agenesia bilateral siempre es fatal. El defecto unilateral puede ser asintomático.
    2. Hipoplasia (estructural):
      a. Primaria. Defecto infrecuente, puede estar asociado a otras anomalías congénitas.
      b. Secundaria. Consecuencia de cualquier lesión que altere el desarrollo normal (Tabla 74.1).
    3. Hipoplasia (bioquímica) primaria. Se han identificado algunos casos que se presentan con características de hipoplasia pulmonar, pero que tienen pulmones estructuralmente normales. Se han identificado anomalías del surfactante, en particular ausencia de proteína surfactante B.
  B. Vascular:
    1. Macroscópica. La atresia del tronco pulmonar principal puede altear el desarrollo vascular pulmonar normal; sin embargo, la función pulmonar normalmente es satisfactoria. Se presenta con cianosis grave, la cual se puede remediar aumentando el flujo sanguíneo pulmonar.
    2. Microscópica. La vascularización pulmonar puede estar alterada en los alvéolos y dar como resultado un intercambio gaseoso gravemente reducido. La displasia es infrecuente, pero se han reconocido algunos patrones (p. ej., displasia alvéolo capilar) que, en la actualidad, se están relacionando con anomalías genéticas específicas.

II. Fisiopatología:
  A. La fisiopatología exacta varía con el mecanismo subyacente:
    1. Tamaño pulmonar reducido (p. ej., secundario a distrofia torácica).
    2. Inmadurez estructural (p. ej., secundaria a oligohidramnios).
    3. Difusión deficitaria (p. ej., secundaria a displasia alvéolo capilar).
  B. El principal problema funcional que resulta en todas las situaciones anteriores es la insuficiencia pulmonar. El principal problema clínico suele ser la transferencia de oxígeno (falta de área de superficie pulmonar adecuada).

III. Diagnóstico:
  A. Prenatal. El diagnóstico se puede anticipar sobre la base de una evaluación ecográfica materna que sugiera compresión (p. ej., oligohidramnios grave y cavidad torácica fetal pequeña). La resonancia magnética también se está utilizando para determinar esta situación.
  B. Posnatal. El diagnóstico puede ser evidente luego del nacimiento si la hipoplasia es grave (es decir, el niño no puede ser resucitado o si existe dificultad respiratoria grave desde el nacimiento), o si es parte de un síndrome reconocible

Tabla 74.1 Factores que pueden alterar el crecimiento pulmonar intrauterino

- Compresión del tórax (p. ej., oligohidramnios: de cualquier causa).
- Compresión pulmonar (p. ej., derrame pleural y hernia diafragmática).
- Reducción de la respiración fetal (p. ej., trastorno neuromuscular).

(p. ej., secuencia de oligohidramnios). El diagnóstico puede ser tardío si el neonato se presenta más tarde con dificultad respiratoria leve a moderada aparentemente aislada. Se deben considerar los síndromes asociados a hipoplasia pulmonar de forma primaria o secundaria. De modo similar, se deben descartar las situaciones que pueden imitar estos signos (p. ej., infección). En todos los casos en los que la hipoplasia es el diagnóstico posible, se deben considerar los siguientes pasos:

1. Interconsulta genética.
2. Medición de los volúmenes pulmonares.
3. Medición de la distensibilidad pulmonar.
4. Examen del genotipo de surfactante.
5. Biopsia pulmonar.

C. La elección del estudio varía con la gravedad del problema del neonato. En caso de insuficiencia respiratoria grave, se puede realizar una biopsia pulmonar como evento final para permitir el diagnóstico y el asesoramiento para futuros embarazos (*v.* más adelante). En caso de problemas respiratorios menores (p. ej., taquipnea persistente sin explicación), es adecuada la valoración de la mecánica pulmonar.

IV. Tratamiento:

A. Prenatal. Si se realiza un diagnóstico intrauterino de hipoplasia pulmonar, el obstetra, el neonatólogo, el genetista y el cirujano (si es adecuado) deben asesorar a las familias. Las posibles opciones varían según los siguientes factores:

1. El diagnóstico primario y su pronóstico.
2. El grado de certeza diagnóstica resultante de la evaluación. Esencialmente, los padres deben elegir entre las siguientes alternativas:
   a. Interrumpir el embarazo (los criterios y regulaciones varían ampliamente entre diferentes países).
   b. Continuar el embarazo con intervención y "tratamiento" posnatal.
   c. Intervención prenatal, practicada solo en relación con ciertos problemas (p. ej., derrames pleurales bilaterales). Los resultados varían tanto con la naturaleza como con la gravedad del problema subyacente. No hay evidencia establecida sobre el beneficio de tales intervenciones.

B. Al momento del nacimiento, se debe llevar a cabo la resucitación estándar. Cuando los estudios neonatales lo indiquen, se deben aplicar medidas especiales (p. ej., drenaje de derrames pleurales). La resucitación vigorosa de neonatos con pulmones de pequeño volumen frecuentemente tiene como resultado neumotórax. Si las características dismórficas indican un síndrome letal, o si la oxigenación resulta imposible, se deben retirar las medidas de cuidado intensivo.

C. En la UCIN:

1. Establecer el monitoreo de rutina. El acceso arterial/para la presión arterial invasiva es esencial en los casos más graves; el monitoreo de la presión venosa central, si está disponible a través de la vena umbilical, es de gran ayuda para el control de los líquidos.
2. Garantizar una adecuada presión arterial sistémica (mantener la perfusión tisular y minimizar el *shunt* de derecha a izquierda).
3. Proporcionar soporte respiratorio adecuado. Los neonatos con hipoplasia leve pueden no requerir ventilación. Para aquellos que requieren soporte invasivo, las prácticas locales habitualmente determinan la primera elección; se puede utilizar con éxito dispositivos tanto convencionales como de alta frecuencia. Como objetivo se busca la estabilidad de los gases en sangre (es decir, suficiente oxigenación para prevenir la acidosis metabólica). La ventilación más agresiva puede inducir daño en los pulmones y empeorar aún más la función pulmonar. Si resulta imposible el controlar de los gases en sangre a pesar de un soporte máximo, el neonato debe ser considerado no viable.
4. Los intentos de "tratamiento" de la hipoplasia pulmonar en los que se utiliza una combinación de presión positiva continua en la vía aérea (CPAP) con óxido nítrico inhalado (ONi) durante un período prolongado han mostrado cierta eficacia durante las pruebas *in vitro*, pero la evidencia cínica de beneficio a lo sumo es ambigua. El uso de sildenafil en esta situación también se debe considerar experimental.
5. Administrar vasodilatadores pulmonares según esté indicado; la hipertensión pulmonar es una complicación frecuente. La ecocardiografía puede ayudar a confirmar el diagnóstico. El ONi (utilizado como vasodilatador pulmonar) es el agente de elección.
6. Surfactante. No se ha demostrado un papel claro para el uso de surfactante en esta situación (además del tratamiento del SDR en caso de estar presente), pero con frecuencia se lo utiliza como un intento de rescate en un neonato cuya situación se está deteriorando.
7. La oxigenación por membrana extracorpórea (ECMO) es claramente capaz de proporcionar un estado de estabilidad, pero no existe evidencia de beneficio a largo plazo respecto de otras medidas de tratamiento de la hipoplasia pulmonar.
8. No se ha establecido la utilidad del uso de ventilación líquida parcial.

9. Realizar estudios para establecer el diagnóstico. En casos en los que no hay características claras para respaldar el diagnóstico de hipoplasia pulmonar, las pruebas de rutina deben descartar todas las otras causas de dificultad respiratoria.

V. Pronóstico:
  A. La hipoplasia pulmonar es el resultado de muchos trastornos diferentes. El pronóstico es regido principalmente por la etiología y cualquier anomalía asociada.
  B. Los casos leves se pueden volver asintomáticos con el crecimiento. Más adelante en la niñez aún se pueden detectar anomalías de la función.
  C. Los neonatos con hipoplasia moderada pueden sobrevivir con cuidados intensivos, pero, por lo general, requieren soporte respiratorio prolongado. El efecto del crecimiento es incierto y puede producirse la muerte más tarde en la niñez.
  D. Los neonatos gravemente afectados fallecen a pesar de un soporte completo. No se conocen intervenciones actuales que ayuden en tales casos.

VI. Asesoramiento para embarazos futuros:
  A. Algunos neonatos estarán afectados por alteraciones que pueden reaparecer en futuros embarazos.
  B. Una proporción de casos gravemente afectados pueden no ser diagnosticados sin evaluación del tejido pulmonar. La biopsia de pulmón puede ser imposible de realizar de forma segura mientras el niño está vivo.
  C. Se debe realizar un estudio *post mortem* siempre que sea posible. Si no se obtiene el permiso para realizarlo, una biopsia pulmonar a cielo abierto o con aguja obtenida poco después del fallecimiento aún puede permitir el diagnóstico tisular (en muchas regiones, es necesario el consentimiento para hacer esto).

Bibliografía de consulta

Aiton NR, Fox GF, Hannam S, et al. Pulmonary hypoplasia presenting as persistent tachypnea in the first few months of life. Br Med J 1996; 312: 1149-50.
Bishop NB, Stankiewicz P, Steinhorn RH. Alveolar capillary dysplasia. Am J Respir Crit Care Med 2011; 184 (2): 172-9.
Correia-Pinto J, Gonzaga S, Huang Y, Rottier R. Congenital lung lesions—underlying molecular mechanisms. Semin Pediatr Surg 2010; 19 (3): 171-9.
DeMello D. Pulmonary pathology. Semin Neonatol 2004; 9: 311-29.
Geddes GC, Dimmock DP, Hehir DA, et al. A novel FOXF1 mutation associated with alveolar capillary dysplasia and coexisting colobomas and hemihyperplasia. J Perinatol 2015; 35 (2): 155-7; doi:10.1038/jp.2014.187.
Kallapur SG, Ikegami M. Physiological consequences of intrauterine insults. Paediatr Respir Rev 2006; 7 (2): 110-6.
Kilbride HW, Yeast J, Thibeault DW. Defining limits of survival: lethal pulmonary hypoplasia after midtrimester premature rupture of membranes. Am J Obstet Gynecol 1996; 175: 675-81.
Major D, Cadenas M, Cloutier R, et al. Morphometrics of normal and hypoplastic lungs in preterm lambs with gas and partial liquid ventilation. Pediatr Surg Int 1997; 12: 121-5.
Nogee LM, de Mello DE, Dehner LP, Colten HR. Deficiency of pulmonary surfactant protein B in congenital pulmonary alveolar proteinosis. N Engl J Med 1993; 328: 404-10.
Swenson AW, Donn SM. Alveolar capillary dysplasia: a lethal developmental lung malformation. Curr Respir Med Rev 2009; 5: 110-4.
Swenson AW, Becker MA, Donn SM, Attar MA. The use of high frequency jet ventilation to treat suspected pulmonary hypoplasia. J Neonatal Perinatal Med 2011; 4: 33-7.
Welzing L, Bagci S, Abramian A, Bartmann P, Berg C, Mueller A. CPAP combined with inhaled nitric oxide for treatment of lung hypoplasia and persistent foetal circulation due to prolonged PPROM. Early Hum Dev 2011; 87 (1): 17-20.

75

Quilotórax

Mohammad A. Attar

I. Anatomía y fisiología del sistema linfático:
   A. La linfa es generada en el espacio intersticial y es transportada en vasos linfáticos con flujo unidireccional desde los intestinos hacia el sistema venoso cerca de la unión de las venas yugular interna izquierda y subclavia izquierda.
   B. Hay variaciones en la anatomía del conducto linfático torácico; la mayoría de las personas (alrededor del 60%) tienen un único conducto linfático derecho a lo largo del mediastino posterior derecho entre la aorta y la vena ácigos, que cruza hacia el mediastino izquierdo hasta el esófago y por detrás del arco aórtico al nivel de las vértebras torácicas cuarta a sexta. Esta posición anatómica del conducto torácico lo vuelve vulnerable a lesiones asociadas a múltiples tipos de intervenciones quirúrgicas en la cavidad torácica.
   C. El contenido linfático incluye células (principalmente linfocitos), proteínas, factores de coagulación y quilomicrones. El flujo linfático aumenta luego de la alimentación enteral y disminuye con el ayuno.
   D. Las situaciones asociadas a disminución del flujo linfático o a incremento de la presión venosa/en la VCS dan como resultado un escape de linfa hacia los espacios a lo largo del recorrido de los vasos linfáticos (los espacios pleural y pericárdico en la cavidad torácica).

II. Momento de aparición del quilotórax:
   A. Quilotórax congénito:
      1. Se produce en 1 : 15 000 embarazos, con una relación hombre/mujer de 2 : 1 y con mayor frecuencia del lado derecho.
      2. El quilotórax es la causa más frecuente de hidrotórax congénito (alrededor del 65%).
      3. El pronóstico de un feto con quilotórax depende de la etiología y la presencia de otras anomalías, la prematuridad y el grado de interferencia por parte del quilotórax sobre el desarrollo pulmonar (grado de hipoplasia pulmonar), con una sobrevida general del 30% al 70%.
   B. Quilotórax luego de una lesión de los vasos intratorácicos:
      1. En neonatos tiene una frecuencia del 4% luego de cirugías cardíacas. Los pacientes con síndromes genéticos, procedimientos más complejos y aquellos con trombosis venosa tienen un mayor riesgo de desarrollar quilotórax.
      2. Se ha reportado quilotórax en asociación con otros procedimientos quirúrgicos que involucran a la cavidad torácica y al diafragma.
      3. Los pacientes que desarrollan quilotórax tienen una mayor mortalidad y una internación hospitalaria más prolongada.

III. Las anomalías linfáticas del desarrollo asociadas con quilotórax pueden estar limitadas a los pulmones o afectar a otros órganos. Habitualmente, el quilotórax es causado por un drenaje linfático lento o por la formación de un tumor que interrumpe el drenaje linfático:
   A. Los principales tipos de anomalías linfáticas son la linfangiomatosis (dilatación e incremento del número de capilares linfáticos) y la linfangiectasia (dilatación a lo largo del trayecto de los vasos linfáticos que puede ser primaria o secundaria a una obstrucción del flujo linfático).
   B. El síndrome de displasia linfática congénita es una forma hereditaria de anomalías de los vasos linfáticos asociada a quilotórax congénito atribuida a incompetencia valvular que ocasiona reflujo de quilo desde el conducto torácico.
   C. Los trastornos linfáticos pueden estar asociados a síndromes como el de Turner, de Noonan, la trisomía 21 y de Ehlers-Danlos.

IV. Métodos diagnósticos:
A. Identificación del quilo:
1. El quilo es claro si el neonato no ha sido alimentado y tiene aspecto cremoso en caso de haber comido.
2. Contiene más de 1000 glóbulos blancos por mililitro, con más del 70% al 80% de linfocitos.
3. Tiene un contenido proteico similar al plasma y una concentración de triglicéridos mayor de 1000 mg/dL (en pacientes alimentados).
B. Identificación de la etiología del quilotórax:
1. Evaluación prenatal para determinar la etiología, el plan y el pronóstico:
a. Evaluación fetal en busca de anomalías estructurales cromosómicas, cardíacas y torácicas.
b. Evaluación de la madre en busca de etiologías inmunológicas e infecciosas de hidrotórax.
2. Los estudios neonatales para identificar la anatomía de los vasos linfáticos y la fuente de escapes de linfa incluyen lo siguiente:
a. Linfografía (requiere la canulación de vasos linfáticos y puede identificar escapes desde el conducto torácico).
b. Linfografía por RM (no es buena para evaluar vías linfáticas).
c. Linfogammagrafía (se inyecta un radioisótopo entre los dedos; puede identificar lesión del conducto torácico).

V. Opciones terapéuticas:
A. Tratamiento prenatal:
1. Los objetivos son permitir un mayor crecimiento y desarrollo pulmonar y disminuir la interferencia del líquido acumulado sobre el retorno venoso y la función cardíaca.
2. Los tratamientos prenatales incluyen principalmente toracocentesis, *shunt* pleuroperitoneal y pleurodesis (creación de adherencias).
3. En casos de quilotórax bilateral de gran tamaño y cuando el quilotórax está asociado con hidropesía fetal, se consideran las intervenciones prenatales para mejorar la sobrevida de estos pacientes.
4. Se intenta prolongar el embarazo para evitar las morbilidades relacionadas con la prematuridad.
B. Tratamiento posnatal:
1. Los objetivos son disminuir el escape de linfa y dar tiempo a los vasos linfáticos lesionados de sanar o desarrollar suficientes conexiones colaterales.
2. Se utiliza una estrategia terapéutica escalonada. La progresión del riesgo y de la invasividad de las opciones terapéuticas es determinada por la respuesta al tratamiento (medida por el volumen de quilotórax drenado). El drenaje de más de 10 mL/kg/día se considera volumen alto.
3. Drenaje de quilo que interfiere con la función pulmonar. Intentar mantener los espacios pleurales limpios.
4. El líquido linfático drenado se asocia con pérdida de células (especialmente linfocitos), proteínas (que incluyen elementos nutritivos), electrolitos y factores inmunológicos y de coagulación:
a. Los líquidos drenados son parcialmente reemplazados (por lo general, con soluciones de albúmina al 5%).
b. En el líquido linfático drenado, se pierden factores tanto procoagulantes como anticoagulantes y puede haber una tendencia hacia un mayor riesgo de trombosis.
c. Algunos centros utilizan administración periódica de inmunoglobulina endovenosa (IVIG).
5. Otras opciones terapéuticas para disminuir el flujo linfático incluyen las siguientes:
a. Utilización de una fórmula rica en triglicéridos de cadena media (TCM) como Enfaport® y Portagen® para la alimentación enteral.
b. Interrupción de la alimentación enteral y suplementación con nutrición parenteral.
c. Utilización de un análogo de la somatostatina (octreotide, Novartis Pharmaceuticals, East Hanover, NJ) para reducir el flujo linfático supuestamente induciendo vasoconstricción esplácnica, disminuyendo el flujo venoso hepático y reduciendo las secreciones pancreáticas y gástricas. Los efectos adversos/complicaciones incluyen hiperglucemia, enterocolitis necrosante (en neonatos prematuros), barro biliar, hipotiroidismo e hipertensión pulmonar.
6. Las intervenciones quirúrgicas incluyen las siguientes:
a. Reparación o ligadura/embolización del conducto torácico.
b. Pleurodesis.
c. *Shunts* pleuroperitoneales.
d. Extirpación quirúrgica de linfangiomatosis localizada u otras masas que contribuyan al incremento de la presión venosa central.
7. Otras terapias complementarias incluyen medicamentos para mejorar la función diastólica en pacientes con presión venosa central elevada y anticoagulación en caso de presencia de un trombo venoso central.

Bibliografía de consulta

Bellini C, Ergaz Z, et al. Congenital fetal and neonatal visceral chylous effusions: neonatal chylothorax and chylous ascites revisited. A multicenter retrospective study. Lymphology 2012; 45: 91-102.

Bengtsson BS. Neonatal lymphatic (chylous) disorders. NeoReviews 2013; 14: e600-12.

Farmer DL, Albanese CT. Fetal hydrothorax. En: Harrison MR (ed). The unborn patient: the art and science of fetal therapy. 3ª ed. Orlando: W. B. Saunders, 2001; p. 373-8.

Mery CM, Moffett BS, et al. Incidence and treatment of chylothorax after cardiac surgery in children: analysis of a large multi-institution database. J Thorac Cardiovasc Surg 2014; 147: 678-85.

Tutor JD. Chylothorax in infants and children. Pediatrics 2014; 133: 722-33.

76

Apnea, bradicardia y desaturación

Mary Elaine Patrinos • Richard J. Martin

I. Introducción:

A. Generalmente, se acepta como apnea neonatal la detención de la respiración o la ausencia de flujo de aire durante > 15 s a 20 s. Los eventos más cortos también se pueden clasificar como apnea si se acompañan de bradicardia o hipoxemia.

B. La apnea del prematuro es sobre todo una alteración del desarrollo que se resuelve con el tiempo. La incidencia es inversamente proporcional a la edad gestacional, con una manifestación del 90% a < 29 semanas de gestación.

C. La apnea puede ser central (ausencia de esfuerzo inspiratorio), obstructiva (ausencia de flujo de aire) o mixta (central y obstructiva). La apnea mixta es el tipo más frecuente en neonatos prematuros.

D. La respiración periódica, definida como ciclos recurrentes de 10 s a 15 s de respiración alternada con pausas de 5 s a 10 s, es un patrón que refleja inmadurez del control respiratorio. La respiración periódica, por lo general, se asocia a hipoxemia intermitente.

E. La base fisiológica de la apnea es compleja y no del todo comprendida; sin embargo, el control respiratorio inmaduro superpuesto a la inmadurez pulmonar pueden contribuir a la morbilidad respiratoria a largo plazo.

F. El monitoreo portátil de la impedancia en la unidad de cuidados intensivos neonatales no detecta la apnea obstructiva; por lo tanto, la saturación de oxígeno y el monitoreo de la frecuencia cardíaca son complementos invaluables para detectar eventos cardiorrespiratorios.

G. La hipoxemia o bradicardia intermitentes, con frecuencia asociadas a apnea, probablemente tengan mayores consecuencias para el neonato prematuro que la apnea sola. La tríada de apnea, bradicardia y desaturación es uno de los problemas más complejos de la atención neonatal intensiva.

H. La apnea del prematuro típicamente se resuelve hacia la gestación de término; sin embargo, en la mayoría de los neonatos más prematuros puede extenderse más (44 semanas de edad posmenstrual).

II. Fundamentos fisiológicos de la apnea del prematuro:

A. La transición desde la vida fetal hacia la neonatal requiere un cambio abrupto en la actividad respiratoria, que pasa de ser intermitente (no asociada al intercambio gaseoso) a principalmente continua, donde la vida depende del intercambio gaseoso pulmonar.

B. La hipoxia (quizás a través de la liberación de adenosina) y las prostaglandinas (probablemente de origen placentario) inhiben la respiración fetal. A pesar de la eliminación de estos mediadores al nacer, en neonatos prematuros la apnea es preponderante en las primeras semanas a meses.

C. La integración de las señales de quimiorreceptores y mecanorreceptores en la neurorregulación del tronco encefálico mediante los neurotransmisores adenosina, ácido gamma-aminobutírico (GABA), serotonina y sus correspondientes receptores proporciona la base para el control autónomo de la respiración:

1. Los reflejos que contribuyen a la apnea en neonatos prematuros incluyen una respuesta disminuida a la hipercapnia, ausencia de una respuesta ventilatoria sostenida ante la hipoxia y mayor inhibición por estimulación de mecanorreceptores de la vía aérea.
2. La región quimosensible al CO_2 se encuentra en la superficie ventral del bulbo raquídeo, así como en los cuerpos carotídeos. En neonatos el CO_2 basal puede estar solo 1,5 mmHg por encima del umbral para la apnea, lo que los vuelve susceptibles a padecer apnea.
3. La quimiosensibilidad al O_2 (hipoxia) se ubica principalmente en los cuerpos carotídeos y es responsable de la respuesta ventilatoria ante la hipoxia observada tras el nacimiento. La hipoxia sostenida conduce a depresión respiratoria (como ocurre en el feto).

4. La activación del quimiorreflejo laríngeo provoca apnea, bradicardia, hipotensión, cierre de las vías aéreas superiores y estimula la deglución.

D. La apnea obstructiva se manifiesta cuando un neonato intenta respirar contra una vía aérea superior obstruida, lo que da como resultado un movimiento de la pared torácica y del diafragma en ausencia de flujo de aire:
   1. El sitio de obstrucción se ubica principalmente en la faringe, pero también se puede encontrar en la laringe o ambas.
   2. La apnea central, por lo general, antecede a la apnea obstructiva cuando es de tipo mixto, posiblemente por un retraso en la activación de los músculos de la vía aérea superior.
   3. Es infrecuente la apnea puramente obstructiva en ausencia de una posición de la cabeza y del cuello que la favorezca.

E. Además del problema del control respiratorio, los neonatos prematuros se ven afectados por estados inmaduros poco definidos del sueño, una pared torácica distensible, un diafragma subdesarrollado, vías aéreas de pequeño calibre y una mecánica pulmonar desfavorable. El movimiento paradójico de la pared torácica y las retracciones asociados a obstrucción parcial de la vía aérea se producen, por lo general, en respuesta a la presión negativa generada por el diafragma durante la inspiración.

III. Hipoxemia:

A. En neonatos la hipoxemia típicamente es definida por valores de saturación de oxígeno (determinados mediante oximetría de pulso, SpO_2) menores del 85% o del 90% durante un tiempo no definido. Aún no se ha determinado un rango de SpO_2 óptimo para un neonato individual, depende de muchas variables, incluso la edad posnatal, la edad gestacional, la madurez de la vascularización retiniana, la gravedad de la retinopatía, la presencia o ausencia de hipertensión pulmonar y la restricción del crecimiento intrauterino.

B. Si bien existe evidencia contradictoria respecto de la seguridad de los rangos inferiores de saturación (p. ej., del 85% al 90%, a partir de tres grandes ensayos controlados aleatorizados), se sugiere que se debe tener un objetivo de SpO_2 funcional del 90% al 95% en neonatos de menores de 28 semanas de gestación.

C. Los valores de PaO_2 se pueden estimar bastante bien a una SpO_2 menor del 95%, pero la PaO_2 puede variar ampliamente a niveles mayores del 95%. Tener un objetivo de SpO_2 mayor del 95% puede conducir a hiperoxia extrema.

D. Existe evidencia de que la oxigenación del tejido cerebral medida mediante espectroscopia cercana al infrarrojo en neonatos prematuros se preserva mejor durante episodios de bradicardia aislada en comparación con episodios de hipoxemia o de bradicardia e hipoxemia combinadas.

E. Hipoxemia intermitente o "eventos de desaturación":
   1. Frecuentemente se la define como una caída en la SpO_2 a menos del 85%, de duración variable.
   2. Las causas incluyen lo siguiente:
      a. Apnea central u obstructiva.
      b. Pausas respiratorias.
      c. Hipoventilación.
      d. Bajos volúmenes pulmonares (CRF) con reservas de oxígeno disminuidas.
      e. Un lecho vascular pulmonar reactivo o escasamente desarrollado.
   3. Permitir niveles basales menores de saturación de oxígeno predispone a hipoxemia intermitente más frecuente o profunda.

F. Inflamación e hipoxemia intermitente (Figura 76.1):
   1. La exposición a mayores tensiones de oxígeno luego del nacimiento incrementa la producción de radicales libres que pueden iniciar una cascada inflamatoria que conduce a lesión pulmonar y alteración pulmonar y vascular normal.
   2. La infección intrauterina o posnatal también conduce a inflamación.
   3. La inflamación se relaciona en el tiempo con la hipoxemia intermitente crónica observada durante las primeras semanas de vida posnatal.
   4. Se ha mostrado que la infección sistémica incrementa la expresión en el cerebro de citoquinas inflamatorias que inhiben la respiración.
   5. Los efectos adversos de la inflamación sobre las conexiones respiratorias en desarrollo (quimiorreceptores centrales y periféricos, mecanorreceptores) y los pulmones en desarrollo crean la tormenta perfecta para la hipoxia intermitente crónica y las morbilidades a corto y largo plazo potencialmente asociadas.

IV. Bradicardia:

A. Se define como una caída en la frecuencia cardíaca a menos de 70 a 100 latidos por minuto, según la edad gestacional y posnatal.

B. No está claro el mecanismo que relaciona la apnea con la bradicardia.

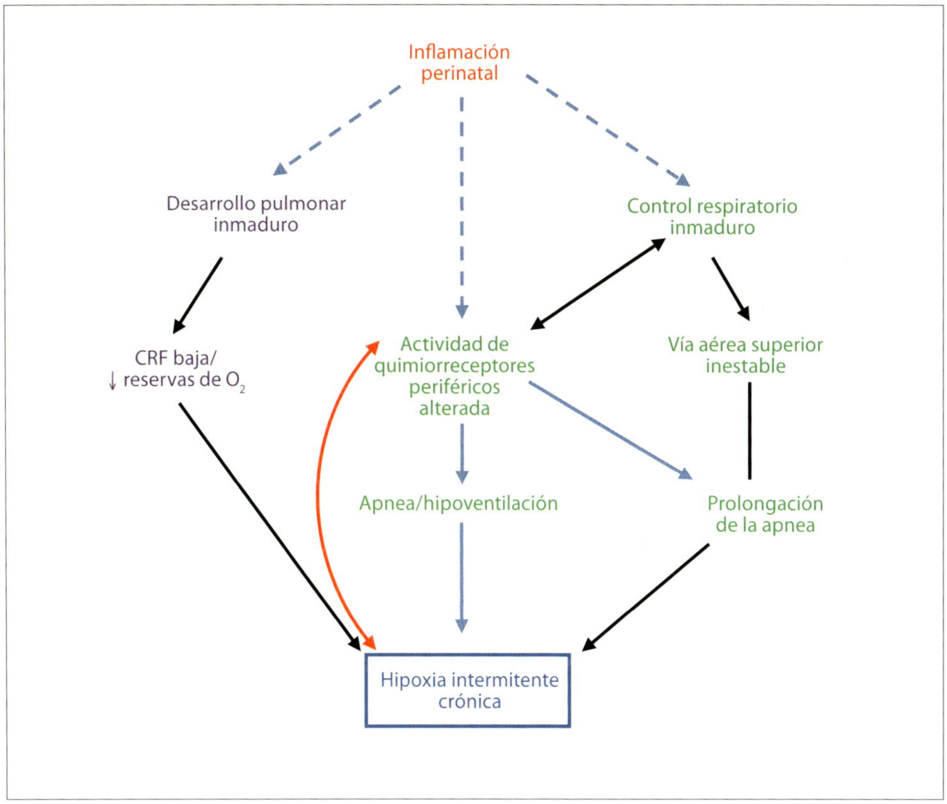

Figura 76.1 Dibujo esquemático que representa la tormenta perfecta: las consecuencias de los efectos adversos de la inflamación perinatal sobre los pulmones y las conexiones respiratorias en desarrollo que conducen a hipoxia intermitente crónica. Modificado de Di Fiore JM, *Respiratory Physiology and Neurobiology* 2013;189.

C. La bradicardia durante la hipoxemia puede estar relacionada con la estimulación de los quimiorreceptores del cuerpo carotídeo, especialmente en ausencia de insuflación pulmonar.
D. La bradicardia puede producirse en ausencia de hipoxemia y simultáneamente con apena durante la estimulación de receptores laríngeos, que ocasiona un aumento del tono vagal.
E. En la actualidad, parece no haber asociación entre eventos de bradicardia y resultados adversos del neurodesarrollo.

V. Monitoreo:
A. Respiración:
1. Los sensores de flujo, incluidos el neumotacómetro y el anemómetro de cable caliente, proporcionan mediciones de volumen durante la ventilación mecánica. En el contexto clínico, el neumotacómetro está limitado por las fugas de aire peritubo endotraqueal, lo que lo vuelve poco práctico para medir el flujo de aire y el volumen en neonatos.
2. Los sensores de CO_2 al final de la espiración y el termistor/termocupla tienen un papel limitado como medidores portátiles y se correlacionan débilmente con las mediciones de volumen corriente. Su utilización se limita a detectar la presencia o ausencia de flujo de aire.
3. El monitoreo de la impedancia es el método más popular de valoración de la respiración en el ámbito hospitalario. Puede proporcionar una medida exacta de la ventilación, pero está limitado por su susceptibilidad al artefacto de movimiento y no distingue las respiraciones con vía aérea superior obstruida de la ventilación normal.
4. La pletismografía respiratoria por inductancia (PRI) utiliza dos bandas envueltas alrededor del tórax y del abdomen y puede detectar la apnea tanto central como obstructiva cuando se combina con un algoritmo informático verificado que calibra las ondas de la caja torácica y abdominal para crear un volumen semicuantitativo. Actualmente, el uso de la PRI se limita al laboratorio de sueño.
B. Oxígeno (*v.* Capítulos 6, 7, 18, y 19):
1. La oximetría de pulso es el método más ampliamente utilizado para el monitoreo continuo no invasivo de la oxigenación.
2. Los factores que afectan su exactitud incluyen una escasa perfusión periférica (bajo gasto cardíaco o bajo volumen intravascular), la hipotermia, la luz ambiente y el artefacto de movimiento.
3. La exactitud óptima de la oximetría de pulso se limita a rangos de saturación de entre el 89% y el 95%.

4. El procesamiento de las señales también puede ser modificado por alteraciones en el tiempo de promediación para reducir falsas alarmas. Las alteraciones en el tiempo de promediación afectan la forma en la cual se detectan los episodios de desaturación. Por ejemplo, un tiempo de promediación corto, de 2 s, incrementa la cantidad de episodios cortos identificados, mientras que un tiempo de promediación más largo, de 16 s, puede dar la apariencia de incremento de los episodios largos de desaturación fusionando episodios cortos.
5. La introducción de ajustes automatizados de la fracción inspirada de oxígeno (*v.* Capítulo 60) ha disminuido la incidencia de episodios tanto hiperóxicos como hipóxicos graves al tiempo que incrementa el tiempo transcurrido dentro del rango objetivo deseado.

C. Frecuencia cardíaca:

En el neonato prematuro las señales de ECG pueden ser difíciles de obtener, debido a los artefactos del método o a la mala resolución de la onda. Los problemas logísticos frecuentes incluyen la insuficiente adhesividad de los electrodos y su colocación inadecuada. La piel translúcida y frágil de los neonatos prematuros más inmaduros, especialmente durante las primeras semanas de vida, puede presentar problemas adicionales. La novedosa técnica de monitoreo de las características de la frecuencia cardíaca, que combina las desaceleraciones cardíacas con la variabilidad, resulta promisoria para la identificación temprana de morbilidad neonatal.

VI. Tratamiento:

A. Desde su instauración en 1975, la terapia con metilxantinas (principalmente cafeína en Estados Unidos) sigue siendo la base del tratamiento farmacológico de la apnea. El principal mecanismo de acción es el bloqueo de la depresión respiratoria mediante la inhibición de receptores de adenosina en el tronco encefálico. Además, la cafeína mejora la función diafragmática e incrementa la sensibilidad de los quimiorreceptores del sistema nervioso central al CO_2. El ensayo *Caffeine for Apnea of Prematurity* (CAP) afianzó el uso de la cafeína como fármaco de elección para promover el destete de la ventilación mecánica y para prevenir y tratar la apnea del prematuro. En este gran ensayo controlado aleatorizado en el que se utilizaron dosis estándares, no solo se determinó que la cafeína es segura, sino también efectiva para reducir la incidencia de DBP y de trastornos del neurodesarrollo a los 18 meses y discapacidades motrices más sutiles a los 5 años de edad. La dosis de carga estándar de citrato de cafeína es de 20 mg/kg a 25 mg/kg y la dosis de mantenimiento es de 5 mg/kg a 10 mg/kg por dosis administradas cada 24 h por vía EV u oral. Si bien dosis mayores de cafeína parecen demostrar una mayor eficacia, se las debe utilizar con precaución y vigilando atentamente el crecimiento, la presencia de taquicardia y agitación, el equilibrio hídrico y la intolerancia a la alimentación. La práctica actual ha adoptado la administración profiláctica temprana de cafeína en neonatos de extremadamente bajo peso al nacer y se ha sugerido que el uso más prolongado, más allá de alrededor de las 34 semanas de edad corregida, disminuye los episodios de hipoxia intermitente.

B. Durante muchos años se han implementado estrategias de soporte respiratorio no invasivo como complemento al tratamiento con cafeína para evitar el fracaso de la extubación en neonatos menores de 32 semanas de gestación. El fundamento para implementar estas técnicas es evitar un soporte prolongado con la ventilación mecánica y sus consecuencias, la displasia broncopulmonar y el retraso del neurodesarrollo. La presión positiva continua en la vía aérea (CPAP) a 5 cm H_2O a 8 cm H_2O, la cánula nasal de alto flujo humidificado y calentado (CNAFHC) a velocidades de flujo de 3 lpm a 8 lpm (de acuerdo con el tamaño del neonato y del diámetro de la cánula nasal) y la ventilación nasal con presión positiva intermitente (VNPPI) han demostrado eficacia similar, sin que una de las modalidades demuestre ser consistentemente superior a las otras. Los beneficios de CPAP (el mecanismo subyacente de todas las estrategias no invasivas) son el soporte de estructuras de la vía aérea superior, la prevención de la obstrucción de la vía aérea y la mejora de la CRF y de la oxigenación. En los ensayos más antiguos, se encontró que la VNPPI sincronizada es superior a la CPAP y a la VNPPI, aunque la disponibilidad de la VNPPI sincronizada aún es limitada. Los beneficios de la CNAFHC en comparación con CPAP por vía nasal (CPAPn) son: menos trauma nasal, simplicidad y facilidad de uso y prevención de la compresión cefálica (especialmente de la fosa posterior) que puede producirse con la fijación de la cánula de CPAPn. Si bien la CNAFHC parece ser tan efectiva como la CPAPn, no se puede determinar de forma precisa las presiones de distensión.

C. Con frecuencia se utiliza la transfusión de glóbulos rojos como otra terapia complementaria para el tratamiento de la apnea del prematuro; hasta el momento existe poca evidencia que respalde este procedimiento. La transfusión de glóbulos rojos empaquetados (GRE) parece estar asociada a una reducción transitoria y estadísticamente significativa de los episodios de hipoxia intermitente y de apnea en neonatos con extremadamente bajo peso al nacer. La mejora de la oxigenación tisular, de las técnicas de monitoreo y del análisis de las ondas probablemente sea responsable de estos hallazgos.

D. En neonatos prematuros la administración de oxígeno suplementario estabiliza los patrones respiratorios; sin embargo, se deben considerar las toxicidades conocidas del oxígeno. Puede ser aceptable mantener a los neonatos en el rango superior de los objetivos de SpO_2.

VII. Reflujo gastroesofágico y apnea del prematuro:

A. Los antiácidos y la metoclopramida se encuentran entre los medicamentos prescriptos con mayor frecuencia en la UCIN. La razón de la prevalencia de estos fármacos parece ser la suposición de que el reflujo gastroesofágico (RGE) es responsable de apnea en neonatos prematuros.

B. Es verdad que la apnea y el reflujo son frecuentes en neonatos prematuros; sin embargo, el RGE raramente se asocia a eventos cardiorrespiratorios.

C. En neonatos menores de 29 semanas de gestación no se ha demostrado que el reflujo ácido sea causa de apnea, aunque existen algunos datos opuestos en neonatos prematuros de más edad.

D. Cuando la apnea y el RGE están relacionados temporalmente, la apnea puede ser el evento inicial que precipita una relajación transitoria de la porción inferior del esófago. La sospecha de RGE no es razón para detener el tratamiento con cafeína.

E. El tratamiento farmacológico del RGE se ha asociado a morbilidad significativa y poco beneficio, si hay alguno.

VIII. Evolución:

A. La frecuencia y la gravedad de la apnea, determinadas clínicamente al lado de la cama del paciente y documentadas a través del monitoreo cardiorrespiratorio, se han asociado con resultados anormales del neurodesarrollo. El desafío con estos estudios es la cuestión de la causalidad. Los neonatos que han sufrido daño cerebral en el período perinatal tienen mayor riesgo de apena frecuente y prolongada y de retraso del neurodesarrollo.

B. La hipoxemia intermitente se ha asociado a ROP grave que requiere terapia láser. En este estudio, la hipoxemia se definió como SpO_2 mayor del 80% con una duración mayor o igual a 10 s y menor o igual a 3 min.

C. En un análisis *post hoc* de los datos del ensayo Canadian Oxygen Trial (COT), los eventos de hipoxia menores del 80% y con una duración de, al menos, 1 min durante los primeros 2-3 meses de vida en neonatos menores de 28 semanas de gestación se asociaron a trastornos del desarrollo a los 18 meses. La bradicardia (frecuencia cardíaca < 80) no tuvo impacto en los resultados. Al igual que en estudios previos, no se pudo establecer la causalidad.

Bibliografía de consulta

Abu Jawdeh EG, Martin RJ, Dick TE, et al. The effect of red blood cell transfusion on intermittent hypoxemia in ELBW infants. J Perinatol 2014; 34 (12): 921-5.

Collins CL, Holberton JR, Barfield C, et al. A randomized controlled trial to compare heated humidified high flow nasal cannula with nasal continuous positive airway pressure postextubation in premature infants. J Pediatr 2013; 162: 949-54.

Corvaglia V, Zama D, Spizzichino M, et al. The frequency of apneas in very preterm infants is increased after non-acid gastro-esophageal reflux. Neurogastroenterol Motil 2011; 23: 303-7.

Darlow BA, Marschner SL, Donoghoe M, et al. Randomized controlled trial of oxygen saturation target in very preterm infants: two year outcomes. J Pediatr 2014; 165: 30-5.

Di Fiore J, Arko M, Herynk B, et al. Characterization of cardiorespiratory events following gastroesophageal reflux (GER) in preterm infants. J Perinatol 2010a; 30 (10): 683-7.

Di Fiore J, Bloom JN, Orge F, et al. A higher incidence of intermittent hypoxemic episodes is associated with severe retinopathy of prematurity. J Pediatr 2010b; 157 (1): 69-73.

Di Fiore JM, Walsh M, Wrage L, et al. Low oxygen saturation target range is associated with increased incidence of intermittent hypoxemia. J Pediatr 2012; 161: 1047-52.

Di Fiore JM, Martin RJ, Gauda EB. Apnea of prematurity—perfect storm. Respir Physiol Neurobiol 2013; 189: 213-22.

Gizzi C, Montecchia F, Panetta V, et al. Is synchronized NIPPV more effective than NIPPV and NCPAP in treating apnoea of prematurity (AOP)? A randomized cross-over trial. Arch Dis Child Fetal Neonatal Ed 2015; 100: F17-23.

Hillman N, Jobe AH. Noninvasive strategies for management of respiratory problems in neonates. NeoReviews 2013; 14 (5): c227-36.

Hunt CE, Corwin MJ, Baird T, et al. Cardiorespiratory events detected by home memory monitoring and one-year neurodevelopmental outcome. J Pediatr 2004; 145: 465-71.

Hunt CE, Corwin MJ, Weese-Mayer DE, et al. Longitudinal assessment of hemoglobin oxygen saturation in preterm and term infants in the first six months of life. J Pediatr 2011; 159 (3): 377-83.

Janvier A, Khairy M, Kokkotis A, et al. Apnea is associated with neurodevelopmental impairment in very low birth weight infants. J Perinatol 2004; 24: 763-8.

Kirpalani H, Millar D, Lemyre B, et al. A trial comparing noninvasive ventilation strategies in preterm infants. N Engl J Med 2013; 369: 611-20.

Lemyre B, Davis PG, De Paoli AG, Kirpalani H. Nasal intermittent positive pressure ventilation (NIPPV) versus nasal continuous positive airway pressure (NCPAP) for preterm neonates after extubation. Cochrane Database Syst Rev 2014; 4: 9.

Manley BJ, Owen LS, Doyle LW, et al. High-flow nasal cannula in very preterm infants after extubation. N Engl J Med 2013; 369: 1425-33.

Moorman JR, et al. Mortality reduction by heart rate characteristic monitoring in very low birth weight neonates: a randomized trial. J Pediatr 2011; 159 (6): 900-6.

Nunez J, Cristofalo E, McGinley B, et al. Temporal association of polysomnographic cardiorespiratory events with GER detected by MII-pH probe in the premature infant at term. J Pediatr Gastroenterol Nutr 2011; 52: 523-31.

Pillekamp F, Hermann C, Keller T, et al. Factors influencing apnea and bradycardia of prematurity—implications for neurodevelopment. Neonatology 2007; 91 (3): 155-61.
Poets CF. Interventions for apnoea of prematurity: a personal view. Acta Paediatr 2010; 99: 172-7.
Poets CF, Roberts RS, Schmidt B, et al. Association between intermittent hypoxia or bradycardia and late death or disability in extremely preterm infants. JAMA 2015; 314 (6): 595-603.
Polin RA, Bateman DA, Sahni R. Pulse oximetry in very low birth weight infants. Clin Perinatol 2014; 41: 1017-32.
Rhein LM, Dobson NR, Darnall RA, et al. Effects of caffeine on intermittent hypoxia in infants born prematurely. JAMA Pediatr 2014; 168 (3): 250-7.
Saugstad OD, Aune D. Optimal oxygenation of extremely low birth weight infants: a meta-analysis and systematic review of the oxygen saturation target studies. Neonatology 2014; 105: 55-63.
Schmid MB, Hopfner RJ, Lenhof S, et al. Cerebral oxygenation during intermittent hypoxemia and bradycardia in preterm infants. Neonatology 2015; 107: 137-46.
Schmidt B, Roberts RS, Davis P, et al. Caffeine therapy for apnea of prematurity. N Engl J Med 2006; 354: 2112-21.
Schmidt B, Anderson P, Doyle L, et al. Survival without disability to age 5 years after neonatal caffeine therapy for apnea of prematurity. JAMA 2012; 307 (3): 275-82.
Schmidt B, Whyte RK, Asztalos EV, et al. Effects of targeting higher vs lower arterial oxygen saturations on death or disability in extremely preterm infants: a randomized clinical trial. JAMA 2013; 309 (20): 2111-20.
Support Study Group of the Eunice Kennedy Shriver NICHD Neonatal Research Network. Target ranges of oxygen saturation in extremely preterm infants. N Engl J Med 2010; 362 (21): 1959-69.
The BOOST II UK, Australia and New Zealand Collaborative Groups. Oxygen saturation and outcomes in preterm infants. N Engl J Med 2013; 368: 2094-104.
Waitz W, et al. Effects of automated adjustment of the inspired oxygen on fluctuations of arterial and regional cerebral tissue oxygenation in preterm infants with frequent desaturations. J Pediatr 2015; 166 (2): 240-4.
Yoder BA, Stoddard RA, Li M, et al. Heated, humidified high-flow nasal cannula versus nasal CPAP for respiratory support in neonates. Pediatrics 2013; 131: e1482-90.
Zagol K, Lake DE, Vergales B, et al. Anemia, apnea of prematurity, and blood transfusions. J Pediatr 2012; 161: 417-21.

77

Optimización del volumen pulmonar

Gianluca Lista • Francesca Castoldi

I. El tratamiento ventilatorio del neonato prematuro con insuficiencia respiratoria grave debe respetar algunas reglas generales:
   A. Abrir los pulmones parcialmente colapsados alcanzando la presión de apertura.
   B. Lograr un adecuado intercambio gaseoso con un volumen corriente apropiado y seguro y una ventilación minuto eficiente.
   C. Mantener abiertos los alvéolos con una presión positiva al final de la espiración (PEEP) adecuada.

II. La optimización del volumen pulmonar comienza desde la primera respiración en la sala de partos mediante las siguientes acciones:
   A. La facilitación de la transición de fetal a neonatal (es necesario que se elimine el líquido de los pulmones y que ingrese el aire) y la creación de la capacidad residual funcional.
   B. La reducción del riesgo de lesión pulmonar inducida por el ventilador (VILI), respetando la mecánica pulmonar y estableciendo los parámetros ventilatorios adecuados.

III. Las guías europeas más recientes sobre SDR recomiendan lo siguiente:
   A. Estabilizar al neonato prematuro en la sala de partos (SP), lo que facilita la transición de fetal a neonatal.
   B. Implementación temprana de presión positiva continua en la vía aérea (CPAP) y cafeína en neonatos extremadamente prematuros tan pronto como sea posible y considerar la intubación traqueal y ventilación mecánica (VM) en neonatos deprimidos o ante el fracaso de otros métodos de soporte respiratorio.
   C. Utilizar ventilación con objetivo de volumen corriente en neonatos que requieren VM, ya que esta modalidad acorta la duración de la VM y reduce la incidencia de displasia broncopulmonar (DBP).
   D. Considerar el uso de surfactante natural tan pronto como sea posible en el transcurso del SDR (la administración temprana es mejor que la tardía).

IV. Un nuevo abordaje que parece ser prometedor durante la estabilización en la SP es la insuflación sostenida (IS) (*v.* Capítulo 30): una presión pico aplicada mediante máscara facial o tubo nasofaríngeo, mantenida durante un período prolongado y habitualmente seguida de CPAP:
   A. La IS y la PEEP permiten establecer tempranamente la CRF y la uniformidad de la aireación pulmonar.
   B. En corderos prematuros, la IS mejora la transición respiratoria y cardiovascular al nacer.
   C. La IS mejora la circulación y la distensibilidad pulmonar en corderos prematuros tardíos asfixiados.
   D. En un modelo pulmonar experimental de insuficiencia respiratoria, una maniobra de reclutamiento mediante IS permitió la ventilación con un mayor volumen pulmonar al final de la espiración con niveles moderados de PEEP.
   E. La IS (p. ej., presión pico de 20 cm H_2O a 25 cm H_2O mantenida durante 10 s a 15 s seguida de una CPAP de 5 cm H_2O) redujo la necesidad de VM dentro de las primeras 72 h de vida.

V. Terapia con surfactante y reclutamiento pulmonar:
   A. La instilación traqueal de surfactante (especialmente cuando se la utiliza en las primeras 3 h de vida) es un tratamiento útil para el síndrome de dificultad respiratoria (SDR) grave, que permite la creación de CRF y el aumento de la distensibilidad pulmonar.

B. La terapia con surfactante y la presión de distensión continua (PDC) pueden mejorar los hallazgos tanto clínicos como radiológicos del SDR moderado a grave.
C. Una maniobra preliminar de reclutamiento pulmonar (p. ej., con PEEP o IS) puede permitir una mejor distribución luego de la administración de surfactante. Se ha demostrado que la cantidad de surfactante es mayor en pulmones aireados que en pulmones atelectásicos o parcialmente aireados.
D. Una maniobra de reclutamiento realizada luego de la administración de surfactante en un pulmón lesionado modifica significativamente la distribución espacial de la ventilación.
E. En neonatos prematuros con SDR moderado a grave, se justifica el uso de una segunda maniobra de reclutamiento luego de la terapia de reemplazo con surfactante para optimizar el volumen pulmonar.

VI. Maniobra de reclutamiento pulmonar para la optimización del volumen pulmonar:
A. Para optimizar el volumen pulmonar y reducir el riesgo de VILI, es necesario establecer el volumen pulmonar en la rama espiratoria de la curva presión/volumen, ya que en esta a igual nivel de presión se obtiene un mayor volumen pulmonar que en la rama inspiratoria.
B. La maniobra de reclutamiento pulmonar para la optimización del volumen pulmonar también se puede realizar durante la ventilación de alta frecuencia oscilatoria (VAFO):
1. Maniobra de reclutamiento pulmonar para la optimización del volumen pulmonar durante la VAFO:
a. En animales se evaluaron cuatro métodos de reclutamiento:
(1) Presión escalonadamente creciente (este método obtuvo el mayor incremento en el volumen de aire pulmonar y la resolución de la atelectasia y se recomienda para el reclutamiento de volumen pulmonar tras el inicio de la VAFO).
(2) Una única insuflación dinámica sostenida.
(3) Insuflación dinámica repetida.
(4) PMVA estándar.
b. En contextos clínicos, en neonatos prematuros con SDR, se ha utilizado una estrategia de reclutamiento pulmonar (ERP) similar (presión escalonadamente creciente), denominada intento de incremento-decremento de la PDC, junto con la VAFO. Está compuesta por dos fases:
Primera maniobra de reclutamiento:
(1) Se configura la PMVA inicial (p. ej., con un ventilador SensorMedics 3100A®) a un valor de 6 cm H_2O a 8 cm H_2O y la FiO_2 necesaria para alcanzar el objetivo de SpO_2 (las guías europeas actuales sugieren un objetivo de SpO_2 del 90% al 95%).
(2) Incrementar la PMVA (PDC) de 1 cm H_2O a 2 cm H_2O cada 2 min a 3 min de forma escalonada y reducir la FiO_2 (0,05 a 0,10) a medida que mejora la SpO_2.
(3) Detener el reclutamiento cuando la SpO_2 ya no mejora y la FiO_2 es menor o igual a 0,25. Este punto se denomina presión de apertura presurfactante (PDCa).
(4) Disminuir la PDC en 1 cm H_2O a 2 cm H_2O cada 2 min a 3 min hasta que la SpO_2 disminuya (presión de cierre presurfactante, PDCc).
(5) Reclutar el pulmón una vez más con la PDCa conocida durante 2 min a 3 min y establecer la PDC 2 cm H_2O por encima de la PDCc. Este valor se denomina presión óptima presurfactante (PDCópt).
(6) En este momento, se debe obtener una radiografía de tórax y administrar surfactante.
Segunda maniobra de reclutamiento:
(1) Cinco a diez minutos luego de la administración de surfactante reducir la PMVA en 1 cm H_2O a 2 cm H_2O cada 5 min hasta que la SpO_2 disminuya (presión de cierre postsurfactante, PDCc).
(2) Incrementar la PMVA con cambios de 1 cm H_2O a 2 cm H_2O cada 2 min a 3 min hasta restablecer la oxigenación (presión de apertura postsurfactante, PDCa).
(3) Establecer la PMVA 2 cm H_2O por encima de la PDCc postsurfactante. Este valor se define como presión óptima postsurfactante (PDCópt).
2. Optimización del volumen pulmonar durante la ventilación mecánica convencional:
a. ¿La ventilación mecánica debe tener objetivo de presión o de volumen? es un dilema vigente. Los estudios experimentales y clínicos mostraron que durante la ventilación con objetivo de presión la disminución de la distensibilidad pulmonar resulta en una pérdida de volumen pulmonar (en algunos casos, verdadero "atelectrauma"), a pesar de una presión inspiratoria pico (PIP) constante. Por el contrario, durante la ventilación con objetivo de volumen la disminución de la distensibilidad pulmonar tiene como resultado un incremento automático de la PIP para mantener el volumen corriente (Vt) deseado. Por otro lado, los aumentos rápidos de la distensibilidad pulmonar (p. ej., tras la administración de surfactante) durante la ventilación con objetivo de presión pueden conducir a hiperinsuflación ("volutrauma"). Durante la ventilación con objetivo de volumen, si aumenta la distensibilidad pulmonar, el ventilador utiliza una PIP mínima para mantener el Vt cerca del valor prefijado. La ventilación con objetivo de volumen reduce el riesgo de hipoventilación e hiperinsuflación. Un metaanálisis

reciente concluyó que la ventilación con objetivo de volumen redujo significativamente la duración de la ventilación mecánica, el riesgo de hipocarbia, la incidencia de escapes de aire, de muerte o de DBP y el riesgo de HIV o LPV graves.

b. Estrategia de reclutamiento pulmonar:
   (1) Utilizando una ERP estandarizada en animales con respiración espontánea, la ventilación con objetivo de volumen produjo resultados fisiopatológicos equivalentes sin incremento de citoquinas proinflamatorias (en el lavado broncoalveolar) en comparación con la VAFO.
   (2) La "PEEP óptima" (mejor PEEP) parece cumplir un papel crucial en una estrategia de protección pulmonar. Se encuentra un porcentaje significativo de alvéolos colapsados cuando la PEEP es igual a 0 ("ZEEP"); pero cuando la PEEP es demasiado alta un cambio significativo en la CRF puede producir una insuflación excesiva de las áreas más distensibles, con empeoramiento del edema pulmonar incluso con un Vt constante. En estudios con animales, se logró una estrategia protectora del pulmón con volúmenes pulmonares más homogéneos durante la VMC utilizando un Vt bajo y una PEEP adecuada.
   (3) Durante la VMC es posible imitar el "intento de incremento-decremento de la PDC" utilizado en la VAFO mediante el uso de un Vt bajo y buscando la mejor PEEP ("intento de incremento-decremento de la PEEP"), configurando el volumen pulmonar en la rama espiratoria de la curva P/V justo por encima de la presión crítica de cierre. En el modelo animal, se ha demostrado que esta estrategia se puede guiar a través de los niveles de SpO_2 y de pCO_2:
      (a) En neonatos prematuros con SDR grave, luego de realizar una primera MRP en la SP mediante insuflación sostenida (presión pico de 25 cm H_2O entregada a través de una pieza en forma de Y, mantenida durante 15 s, seguida de una PEEP inicial de 5 cm H_2O), la necesidad de VM y de niveles de FiO_2 persistentemente altos se puede tratar mediante un "ensayo de incremento-decremento de la PEEP".
      (b) Luego de la administración de surfactante, el Vt se configuró a 6 mL/kg (Draeger Babylog® 8000 plus) y la PEEP inicial se estableció en 5 cm H_2O. Mientras se monitoreaba la SpO_2, la presión arterial (PA) no invasiva, la frecuencia cardíaca (FC) y la $TcPCO_2$, se aplicó un incremento escalonado de la PEEP (0,2 cm H_2O cada 5 min) hasta que la FiO_2 disminuyó. Con el fin de evitar la hiperinsuflación pulmonar, los niveles de PEEP son luego disminuidos (decrementos escalonados de 0,2 cm H_2O cada 5 min) hasta la disminución de la SpO_2 y el aumento de la $TcPCO_2$, lo que sugiere que se ha alcanzado la presión crítica de cierre.
      (c) El nivel de PEEP es progresivamente aumentado en 0,2 cm H_2O cada 3 min a 5 min hasta alcanzar una oxigenación estable con la FiO_2 más baja (mejor PEEP).
      (d) Los neonatos prematuros tratados de esta manera mostraron una dependencia de oxígeno significativamente reducida en comparación con un grupo control no tratado con la MRP.

c. En el transcurso de la MRP, siempre debe tenerse en cuenta lo siguiente:
   (1) Es demandante y consume tiempo.
   (2) La PDC utilizada para alcanzar la presión de apertura de los pulmones puede ser elevada.
   (3) Existe riesgo de escapes de aire.
   (4) La distensión pulmonar puede provocar señales inflamatorias.
   (5) Es necesario monitorear los efectos adversos hemodinámicos:
      (a) En una revisión sistemática (31 estudios con 985 pacientes adultos) se analizaron los eventos adversos que se produjeron durante la MRP. Los efectos adversos graves tales como barotrauma (1%) y arritmias (1%) fueron infrecuentes, mientras que los más frecuentes fueron la hipotensión (12%) y la desaturación (8%).
      (b) En corderos prematuros, se detectó una significativa reducción del flujo sanguíneo pulmonar y un incremento de la resistencia vascular pulmonar derivados de una sobredistensión pulmonar aguda.
      (c) Por otro lado, en neonatos prematuros un incremento de corta duración en la PEEP desde 5 cm H_2O hasta 8 cm H_2O con posterior descenso de vuelta hasta 5 cm H_2O parece mejorar la función pulmonar dinámica sin inducir cambios significativos en el flujo sanguíneo sistémico.

C. Sistemas de monitoreo avanzado:
   1. Para reducir los posibles efectos adversos de la optimización del volumen pulmonar, el control clínico tradicional (FC, PA, SpO_2 y $TcPO_2$/$TcPCO_2$) puede no ser suficiente y puede ser necesario un monitoreo más preciso.
   2. Las características bioeléctricas de los tejidos pulmonares son modificadas por el contenido de aire. Los cambios en el volumen pulmonar derivados de la ventilación (p. ej., MRP) dan como resultado variaciones de la impedancia torácica. Para definir la PEEP óptima en pacientes adultos se utiliza la tomografía de impedancia eléctrica (TIE), en la que se aplican electrodos alrededor de la pared torácica. Esta técnica se ha investigado en neonatos prematuros con SDR que reciben VAFO. La TIE confirmó la presencia de histéresis pulmonar en neonatos prematuros con SDR; en la mayoría de estos neonatos, fue posible identificar los puntos de inflexión inferior y superior durante la insuflación. En la actualidad, la TIE no está disponible para su uso clínico de rutina.

3. La pletismografía optoelectrónica (POE) es un nuevo método no invasivo utilizado recientemente en la investigación clínica para estudiar el volumen pulmonar y la ventilación. Sobre la superficie torácico-abdominal se coloca una cantidad variable de marcadores reflectores y un grupo de videocámaras especialmente diseñadas registran el movimiento de la pared torácica y del abdomen (imágenes infrarrojas). Un *software* específico analiza el volumen pulmonar y su variación durante la respiración espontánea o durante el soporte respiratorio. La POE podría ser muy útil para validar una MRP (p. ej., la PDC óptima durante la VAFO o la mejor PEEP durante la VMC).

VII. En todos los neonatos que reciben ventilación mecánica (tanto VMC como VAFO), la optimización del volumen pulmonar debe comenzar desde las primeras respiraciones en la SP y debe continuar en la UCIN para mejorar los resultados respiratorios a corto y largo plazo y para reducir tanto la lesión pulmonar como la incidencia de DBP.

Bibliografía de consulta

Aliverti A, Dellacá R, Pelosi P, Chiumello D, Pedotti A, Gattinoni L. Optoelectronic plethysmography in intensive care patients. Am J Respir Crit Care Med 2000; 161 (5): 1546-52.
Berry D, Jobe A, Jacobs H, Ikegami M. Distribution of pulmonary blood flow in relation to atelectasis in premature ventilated lambs. Am Rev Respir Dis 1985; 132: 500-3.
Castoldi F, Daniele I, Fontana P, Cavigioli F, Lupo E, Lista G. Lung recruitment maneuver during volume guarantee ventilation of preterm infants with acute respiratory distress syndrome. Am J Perinatol 2011; 28 (7): 521-8.
De Jaegere AP, van Veenendaal MB, Michiels A, et al. Lung recruitment using oxygenation during open lung highfrequency ventilation in preterm infants. Am J Respir Crit Care Med 2006; 174: 639-45.
de Waal KA, Evans N, Osborn DA, Kluckow M. Cardiorespiratory effects of changes in end-expiratory pressure in ventilated newborns. Arch Dis Child Fetal Neonatal Ed 2007; 92 (6): F444-8.
Dellaca RL, Aliverti A, Lo Mauro A, Lutchen KR, Pedotti A, Suki B. Correlated variability in the breathing pattern and end-expiratory lung volumes in conscious humans. PLoS One 2015; 10 (3): e0116317.
Donn SM, Boon W. Mechanical ventilation of the neonate: should we target volume or pressure? Respir Care 2009; 54 (9): 1236-43.
Fan E, Wilcox ME, Brower RG, Stewart TE, Mehta S, Lapinsky SE, Meade MO, Ferguson ND. Recruitment maneuvers for acute lung injury: a systematic review. Am J Respir Crit Care Med 2008; 178 (11): 1156-63.
Frerichs I, Dargaville PA, van Genderingen H, et al. Lung volume recruitment after surfactant administration modifies spatial distribution of ventilation. Am J Respir Crit Care Med 2006; 174: 772-9.
Fujiwara T, Maeta H, Chida S, et al. Artificial-surfactant therapy in hyaline membrane disease. Lancet 1980; 8159: 55.
Jobe AJ. Lung recruitment for ventilation: does it work, and is it safe? Pediatrics 2009; 154 (5): 635-6.
Lachman B. Open up the lung and keep the lung open. Intensive Care Med 1992; 18: 319-21.
Miedema M, de Jongh FH, Freichs I, van Veenendaal MB, van Kaam AH. Changes in lung volume and ventilation during lung recruitment in high-frequency ventilated preterm infants with respiratory distress syndrome. J Pediatr 2011; 159 (2): 199-205.
Monkman S, Kirpalani H. PEEP—a "cheap" and effective lung protection. Paediatr Respir Rev 2003; 4 (1): 15-20.
Pellicano A, Tingay DG, Mills JF, Fasulakis S, Morley CJ, et al. Comparison of four methods of lung volume recruitment during high frequency oscillatory ventilation. Intensive Care Med 2009; 35: 1990-8.
Polglase GR, Hooper SB, Gill AW, Allison BJ, McLean CJ, Nitsos I, Pillow JJ, Kluckow M. Cardiovascular and pulmonary consequences of airway recruitment in preterm lambs. J Appl Physiol 2009; 106 (4): 1347-55.
Rimensberger PC, Pache JC, McKerlie C, Frndova H, Cox PN. Lung recruitment and lung volume maintenance: a strategy for improving oxygenation and preventing lung injury during both conventional mechanical ventilation and high-frequency oscillation. Intensive Care Med 2000; 26 (6): 745-55.
Sweet DG, Carnielli V, Greisen G, Hallman M, Ozek E, Plavka R, Saugstad OD, Simeoni U, Speer CP, Vento M, Halliday HL. European consensus guidelines on the management of neonatal respiratory distress syndrome in preterm infants. 2013-update. Neonatology 2013; 103: 353-68.
Wheeler KI, Klingenberg C, Morley CJ, Davis PG. Volume-targeted versus pressure-limited ventilation for preterm infants: a systematic review and meta-analysis. Neonatology 2011; 100 (3): 219-27.
Wyckoff MH, Aziz K, Escobedo MB, et al. Copublishing of the Pediatric and Neonatal Portions of the 2015 International Consensus on Cardiopulmonary Resuscitation and Emergency Cardiovascular Care Science With Treatment Recommendations and the 2015 American Heart Association guidelines update for cardiopulmonary resuscitation and emergency cardiovascular care. Pediatrics 2015; 136 (Suppl 2).

78

Destete y extubación

Steven M. Donn • Sunil K. Sinha

I. Conceptos generales:
 A. Destete:
  1. Proceso por el cual se transfiere el trabajo respiratorio desde el ventilador hacia el paciente disminuyendo el nivel de soporte.
  2. Generalmente anticipado por los siguientes factores:
   a. Mejora en el intercambio gaseoso.
   b. Mejora del impulso espontáneo.
   c. Mayor proporción de trabajo realizado por el paciente.
 B. Trabajo respiratorio obligado:
  1. Resistencia del tubo endotraqueal.
  2. Circuito del ventilador.
  3. Válvula de demanda.
  4. Se estima que se necesita un V_T de 4 mL/kg para superar el trabajo respiratorio impuesto.
 C. Fundamentos fisiológicos para el destete:
  1. Impulso respiratorio:
   a. Debe ser adecuado para mantener la ventilación alveolar.
   b. Evaluaciones previas a la extubación:
    (1) Observación.
    (2) Medición del V_T.
    (3) Ensayo:
     (a) Ventilación mecánica intermitente (VMI) de baja frecuencia.
     (b) Ventilación con presión positiva continua (CPAP) endotraqueal.
     (c) Prueba de la ventilación minuto.
  2. Reducción de la carga del sistema respiratorio:
   a. Carga del sistema respiratorio: fuerzas necesarias para superar las propiedades elásticas y resistivas del pulmón y de las vías aéreas.
   b. Una parte de la presión total generada por los músculos respiratorios debe contrarrestar la elasticidad para modificar el volumen pulmonar mientras que el resto debe superar las propiedades resistivas para poder generar flujo de aire.
   c. Constante de tiempo (*v.* Capítulo 9):
    (1) Producto entre la distensibilidad y la resistencia.
    (2) Describe qué tan rápido se desplaza el aire dentro y fuera de los pulmones.
    (3) Determina si existe un tiempo adecuado para vaciar los pulmones y evitar el atrapamiento de aire y el desarrollo de presión positiva al final de la espiración (PEEP) no intencionada.
  3. Mantenimiento de la ventilación minuto:
   a. Producto entre el V_T y la frecuencia.
   b. Rango normal: 240 mL/kg/min a 360 mL/kg/min.
   c. La ventilación alveolar inadecuada puede resultar de valores inadecuados de V_T, de frecuencia o ambos.
 D. Elementos del destete:
  1. Determinantes del volumen corriente (V_T):

a. Amplitud (DP): diferencia entre la presión pico inspiratoria (PIP) y la PEEP.
b. Tiempo inspiratorio (T_I).
c. Velocidad del flujo de aire.
d. Distensibilidad.
2. Frecuencia:
a. Impacta en la eliminación de dióxido de carbono.
b. Si es muy alta, puede conducir a hipocapnia y disminución del impulso espontáneo.
3. Ventilación minuto:
a. Medir el V_T y la frecuencia.
b. Evaluar los componentes espontáneos frente a mecánicos.
4. Trabajo respiratorio:
a. Fuerza o presión necesaria para contrarrestar las fuerzas que se oponen a la expansión de volumen y al flujo de aire durante la respiración.
b. Producto entre la presión y el volumen, o la integral presión-volumen.
c. Proporcional a la distensibilidad.
d. Componentes adicionales:
(1) Trabajo impuesto.
(2) Resistencia elevada.
e. El gasto de energía (consumo de oxígeno) es una medida indirecta.
5. Aspectos nutricionales:
a. Una ingesta inadecuada de calorías puede impedir el destete exitoso al no proporcionar energía suficiente.
b. Prevenir el catabolismo.
c. Evitar un exceso de calorías no nitrogenadas, que incrementan la producción de CO_2.

II. Estrategias de destete:
A. Principios generales:
1. Primero disminuir el parámetro más potencialmente perjudicial.
2. Limitar los cambios a un parámetro cada vez.
3. Evitar cambios de gran magnitud.
4. Documentar la respuesta del paciente a todos los cambios.
5. La razón más frecuente para el fracaso del destete es el fracaso del destete.
B. Intercambio gaseoso:
1. Un análisis de gases en sangre arterial normal es una invitación a disminuir el soporte, no a no hacer nada.
2. Siempre interpretar los gases en sangre teniendo en cuenta el estado pulmonar. Por ejemplo, la normocapnia en un neonato con displasia broncopulmonar (DBP) grave representa una ventilación excesiva.
3. Los gases en sangre capilar se vuelven menos confiables a medida que el niño crece.
C. Oxigenación:
1. Determinantes primarios:
a. FiO_2.
b. Presión media en la vía aérea:
(1) PIP.
(2) PEEP.
(3) Tiempo inspiratorio.
2. Secuencia:
a. Intentar reducir la FiO_2 a $\leq 0,4$.
b. Si la PaO_2 es alta y la $PaCO_2$ normal, disminuir la PIP (o el V_T) y la PEEP, o el T_I.
c. Si la PaO_2 es alta y la $PaCO_2$ baja, disminuir la PIP (o el V_T) y la frecuencia (en caso de VMI).
d. Si la PaO_2 es alta y la $PaCO_2$ alta, disminuir la PEEP o el T_I o incrementar la frecuencia.
3. Consejos prácticos:
a. Si la FiO_2 es mayor de 0,4, considerar mantener la Hb por encima de 15 g/dL.
b. La oximetría de pulso continua facilita el destete.
c. Evitar la variación brusca (*flip-flop*) haciendo pequeños cambios en la FiO_2 tempranamente en el transcurso de la enfermedad.
d. Evitar una presión media en la vía aérea que sea demasiado baja como para mantener un volumen alveolar adecuado.
D. Ventilación:
1. Determinantes primarios:
a. Amplitud (DP) = PIP – PEEP.

b. Frecuencia (f).
c. Ventilación minuto = $V_T \times f$.
d. T_I (o relación I:E).

2. Secuencia:
a. Si la $PaCO_2$ es baja y la PaO_2 alta, disminuir la PIP (o el V_T) o la frecuencia (en caso de VMI).
b. Si la $PaCO_2$ es baja y la PaO_2 normal, disminuir la frecuencia (en caso de VMI) o el T_E.
c. Si la $PaCO_2$ es baja y la PaO_2 baja, incrementar la PEEP o disminuir el T_E (relación I:E más alta) o disminuir la frecuencia (en caso de VMI).

3. Consejos prácticos:
a. Intentar mantener una ventilación minuto normal.
b. Mantener el V_T en el rango de 4 mL/kg a 8 mL/kg.
c. Evitar la sobredistensión, pero mantener volúmenes pulmonares adecuados.
d. Una $PaCO_2$ baja disminuye el impulso respiratorio espontáneo.
e. Evitar la fatiga preextubación. La reducción del soporte por debajo de un nivel adecuado para contrarrestar el trabajo respiratorio obligado puede condenar al niño al fracaso de la extubación.

E. Destete de modos ventilatorios específicos:

1. Asistido controlado:
a. Disminuir la PIP (los descensos de la frecuencia no tienen efecto si la frecuencia espontánea está por encima de la frecuencia de control).
b. Mantener una DP suficiente para lograr una ventilación adecuada.
c. Proporcionar un V_T adecuado para evitar la taquipnea.
d. Estrategia alternativa: incrementar lentamente la sensibilidad de la asistencia para incrementar el esfuerzo del paciente y acondicionar los músculos respiratorios.
e. Extubar desde el modo asistido controlado o considerar cambiar a VMIS/VPS.

2. VMIS:
a. Disminuir la frecuencia de VMIS.
b. Disminuir la PIP.
c. Mantener la ventilación minuto.
d. Alternativa: incrementar la sensibilidad de la asistencia.
e. Añadir VPS.

3. VMI:
a. Disminuir la PIP (PMVA más baja) para regular el O_2.
b. Disminuir la frecuencia para regular el CO_2.
c. Mantener la ventilación minuto y un V_T adecuado.

4. VMIS/presión de soporte:
a. Disminuir la frecuencia de VMIS.
b. Reducir el nivel de presión de soporte.
c. Extubar cuando el V_T sea $\leq$ 4 mL/kg.

5. Ventilación de alta frecuencia (*v.* Capítulos 41 a 43).

III. Tratamientos complementarios para el destete:

A. Metilxantinas (teofilina, aminofilina y cafeína):

1. Mecanismos de acción:
a. Incrementan la contractilidad diafragmática y disminuyen la fatigabilidad.
b. Estimulantes directos del centro respiratorio.
c. Restablecen la sensibilidad al CO_2.
d. Efecto diurético.

2. Indicaciones:
a. Soporte ventilatorio. Un resultado secundario del ensayo CAP fue una reducción en la incidencia de DBP ante el uso de cafeína.
b. Soporte periextubación.
c. Apnea o respiración periódica.

3. Complicaciones:
a. Irritación gástrica y vómitos.
b. Taquicardia.
c. Irritación del SNC y convulsiones.

4. Comentarios:
a. Controlar las concentraciones séricas (aminofilina y teofilina).

b. Habitualmente se interrumpe el tratamiento para soporte periextubación 48 h a 72 h luego de la extubación.

B. Diuréticos:
1. Mecanismo de acción: tratamiento del edema de pulmón.
2. Indicaciones:
a. Edema de pulmón.
b. DAP.
c. Enfermedad pulmonar crónica.
3. Complicaciones:
a. Desequilibrios electrolíticos.
b. Alcalosis por contracción.
c. Nefrolitiasis/nefrocalcinosis (tratamiento crónico con furosemida).
4. Comentarios:
a. Controlar los electrolitos séricos.
b. Puede ser necesario administrar Na, K, Cl y Ca.
c. No se recomienda el tratamiento prolongado con furosemida; se prefiere el uso de espironolactona y clorotiazida.
d. <u>No existe evidencia que respalde el uso rutinario de diuréticos para facilitar el destete</u>. Estos fármacos pueden generar desequilibrios electrolíticos, que, incluso, puedan impedir el destete.

C. Broncodilatadores:
1. Mecanismo de acción: relajación del músculo liso bronquial.
2. Indicación: broncoespasmo o vías aéreas reactivas que provoquen incremento de la resistencia de la vía respiratoria.
3. Complicaciones:
a. Taquifilaxia.
b. Taquicardia.
c. Hipertensión.
4. Comentarios:
a. Documentar la eficacia antes de continuar.
b. Se pueden administrar por vía sistémica o inhalatoria.
c. Si se usa la vía inhalatoria, utilizar un espaciador.
d. <u>No existe evidencia que respalde el uso rutinario de broncodilatadores para facilitar el destete.</u>

D. Corticoides:
1. Mecanismo de acción:
a. Antiinflamatorios.
b. Disminuyen el edema.
2. Indicaciones:
a. Edema de la vía aérea superior.
b. Edema de pulmón.
c. DBP.
3. Complicaciones:
a. Hipertensión.
b. Hiperglucemia.
c. Mayor riesgo de infección.
d. Hemorragia gástrica.
e. Hipertrofia miocárdica (uso prolongado).
f. Disminución de la velocidad de crecimiento (uso prolongado).
4. Comentarios:
a. Altamente controvertidos. Se han sugerido muchos regímenes de dosificación (*v.* Capítulo 59).
b. Uso de corta duración.
c. Hay que tener en cuenta la necesidad de una dosis de estrés para infecciones, cirugías, etc.
d. La vía inhalatoria <u>puede</u> ser efectiva.
e. Algunos administran simultáneamente un bloqueador del receptor de histamina-2, como la ranitidina. Estos medicamentos se han asociado a un mayor riesgo de ECN.

IV. Impedimentos para el destete:

A. Infección (especialmente pulmonar).

B. Disfunción neurológica o enfermedad neuromuscular:
1. Impulso respiratorio disminuido.
2. Incompetencia neuromuscular.
3. Hipoventilación alveolar.

C. Desequilibrios electrolíticos:
  1. Tratamiento crónico con diuréticos.
  2. Disfunción tubular renal.
  3. Administración excesiva de agua libre.
  4. NPT.
D. Alcalosis metabólica:
  1. El neonato puede hiperventilar.
  2. Corregir la alteración subyacente.
E. Insuficiencia cardíaca congestiva:
  1. Edema de pulmón.
  2. Alteración del intercambio gaseoso.
  3. Hipoperfusión de órganos.
  4. Puede requerir una PEEP alta.
F. Anemia:
  1. Capacidad de transporte de oxígeno disminuida.
  2. Demandas circulatorias elevadas y gasto de energía excesivo.
  3. Apnea.
G. Agentes farmacológicos:
  1. Los sedantes pueden deprimir el impulso respiratorio.
  2. El uso prolongado de paralizantes puede conducir a atrofia de los músculos respiratorios.
H. Nutricionales:
  1. Ingesta calórica inadecuada.
  2. Demasiadas calorías no nitrogenadas, resultan en una producción excesiva de dióxido de carbono.

V. Extubación y cuidados posextubación:
  A. Extubación:
    1. Evaluación:
      a. Impulso respiratorio confiable y capacidad para mantener una ventilación minuto adecuada.
      b. Soporte ventilatorio reducido.
      c. Ausencia de contraindicaciones.
    2. Extubación:
      a. El estómago debe estar vacío. Si el niño se alimentó recientemente, aspirar los contenidos estomacales en caso de que sea necesario reintubar.
      b. Aspiración del tubo endotraqueal y la nasofaringe.
      c. Cuando la frecuencia cardíaca y la SaO_2 sean normales, retirar rápidamente el tubo endotraqueal.
      d. Proporcionar la FiO_2 necesaria.
  B. Cuidados posextubación:
    1. CPAP nasal (*v.* Capítulo 29):
      a. Los ensayos clínicos muestran resultados variados. Algunos médicos prefieren extubar directamente a CPAPn para mantener la presión de distensión continua y disminuir el trabajo respiratorio.
      b. Utilizar 4 cm H_2O a 6 cm H_2O.
    2. Cánula nasal (*v.* Capítulo 28):
      a. Puede proporcionar la FiO_2 necesaria.
      b. Puede proporcionar flujo de aire para ayudar a superar la resistencia nasal.
      c. Brinda más libertad al paciente.
    3. Halo de oxígeno:
      a. Puede proporcionar la FiO_2 necesaria.
      b. Más limitante que la cánula nasal pero más fácil para regular una FiO_2 específica.
    4. Colocación en posición prona:
      a. Estabiliza la pared torácica.
      b. Mejora la excursión diafragmática permitiendo a las vísceras abdominales alejarse del diafragma y de esta manera disminuye el trabajo respiratorio.
      c. Se deben retirar los catéteres umbilicales.
    5. Estridor:
      a. Puede ser el resultado de edema subglótico o laringotraqueomalacia.
      b. Opciones terapéuticas:
        (1) FiO_2/humedad.
        (2) CPAP.

(3) Simpaticomiméticos inhalados (p. ej., adrenalina racémica).
(4) Corticoides.

c. Si es persistente, debe considerarse la reintubación o la evaluación de la vía aérea (*v.* Capítulo 26).
d. La estenosis subglótica puede requerir traqueostomía (*v.* Capítulo 2).

6. Metilxantinas:
   a. Algunos estudios han sugerido su eficacia en el contexto de posextubación.
   b. Duración del tratamiento entre 24 h y 96 h (más largo si se producen irregularidades del control respiratorio).
7. Evaluaciones continuadas:
   a. Evaluación de gases en sangre. Asegurar un intercambio gaseoso adecuado.
   b. Radiografía de tórax. No es necesaria de rutina a menos que exista evidencia clínica de dificultad respiratoria.
   c. Ganancia de peso. Si es inadecuada, puede indicar un gasto calórico excesivo por el trabajo respiratorio.

Bibliografía de consulta

Balsan MJ, Jones JG, Watchko JF, Guthrie RD. Measurements of pulmonary mechanics prior to the elective extubation of neonates. Pediatr Pulmonol 1990; 9: 238-43.

Barrington KJ, Finer NN. A randomized, controlled trial of aminophylline in ventilatory weaning of premature infants. Crit Care Med 1993; 21: 846-50.

Baumeister BL, El-Khatib M, Smith PG, Blumer JL. Evaluation of predictors of weaning from mechanical ventilation in pediatric patients. Pediatr Pulmonol 1997; 24: 344-52.

Bernstein G, Mannino FL, Heldt GP, et al. Randomized multicenter trial comparing synchronized and conventional intermittent mandatory ventilation in neonates. J Pediatr 1996; 128: 453-63.

Chan V, Greenough A. Comparison of weaning by patient triggered ventilation or synchronous intermittent mandatory ventilation in preterm infants. Acta Paediatr 1994; 83: 335-7.

Davis P, Jankow R, Doyle L, Henschke P. Randomised, controlled trial of nasal continuous positive pressure in the extubation of infants weighing 600 to 1250 g. Arch Dis Child 1998; 79: F54-7.

Dimitriou G, Greenough A, Laubscher B. Lung volume measurements immediately after extubation by prediction of "extubation failure" in premature infants. Pediatr Pulmonol 1996; 21: 250-4.

Donn SM, Sinha SK. Controversies in patient-triggered ventilation. Clin Perinatol 1998; 25: 49-61.

El-Khatib MF, Baumeister B, Smith PG, et al. Inspiratory pressure/maximal inspiratory pressure: does it predict successful extubation in critically ill infants and children? Intensive Care Med 1996; 22: 264-8.

Fiastro JF, Habib MP, Quan SF. Pressure support compensation for inspiratory work due to endotracheal tubes and demand continuous positive airway pressure. Chest 1988; 93: 499-505.

Gillespie LM, White SD, Sinha SK, Donn SM. Usefulness of the minute ventilation test in predicting successful extubation in newborn infants: a randomized clinical trial. J Perinatol 2003; 23: 205-7.

Gupta S, Sinha S, Tin W, Donn SM. A randomized controlled trial of post-extubation bubble continuous positive airway pressure versus infant flow driver continuous positive airway pressure in preterm infants with respiratory distress syndrome. J Pediatr 2009; 154: 645-50.

McIntyre NR, Leatherman NE. Mechanical loads on the ventilatory muscles. Am Rev Respir Dis 1989; 139: 968-72.

Robertson NJ, Hamilton PA. Randomised trial of elective continuous positive airway pressure (CPAP) compared with rescue CPAP after extubation. Arch Dis Child 1998; 79: F58-60.

Schmidt B, Roberts RS, Davis P, Doyle LW, Barrington KJ, Ohlsson A, Solimano A, Tin W, Caffeine for Apnea of Prematurity Trial Group. Caffeine therapy for apnea of prematurity. N Engl J Med 2006; 354 (20): 2112-21.

Sheth RD, Pryse-Phillips WEM, Riggs JE, Bodensteiner JB. Critical illness neuromuscular disease in children manifested as ventilator dependence. J Pediatr 1995; 126: 259-61.

Sillos EM, Veber M, Schulman M, et al. Characteristics associated with successful weaning in ventilator-dependent preterm infants. Am J Perinatol 1992; 9: 374-7.

Sinha SK, Donn SM. Weaning newborns from mechanical ventilation. Semin Neonatol 2002; 7: 421-8.

Sinha SK, Donn SM. Difficult extubation in babies receiving assisted mechanical ventilation. Arch Dis Child Educ Pract Ed 2006; 91: ep42-6.

Sinha SK, Donn SM, Gavey J, McCarty M. A randomised trial of volume-controlled versus time-cycled, pressure-limited ventilation in preterm infants with respiratory distress syndrome. Arch Dis Child 1997; 77: F202-5.

Tapia JL, Cancalari A, Gonzales A, Mercado ME. Does continuous positive airway pressure (CPAP) during weaning from intermittent mandatory ventilation in very low birth weight infants have risks or benefits? A controlled trial. Pediatr Pulmonol 1995; 19: 269-74.

Veness-Meehan KA, Richter S, Davis JM. Pulmonary function testing prior to extubation in infants with respiratory distress syndrome. Pediatr Pulmonol 1990; 9: 2-6.

Wilson Jr BJ, Becker MA, Linton ME, Donn SM. Spontaneous minute ventilation predict readiness for extubation in mechanically ventilated preterm infants? J Perinatol 1998; 18: 436-9.

Sección 11

Displasia broncopulmonar

79

Etiología y patogenia

Alexandra M. Smith • Jonathan M. Davis

I. Introducción:

A. La displasia broncopulmonar (DBP) es una forma de enfermedad pulmonar crónica que se desarrolla en recién nacidos tratados con oxígeno y ventilación mecánica a causa de un trastorno pulmonar primario, por lo general, síndrome de dificultad respiratoria (SDR). La DBP sigue siendo la secuela de la prematuridad a largo plazo más prevalente y una de las más graves, que afecta en Estados Unidos aproximadamente a 14 000 neonatos prematuros cada año.

B. La DBP tiene muchas consecuencias para la salud, incluso asma, hipertensión pulmonar, crecimiento insuficiente, deficiencia cognitiva y déficits del neurodesarrollo. Hay una mayor incidencia de mortalidad posnatal y rehospitalizaciones frecuentes en neonatos con DBP.

II. Definición:

A. Generalmente, la DBP se ha definido utilizando una combinación de características tales como la presencia de signos respiratorios crónicos, requerimiento persistente de oxígeno o una radiografía de tórax anormal a los 28 días de vida o 36 semanas de edad posmenstrual (EPM). A medida que el tratamiento de estos niños ha ido mejorando, logrando la sobrevida de neonatos más prematuros y más pequeños, las características de la DBP también han cambiado. Desafortunadamente, estas definiciones de DBP carecen de especificidad y no logran representar distinciones clínicas importantes relacionadas con los extremos de la prematurez. También falta una estandarización, dada la amplia variabilidad de los criterios para el uso de oxigenoterapia prolongada.

B. En el año 2000, una conferencia de consenso del National Institutes of Health sugirió una definición de DBP que incorpora muchos elementos de definiciones previas e intenta clasificar la gravedad de la enfermedad (Tabla 79.1). Esta definición basada en la gravedad se correlaciona débilmente (pero mejor) con resultados adversos a largo plazo pulmonares y del neurodesarrollo en comparación con definiciones previas, que no mostraban una correlación significativa.

C. Para estandarizar aún más esta definición de DBP, se ha propuesto una evaluación fisiológica de la necesidad de oxígeno a las 36 semanas de EPM; esta definición utiliza una prueba de reducción de oxígeno. Entonces, la DBP se define como la incapacidad de mantener una SpO_2 > 90% cuando se administra oxígeno al 21%. A pesar de estos

Tabla 79.1 Conferencia de consenso del NIH: criterios diagnósticos para establecer DBP

Edad gestacional	< 32 semanas	> 32 semanas
Momento de la evaluación	36 semanas de EPM o al alta, lo que suceda primero	> 28 días, pero < 56 días de edad posnatal o al alta, lo que suceda primero
Tratamiento con oxígeno > 21% durante al menos 28 días		
DBP leve	Respirando aire ambiente a las 36 semanas de EPM o al alta, lo que suceda primero	Respirando aire ambiente a los 56 días de edad posnatal o al alta, lo que suceda primero
DBP moderada	Necesidad de O_2 < 30% a las 36 semanas de EPM o al alta, lo que suceda primero	Necesidad de O_2 < 30% a los 56 días de edad posnatal o al alta, lo que suceda primero
DBP grave	Necesidad de O_2 > 30% ± VPP o CPAPn a las 36 semanas de EPM o al alta, lo que suceda primero	Necesidad de O_2 > 30% ± VPP o CPAP a los 56 días de edad posnatal o al alta, lo que suceda primero

EPM: edad posmenstrual; VPP: ventilación con presión positiva; CPAPn: presión positiva continua en la vía aérea por vía nasal.

abordajes, hay cada vez más evidencia de que un diagnóstico de DBP puede no predecir con exactitud qué neonato desarrollará morbilidad respiratoria crónica (asma, infecciones respiratorias a repetición, necesidad de medicación y reinternaciones hospitalarias) más tarde en su vida.

III. Incidencia:

A. La incidencia depende de la definición utilizada y de la edad gestacional de la población estudiada. Si bien el tratamiento con surfactante ha mejorado la sobrevida general de neonatos prematuros, la incidencia de DBP sigue siendo, aproximadamente, del 30% al 40% (inversamente proporcional a la edad gestacional al nacer). Con el uso de monitoreo estandarizado de la saturación de oxígeno incluido en la definición fisiológica, la incidencia se puede disminuir aún más en alrededor de un 10%.

B. Utilizando la definición de la DBP basada en la gravedad desarrollada por el NICDH, la incidencia de DBP grave es del 39% para neonatos nacidos a las 23 semanas de gestación, del 26% para aquellos nacidos a las 25 semanas de gestación, del 17% para aquellos nacidos a las 26 semanas de gestación y del 8% para aquellos nacidos a las 28 semanas de gestación. La incidencia de DBP leve muestra una disminución similar desde el 26% hasta el 16% a medida que la edad gestacional aumenta.

C. Los factores demográficos relacionados con la DBP incluyen: edad gestacional, menor peso al nacer, género masculino, raza caucásica, antecedentes familiares de asma y restricción del crecimiento para la edad gestacional.

IV. Patogenia (Figura 79.1):

A. Lesión pulmonar inducida por el ventilador (VILI):

1. El uso de ventilación mecánica para establecer la capacidad residual funcional (CRF) en un pulmón con deficiencia de surfactante puede alterar el equilibrio hídrico e incrementar la permeabilidad de las células epiteliales y endoteliales, causando lesión pulmonar.
2. La "zona de lesión por volumen bajo" predispone al pulmón atelectásico a estrés de rozamiento (*shear stress*), mientras que el uso de volúmenes corrientes elevados (> 6 mL/kg) puede causar volutrauma en la "zona de lesión por volumen alto". Los neonatos prematuros son más propensos al volutrauma, debido a que su pared torácica distensible permite una expansión no controlada. El estrés por rozamiento, en combinación con otros mediadores proinflamatorios, puede conducir a un incremento en la actividad de la elastasa y de proteasas pulmonares que son liberadas desde los depósitos celulares y de la matriz.
3. La VILI contribuye a una cascada de inflamación y liberación de citoquinas, lo que amplifican aún más el proceso de lesión pulmonar. En el suero y en aspirados traqueales de neonatos con DBP, se observan niveles elevados de citoquinas y quimioquinas tales como IL-8, IL-1β, IL-6 y TNF-α, proteínas con función quimiotáctica de

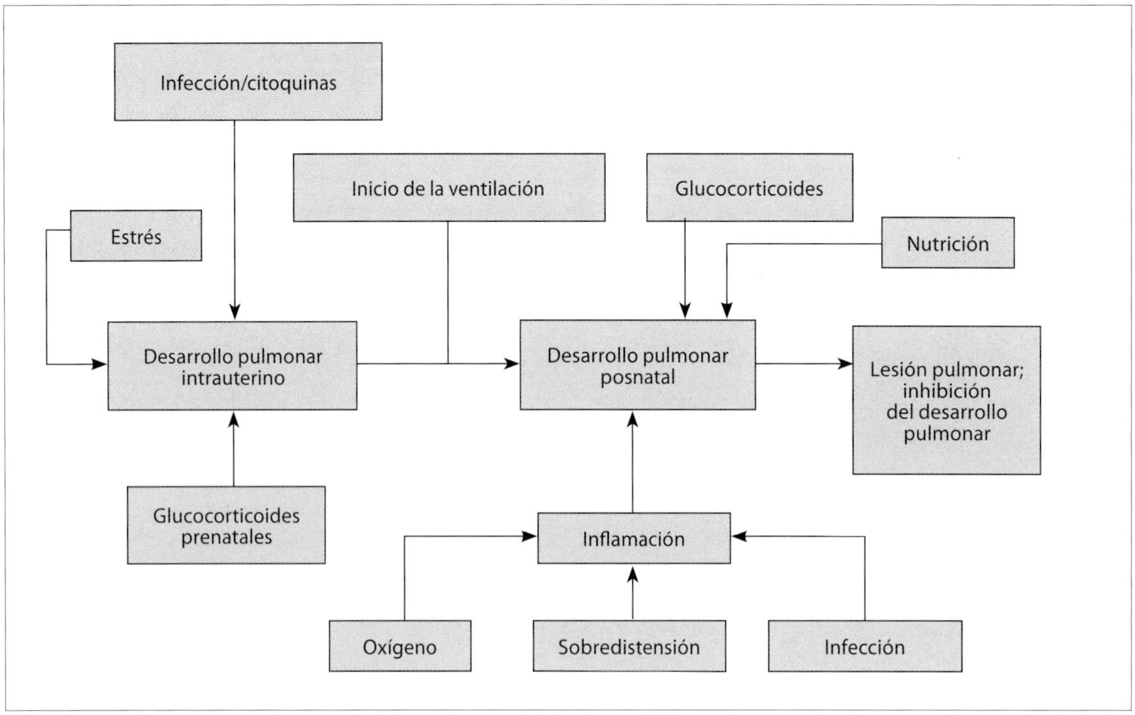

Figura 79.1 Patogenia de la displasia broncopulmonar (DBP).

monocitos y proteínas inflamatorias de macrófagos, así como una expresión reducida de la IL-10 antiinflamatoria. Estos factores ocasionan el reclutamiento y la migración de células inflamatorias y la liberación de enzimas que causan daño tisular, apoptosis y desregulación de la señalización celular que finalmente conduce a la vía común final de alteración del desarrollo alveolar y vascular.

4. La ventilación no invasiva, especialmente en forma de CPAP iniciada inmediatamente tras el nacimiento, puede ser un abordaje óptimo para establecer y mantener la CRF mientras se evita parte de los riesgos asociados a la ventilación mecánica invasiva. Los neonatos del estudio SUPPORT (Ensayo aleatorizado de presión positiva, surfactante y oximetría) que fueron aleatorizados al grupo de CPAP tuvieron menos morbilidades respiratorias a los 18-22 meses en comparación con el grupo de intubación/surfactante. Los centros que utilizan más ventilación mecánica durante períodos más largos, por lo general, tienen mayores tasas de DBP.

B. Oxígeno/antioxidantes (*v.* Capítulo 7):

1. Se ha reconocido cada vez más la lesión pulmonar oxidativa como un factor causal importante en el desarrollo de DBP. Muchos estudios en animales han sugerido que la hiperoxia puede ser el desencadenante más importante de los cambios observados en la DBP, que dan como resultado una liberación aumentada de especies reactivas del oxígeno (ERO), mediadores inflamatorios y enzimas proteolíticas que se piensa que conducen a los cambios fisiopatológicos característicos de la DBP. La hiperoxia, en combinación con la ventilación mecánica, también puede resultar en una alteración de factores de crecimiento que produce disminución de la alveolización y del crecimiento vascular.
2. Bajo condiciones normales, existe un equilibrio delicado entre la producción de ERO y las defensas antioxidantes que protegen a las células *in vivo*. La producción aumentada de ERO puede ser secundaria a hiperoxia, reperfusión o inflamación. Además, los ERO pueden incrementar la lesión debido a defensas antioxidantes inadecuadas.
3. El neonato prematuro puede ser más susceptible a la lesión inducida por ERO, debido a que las enzimas antioxidantes, como la superóxido dismutasa, la catalasa y la glutatión peroxidasa (las cuales se desarrollan a una velocidad similar a la del surfactante pulmonar) pueden ser relativamente deficientes al nacer y no son inducidas frente a la exposición a ERO.
4. Los ERO también tienen fuertes efectos proinflamatorios en el pulmón y facilitan la adherencia de las bacterias a las células epiteliales mientras alteran la función de las células mononucleares.

C. Inflamación:

1. Existe controversia acerca de si la infección y la inflamación prenatales (corioamnionitis/funisitis) son factores de riesgo para DBP. La mayoría de los estudios sugieren que la presencia de inflamación en la placa coriónica o en el cordón umbilical no se asocia con el desarrollo de DBP. Algunos estudios en animales sugieren que la exposición prenatal a corioamnionitis puede proteger contra la DBP desencadenada por la infección/inflamación posnatal. Sin embargo, existe cierta evidencia de que los niveles de IL-6, IL-1β e IL-8 en el líquido amniótico son mayores en los niños que desarrollan DBP que en aquellos que no lo hacen. Cuando se analiza la sangre del cordón de neonatos expuestos a corioamnionitis en comparación con los que desarrollan DBP, aquellos tienen una mayor población de linfocitos T CD4+ proinflamatorios, mientras que los que desarrollan DBP tienen menos linfocitos CD4+ y una tendencia a una disminución de la cantidad de linfocitos T reguladores. Aunque esto proporciona evidencia de que puede haber un perfil inmunológico específico entre los dos grupos, no sustenta una relación causal directa.
2. Mecanismo: elevaciones tempranas de ERO y citoquinas (IL-6 e IL-8), seguidas de afluencia de neutrófilos/células mononucleares y mayor desequilibrio proteasas/antiproteasas, que conducen a una menor integridad de las células endoteliales, edema de pulmón y exudado:
   a. Las consecuencias para el pulmón neonatal derivadas del reclutamiento exagerado de neutrófilos pueden ser graves. Las proteasas y los ERO generados por estas células pueden dañar indiscriminadamente el tejido local sano, ya que conducen a la simplificación y aumento de tamaño de las estructuras alveolares, que es una característica destacada de la "nueva DBP". Además, se piensa que la expresión alterada del factor de crecimiento vascular endotelial (VEGF) contribuye al proceso de simplificación alveolar a través del remodelado vascular.
   b. El proceso de muerte celular programada (apoptosis) está desregulado. Esto conduce a una sobrevida prolongada de los neutrófilos neonatales y exacerbación del proceso proinflamatorio. Esto también conduce a un crecimiento anormal de los pulmones que es característico de la DBP.

D. Infección:

1. Una gran cantidad de evidencia sugiere que la infección intrauterina y la resultante respuesta inflamatoria fetal predisponen al pulmón a un daño adicional tras la exposición a una infección posnatal, a la ventilación mecánica, al oxígeno (incluso el aire ambiente es suprafisiológico) y a un flujo sanguíneo anormal a través de un conducto arterioso permeable (DAP).
2. Se ha vinculado a *Ureaplasma urealyticum* en la patogenia del nacimiento prematuro, así como a mayores niveles de IL-6, IL-1α e IL-1β en sangre de cordón. Estos mediadores proinflamatorios causan lesión microvascular pulmonar, disminución de la producción de VEGF, reducción de la actividad de la óxido nítrico sintetasa, proliferación de músculo liso e interrupción de la tabicación alveolar, lo que predispone a estos niños a padecer DBP. Una revisión sistemática y metaanálisis reciente sugiere que la administración profiláctica de macrólidos o el

tratamiento con macrólidos en pacientes positivos para *Ureaplasma* no reduce significativamente las tasas de DBP. Sin embargo, la azitromicina profiláctica se asoció a una reducción significativa en la incidencia de DBP. Se necesitan más investigaciones antes de introducir esta terapia en la práctica clínica de rutina.

E. Nutrición:
   1. Un aporte calórico escaso durante la enfermedad respiratoria puede dar como resultado fatiga de los músculos respiratorios y una mayor duración de la ventilación mecánica. En un estudio de casos y controles, los neonatos que desarrollaron DBP tuvieron menores aportes calóricos promedios que los controles.
   2. Los derivados de la vitamina A son cruciales para la regulación del crecimiento y la diferenciación de las células epiteliales pulmonares. En animales, la deficiencia de vitamina A produce crecimiento pulmonar anormal luego de una exposición prolongada a hipoxia. Los neonatos prematuros tienen menores niveles de vitamina A, lo que se ha asociado con el desarrollo de DBP. Si bien los ensayos con suplementación con vitamina A parecen reducir la incidencia de DBP a un nivel bajo, los estudios a largo plazo no muestran beneficios en relación al descenso de la morbilidad respiratoria a una edad gestacional corregida de 1 año.
   3. Los elementos traza tales como el cobre, el cinc y el selenio son cruciales para el funcionamiento de enzimas antioxidantes que pueden cumplir un papel en la protección pulmonar contra lesiones inflamatorias. Los neonatos que tienen deficiencias de estos elementos traza pueden tener mayor riesgo de desarrollar DBP.

F. Líquidos/conducto arterioso permeable:
   1. El edema de pulmón, tanto alveolar como intersticial, se ha asociado con el desarrollo de DBP. Un gran estudio retrospectivo mostró que la incidencia de DBP o muerte fue significativamente menor en neonatos extremadamente prematuros si perdían peso en los primeros 10 días de vida. Por el contrario, cuanto más perdura un DAP hemodinámicamente significativo (en especial luego de 4 semanas de edad), mayor es la incidencia de DBP.
   2. Diversos metaanálisis de ensayos en los que se utilizaron diuréticos han demostrado mejoras en la mecánica pulmonar a corto plazo, pero no lograron demostrar una reducción en la incidencia general de DBP.
   3. Se han informado efectos adversos del DAP sobre el estado respiratorio, que incluyen la necesidad de soporte respiratorio prolongado. Se piensa que el mecanismo es similar al de la sobrecarga hídrica, así como cambios histopatológicos en la red vascular, que conducen a hipertrofia de la capa media de músculo liso, lo que provoca un incremento de la presión arterial pulmonar.
   4. La infección puede volver a abrir el conducto arterioso y prolongar el cierre de un DAP, probablemente a través de las acciones de prostaglandinas y citoquinas proinflamatorias. La infección en presencia de un DAP puede aumentar significativamente la incidencia y la gravedad de la DBP.
   5. Es importante notar que a pesar de la evidencia de que el DAP cumple un papel importante en el desarrollo de DBP, el cierre temprano y agresivo del conducto no ha tenido ningún impacto sobre la incidencia de DBP.

G. Genética:
   1. Debido al amplio rango fenotípico de la DBP en la población de neonatos prematuros, es probable que la susceptibilidad a la enfermedad tenga un componente genético.
   2. Un estudio reciente de Finlandia y Canadá mostró una falta de relación entre los genes que codifican la IL-6 y sus receptores, la IL-10, el TNF o el receptor de glucocorticoides y el desarrollo de DBP moderada o grave.
   3. Un estudio reciente sugiere que las variantes de los elementos de respuesta antioxidante dependientes del factor nuclear eritroide-2 relacionado con el factor 2, que regulan la respuesta protectora al estrés oxidativo, pueden contribuir con el desarrollo de DBP en neonatos prematuros de alto riesgo.
   4. La secuenciación de exomas en gotas de sangre neonatal ha revelado genes candidatos que parecen estar asociados a DBP. A medida que las técnicas se vuelvan menos costosas, análisis adicionales pueden proporcionar importante información nueva sobre el papel de la susceptibilidad genética en la DBP.
   5. Hace falta realizar mucho trabajo adicional para investigar el papel de la genética en el desarrollo y en el fenotipo de la DBP.

V. Cambios fisiopatológicos:

A. Aspectos radiográficos: el aspecto radiográfico de la DBP ha variado con el tiempo; en particular, los cambios quísticos son menos frecuentes. Existe un sistema de puntuación por tomografía computarizada (TC), tres son los elementos clave: hiperexpansión, enfisema (solo como bullas o *blebs*) y cambios fibrosos intersticiales (incluidas las densidades triangulares subpleurales). Se ha encontrado una relación significativa entre la puntuación por TC y la duración de la oxigenoterapia y de la ventilación mecánica.

B. Mecánica pulmonar:
   1. La taquipnea y la respiración superficial incrementan la ventilación de espacio muerto. El daño no homogéneo de los pulmones lleva a un empeoramiento del equilibrio ventilación-perfusión (V/Q).
   2. La distensibilidad pulmonar está marcadamente disminuida, incluso en aquellos neonatos que ya no necesitan oxigenoterapia. La reducción de la distensibilidad resulta de diversos factores, que incluyen fibrosis intersticial, estrechamiento de la vía aérea, edema y atelectasia.

3. Se observa incremento de la resistencia en la vía aérea con limitaciones significativas del flujo, especialmente a volúmenes pulmonares bajos.
4. Frecuentemente la CRF está reducida en los estadios tempranos de la DBP, debido a la presencia de atelectasia. Sin embargo, durante las etapas posteriores de la DBP el atrapamiento aéreo y la hiperinsuflación pueden conducir a una CRF aumentada.
5. Los cambios en la circulación pulmonar incluyen proliferación de células de músculo liso de las arterias pulmonares e incorporación de fibroblastos en las paredes vasculares; ambos procesos contribuyen con la elevada resistencia vascular pulmonar. La reactividad vascular anormal y el daño precoz a la circulación pulmonar conducen a hipertensión pulmonar, la cual contribuye significativamente a la mortalidad y morbilidad de la DBP.
6. Los cambios patológicos en la vía aérea incluyen pérdida de distribución parcheada de los cilios de las células epiteliales cilíndricas, edema o necrosis (focal o difusa) de la mucosa, infiltración de células inflamatorias y tejido de granulación en el área del tubo endotraqueal.
7. Los cambios patológicos alveolares incluyen edema temprano intersticial y alveolar, seguido de atelectasia, inflamación, exudados y proliferación de fibroblastos. La simplificación alveolar y la incapacidad de las crestas alveolares secundarias de formar alvéolos reducen el área de superficie para el intercambio gaseoso.

Bibliografía de consulta

Bry K, Hogmalm A, Backstrom E. Mechanisms of inflammatory lung injury in the neonate: lessons from a transgenic mouse model of bronchopulmonary dysplasia. Semin Perinatol 2010; 34: 211-21.

Chakrabarty M, McGreal EP, Kotecha S. Acute lung injury in preterm newborn infants: mechanism and management. Pediatr Respir Rev 2010; 11: 162-70.

Choi CW, Lee J, Oh JY, et al. Protective effect of chorioamnionitis on the development of bronchopulmonary displasia triggered by postnatal systemic inflammation in neonatal rats. Pediatr Res 2016; 79 (2): 287-94; doi:10.1038/pr.2015.224.

Davis JM, Auten RL. Maturation of the antioxidant system and the effects on preterm birth. Semin Fetal Neonatal Med 2010; 15: 191-5.

Davis JM, Rosenfeld W. Bronchopulmonary dysplasia. In: Avery GB, Fletcher MA, MacDonald MG, editors. Textbook of neonatology. 7ª ed. Philadelphia: JB Lippincott, 2015.

Davis JM, Rosenfeld WN, Sanders RJ, Gonenne A. The prophylactic effects of human recombinant superoxide dismutase in neonatal lung injury. J Appl Physiol 1993; 74: 22-34.

Davis JM, Parad RB, Michele T, et al. Pulmonary outcome at 1 year corrected age in premature infants treated at birth with recombinant CuZn superoxide dismutase. Pediatrics 2003; 111: 469-76.

Ehrenkranz RA, Walsch MC, Vohr BR, et al. Validation of the National Institutes of Health consensus definition of bronchopulmonary dysplasia. Pediatrics 2005; 116: 1353-60.

Huusko JM, Karjalainen MK, Mahlman M. A study of genes encoding cytokines (IL6, IL10, TNF), cytokine receptors (IL6R, IL6ST), and glucocorticoid receptor (NR3C1) and susceptibility to bronchopulmonary dysplasia. BMC Med Genet 2014; 15: 120.

Jobe AH. The new BPD: an arrest of lung development. Pediatr Res 1999; 46: 641-3.

Kinsella JP, Greenough A, Abman SA. Bronchopulmonary dysplasia. Lancet 2006; 367: 1421-31.

Li J, Yu KH, Oehlert J, et al. Exome sequencing of neonatal blood spots and the identification of genes implicated in bronchopulmonary dysplasia. Am J Respir Crit Care Med 2015; 192: 589-96.

Merritt TA, Demming DD, Boyton BR. The 'new' bronchopulmonary dysplasia: challenges and commentary. Semin Fetal Neonatal Med 2009; 14: 345-57.

Misra RS, Shah S, Fowell DJ, et al. Preterm cord blood CD4+ T cells exhibit increased IL-6 production in chorioamnionitis and decreased CD4+ T cells in bronchopulmonary dysplasia. Hum Immunol 2015; 76: 329-38.

Munshi UK, Niu JO, Siddiq MM, Parton LA. Elevation of interleukin-8 and interleukin-6 precedes the influx of neutrophils in tracheal aspirates from preterm infants who develop bronchopulmonary dysplasia. Pediatr Pulmonol 1997; 24: 331-6.

Nair V, Loganathan P, Soraisham AS. Azithromycin and other macrolides for prevention of bronchopulmonary dysplasia: a systematic review and meta-analysis. Neonatology 2014; 106: 337-47.

Niedermaier S, Hilgendorff A. Bronchopulmonary dysplasia—an overview about pathophysiologic concepts. Mol Cell Pediatr 2015; 2: 2.

Parad RB, Davis JM, Lo J, et al. Prediction of respiratory outcome in extremely low gestational age infants. Neonatology 2015; 107: 241-8.

Poindexter BB, Feng R, Schmidt B, et al. Comparisons and limitations of current definitions of bronchopulmonary dysplasia for the prematurity and respiratory outcomes program. Ann Am Thorac Soc 2015; 12 (12): 1822-30.

Speer CP. Inflammation and bronchopulmonary dysplasia: a continuing story. Semin Fetal Neonatal Med 2006; 11: 354-62.

Stampath V, Garland JS, Helbling D, et al. Antioxidant response genes sequence variants and BPD susceptibility in VLBW infants. Pediatr Res 2015; 77: 477-83.

Stevens TP, Finer NN, Waldemar AC, et al. Respiratory outcomes of the surfactant positive pressure and oximetry randomized trial (SUPPORT). J Pediatr 2014; 165: 240-9.

Stoll BJ, Hansen NI, Bell EF, et al. Neonatal outcomes of extremely preterm infants from the NICHD neonatal research network. Pediatrics 2010; 126: 443-56.

Van Marter LJ. Epidemiology of bronchopulmonary dysplasia. Semin Fetal Neonatal Med 2009; 14: 358-66.

Walsh MC, Yao Q, Gettner P, et al. Impact of a physiologic definition on bronchopulmonary dysplasia rates. Pediatrics 2004; 114: 1305-11.

Wilson AC. What does imaging the chest tells us about bronchopulmonary dysplasia? Pediatr Respir Rev 2010; 11: 158-61.

80

Displasia broncopulmonar: tratamiento clínico

Eduardo Bancalari

I. El tratamiento de los neonatos con DBP tiene como objetivo mantener un adecuado intercambio gaseoso al mismo tiempo que limitar el progreso del daño pulmonar. El problema es que el oxígeno suplementario y la ventilación mecánica necesarios para mantener el intercambio gaseoso son algunos de los factores clave implicados en la patogenia del daño pulmonar (*v.* Capítulo 79)

II. Oxigenoterapia:

A. Reducir la FiO_2 tan rápidamente como sea posible para evitar la toxicidad del oxígeno, mientras se mantienen la SpO_2 arterial o la PaO_2 a un nivel suficiente para garantizar una adecuada oxigenación tisular y evitar la hipertensión pulmonar y el *cor pulmonale*.

B. No hay suficiente información para recomendar un rango específico de saturación de oxígeno, pero hay evidencia suficiente de que los valores de SpO_2 por encima del 95% y de PaO_2 por encima de 70 Torr se asocian con una mayor incidencia de ROP y a un peor resultado respiratorio, mientras que valores de SpO_2 menores del 89% se pueden asociar con una incidencia de ECN y una mortalidad más elevadas. Debido a esto, es aconsejable mantener la saturación de oxígeno entre el 90% y el 95% o la PaO_2 entre 50 Torr y 70 Torr para minimizar los efectos perjudiciales de la hipoxemia y de la hiperoxemia. Luego de la extubación, se puede administrar oxígeno mediante CPAP nasal, un halo o una cánula nasal. Frecuentemente a los pacientes con displasia broncopulmonar (DBP) grave se les da el alta con oxigenoterapia.

C. La capacidad del intercambio gaseoso se monitorea mediante los niveles de gases en sangre:

1. Las determinaciones de gases en sangre obtenidas mediante punción arterial o muestras capilares pueden no ser confiables, debido a que el neonato responde al dolor con llanto o apnea.
2. Las mediciones transcutáneas de PO_2 también pueden ser imprecisas en estos neonatos y frecuentemente subestiman la verdadera PaO_2.

D. Los oxímetros de pulso proporcionan la estimación más confiable de la oxigenación arterial en estos neonatos, son simples de utilizar y brindan información continua durante diferentes estados conductuales.

E. Es importante mantener una concentración de hemoglobina en sangre relativamente normal. Esto se puede lograr con transfusiones sanguíneas o mediante la administración de eritropoyetina recombinante. Sin embargo, limitar la cantidad de sangre extraída para las pruebas de laboratorio es la medida más efectiva y segura para prevenir la anemia.

III. Ventilación mecánica:

A. Utilizar las configuraciones más bajas necesarias para mantener un intercambio gaseoso satisfactorio y limitar la duración del soporte respiratorio mecánico a un nivel mínimo.

B. Utilizar la menor presión pico en la vía aérea para entregar volúmenes corrientes adecuados. Los neonatos con DBP pueden necesitar volúmenes corrientes ligeramente mayores (5 mL/kg a 8 mL/kg) para lograr una ventilación alveolar adecuada.

C. Utilizar tiempos inspiratorios de entre 0,4 s y 0,6 s:

1. Tiempos inspiratorios más cortos y velocidades de flujo altas pueden exagerar la mala distribución del aire inspirado.
2. Tiempos inspiratorios más largos pueden incrementar el riesgo de rotura alveolar y de efectos colaterales cardiovasculares negativos.

3. Prestar atención a la constante de tiempo (*v.* Capítulo 9) y buscar atentamente evidencia de atrapamiento aéreo (*v.* Capítulo 22).

D. Regular la presión al final de la espiración entre 4 cm H_2O y 8 cm H_2O para utilizar la menor concentración de oxígeno necesaria para mantener la SpO_2 por encima del 90% (PaO_2 por encima de 50 Torr). Niveles de presión positiva al final de la espiración (PEEP) más altos (6 cm H_2O a 8 cm H_2O) pueden ayudar a reducir la resistencia espiratoria de la vía aérea y pueden mejorar la ventilación alveolar en neonatos con vías aéreas inestables y obstrucción grave.

E. Limitar la duración de la ventilación mecánica tanto como sea posible para reducir la progresión de la lesión y la infección pulmonar inducidas por el ventilador.

F. El destete de la ventilación mecánica se debe realizar gradualmente, reduciendo las presiones inspiratorias pico por debajo de 15 cm H_2O a 18 cm H_2O y la FiO_2 a menos de 0,3 a 0,5.

G. Reducir la frecuencia ventilatoria de forma gradual hasta diez a quince respiraciones por minuto para permitir al neonato realizar una proporción cada vez mayor del trabajo respiratorio.

H. La utilización de ventilación gatillada por el paciente, ventilación con objetivo de volumen y presión de soporte en las respiraciones espontáneas puede acelerar el destete y reducir la duración total de la ventilación mecánica.

I. Durante el destete de la VMC puede ser necesario incrementar la FiO_2 para mantener niveles adecuados de saturación de oxígeno.

J. Simultáneamente, durante el destete se puede elevar la $PaCO_2$ por encima de los valores basales. Siempre y cuando el pH esté dentro de un rango aceptable, durante el destete de estos pacientes del ventilador se puede tolerar la hipercapnia.

K. Se puede utilizar aminofilina o cafeína como estimulantes respiratorios durante la fase de destete. La administración de cafeína antes de la extubación puede reducir la duración de la VMC y la incidencia de DBP.

L. Se debe intentar la extubación cuando el paciente sea capaz de mantener niveles aceptables de gases en sangre durante varias horas con ajustes mínimos del ventilador (FR de diez a quince respiraciones/min, PIP de 12 cm H_2O a 15 cm H_2O, FiO_2 menor de 0,3 a 0,4).

M. Luego de la extubación, puede ser necesario proporcionar fisioterapia torácica para facilitar la eliminación de secreciones y prevenir la obstrucción de la vía aérea y el colapso pulmonar.

N. En neonatos más pequeños, la CPAP nasal de 6 cm H_2O a 8 cm H_2O o la VPPI (*v.* Capítulo 32) pueden estabilizar la función respiratoria y reducir la necesidad de reintubación y ventilación mecánica.

IV. Manejo de líquidos:

A. Los neonatos con DBP tienen poca tolerancia ante un aporte excesivo de líquidos y tienden a acumular agua en sus pulmones; este exceso de líquido contribuye a la mala función pulmonar.

B. El aporte de agua y sal debe limitarse al nivel mínimo necesario para proporcionar los líquidos y calorías necesarios para cubrir sus necesidades metabólicas y para el crecimiento.

C. Si el edema de pulmón persiste a pesar de la restricción de líquidos, se puede utilizar con éxito un tratamiento diurético de corto plazo para eliminar el exceso de agua. El uso de diuréticos puede producir una rápida mejora de la distensibilidad pulmonar y disminución de la resistencia, pero los gases en sangre no siempre muestran una mejora. Sin embargo, hasta el momento no hay evidencia para respaldar el uso crónico de diuréticos en estos pacientes.

D. Frecuentemente la utilización crónica de diuréticos del asa se asocia con hipopotasemia, hiponatremia, hipocloremia, alcalosis metabólica, hipercalciuria con nefrocalcinosis y nefrolitiasis y pérdida de la audición. Algunos de estos efectos adversos se pueden disminuir utilizando furosemida en días alternados.

E. Debido a los efectos adversos y a la falta de evidencia de que el uso prolongado de diuréticos modifique la incidencia o la gravedad de la DBP, este tratamiento no se recomienda para su uso de rutina y solo se indica para episodios agudos de deterioro asociados con edema de pulmón.

F. En neonatos con DBP también se utilizan los diuréticos que actúan en los túbulos distales tales como las tiazidas y la espironolactona, pero la mejora de la función pulmonar con estos fármacos es menos consistente que con los diuréticos del asa proximal. Los efectos adversos tales como nefrocalcinosis y pérdida de la audición pueden ser menos frecuentes que con la furosemida y, por esta razón, se los puede utilizar en neonatos con DBP establecida que requieren un tratamiento diurético más prolongado. Sin embargo, falta evidencia sobre su eficacia a largo plazo.

V. Broncodilatadores:

A. Los neonatos con DBP grave frecuentemente tienen hipertrofia del músculo liso e hiperreactividad de la vía aérea.

B. Debido a que la hipoxia puede incrementar la resistencia de la vía aérea en estos pacientes, es importante mantener una oxigenación adecuada para evitar la broncoconstricción.

C. Los broncodilatadores inhalados, incluidos β-agonistas tales como isoproterenol, salbutamol, metaproterenol e isoetarina, y los agentes colinérgicos, tales como la atropina y el bromuro de ipratropio, pueden reducir la resistencia de la vía aérea en algunos neonatos con DBP. Su efecto es de corta duración y su utilización se puede asociar a efectos adversos cardiovasculares, tales como taquicardia, hipertensión y arritmias. No hay evidencia que respalde su uso crónico.

D. Las metilxantinas también han mostrado reducir la resistencia de la vía aérea en estos niños:
   1. Estos fármacos tienen otros potenciales efectos beneficiosos, tales como estimulación de la respiración y leve efecto diurético; además, la aminofilina puede mejorar la contractilidad de los músculos respiratorios.
   2. Estos fármacos también se deben usar con precaución, debido a sus múltiples efectos adversos.

E. No hay evidencia de que el uso prolongado de broncodilatadores modifique la evolución de neonatos con DBP y, por esta razón, su utilización debe limitarse a episodios de exacerbación aguda de obstrucción de la vía aérea. Cuando está indicado, los β-agonistas se administran por vía inhalatoria utilizando un nebulizador o un inhalador con cámara espaciadora conectados a una máscara o a una cámara para la cabeza o conectados a la rama inspiratoria del circuito del ventilador.

VI. Corticoides:

A. Muchos estudios han mostrado una rápida mejora en la función pulmonar luego de la administración sistémica de corticoides, lo que facilita el destete del ventilador, y una reducción de la DBP. Los corticoides pueden aumentar la producción de surfactante y de enzimas antioxidantes, disminuir el broncoespasmo, reducir el edema y la fibrosis pulmonares y bronquiales y mejorar el estado de la vitamina A. El principal efecto proviene de sus propiedades antiinflamatorias, que disminuyen la respuesta de las células y mediadores inflamatorios en el pulmón lesionado.

B. Las potenciales complicaciones del tratamiento prolongado con esteroides incluyen ocultación de signos de infección, hipertensión arterial, hiperglucemia, proteólisis aumentada, supresión adrenocortical, perforación intestinal, supresión del crecimiento somático y pulmonar y miocardiopatía hipertrófica. Es más preocupante el hecho de que los estudios de seguimiento a largo plazo mostraron que los neonatos que recibieron tratamiento prolongado con corticoides tienen peor resultado neurológico, incluida una mayor incidencia de parálisis cerebral.

C. Debido a la gravedad de los efectos adversos neurológicos, específicamente cuando se utilizan corticoides sistémicos tempranamente luego del parto, la aplicación de este tratamiento solo se debe considerar luego de las primeras 2 semanas de vida en neonatos que muestran evidencia clara de daño pulmonar grave y progresivo y que siguen dependiendo del oxígeno y del ventilador.

D. La duración del tratamiento con corticoides debe limitarse al mínimo tiempo necesario para alcanzar los efectos deseados, habitualmente 5 a 7 días, y, siguiendo la recomendación de la American Academy of Pediatrics, se deben analizar los beneficios y potenciales efectos adversos con la familia antes de iniciar este tratamiento.

E. En neonatos que dependen del ventilador los corticoides también se pueden administrar mediante nebulización. Los corticoides inhalados pueden reducir la necesidad de corticoides sistémicos, disminuyendo los efectos adversos asociados con el tratamiento sistémico prolongado, pero los datos sobre la efectividad de los corticoides tópicos no es lo suficientemente concluyente para recomendar su uso de rutina.

VII. Nutrición (*v.* Capítulo 57).

VIII. Vasodilatadores pulmonares:

A. Debido a que en neonatos con DBP la resistencia vascular pulmonar es extremadamente sensible a cambios en la PO_2 alveolar, es importante garantizar una oxigenación normal en todo momento.

B. En neonatos con hipertensión pulmonar grave y *cor pulmonale*, el bloqueador de canales de calcio nifedipina ha mostrado disminuir la resistencia vascular pulmonar:
   1. Este fármaco también es un vasodilatador sistémico y puede producir depresión de la contractilidad miocárdica.
   2. No se ha establecido su seguridad y eficacia a largo plazo en estos neonatos.

C. Se ha administrado óxido nítrico inhalado en neonatos con DBP en un intento por mejorar el resultado:
   1. El óxido nítrico puede disminuir el desequilibrio V/Q, reducir la resistencia vascular pulmonar y disminuir la inflamación.
   2. Si bien en algunos neonatos con DBP el ONi ha mostrado mejorar la oxigenación, no hay evidencia clara de que esta terapia mejore el resultado a largo plazo y principalmente se lo utiliza durante períodos de exacerbación aguda de la hipertensión pulmonar. Este es un uso no autorizado.

D. Los inhibidores de la fosfodiesterasa (sildenafil), las prostaciclinas (epoprostenol) y los antagonistas de ET-1 también son potentes vasodilatadores pulmonares que se han utilizado con éxito para tratar la hipertensión pulmonar. Hay series de casos de neonatos con DBP e hipertensión pulmonar tratados con sildenafil solo o combinado con otros vasodilatadores pulmonares que han mostrado disminución de la hipertensión pulmonar. Sin embargo, es limitada la información sobre la seguridad y la efectividad de estos fármacos en neonatos con DBP y, por lo tanto, se los debe utilizar con precaución y monitoreo atento de los potenciales efectos adversos.

Bibliografía de consulta

AAP. Postnatal Corticosteroids to treat or prevent chronic lung disease in preterm infants. Pediatrics 2002; 109: 330-8.

Aschner JL. New therapies for pulmonary hypertension in neonates and children. Pediatr Pulmonol Suppl 2004; 26: 132-5.

Askie LM, Henderson-Smart DJ, Irwig L, Simpson JM. Oxygen-saturation targets and outcomes in extremely preterm infants. N Engl J Med 2003; 349: 959-67.

Atkinson SA. Special nutritional needs of infants for prevention of and recovery from bronchopulmonary dysplasia. J Nutr 2001; 131: 942S-6.

Bancalari E. Bronchopulmonary dysplasia. Semin Perinatol 2003; 8: 1-92.

Brunton JA, Saigal S, Atkinson S. Growth and body composition in infants with bronchopulmonary dysplasia up to 3 months corrected age: a randomized trial of a high-energy nutrient-enriched formula fed after hospital discharge. J Pediatr 1998; 133: 340-5.

Buzzella B, Claure N, D'Ugard C, Bancalari E. A randomized controlled trial of two nasal continuous positive airway pressure levels after extubation in preterm infants. J Pediatr 2014; 164: 46-51.

Cole CH, Colton T, Shah BL, et al. Early inhaled glucocorticoid therapy to prevent bronchopulmonary dysplasia. N Engl J Med 1999; 340: 1005-10.

D'Angio CT, Maniscalco WM. Bronchopulmonary dysplasia in preterm infants: pathophysiology and management strategies. Paediatr Drugs 2004; 6: 303-30.

Doyle LW, Ehrenkranz RA, Halliday HL. Postnatal hydrocortisone for preventing or treating bronchopulmonary displasia in preterm infants: a systematic review. Neonatology 2010; 98: 111-7.

Greenough A. Update on patient-triggered ventilation. Clin Perinatol 2001; 28: 533-46.

Grier DG, Halliday HL. Corticosteroids in the prevention and management of BPD. Semin Neonatol 2003; 8: 83-91.

Kao LC, Durand DJ, McCrea RC, et al. Randomized trial of long-term diuretic therapy for infants with oxygen-dependent bronchopulmonary dysplasia. J Pediatr 1994; 124: 772-81.

Mourani PM, Sontag MK, Ivy DD, Abman SH. Effects of long-term sildenafil treatment for pulmonary hypertension in infants with chronic lung disease. J Pediatr 2009; 154 (3): 379-84.

O'Shea TM, Kothadia JM, Klinepeter KL, et al. Randomized placebo-controlled trial of a 42-day tapering course of dexamethasone to reduce the duration of ventilator dependency in very low birth weight infants: outcome of study participants at 1-year adjusted age. Pediatrics 1999; 104: 15-21.

Onland W, Offringa M, De Jaegere AP, van Kaam AH. Finding the optimal postnatal dexamethasone regimen for preterm infants at risk of bronchopulmonary dysplasia: a systematic review of placebo-controlled trials. Pediatrics 2009; 123: 367-77.

Reyes Z, Tauscher M, Claure N. Randomized, controlled trial comparing pressure support (PS) + synchronized intermittent mandatory ventilation (SIMV) with SIMV in preterm infants. Pediatr Res 2004; 55: 466A.

Schmidt B, Roberts R, Millar D, Kirpalani H. Evidence-based neonatal drug therapy for prevention of bronchopulmonary dysplasia in very-low-birth-weight infants. Neonatology 2008; 93: 284-7.

Stoll BJ, Hansen NI, Bell EF, et al. Neonatal outcomes of extremely preterm infants from the ICHD Neonatal Research Network. Pediatrics 2010; 126: 443-56.

SUPPORT Study Group of the Eunice Kennedy Shriver NICHD Neonatal Research Network. Early CPAP versus surfactant in extremely preterm infants. N Engl J Med 2010; 362 (21): 1970-9.

Tin W. Optimal oxygen saturation for preterm babies. Do we really know? Biol Neonate 2004; 85: 319-25.

Tyson JE, Wright LL, Oh W, et al. Vitamin A supplementation for extremely-low-birth-weight infants. N Engl J Med 1999; 340: 1962-8.

Wardle AJ, Wardle R, Luyt K, et al. The utility of sildenafil in pulmonary hypertension: a focus on bronchopulmonary dysplasia. Arch Dis Child 2013; 98: 613-7.

Watterberg KL, Committee on Fetus and Newborn. Postnatal corticosteroids to prevent or treat bronchopulmonary dysplasia. Pediatrics 2010; 126: 800-8.

Yeh TF, Lin YJ, Huang CC, et al. Early dexamethasone therapy in preterm infants: a follow-up study. Pediatrics 1998; 101: e1-8.

Yeh TF, Lin YJ, Lin HC, et al. Outcomes at school age after postnatal dexamethasone therapy for lung disease of prematurity. N Engl J Med 2004; 350: 1304-13

81

Resultados a largo plazo de recién nacidos con displasia broncopulmonar

Sumesh Thomas • Prashanth Murthy • Saroj Saigal

I. Introducción:

A. La displasia broncopulmonar (DBP) es un trastorno complejo del sistema respiratorio que afecta principalmente a neonatos prematuros con una incidencia del 30% al 40% en aquellos de extremadamente bajo peso al nacer (EBPN, < 1000 g) y del 50% al 70% en recién nacidos prematuros de menos de 500 g. Este complejo trastorno representa una distorsión histológica de la arquitectura pulmonar normal por factores que causan lesión pulmonar y alteración del desarrollo de los pulmones como consecuencia de la ventilación mecánica y del proceso patológico subyacente.

B. La "DBP clásica", descrita por Northway y cols. en 1967, se caracterizaba por cambios inflamatorios y fibróticos extensos en las vías aéreas y en el parénquima pulmonar. Con la mayor sobrevida de neonatos más inmaduros, en parte por el uso de corticoides prenatales, estrategias ventilatorias más delicadas y terapia con surfactante, ha surgido un patrón diferente de este trastorno, la "DBP nueva". Esta patología representa un trastorno del desarrollo de pulmones inmaduros que no logran alcanzar la complejidad estructural completa. Esto se caracteriza por detención alveolar y vascularización pulmonar desorganizada y una menor área de superficie efectiva que resulta en anomalías de la difusión.

II. Morbilidad neonatal:

A. Los neonatos muy prematuros son más susceptibles de padecer complicaciones de la prematuridad, tales como infecciones hematológicas hospitalarias, neumonía asociada al ventilador, enterocolitis necrosante (ECN) y fracaso del crecimiento. Estos factores comórbidos desencadenan una respuesta inflamatoria sistémica que impacta de forma adversa en el desarrollo posnatal de los pulmones inmaduros y contribuye con la patogenia de la DBP.

B. Los niños que sobreviven a la DBP también son más propensos a otras comorbilidades, tales como HIV, LPV y ROP; sin embargo, no existe una relación causal.

III. Resultados a largo plazo:

A. Crecimiento y desarrollo:

1. Nutrición (*v.* Capítulo 57):

a. Los neonatos más enfermos tienen menos posibilidades de alimentarse. Estudios recientes sugieren que los neonatos de muy bajo peso al nacer (MBPN) con escasa nutrición enteral dentro de las dos primeras semanas de vida tuvieron más probabilidad de desarrollar DBP. Los niños con DBP tienen mayores requerimientos de proteínas y de energía, debido a mayor trabajo respiratorio, escasa distensibilidad pulmonar, episodios hipóxicos e infecciones. En neonatos con DBP, se describe hipoxia crónica y episódica durante la alimentación y el sueño, que contribuyen con el fracaso del crecimiento. Los neonatos de MBPN con todas las formas de DBP han mostrado tener menor peso, longitud y circunferencia cefálica en comparación con neonatos de MBPN sin DBP. Los niños con DBP grave parecen ser más vulnerables a tener resultados negativos en relación con su crecimiento, incluso cuando se corrigen las variables perinatales y demográficas. El crecimiento posnatal parece estar relacionado con la mejora en la función respiratoria durante la niñez. Por lo tanto, se recomienda el monitoreo posnatal del aporte nutricional y el tratamiento con oxígeno suplementario para evitar la hipoxia luego del alta.

b. Las enfermedades recurrentes, la hospitalización y las mayores demandas metabólicas asociadas con la DBP también resultan en un crecimiento deficiente. Sin embargo, luego de controlar factores confundidores, los estudios durante la niñez no han demostrado diferencias significativas en el crecimiento de niños de MBPN con DBP y sin esta.

c. El resultado en adultos que sobrevivieron con DBP (si bien se trata de una población diferente a los pacientes de UCIN actuales) está estrechamente vinculado con problemas relacionados con la corta edad gestacional y el bajo peso, y se observan mayores tasas de muchos resultados de salud adversos en la adultez temprana; sin embargo, la mayoría de ellos tienen vidas productivas y saludables. Resulta esencial realizar estudios a más largo plazo para evaluar las consecuencias de la DBP y del BPN en los sobrevivientes a lo largo de la vida.

2. Desarrollo neurocognitivo:
   a. Junto con las anomalías de la sustancia blanca en la ecografía craneal en el período neonatal, la DBP es un predictor independiente de resultado adverso del desarrollo en la infancia temprana:
      (1) Un estudio de resonancia magnética volumétrica en neonatos prematuros con DBP mostró una reducción uniforme en el volumen cerebral en comparación con una reducción regional observada en neonatos prematuros sin DBP. El mecanismo exacto de este fenómeno no está claro; sin embargo, es probable que la hipoxia episódica, el estrés inflamatorio, la carencia nutricional y los fármacos, en particular los corticoides posnatales, sean factores contribuyentes. Esta reducción del volumen cerebral puede correlacionarse con déficits funcionales observados con mayor frecuencia en sobrevivientes con DBP.
      (2) Los estudios también han mostrado que los pacientes con DBP grave tienen una mayor incidencia de alteración del neurodesarrollo a los 6 y 12 meses, que es menos importante en la DBP leve a moderada.
   b. Desarrollo motor:
      (1) En algunos neonatos con DBP se observan anomalías del tono y del movimiento que afectan las extremidades, el cuello, el tronco, la boca y la lengua. Se espera una mejora significativa hacia los 2 años de edad; sin embargo, algunas diferencias posturales y del equilibrio persisten hasta la niñez temprana.
      (2) Los tipos más frecuentes de fenotipos de parálisis cerebral asociados a DBP son la cuadriparesia y la diparesia. Estas formas reflejan una enfermedad hemisférica cerebral difusa y bilateral en estos niños. Estudios recientes han mostrado una mayor incidencia de cuadriplejia y diplejia a los 24 meses, pero no hemiplejia, en niños que requirieron ventilación mecánica a los 36 meses de edad gestacional corregida.
      (3) El retraso cognitivo y motor es más prevalente en niños en edad preescolar con DBP en comparación con niños de MBPN sin DBP.
      (4) En niños de MBPN con DBP se informa una mayor incidencia de parálisis cerebral con alteración de la función motora fina y gruesa y peor coordinación en comparación con niños de MBPN sin DBP.
      (5) En alrededor del 30% de los niños de MBPN con DBP se detectan déficits de percepción visuo-espacial mediante la prueba de integración visual motora. Este déficit persiste hasta la adolescencia y se correlaciona con la duración de la oxigenoterapia. Una mayor proporción de estos niños requiere soporte ocupacional y fisioterapia.
   c. Alteraciones neurosensoriales:
      (1) La DBP es un predictor independiente de alteración neurosensorial a los 6 meses de edad. Pasada esta edad, la presencia de LPV y de ROP grave y la duración de la internación hospitalaria son predictores de resultado neurosensorial adverso.
      (2) Los sobrevivientes con DBP tratados con dexametasona posnatal han mostrado una mayor incidencia de parálisis cerebral y trastorno cognitivo en comparación con sobrevivientes con DBP no tratados.
   d. Consecuencias cognitivas y escolares:
      (1) Diversos estudios han demostrado puntajes de CI entre un cuarto y dos tercios de un DE más bajos en niños de MBPN con DBP en comparación con niños de MBPN sin DBP de edad escolar. En estos niños también son más prevalentes los problemas de memoria y de aprendizaje.
      (2) En edad escolar, los trastornos de déficit de atención e hiperactividad (ADHD) se informan en hasta el 15% de los niños de MBPN con DBP, valor dos veces mayor que en los niños de MBPN sin DBP. Un estudio mostró que el 50% de los niños de MBPN con DBP en edad escolar se inscribían para recibir terapia del habla y del lenguaje por dificultades con las habilidades tanto expresivas como receptivas del lenguaje; un porcentaje similar de niños de MBPN con DBP en edad preescolar han necesitado soporte educativo especial en la lectura, el deletreo y las matemáticas.
      (3) Un estudio reciente demostró persistencia de la alteración de la función cognitiva en adultos sobrevivientes con DBP. Este estudio mostró que esta población presentó déficits en el funcionamiento ejecutivo incluso a una edad promedio de 24,2 años, lo que sugiere importantes repercusiones para la asistencia sanitaria, el bienestar social y la rehabilitación cognitiva.

B. Otros sistemas:

1. Sistema respiratorio:
   a. Las tasas de reinternación hospitalaria en la niñez temprana (0 a 5 años), principalmente por enfermedad reactiva de la vía aérea, neumonía e infecciones por VSR, son más altas en los primeros 2 años de vida en neonatos con DBP en comparación con niños de término que sirvieron de control. Las pruebas de la función respiratoria muestran una disminución sustancial del flujo espiratorio con reducción leve de la capacidad pulmonar total

(CPT), incremento de la capacidad residual funcional (CRF) y aumento de la relación entre el volumen residual (VR) y la CPT, compatibles con atrapamiento aéreo. Los estudios han mostrado una mejora en las alteraciones del flujo espiratorio en los primeros 2 años; sin embargo, la tos crónica, las sibilancias y otros síntomas similares al asma que requieren el uso de broncodilatadores inhalados son más frecuentes en comparación con los niños de término de control.

b. A la edad escolar (6 a 18 años), los niños con DBP tuvieron peor función pulmonar y tolerancia al ejercicio reducida en comparación con sobrevivientes de peso similar sin DBP. La espirometría muestra una reducción persistente del flujo espiratorio forzado (FEF1); sin embargo, la CPT y la CRF eran normales o estaban solo levemente reducidas. La relación VR/CPT se mantuvo elevada, sugestiva de atrapamiento aéreo. La tomografía computarizada (TC) de tórax de alta resolución en niños con DBP mostró áreas de enfisema multifocal, atelectasia con extensión hacia la pleura, engrosamiento de la pared bronquial, bullas y atrapamiento aéreo. Estos hallazgos sugieren que los niños con diagnóstico de DBP probablemente tienen riesgo de desarrollar EPOC más tarde en la vida, debido al compromiso generalizado de las vías aéreas periféricas. Se recomienda un estilo de vida saludable y evitar fumar. Sin embargo, un reciente estudio en Noruega ha mostrado que niños de 11 años de edad nacidos entre 1999 y 2000 demostraron una mejor función pulmonar en comparación con una cohorte 10 años mayor. Esto sugiere que la mejor atención neonatal no solo ha aumentado la sobrevida, sino también ha mejorado los resultados pulmonares a largo plazo.

c. Adultez: la restricción en el FEF1 persiste en la adultez y los sobrevivientes adultos con DBP tienen una probabilidad dos veces mayor de informar sibilancias y tres veces mayor de utilizar medicamentos para el asma en comparación con sujetos control de término. Quedan dudas acerca de las consecuencias de la DBP más adelante en la vida adulta (> 40 años), con la posibilidad de una mayor reducción de la función respiratoria, hipertensión pulmonar y desarrollo de EPOC.

2. Sistema cardiovascular:
   a. La hipertensión pulmonar se informa en el 18% al 37% de los neonatos con DBP moderada a grave. La hipertensión pulmonar contribuye al incremento tanto de la morbilidad como de la mortalidad, con una tasa de mortalidad a los 2 años del 33% al 48%. Se recomienda el tamizaje para detectar hipertensión pulmonar en neonatos con DBP.
   b. La hipertensión sistémica se informa en alrededor del 12% de los neonatos con DBP moderada a grave. Aproximadamente el 50% de los casos requieren tratamiento médico.
3. Renal:
   a. Se informa nefrocalcinosis en hasta el 40% de los neonatos de MBPN, más prevalente en niños con dificultad respiratoria grave, acidosis, nutrición parenteral y tratamiento (diuréticos de asa, metilxantinas y glucocorticoides) en el período neonatal.
   b. Si bien hasta el 80% de los casos se resuelven espontáneamente en los primeros 2 años, se desconoce la consecuencia a largo plazo de este trastorno, que previamente se consideraba benigno, con riesgo supuesto de hipertensión sistémica de largo plazo. Se recomienda la vigilancia mediante seguimiento a largo plazo y ecografía renal antes del alta.

IV. Resumen:
   A. La DBP es un trastorno multisistémico con consecuencias más allá del período neonatal. Es esencial prestar mucha atención al crecimiento y desarrollo luego del alta de las unidades neonatales para optimizar el resultado.
   B. Se recomienda el seguimiento a largo plazo mientras los estudios longitudinales continúan evaluando completamente las consecuencias a lo largo de la vida de esta enfermedad respiratoria con compromiso multisistémico.

Bibliografía de consulta

Baraldi E, Carraro S, Filippone M. Bronchopulmonary dysplasia: definitions and long-term respiratory outcome. Early Hum Dev 2009; 85 (10 Suppl): S1-3.

Bhandari A, McGrath-Morrow S. Long-term pulmonary outcomes of patients with bronchopulmonary dysplasia. Semin Perinatol 2013; 37: 132-7.

Doyle LW, Anderson PJ. Pulmonary and neurological follow-up of extremely preterm infants. Neonatology 2010; 97: 388-94.

El Mazloum D, Moschino L, Bozzetto S, Baraldi E. Chronic lung disease of prematurity: long-term respiratory outcome. Neonatology 2014; 105: 352-6.

Gough A, Linden MA, Spence D, et al. Executive functioning deficits in young adult survivors of bronchopulmonary dysplasia. Disabil Rehabil 2015; 37 (21): 1940-5.

Islam JY, Keller RL, Aschner JL, et al. Understanding the short- and long-term respiratory outcomes of prematurity and bronchopulmonary dysplasia. Am J Respir Crit Care Med 2015; 192: 134-56.

Kobaly K, Schluchter M, Minich N, et al. Outcomes of extremely low birth weight (<1 kg) and extremely low gestational age (<28 weeks) infants with bronchopulmonary dysplasia: effects of practice changes in 2000 to 2003. Pediatrics 2008; 121: 73-81.

Northway Jr WH, Rosan RC, Porter DY. Pulmonary disease following respiratory therapy of hyaline-membrane disease. Bronchopulmonary dysplasia. N Engl J Med 1967; 276: 357-68.
Short EJ, Kirchner HL, Asaad GR, et al. Developmental sequelae in preterm infants having a diagnosis of bronchopulmonary dysplasia: analysis using a severity-based classification system. Arch Pediatr Adolesc Med 2007; 161: 1082-7.
Van Marter LJ, Kuban KC, Allred E, et al. Does bronchopulmonary dysplasia contribute to the occurrence of cerebral palsy among infants born before 28 weeks of gestation? Arch Dis Child Fetal Neonatal Ed 2011; 96 (1): F20-9.
Vollsæter M, Skromme K, Satrell E, et al. Children born preterm at the turn of the millennium had better lung function than children born similarly preterm in the early 1990s. PLoS ONE 2015; 10 (12): e0144243; doi: 10.1371/journal.pone.7.

Sección 12

Complicaciones asociadas a la ventilación mecánica

82

Escapes de aire en el tórax

Jennifer R. Bermick • Steven M. Donn

I. Descripción: los escapes de aire torácicos consisten en colecciones de aire fuera del espacio pulmonar. En esta categoría, están comprendidos diversos trastornos, entre los que se incluyen el neumotórax, el neumomediastino, el neumopericardio, el enfisema intersticial pulmonar, el neumoperitoneo y el enfisema subcutáneo.

II. Incidencia y factores de riesgo: las estimaciones de la incidencia general de escapes de aire en neonatos de término normales varían entre el 0,07% y el 2%. La incidencia aumenta a entre el 5% y el 9% en neonatos de muy bajo peso al nacer:

A. La incidencia de los escapes de aire varía según los siguientes factores:
1. La edad gestacional.
2. El grado de hipoxemia.
3. La técnica de resucitación.
4. La enfermedad respiratoria concomitante.
5. El tipo y estilo de ventilación asistida.
6. La calidad de las radiografías y su interpretación.

B. Es poco probable que el neumotórax sin enfermedad pulmonar subyacente sea sintomático y muchos pasan desapercibidos.

C. Muchos estados patológicos incrementan el riesgo de escapes de aire pulmonar:
1. Síndrome de dificultad respiratoria; incidencia del 5% al 30% (disminuye con la administración intratraqueal de surfactante).
2. Síndrome de aspiración de meconio; incidencia del 10% al 50%.
3. Neumonía.
4. Taquipnea transitoria del recién nacido.
5. Hipoplasia pulmonar.
6. Hernia diafragmática congénita.

III. Fisiopatología: los síndromes de escape de aire surgen a partir de una vía común que consiste en daño del epitelio respiratorio, habitualmente por presiones transpulmonares elevadas. El epitelio dañado permite el ingreso de aire al intersticio, lo que genera un enfisema intersticial pulmonar. Ante presiones transpulmonares elevadas constantes, el aire llega hasta la pleura visceral o el hilio a través de espacios peribronquiales o perivasculares:

A. El neumotórax resulta cuando se perfora la superficie pleural, con escape de aire hacia el espacio pleural.

B. El neumomediastino se presenta cuando el aire, siguiendo el camino de menor resistencia, atraviesa hacia el hilio e ingresa en el mediastino.

C. El neumopericardio aparece cuando el aire pasa hacia el espacio pericárdico.

D. El enfisema subcutáneo se produce cuando el aire desde el mediastino sale hacia los planos de las fascias del cuello y la piel.

E. El neumoperitoneo es resultado de la disección de aire retroperitoneal, por descompresión de un neumomediastino, hacia el peritoneo. (También puede producirse por la perforación de una víscera hueca).

IV. Síndromes de escape de aire:

A. El neumotórax frecuentemente es causado por presiones inspiratorias elevadas, duración inspiratoria prolongada y ventilación despareja:

1. Etiología:
   a. Los neumotórax espontáneos se observan hasta en el 2% de los neonatos de término normales alrededor del momento del nacimiento; solo el 10% de estos son sintomáticos.
   b. Ciertas enfermedades pulmonares, entre las que se incluyen el síndrome de aspiración de meconio, las bullas congénitas, la neumonía y la hipoplasia pulmonar, provocan distensibilidad pulmonar no homogénea y sobredistensión alveolar.
   c. La lesión directa por aspiración a través del tubo endotraqueal es una causa infrecuente.
   d. Soporte ventilatorio:
      (1) Tiempo inspiratorio prolongado (relación I : E mayor o igual a 1).
      (2) Presión media en la vía aérea elevada (> 12 cm H_2O).
      (3) Baja temperatura del aire inspirado (< 36 °C). Esto es especialmente cierto para neonatos que pesan menos de 1500 g; se piensa que resulta de una disminución del barrido mucociliar, lo cual precipita la obstrucción de la vía aérea a menores temperaturas y menor humedad.
      (4) Escasa interacción paciente-ventilador que produce asincronía (es decir, neonatos que espiran activamente durante parte o toda la meseta de presión positiva).
2. El diagnóstico se realiza utilizando la combinación de signos clínicos, hallazgos del examen físico, gases en sangre arterial, transiluminación y radiografía:
   a. Los signos clínicos de neumotórax incluyen los de la dificultad respiratoria, tales como taquipnea, quejido, aleteo nasal y retracciones. También puede haber cianosis, disminución de los sonidos respiratorios del lado afectado, asimetría torácica, episodios de apnea y bradicardia, desplazamiento del choque de la punta del corazón e hipotensión.
   b. Los gases en sangre arterial pueden mostrar acidosis respiratoria o mixta e hipoxemia.
   c. Generalmente, la transiluminación revela un incremento en la transmisión de luz del lado afectado.
   d. La radiografía de tórax sigue siendo el método de referencia para el diagnóstico de neumotórax.
3. Prevención:
   a. La ventilación a alta frecuencia (> 60 rpm) puede reducir la espiración activa, un precursor del neumotórax. Esto se lleva a cabo para intentar lograr una respiración más sincrónica. La ventilación de alta frecuencia también puede proporcionar una mejor ventilación y oxigenación al mismo tiempo que disminuye la incidencia de neumotórax.
   b. La ventilación gatillada por el paciente reduce la incidencia de escapes de aire mediante la sincronización de la respiración. Utilizando este modo de ventilación, los esfuerzos respiratorios del neonato gatillan la entrega de insuflación con presión positiva. El ciclado por flujo permite la sincronización completa, incluso en espiración.
   c. La supresión de la actividad respiratoria mediante sedación o parálisis del paciente puede ser un medio importante para prevenir el neumotórax en pacientes que exhalan activamente o "contra" el ventilador.
4. Tratamiento:
   a. El lavado de nitrógeno es controvertido, pero, a veces, puede ser una forma efectiva para eliminar neumotórax pequeños y para atenuar la dificultad respiratoria:
      (1) Técnica:
         (a) El neonato se coloca en un halo de oxígeno con una FiO_2 de 1,0 durante 12 h a 24 h.
         (b) Se monitorean continuamente los signos vitales, que incluyen la saturación de oxígeno, la frecuencia cardíaca y la presión arterial.
      (2) Precauciones:
         (a) No se debe utilizar en neonatos prematuros.
         (b) No utilizar en casos de neumotórax a tensión.
         (c) La exposición a una FiO_2 elevada no carece de riesgos.
   b. Se puede utilizar la aspiración con aguja para el tratamiento de un neumotórax sintomático. Frecuentemente es curativa en neonatos que no reciben ventilación mecánica y puede ser un tratamiento transitorio en neonatos con ventilación mecánica.
      (1) Técnica:
         (a) Conectar una aguja mariposa calibre 23 a una jeringa estéril de 50 mL mediante una llave de tres vías.
         (b) Localizar el segundo o tercer espacio intercostal sobre la línea medioclavicular del lado afectado.
         (c) Preparar el área con solución antiséptica.
         (d) Bajo condiciones estériles, de ser posible, ubicar el espacio intercostal <u>por encima de la costilla</u> (para evitar lastimar los vasos intercostales ubicados sobre la superficie inferior de la costilla). Introducir la aguja a través de la piel hacia el espacio pleural aplicando aspiración continua con la jeringa mientras se introduce la aguja. Habitualmente se percibe un escape de aire al ingresar al espacio pleural.
         (e) Una vez en el espacio pleural, detener el avance de la jeringa para evitar perforar el pulmón.
         (f) Aspirar lenta y continuamente con la jeringa hasta sentir resistencia, lo que indica que no queda más aire en el área alrededor de la aguja.

2. No tiene ventaja a más largo plazo en comparación con la indometacina.
3. Incidencia de hipertensión pulmonar grave del 5% si se lo usa de forma profiláctica.
4. Es más probable que resulte efectivo el tratamiento temprano.
5. Régimen de dosificación:
   a. Dosis de carga de 10 mg/kg y 5 mg/kg a las 24 h y 48 h.
   b. Vía oral o endovenosa.

F. Paracetamol:
1. Menos efectos adversos a corto plazo que la indometacina o el ibuprofeno.
2. Por el momento, no demostrado, pero parece ser alentador.
3. Régimen de dosificación:
   a. 15 mg/kg por dosis; 12 dosis cada 6 h durante 3 días.
   b. Vía oral o endovenosa.

G. Ligadura quirúrgica.

XI. Cuándo tratar:

A. Uso profiláctico: evidencia insuficiente para justificar su aplicación:
1. Efectos no beneficiosos a corto plazo.
2. Falta de beneficios demostrados a largo plazo.

B. Uso presintomático: evidencia insuficiente en la actualidad:
1. Reduce.
   a. El DAP.
   b. La duración de la oxigenoterapia.
2. Sin efecto sobre los siguientes factores:
   a. La mortalidad.
   b. La displasia broncopulmonar (DBP).
   c. La HIV.
   d. La ROP.
   e. La duración de la ventilación.

C. Uso sintomático: se necesitan más estudios para evaluar la validez del tratamiento sintomático expectante en comparación con el tratamiento conservador.

Bibliografía de consulta

Bose CL, Laughon M. Treatment to prevent patency of the ductus arteriosus: beneficial or harmful? J Pediatr 2006; 148: 713-4.

Chorne N, Leonard C, Piecuch R, Clyman RI. Patent ductus arteriosus and its treatment as risk factors for neonatal and neurodevelopmental morbidity. Pediatrics 2007; 119: 1165-74.

Clyman RI, Couto J, Murphy G. Patent ductus arteriosus: are current neonatal treatment options better or worse than no treatment at all? Semin Perinatol 2012; 36: 123-9; doi:10.1053/j.semperi.2011.09.022.

Meyer S. PDA in neonates—please doctor act individually! Acta Paediatr 2012; 101: e145-6.

Negegme RA, O'Connor TZ, Lister G, Bracken MB. Patent ductus arteriosus. En: Sinclair JC, Bracken MB (eds). Effective care of the newborn infant. Oxford: Oxford University Press, 1992; p. 281-324.

Oncel MY, Yurttutan S, Erdeve O, et al. Oral paracetamol versus oral ibuprofen in the management of patent ductus arteriosus in preterm infants: a randomized controlled trial. J Pediatr 2014; 164: 510-4.e1.

84

Hemorragia pulmonar neonatal

Tonse N. K. Raju

I. Descripción. Es un infrecuente pero grave trastorno caracterizado por sangrado masivo dentro de los pulmones y de las vías aéreas. El estado clínico empeora rápidamente, con una mortalidad asociada que varía entre el 50% y el 80%. En los sobrevivientes la incidencia de morbilidad pulmonar a largo plazo, como la enfermedad pulmonar crónica (EPC), supera el 80%.

II. Incidencia. Las cifras informadas de incidencia varían de acuerdo con la definición utilizada, la dedicación del monitoreo en busca de hemorragia pulmonar y la fuente de información utilizada en el estudio (p. ej., autopsia frente a datos clínicos):

A. Poblaciones general y de UCIN: en un estudio retrospectivo de casos y controles de Brasil, Ferreir y cols. informaron una incidencia de hemorragia pulmonar de 6,7 casos cada 1000 nacidos vivos, el 8% y el 11% de los cuales pesaban menos de 1500 g y menos de 1000 g, respectivamente. Se ha informado que alrededor del 1,4% de todos los neonatos internados en la UCIN desarrollan hemorragia pulmonar; en más del 80% de ellos se diagnostica síndrome de dificultad respiratoria (SDR). Además, es probable que tales neonatos hayan sido tratados con surfactante exógeno y que hayan estado recibiendo soporte mediante ventilación mecánica al momento del sangrado.

B. Edad gestacional: como se mencionó previamente en el estudio brasileño, la incidencia tiene una relación inversa con la edad gestacional (o con el peso al nacer como sustituto), especialmente entre las 23 y las 32 semanas de gestación:

1. Surfactante exógeno: incluso desde que el tratamiento con surfactante exógeno se convirtió en el estándar de atención del SDR, ha habido un leve pero notable incremento en la incidencia de hemorragia pulmonar. En una cohorte de 14 464 neonatos de muy bajo peso al nacer (MBPN), entre niños nacidos a las 25 a 26 semanas de gestación, la incidencia de hemorragia pulmonar era del 10% en 1991, la cual aumentó al 16% en 2001. Entre aquellos nacidos a las 27 a 28 semanas de gestación, la incidencia era del 6,5% en 1991 y del 8% en 2001.
2. En un estudio de vigilancia poscomercialización de un surfactante natural de origen animal, la incidencia de hemorragia pulmonar fue del 6,4% en 903 neonatos con SDR tratados con surfactante. Esto representa un ligero incremento respecto del 3% al 4% informado en la era presurfactante.

C. Un metaanálisis concluyó que los surfactantes exógenos incrementaban el riesgo de hemorragia pulmonar en un 47%. El riesgo fue ligeramente mayor con surfactantes de origen animal que con preparaciones sintéticas. En series de autopsias, se encontró que alrededor del 80% de los neonatos de MBPN tuvieron hemorragia pulmonar.

D. Otros trastornos: entre los recién nacidos que requieren oxigenación por membrana extracorpórea (ECMO), se ha informado que alrededor del 6% (rango del 5% al 10%) de ellos desarrollaron hemorragia pulmonar ya sea durante o después de la ECMO.

III. Otros factores previos y niños en riesgo:

A. Prematuridad, SDR y tratamiento con surfactante exógeno: estos tres combinados son los factores de riesgo más consistentes para el desarrollo de hemorragia pulmonar, especialmente en neonatos de < 28 semanas de gestación (o peso al nacer < 1000 g). La tasa de complicaciones es influida por el tipo de surfactante natural utilizado ni por el momento de su administración (profiláctico, temprano o de rescate).

B. Restricción del crecimiento intrauterino (RCIU): en algunas revisiones se ha detectado la asociación entre RCIU y hemorragia pulmonar; sin embargo, la asociación es inconsistente.

C. Complicaciones pulmonares: enfisema intersticial pulmonar (EIP) o neumotórax.

D. Infecciones: se ha informado que las infecciones bacterianas, virales o fúngicas, tales como *Listeria monocytogenes*, *Haemophilus influenza* y citomegalovirus congénito se asocian a hemorragia pulmonar.
E. Estado clínico general: acidosis metabólica, especialmente en neonatos con SDR; hipotermia, hipoglucemia, *shock* y coagulación intravascular diseminada (CID).
F. Síndrome de aspiración de meconio: neonatos que requieren oxigenación por membrana extracorpórea (ECMO).
G. Trastornos hereditarios (congénitos) de la coagulación: si bien son infrecuentes, hay que tener en cuenta los trastornos hemorrágicos familiares, tales como la enfermedad de von Willebrand, especialmente en presencia de antecedentes familiares. Un informe del Centers for Disease Control and Prevention encontró que la enfermedad de von Willebrand era el trastorno subyacente en dos de cinco neonatos fallecidos a causa de hemorragia pulmonar idiopática.
H. Trauma: lesión mecánica de las cuerdas vocales, la tráquea u otras estructuras laríngeas y orofaríngeas, especialmente como resultado de la intubación endotraqueal.

IV. Fisiopatología: las secreciones pulmonares tienen un contenido proteico muy alto, así como gran cantidad de elementos celulares sanguíneos. De esta manera, la hemorragia puede ser una consecuencia del incremento del tamaño de los poros transcapilares. Una serie de factores interrelacionados puede conducir a un eventual episodio de sangrado:
A. Factores hemodinámicos: algunos expertos consideran a la hemorragia pulmonar como una manifestación de un edema pulmonar hemorrágico exagerado provocado por un incremento agudo del flujo sanguíneo pulmonar. Esto último puede presentarse por múltiples causas interrelacionadas: el descenso posnatal normal de la resistencia vascular pulmonar, la mayor distensibilidad pulmonar derivada del tratamiento con surfactante y la normal absorción posnatal del líquido pulmonar. Estos cambios pueden conducir a un incremento agudo del flujo sanguíneo pulmonar y al desarrollo de edema pulmonar hemorrágico.
B. Steiner y cols., de Austria, utilizaron sildenafil como vasodilatador pulmonar "de último recurso" en seis neonatos con hipertensión pulmonar grave y refractaria. Una dosis de carga de 0,1 mg/kg durante 45 min se siguió de una infusión continua de 0,5 g/kg/día a 1 g/kg/día. Dos de los seis niños desarrollaron hemorragia pulmonar grave a las 19 h y 66 h tras el inicio del tratamiento con sildenafil. Los autores asignaron esta complicación a una caída importante y precipitada de la resistencia vascular pulmonar, lo que conduce a inversión del *shunt* ductal (que pasa de ser de derecha a izquierda a ser de izquierda a derecha) e hipoperfusión vascular pulmonar.
C. En el estudio EPIPHAGE2, conducido por Roze y cols. en Francia, se muestra una relación indirecta entre DAP y hemorragia pulmonar. Una gran cohorte de neonatos recibió un diagnóstico temprano de DAP mediante ecocardiografía de tamizaje, por lo que fueron tratados tempranamente en comparación con aquellos no sometidos al tamizaje. Entre los 1484 neonatos en la cohorte general, la incidencia de hemorragia pulmonar fue del 8,4% en 656 neonatos no sometidos a tamizaje temprano para DAP, en comparación con el 5,7% de los 827 niños que fueron evaluados (una razón de probabilidades de 0,6, con un intervalo de confianza del 95%, de 0,4 a 0,89). Factores hematológicos: la CID secundaria a sepsis puede conducir a coagulación anormal y hemorragia. Se puede encontrar sangrado en otros sitios, tales como las membranas mucosas gastrointestinales y renales y en el cerebro. La sepsis o el *shock* subyacentes pueden comprometer aún más la integridad vascular local y conducir a un episodio de sangrado agudo.

V. Patología: se ha informado una amplia gama de aspectos patológicos. En las formas leves, el único hallazgo puede ser la presencia de glóbulos rojos diseminados en los espacios intraalveolares e intraparenquimatosos, con poca o nula presencia de sangre en las vías aéreas. En neonatos que fallecen por hemorragia pulmonar, se pueden encontrar cantidades masivas de sangre pura en el parénquima, las vías aéreas pequeñas y grandes, la tráquea y la cavidad oral (Figura 84.1):
A. Características macroscópicas: el peso pulmonar está aumentado, sus bordes lobulares obliterados y se observa sangre pura en las vías aéreas, la tráquea y el espacio pleural.
B. Características microscópicas: se puede observar grandes islotes de sangre en los espacios alveolares y parenquimatosos. La sangre puede ocupar la luz de los bronquios más grandes y de la tráquea. Se informa que la hemorragia pulmonar es predominantemente alveolar en neonatos tratados con surfactantes exógenos, mientras que en los niños no tratados con surfactante predomina en el intersticio. De esta manera, el tratamiento con surfactante puede alterar la distribución de los sitios de sangrado en lugar de ocasionar un incremento en la incidencia de hemorragia pulmonar.
C. Otros cambios: leucocitosis reactiva; se pueden encontrar cambios relativos a SDR y displasia broncopulmonar (DBP), junto con los de neumonía y sangrado en otros órganos, especialmente el intestino, los riñones y el cerebro.

VI. Características clínicas: la gravedad y la magnitud de los signos clínicos dependen de la magnitud de la hemorragia y de la gravedad de la alteración subyacente que conduce al episodio. Las manifestaciones clínicas resultan de diversas consecuencias fisiopatológicas interrelacionadas derivadas de la pérdida de sangre y la hemorragia dentro del parénquima pulmonar y de las vías aéreas:

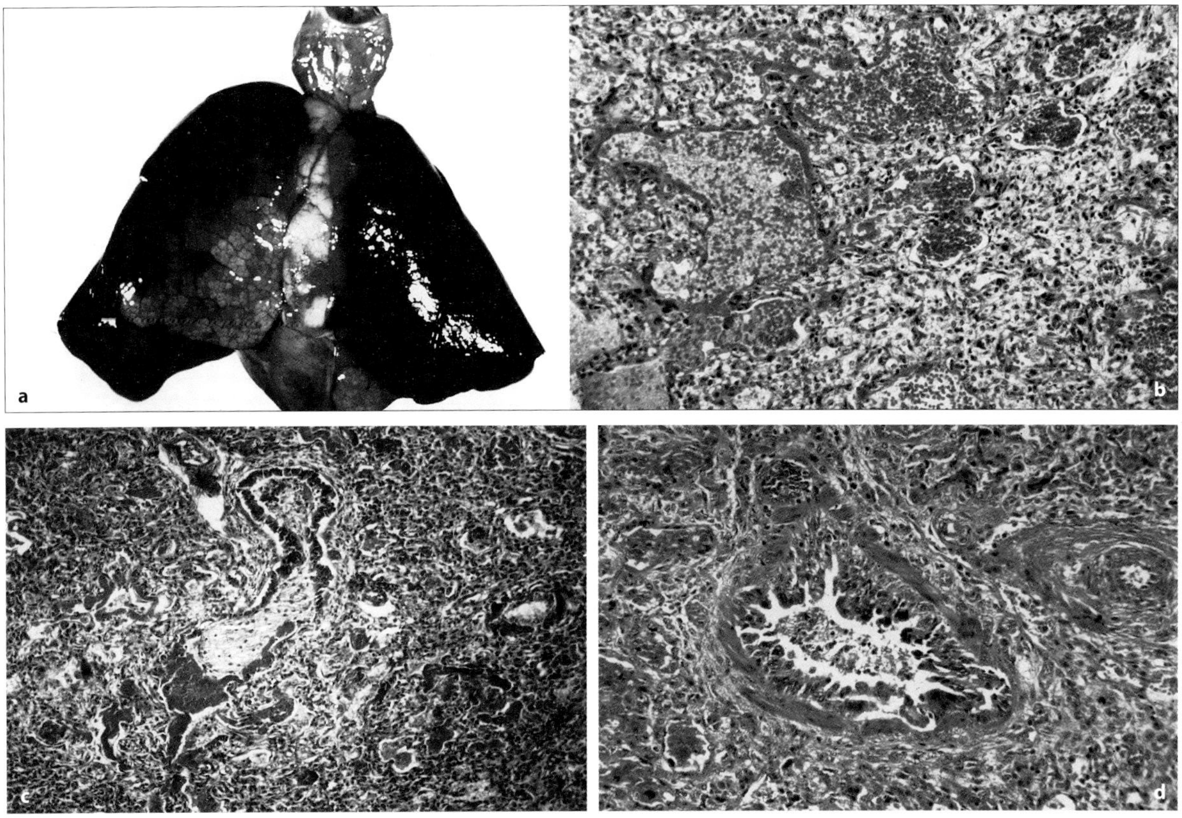

Figura 84.1 Aspecto macroscópico de los pulmones de un niño que falleció a causa de una hemorragia pulmonar masiva (**a**). Los hallazgos microscópicos en un corte pulmonar en el mismo niño muestran grandes cantidades de sangre en los espacios alveolares y sitios de sangrado diseminados en los espacios intersticiales. Se observan características generalizadas de formación de membranas hialinas y reacción inflamatoria extensa (**b**). Se muestran otros dos casos. (**c**) Hemorragia pulmonar masiva producida 2 semanas antes de la muerte. (**d**) El niño falleció a las 4 semanas de edad por insuficiencia respiratoria secundaria a displasia broncopulmonar; no había evidencia clínica de hemorragia pulmonar. Se pueden identificar áreas dispersas de sangrado. Ambos niños muestran diversos grados de cambios pulmonares crónicos.

A. La característica distintiva de la hemorragia pulmonar masiva es un trastorno pulmonar que empeora rápidamente:
   1. Se observa hipoxia, hipercarbia y mayores requerimientos de soporte ventilatorio como resultado de la disminución de la distensibilidad pulmonar por la presencia de sangre en el tejido pulmonar.
   2. Se puede observar sangre pura saliendo por la boca, o en casos más leves se puede observar secreciones traqueales y orofaríngeas teñidas con sangre.
   3. La sangre obstruye las vías aéreas, lo que incrementa la resistencia y empeora aún más los ya alterados valores de gases en sangre y del estado ácido base.

B. La presencia de sangre extrínseca en el parénquima pulmonar aumenta el consumo del surfactante administrado e inhibe su función. Además, las proteínas plasmáticas y la sangre inhiben la producción de surfactante endógeno.

C. El deterioro pulmonar es casi invariablemente acompañado por un deterioro agudo del estado sistémico; un rápido descenso de la presión arterial y del gasto cardíaco conduce a los signos clásicos de *shock*, junto con palidez y anemia graves.

D. En neonatos que sobreviven el episodio agudo, la inflamación pulmonar diseminada originada por la presencia de sangre en los tejidos puede conducir a complicaciones tardías, tales como neumonía y una necesidad prolongada de ventilación asistida y consiguiente DBP.

E. Debido a que los hallazgos clínicos están interrelacionados y dependen de la gravedad de la hemorragia, en algunos casos pueden pasar muchas horas antes de que aparezcan los signos de *shock* y colapso:
   1. Siempre se debe sospechar la presencia de hemorragia pulmonar en neonatos que reciben ventilación asistida, que parecen por lo demás "estables", pero gradualmente manifiestan hipoxia, hipercapnia y acidosis cada vez peores, y requieren parámetros del ventilador mayores que los originales.
   2. Una hemorragia pulmonar localizada y de pequeño tamaño puede hacer que los signos evolucionen en 6 h a 8 h; en tales casos, la hemorragia pulmonar siempre debe ser uno de los primeros diagnósticos diferenciales.

F. En presencia de *shock* sistémico y deterioro súbito, considerar la presencia de hemorragia pulmonar, incluso en ausencia de sangre o secreción orotraqueal teñida con sangre, ya que el sangrado puede ser intersticial:
   1. Puede producirse una caída del hematocrito y de los recuentos plaquetarios horas más tarde.
   2. Se puede encontrar un soplo cardíaco u otros signos de DAP.

G. Se deben evaluar otras causas de *shunt* de izquierda a derecha y de edema de pulmón, tales como insuficiencia cardíaca congestiva (CIV, CIA o malformaciones arteriovenosas cerebrales).

VII. Estudios:
A. Radiografía de tórax. No existen características diagnósticas específicas en las radiografías de tórax:
1. Velamiento difuso y disperso, consolidación, radioopacidades algodonosas y características de la enfermedad subyacente (SDR, DBP o EIP) deberían sugerir la presencia de hemorragia pulmonar.
2. Puede o no haber cardiomegalia, dependiendo de la causa subyacente de la hemorragia pulmonar (Figuras 84.2 y 84.3).
B. Evaluación del DAP:
1. Sospechar la presencia de un DAP significativo en neonatos con hemorragia pulmonar, incluso en ausencia de un "soplo de DAP" típico o una presión de pulso amplia o impulso precordial.
2. Se recomienda realizar un ecocardiograma.
C. Análisis de sangre y estudios para sepsis:
1. Gases en sangre y estado ácido-base.
2. Hemoglobina y hematocrito.
3. Recuento plaquetario.
4. Recuento de glóbulos blancos total y diferencial.
5. Se debe considerar realizar hemocultivos y urocultivos.
6. Se puede indicar cultivos virales y fúngicos.
7. Considerar pruebas para CID (TP, TPT, productos de degradación de la fibrina, etc.).
D. Buscar trastornos hereditarios de la coagulación (p. ej., hemofilia, enfermedad de von Willebrand). Para el sangrado en otros órganos: de acuerdo con otros hallazgos se recomienda un análisis de orina para descartar sangrado renal importante y una evaluación ecográfica craneal para descartar hemorragia intracraneal.

VIII. Tratamiento:
A. Cuidados generales de sostén:
1. Cuidados intensivos y medidas anti-*shock*:
a. Transfundir sangre, plasma o plaquetas según esté indicado.
b. Corregir la acidosis metabólica.
c. Administrar agentes inotrópicos para elevar la presión arterial sistémica.
2. Soporte ventilatorio. Con pocas excepciones, la mayoría de las recomendaciones para el soporte ventilatorio han surgido en base a observaciones empíricas:
a. Soporte ventilatorio convencional: incrementar los ajustes ventilatorios para proporcionar una mayor frecuencia, mayor presión positiva al final de la espiración (PEEP) y mayor presión media en la vía aérea (PMVA).
b. Soporte con ventilación de alta frecuencia oscilatoria (VAFO): en un estudio observacional prospectivo, se encontró que diez de diecisiete neonatos con hemorragia pulmonar masiva respondieron al tratamiento temprano con VAFO. Todos sobrevivieron. Por el contrario, solo sobrevivió uno de tres niños que recibieron soporte ventilatorio convencional.

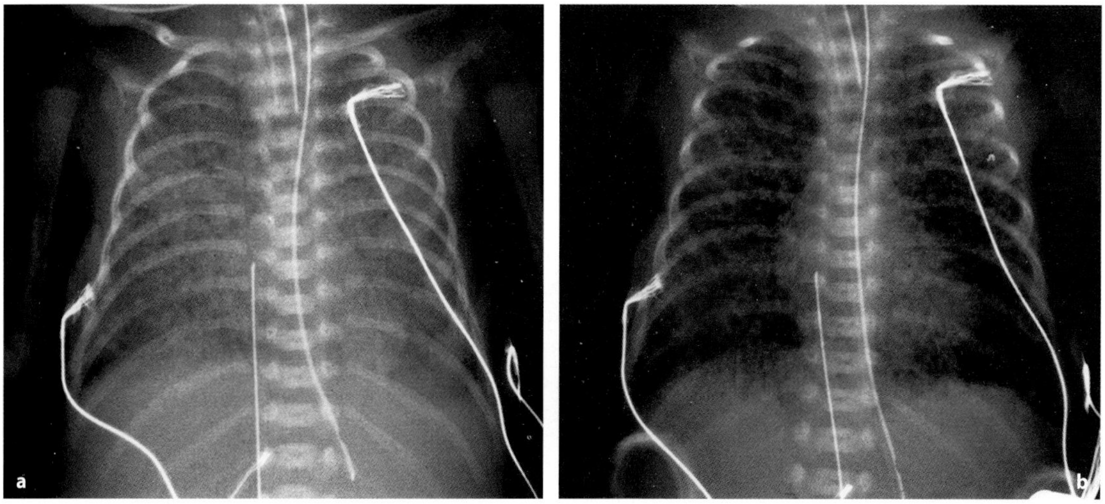

Figura 84.2 Evolución de la hemorragia pulmonar en un niño con SDR. Las radiografías de tórax muestran características típicas de EIP grave en el quinto día (**a**) y hemorragia pulmonar grave en el séptimo día (**b**). El tamaño del corazón es normal.

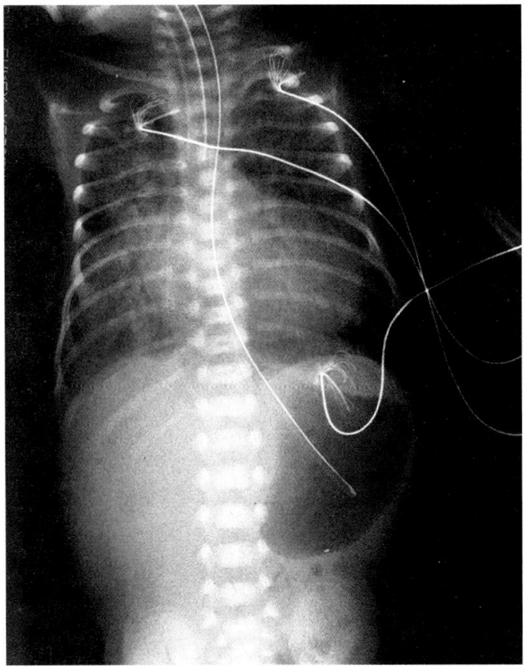

Figura 84.3 Radiografía de tórax de un neonato prematuro que desarrolla hemorragia pulmonar grave en el sexto día, secundaria a un conducto arterioso permeable de gran tamaño y florido y a signos de insuficiencia cardíaca congestiva. La hemorragia pulmonar estaba acompañada de deterioro respiratorio. Se pueden observar densidades radioopacas dispersas, principalmente en ambos lóbulos inferiores, y cardiomegalia moderada.

3. Tratar el DAP. A menos que exista trombocitopenia grave, se puede utilizar tratamiento con indometacina/ibuprofeno para tratar el DAP en caso de hemorragia pulmonar demostrada o sospechada, incluso si ya se había administrado alguno de estos fármacos previamente.
4. Tratamiento de infecciones. Se debe utilizar antibióticos con mayor efectividad contra patógenos bacterianos comunes: se puede administrar ampicilina (o vancomicina) junto con un fármaco para cubrir gram negativos hasta identificar un agente etiológico específico, si lo hay.

B. Estrategias terapéuticas específicas:
1. Factor VIIa recombinante (FVIIar). El FVIIar, una glucoproteína dependiente de la vitamina K, estructuralmente similar al factor VII obtenido del plasma, se considera un agente hemostático universal. Actúa desencadenando la cascada de coagulación extrínseca y formando un sello hemostático en el sitio de escape capilar, formado un tapón y deteniendo el sangrado. Una dosis de FVIIar de 80 mg/kg puede normalizar un tiempo de protrombina prolongado. Este fármaco también se ha utilizado con éxito en dos casos aislados de hemorragia pulmonar neonatal a dosis de 50 mg/kg/dosis, repetidas cada 3 h durante 2 a 3 días. En otros estudios, se utilizó FVIIar en neonatos que desarrollaron hemorragia pulmonar en dosis mucho mayores y que también tuvo como resultado la detención del sangrado. Se necesitan más investigaciones para determinar la dosis y la frecuencia de administración, así como para evaluar la continuidad de la respuesta en pacientes neonatales con hemorragia pulmonar.
2. Surfactante exógeno. El surfactante exógeno mejora el estado respiratorio en neonatos con hemorragia pulmonar. El surfactante administrado restituye las reservas de surfactante endógeno agotadas por la inhibición o inactivación por la presencia de sangre y plasma en los alvéolos.
3. Otras medidas para detener la hemorragia pulmonar. Se ha encontrado que la adrenalina nebulizada con cocaína al 4% o sin esta retrasa el sangrado masivo. La experiencia utilizando estos fármacos es limitada en recién nacidos.
4. Yeh y cols., de Taiwán, reportaron el tratamiento de dieciocho neonatos que desarrollaron hemorragia pulmonar con una combinación de cuidados intensivos, instilación de surfactante e inyecciones/instilaciones rápidas y repetidas de 0,5 mL de adrenalina (dilución de 1 : 10000) en forma de irrigación hasta resolver la hemorragia pulmonar. Los autores informaron que diecisiete de dieciocho niños se recuperaron.

IX. Resultado:

A. Mortalidad: valor promedio del 50%; rango del 30% al 90%.

B. Morbilidad: del 50% al 75% de los sobrevivientes desarrollan DBP de gravedad variable.

X. Prevención:

A. Corticoides prenatales. La aceleración de la maduración pulmonar puede reducir la hemorragia pulmonar a través de su efecto indirecto sobre los pulmones y el lecho vascular pulmonar.

B. Prevención del DAP. Si bien la administración temprana de indometacina e ibuprofeno ha mostrado un fuerte efecto en la reducción de la incidencia de DAP significativo, no está claro si tal estrategia afecta la hemorragia pulmonar.

C. Monitoreo del DAP y su tratamiento rápido. El monitoreo atento de los signos de DAP en neonatos prematuros tratados con surfactantes exógenos por SDR debe ser el pilar para la prevención de la hemorragia pulmonar. En neonatos con rápida mejora de la distensibilidad pulmonar, incluso un conducto arterioso mínimamente permeable puede causar una súbita disminución de la distensibilidad y conducir a hemorragia pulmonar.

D. Ventilación de alta frecuencia oscilatoria (VAFO). En un estudio grande, la incidencia de hemorragia pulmonar fue de 5/244 (2%) en un grupo de neonatos prematuros pequeños tratados con VAFO en comparación con 17/254 (7%) en el grupo con ventilación convencional ($p < 0,02$).

Bibliografía de consulta

Alkharfy TM. High-frequency ventilation in the management of very-low-birth-weight infants with pulmonary hemorrhage. Am J Perinatol 2004; 1: 19-26.

Amizuka T, Shimizu H, Niida Y, Ogawa Y. Surfactant therapy in neonates with respiratory failure due to hemorrhagic pulmonary oedema. Eur J Pediatr 2003; 162: 69.

Baroutis G, Kaleyias J, Liarou T, et al. Comparison of three treatment regimens of natural surfactant preparations in neonatal respiratory distress syndrome. Eur J Pediatr 2003; 62: 476-80.

Centers for Disease Control and Prevention. Investigation of acute idiopathic pulmonary hemorrhage among infants—Massachusetts, December 2002-June 2003. MMRW Morb Mortl Wkly Rep 2004; 3: 817.

Clyman RI. The role of patent ductus arteriosus and its treatments in the development of bronchopulmonary dysplasia. Semin Perinatol 2013; 37 (2): 102-7.

Courtney SE, Durand DJ, Asselin M, et al. High-frequency oscillatory ventilation versus conventional ventilation for very-low-birth-weight infants. N Engl J Med 2002; 347: 643-52.

Dufourq N, Thomson M, Adhikari M, Moodley J. Massive pulmonary hemorrhage as a cause of death in the neonate—a retrospective review. S Afr Med J 2004; 94: 299-302.

Findlay RD, Taeusch HW, David WR, Walther FJ. Lysis of blood cells and alveolar epithelial toxicity by therapeutic pulmonary surfactants. Pediatr Res 1995; 37: 26-30.

Goretksy MJ, Martinasek D, Warner BW. Pulmonary hemorrhage: a novel complication after extracorporeal life support. J Pediatr Surg 1996; 1: 1276-81.

Greisen G, Andreasen RB. Recombinant factor VIIa in preterm neonates with prolonged prothrombin time. Blood Coagul Fibrinolysis 2003; 14: 117-20.

Kluckow M, Evans N. Ductal shunting, high pulmonary flow, and pulmonary hemorrhage. J Pediatr 2000; 137: 68-72.

Lamboley-Gilmer G, Lacaze-Masmonteil T, Neonatologists of the Curosurf® Study Group. The short-term outcome of a large cohort of very preterm infants treated with Poractant Alfa (Curosurf®) for respiratory distress syndrome. A postmaketing phase IV study. Pediatr Drugs 2003; 5: 639.

Leibovitch L, Kenet G, Mazor K. Recombinant activated factor VII for life-threatening pulmonary hemorrhage after pediatric cardiac surgery. Pediatr Crit Care Med 2003; 4: 444-6.

Lin TW, Su BH, Lin HC, et al. Risk factors of pulmonary hemorrhage in very-low-birthweight infants: a two-year retrospective study. Acta Pediatr Taiwan 2004; 45: 255-8.

Long W, Corbet A, Allen A, et al. Retrospective search for bleeding diathesis among premature newborn infants with pulmonary hemorrhage after synthetic surfactant treatment. J Pediatr 1992; 120: 545-8.

Olomu N, Kulkarni R, Manco-Johnson M. Treatment of severe pulmonary hemorrhage with activated recombinant factor VII (rFVIIa) in very low birth weight infants. J Perinatol 2002; 22: 672-4.

Pandit PB, Dunn MS, Colucci EA. Surfactant therapy in neonates with respiratory deterioration due to pulmonary hemorrhage. Pediatrics 1995; 95: 32-6.

Pappin A, Shenker N, Jack M, Redline RW. Extensive intraalveolar pulmonary hemorrhage in infants dying after surfactant therapy. J Pediatr 1994; 124: 621-6.

Raju TNK, Langenberg P. Pulmonary hemorrhage and exogenous surfactant therapy: a meta-analysis. J Pediatr 1993; 123: 603-10.

Rao KVS, Michalski L. Intrauterine pulmonary hemorrhage secondary to antenatal Coxsackie B-2 infection. Pediatr Res 1997; 1: 265A.

Rozé JC, Cambonie G, Marchand-Martin L, Gournay V, Durrmeyer X, Durox M, Storme L, Porcher R, Ancel PY, Hemodynamic EPIPAGE 2 Study Group. Association between early screening for patent ductus arteriosus and inhospital mortality among extremely preterm infants. JAMA 2015; 313 (24): 2441-8.

St. John EB, Carlo WA. Respiratory distress syndrome in VLBW infants: changes in management and outcomes observed by the NICHD neonatal research network. Semin Perinatol 2003; 27: 288-92.

Steiner M, Salzer U, Baumgartner S, et al. Intravenous sildenafil i.v. as rescue treatment for refractory pulmonary hypertension in extremely preterm infants. Klin Padiatr 2014; 226 (4): 211-5.

Suresh GK, Soll RF. Exogenous surfactant therapy in newborn infants. Ann Acad Med Singapore 2003; 32: 335-45.

Tobias J, Berkenbosch JW, Russo P. Recombinant factor VIIa to treat bleeding after cardiac surgery in an infant. Pediatr Crit Care Med 2003; 41: 49-51.

van Houten J, Long W, Mullett M, et al. Pulmonary hemorrhage in premature infants after treatment with synthetic surfactant: an autopsy evaluation. J Pediatr 1992; 120: 540-4.

Yeh TA, Wang CC, Hsieh WS, Chou HC, Chen CY, Tsao PN. Short-term outcome of pulmonary hemorrhage in very-low-birth-weight preterm infants. Pediatr Neonatol 2013; 54 (5): 330-4.

85

Retinopatía del prematuro

Alistair Fielder

I. Introducción:
  A. La retinopatía del prematuro (ROP) es una causa principal de ceguera en la niñez, pero es particularmente importante, debido a que se puede prevenir en gran medida la discapacidad visual mediante una intervención oportuna.
  B. La ventana terapéutica es muy corta y es necesario aplicar el tratamiento, según la gravedad de la ROP, en un máximo de 72 h.
  C. Este corto período de oportunidad para el tratamiento exitoso de la ROP requiere guías precisas para el tamizaje y el tratamiento, lo cual es posible en países con un elevado estándar de atención neonatal donde la población en riesgo ha sido definida mediante auditoría e investigación (p. ej., Estados Unidos, Suecia, Reino Unido). Sin embargo, esto presenta un gran desafío en países en los cuales la atención neonatal puede ser más variable y neonatos de mayor tamaño pueden estar en riesgo de padecer ROP con riesgo para la visión.
  D. La ROP de fase aguda tiene cinco etapas, o seis incluyendo la ROP agresiva posterior (Tabla 85.1):
    1. A la enfermedad grave se la denomina ROP tipo 1 preumbral (Tabla 85.2) o peor, y, por ende, incluye a los estadios 4 y 5 (asociados a desprendimiento de retina).
    2. La indicación para el tratamiento es la enfermedad tipo 1.
    3. La enfermedad leve, definida como ROP menor al tipo 1 preumbral, se resuelve por completo sin secuelas de discapacidad visual.

II. Profilaxis:
  A. El estándar de atención sigue siendo crucial para mantener la enfermedad grave en su mínima expresión, aunque se reconoce que a pesar de la atención neonatal meticulosa, la ROP no es completamente prevenible.
  B. El principal factor de riesgo de ROP es el grado de prematuridad, pero también se han implicado muchas asociaciones y complicaciones del nacimiento prematuro, que incluyen:
    1. Oxígeno:
      a. Hiperoxia, hipoxia y fluctuaciones del oxígeno arterial incluso dentro del rango normal.
      b. Por lo tanto, es importante alcanzar un objetivo de saturación arterial de oxígeno de entre el 90% y el 95%. Intentar evitar fluctuaciones siempre que sea posible.
    2. Los corticoides administrados en la etapa posnatal pueden asociarse a una ROP más grave, pero no se ha establecido si esta es una relación causal.
    3. El tratamiento con surfactante no afecta la incidencia de ROP.
    4. La atenuación de la luz disminuyendo la iluminación de la UCIN no reduce la incidencia ni la gravedad de la ROP.
    5. Se han sugerido muchos otros factores de riesgo, incluidas la deficiencia de vitamina E, la hiperglucemia, las exanguinotransfusiones, la enterocolitis necrosante, el tratamiento de un conducto arterioso permeable y otras complicaciones de la prematuridad.

III. Tamizaje:
  A. Objetivo: identificar la ROP grave que pueda requerir tratamiento, e, incluso, aunque no lo requiera, esté asociada a una elevada incidencia de secuelas visuales graves.
  B. ¿Cuáles neonatos deben ser examinados?
    1. Guía del Reino Unido:

Tabla 85.1 Clasificación internacional revisada de la retinopatía del prematuro

A. Gravedad según el estadio
1. Línea de demarcación
Delgada línea blanca que se encuentra dentro del plano de la retina y separa las regiones retinianas avasculares de las vasculares
2. Cordón
La línea del estadio 1 ha aumentado de volumen y se extiende fuera del plano de la retina. En esta etapa se pueden observar ovillos vasculares aislados posteriores al cordón
3. Cordón con proliferación fibrovascular extrarretiniana
Esta puede presentar las siguientes características: ▪ (i) Ser continua con el borde posterior del cordón ▪ (ii) Ser posterior, pero estar desconectada del cordón ▪ (iii) Extenderse hacia el cuerpo vítreo
4. Desprendimiento de retina: subtotal
Que respeta la mácula (4 A) o la afecta (4 B)
5. Desprendimiento de retina: total
La retina desprendida tiene forma de embudo que puede estar abierto o cerrado a lo largo de toda o parte de su extensión
ROP agresiva posterior (ROP-AP)
Comienza con dilatación y tortuosidad del vaso del polo posterior en los cuatro cuadrantes. Engañosamente carente de características (razón por la cual se la ha definido solo recientemente), no progresa desde el estadio 1 a 3, sino que se aprecia como una red plana de vasos al nivel de la unión entre la retina vascular y avascular. Típicamente, la ROP-AP es circunferencial y puede estar ubicada en la zona I o en la zona posterior II
B. Localización por zona
Los vasos sanguíneos retinianos crecen desde el disco óptico en la zona I hacia la periferia (zona III); de esta manera, la zona retiniana vascularizada refleja madurez. La ROP en la zona I afecta a los neonatos más inmaduros y tiene mucha probabilidad de volverse grave con un mal resultado, mientras que la ROP localizada en la zona III tiene un riesgo muy bajo de volverse grave y de un mal resultado
C. Extensión
La extensión de la ROP alrededor de la circunferencia retiniana se registra como "horas de reloj", de 1 a 12
D. Enfermedad plus
La enfermedad plus es un indicador de actividad de la ROP (en orden de gravedad creciente): dilatación venosa y tortuosidad arteriolar de los vasos retinianos principales posteriores, ingurgitación de los vasos del iris, rigidez pupilar y turbidez del vítreo. La enfermedad plus consiste en vasos en dos o más cuadrantes. La enfermedad preplus describe anomalías que son insuficientes para el diagnóstico de enfermedad plus. Estos dos tipos son indicadores críticos de que la ROP es, o será, grave.

Tabla 85.2 Edad (en semanas) de la primera evaluación de tamizaje

EG	EPM	EPN
22*	30	8
23*	30	7
24	30	6
25	30	5
26	30	4
27	31	4
28	32	4
29	33	4
30	34	4
31	35	4
32	36	4
33**	36	3
34**	36	2

Datos de neonatos de 24 a 32 semanas de EG proporcionados por estudios clínicos (Reynolds y cols. 2002). * y ** son estimaciones basadas en datos clínicos limitados.

a. Todos los neonatos de menos de 1251 g de peso al nacer (PN) o menos de 31 semanas de EG deben ser sometidos a tamizaje.
b. Todos los neonatos de entre 1251 g y 1501 g de PN o entre 31 y 32 semanas de EG deberían ser sometidos a tamizaje, independientemente de la situación clínica.

2. Las guías del Reino Unido no tienen criterios de "enfermedad":
Guías de Estados Unidos: los neonatos con un peso al nacer menor de 1500 g o una edad gestacional de 30 semanas o menos deben ser sometidos a tamizaje. Además, niños seleccionados con un peso al nacer de entre 1500 g y 2000 g o edad gestacional de más de 30 semanas con un curso clínico inestable y cuyo pediatra o neonatólogo tratante considera que tiene alto riesgo, también deben ser sometidos a tamizaje.
3. Países con estándares de atención neonatal más variables:
   a. Las guías del Reino Unido y de Estados Unidos son aplicables a niños de menos de 32 semanas.
   b. Las guías del Reino Unido y de Estados Unidos no son aplicables a niños de 32 semanas o más quienes a veces desarrollan ROP con ceguera muy rápidamente.
   c. Las variaciones en estos países enfatizan la necesidad de protocolos desarrollados localmente.

IV. Protocolo de evaluación (Tabla 85.2):

A. Fundamentos:

1. La ROP se desarrolla en una trayectoria temporal definida que finaliza cuando la retina está completamente vascularizada, alrededor de las 40 semanas de EG.
2. La edad al inicio de la ROP y su velocidad de progresión son regidos principalmente por la edad posmenstrual (EPM). De esta manera, su inicio es tardío en los niños muy inmaduros en comparación con los neonatos más maduros.
3. Los eventos neonatales influyen en el riesgo de desarrollar ROP, pero no en el momento de inicio. Es muy poco probable que la ROP con riesgo para la visión esté presente antes de las 31 semanas de EPM.
4. Es necesario que el programa de tamizaje esté diseñado de forma tal que se identifique precozmente la ROP que requiere tratamiento:
   a. La edad promedio para el tratamiento en el estadio preumbral es de 35 semanas de EPM.
   b. El tiempo disponible para el tratamiento es corto, pero el grado de urgencia no es idéntico para todos los casos:
      (1) La ROP agresiva posterior debe ser tratada tan pronto como sea posible y dentro de las 48 h.
      (2) Otros ojos que requieren tratamiento, considerados menos urgentes, normalmente deben ser tratados dentro de las 48 h a 72 h.
5. La evaluación inicial debe ser programada como se muestra en la Tabla 85.2 (Reynolds y cols. 2002). En aquellos países en los que los neonatos de más de 32 semanas de EG están en riesgo, es necesario iniciar el tamizaje más temprano que en neonatos más pequeños.
6. Evaluaciones posteriores:
   a. Cada 1 a 2 semanas. Esta frecuencia minimiza la pérdida de seguimiento y permite completar casi todo el tamizaje mientras el niño está internado.
   b. Los ojos con ROP progresiva y, ciertamente, aquellos ojos con ROP preumbral tipo 2 deben ser examinados al menos una vez por semana para garantizar que el tratamiento, si es necesario, fue aplicado en el momento óptimo.
   c. Neonatos que deben ser derivados a otro hospital antes de completar el programa de tamizaje. Garantizar que el hospital que los recibe sea advertido de los requerimientos del niño y cuándo se debe programar la próxima evaluación.
   d. Neonatos dados de alta. Garantizar una cita de seguimiento hasta completar el tamizaje.
7. Compleción del tamizaje:
   a. La interrupción prematura del tamizaje es una causa principal de litigio.
   b. Para el ojo sin ROP, es crucial continuar el tamizaje hasta que haya pasado la amenaza de ROP con riesgo para la visión: la vascularización ha ingresado a la zona III (porción más periférica de la retina temporal). Debido a que determinar si los vasos retinianos están en la zona III es susceptible de una interpretación errónea, se recomienda continuar el tamizaje hasta las 37 semanas de EPM.
   c. Para el ojo con ROP, la necesidad de evaluación es determinada por criterios clínicos.
8. Evaluación de tamizaje:
   a. Debe ser llevada a cabo luego de la dilatación de la pupila por un oftalmólogo con experiencia.
   b. La ROP se registra (Figuras 85.1-85.3) según los siguientes criterios:
      (1) Gravedad según los estadios: 1 a 5 y ROP agresiva posterior (ROP-AP).
      (2) Localización por zona I a III. Esto es crucial, debido a que cuanto más cerca de la zona I (es decir, posterior) mayor es la probabilidad de volverse grave, mientras que la ROP en la zona III casi nunca causa discapacidad visual (Figura 85.4).

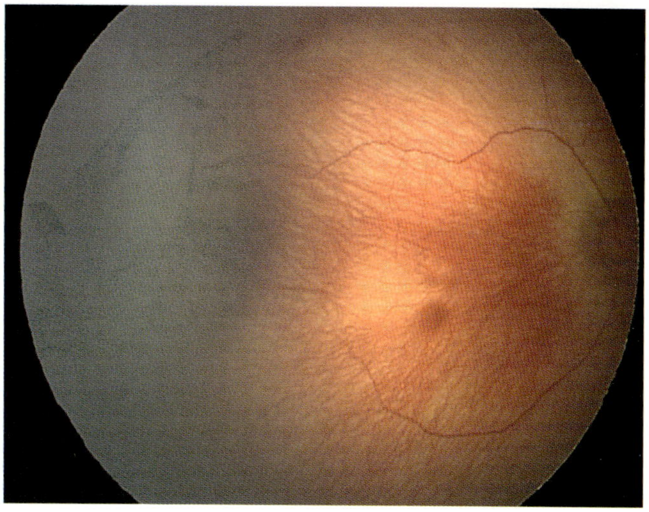

Figura 85.1 Retina normal de un neonato prematuro. Los vasos retinianos se extienden hacia el área gris, a la izquierda de la imagen, pero no llegan a la periferia de la retina. La *región gris* es la retina normal, todavía sin estar vascularizada. La ROP se desarrolla en la unión entre la retina vascularizada y la todavía no vascularizada.

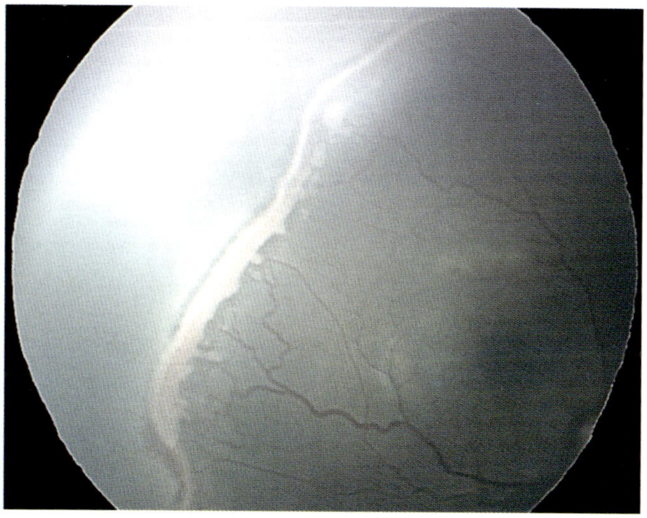

Figura 85.2 ROP en estadio 2 y 3 en la retina periférica. La *línea gris* hacia la parte *superior* e *inferior* de la imagen corresponde al estadio 2, mientras que en la sección media se encuentran regiones frondosas de neovascularización, estadio 3. El aspecto *gris* se debe a que la imagen corresponde a un neonato afroamericano.

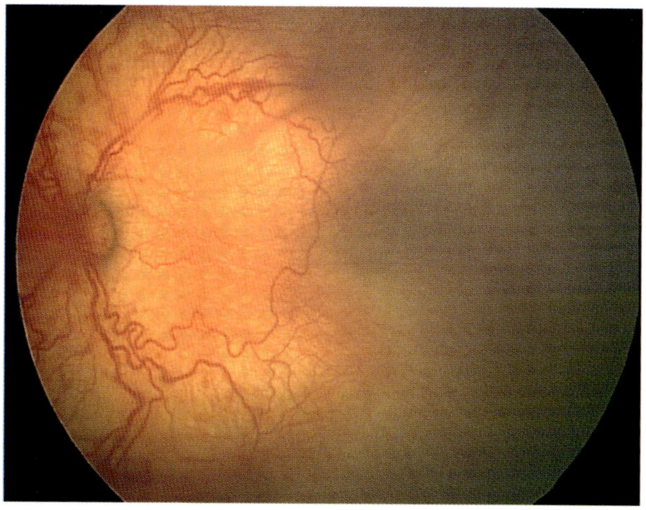

Figura 85.3 ROP agresiva posterior. Nótese la extrema congestión y tortuosidad vascular, pero la lesión periférica por ROP es sutil, si la hay. Este ojo necesita tratamiento dentro de las 48 h. Debido a la ausencia de una lesión de ROP evidente (comparar con el estadio 3 en la imagen anterior) en la última no se reconoció la gravedad de la situación y probablemente este niño haya quedado ciego. Autorización otorgada por Arch Ophtalmol 2005; 123: 991-9, Figura 12a., p 996.

(3) Extensión de retina comprometida (el ojo se divide en forma horaria por sectores).
(4) Presencia de enfermedad "preplus" y "plus".
(5) Es crucial registrar cada uno de estos criterios en cada ocasión y registrar la ausencia o presencia de enfermedad plus, incluso si no se observa ROP. Se puede descargar un formulario modelo de www.rcpch.ac.uk/ROP.

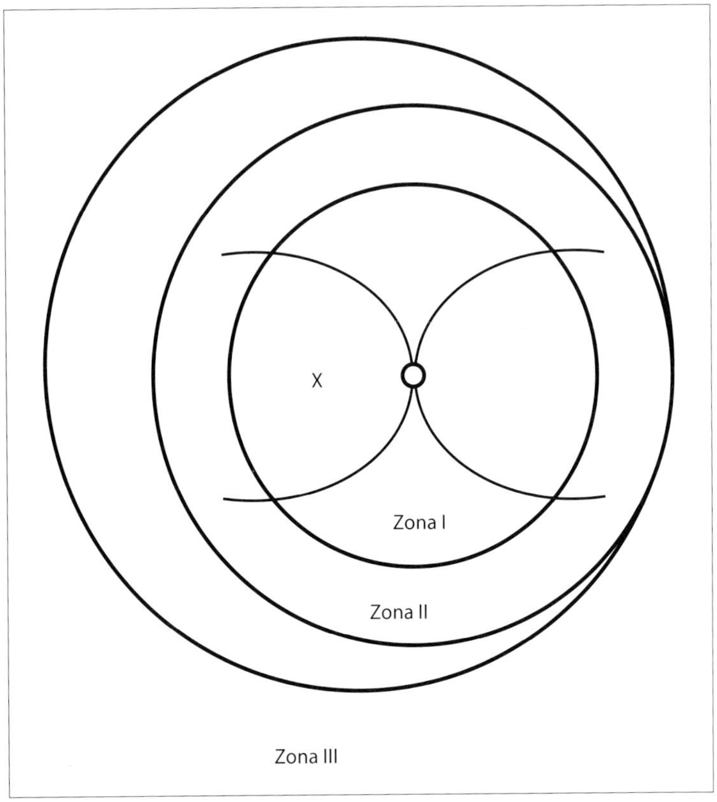

Figura 85.4 Diagrama que muestra las zonas de la retina. La X señala la mácula.

V. Tratamiento (Tabla 85.3):
   A. Fundamentos:
      1. En la mayoría de los casos, la ROP es leve y no tiene secuelas visuales incapacitantes mayores. La ROP grave se define como ROP preumbral tipo 1 y 2:
         a. ROP preumbral tipo 1 (debe ser tratada):
            (1) Zona I, cualquier grado de ROP con enfermedad "plus".
            (2) Zona I, ROP estadio 3 sin enfermedad "plus".
            (3) Zona II, ROP estadios 2 o 3 con enfermedad "plus".
         b. ROP preumbral tipo 2 (debe ser observada):
            (1) Zona I, estadios 1 o 2 sin enfermedad "plus".
            (2) Zona II, estadio 3 sin enfermedad "plus".
      2. La ROP tipo 2 alerta al oftalmólogo de que la ROP es grave y puede, si progresa a ROP tipo 1, requerir tratamiento, ya que ahora esto es indicación para tratar.

Tabla 85.3 ROP: indicaciones para el tratamiento

ROP preumbral tipo 1
▪ Zona I: cualquier estadio de ROP con enfermedad plus y estadio 3 sin enfermedad plus ▪ Zona II: estadio 2 o 3 con enfermedad plus La ROP tipo 1 que es particularmente activa, como la ROP agresiva posterior, se debe tratar tan pronto como sea posible dentro de las 24 h a 48 h, si es menos agresiva, pero igual requiere tratamiento, se debe tratar dentro de las 72 h
ROP preumbral tipo 2
▪ Zona I: ROP estadio 1 o 2 sin enfermedad plus ▪ Zona II: ROP estadio 3 sin enfermedad plus La ROP preumbral tipo 2 es una indicación de que la ROP puede progresar a tipo 1 y, por lo tanto, se debe observar atentamente Nótese que la enfermedad "plus" es una característica de la ROP tipo 1 con una rara excepción (zona I, estadio 3 sin enfermedad "plus"). En efecto, la presencia de enfermedad "plus" es el principal promotor del tratamiento

3. La enfermedad "plus" ahora es el criterio clave para el tratamiento y es crucial diferenciar entre ROP tipo 1 —que requiere tratamiento— y tipo 2 —que no lo requiere—.
4. Desafortunadamente, el diagnóstico de la enfermedad "plus" no siempre es simple ni sólido, por lo que se recomienda incluir todas las otras características de la ROP al evaluar la necesidad de tratamiento.
5. Se reconoce que la ventana de oportunidad para el tratamiento no está definida con precisión y algunos ojos requieren intervención de forma más urgente que otros.

B. Aspectos prácticos del tratamiento:
Una vez diagnosticado el tipo 1 preumbral, se debe realizar tratamiento láser (la crioterapia se utiliza muy infrecuentemente):
1. Dentro de las 48 h para los ojos con ROP-AP.
2. Dentro de las 48 h a 72 h para los ojos con ROP menos agresiva, pero que igualmente requieren tratamiento.
3. Recientemente se ha utilizado bevacizumab, un antagonista del factor de crecimiento endotelial vascular (VEGF), como tratamiento de primera línea. Se ha informado que es beneficioso para la ROP en la zona I, pero no en la zona II. Se aconseja tener cuidado, ya que aún no se ha determinado la posibilidad de efectos sistémicos en el neonato en desarrollo.

VI. Seguimiento a largo plazo:
A. Toda ROP grave requiere seguimiento oftalmológico, al menos hasta los 5 años de edad, debido al riesgo de reducción de la visión, vicios de refracción (especialmente miopía) y estrabismo.
B. El seguimiento de neonatos de muy bajo peso al nacer que no desarrollaron ROP grave no está tan bien definido y es influido por protocolos locales, pero la probabilidad de desarrollar vicios de refracción y estrabismo en la niñez es mucho más alta que en los niños de término.

VII. Responsabilidades y organización:
A. El tamizaje efectivo y eficiente de ROP y su posterior tratamiento requieren un equipo de trabajo de múltiples profesionales.
B. Las guías nacionales son la base de los protocolos, los cuales se deben desarrollar localmente y en conjunto por parte de los equipos de neonatología y oftalmología.
C. La identificación de los neonatos que requieren tamizaje es responsabilidad del equipo de neonatología.
D. Se debe organizar el seguimiento en neonatos derivados a otros hospitales y para todo seguimiento posevaluación.

VIII. Información para los padres:
A. La ROP leve es muy frecuente, pero la mayoría de los neonatos no desarrollan ROP grave, por lo que es necesario conversar y proporcionar bibliografía a los padres con el fin de transmitir esta idea. Se puede descargar un formulario modelo de www.rcpch.ac.uk/ROP.
B. Para neonatos con, o próximos a tener, ROP grave que puede requerir tratamiento, es importante una discusión personal entre el oftalmólogo y los padres, en la que se debe involucrar también a un miembro del equipo de neonatología. Se puede descargar un formulario modelo de www.rcpch.ac.uk/ROP.

IX. Direcciones futuras:
A. Es necesario recolectar información de neonatos en riesgo de ROP grave en todos los países para poder desarrollar guías aplicables en todo el mundo.
B. Los cambios de los vasos retinianos asociados a la ROP no están bien definidos. Los métodos de análisis vascular automatizado a partir de imágenes digitales para cuantificar estos cambios con precisión están en un estado avanzado del desarrollo. Esto (con suerte) abrirá oportunidades para el tamizaje de la ROP por parte de personal no médico en aquellos países con un elevado requerimiento de tamizaje, pero donde actualmente el acceso a los servicios es escaso.
C. Los modelos basados en el crecimiento posnatal resultan considerablemente prometedores para predecir la ROP grave y tienen la capacidad para reducir el número de evaluaciones de tamizaje.
D. Un abordaje médico a distancia para el tamizaje por parte de personal no médico que obtiene y evalúa las imágenes resulta prometedor para el futuro en las UCIN, donde hay escasez de conocimientos oftalmológicos.
E. Se está investigando en contextos preclínicos y clínicos la utilización de factor de crecimiento similar a la insulina tipo 1 y antagonistas del VEGF para la prevención y el tratamiento de la ROP, respectivamente. Es esencial comprender sus efectos oftálmicos y sistémicos antes de utilizarlos en la práctica clínica de rutina.

Bibliografía de consulta

American Academy of Pediatrics Section on Ophthalmology, American Academy of Ophthalmology, American Association for Pediatric Ophthalmology and Strabismus, American Association of Certified Orthoptists. Screening examination of premature infants for retinopathy of prematurity. Pediatrics 2013; 131: 189-95.

An International Committee for the Classification of Retinopathy of Prematurity. The international classification of retinopathy of prematurity revisited. Arch Ophthalmol 2005; 123: 991-9.

Au SCL, Tang S-M, Rang S-S, Chen L-J, et al. Association between hyperglycaemia and retinopathy of prematurity: a systematic review and meta-analysis. Sci Rep 2015; 5: 9091.

Binenbaum G. Algorithms for the prediction of retinopathy of prematurity based on postnatal weight gain. Clin Perinatol 2013; 40: 261-70.

Boost II Australia and United Kingdom Collaborative Groups. Outcomes of two trials of oxygen saturation targets in preterm infants. N Engl J Med 2016; 2016 (374): 749-60.

Early Treatment for Retinopathy of Prematurity Cooperative Group. Revised indications for the treatment of retinopathy of prematurity. Arch Ophthalmol 2003; 121: 1684-96.

Eriksson L, Haglund B, Ewald U, Odlind V, Kieler H. Short and long-term effects of antenatal corticosteroids assessed in a cohort of 7,827 children born preterm. Acta Obstet Gynecol Scand 2009; 88: 933-8.

Fielder A, Blencowe H, O'Connor A, Gilbert C. Impact of retinopathy of prematurity on ocular structures and visual functions. Arch Dis Child Fetal Neonatal Ed 2015; 100: F179-84.

Gilbert C. Retinopathy of prematurity: a global perspective of the epidemics, population of babies at risk and implications for control. Early Hum Dev 2008; 84: 77-82.

Holmström G, Hellström A, Jakobsson P, Lundgren P, et al. Evaluation of new guidelines for ROP screening in Sweden using SWEDROP—a national quality register. Acta Ophthalmol 2015; 93: 265-8.

Mintz-Hittner HA, Kennedy KA, Chuang AZ, BEAT-ROP Cooperative Group. Efficacy of intravitreal bevacizumab for stage 3+ retinopathy of prematurity. N Engl J Med 2011; 364: 603-15.

Quinn GE, Fielder AR. Retinopathy of prematurity. En: Taylor DSI, Hoyt CS (eds). Pediatric ophthalmology and strabismus. 4ª ed. New York: Elsevier, 2013; p. 432-48.

Quinn GE, Ying G-S, Daniel E, Hildebrand PL, e-ROP Cooperative Group. Validity of a telemedicine system for the early evaluation of acute-phase retinopathy of prematurity. JAMA Ophthalmol 2014; 132: 1178-84.

Reynolds JD, Dobson V, Quinn GE, Fielder AR, et al, CRYO-ROP and LIGHT-ROP Cooperative Groups. Evidencebased screening for retinopathy of prematurity: natural history data from CRYO-ROP and LIGHT-ROP studies. Arch Ophthalmol 2002; 120: 1470-6.

Stahl A, Hellstrom A, Smith LE. Insulin-like growth factor-1 and antivascular endothelial growth factor in retinopathy of prematurity: has the time come? Neonatology 2014; 106: 254-60.

Stenson BJ, Tarnow-Mordi WO, Darlow BA, et al, The BOOST II United Kingdom, Australia, and New Zealand Collaborative Groups. Oxygen saturation and outcomes in preterm infants. N Engl J Med 2013; 368: 2094-104.

Tin W, Wariyar U. Giving small babies oxygen: 50 years of uncertainty. Semin Neonatol 2002; 7: 361-7.

Wilkinson AR, Haines L, Head K, Fielder AR. UK retinopathy of prematurity guideline. Early Hum Dev 2008; 84: 71-4.

Wu C, Löfqvist C, Smith LE, VanderVeen DK, WINROP Consortium, et al. Importance of early postnatal weight gain for normal retinal angiogenesis in very preterm infants: a multicenter study analyzing weight velocity deviations for the prediction of retinopathy of prematurity. Arch Ophthalmol 2012; 130 (8): 992-9.

86

Complicaciones neurológicas de la ventilación mecánica

Vivien Yap • Jeffrey M. Perlman

I. Reseña:
  A. El cerebro en desarrollo del recién nacido, y en particular del neonato prematuro, tiene mayor riego de lesión hemorrágica o isquémica (Tabla 86.1).
  B. Las lesiones más frecuentemente detectadas son la hemorragia intraventricular periventricular (HIV-PV) y la lesión de la sustancia blanca, con frecuencia denominada leucomalacia periventricular (LPV).
  C. Es más probable que estas lesiones se produzcan en neonatos prematuros con síndrome de dificultad respiratoria (SDR) que requieren ventilación mecánica.
  D. Es probable que la etiología de ambas lesiones sea multifactorial, e incluya:
    1. Alteraciones del flujo sanguíneo cerebral (FSC), que se consideran de suma importancia.
    2. La circulación cerebral en el recién nacido prematuro enfermo parece depender de la presión, es decir, cambios en el FSC reflejan cambios similares en la presión arterial sistémica.
    3. La sustancia blanca periventricular con mayor riesgo de lesión se ubica en el límite arterial y en las zonas terminales de los vasos perforantes largos. Las zonas terminales de estos vasos forman campos arteriales distales que son más sensibles a una reducción en el flujo sanguíneo cerebral. Debido a que en humanos el desarrollo activo de estos vasos periventriculares se produce predominantemente en las últimas 16 semanas de gestación, en los neonatos más inmaduros, incluso un menor grado de hipoperfusión puede ocasionar isquemia cerebral.
    4. El flujo sanguíneo cerebral de reposo hacia la sustancia blanca es bajo.
    5. Además, la circulación cerebral es extremadamente sensible a cambios en la $PaCO_2$ y, en menor medida, en el pH.
    6. Estos factores incrementan la probabilidad de lesión cerebral durante períodos de hipotensión o hipertensión sistémica.
    7. La ventilación mecánica del neonato enfermo puede afectar directa o indirectamente el FSC a través de cambios vasculares sistémicos o del estado ácido-base e incrementa el riesgo de lesión cerebral (*v.* más adelante).

II. Ventilación mecánica y probabilidad de lesión cerebral:
  A. Efectos directos:
    1. Neonatos que respiran de forma no sincronizada con el ventilador:

Tabla 86.1 Factores de riesgo de lesión cerebral en neonatos prematuros que requieren ventilación mecánica

Cerebrales	▪ Lechos capilares vulnerables: p. ej., matriz germinal, sustancia blanca periventricular ▪ Circulación cerebral dependiente de la presión
Respiratorios	▪ Síndrome de dificultad respiratoria ▪ Neumotórax/enfisema intersticial pulmonar
Vasculares	Alteraciones en la hemodinamia sistémica: p. ej., hipotensión, hipertensión, fluctuaciones en la presión arterial sistémica.
Factores perinatales	Corioamnionitis
Consecuencias de la ventilación mecánica	▪ Presión media en la vía aérea alta ▪ Hipocarbia, hipercarbia

a. El neonato prematuro enfermo con SDR puede exhibir fluctuaciones latido a latido en la presión arterial. Las fluctuaciones arteriales que afectan a los componentes tanto sistólico como diastólico de la onda parecen estar relacionadas con el propio esfuerzo respiratorio del niño, el cual invariablemente no está sincronizado con las respiraciones del ventilador.
b. Las fluctuaciones son mayores ante un esfuerzo respiratorio creciente y son mínimas cuando el esfuerzo está ausente (Figura 86.1).
c. Las oscilaciones en la presión arterial se asocian a similares fluctuaciones latido a latido en la circulación cerebral, compatible con una circulación dependiente de la presión. Las fluctuaciones cerebrales, cuando persisten, se asocian a HIV-PV consiguiente. Minimizar las fluctuaciones se asocia con una reducción de la hemorragia.
d. Minimizar las fluctuaciones:
   (1) Incrementando el soporte ventilatorio.
   (2) Mediante el uso de ventilación mecánica gatillada por el paciente (p. ej., modo asistido controlado o ventilación con presión de soporte).
   (3) Mediante el uso de sedantes.
   (4) Mediante parálisis muscular (desde hace poco esto se ha vuelto menos frecuente, debido al uso de ventilación sincronizada).

2. Interrupción del retorno venoso:
   a. El incremento de la presión media en la vía aérea (PMVA) puede interrumpir el retorno venoso hacia el corazón con dos consecuencias:
      (1) Incremento en la presión venosa central y, como resultado, aumento de la presión venosa intracraneal.
      (2) Disminución del gasto cardíaco (y, por lo tanto, disminución de la perfusión cerebral).
   b. La combinación entre presión venosa elevada y disminución concomitante del gasto cardíaco aumenta notablemente el riesgo de hipoperfusión cerebral en regiones vulnerables del cerebro (es decir, sustancia blanca periventricular).
   c. En neonatos enfermos con insuficiencia respiratoria que reciben ventilación convencional o de alta frecuencia, por lo general, se utiliza una PMVA elevada. El gasto cardíaco (GC) es afectado por cambios en la PMVA durante la VAFO de forma similar a la ventilación convencional, y se asocian los incrementos en la PMVA con descensos del GC.
   d. Se ha observado una asociación entre el uso de ventilación de alta frecuencia y LPV.

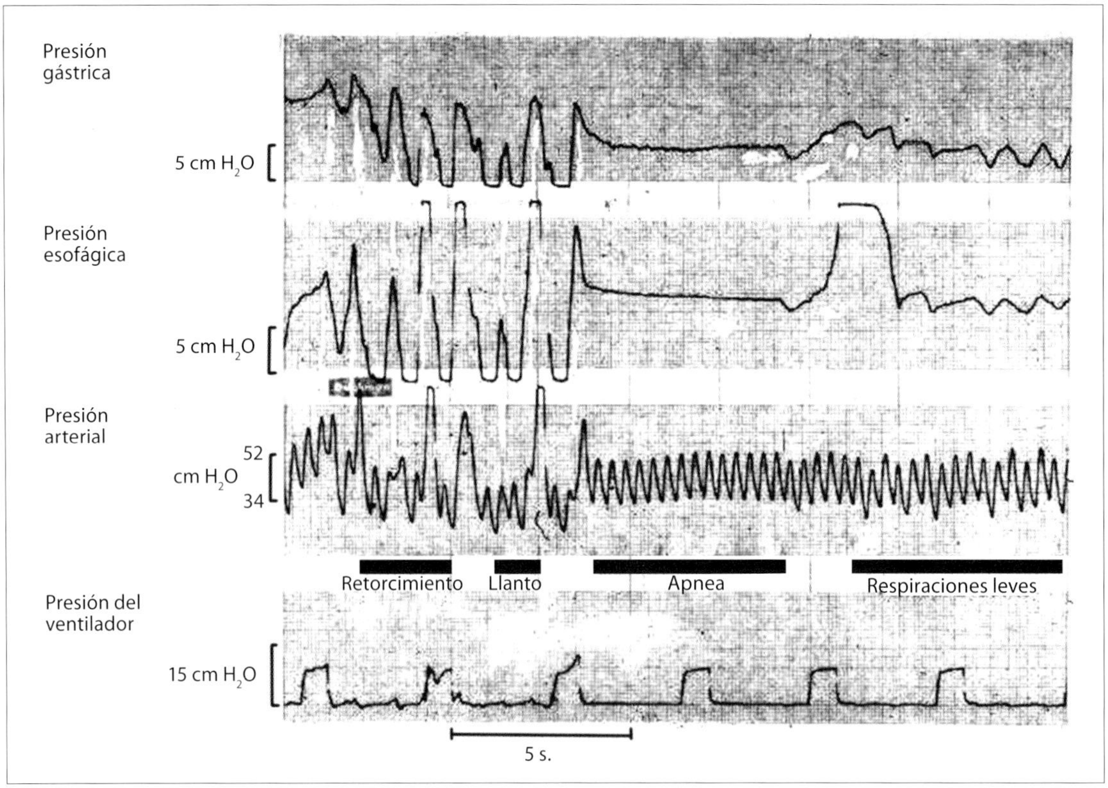

Figura 86.1 Relación entre la presión arterial y la respiración asincrónica (retorcimiento, llanto) en comparación con la apnea o la respiración superficial.

e. Es crucial el monitoreo hemodinámico atento en los neonatos enfermos que requieren una PMVA elevada para el soporte de la función respiratoria.
f. Algunos de los determinantes primarios de la PMVA cuando se utiliza ventilación convencional incluyen el tiempo inspiratorio (T_I), la PIP, la PEEP y las velocidades de flujo de aire. Se ha asociado un T_I prolongado con un incremento significativo en los escapes de aire.

3. Ventilación con objetivo de volumen frente a objetivo de presión:
Hay evidencia de que la ventilación con objetivo de volumen (*v.* Capítulo 38), a diferencia de la ventilación con objetivo de presión, en neonatos prematuros conduce a una menor incidencia de neumotórax, hipocarbia y resultado combinado de LPV y HIV grave. (*Wheeler*)
4. Efectos de la $PaCO_2$:
a. La circulación cerebral es extremadamente sensible a los cambios en la $PaCO_2$ (es decir, la hipocarbia disminuye el FSC y la hipercarbia lo incrementa). Esta relación parece estar intacta en el neonato enfermo.
b. Se ha utilizado la hiperventilación con reducción de la $PaCO_2$ como estrategia para aumentar el flujo sanguíneo pulmonar. La hipocarbia resultante puede reducir significativamente el FSC.
c. La hipocarbia en neonatos prematuros que reciben ventilación mecánica, en particular durante los primeros días de vida, ha mostrado ser un predictor independiente de LPV, que predispone a estos niños a un consiguiente retraso del neurodesarrollo.
d. Por el contrario, la hipercarbia, que genera un incremento en el FSC, se ha asociado con un mayor riesgo de HIV-PV.
e. Elaborar una estrategia de ventilación para lograr la normocapnia.

B. Efectos indirectos: complicaciones del SDR:
1. Los neonatos con SDR ventilados tienen mayor riesgo de escapes de aire (es decir, neumotórax o enfisema intersticial pulmonar).
2. Existe una fuerte asociación entre neumotórax y HIV-PV consiguiente.
3. Al momento de desarrollarse el neumotórax, parece haber un marcado incremento en la velocidad del flujo en las arterias cerebrales anteriores, especialmente durante la diástole. Este aumento en la velocidad del flujo se resuelve algunas horas luego de la resolución del neumotórax. Estas alteraciones sobre la velocidad del flujo en las arterias cerebrales anteriores probablemente resulten de los siguientes factores:
a. Incremento de la presión media sistémica, en especial la presión diastólica.
b. Disminución del gasto cardíaco.
c. Interrupción del retorno venoso.
d. Incremento de la $PaCO_2$.
e. Cambios hemodinámicos que acompañan la evacuación de aire pleural.

C. Otras asociaciones: hipoacusia neurosensorial. Los neonatos de término con hipertensión pulmonar sometidos a hiperventilación tienen mayor riesgo de padecer hipoacusia neurosensorial. El mecanismo de esta lesión sigue siendo incierto.

D. Posibles estrategias terapéuticas:
1. Reducir las fluctuaciones en la hemodinamia sistémica:
a. Ventilación sincronizada.
b. Sedación.
c. Parálisis (infrecuente).
2. Evitar la hipotensión o hipertensión sistémica (*v.* Capítulo 56):
a. Considerar soporte con inotrópicos.
b. Considerar expansión de volumen.
3. Evitar la interrupción del retorno venoso utilizando una PMVA más baja (si es viable).
4. Evitar la hipocapnia.
5. Evitar la hipercapnia.
6. Evitar el neumotórax:
a. Administración de surfactante para SDR.
b. Ventilación sincronizada.
c. Realizar el destete tan rápidamente como sea tolerado.
7. Todos estos riesgos se reducen con un curso completo de corticoides prenatales administrados dentro de las 48 h del nacimiento.

Bibliografía de consulta

Altman DI, Powers WJ, Perlman JM, et al. Cerebral blood flow requirement for brain viability in newborn infants is lower than in adults. Ann Neurol 1988; 24: 218-26.

Brownfoot FC, Gagliardi DI, Bain E, Middleton P, Crowther CA. Different corticosteroids and regimens for accelerating fetal lung maturation for women at risk of preterm birth. Cochrane Database Syst Rev 2013; 8: CD006764; doi:10.1002/14651858.CD006764.

Fabres J, Carlo WA, Phillips V, Howard G, Ambalavanan N. Both extremes of arterial carbon dioxide pressure and the magnitude of fluctuations in arterial carbon dioxide pressure are associated with severe intraventricular hemorrhage in preterm infants. Pediatrics 2007; 119: 299-305.

Fujimoto S, Togari H, Yamaguchi N, et al. Hypocarbia and cystic periventricular leukomalacia in premature infants. Arch Dis Child 1994; 71: F107-10.

Greisen G, Munck H, Lou H. Severe hypocarbia in preterm infants and neurodevelopmental deficit. Acta Pediatr Scand 1987; 76: 401-4.

Gullberg N, Winberg P, Selldén H. Changes in stroke volume cause change in cardiac output in neonates and infants when mean airway pressure is altered. Acta Anesthesiol Scand 1999; 43: 999-1003.

Gullberg N, et al. Changes in mean airway pressure during HFOV influences cardiac output in neonates and infants. Acta Anaesthesiol Scand 2004; 48 (2): 218-23.

Hendricks-Munoz KD, Walter JP. Hearing loss in infants with persistent fetal circulation. Pediatrics 1988; 81: 650-6.

Hill A, Perlman JM, Volpe J. Relationship of pneumothorax to the occurrence of intraventricular hemorrhage in the premature newborn. Pediatrics 1982; 69: 144-9.

Kaiser JR, Gauss CH, Pont MM, Williams DK. Hypercapnia during the first 3 days of life is associated with severe intraventricular hemorrhage in very low birth weight infants. J Perinatol 2006; 26: 279-85.

Kamlin CO, et al. Long versus short inspiratory times in neonates receiving mechanical ventilation. Cochrane Database Syst Rev 2004; 18 (4): CD004503.

Mirro R, Busija D, Green R, Leffler CB. Relationship between mean airway pressure, cardiac output and organ blood flow with normal and decreased respiratory compliance. J Pediatr 1987; 111: 101-6.

Pape KE, Armstrong DL, Fitzhardinge PM. Central venous system pathology associated with mask ventilation in the very low birth weight infant. A new etiology for intracerebellar hemorrhage. Pediatrics 1976; 58: 473-83.

Perlman JM, Volpe JJ. Are venous circulatory changes important in the pathogenesis of hemorrhagic and/or ischemic cerebral injury? Pediatrics 1987; 80: 705-11.

Perlman JM, McMenanim JB, Volpe JJ. Fluctuating cerebral blood flow velocity in respiratory distress syndrome: relationship to subsequent development of intraventricular hemorrhage. N Engl J Med 1983; 309: 204-9.

Perlman JM, Goodman S, Kreusser KL, Volpe JJ. Reduction in intraventricular hemorrhage by elimination of fluctuating cerebral blood flow velocity in preterm infants with respiratory distress syndrome. N Engl J Med 1985; 312: 1353-7.

Pryds O. Control of cerebral circulation in the high-risk neonate. Ann Neurol. 1991;30(3):321–9.

Pryds O, Greisen G, Lou H, Friis-Hansen B. Heterogeneity of cerebral vasoreactivity in preterm infants supported by mechanical ventilation. J Pediatr 1989; 115: 638-45.

Shankaran S, Langer JC, Kazzi SN, Laptook AR, Walsh M. Cumulative index of exposure to hypocarbia and hiperoxia as risk factors for periventricular leukomalacia in low birth weight infants. Pediatrics 2006; 118: 1654-9.

Takenouchi T, Perlman JM. Intraventricular hemorrhage and white matter injury in the preterm infant. En: Neurology: neonatology questions and answers. 2ª ed. 2012.

Wheeler KI, Klingenberg C, Morley CJ, Davis PG. Volume-targeted versus pressure-limited ventilation for preterm infants: a systematic review and meta-analysis. Neonatology 2011; 100 (3): 219-27.

Wiswell TE, Graziani LJ, Kornhauser MS. Effects of hypocarbia on the development of cystic periventricular leukomalacia in premature infants treated with high frequency jet ventilation. Pediatrics 1996; 98: 918-24.

Sección 13

Otras consideraciones

87

Cuidados de enfermería del neonato ventilado

Kimberly LaMar

Como personal de salud que atiende neonatos en contextos de transporte, de atención progresiva o de cuidados intensivos, el personal de enfermería es esencial para la salud de esta población vulnerable y sus familias. Se deben considerar los puntos que se desarrollan a continuación.

I. La confección de la historia clínica ayuda a enfocarse en un área al tiempo que se mantiene la mente abierta a otras posibilidades. La historia clínica completa debe incluir información sobre la madre acerca de problemas médicos previos o existentes, la familia, el entorno social, la sala de partos y el neonato. Además, es importante conocer influencias ambientales y comunitarias/epidemiológicas, tales como el pico de infecciones por virus sincicial respiratorio en los meses de otoño e invierno.

II. La fisiología normal, la fisiopatología y la embriología son cruciales para entender los conceptos de enfermedad respiratoria en el neonato.

III. La evaluación/examen clínico es el encuadre para los cuidados de enfermería del neonato y su familia. Se han publicado los detalles de las cuatro estrategias (observación, auscultación, percusión y palpación) para la evaluación. Las consideraciones para brindar cuidados de enfermería incluyen las siguientes:
   A. Empleo de escalas de dolor y de escalas de estrés de uso en neonatos, que incluyen prematuros y neonatos ventilados (*v.* Capítulo 62).
   B. La coordinación de la evaluación con otras actividades del cuidado para evitar una alteración injustificada del período de reposo necesario del neonato.
   C. Evaluaciones enfocadas en el cuidado continuo del neonato más que en evaluaciones completas frecuentes, por lo general, durante los cambios de turno de enfermería, de manera de promover el cuidado del descanso y del desarrollo.

IV. El monitoreo, además del cardíaco, de la presión arterial y de la temperatura, puede incluir lo siguiente:
   A. Electrodos transcutáneos:
      1. Pueden medir los niveles de oxígeno o de dióxido de carbono a través de la piel en lugar del monitoreo arterial. La correlación depende de la perfusión de la piel.
      2. Las complicaciones incluyen lecturas ineficaces originadas en la técnica, quemaduras térmicas, necesidad de cambios frecuentes con el consiguiente incremento del tiempo de atención. Esto es especialmente cierto en neonatos con piel muy friable.
   B. Oximetría de pulso:
      1. Emite longitudes de onda hacia un receptor que mide la saturación de oxígeno de la Hb.
      2. La precisión depende de la perfusión, de la temperatura corporal y del nivel de Hb.
   C. CO_2 al final de la espiración (capnometría):
      1. El dispositivo se conecta al extremo del adaptador del tubo endotraqueal para garantizar la posición del tubo en la vía aérea.
      2. Tiene un filtro de papel sensible al dióxido de carbono que cambia de color púrpura a amarillo si se expone al dióxido de carbono exhalado por la tráquea.

V. Radiología (*v.* Capítulo 23):

A. La radiología es una especialidad médica. Esta descripción tiene la intención de ser una guía general para el personal de enfermería. Es importante que el personal de enfermería entienda los principios básicos para ayudar a lograr un examen radiográfico de calidad y para asistir en la identificación de situaciones de emergencia.

B. Cualquier elemento colocado sobre la piel del neonato debe ser de absoluta necesidad para proteger la integridad de la piel y evitar interferir con las imágenes. Los objetos que se deben considerar incluyen parches del sensor de temperatura, electrodos y cables de monitoreo, almohadillas calientes que pueden generar un aspecto de *waffle* en la placa. Se debe evitar que las vías y tubos atraviesen el campo de exploración.

C. Asegurarse que el paciente esté adecuadamente posicionado en una alineación tan simétrica como sea posible, con la cabeza en la línea media. Se debe asistir al técnico radiólogo para lograr esto de forma óptima y así evitar resultados negativos, tales como desplazamiento de tubos o vías.

D. La evidencia sugiere que la radiografía posextubación no es de utilidad y no se debe realizar de rutina sin un propósito específico o un proceso fisiopatológico en evaluación.

E. Evaluar el motivo del examen utilizando una estrategia sistemática para evitar pasar por alto hallazgos claves:

1. Tejidos blandos, estructuras óseas, mediastino, timo.
2. Tráquea, vasos pulmonares.
3. Tórax: pulmones, corazón, diafragma.
4. Abdomen: estómago, patrón de aire intestinal, masas visibles.
5. Vías/tubos: endotraqueales, catéteres umbilicales, catéteres centrales introducidos periféricamente, dispositivos de drenaje torácico, naso/orogástricos.

VI. Farmacoterapia:

A. El personal de enfermería neonatal debe conocer bien los tratamientos farmacológicos que impactan sobre el sistema respiratorio del neonato. Continuamente hay muchos fármacos en desarrollo y constantemente se aprueban nuevos medicamentos para su uso en neonatos.

B. Los fármacos se pueden administrar a través de varias vías, incluidas la oral, la intramuscular, la subcutánea, la endovenosa, la inhalada, la lingual o mediante aplicación dérmica.

C. Algunos de los tipos más frecuentes de medicamentos pueden incluir sedantes, analgésicos, antibióticos, relajantes musculares, óxido nítrico, surfactantes exógenos, diuréticos, corticoides y broncodilatadores.

VII. Atención preventiva:

A. Se debe ser consciente del curso de la enfermedad o de los tratamientos.

B. Prever los cuidados necesarios. Ejemplos de esto incluyen los siguientes:

1. La fisiología normal de la transición desde la vida intrauterina hacia la extrauterina, que incluye un uso razonable de oxígeno inhalado.
2. Síndrome de dificultad respiratoria: tiene una fase diurética 48 h a 72 h luego del nacimiento que, por lo general, coincide con un incremento de la distensibilidad pulmonar y mejora de la situación.
3. Surfactante: aumento inmediato de la distensibilidad luego de la administración, requiere menos soporte ventilatorio. La incapacidad de reconocer esta situación puede resultar en neumotórax.
4. Enfermedad pulmonar crónica: a medida que los pulmones desarrollan dependencia de la ventilación o de oxígeno, puede haber un incremento en la frecuencia y en la gravedad de los episodios de desaturación.

VIII. Documentación:

A. Los sistemas de registro médico electrónico se deben utilizar adecuadamente para lograr reducir los errores derivados de una mala documentación.

B. Debe ser oportuna y exacta.

C. La American Nurses Association ha establecido estándares para el personal de enfermería que se deben documentar en el registro médico para comunicar a otros profesionales de la salud toda información concerniente a su paciente, ya sea en forma de diagrama de flujos, planes de atención, educación del paciente, informes de incidentes, etc.

D. En los *Estándares de la Práctica de Enfermería de Columbia Británica* se ha establecido como objetivo de la documentación mejorar la comunicación hacia otros equipos de enfermería y profesionales de la salud, promover una buena atención de enfermería determinando la efectividad de los tratamientos y los cambios necesarios del plan de cuidados, y asistir en la toma de decisiones acerca de la financiación de investigación en enfermería y la gestión de recursos. Finalmente, cumple con estándares profesionales y legales para el cuidado de enfermería en comparación con un estándar de profesional de enfermería razonable y prudente con educación y experiencia similares.

E. Debería incluir lo siguiente:

1. Evaluación del neonato.

2. Información objetiva, como resultados de monitoreo, signos vitales, evidencia de dolor y respuesta al tratamiento del dolor, ventilador u oxigenoterapias.
3. Necesidad de procedimientos de enfermería, resultado, tolerancia, complicaciones del procedimiento, si los hay.
4. Cantidad, tipo, color y consistencia de las secreciones.
5. Todo episodio de apnea, desaturación o bradicardia no iatrogénico, como el asociado a la aspiración, al posicionamiento y a la colocación de tubos.

F. Abreviaturas:
1. Utilizarlas con la menor frecuencia posible.
2. Solo utilizar abreviaturas aceptadas.
3. Documentación de la medicación con estándares establecidos, como documentación de posología.
4. Todas las abreviaturas deben estar en letra imprenta, no en cursiva.
5. Utilizar símbolos adecuados.
6. No inventar abreviaturas nuevas.
7. Aclarar las abreviaturas desconocidas con quien las escribió.

Procedimientos de enfermería para la atención respiratoria del neonato

En el contexto de los cuidados intensivos, los procedimientos de enfermería tienen un impacto sobre los resultados de los neonatos. Aquí se enumeran algunos de los procedimientos y conceptos más frecuentes exclusivos de los cuidados de enfermería.

I. Transporte de neonatos (*v.* Capítulo 88):
A. Puede ser desde una unidad a otra, como el transporte desde la sala de partos hacia la UCIN o a un quirófano o a radiología. Puede ser desde una institución hacia otra, de una ciudad a otra, o de un país a otro.
B. La regionalización del cuidado neonatal ha ayudado a clasificar las instituciones según niveles de atención y establecer las expectativas para los equipos de transporte con experiencia en este tipo de atención.

II. Cuidado del desarrollo:
A. El personal de enfermería debe colaborar con otros profesionales de la salud, incluidos terapistas, en el cuidado del desarrollo y en las terapias del habla, física y de juego.
B. El personal de enfermería está involucrado en el cuidado del desarrollo en contextos de internación y en clínicas ambulatorias.
C. El tratamiento del dolor y el cuidado adecuado del desarrollo deben recibir especial atención durante todo procedimiento de enfermería relacionado con el cuidado respiratorio de neonatos.
D. Se pueden considerar las terapias alternativas, tales como la masoterapia o la terapia del tacto, pero en el contexto de otros cuidados y otras necesidades del neonato y la familia.

III. Familias:
A. La American Nurses Association define como familia a toda persona que el paciente (los padres) nombren como familia.
B. Los principios del cuidado centrado en la familia incluyen el concepto de que los padres no son visitantes con acceso restringido a su hijo, sino partícipes activos en las decisiones del cuidado de la salud de su hijo.
C. Las visitas deben satisfacer las necesidades del desarrollo y del cuidado del neonato y la familia.
D. El personal de enfermería cumple un papel fundamental en la difusión e interpretación de los comunicados a la familia, que incluye la enseñanza de los cuidados del neonato como paciente internado y a futuro en su hogar.
E. El personal de enfermería debe colaborar con otros profesionales del servicio de salud, como los trabajadores sociales, coordinadores de casos y trabajadores de control de calidad por revisión, para el cuidado y la enseñanza de las familias. Las rondas multidisciplinarias al lado de la cama estando las familias presentes son una técnica para garantizar que todos los aspectos del cuidado se estén coordinando adecuadamente.
F. El personal de enfermería que brinda cuidados neonatales debe ser bien versado en conocimientos culturales, seguridad del paciente y ética, ya que estos principios son constantemente evidentes en el cuidado de enfermería neonatal.
G. Se está reconociendo cada vez más el papel de la nutrición en el soporte del sistema respiratorio. El personal de enfermería neonatal cumple un papel significativo en mantener una nutrición adecuada en neonatos, desde la educación y la promoción de la lactancia o la provisión de leche materna hasta técnicas de soporte nutricional enteral y parenteral.
H. El personal de enfermería neonatal debe estar formado en la provisión de cuidados al final de la vida para neonatos y sus familias (*v.* Capítulos 93 y 94).

IV. Fisioterapia torácica (FTT)/drenaje postural (DP):
   A. No tienen beneficio en la sala de partos.
   B. El DP raramente se utiliza debido a preocupaciones acerca de la falta de autorregulación cerebral por parte del neonato, en especial en prematuros.
   C. La FTT puede incluir vibración, aunque no hay evidencia que respalde su uso.
   D. No hay evidencia de que la FTT de rutina ayude a eliminar las secreciones o al destete del ventilador. Se ha asociado a un incremento en la incidencia de hemorragia intracraneal en las primeras 24 h.
   E. Durante la FTT se debe monitorear la tolerancia del neonato.
   F. Las complicaciones incluyen hipoxia, bradicardia, fracturas costales, hemorragia subperióstica.

V. Aspiración:
   A. La aspiración nunca se debe realizar según un cronograma, sino de acuerdo con las necesidades determinadas por la evaluación, entendiendo el proceso patológico.
   B. Los indicadores para la aspiración pueden incluir secreciones visibles, ruidos respiratorios ásperos o atenuados, disminución en la saturación o cambio agudo en los resultados de gases en sangre, agitación, cambio en los ruidos vitales relacionados al sistema respiratorio, o señal "con ruido" en el monitor de gráficos pulmonares.
   C. La vía aérea superior se debe aspirar suavemente.
   D. La aspiración traqueal en la sala de partos se ha reservado para los neonatos no vigorosos o aquellos que requieren resucitación en el período inmediato luego del nacimiento, independientemente de la consistencia de las secreciones o del meconio.
   E. La aspiración del tubo endotraqueal se realiza únicamente para mantener su permeabilidad y nunca para intentar limpiar las vías aéreas verdaderas más allá del tubo. Además:
      1. Las complicaciones incluyen hipoxemia, bradicardia, taquicardia, atelectasia, neumonía, variabilidad de la presión arterial e intracraneal, trauma de las vías aéreas, sepsis, obstrucción y desplazamiento del tubo y neumotórax.
      2. Se ha mostrado que la preoxigenación da como resultado una mayor PaO_2 luego de la aspiración con menor tiempo de recuperación, aunque no se ha podido evaluar otros resultados tales como la retinopatía del prematuro, la hemorragia intracraneal y la enfermedad pulmonar crónica.
      3. Existen preocupaciones teóricas respecto de la aspiración profunda del tubo endotraqueal, aunque según una reciente revisión Cochrane no hay evidencia para rechazar la aspiración profunda. Este tipo de investigaciones puede ser contrario a la ética, debido a la probabilidad conocida de perjuicio asociado con dicho procedimiento.
      4. No hay evidencia clara acerca de cuántas veces se debe introducir la sonda cuando se aspira, sino que se debe establecer cada vez que se realiza la aspiración. En un estudio pequeño, no se encontró una mayor eliminación de secreciones utilizando dos introducciones frente a una.
      5. La solución fisiológica solo debe ser utilizada como lubricante para el catéter y nunca instilada en el tubo endotraqueal. La investigación ha mostrado que no diluye las secreciones ni las moviliza.
      6. La rotación de la cabeza no aumenta la eliminación de secreciones y se puede asociar con fluctuaciones en la presión intracraneal y hemorragia.
      7. Una revisión Cochrane encontró que la utilización de un sistema cerrado que permite la aspiración sin desconexión del ventilador puede tener beneficios a corto plazo, tales como disminución de la variabilidad en la oxigenación y en la frecuencia cardíaca. La revisión no pudo evaluar la relevancia clínica de estos beneficios ni evaluar otros resultados y, por lo tanto, no se pueden sacar conclusiones para la práctica.
      8. El neonato debe ser contenido durante la aspiración para mejorar la tolerancia.
      9. El personal de enfermería debe permanecer al lado de la cama y garantizar la recuperación de la aspiración.

VI. Respiraciones producidas a través del empleo de dispositivos de asistencia:
   A. La certificación del Programa de Resucitación Neonatal (PRN) es esencial para todo profesional de la salud que aplica respiraciones a través del uso de dispositivos de asistencia:
      1. Bolsas de anestesia que requieren una fuente de oxígeno o aire para inflarse.
      2. Bolsas autoinflables que no requieren una fuente de oxígeno o aire para inflarse.
      3. Dispositivos para piezas en forma de T o presión positiva continua en la vía aérea (CPAP) de burbuja para mantener la presión de distensión continua.
      4. Se puede ver el uso de estos dispositivos en la sala de partos, así como en la unidad de cuidados intensivos, en el quirófano o en áreas donde se brindan cuidados a neonatos.
   B. El personal de enfermería tiene la responsabilidad de colaborar con terapistas respiratorios, médicos y técnicos de oxigenación por membrana extracorpórea (ECMO) en el uso de dispositivos de asistencia.
   C. El personal de enfermería debe verificar el equipamiento al menos una vez por turno o al ingreso a la sala de partos o al quirófano para asegurar que este funciona de manera adecuada, cuenta con medidas de seguridad, tales como válvulas de seguridad que funcionen correctamente y que el equipamiento sea accesible fácilmente.

VII. Transiluminación:
 A. Como complemento de la evaluación clínica y las radiografías.
 B. En presencia de escapes de aire en el tórax se puede observar un diámetro mayor de 1 cm alrededor de la fuente de luz cuando se la coloca sobre la cara anterior del tórax o en la línea axilar media.
 C. La presencia de edema, de cinta adhesiva y de equipamiento puede disminuir su utilidad.
 D. Ayuda a localizar vasos para canalización.

VIII. Dispositivos de drenaje torácico:
 A. Hay que familiarizarse con el montaje y la función de los dispositivos de drenaje antes de que sean necesarios, debido a que son procedimientos de emergencia.
 B. Las conexiones deben asegurarse con cinta adhesiva.
 C. Típicamente las tubuladuras son muy pesadas y deben ser firmemente fijadas a la cama para reducir toda tensión que pueda desplazar el drenaje.
 D. En la mayoría de los dispositivos de drenaje, se debe evaluar el burbujeo en la cámara del sello de agua.
 E. Se deben evaluar los tubos torácicos para detectar secreciones o movimiento de aire o secreciones en el tubo.
 F. Exprimir los tubos torácicos no tiene beneficios y puede ser perjudicial.
 G. El líquido extraído debe ser evaluado y documentado, al menos, una vez por cada turno de 8 h, a menos que la situación clínica requiera un monitoreo más frecuente.
 H. Se debe evaluar que el vendaje sea oclusivo, que el drenaje esté debajo del vendaje, el estado de la piel y todo olor fétido o cambio en el color de las secreciones.
 I. Para la higiene de la vía aérea se debe utilizar una aspiración de pared separada.
 J. Se debe contar con un equipo alternativo preparado al lado de la cama en caso de necesidad de un segundo dispositivo de drenaje de emergencia o de reemplazo del montaje actual. Además, se debe contar con un sistema de drenaje de emergencia disponible al lado de la cama del paciente para ser utilizado por personal de salud calificado, para eliminar aire rápidamente como medida de socorro mientras se preparan los tubos torácicos.

IX. Estabilización de dispositivos respiratorios:
 A. El personal de enfermería debe prestar mucha atención a la sujeción y al mantenimiento de dispositivos respiratorios tales como tubo endotraqueal, dispositivos de CPAP (ya sea con cánulas o máscaras), tubos torácicos, equipamiento de monitoreo, catéteres de ECMO y vías de soporte, tales como accesos venosos y arteriales, y control ambiental, como sensores de temperatura.
 B. En el mercado, hay muchos dispositivos para fijar tubos ET y dispositivos de CPAP. El personal de enfermería debe cumplir con el objetivo de mantener la integridad cutánea y evitar el desplazamiento accidental de tubos por parte del neonato, los profesionales de la salud o los familiares.
 C. Los neonatos que necesitan ventilación mecánica requieren monitoreo complejo. El personal de enfermería debe estar familiarizado con los nuevos desarrollos y saber cómo enfrentar la solución de problemas.

X. Control del peso:
 A. Es necesario establecer la frecuencia de control del peso como parte del plan diario de cuidados.
 B. Se necesitan, por lo menos, dos trabajadores para pesar a un neonato inestable; una persona puede pesar a un neonato estable.
 C. Es preferible desconectar los dispositivos respiratorios mientras se transporta hacia y desde la balanza y reconectarlos cuando el niño está sobre la balanza y de vuelta en la cuna; si se utiliza una balanza incorporada a la incubadora, habitualmente se puede dejar al paciente conectado al ventilador durante el proceso de pesaje.
 D. Realizar una evaluación dirigida del neonato antes y después del pesaje.

XI. Posicionamiento:
 A. La información publicada respalda la posición prona en neonatos monitoreados que requieren soporte respiratorio, para optimizar su rendimiento respiratorio.
 B. Puede tener beneficio adicional elevar la cabeza de la cama ligeramente para permitir que la gravedad contribuya a la expansión de los pulmones, aunque esta posición se debe modificar periódicamente para evitar la acumulación de secreciones en las bases pulmonares.
 C. Se debe ratificar la postura de "vuelta a dormir" de la American Academy of Pediatrics de que para el cuidado en el hogar es preferible la posición supina durante el sueño, ya que no se cuenta con el beneficio del monitoreo y los cuidados al lado de la cama las 24 h.
 D. Existen informes empíricos que muestran beneficios de la masoterapia, la terapia del tacto y la terapia de caricias, pero se las debe considerar de forma coordinada con todos los cuidados de salud para optimizar la tolerancia del neonato.

E. El método canguro puede ser beneficioso como complemento para el cuidado respiratorio:
1. Se puede utilizar el método canguro en neonatos que reciben ventilación.
2. Es preferible asistir a la madre a transferir al neonato hacia el pecho antes de que la madre se siente en la silla en lugar de entregar el neonato a la madre que está sentada.

F. Colecho en gemelares:
1. Está ganando respaldo en las investigaciones, pero carece de evidencia clara de ser la mejor metodología como para implementar su utilización.
2. Cierto uso anecdótico limitado en neonatos ventilados con mejora en el estado respiratorio, destete del ventilador sin incremento de la extubación espontánea o del riesgo de infección, pero debido a que es una modalidad nueva todavía se la debe considerar en el contexto de los cuidados totales y de la tolerancia del neonato.

Bibliografía de consulta

Catlin A, Brandon D, Wool C, Mendes J. Palliative and end of life care for newborns and infants: from the National Association of Neonatal Nurses. Adv Neonatal Care 2015; 15 (4): 239-40.
Galbusera V, Battan AM, Mandelli N. The assistance of the ventilated infant: role of the nurse in the management of the endotracheal tube. Pediatrics 2010; 62 (3 Suppl 1): 169-71.
Hemmat F, Atashzadeh-Shoorideh F, Mehrabi T, Zayeri F. A survey of nurses' awareness of patient safety culture in neonatal intensive care units. Iran J Nurs Midwifery Res 2015; 20 (4): 490-5.
Miedaner F, Allendorf A, Kuntz L, Woopen C, Roth B. The role of nursing team continuity in the treatment of very low birth weight infants: findings from a pilot study. J Nurs Manag 2016; 24 (4): 458-64.
Rogowski JA, Staiger DO, Patrick TE, Horbar JD, Kenny MJ, Lake ET. Nurse staffing in neonatal intensive care units in the United States. Res Nurs Health 2015; 38 (5): 333-41.
Shaw RR. Late preterm birth: a new nursing issue. Am J Matern Child Nurs 2008; 33 (5): 287-93.
Smith JR, Donze A, Wolf M, Smyser CD, Mathur A, Proctor EK. Ensuring quality in the NICU: translating research into appropriate clinical care. J Perinatal Neonatal Nurs 2015; 29 (3): 255-61.

88

Transporte de neonatos ventilados

Steven M. Donn • Molly R. Gates

I. Equipamiento:
  A. Objetivos del transporte neonatal:
    1. De manera óptima, todos los recién nacidos que requieren cuidados intensivos neonatales deberían nacer en un centro de salud con posibilidad de proporcionar tales servicios. Desafortunadamente, existen muchas circunstancias que lo impiden, entre las que se incluyen limitaciones geográficas y económicas y complicaciones inesperadas del trabajo de parto, del parto o del período neonatal.
    2. La siguiente mejor opción es el transporte de la madre con un embarazo identificado como de alto riesgo hacia un centro de salud con capacidad para cuidar del neonato, cuando el tiempo y las circunstancias lo permiten.
    3. Cuando ninguna de estas opciones es posible, se debe realizar el transporte de un recién nacido críticamente enfermo de una manera que maximice la seguridad y minimice las complicaciones para el niño. El transporte neonatal debe ser considerado una extensión de la unidad de cuidados intensivos neonatales y se debe aplicar la misma filosofía de atención de la UCIN en el vehículo de transporte.
  B. Vehículos de transporte:
    1. Ambulancia terrestre:
      a. Es el vehículo utilizado con mayor frecuencia.
      b. Permite el mayor acceso al paciente durante el transporte.
      c. Permite el mayor número de miembros del equipo de transporte.
      d. Es fácil detener el vehículo en caso de desmejoría del paciente y necesidad de intervención médica.
      e. Está sujeto a demoras en el tráfico y a las condiciones de las calles y del clima (aunque en menor medida que los vehículos aéreos).
      f. Debería ser adaptable a las necesidades especiales del transporte neonatal.
    2. Helicóptero:
      a. Es un medio de transporte rápido.
      b. No está sujeto a las condiciones del tráfico o de las calles, pero las condiciones climáticas pueden impedir su uso.
      c. El tamaño del vehículo puede limitar el número de miembros del equipo.
      d. El helipuerto puede no ser adyacente al hospital, requiriendo tiempo extra y posible necesidad de ambulancia.
      e. Virtualmente sin acceso al paciente durante el viaje.
      f. Debe aterrizar en caso de desmejora del paciente.
      g. Requiere entrenamiento especial del personal.
      h. Costoso.
    3. Aeronave de ala fija:
      a. Permite el transporte de larga distancia.
      b. Sujeto a condiciones climáticas.
      c. El tamaño del vehículo puede limitar el número de miembros del equipo.
      d. Rápido, aunque se debe considerar el tiempo de vuelo hacia/desde el aeropuerto y los hospitales.
      e. Acceso intermedio (aunque limitado) al paciente durante el viaje; la desmejora puede ser problemática.
      f. Problemas especiales a mayores altitudes.
      g. Costoso.

4. Combinación:
   A veces puede ser conveniente combinar modos de trasporte, como el método "vuelo-manejo". El equipo de transporte y solo el equipamiento de emergencia esencial vuelan hacia el hospital que deriva, el helicóptero regresa inmediatamente hacia el centro de salud terciario, mientras la ambulancia es enviada junto con el resto del equipamiento de transporte y posiblemente miembros adicionales del equipo. Esto elimina el "tiempo muerto" del helicóptero mientras se estabiliza al neonato y permite generar un ambiente más estable para el transporte del niño.

C. Incubadora de transporte y equipamiento relacionado:
1. Hay disponibles muchos tipos comerciales:
   a. Los tipos autosuficientes tienen incluidos virtualmente todos los componentes necesarios en forma "integrada", lo cual puede significar un menor precio, aunque las reparaciones pueden ser más costosas y puede dejar al dispositivo fuera de funcionamiento durante un período más largo.
   b. Hay disponibles modelos más básicos, a los cuales se pueden agregar componentes específicos según las necesidades específicas de cada institución.
2. Necesidades básicas:
   a. La incubadora debe ser capaz de mantener al neonato en un ambiente térmicamente neutro; para neonatos pequeños se recomiendan incubadoras con autocontrol. Sobre todo esto es importante en climas invernales en los que la temperatura ambiente es significativamente baja. En climas más fríos son necesarios dispositivos conservadores o generadores de calor:
      (1) Protector térmico o manta térmica.
      (2) Colchón de gel exotérmico.
   b. Un monitor cardiorrespiratorio electrónico, que debe funcionar a pesar de la vibración del vehículo o de la interferencia eléctrica.
   c. Un oxímetro de pulso con corrección del artefacto de movimiento.
   d. Un método para registrar la temperatura de la incubadora y del neonato.
   e. Una fuente de aire y de oxígeno, que incluye un mezclador y un analizador, y los medios para entregar mayor FiO_2 al neonato.
   f. Una fuente de energía autónoma (batería) y la capacidad de funcionar con una fuente de energía externa (p. ej., suministro eléctrico, generador del vehículo o conversor).
   g. Fácil accesibilidad al niño (p. ej., portillas, puertas frontales y laterales).
   h. Un medio para sujetar firmemente la incubadora dentro del vehículo de transporte.
   i. Todo el equipamiento de resucitación necesario, que incluye:
      (1) Bolsa y máscaras (de diversos tamaños).
      (2) Laringoscopio y tubos endotraqueales (de diversos tamaños).
      (3) Dispositivos para accesos vasculares.
      (4) Medicamentos de emergencia y los medios para administrarlos.
   j. Adecuada iluminación, incluida una linterna de respaldo.
3. Opciones recomendadas:
   a. Ventilador de transporte, sobre todo si se transporta neonatos críticamente enfermos o si se recorren largas distancias.
   b. Dispositivos de comunicación:
      (1) Sistema de radio del vehículo.
      (2) Teléfono celular.
   c. Bomba(s) de infusión endovenosa.
   d. Dispositivo de monitoreo de la presión arterial, ya sea invasivo o no invasivo.
   e. Dispositivo de monitoreo transcutáneo de $TcPO_2/PCO_2$ o analizador portátil de gases en sangre para el transporte de larga distancia de un neonato críticamente enfermo.

D. Equipamiento de transporte (Tablas 881. y 88.2):
   El equipamiento debe estar fácilmente disponible para tratar cualquier emergencia que pueda producirse tanto en el hospital que deriva como en el camino.

E. Medicamentos para el transporte (Tabla 88.3):
   Los medicamentos deben estar fácilmente disponibles, así como los medios para administrarlos (p. ej., jeringas, diluyentes, conectores de catéteres). Se debe garantizar y verificar de manera regular la condición y la fecha de vencimiento de los fármacos.

F. Temas varios:
1. Resulta útil llevar una cámara digital, tanto para proporcionar una imagen del neonato a los padres como para documentar todo hallazgo físico inusual.
2. Se deben preparar con anticipación todos los documentos necesarios para el registro médico, así como la información impresa entregada a los padres. Resulta útil mantenerlos juntos en un portapapeles.

Tabla 88.1 Equipamiento típico de transporte

- Adaptadores
- Agujas: 18 g, 21 g y 25 g
- Bandeja de inserción de catéter umbilical
- Bisturí
- Cámara instantánea (polaroid)
- Catéteres: 22 g, 24 g
- Catéteres de aspiración: 6 Fr y 8 Fr
- Catéteres umbilicales
- Catéter umbilical doble lumen
- Cinta adhesiva de 1/2" y 1"
- Cinta adhesiva plástica: 1/2" y 1"
- Cinta adhesiva resistente al agua
- Cinta métrica estéril
- Cinta umbilical
- Conectores
- Conectores en T
- Cuadrados de gasa: *v.* vendajes
- Documentación (extra)
- Dx 10%: bolsa de 250 mL
- Equipo de aspiración de neumotórax
- Equipo de infusión de plaquetas
- Etiquetas
- Fórceps, estéril
- Frascos de hemocultivo
- Gel lubricante
- Guantes estériles
- Hisopos antisépticos
- Irrigadores de solución fisiológica
- Jeringa de aspiración
- Jeringas: de TB
- Jeringas: 3 mL
- Jeringas: 5 mL
- Jeringas: 10 Ml
- Jeringas: 20 mL
- Jeringas: 30 mL
- Jeringas: 60 mL
- Jeringa Toumey: 60 mL
- Lancetas
- Llaves de tres vías
- Mariposas (*butterflies*): 23 g, 25 g
- Paños con alcohol
- Pinzas hemostáticas estériles
- Pipeta de aspiración de DeLee
- Pomada antiséptica
- Sondas NG: 5 Fr y 8 Fr
- Sondas Replogle: 6 Fr y 8 Fr
- Suministros para extracción de sangre
- Sutura: seda 4-0
- Tapones para llaves de tres vías
- Termómetro
- Tijeras estériles
- Tiras de análisis de glucosa
- Torundas de algodón
- Transductor de PA
- Tubos de calibre grueso
- Tubos torácicos # 10
- Tubuladuras de microcalibre
- Válvulas de Heimlich
- Vendajes, 2 × 2
- Vendajes, 4 × 4
- Vendaje oclusivo

Tabla 88.2 Equipamiento para el cuidado respiratorio durante el transporte

- Halo y tubuladuras para nebulizaciones (incluir tubuladuras extra)
- Máscara Venturi
- Estetoscopio
- Sujeciones para el neonato
- Colchón de gel exotérmico
- Bolsa de resucitación
- Linterna
- Redes para sujeción de carga
- Llave para tanques "E" de gases medicinales
- Dispositivos para la administración de surfactante
- Monitor cardiorrespiratorio electrónico
- Electrodos y parches de ECG
- Cable para monitoreo de la presión arterial
- Máscara neonatal
- Máscara infantil
- Manómetro
- Válvula de presión positiva al final de la espiración (PEEP)
- Conectores de 22 mm (2)
- Conectores de 15 mm (2)
- Conector de goma
- Tubos endotraqueales:
  - 2,5 mm (2)
  - 3,0 mm (2)
  - 3,5 mm (3)
  - 4,0 mm (2)
- Adaptadores de tubo endotraqueal
- Estiletes de tubo endotraqueal (2)
- Oxímetro de pulso
- Sondas de oximetría de pulso con envoltura elástica (2)
- Mango de laringoscopio con baterías y lámpara de repuesto
- Hojas de laringoscopio
- Miller #0
- Miller #1
- Fórceps Magill
- Pinzas hemostáticas y tijeras
- Cinta adhesiva
- Solución adhesiva
- Hisopos de algodón
- Removedor de pegamento
- Cánulas de CPAP nasal, de diversos tamaños
- Lubricante hidrosoluble estéril
- Tubuladuras de oxígeno (2)
- Conectores para tubuladuras de oxígeno (2)
- Boquillas de flujímetro (2)
- Catéteres de aspiración, 6 Fr (2)
- Conectores de aire y oxígeno
- Cánula nasal, para recién nacido
- Cánula nasal, para prematuro
- Tanque de oxígeno de aluminio
- Óxido nítrico inhalado y sistema de entrega

Tabla 88.3 Medicamentos típicos para el transporte

- Adenosina 3 mg/mL
- Adrenalina 1 : 10 000
- Agua estéril
- Albúmina 5%
- Ampicilina 250 mg
- Atropina 0,1 mg/mL
- Bicarbonato de sodio, 4,2% (0,5 mEq/mL)
- Cloruro de potasio
- Cloruro de sodio
- Dexametasona 4 mg/mL
- Dextrosa en agua 25%
- Diazepam 5 mg/mL
- Digoxina 25 mg/mL
- Dobutamina
- Dopamina 40 mg/mL
- Fenobarbital 30 mg
- Fenobarbital 60 mg
- Furosemida 10 mg/mL
- Gentamicina 10 mg/mL
- Glucagón y diluyente
- Gluconato de calcio 10%
- Heparina
- Isoproterenol 1 mg/5 mL
- Lidocaína 1%
- Lidocaína 2%
- Lorazepam 2 mg/mL
- Midazolam 1 mg/mL
- Morfina 0,5 mg/0,5 mL
- Naloxona 0,4 mg/mL
- Pancuronio 1 mg/mL
- Prostaglandina E (PGE)
- Surfactante
- THAM
- Vitamina K sintética 10 mg/mL

3. Los miembros del equipo deben estar protegidos en todo momento:
   a. Vestirse adecuadamente para el clima.
   b. Utilizar vestimenta resistente al fuego en caso de transporte aéreo.
   c. Utilizar cascos autorizados para el transporte aéreo.
   d. Tener provisiones (p. ej., refrigerios y bebidas) para los transportes de larga distancia, especialmente si hay probabilidad de saltearse comidas.
   e. Siempre utilizar cinturones de seguridad.
   f. Estar actualizado respecto de los suministros y procedimientos de transporte.
4. Los paquetes o contenedores de los diversos elementos de transporte deben ser ligeros, resistentes y estar bien etiquetados y protegidos. Es útil almacenar todos los suministros necesarios para un determinado procedimiento en un compartimento.

II. Estabilización del recién nacido transportado:
   A. Estabilización básica al llegar:
      1. Respiratoria:
         a. Evaluar la capacidad para el intercambio gaseoso:
            (1) Evaluación clínica:
               (a) Ruidos respiratorios.
               (b) Expansión torácica.
               (c) Color de la piel.
               (d) Presencia de dificultad respiratoria.
            (2) Evaluación de laboratorio:
               (a) Análisis de gases en sangre.
               (b) Radiografía de tórax.
         b. Manejo de la vía aérea:
            (1) Permeabilidad (aspiración si es necesario).

(2) Si el niño ya está intubado y la posición del tubo es satisfactoria, asegurarlo adecuadamente.
(3) Si el niño no está intubado, considerar la intubación electiva si hay posibilidad de que esta pueda resultar necesaria durante el viaje. Es más seguro (y más fácil) llevarla a cabo bajo condiciones controladas en el hospital que deriva que en la parte trasera de la ambulancia o durante un vuelo.
c. Colocar una sonda orogástrica (especialmente importante para el transporte aéreo).
2. Cardíaca:
a. Evaluar la perfusión tisular; tratar si es inadecuada:
(1) Presión arterial.
(2) Tiempo de relleno capilar.
(3) Producción de orina.
b. Auscultación:
(1) Soplo.
(2) Ruidos cardíacos anormales.
(3) Ritmo anormal.
c. Radiografía de tórax.
d. Si se sospecha una cardiopatía congénita cianótica, considerar comenzar una infusión de prostaglandina E (consultar con el neonatólogo o el cardiólogo antes de hacer esto).
3. Hematológica:
a. Buscar sitios de sangrado activo.
b. Asegurarse de que todas las conexiones vasculares estén fijas.
c. Verificar el hematocrito si no se lo ha hecho. Considerar la transfusión si su valor es bajo y el estado del neonato es crítico, y se prevé que el transporte será largo.
4. Metabólica:
a. Realizar un análisis de glucosa. Si está bajo, verificar la glucosa sérica y tratar.
b. Asegurar una carga de glucosa adecuada durante el transporte. El estrés puede incrementar su consumo.
c. Verificar la temperatura del neonato y mantenerla neutra. Precalentar la incubadora de transporte antes de introducir al niño.
5. Acceso vascular.
a. Por lo general, es mejor obtener un acceso vascular antes de partir del hospital que deriva en caso de que se produzca una emergencia durante el viaje.
b. Habitualmente es suficiente una vía venosa periférica bien colocada.
c. Si hay dificultad para asegurar el acceso venoso periférico, considerar colocar un catéter venoso umbilical. Confirmar su posición radiográficamente antes de infundir medicación a través del catéter (*v.* Capítulo 16).
d. Por lo general, no se necesita un catéter arterial umbilical (*v.* Capítulo 16) para el transporte, a menos que no se pueda obtener ningún otro acceso vascular. Es un procedimiento electivo, que puede consumir tiempo y retrasar de forma significativa la salida y prolongar el transporte. Muchos hospitales comunitarios no tienen el equipo adecuado para manejar una complicación. Como regla, no se realiza este procedimiento hasta que el niño esté internado en la UCIN.
6. Temas varios:
a. Asegurarse de que el neonato esté inmovilizado dentro de la incubadora de transporte. Se deben utilizar correas de sujeción, pero no demasiado apretadas para no limitar la expansión torácica.
b. Ajustar todas las conexiones (p. ej., adaptador de tubo endotraqueal, circuito ventilatorio, conexiones de catéteres vasculares, cables de electricidad) antes de la salida. Etiquetar todas las vías.
c. Considerar utilizar "orejeras" neonatales para reducir la exposición al ruido en los transportes aéreos.
d. Siempre tener baterías de repuesto para los dispositivos que las utilizan.
e. Permitir a los padres la oportunidad de ver y tocar al niño antes de partir del hospital que deriva.
f. Asegurarse de que el neonato esté adecuadamente identificado.
g. Recoger los expedientes del hospital que deriva para que acompañen al neonato.
B. Estabilización durante el transporte:
1. Si el neonato fue bien estabilizado en el hospital que deriva, debería ser poco lo que hay que hacer una vez en camino.
2. Asegurarse de que todo el equipamiento del vehículo esté funcionando al momento de pasar desde la incubadora al vehículo:
a. Energía eléctrica (generador o conversor).
b. Fuentes de gases (aire y oxígeno).
c. Fuente de aspiración.
3. Asegurarse de que la incubadora de transporte está firmemente sujeta y que no haya equipamiento o tanques sueltos, lo que puede ser un riesgo durante el viaje.

4. El monitoreo del neonato durante el transporte no debe ser diferente al que se realiza en la UCIN.
5. En caso de que el neonato desmejore de forma imprevista durante el viaje, por lo general, es mejor detener el vehículo (esto puede significar aterrizar si se viaja en helicóptero) mientras se atiende al niño. Es extremadamente difícil realizar procedimientos de resucitación y extraer y administrar medicamentos en un vehículo en movimiento; hacerlo pone tanto al paciente como a los miembros del equipo de transporte en riesgo de lesiones.

C. Luego del transporte:
1. En el registro médico, se debe escribir un informe de transporte minucioso para documentar los eventos del transporte, así como todo tratamiento administrado y cómo toleró el neonato todo procedimiento realizado.
2. Se deben reabastecer rápidamente todos los suministros.
3. Todo problema mecánico (del vehículo, del equipamiento u otro) debe ser reportado y corregido inmediatamente.
4. Informar al médico que deriva y notificar a los padres que el niño llegó de forma segura.

III. Consideraciones especiales:

A. Cuidados intensivos:
1. Si bien los vehículos de transporte son un intento de extender los servicios de cuidados intensivos a los hospitales que derivan, no son unidades de cuidados intensivos. Una de las decisiones más difíciles durante el transporte neonatal es decidir si se debe realizar un procedimiento específico en el hospital que deriva/en el vehículo de transporte o si debe ser demorado hasta el ingreso a la UCIN. Algunos aspectos que se deben considerar son los siguientes:
   a. Urgencia del procedimiento de acuerdo con la situación del paciente (es decir, electivo, semielectivo o de emergencia).
   b. Disponibilidad de personal experimentado para la asistencia.
   c. Aptitud del equipamiento disponible.
   d. Capacidad para tratar una complicación mayor, si se produce.
   e. Adecuación del monitoreo del paciente durante el procedimiento.
2. Algunos procedimientos que son de naturaleza electiva deben ser considerados teniendo en cuenta la dificultad con la cual son realizados en un vehículo de transporte:
   a. Intubación endotraqueal. El control de la vía aérea en un neonato con dificultad respiratoria es crucial. No esperar hasta que el niño presente dificultad intensa para intubar.
   b. Acceso vascular. Se recomienda enfáticamente la colocación de un catéter endovenoso periférico antes de la salida del hospital que deriva. Este es un procedimiento extremadamente difícil en un vehículo en movimiento con poca iluminación, en especial si el neonato está hipotenso. Además, permite el tratamiento rápido de problemas tales como la hipoglucemia.
3. Si se está considerando el transporte hacia un centro de ECMO, recordar lo siguiente:
   a. No todos los equipos de transporte pueden proporcionar óxido nítrico inhalado durante el transporte. Si este es el caso, no postergar el transporte de un niño con HPPRN.
   b. En la actualidad, en la mayoría de los casos no es factible transportar a un neonato con ventilación de alta frecuencia oscilatoria. Si el niño no se puede tratar transitoriamente con ventilación convencional o manual de forma segura, puede ser desaconsejable el transporte.

B. Efectos de la altitud:
1. Impacto sobre el estado respiratorio:
   a. La presión parcial de oxígeno desciende a medida que aumenta la altitud; de esta manera, la disponibilidad de oxígeno para el neonato disminuye y la hipoxia alveolar aumenta. El niño debe realizar más trabajo para lograr un intercambio gaseoso satisfactorio.
   b. Las cabinas de las aeronaves de ala fija pueden ser presurizadas o no presurizadas. Si son no presurizadas, este efecto de la altitud se produce más temprano. Las cabinas presurizadas, por lo general, tienen una presión equivalente a la de 8000 pies en lugar de la presión atmosférica a nivel del mar.
   c. Estos efectos deben ser tenidos en cuenta en el manejo de la insuficiencia respiratoria. Ponen énfasis en la necesidad de monitorear atentamente (ejemplo, oximetría de pulso), así como de anticipar la necesidad de incrementar el soporte a medida que aumenta la altura.
2. Impacto sobre los gases:
   a. A medida que la altura aumenta y, por ende, la presión barométrica disminuye, el volumen de los gases también aumenta.
   b. Este efecto debe ser tenido en cuenta en el tratamiento del niño:
      (1) El aire en el estómago y en el intestino se expande, lo que posiblemente empeora la dificultad respiratoria, ya que ejerce presión sobre el diafragma. Asegurarse de que se haya colocado una sonda orogástrica o nasofaríngea para descomprimir el estómago.

(2) Las acumulaciones anormales de aire en el tórax (p. ej., enfisema intersticial pulmonar, neumomediastino) también se pueden expandir, lo que conduce a neumotórax. Hay que observar atentamente y estar preparado para intervenir.

c. También se deben considerar los efectos de la altitud en los tratamientos:

(1) Los medicamentos y los líquidos son envasados a nivel del mar, por lo que a mayor altitud tienen mayor presión. Se debe tener cuidado al extraer medicamentos de sus envases.

(2) A medida que la aeronave desciende, observar cuidadosamente las infusiones por goteo por gravedad; la presión externa puede ocasionar un gradiente que cause inversión del flujo desde el neonato con la consiguiente pérdida de sangre.

C. Hipotermia para la protección del sistema nervioso:

1. Ocasionalmente, puede ser necesario derivar a neonatos para que reciban tratamiento con hipotermia para neuroprotección luego de una encefalopatía hipóxico-isquémica intraparto.
2. El enfriamiento pasivo se puede iniciar en el hospital que deriva y se lo puede continuar durante el transporte:
   a. Se interrumpe la incubadora radiante.
   b. Intentar alcanzar una temperatura rectal de 33,5 °C a 34,5 °C.
   c. En muy pocos casos, puede ser necesario utilizar bolsas de hielo.
3. Vigilar atentamente la temperatura durante el transporte. Asegurarse de que los termómetros rectales sean capaces de detectar temperaturas por debajo de este rango para evitar un enfriamiento excesivo.

D. Efectos varios sobre el neonato:

1. Ruido y vibración. Si bien no se los puede evitar por completo, se pueden tomar algunas medidas para minimizar sus efectos:
   a. Atenuar el ruido utilizando "orejeras" o torundas de algodón.
   b. Asegurarse de que la suspensión del vehículo esté en buenas condiciones.
   c. Evitar velocidades excesivas o rutas en mal estado, de ser posible.
2. Estrés por frío.
3. Colocar al niño en una posición óptima para el soporte clínico y para maximizar la evaluación continua del equipo de salud.

E. Efectos misceláneos sobre el equipo de transporte:

1. Cinetosis, aversión a los humos de escape.
2. Estrés.
3. Problemas de seguridad.

F. Efectos sobre la familia:

1. Separación del niño (especialmente para la madre).
2. Dificultades económicas.
3. Estrés psicosocial.

G. Aspectos del sistema:

1. Los procedimientos organizados deben estar disponibles y ser comunicados a todas las posibles personas que participen en la solicitud, aceptación, despacho y conducción de transportes neonatales.
2. La revisión periódica de los traslados permite la identificación y corrección de problemas del sistema.
3. La planificación de contingencias y la consideración previa de circunstancias inusuales mejora la respuesta y reduce el estrés.

Bibliografía de consulta

Bossley CJ, Cramer D, Mason B, Smyth J, et al. Fitness to fly testing in term and ex-preterm babies without bronchopulmonary dysplasia. Arch Dis Child Fetal Neonatal Ed 2012; 97 (3): F199-203.

Donn SM, Gates MR. Neonatal transports. In: Donn SM, editor. Michigan manual of neonatal intensive care. 3ª ed. Philadelphia: Hanley & Belfus, 2003; p. 447-55.

Donn SM, Faix RG, Gates MR. Neonatal transport. Curr Prob Pediatr 1985; 15: 1-63.

Donn SM, Faix RG, Gates MR. Emergency transport of the critically ill newborn. En: Donn SM, Faix RG (eds). Neonatal emergencies. Mt. Kisco: Futura, 1991; p. 75-86.

Gates MR, Geller S, Donn SM. Neonatal transport. En: Donn SM, Fisher CW (eds). Risk management techniques in perinatal and neonatal practice. Armonk: Futura, 1996; p. 563-80.

Lilly CD, Stewart M, Morley CJ. Respiratory function monitoring during neonatal emergency transport. Arch Dis Child Fetal Neonatal Ed 2005; 90: F82-3.

89

Papel del terapista respiratorio en la UCIN

Timothy Myers

I. Debido a que en la sala de cuidados intensivos neonatales los terapistas respiratorios pasan 24 h al día con neonatos críticamente enfermos, el cuidado respiratorio es esencial para la eventual recuperación y alta de estos frágiles pacientes que presentan manifestaciones cardiopulmonares.

II. La recolección de información de la historia clínica que ayude a focalizarse en las posibles etiologías del compromiso cardiorrespiratorio, mientras se mantiene la mente abierta a otras posibilidades (p. ej., sepsis), incluye lo siguiente:
 A. Problemas médicos de la madre, tanto pasados como existentes.
 B. La familia.
 C. El entorno social.
 D. La sala de partos.
 E. El neonato.

III. La embriología, la fisiología normal, la fisiopatología, los defectos cardíacos congénitos y las situaciones especiales del recién nacido son claves para entender los conceptos de la enfermedad cardiorrespiratoria en el neonato:
 A. Embriología:
  1. Cinco períodos de crecimiento pulmonar embrionario.
  2. Desarrollo y estadios del crecimiento del corazón.
  3. Circulación fetal: presiones, flujo y *shunts*.
  4. Desarrollo y función de la placenta y del cordón umbilical.
 B. Fisiología normal:
  1. Conceptos de tensión superficial.
  2. Ley de Laplace.
  3. Mecánica alveolar.
  4. Función, propósito y evaluación del surfactante.
  5. Función, propósito y evaluación del líquido pulmonar fetal.
  6. Localización y función de barorreceptores y quimiorreceptores.
 C. Fisiopatología:
  1. Evaluación del estado fetal (amniocentesis, frecuencia cardíaca fetal, pH del cuero cabelludo).
  2. Presencia de meconio en el líquido amniótico.
  3. Identificar las presentaciones más frecuentes al nacer.
  4. Impacto del embarazo múltiple.
  5. Cambios fisiológicos durante el trabajo de parto, el parto y luego del nacimiento.
 D. Defectos cardíacos: se producen en, aproximadamente, uno de cada cien nacimientos. Dependiendo del defecto, el recién nacido puede tener desde signos leves que requieran intervención mínima hasta signos graves potencialmente fatales que requieran intervención inmediata. Es importante para el terapista respiratorio comprender los defectos y las intervenciones necesarias para estabilizar al recién nacido:
  1. Hipertensión pulmonar persistente del recién nacido (HPPRN): la capacidad de determinar rápidamente que no se ha producido la transición desde la circulación fetal a la circulación "adulta" normal conduce a intervenciones rápidas para el manejo y el tratamiento de este problema.
  2. Defectos con cortocircuito:

a. Conducto arterioso permeable.
b. Comunicaciones interauriculares e interventriculares.
3. Defectos con mezcla de sangre:
a. Tetralogía de Fallot.
b. Trasposición de los grandes vasos.
c. Retorno venoso pulmonar anómalo total.
d. Tronco arterioso.
e. Síndrome del corazón izquierdo hipoplásico.
4. Defectos sin mezcla de sangre.
a. Estenosis subaórtica.
b. Coartación de aorta.
c. Atresia tricuspídea.
E. Defectos congénitos:
1. Vía aérea:
a. Superior.
b. Inferior.
c. Fístulas.
2. Hernia diafragmática (*v.* Capítulo 75).
F. Problemas pulmonares:
1. Taquipnea transitoria del recién nacido (TTRN): se encuentra con mayor frecuencia en recién nacidos que nacen por cesárea. La incapacidad de eliminar adecuadamente el líquido fetal conduce a intervenciones basadas en los signos clínicos y en la gravedad del cuadro.
2. Síndrome de dificultad respiratoria (SDR) (*v.* Capítulo 69):
a. Etiología: causa primaria de trastornos respiratorios del neonato prematuro.
b. Fisiopatología: deficiencia de surfactante e inmadurez morfológica.
c. Signos clínicos, diagnóstico y gravedad.
d. Tratamiento.
3. Displasia broncopulmonar (DBP): típicamente se produce luego del SDR (*v.* Capítulos 79 a 81):
a. Fisiopatología y diagnóstico.
b. Tratamiento: la prevención es el tratamiento primario examinando que las intervenciones para el cuidado respiratorio tengan la magnitud necesaria para tratar los problemas pulmonares.
4. Dismadurez pulmonar: comprensión de la fisiopatología, los signos clínicos y el tratamiento de este trastorno sin enfermedad pulmonar subyacente evidente.
5. Barotrauma/escapes de aire (*v.* Capítulo 82): si bien hoy en día son relativamente infrecuentes en las UCIN, es fundamental la capacidad de evaluar y diagnosticar con rapidez los escapes de aire y corregir prontamente la causa al mismo tiempo que se controla el problema.
G. Apnea (*v.* Capítulo 76):
1. Central: la más frecuente es la apnea del prematuro.
2. Obstructiva.
3. Mixta.

IV. Técnicas de resucitación y estabilización:
A. Comprender los factores y resultados de la asfixia fetal y la apnea.
B. Comprender los componentes de la resucitación definidos en los estándares de la AHA y de la AAP detallados en el programa Proveedor de Resucitación Neonatal (*v.* Capítulo 14):
1. Vía aérea y respiración.
2. Soporte circulatorio.
3. Administración de medicamentos.
4. Condiciones y control del ambiente.
5. Procedimientos especiales en la sala de partos (p. ej., inserción de vías).
6. Equipamiento de resucitación.
C. Puntuaciones de Apgar y de edad gestacional.

V. Evaluación:
A. Observación:
1. Estado general:
a. Dormido, despierto, alerta, llanto o movimientos del llanto, si está ventilado.
b. Debe ser una evaluación objetiva debido a que el paciente no puede brindar información subjetiva.

2. Evaluación de la dificultad respiratoria:
   a. Color:
      (1) Color general y central determinado mediante el examen de la piel y las mucosas en busca de rubicundez, rubor intenso, palidez, cianosis e ictericia.
      (2) Signos de y fundamentos para la presencia de cianosis.
      (3) La cianosis resulta de la presencia de > 5 g/dL de Hb insaturada.
   b. Boca y nariz:
      (1) Secreciones: cantidad, color, consistencia. Habitualmente, claras o blancas. El exceso de secreciones se puede asociar a fístula traqueoesofágica.
      (2) El aleteo nasal indica "falta de aire" y disminuye la resistencia en las vías aéreas superiores o el colapso.
      (3) El quejido ocurre cuando el niño exhala contra una glotis parcialmente cerrada en un intento por enlentecer el flujo respiratorio y mantener una mayor capacidad residual funcional.
   c. Evaluación del tórax:
      (1) Tamaño y forma: el tamaño del tórax normal en un neonato de término es de 33 cm ± 3 cm, o 2 cm menos que la circunferencia cefálica.
      (2) Hiperinsuflación o "tórax en tonel" en el síndrome de aspiración de meconio u otras situaciones de atrapamiento aéreo.
      (3) Simetría del tórax evaluada al nivel de la línea de los pezones.
      (4) Sincronía de la ventilación torácica: el tórax se eleva con la respiración espontánea o mecánica.
      (5) Frecuencia respiratoria contabilizada durante un minuto completo. La taquipnea es una frecuencia mayor de 60/min, la apnea es la detención de las respiraciones durante 20 s o más y la hipopnea es el esfuerzo respiratorio espontáneo superficial.
      (6) Ventilación de alta frecuencia evaluada por la magnitud de la vibración torácica o del "contoneo".
      (7) Las retracciones son causadas por el cartílago blando y los grupos musculares del neonato que se retraen para aumentar la respiración. Pueden ser intercostales, subcostales, esternales, supraesternales o subxifoideas.
   d. Auscultación:
      (1) Externa:
         (a) En muchos neonatos con soporte ventilatorio se pueden escuchar fugas de aire, debido al uso de tubos endotraqueales sin balón. También se los puede identificar mediante curvas flujo-volumen en los gráficos del ventilador.
         (b) El estridor es un sonido agudo de la vía aérea superior que se escucha tanto en inspiración como en espiración. Puede estar asociado a la posextubación, edema, laringomalacia o daño de las cuerdas vocales.
      (2) Interna:
         (a) Evaluar con un estetoscopio neonatal que no esté frío, comparando y contrastando ambos lados del tórax, en sus regiones anterior y posterior.
         (b) Se debe evaluar la simetría de los ruidos respiratorios, la presencia de ruidos disminuidos o ausentes y la sincronía en pacientes ventilados.
         (c) Se debe auscultar a los neonatos que reciben ventilación de alta frecuencia con el ventilador prendido y apagado. Se debe coordinar este procedimiento para que coincida con intervenciones que requieran breves pausas del ventilador.
         (d) Los rales son finos, medios o gruesos y representan movimiento de aire o líquido en las vías aéreas pequeñas o grandes:
            (1) Los finos se originan en los lóbulos declives, se escuchan al final de la espiración y pueden estar asociados a SDR o DBP.
            (2) Los rales medianos se originan en las vías aéreas distales y pueden estar asociados al movimiento de aire a través de líquido espeso, como en la neumonía o la TTRN.
            (3) Los rales gruesos están asociados a líquido en las vías aéreas grandes y habitualmente se resuelven con la aspiración de la vía aérea.
         (e) Se pueden escuchar sibilancias al final de la espiración, aunque son infrecuentes en neonatos.

VI. Evaluación de la oxigenación y de la ventilación:
   A. Transcutánea (*v.* Capítulo 18):
      1. Se pueden medir las tensiones de oxígeno y dióxido de carbono a través de la piel en lugar del monitoreo arterial o la oximetría de pulso. La correlación depende de la perfusión de la piel.
      2. Se puede combinar la medición transcutánea de dióxido de carbono con la oximetría de pulso a través de un electrodo colocado sobre el abdomen o el muslo.
      3. Tendencia: no es una lectura absoluta debido a que en la mayoría de los pacientes que requieren este tipo de monitoreo estos valores representa un gradiente entre los niveles de oxígeno arterial y transcutáneo.

4. Las complicaciones incluyen lecturas ineficientes secundarias a la técnica o a una temperatura excesiva o insuficiente. La sensibilidad cutánea requiere cambios frecuentes del sitio del electrodo, especialmente en neonatos prematuros con piel muy friable.

B. Oximetría de pulso (*v.* Capítulo 19):
1. Emite longitudes de onda hacia un receptor que mide la saturación de oxígeno de la Hb.
2. Monitorear de forma intermitente o continua.
3. La precisión depende de la perfusión, la temperatura corporal y el pH.
4. Se ha utilizado en algunos casos sistemas de ventilación que autoajustan la concentración del oxígeno inspirado.

C. Capnografía y detectores de CO_2 al final de la espiración (*v.* Capítulo 21):
1. Capnografía: utiliza análisis de espectrometría infrarroja del aire exhalado para determinar el CO_2 al final de la espiración. Está disponible para analizadores de flujo lateral y de flujo principal. Debido a que estos monitores evalúan una porción considerable del gas exhalado (flujo lateral) o aportan una cantidad significativa de espacio muerto (flujo principal), normalmente no se los utiliza como parte del tratamiento de recién nacidos, en especial los prematuros.
2. Hay un detector de CO_2 que se conecta al adaptador del tubo endotraqueal para garantizar la posición del tubo endotraqueal en la vía aérea. Tiene un filtro de papel sensible al dióxido de carbono, que cambia de color púrpura a amarillo si se expone a dióxido de carbono.

VII. Radiología: el terapista respiratorio debe tener habilidades clínicas específicas en esta especialidad para lograr una evaluación, manejo y tratamiento adecuados del recién nacido. Es importante que los terapistas respiratorios entiendan los principios básicos para ayudar en el examen radiográfico de calidad y para asistir en la identificación de situaciones de emergencia (*v.* Capítulo 23):

A. Cualquier elemento colocado sobre la piel del niño debe ser de absoluta necesidad y se debe considerar la posibilidad de interferencia con las imágenes. Los elementos a considerar incluyen cables de monitoreo, electrodos, cables y almohadillas calientes que pueden generar un aspecto de *waffle* en la imagen. Se debe evitar que las vías y tubos atraviesen el campo a examinar.

B. Asegurarse que el paciente esté en una posición correcta, con una alineación tan simétrica como sea posible y la cabeza en posición neutra en la línea media. Se debe ayudar al técnico radiólogo para lograr esto con éxito y así evitar resultados negativos tales como desplazamiento de tubos y vías.

VIII. Farmacoterapia (*v.* Capítulo 59). Los terapistas respiratorios deben ser bien versados en los tratamientos farmacológicos que pueden tener impacto sobre el sistema respiratorio del neonato. Los fármacos se pueden administrar a través de diversas vías, que incluyen la oral, la intramuscular, la subcutánea, la endovenosa, la endotraqueal, la sublingual o la dérmica.

IX. Documentación (*v.* Capítulo 95):

A. Debe ser oportuna y exacta y estar incorporada en un registro médico que sea accesible al equipo de la UCIN y a consultores.

B. La *American Association for Respiratory Care* ha establecido estándares para los terapistas respiratorios que deben documentar en el registro médico para comunicar a otros profesionales de salud toda información concerniente a su paciente, ya sea en forma de diagramas de flujo, planes de atención, registros médicos electrónicos, educación del paciente, reportes de incidentes, etc.

X. Transporte de neonatos (*v.* Capítulo 88):

A. Puede ser de una unidad a otra, como el transporte de la sala de partos a la UCIN, o de la UCIN al quirófano, o transición desde la sala de cuidados mínimos hacia radiología. Puede ser de una institución a otra, de una ciudad a otra o, incluso, de un país a otro y requiere un equipo altamente capacitado y entrenado.

B. La regionalización del cuidado neonatal ha ayudado a clasificar a los centros de salud por niveles de atención y establecer las perspectivas de los equipos de transporte con experiencia en este tipo de atención.

C. El terapista respiratorio debe entender los pormenores de la altitud y el oxígeno.

D. Es indispensable contar con equipamiento adecuadamente mantenido y evaluado para el transporte seguro y eficiente de los recién nacidos. Todo equipamiento esencial debe contar con sistemas de respaldo.

XI. Cuidado respiratorio del recién nacido:

A. Respiraciones artificiales utilizando dispositivos de asistencia: manual, resucitadores con pieza en forma de T o ventiladores. La certificación del Programa de Resucitación Neonatal (PRN) es esencial para todo profesional de la salud que aplica respiraciones a través del uso de dispositivos de asistencia:
1. Bolsas de anestesia que requieren una fuente de oxígeno o aire para inflarse.

2. Bolsas autoinflables que no requieren de una fuente de oxígeno o aire para inflarse.
3. Los dispositivos con piezas en forma de T mantienen la presión positiva al final de la espiración (PEEP).
4. Se puede ver el uso de estos dispositivos en la sala de partos así como en la UCIN, en el quirófano o en áreas donde se brindan cuidados a neonatos.

B. Oxigenoterapia. Entender las indicaciones y potenciales riesgos/complicaciones, así como el equipamiento utilizado para administrar oxígeno en el recién nacido es necesario para todo terapista respiratorio en esta población de pacientes altamente sensibles:
1. Los mezcladores de oxígeno, analizadores y flujímetros neonatales son absolutamente cruciales para valorar la entrega de oxígeno en esta población de pacientes altamente sensibles.
2. Humidificación: debido a que el oxígeno es un gas seco y frío, la humidificación caliente es mucho más importante para el neonato que cualquier otra población de pacientes, independientemente de la duración de la administración.
3. Dispositivos de bajo flujo (rendimiento variable): proporcionan una FDO_2 (fracción de oxígeno entregado) que varía con el flujo inspiratorio del paciente y se clasifican como sistemas de entrega de oxígeno de rendimiento variable.
4. Dispositivos de alto flujo (rendimiento fijo): pueden proporcionar una FDO_2 específica a flujos que satisfacen o superan el requerimiento de flujo inspiratorio del paciente y se clasifican como sistemas de entrega de oxígeno de rendimiento fijo.

C. Óxido nítrico inhalado (*v.* Capítulo 63): el óxido nítrico inhalado (ONi) es un gas incoloro e inodoro que, además, es un potente vasodilatador pulmonar. Cuando se administra por vía inhalatoria, es un vasodilatador pulmonar selectivo. El ONi está autorizado por la Food and Drug Administration (FDA) de Estados Unidos para el tratamiento de neonatos de término y casi de término con insuficiencia respiratoria hipoxémica asociada a evidencia clínica o ecocardiográfica de hipertensión arterial pulmonar:
1. Se debe establecer un reclutamiento alveolar óptimo antes del inicio del ONi.
2. Para recién nacidos que responden al tratamiento con ONi, la dosis se debe reducir a la mínima concentración que mantenga la respuesta.
3. Se recomienda utilizar los sistemas de entrega de ONi autorizados por la FDA para garantizar una entrega de gas constante y segura durante el tratamiento; con la ventilación mecánica convencional el módulo inyector de ONi se debe colocar del lado seco del humidificador.
4. Se deben utilizar las dosis efectivas más bajas de ONi y O_2 para evitar una exposición excesiva a NO, NO_2 y la metahemoglobinemia resultante.

D. Terapia de reemplazo con surfactante (*v.* Capítulo 58):
1. Se puede administrar en la sala de partos o en la UCIN.
2. El terapista respiratorio debe conocer muy bien las complicaciones potenciales (taponamiento del tubo endotraqueal, regurgitación de surfactante, desaturación, bradicardia, etc.) y las intervenciones clínicas para impedir, minimizar y corregir estos problemas.
3. Evaluación de la necesidad, los resultados y las indicaciones para nuevas dosis.
4. Comprender las prácticas adecuadas de monitoreo y control de infecciones durante la administración.
5. Entender las técnicas adecuadas para la entrega intratraqueal a través de diversas vías (instilación directa, máscara laríngea, lavado broncoalveolar o aerosolización).

XII. Limpieza de la vía aérea:

A. En la población neonatal, no se recomienda ni es necesaria la limpieza de rutina de la vía aérea, con excepción de la aspiración "según necesidad".

B. Nunca se debe llevar a cabo la aspiración en forma programada, sino según la necesidad determinada por la evaluación clínica con conocimiento del proceso patológico. Los estudios en neonatos con SDR ventilados no han mostrado un incremento en las secreciones o en la obstrucción del tubo endotraqueal cuando se amplía el intervalo entre aspiraciones a una vez cada 12 h frente a cada 6 h:
1. Los indicadores para aspirar pueden incluir secreciones visibles, ruidos respiratorios ásperos o atenuados, disminución de la saturación o cambio agudo en los resultados de gases en sangre, agitación o cambio en los ruidos vitales relacionados con el sistema respiratorio. Los gráficos pulmonares también pueden mostrar una señal de flujo "con ruido".
2. Las vías aéreas superiores se deben aspirar con delicadeza. La aspiración traqueal en la sala de partos se ha reservado para los neonatos no vigorosos o aquellos que requieren resucitación en el período inmediato luego del nacimiento, independientemente de la consistencia de las secreciones o del meconio.
3. La aspiración del tubo endotraqueal se realiza únicamente para mantener su permeabilidad y nunca para intentar limpiar las vías aéreas verdaderas más allá del tubo.
4. Las complicaciones incluyen hipoxemia, bradicardia, taquicardia, atelectasia, neumonía, variabilidad en la presión arterial e intracraneal, trauma de la vía aérea, sepsis, obstrucción y desplazamiento del tubo y neumotórax.

5. La solución fisiológica solo se debe utilizar como lubricante para el catéter y nunca debe ser instilada en el tubo endotraqueal. Las investigaciones han mostrado que no diluye ni moviliza las secreciones.
6. El empleo de catéteres de aspiración de circuito cerrado se debe considerar parte de una estrategia para prevenir la neumonía asociada al ventilador; no es necesario cambiarlos a diario con el objetivo de controlar las infecciones. Se desconoce el tiempo máximo que los catéteres de aspiración de circuito cerrado pueden ser utilizados de forma segura.

XIII. Intubación endotraqueal y sujeción de los dispositivos respiratorios (*v.* Capítulo 15):
  A. Intubación endotraqueal:
    1. Comprensión total de los fundamentos de la intubación endotraqueal:
      a. Propósito de proporcionar una vía aérea o ventilación mecánica asistida y de administrar surfactante.
      b. Los medicamentos administrados para ayudar a la intubación neonatal proporcionan analgesia y facilitan el paso del tubo sin problemas.
    2. Mantenimiento y estandarización del equipamiento de intubación.
    3. Comprensión del procedimiento y las técnicas adecuados para la intubación neonatal:
      a. Evaluación preintubación.
      b. Técnica de intubación para la vía oral o nasal.
      c. Selección del tubo endotraqueal según el peso o la edad gestacional del recién nacido.
    4. Evaluación y documentación posintubación.
  B. Sujeción de los dispositivos respiratorios:
    1. La sujeción y el mantenimiento de los dispositivos respiratorios, como el tubo endotraqueal, las cánulas nasales, los tubos torácicos, los dispositivos de monitoreo, los catéteres de ECMO y vasculares (como los accesos venosos y arteriales) y el control del ambiente (como sondas de temperatura) entran dentro de la responsabilidad del TR.
    2. Hay muchos dispositivos comerciales para la sujeción de tubos ET y cánulas nasales. Debe ser de suma importancia la integridad cutánea y la prevención del desplazamiento accidental de dispositivos por parte del recién nacido, profesionales de la salud o miembros de la familia.

XIV. Ventilación asistida del recién nacido:
  A. Comprensión de los principios fisiológicos de la ventilación mecánica:
    1. Mecánica.
    2. Mecanismos de transporte de aire.
    3. Oxigenación y ventilación.
    4. Perfusión.
    5. Detalles de la población neonatal:
      a. Diferencias en los músculos respiratorios: mayor fatiga.
      b. Diferencias en la mecánica pulmonar/torácica: pulmones rígidos, pared torácica flexible.
      c. Diferencias en el control respiratorio: apnea, respiración periódica y respuesta variable al oxígeno y al dióxido de carbono.
      d. Diferencias en el pulmón: relaciones espacio muerto/volumen corriente elevadas, deficiencia de surfactante, menor distensibilidad, CRF pequeña, mayor resistencia.
  B. Ventilación no invasiva (VNI) (*v.* Capítulos 27-29 y 31-33):
    1. Comprensión y conocimiento de las diversas metodologías para entregar presión de distensión continua mediante VNI.
    2. Comprensión y conocimiento de los diversos dispositivos con los que se proporciona VNI en la UCIN.
    3. Fundamentos para proporcionar VNI para diversas alteraciones clínicas y enfermedades del recién nacido, determinando niveles óptimos de presión positiva continua en la vía aérea (CPAP) o PEEP.
    4. Comprensión y conocimiento de los posibles riesgos y complicaciones de la VNI.
    5. Comprensión y conocimiento del incremento progresivo y la valoración de los niveles de VNI para el tratamiento.
  C. Ventilación invasiva (*v.* Capítulos 34-43):
    1. Principios de diseño y clasificación de los ventiladores mecánicos (*v.* Capítulo 44).
    2. Nivel de soporte:
      a. Soporte completo.
      b. Soporte parcial.
      c. Sin soporte.
    3. Fundamentos y papel de la presión media en la vía aérea, los controles de la ventilación y los controles de la oxigenación.
    4. Comprensión y conocimiento de la función pulmonar y los gráficos asociados a la ventilación mecánica.
    5. Comprensión y fundamentos del inicio y la valoración de la ventilación mecánica.
    6. Ventilación de alta frecuencia (*v.* Capítulos 41-43).

Bibliografía de consulta

AARC. Endotracheal suctioning of mechanically ventilated patients with artificial airways. Respir Care 2010; 55 (6): 758-64.

Chatburn RL, El-Khatib M, Mireles-Cabodevila E. A taxonomy for mechanical ventilation: 10 fundamental maxims. Respir Care 2014; 59 (11): 1747-63.

DiBlasi RM, Myers TR, Hess DR. Evidenced-based clinical practice guideline: inhaled nitric oxide for neonates with cute hypoxic respiratory failure. Respir Care 2010; 55 (12): 1717-45.

Eberle P, Trujillo L, Whitaker K. Comprehensive perinatal & pediatric respiratory care. 4ª ed. Stamford: Cengage Learning, 2014.

Hess DR, Kallstrom TK, Mottram CD, Myers TR, et al. Care of the ventilator circuit and its relation to ventilator-associated pneumonia. Respir Care 2003; 48 (9): 869-79.

Hess DR, MacIntyre NR, Galvin WF, Mishoe C. Respiratory care: principles and practice. 3rd ed. Burlington: Jones and Barlett Learning, 2016.

Myers TR. AARC clinical practice guideline: selection of oxygen delivery device for neonatal and pediatric patients—2002 revision and update. Respir Care 2002; 47 (6): 707-16.

Neonatal eHandbook. Department of Health and Human Services, State Government of Victoria, Australia. <http://www.health.vic.gov.au/neonatalhandbook/index.htm.> [Consulta: julio de 2015].

Perlman J, Kattwinkel J, Wyllie J, Guinsburg R, et al. Neonatal resuscitation: in pursuit of evidence gaps in knowledge. Resuscitation 2012; 83 (5): 545-50.

Restrepo RD, Walsh BK. Humidifaction during invasive and noninvasive mechanical ventilation: 2012. Respir Care 2012; 57 (5): 782-8.

Restrepo RD, Hirst KR, Wittenebel L, Wettstein R. AARC clinical practice guideline:transcutaneous monitoring of carbon dioxide and oxygen: 2012. Respir Care 2012; 57 (11): 1955-62.

Strickland S, Rubin BK, Drescher GS, et al. AARC clinical practice guideline: effectiveness of nonpharmacologic airway clearance therapies in hospitalized patients. Respir Care 2013; 58 (12): 2187-93.

Walsh BK. Neonatal and pediatric respiratory care. 4ª ed. Philadelphia: Elsevier Health Sciences, 2015.

Walsh BK, Crotwell DN, Restrepo RD. Capnography/capnometry during mechanical ventilation: 2011. Respir Care 2011; 56 (4): 503-9.

Walsh BK, Daigle B, DiBlasi RM, Restrepo RD. AARC clinical practice guideline: surfactant replacement therapy: 2013. Respir Care 2013; 58 (2): 367-75.

90

Dependencia ventilatoria prolongada en neonatos sin enfermedad pulmonar

Stamatia Alexiou • Joseph Piccione

I. Descripción:
  A. Las indicaciones para la dependencia ventilatoria prolongada incluyen insuficiencia respiratoria, ya sea por insuficiencia pulmonar o por falla de "bomba".
  B. La insuficiencia pulmonar resulta de un intercambio gaseoso inadecuado en la interfase alvéolo-capilar de forma tal que no se pueden mantener los niveles arteriales de oxígeno, de dióxido de carbono o ambos dentro de valores fisiológicos normales.
  C. La bomba consta de la pared torácica, los músculos involucrados en la respiración y los controladores de la respiración que conectan el sistema nervioso central y periférico. La falla de bomba conduce a hipoventilación alveolar con la subsiguiente hipercapnia y a veces hipoxemia.

II. Ejemplos de la falla de bomba:
  A. Problemas mecánicos que ocasionan alteraciones en la mecánica de la pared torácica:
    1. Síndromes de tórax hipoplásico (ejemplo, síndromes de Jeune, de Jarcho-Levin, de Ellis-van Creveld).
    2. Síndromes de pared torácica constrictiva (ejemplo, costillas fusionadas, asociación VACTERL).
  B. Alteración del control central de la respiración:
    1. Síndrome de hipoventilación central congénita (SHCC).
    2. Malformación de Chiari.
  C. Neuropatías (p. ej., atrofia muscular espinal).
  D. Trastornos neuromusculares:
    1. Distrofia muscular.
    2. Miopatía mitocondrial.
    3. Miopatías metabólicas.
  E. Enfermedades que afectan las uniones neuromusculares:
    1. Miastenia *gravis* congénita.
    2. Botulismo.

III. Fisiopatología de la falla de bomba:
  A. La eferencia motora desde el SNC debe ser transmitida a los músculos respiratorios a través de la médula espinal, los nervios periféricos y la unión neuromuscular.
  B. Cualquier complicación a lo largo de esta vía tiene como resultado la expansión inadecuada de la pared torácica e incapacidad para crear la presión subatmosférica necesaria para impulsar el flujo de aire hacia los pulmones.
  C. Los defectos mecánicos añaden trabajo adicional a los músculos respiratorios, debido a que necesitan generar presión suficiente para movilizar una pared torácica menos distensible. Si no se puede sostener este trabajo en el tiempo, el paciente tiene riesgo de fatiga de los músculos respiratorios e hipoventilación alveolar.

IV. Estrategias de ventilación:
  A. Impulso respiratorio anormal:

1. Debido a que los pacientes con impulso respiratorio anormal no responden adecuadamente a la hipoxemia o hipercarbia, su estrategia de ventilación mecánica debe incluir una frecuencia obligatoria.
2. Suponiendo que el parénquima pulmonar y la mecánica de la pared torácica son normales, se debe mantener el objetivo de volumen corriente dentro del rango normal (6 mL/kg a 10 mL/kg).
3. Los pacientes con malformaciones de Chiari tienen una respuesta mitigada a la hipercarbia y, además, pueden tener apnea obstructiva mientras duermen. Además de proporcionar una ventilación minuto adecuada, cuando se utiliza ventilación mecánica no invasiva puede ser necesario entregar una presión de distensión adicional para superar la obstrucción de la vía aérea superior.

B. Mecánica alterada de la pared torácica:

1. Las deformidades esqueléticas que provocan tórax constrictivos o hipoplásicos disminuyen la distensibilidad de la pared torácica. Además, pueden situar a los músculos respiratorios (incluido el diafragma) en una desventaja mecánica y comprometer su capacidad de generación de fuerza (relación longitud/tensión de las fibras musculares).
2. Con el fin de mantener la ventilación minuto mientras se minimiza el trabajo de los músculos respiratorios, por lo general, los pacientes requieren una presión inspiratoria pico elevada (a veces > 30 cm H_2O) para superar la baja distensibilidad de la pared torácica.
3. En neonatos de término, los volúmenes exhalados iniciales de alrededor de 6 mL/kg son adecuados y pueden ser regulados, según los resultados de los gases en sangre arterial.

C. Anomalías neuromusculares:

1. La pared torácica de los pacientes con enfermedades tales como atrofia muscular espinal y miopatías mitocondriales habitualmente tiene una distensibilidad elevada, por lo que las presiones inspiratorias y los volúmenes corrientes deberían estar dentro del rango normal.
2. Además de las respiraciones espontáneas que reciben presión de soporte, se pueden administrar respiraciones mandatorias ya sea con objetivo de presión o de volumen.
3. Debido a la debilidad muscular, los médicos deben garantizar que la sensibilidad para el gatillado por flujo sea configurada a un nivel suficientemente bajo para permitir el gatillado efectivo del ventilador.

V. Tipos de soporte ventilatorio:

A. La ventilación mecánica invasiva requiere la necesidad de un tubo de traqueostomía.

B. La ventilación no invasiva con presión positiva (ejemplo, dos niveles de presión) requiere una interfase cómoda y que tenga buen calce.

VI. Beneficios de la ventilación mecánica:

A. Mayor sobrevida.

B. Menor hospitalización.

C. Mejores resultados neurocognitivos.

D. Mejor calidad de vida.

E. Preservación de la mecánica de la pared torácica.

F. Crecimiento pulmonar sostenido.

Bibliografía de consulta

Annane D, Orlikowski D, Chevret S, et al. Nocturnal mechanical ventilation for chronic hypoventilation in patients with neuromuscular and chest wall disorders. Cochrane Database Syst Rev 2007; 4: CD001941.

Baydur A, Layne E, Aral H, et al. Long term non-invasive ventilation in the community for patients with musculoskeletal disorders: 46 year experience and review. Thorax 2000; 55: 4-11.

Castro Codesal ML, Featherstone R, Martinez Carrasco C, et al. Long-term non-invasive ventilation therapies in children: a scoping review protocol. BMJ Open 2015; 5 (8): e008697.

Colombo I, Scoto M, Manzur AY, et al. Congenital myopathies: natural history of a large pediatric cohort. Neurology 2015; 84 (1): 28-35.

Mayer OH. Chest wall hypoplasia—principles and treatment. Paediatr Respir Rev 2015; 16 (1): 30-4.

McDougall CM, Adderley RJ, Wensley DF, et al. Long-term ventilation in children: longitudinal trends and outcomes. Arch Dis Child 2013; 98: 660-5.

Panitch H. Children dependent on respiratory technology. In: Wilmott RW, Boat TF, Bush A, Chernick V, Deterding RR, Ratjen F (eds). Kendig & Chernick's disorders of the respiratory tract in children. 8ª ed. Philadelphia: Saunders Elsevier, 2012; p. 261-71.

Roussos C, Koutsoukou A. Respiratory failure. Eur Respir J Suppl 2003; 47: 3s-14s.

Simonds AK. Recent advances in respiratory care for neuromuscular disease. Chest 2006; 130: 1879-86.

Ward S, Chatwin M, Heather S, et al. Randomised controlled trial of non-invasive ventilation (NIV) for nocturnal hypoventilation in neuromuscular and chest wall disease patients with daytime normocapnia. Thorax 2005; 60: 1019-24.

91

Ventilación mecánica crónica en el hogar

Wan Chong Tsai

I. Ventilación mecánica en el hogar:
   A. Ventilación asistida en el hogar, fuera del ámbito hospitalario.
   B. Los neonatos prematuros son una población pequeña pero en crecimiento:
      1. Los neonatos prematuros con peso al nacer menor de 1000 g tienen una tasa de traqueostomía del 6,9% en comparación con el 0,9% en neonatos prematuros con peso al nacer mayor de 1000 g.
      2. La incidencia de la ventilación en el hogar por insuficiencia respiratoria crónica aumentó casi tres veces, desde un valor de 1,23 hasta 4,77 cada 100 000 nacidos entre 1984 y 2010, respectivamente.

II. Indicaciones para la ventilación mecánica prolongada en el hogar:
   A. Reconocimiento de insuficiencia respiratoria crónica:
      1. Resultado de una alteración no corregible del sistema respiratorio, por la cual la potencia de los músculos respiratorios y del impulso respiratorio central son inadecuados para superar la carga respiratoria.
      2. Conduce a dependencia del ventilador.
      3. El soporte ventilatorio normaliza el intercambio gaseoso y la ventilación alveolar a través de los siguientes mecanismos:
         a. Disminuye la carga respiratoria.
         b. Reduce el trabajo de los músculos respiratorios.
         c. Mejora la sensibilidad al O_2 y al CO_2.
   B. Evaluación médica para iniciar la ventilación mecánica prolongada:
      1. Características clínicas de la dependencia ventilatoria en la población pediátrica:
         a. Niño que se ha recuperado de una insuficiencia respiratoria aguda, pero sigue siendo incapaz de mantener un intercambio gaseoso normal sin soporte ventilatorio mecánico.
         b. Ausencia de respiración espontánea.
         c. Fracaso de la extubación luego de muchos intentos realizados por un equipo de cuidados respiratorios capacitado.
         d. Múltiples hospitalizaciones por insuficiencia respiratoria aguda recurrente que requiere ventilación mecánica.
         e. Enfermedades que se benefician del uso de ventilación en el hogar.
      2. Las enfermedades progresivas, con la consecuente insuficiencia respiratoria grave con requerimiento de soporte, pueden ser controladas exitosamente utilizando ventilación mecánica asistida para sostener la vida:
         a. Enfermedades pulmonares restrictivas:
            (1) Trastornos torácicos restrictivos.
            (2) Fibrosis pulmonar difusa.
         b. Enfermedades pulmonares obstructivas crónicas:
            (1) EPOC.
            (2) Fibrosis quística.
            (3) Bronquiectasias.
         c. Enfermedades pulmonares mixtas:
            (1) Displasia broncopulmonar (DBP).
            (2) Traqueobroncomalacia.

d. Síndromes de hipoventilación central:
(1) Congénitos:
(a) Idiopáticos.
(b) Anatómicos (malformación de Arnold-Chiari, mielomeningocele).
(2) Adquiridos:
(a) Traumáticos.
(b) Vasculares.
(c) Infecciosos.
(d) Enfermedades quirúrgicas que afectan los centros respiratorios.
e. Disfunción de músculos respiratorios:
(1) Enfermedades del SNC.
(2) Polineuropatía, polirradiculopatía.
(3) Miopatía, distrofia muscular.
(4) Enfermedades de la pared torácica.
3. Adecuada estabilidad fisiológica y clínica del paciente para la ventilación en el hogar:
a. El proceso patológico no cambia mucho durante > 1 mes.
b. Las alteraciones multiorgánicas concomitantes están bien controladas.
4. Se consideraron medios alternativos de soporte (intento fallido, considerados inadecuados o no deseables).
5. Dependencia del ventilador demostrada para continuar con vida o mejorar la calidad de vida.
C. Mejores candidatos para la ventilación en el hogar:
1. Jóvenes, por lo demás saludables.
2. Excepto por trastornos aislados del tracto respiratorio (DBP).
3. Trastornos estables (lesión de la médula espinal, luego de padecer poliomielitis).
4. Trastornos lentamente progresivos (trastornos neuromusculares).

III. Objetivos de la ventilación mecánica prolongada:
A. Proporcionar ventilación asistida médicamente segura en el hogar al mismo tiempo que se optimiza la calidad de vida sin reproducir el ambiente hospitalario.
B. Extender la vida.
C. Proporcionar un ambiente que mejore el potencial individual y la calidad de vida.
D. Reducir la morbilidad.
E. Mejorar la función física y fisiológica.
F. Ser costo-efectivo.

IV. Estrategia de ventilación crónica:
A. Utilizar el ventilador para proporcionar soporte suficiente para normalizar la hipoventilación alveolar.
B. Destetar tan pronto como el estado respiratorio se estabilice y el niño pueda mantener la ventilación alveolar sin soporte.
1. SpO_2 normal ± O_2 suplementario (< 4 lpm en el hogar).
2. CO_2 al final de la espiración: normal.
C. El trabajo respiratorio es mínimo.

V. El momento oportuno para realizar las modificaciones y el destete depende de la enfermedad.
A. Trastornos estables (lesión de la médula espinal): nunca se puede destetar.
B. Trastornos lentamente progresivos (enfermedades neuromusculares): aumentar el soporte a lo largo de los años.
C. Trastornos de recuperación lenta (DBP): reducir el soporte a lo largo de 1 a 3 años, pero aún se tienen posibilidades a largo plazo.

VI. Evaluación no médica para iniciar la ventilación mecánica prolongada:
A. Recursos disponibles en el equipo médico ambulatorio, en el hogar y en la comunidad.
B. Ambiente físico.
C. Necesidades concomitantes de cuidado.

VII. Modos y tipos de ventiladores portátiles para el hogar:
A. El desempeño del ventilador y los ajustes son más importantes que el modo ventilatorio.
B. Entrega:
1. Volumen:
a. Primer modo para la poliomielitis, volumen corriente fijo, sin compensación de fugas.

   b. No tolerado en casos de resistencia de la vía aérea elevada, distensibilidad baja, niños pequeños.
2. Ventilación con presión negativa frente a positiva:
   a. Los ventiladores de presión positiva son los utilizados con mayor frecuencia en niños.
   b. Mejor gatillado para superar el flujo bajo o una frecuencia respiratoria espontánea inadecuada.

C. Control, asistido controlado, VMI y modos de destete determinados por los siguientes factores:
1. Mecanismos de insuficiencia respiratoria en cada niño.
2. Especificaciones del rendimiento de la máquina.
3. Tamaño del niño, capacidad para gatillar el ventilador.
4. Tubo de traqueostomía con balón frente a sin balón y constancia o magnitud de las fugas alrededor del tubo de traqueostomía.

VIII. Sistemas de monitoreo:

A. Observación de variables clínicas:
1. Mejora de los signos.
2. Puede ser más importante y más efectivo que el monitoreo invasivo.

B. Evaluación de las variables fisiológicas:
1. Aguda: 24 h para la normalización de los gases en sangre arterial.
2. Crónica:
   a. Polisomnografía: crucial para la asincronía entre paciente y ventilador y para los escapes de aire.
   b. Gases en sangre arterial cuando el paciente está despierto.
   c. Oximetría y capnometría nocturnas.
   d. Evaluación de los músculos respiratorios: trabajo respiratorio.
   e. Función pulmonar, si se puede realizar.

IX. Complicaciones de la ventilación mecánica en el hogar:

A. Tubo de traqueostomía:
1. La obstrucción del tubo de traqueostomía es la complicación temprana más frecuente:
   a. Tapón de moco.
   b. Tejido de granulación.
2. Decanulación accidental.
3. Incremento de las infecciones respiratorias (p. ej., traqueobronquitis o neumonía).
4. Lesiones de la vía aérea:
   a. Estenosis traqueal.
   b. Dilatación traqueal.
   c. Traqueomalacia.
5. Lesiones del estoma:
   a. Fístula traqueoinnominada.
   b. Mala curación de la herida.

B. Exacerbaciones respiratorias agudas:
1. Exacerbaciones respiratorias:
   a. La definición es inespecífica.
   b. Los signos clínicos de infección del tracto respiratorio inferior incluyen fiebre, leucocitosis, esputo purulento, cambio en las secreciones traqueales, empeoramiento de los parámetros respiratorios utilizando ajustes basales del ventilador (la desaturación es frecuente).
   c. Ausencia de infiltrados en la radiografía de tórax (traqueobronquitis asociada al ventilador).
   d. Presencia de infiltrados en la radiografía de tórax (neumonía asociada al ventilador frente a neumonía asociada a la atención sanitaria frente a neumonía asociada al cuidado domiciliario).
2. Se anticipa el desarrollo de insuficiencia respiratoria aguda durante enfermedades superpuestas a la insuficiencia respiratoria crónica basal.
3. Los pacientes tienen una menor reserva pulmonar para afrontar enfermedades agudas.
4. Tratamiento:
   a. Aumentar el soporte breve y transitoriamente hasta la recuperación de la enfermedad aguda.
   b. Aumentar el tratamiento pulmonar inhalatorio y la higiene o la limpieza pulmonar.

C. Ventilación mecánica prolongada.

D. Hipertensión pulmonar, *cor pulmonale*.

Bibliografía de consulta

Cristea AI, et al. Outcomes of children with severe bronchopulmonary dysplasia who were ventilator dependent at home. Pediatrics 2013; 132 (3): e727-34.

Eigen H, et al. Home mechanical ventilation of pediatric patients. American Thoracic Society Position Paper. Am Rev Respir Dis 1990; 141 (1): 258-9.

Finder JD, et al. Respiratory care of the patient with Duchenne muscular dystrophy: American Thoracic Society consensus statement. Am J Respir Crit Care Med 2004; 170 (4): 456-65.

Johnston J, et al. Care of the child with a chronic tracheostomy. American Thoracic Society Consensus Statement. Am J Respir Crit Care Med 2000; 161 (1): 297-308.

Long-term invasive mechanical ventilation in the home. American Association for Respiratory Care clinical practice guideline. Respir Care 2007; 52 (8): 1056-62.

Overman AE, et al. Tracheostomy for infants requiring prolonged mechanical ventilation: 10 years' experience. Pediatrics 2013; 131 (5): e1491-6.

Wetmore R, et al. Tracheal suctioning in children with chronic tracheostomies: a pilot study applying suction both while inserting and removing the catheter. Ann Otol Rhinol Laryngol 1999; 108 (7 Part 1): 695-9.

92

Planificación del alta y seguimiento del egresado de la UCIN

Win Tin • Mithilesh Lal

I. Planificación del alta del egresado de la UCIN:

A. Introducción:

La hospitalización de un recién nacido enfermo no solo es una de las internaciones hospitalarias más costosas, sino también un evento muy estresante para la familia. Dar de alta tempranamente a un paciente de la UCIN tiene muchas ventajas, entre las que se incluye mayor vínculo familia/niño, provisión de un mejor ambiente para el desarrollo del niño y reducción de los costos. Sin embargo, el alta demasiado temprano puede suponer cierto riesgo de desmejora del niño y puede conducir a reinternaciones hospitalarias y mayor estrés en la familia. Es esencial la planificación efectiva del alta para que sea una experiencia positiva y libre de estrés.

B. Características esenciales de la planificación efectiva del alta:

1. Garantiza una transición segura y efectiva desde el hospital hacia la comunidad y prepara a los cuidadores desde las etapas iniciales a través de la educación.
2. Está personalizada para satisfacer las necesidades de un niño específico y su familia.
3. Involucra sectores multidisciplinarios según sea apropiado.
4. Evita la duplicación de servicios y minimiza la desorganización familiar.
5. Permite buena comunicación entre la UCIN y los cuidadores primarios de la comunidad.
6. Simplifica la atención del niño, pero sin realizar grandes cambios inmediatamente antes del alta.
7. Identifica problemas médicos no resueltos y especifica medidas para el seguimiento adecuado.

C. Evaluación de la aptitud para el alta:

1. Evaluación del neonato:
   a. Los neonatos saludables se pueden considerar listos para el alta en las siguientes situaciones:
      (1) Mantienen su temperatura en una cuna abierta.
      (2) Se alimentan bien por vía oral y mantienen un crecimiento adecuado.
      (3) No necesitan monitoreo cardiorrespiratorio regular.
   b. Los neonatos con problemas específicos persistentes necesitan planes de alta individualizados; se los debe considerar listos para el alta solo cuando los padres puedan satisfacer las necesidades específicas en el hogar, con la ayuda de cuidadores en la comunidad.
   c. Los problemas comunes entre egresados de la UCIN incluyen displasia broncopulmonar (DBP) que requiere oxigenoterapia en el hogar y problemas de alimentación a largo plazo que requieren ingesta mediante sonda nasogástrica. Especialistas en enfermería/médicos comunitarios cumplen un papel crucial ante estas circunstancias.
2. La evaluación de la familia debe comenzar desde el momento de la internación del neonato en la UCIN e incluir lo siguiente:
   a. Habilidades de crianza y la voluntad de tomar responsabilidades.
   b. Experiencia y comprensión de parte de los padres del cuidado de rutina del niño y su capacidad de afrontar problemas específicos.
   c. Estructura familiar y soporte de parte de la familia ampliada.
   d. Antecedentes médicos y psicológicos de los padres.
   e. Ambiente hogareño.
   f. Preocupaciones económicas.

g. Diferencias culturales y dificultades con el idioma.

D. Evaluación y examen previos al alta:

1. Evaluación y tamizaje específicos de los egresados de la UCIN:

a. Examen oftalmológico:

(1) Tamizaje de rutina de la retinopatía del prematuro (ROP) para todos los neonatos con factores de riesgo, de acuerdo con las guías (*v.* Capítulo 85).

(2) Se debe programar un examen ocular específico para aquellos niños con infecciones congénitas, anomalías oculares congénitas, alteraciones cromosómicas y ausencia de reflejo rojo.

b. Tamizaje de la audición. El tamizaje universal se ha vuelto el estándar de cuidado; por otro lado, una estrategia basada en el riesgo debe incluir a niños con antecedentes familiares de hipoacusia neurosensorial, meningitis o encefalitis neonatal, hiperbilirrubinemia grave, infección congénita, malformación congénita del oído, utilización prolongada de fármacos ototóxicos tales como aminoglucósidos, y luego de una lesión hipóxico-isquémica. La prematuridad *per se* también se considera un factor de riesgo alto.

c. Tamizaje mediante ecografía craneal de lesiones hemorrágicas o isquémicas en neonatos de alto riesgo según guías de UCIN individuales. Sin embargo, una ecografía craneal estructuralmente normal no descarta problemas del neurodesarrollo a largo plazo y los padres deben ser conscientes de que el seguimiento de estos niños sigue siendo la parte más importante de la evaluación continua.

d. Inmunizaciones. Los neonatos prematuros deben recibir inmunizaciones según su edad cronológica, utilizando las mismas dosis que en los niños de término. Se deben considerar las vacunas contra influenza, neumococo y otras según las guías locales.

e. Los candidatos para profilaxis contra VSR con palivizumab se deben identificar antes del alta y preferentemente deben recibir la primera dosis en la UCIN en temporada (Capítulo 70).

2. En un neonato que está listo para el alta, el examen anterior al alta es esencial para garantizar que mantiene buena salud general y buen crecimiento. Además, detecta problemas que requieren posterior evaluación (p. ej., soplo cardíaco y cadera inestable). Sin embargo, un examen normal antes del alta no es una garantía total y los padres deben ser conscientes de esto.

E. Información/informe de alta:

1. Se debe poner a disposición información escrita para los profesionales de salud de atención primaria y para los padres.

2. Se debe explicar a los padres toda la terminología médica contenida en el informe, la cual debe incluir lo siguiente:

a. Información personal del niño (nombre, fecha de nacimiento, domicilio, etc.).

b. Fecha de internación y del alta.

c. Listado de problemas médicos importantes.

d. Breve resumen de la historia clínica.

e. Problema(s) persistente(s) al momento del alta.

f. Medicamentos al momento del alta.

g. Instrucción para las inmunizaciones.

h. Planes de seguimiento y posteriores evaluaciones.

II. Seguimiento del egresado de la UCIN:

A. Los egresados de la UCIN tienen riesgo de resultado adverso del neurodesarrollo; por ende, el seguimiento cuidadosamente planificado forma parte esencial de la prestación de servicios de la UCIN.

B. Importancia del seguimiento:

1. Para el niño:

a. Identificación temprana de problemas mayores de origen perinatal (p. ej., parálisis cerebral, retraso del desarrollo y discapacidad auditiva o visual importante). Esto facilita las posteriores pruebas diagnósticas, evaluaciones e integración de otros profesionales y servicios adecuados.

b. Tamizaje de otros problemas médicos (p. ej., estrabismo, retraso del habla y falla del crecimiento) para poder implementar medidas correctivas tempranas.

c. Mantenimiento de una salud óptima para lograr el mayor potencial de crecimiento y desarrollo.

2. Para los padres/cuidadores:

a. Asistencia para las familias de niños con necesidades especiales. Es importante que un médico "líder" coordine el cuidado del niño con la ayuda y el apoyo de otras instituciones profesionales y servicios para minimizar la desorganización y brindar cuidados y asesoramiento coherentes.

b. Asesoramiento a los cuidadores respecto de los problemas del niño y su relación con eventos perinatales, pronóstico probable del problema, evaluaciones adecuadas y discusión de los resultados de diversos exámenes.

c. Asesoramiento sobre inmunizaciones, medicamentos, dieta, así como la necesidad de integrar otros especialistas/terapistas.

d. Tranquilizar a los cuidadores y abordar las preocupaciones relacionadas con la situación del niño y su progreso.

3. Para los profesionales/instituciones:
   a. Los estudios/programas de seguimiento (hospitalarios o poblacionales) son muy útiles como proceso de auditoría:
      (1) Para evaluar y mejorar los estándares de los cuidados intensivos neonatales.
      (2) Para monitorear patrones de pronóstico (mortalidad y morbilidad) variables en el tiempo.
      (3) Para evaluar nuevos tratamientos e intervenciones cuando se utiliza el resultado del neurodesarrollo a largo plazo como medida de resultado primario.
      (4) Para proporcionar fuentes confiables de datos/información para el asesoramiento.
   b. Los programas/clínicas de seguimiento también proporcionan oportunidades de capacitación para profesionales.

C. ¿Quién debe recibir seguimiento?
   1. Esto depende en gran medida de los recursos disponibles.
   2. Las categorías utilizadas con mayor frecuencia para el seguimiento de neonatos incluyen lo siguiente:
      a. Neonatos muy prematuros y de muy bajo peso al nacer (< 32 semanas de gestación o < 1500 g al nacer). La edad gestacional evaluada con precisión es un mejor predictor de morbilidad a largo plazo que el peso al nacer. El resultado a los 2 años ya es parte del Programa de Auditoría Neonatal Nacional (PANN) en el Reino Unido. Actualmente, este programa requiere información de los resultados a los 2 años de edad de todos los neonatos de menos de 30 semanas de gestación, por lo que se pueden comprar las tasas de sobrevida normal entre todas las unidades.
      b. Todos los egresados de la UCIN que requieren soporte respiratorio mecánico.
      c. Neonatos pequeños para la edad gestacional (peso al nacer o circunferencia cefálica mayor de dos desviaciones estándar por debajo de la media para la edad gestacional).
      d. Neonatos con problemas neurológicos perinatales tales como encefalopatía hipóxico-isquémica, lesión cerebral hemorrágica y/o isquémica conocida, o ventriculomegalia, microcefalia y aquellos niños con comportamiento neurológico anormal (convulsiones, hipotonía, etc.).
      e. Niños hidrópicos de cualquier causa.
      f. Neonatos que tuvieron infecciones intrauterinas o perinatales graves.
      g. Neonatos que tuvieron alteraciones metabólicas como hipoglucemia persistente, hiperbilirrubinemia con necesidad de transfusiones, etc.
      h. Niños con anomalías congénitas.
      i. Niños expuestos a sustancias tóxicas (p. ej., drogas) en el útero.
      j. Neonatos con problemas persistentes del control respiratorio.

D. ¿Quién debe realizar el seguimiento de los egresados de la UCIN?
   1. Esto varía de una unidad a otra según la estructura y los recursos, pero idealmente el equipo debería estar formado por los siguientes profesionales:
      a. El médico "líder" (habitualmente un pediatra del desarrollo), cuyo papel es la coordinación entre las familias y otros profesionales/agencias adecuados.
      b. Profesional de enfermería de enlace comunitario.
      c. Fisioterapeuta pediátrico.
      d. Nutricionista pediátrico.
   2. Frecuentemente el equipo de seguimiento de la UCIN puede necesitar soporte e interconsulta con otras especialidades, tales como neumología pediátrica, oftalmología, cirugía ortopédica, neurocirugía, neurología, genética, audiología, terapia del habla y del lenguaje, psicología y terapia ocupacional. Sin embargo, es importante que la familia se apoye en un médico designado que coordinará y se comunicará con otros profesionales involucrados en el cuidado del niño.

E. Componentes de la evaluación de seguimiento:
   1. Escuchar a los padres/cuidadores y abordar sus preocupaciones probablemente sea la parte más importante del seguimiento.
   2. Evaluación antropométrica: se debe monitorear regularmente el peso, la longitud y la circunferencia cefálica.
   3. Revisión sistémica, particularmente cualquier problema de salud; hábitos alimenticios e intestinales.
   4. Evaluación de la visión y la audición. Puede ser necesario derivar a algunos niños para una evaluación detallada.
   5. Evaluación neurológica/del neurodesarrollo:
      a. Evaluación de la postura, el tono, los reflejos y la presencia de reflejos primitivos. El examen de las articulaciones puede resultar muy útil.
      b. Evaluación de la marcha y examen neurológico detallado en niños de más edad.
      c. Cumplimiento de los hitos del desarrollo. Es práctica frecuente informar los resultados del desarrollo a una edad corregida de 18 a 24 meses. A diferencia de los déficits motores y sensoriales graves y del retraso del desarrollo,

es más difícil evaluar la función cognitiva alrededor de los 24 meses. Además, los problemas de la edad escolar, tales como escasa capacidad de atención, comportamiento problemático y problemas de coordinación solo se pueden detectar alrededor de los 5 a 6 años de edad.

d. Cuando se define el nivel de desarrollo de los neonatos prematuros, habitualmente se aplica una corrección por prematuridad hasta los 2 años. Dicha corrección puede generar una diferencia de alrededor del 10% según la edad gestacional, hasta por 3 años. Esto no es necesario una vez que el niño está en el sistema educativo, debido a que la norma es la comparación por grupo de pares.

e. Las pruebas de tamizaje del desarrollo, tales como el Cronograma de Habilidades del Crecimiento o la Prueba de Tamizaje del Desarrollo de Denver también se pueden utilizar para identificar niños que requieran una evaluación más detallada, pero su valor diagnóstico y predictivo sigue siendo incierto. Además, pueden sobreestimar la cantidad de niños con problemas del desarrollo.

f. Por lo general, la evaluación formal del desarrollo se realiza utilizando la Escala de Bayley del Desarrollo de lactantes y niños (BSID III) y la Escala de Griffiths. En comparación con la BSID II, la escala actual tiene como resultado una puntuación mayor en 7 puntos de promedio, lo que la hace más difícil de interpretar y subestima la discapacidad. Estas escalas son de poca utilidad en niños con un desempeño muy malo (> 3 DE debajo de la media).

g. El cuestionario validado para padres ha mostrado tener buena correlación y utilidad diagnóstica en comparación con las evaluaciones formales que consumen mucho tiempo y recursos. Dichos cuestionarios se han utilizado en grandes ECA en los que se evaluó la seguridad y la eficacia de dicha intervención.

6. Evaluación sistémica.
7. Revisión de los medicamentos (incluida la oxigenoterapia); puede ser necesario suspender alguno, mientras que puede ser necesario ajustar la dosis de otros.
8. Verificar si se han administrado todas las inmunizaciones y si se han completado todas las pruebas de tamizaje.

F. ¿Qué tan seguido y durante cuánto tiempo se debe realizar el seguimiento de los egresados de la UCIN?

1. Esto depende de las necesidades del niño y su familia y también de los recursos disponibles. Los inconvenientes tales como problemas cognitivos y del aprendizaje leves, torpeza o escasa capacidad de atención son más frecuentes entre egresados de la UCIN que en niños de término normales, e idealmente el seguimiento de los egresados de la UCIN debe durar hasta la edad escolar o en menor medida hasta la adultez.
2. La mayoría no requiere seguimiento regular una vez que su crecimiento y desarrollo están progresando satisfactoriamente.
3. Es importante la comunicación entre el equipo de seguimiento y el pediatra comunitario/la escuela si el niño necesita un seguimiento más prolongado, principalmente debido a las posibles dificultades en la educación.

G. En resumen, el seguimiento de los egresados de la UCIN es esencial para brindar una mejor atención del niño y su familia, para el progreso de los servicios perinatales y para asegurar la provisión de servicios de sostén adecuados para estos niños.

Apéndice: proforma sugerida para la evaluación de resultados a los 2 años de edad corregida

Respuesta para cada pregunta: **sí/no/no se sabe.**

Neuromotor
¿Tiene el niño dificultad para caminar? ¿Es la marcha del niño no fluida o anormal con reducción de la movilidad? ¿Es el niño incapaz de caminar sin asistencia? ¿Es el niño inestable o necesita apoyo cuando se sienta? ¿Es el niño incapaz de sentarse? ¿Tiene el niño alguna dificultad para usar una mano? ¿Tiene el niño alguna dificultad para usar ambas manos? ¿Es el niño incapaz de usar las manos (ejemplo, para alimentarse)?
Neurosensorial
Audición:
¿Tiene el niño una discapacidad auditiva? ¿Tiene el niño una discapacidad auditiva corregida por ayudas auditivas? ¿Tiene el niño una discapacidad auditiva no corregida por ayudas auditivas?
Visión:
¿Tiene el niño algún problema visual, como estrabismo? ¿Tiene el niño algún defecto visual no completamente corregible? ¿Es el niño ciego o ve solo luz?

▶

Apéndice: proforma sugerida para la evaluación de resultados a los 2 años de edad corregida

Comunicación:
¿Tiene el niño dificultad con la comunicación? ¿Tiene el niño alguna dificultad con el habla (< 10 palabras/signos)? ¿Tiene el niño < 5 palabras significativas, vocalizaciones o signos? ¿Es el niño incapaz de comprender palabras o signos fuera del contexto familiar? ¿Es el niño incapaz de comprender palabras o signos?
Diagnóstico neurológico
¿Tiene el niño diagnóstico de parálisis cerebral? En caso afirmativo, por favor especificar el tipo de parálisis cerebral: ▪ Espástica bilateral: compromiso de 2/3/4 extremidades ▪ Hemiplejia: del lado derecho/izquierdo ▪ Disquinética/Distónica/Coreoatetósica/No clasificable
Desarrollo: a los 24 meses de edad corregida
¿Es normal el desarrollo (< 3 meses de retraso)? ¿El retraso es leve (3 a 6 meses de retraso)? ¿El retraso es moderado (6 a 12 meses de retraso)? ¿El retraso es grave (> 12 meses)?
Malformaciones
¿Tiene el niño malformaciones que impidan las actividades diarias a pesar de la asistencia?
Sistema respiratorio y CV
¿Tiene el niño limitada tolerancia al ejercicio con tratamiento o sin este? ¿Recibe el niño oxígeno suplementario o algún soporte respiratorio?
Tracto gastrointestinal
¿Requiere el niño alimentación mediante NPT, sonda NG o sonda de GEP (gastrostomía endoscópica percutánea)?
Renal
¿Tiene el niño disfunción renal y está con dieta o tratamiento farmacológico? ¿Recibe el niño diálisis renal o está esperando un trasplante renal?
Neurología
¿Ha tenido el niño una convulsión en los últimos 12 meses? ¿Recibe el niño anticonvulsivantes? ¿Ha tenido el niño más de una convulsión en un mes a pesar del tratamiento? ¿Tiene el niño un *shunt* VP?

Bibliografía de consulta

AAP policy statement—screening examination of premature infants for retinopathy of prematurity. Pediatrics 2006; 117 (2): 572-76.

Johnson S, Fawke J, Hennessy E, Rowell V, Trikic R, Wolke D, Marlow N. Neuro-developmental disability through 11 years of age in children born before 26 weeks of gestation. Pediatrics 2009; 124: e249-57.

Johnson S, Moore T, Marlow N. Using the Bayley-III to assess neurodevelopmental delay: which cut-off should be used? Pediatr Res 2014; 75 (5): 670-4.

Lal M, Tin W. International perspectives: measuring perinatal outcomes—why, when, and how: a British perspective. Neoreviews 2012; 13: e515-26.

Marlow N. Is survival and neurodevelopmental impairment at 2 years of age the gold standard outcome for neonatal studies? Arch Dis Child Fetal Neonatal Ed 2015; 100 (1): F82-4.

Marlow N, Wolke D, Bracewell M, Samara M. Neurologic and developmental disability at 6 years of age following extremely preterm birth. N Engl J Med 2005; 352 (1): 9-19.

Measurement of health status at 2 years. Report of the two working groups convened by the National Perinatal Epidemiology Unit and Oxford Regional Health Authority. Disability and Perinatal Care, 1994.

Moore T, Hennessy EM, Myles J, Johnson SJ, Draper ES, Costeloe KL, Marlow N. Neurological and developmental outcome in extremely preterm children born in England in 1995 and 2006: the EPICure studies. BMJ 2012; 345: e7961.

Tin W, Wariyar U, Hey E. Changing prognosis for babies of less than 28 weeks' gestation in the north of England between 1983 and 1994. BMJ 1997; 314: 107-11.

Wood NS, Marlow N, Costeloe K, et al. Neurologic and developmental disability after extremely preterm birth. EPICure Study Group. N Engl J Med 2003; 343: 378-84.

Sección 14

Consideraciones éticas y legales

93

Inicio del soporte vital en el límite de la viabilidad

Naomi Laventhal • Joanne Lagatta • William Meadow

I. Consideraciones importantes respecto de la resucitación de neonatos en el límite de la viabilidad:
  A. Guías para determinar quién debería ser resucitado en la sala de partos.
  B. Consideraciones respecto de la interrupción de las medidas de resucitación.

II. Consideraciones para decidir si ofrecer resucitación en la sala de partos a neonatos prematuros:
  A. En general, en países industrializados las guías internacionales de consenso se basan en la edad gestacional:
    1. De manera invariable, los neonatos nacidos antes de las 22 semanas no son resucitados (futilidad).
    2. Por lo general, se recomienda la resucitación de neonatos nacidos a las 25 0/7 semanas o después, sin comorbilidades que compliquen su situación (estándar de mayor beneficio).
    3. Se considera que los neonatos nacidos antes de las 25 semanas, pero después de las 23 0/7 semanas (o en algunos centros de salud, 22 0/7 semanas) están en la "zona gris" de la viabilidad gestacional; en este caso, se deben implementar las guías locales, la opinión del profesional de salud y las preferencias de la familia:
      a. La sobrevida de neonatos de 22 semanas depende en parte de si nacen en centros de salud que ofrecen resucitación a esa edad gestacional.
      b. Los padres, los médicos y otros cuidadores pueden diferir en sus creencias:
        (1) ¿Qué constituye una posibilidad razonable de sobrevida?
        (2) ¿Qué constituye un buen/mal resultado?
      c. Las guías disponibles para la zona gris pueden no ser específicas para umbrales de edad gestacional o definiciones de resultados "buenos" o "malos".
  B. Aparte de la edad gestacional, factores pronósticos importantes incluyen el peso estimado, el sexo, la administración de corticoides prenatales y la condición de embarazo simple. Muchos neonatólogos utilizan los resultados de estudios poblacionales como herramientas para el asesoramiento y la toma de decisiones acerca del inicio de medidas de resucitación en la sala de partos.
  C. Asesoramiento prenatal en el límite de la viabilidad:
    1. El asesoramiento y la toma de decisiones se pueden basar en grandes conjuntos de datos nacionales o información institucional; ambos tienen limitaciones. En cualquiera de los casos, los individuos dentro de una institución deben seleccionar y aplicar consistentemente la misma fuente de información para minimizar la variación.
    2. Factores tales como el encuadre del mensaje por parte del profesional de salud y el escaso nivel de alfabetización en algunos padres promueven el uso de ayudas para la toma de decisiones o la entrega de información escrita; en estudios piloto las ayudas mediante pictogramas para la toma de decisiones en el límite de la viabilidad han mostrado ser útiles.
    3. Sigue siendo controvertida la utilidad de proporcionar estimaciones numéricas de mortalidad y morbilidad.
  D. Los neonatos extremadamente prematuros parecen representar una población de pacientes particular:
    1. Los médicos priorizan la autonomía de los padres:
      a. En una serie de encuestas internacionales, los encargados del cuidado neonatal no parecen basar sus decisiones acerca de la resucitación de forma consistente entre diferentes grupos de pacientes con pronóstico similar.
      b. En comparación con casos en los que se describían pacientes de más edad, en casos de neonatos prematuros era más probable que los médicos suspendiesen la resucitación ante el pedido de los padres a pesar de expresar que la resucitación sería lo más beneficioso para el neonato.

2. Los profesionales han mostrado ser sistemáticamente pesimistas acerca de los resultados de neonatos extremadamente prematuros, incluso luego de intervenciones educativas.

III. Consideraciones respecto de la interrupción de medidas de resucitación en el límite de la viabilidad:
 A. En la sala de partos:
  1. Interrupción de la resucitación en la sala de partos:
   a. Las observaciones del estado de un neonato y de la respuesta a las medidas de resucitación se cuantifican mediante la puntuación de Apgar.
   b. Se considera que los neonatos con una puntuación de Apgar igual a 0 a los 10 min de resucitación adecuada tienen una posibilidad mínima de sobrevivir intacto y se considera que la interrupción de la resucitación es aceptable.
  2. Limitaciones de la evaluación médica en la sala de partos:
   a. En el límite de la viabilidad gestacional, las puntuaciones de Apgar a 1 min y 5 min tienen una correlación limitada con la sobrevida y el subsiguiente resultado del neurodesarrollo.
   b. La evaluación clínica de la edad gestacional en la sala de partos ha mostrado ser imprecisa.
 B. Tempranamente en la UCIN:
  1. La información recolectada a lo largo del tratamiento en la UCIN puede alterar el pronóstico de un neonato individual en comparación con el pronóstico original basado en la edad gestacional, el peso al nacer, la condición de embarazo simple, la administración de corticoides prenatales y el sexo.
  2. Sobre la base de la evaluación del pronóstico de un neonato individual se puede llevar a cabo la interrupción del tratamiento de cuidados intensivos, luego del análisis de los riesgos y beneficios de la continuación de este (equivalencia ética entre interrumpir y no administrar tratamientos).
  3. Evidencia para dirigir el análisis respecto de la interrupción del tratamiento. Algunos neonatólogos pueden incluir lo siguiente:
   a. Inestabilidad fisiológica importante.
   b. Alta probabilidad de alteración neurológica grave basada en defectos congénitos conocidos o lesión cerebral adquirida.
   c. Evaluación médica que indique imposibilidad de sobrevivir.
   d. Combinaciones de los anteriores.
  4. Limitaciones de la evidencia respecto de la interrupción del tratamiento de cuidados intensivos:
   a. Las medidas de inestabilidad fisiológica, tales como la Puntuación de Fisiología Neonatal Aguda (SNAP), son útiles para el ajuste por riesgo en una gran población, pero tienen poca capacidad de discernimiento para predecir resultados individuales.
   b. Los hallazgos gravemente anormales en la ecografía cerebral en las primeras semanas de vida no han mostrado predecir universalmente malos resultados; por el contrario, la ecografía cerebral normal no predice universalmente resultados indemnes.
   c. La intuición de los médicos acerca de la sobrevida del niño suele ser demasiado pesimista; al menos la mitad de las veces que los médicos predicen la imposibilidad de un niño de sobrevivir, ese niño de hecho sobrevive hasta el alta.
  5. Posibles estrategias para utilizar evidencia respecto de la interrupción del tratamiento de cuidados intensivos:
   a. Los neonatos con pronóstico médico de fallecer antes del alta tienen una elevada probabilidad de fallecer o de morbilidad neurológica grave.
   b. La combinación entre la intuición médica de imposibilidad de sobrevivir y una ecografía cerebral anormal predice el resultado de muerte o alteración neurológica grave con un valor predictivo positivo mayor del 95%.
   c. Por el contrario, la sensibilidad de todas las estrategias reconocidas para predecir un mal resultado en neonatos de MBPN es pobre: es decir, casi el 40% de los neonatos de muy bajo peso al nacer (MBPN) que <u>no</u> tienen factores de riesgo reconocidos de mal pronóstico, tienen alteraciones significativas.

IV. Para determinar si se debe ofrecer o interrumpir (*v.* Capítulo 94) tratamientos de cuidados intensivos para neonatos extremadamente prematuros:
 A. Los neonatólogos deben revisar la información pronóstica disponible:
  1. Los datos epidemiológicos (resultados probables sugeridos por grandes estudios de cohortes) reflejan un promedio entre diversas prácticas en diferentes instituciones.
  2. Los datos de resultados locales reflejan menores cantidades, pero pueden ser más específicos para las prácticas institucionales en este grupo de edad gestacional.
  3. Marcadores de pronóstico individual (que pueden ser conocidos antes de nacer o, con cada vez más exactitud, estar disponibles luego de intentar un tratamiento de cuidados intensivos en la UCIN).

4. La declaración temprana de mortalidad entre los neonatos más prematuros resulta en una amplia variación entre la sobrevida intacta en neonatos resucitados frente a sobrevida intacta en egresados de la UCIN.

B. Se debe considerar el grado de confianza en las estimaciones pronósticas; cuando el pronóstico es en gran medida incierto, los médicos deben actuar según los valores y las preferencias de los padres.

C. Por el contrario, cuando la probabilidad de un resultado adverso (ya sea muerte o discapacidad neurológica significativa) es muy alta, los padres deben estar completamente informados acerca del resultado probable y se les debe brindar la opción de cuidados paliativos.

Bibliografía de consulta

Andrews B, Lagatta J, Chu A, et al. The nonimpact of gestational age on neurodevelopmental outcome for ventilated survivors born at 23–28 weeks of gestation. Acta Paediatr 2012; 101 (6): 574-8.

Blanco F, Suresh G, Howard D, Soll RF. Ensuring accurate knowledge of prematurity outcomes for prenatal counseling. Pediatrics 2005; 115 (4): e478-87.

Cummings J, et al. Antenatal counseling regarding resuscitation and intensive care before 25 weeks of gestation. Pediatrics 2015; 136 (3): 588-95.

Dupont-Thibodeau A, Barrington KJ, Farlow B, Janvier A. End-of-life decisions for extremely low-gestational-age infants: why simple rules for complicated decisions should be avoided. Semin Perinatol 2014; 38 (1): 31-7.

Guillén Ú, Suh S, Munson D, et al. Development and pretesting of a decision-aid to use when counseling parents facing imminent extreme premature delivery. J Pediatr 2012; 160 (3): 382-7.

Haward MF, Murphy RO, Lorenz JM. Message framing and perinatal decisions. Pediatrics 2008; 122 (1): 109-18.

Hawley ST, Zikmund-Fisher B, Ubel P, Jancovic A, Lucas T, Fagerlin A. The impact of the format of graphical presentation on health-related knowledge and treatment choices. Patient Educ Couns 2008; 73 (3): 448-55.

Kattwinkel J, Perlman JM, Aziz K, et al. Neonatal resuscitation: 2010 American Heart Association guidelines for cardiopulmonary resuscitation and emergency cardiovascular care. Pediatrics 2010; 126 (5): e1400-13.

Lagatta J, Andrews B, Caldarelli L, Schreiber M, Plesha-Troyke S, Meadow W. Early neonatal intensive care unit therapy improves predictive power for the outcomes of ventilated extremely low birth weight infants. J Pediatr 2011; 159 (3): 384-91.

Lagatta J, Yan K, Hoffmann R. The association between 5-min Apgar score and mortality disappears after 24 h at the borderline of viability. Acta Paediatr 2012; 101 (6): e243-7.

Laventhal N, Spelke MB, Andrews B, Larkin LK, Meadow W, Janvier A. Ethics of resuscitation at different stages of life: a survey of perinatal physicians. Pediatrics 2011; 127 (5): e1221-9.

Meadow W, Frain L, Ren Y, Lee G, Soneji S, Lantos J. Serial assessment of mortality in the neonatal intensive care unit by algorithm and intuition: certainty, uncertainty, and informed consent. Pediatrics 2002; 109 (5): 878-86.

Meadow W, Lagatta J, Andrews B, et al. Just, in time: ethical implications of serial predictions of death and morbidity for ventilated premature infants. Pediatrics 2008; 121 (4): 732-40.

Meadow W, Lagatta J, Andrews B, Lantos J. The mathematics of morality for neonatal resuscitation. Clin Perinatol 2012; 39 (4): 941-56.

Muthusamy AD, Leuthner S, Gaebler-Uhing C, Hoffmann RG, Li S-H, Basir MA. Supplemental written information improves prenatal counseling: a randomized trial. Pediatrics 2012; 129 (5): e1269-74.

Myers NTL, Andrews BL, Lagatta JM, Meadow W. Use and perceived impact of population-based outcomes prediction tools for prenatal counseling at the margin of gestational viability. Platform presentation presented at Pediatric Academic Societies Annual Meeting. San Diego, abril de 2015.

Rysavy MA, Li L, Bell EF, et al. Between-hospital variation in treatment and outcomes in extremely preterm infants. N Engl J Med 2015; 372 (19): 1801-11.

Tyson JE, Parikh NA, Langer J, Green C, Higgins RD. Intensive care for extreme prematurity—moving beyond gestational age. N Engl J Med 2008; 358 (16): 1672-81.

Zikmund-Fisher BJ, Smith DM, Ubel PA, Fagerlin A. Validation of the subjective numeracy scale: effects of low numeracy on comprehension of risk communications and utility elicitations. Med Decis Making 2007; 27 (5): 663-71.

94

Retiro del soporte ventilatorio: consideraciones clínicas y éticas

Malcolm L. Chiswick

I. Introducción:

A. Se debe considerar a la ventilación asistida como una medida de soporte temporal para neonatos con insuficiencia respiratoria potencialmente reversible. En efecto, es un intento de vida y el resultado deseado es la sobrevida con probabilidad razonable de una existencia independiente sin discapacidad significativa más adelante en la niñez.

B. Los médicos que inician la ventilación asistida tiene un deber de considerar con los padres el retiro del soporte ventilatorio si parece probable que no se logrará el resultado deseado.

C. La idea de que el soporte vital debe continuarse mientras el niño esté vivo y que nadie tiene el derecho de finalizar la ventilación asistida es una perspectiva extremista que pocos defienden.

D. La estrategia que generalmente se aplica y se menciona en las recomendaciones de organizaciones profesionales pediátricas es el retiro del soporte vital y la redirección de los cuidados hacia una muerte en paz que minimice el dolor y el malestar.

II. Retiro del soporte ventilatorio:

A. Se necesita un código de prácticas sólido y coherente para definir las circunstancias que justifiquen el retiro de la ventilación asistida. En caso contrario, se aplican estándares *ad hoc* en cada caso y toda decisión se justifica solo después de que ha sido tomada.

B. El código de prácticas debe surgir a partir de conceptos médicos, lógicos y morales, basados en el respeto por la vida humana, y debe poder ser aplicado consistentemente en un amplio rango de circunstancias. No deberíamos tener que cambiar las reglas para cada niño.

C. En la práctica, existen dos circunstancias principales en las cuales se considera retiro del soporte ventilatorio:

1. Cuando se considera que el niño ya ha entrado en el proceso de muerte y que el soporte ventilatorio está prolongando la muerte en lugar de ofrecer una esperanza razonable de sobrevida. Este es el concepto de futilidad.
2. Cuando la ventilación asistida continua podría permitir al niño sobrevivir, pero con un riesgo significativo de discapacidad importante del neurodesarrollo.

III. El neonato agonizante y la futilidad de los tratamientos:

A. Los médicos no están obligados a continuar tratamientos que no sirven para nada, especialmente cuando están asociados a dolor o malestar prolongados para el neonato.

B. El problema del médico es decidir cuándo la ventilación mecánica ha dejado de ser un intento de vida para simplemente prolongar el proceso de muerte.

C. Por lo general, el estado del neonato es el de falla multiorgánica, para el cual se han ofrecido sin éxito tratamientos específicos dirigidos a los órganos afectados. En efecto, la decisión de retirar el soporte ventilatorio se basa en indicaciones médicas que determinan que continuar el soporte ventilatorio es inútil.

D. De esta manera, el retiro electivo de la ventilación asistida brinda cierto control sobre el momento y las circunstancias de la muerte, a diferencia de cuando los padres y el personal de salud imponen el tratamiento a un niño rodeado por las trampas tecnológicas del fracaso del cuidado intensivo, quien fallecerá a causa de un paro cardíaco en un momento impredecible.

E. Muchas malformaciones congénitas denominadas "letales", que incluyen aquellas diagnosticadas en la vida intrauterina y que afectan principalmente a los pulmones/la pared torácica, pueden no ser letales de forma inmediata.

F. No se deben realizar juicios apresurados al momento del nacimiento. En su lugar, se debe dejar pasar un tiempo adecuado para precisar el diagnóstico y el pronóstico a los padres para que puedan contribuir a la toma de decisiones de manera informada. Con frecuencia esto significa comenzar la ventilación asistida sin obligación de continuarla.

G. La displasia broncopulmonar (DBP) grave y prolongada presenta problemas especiales, ya que con frecuencia el transcurso de la enfermedad se caracteriza por deterioro episódico reiterado, sin que el niño mejore luego de cada evento. La noción de futilidad puede tardar mucho tiempo en volverse evidente, debido a la dificultad de bajarse de la "montaña rusa" de tratamientos una vez iniciados. Cada intervención terapéutica da esperanza a los padres, por lo que es importante hablar con ellos tempranamente y de forma realista acerca del futuro de su hijo.

H. Cuando se ha retirado el soporte ventilatorio debido a DBP avanzada, existen desafíos éticos dado que no es infrecuente la sobrevida durante días o, incluso, semanas. La redirección de los cuidados incluye un estricto entendimiento de que la reintubación y la ventilación casi nunca son una opción, mientras que el confort del niño ciertamente lo es. En particular, es necesario que los padres estén involucrados en las decisiones acerca del alivio del dolor, la hidratación, la nutrición y el uso de oxígeno suplementario.

IV. La decisión de "Calidad de vida":

A. Aquí el criterio es que un neonato puede sobrevivir como resultado de la continuación del soporte ventilatorio, pero se cuestiona seriamente la calidad de vida.

B. Desde un punto de vista ético, es aceptable interrumpir la ventilación asistida en aquellos niños cuya vida se podría salvar solo mediante cuidados intensivos más prolongados y dolorosos y en los que sea probable que una importante discapacidad física o del neurodesarrollo los vuelva dependientes para siempre de un cuidador para desenvolverse en la vida diaria.

C. Los argumentos acerca de las decisiones de calidad de vida han sido bien evaluados e incluyen los siguientes conceptos:

1. "Calidad de vida" es una noción subjetiva.
2. Casi nunca podemos estar seguros acerca de la extensión de una discapacidad pronosticada.
3. El neonato no puede formar parte de la toma de decisiones.
4. Nadie tiene el derecho de "actuar como Dios" y de juzgar si la muerte o la vida con una discapacidad importante es la mejor opción.
5. El concepto de actuar "en el mejor interés" del niño es pronunciado rápidamente, pero está plagado de incertidumbre (Sección V).
6. Por otro lado, frente a una existencia intolerable, los adultos responsables pueden ejercer su derecho de terminar con sus propias vidas, y alguien debe hablar en defensa del niño.

V. Actuar en el mejor interés del niño:

A. En la práctica médica, la idea de actuar en el mejor interés de un paciente es considerada algo sagrado, pero raramente es de <u>utilidad práctica</u> para la toma de decisiones.

B. Por puesto, los intereses del neonato son de mayor importancia en comparación con los de otras personas. Sin embargo, tales intereses están íntimamente ligados a los de sus padres, quienes tienen un deber de cuidado luego de que el niño es dado de alta.

C. El concepto de mejor interés implica que <u>sabemos</u> cuáles son tales intereses, pero enfrentados a desafíos médicos complejos a menudo no lo sabemos.

D. Quizás la mejor "prueba" en estas circunstancias sea el equilibrio entre la carga de los tratamientos y el resultado probable. Podemos tener una comprensión razonable del dolor, el sufrimiento y el malestar, y en cierta medida se los puede controlar. Sin embargo, frecuentemente los <u>resultados del neurodesarrollo</u> de neonatos individuales y su potencial <u>impacto</u> son imposibles de evaluar de una forma útil.

E. Es por esto que el argumento del "mejor interés", por lo general, se utiliza como <u>conclusión</u> luego del evento, por ejemplo: "Luego de debatir con los padres consideré mejor continuar el soporte ventilatorio, pero visto en retrospectiva, dadas las discapacidades del niño, quizás la decisión no haya sido en el mejor interés del niño". Esto ilustra una limitación evidente del argumento del "mejor interés"; si, por el contrario, se retira el soporte ventilatorio y el niño fallece, la retrospección no puede determinar si la decisión fue adecuada.

VI. Incorporación de los padres en la toma de decisiones:

A. Los padres de neonatos gravemente enfermos necesitan tiempo para hacer conocer sus puntos de vista. Cuando es claro que su hijo está gravemente enfermo, se les debe permitir participar de la discusión más temprano que tarde. Es preferible llevar a cabo los debates en una habitación tranquila lejos de la unidad neonatal.

B. Se debe brindar a los padres la opción de invitar a miembros de la familia cercana para las discusiones; el personal debe ser consciente de que estas personas pueden tener necesidades religiosas que son reacias a mencionar. Si se necesita un intérprete, es mejor no utilizar miembros de la familia.

C. No cargar el peso de la toma de decisiones sobre los padres ("Estos son los hechos, ¿qué quieren que hagamos?"). En su lugar, explicar el punto de vista médico e indicar que se está buscando el respaldo de los padres.
D. Explicar que la interrupción del soporte ventilatorio no es simplemente una cuestión de "apretar un botón". Los padres deben estar preparados para lo que pueda acontecer y se les debe dar la opción de decidir cómo quisieran que se cuide a su hijo durante y después del retiro. Se les debe informar que su hijo puede aferrarse o mostrar otros reflejos y tener cambios de color en su cara y en su cuerpo antes de fallecer.
E. Es posible que los padres quieran saber cuánto tiempo transcurrirá antes de que su hijo fallezca una vez retirada la ventilación asistida, y se les debe hacer conocer la incertidumbre inherente respecto de este punto. Sin embargo, en la práctica, la mayoría de las decisiones que se toman sobre la base de la futilidad de los cuidados comprenden a niños en quienes es altamente probable que la muerte sea inminente. En tales casos, no se debe sobrecargar a los padres con discusiones detalladas acerca de las predicciones sobre la calidad de vida. En su lugar, el foco debe ponerse en garantizar un final de la vida digno y libre de estrés.
F. Acordar un momento y un lugar para retirar el soporte ventilatorio y determinar si los padres quieren estar presentes.

VII. Conflictos entre los padres y el personal de salud:
A. Una situación frecuente relacionada con la interrupción de la asistencia ventilatoria basada en el argumento de calidad de vida es cuando un niño tiene signos neurológicos anormales persistentes asociados con un examen cerebral que indica daño irreversible. Una relación de confianza construida en el tiempo entre los padres y el médico a cargo, junto con una perspectiva consensuada entre los profesionales de salud experimentados que atienden al niño, por lo general, evita los conflictos.
B. Las prácticas locales respecto del papel de un comité de ética varían. Probablemente, su función más útil sea actuar como un foro de debate y discusión más que intervenir en la toma de decisiones.
C. Es infrecuente que los padres soliciten reflexiva y consistentemente que se retire la ventilación asistida en contra de la recomendación médica. En tales ocasiones, el deber de cuidado del médico es principalmente para con el niño.
D. Es más frecuente que los padres requieran la continuación de la ventilación en contra de la recomendación médica. En este caso, el deber del médico para con el niño es asegurarse que los padres entiendan los hechos y argumentos, y que sean capaces de actuar en beneficio del niño. Forzar a los padres a estar de acuerdo con la interrupción del soporte ventilatorio puede causar remordimiento y culpa que pueden perturbarlos mucho tiempo después del fallecimiento de su hijo. En su lugar, se debe continuar el asesoramiento haciendo énfasis en el concepto de cuidado compasivo, cuyo objetivo primario es el alivio del dolor, de la incomodidad y de las molestias. Como parte de un proceso de asesoramiento informativo, puede ser útil para los padres reunirse con un comité de ética.

VIII. Participación de los padres luego de la interrupción del soporte ventilatorio:
A. Los padres deben estar preparados para los acontecimientos y se les debe ofrecer la posibilidad de elegir cómo quisieran que se trate a su hijo durante y después de la interrupción.
B. Una minoría simplemente quieren despedirse de su hijo, retirarse de la unidad neonatal y dejar los detalles al personal. Sus deseos deben ser respetados.
C. En el otro extremo, algunos pueden querer retirar ellos mismos el tubo endotraqueal, las vías intravasculares que no se estén utilizando y los dispositivos de monitoreo.
D. Se deben realizar las gestiones necesarias para que los padres puedan permanecer con su hijo en una habitación aislada inmediatamente después de retirar el soporte, con la posibilidad de elegir si quieren que haya personal de enfermería con ellos. Puede ser posible el amamantamiento y algunas madres pueden desear bañar y vestir a su hijo.
E. Puede ser posible que los padres deseen tomar fotografías de sus hijos, en especial si no hubo oportunidad de hacerlo antes. En caso de tratarse de un embarazo múltiple, habitualmente es posible organizar tomar una fotografía familiar. Preguntar a los padres si quieren huellas de los pies y de las manos del niño fallecido. Conservar todas las imágenes no solicitadas por los padres dentro del registro médico, ya que pueden ser solicitadas años más tarde.
F. En un momento adecuado, aclarar si los padres desean conservar la ropa del niño, como una camiseta, un enterito o un gorro.

IX. Alivio del dolor, sedación y confort:
A. El uso de fármacos en los cuidados paliativos se basa en el principio de que la intención primaria debe ser aliviar el sufrimiento, el malestar o el dolor. Una consecuencia no intencionada puede ser el acortamiento de la vida ("principio de doble efecto").
B. Las leyes y prácticas acerca del uso de fármacos paliativos varían entre países y entre estados. Se deben respetar algunos principios generales:
1. Siempre aspirar a que los padres estén completamente informados y respalden la estrategia de cuidados paliativos, incluido el empleo de estos fármacos.

2. Asegurarse de comprender las leyes que son aplicables en cada país o estado. En caso de incertidumbre, buscar la ayuda de un neonatólogo experimentado, un asesor de riesgos o un abogado del hospital.
3. El desarrollo de leyes modernas que rigen los cuidados paliativos y la práctica de fin de la vida es extraordinariamente complejo. No conviene ser el primero en "poner a prueba la ley" en la región.

C. Si ya hay un catéter endovenoso colocado y es predecible la necesidad de alivio del dolor y de sedación, el acceso endovenoso se debe mantener.

D. Inicialmente, desde un punto de vista legal prescribir sedantes o analgésicos en cantidades excesivas respecto de la dosis recomendada se encuentra en una zona gris, ya que la intención primaria puede ser percibida fácilmente como precipitación de la muerte, lo cual es sinónimo de eutanasia.

E. Normalmente, la acción de los relajantes musculares se revierte poco antes de la interrupción de la ventilación con el fin de evaluar la presencia de actividad respiratoria espontánea. El uso de relajantes musculares como parte de los cuidados paliativos probablemente equivalga a salirse de la zona gris hacia una zona de ilegalidad, ya que es difícil interpretar esta acción como algo distinto a una intención de promover la muerte.

F. Sin embargo, el tratamiento de la "respiración agónica" sigue generando ansiedad en los padres y en el personal de salud, al menos en parte por la relación entre los términos "agonía" y "agónica". El apoyo de los padres por parte de un equipo de enfermería experimentado puede ayudar a aliviar gran parte de esta ansiedad. Es importante comprender si la autoridad legal del área de práctica permite el uso de relajantes musculares en esta situación.

G. Cuando la calidad de vida ha sido la principal consideración, puede llevar tiempo que los padres estén de acuerdo con la interrupción del soporte ventilatorio. En algunos casos, para ese momento puede ser que el niño ya no dependa del ventilador y puede ser que sobreviva sin él. En efecto, el tiempo transcurrido para tomar una decisión de calidad de vida puede superar una ventana de oportunidad estrecha para llevar a cabo la interrupción de la ventilación. Se debe concientizar a los pares de esta situación de una manera sensible, sin presión.

H. Con frecuencia se argumenta que retirar el soporte ventilatorio y no administrar líquidos y nutrición son moralmente equivalentes. Sin embargo, quizás ese no sea el caso, debido a que la ventilación asistida es una medida extraordinaria de atención médica para proporcionar soporte respiratorio transitorio a niños con insuficiencia respiratoria potencialmente reversible. Por el contrario, todos los niños normalmente dependen de un cuidador para la provisión de líquidos, nutrición y calor.

I. Respecto de la hidratación y la nutrición, la prioridad es el confort y la ausencia de sufrimiento por parte del niño. Si la situación médica sugiere que es muy probable que la muerte se produzca algunas horas después del retiro del soporte ventilatorio, entonces se debe suspender la administración de líquidos y nutrición.

J. En otras situaciones, se debe continuar la alimentación oral si es tolerada. La alimentación por sonda o por vía endovenosa tiene el potencial de causar sufrimiento y malestar innecesarios. Si el niño no tolera la alimentación oral y se considera que la provisión de hidratación y nutrición es el único factor que mantiene al niño con vida, es razonable suspender la alimentación mientras se trata con sedación el malestar inducido por el hambre.

X. Incorporación del personal de salud en la toma de decisiones:

A. Señales engañosas: es necesario evitar "desistir" prematuramente ante niños enfermos. Hay señales engañosas que pueden inclinar la balanza erróneamente y persuadir al personal de salud de que no se justifica continuar el soporte ventilatorio:
1. La desesperanza.
2. El aspecto adverso del niño:
   a. Desnutrición y deshidratación.
   b. Ictericia colestásica.
   c. Hidropesía.
3. Impresión sesgada del pronóstico sobre la base de comparaciones no reflexivas con otros niños muy enfermos que han pasado por la unidad neonatal.
4. Padres que no visitan al niño.

B. Los problemas surgen donde no hay una conducción adecuada de la unidad neonatal, donde el personal no trabaja en equipo y donde no hay un adecuado foro de discusión de temas éticos. El personal puede sentirse incapaz de analizar la posibilidad de interrumpir la ventilación asistida a un niño y en su lugar aparecen señales tácitas sutiles:
1. Alejamiento de las rondas clínicas: el personal descontento se aleja y muestra falta de interés en hablar sobre el niño y contribuir al tratamiento.
2. Exageración de los signos clínicos: un niño con palidez puede ser descrito como con un aspecto "blanco como el papel"; la descamación de la piel se puede describir como "caída de capas de piel".
3. Nihilismo terapéutico: se rechazan todos los tratamientos sugeridos sobre la base de sus efectos adversos.
4. Búsqueda inadecuada de expertos: paradójicamente, el personal puede sugerir llamar a un "experto", como un nefrólogo o un cardiólogo, para que evalúe la insuficiencia de un órgano. Esto puede ser una "llamada de auxilio" con la esperanza de que el especialista indique que no se puede hacer nada más por el niño.

5. Formación de grupos entre los miembros del personal: se forman pequeños grupos entre los miembros del personal y discuten entre ellos la aparente futilidad de continuar el soporte ventilatorio.
6. "Los padres no se dan cuenta de cuán enfermo está el niño". A pesar de que el médico habla con los padres a intervalos regulares acerca del progreso del niño, el personal puede insistir que los padres no entienden cuán enfermo está el niño.

C. Estas señales tácitas reflejan desesperación y desesperanza entre los miembros del personal de salud, quienes no pueden comunicar sus sentimientos al médico de mayor jerarquía. Estas son llamadas de auxilio. Es esencial reconocer esta situación y tomar medidas para mejorar la organización y la comunicación en la unidad neonatal. A menos que esto suceda, las decisiones acerca de interrumpir la ventilación asistida generan una crisis cada vez y provocan sufrimiento adicional en los padres y de hecho en los niños.

D. Una forma útil de fomentar el consenso en el personal es permitiendo la presencia de un profesional de enfermería y un médico de menor antigüedad en las discusiones acerca de la interrupción del cuidado ventilatorio.

XI. Solicitud de una evaluación post mórtem luego de la interrupción del soporte ventilatorio:

A. No es apropiado someter a los padres de forma simultánea a la doble carga de decidir acerca de interrumpir la ventilación asistida y consentir a una evaluación post mórtem.

B. Habiendo retirado la ventilación asistida para aliviar el dolor y el sufrimiento innecesarios, pueden ser reacios a someter a su hijo a algo que ellos perciben como más sufrimiento a través de una evaluación post mórtem.

C. Cuando se solicita el consentimiento post mórtem, no se debe dar a los padres la impresión de que es "para establecer la causa de muerte", debido a que esto genera sospechas de que la decisión de retirar el soporte ventilatorio fue tomada ignorando los problemas del niño.

D. En su lugar, permite la oportunidad de confirmar a los padres que la enfermedad era tan grave que la sobrevida no era posible. En algunos casos, resulta útil para apoyar una decisión tomada teniendo en cuenta la calidad de vida. Se puede tranquilizar a los padres de que, habiéndose enfrentado a la decisión más difícil, actuaron de una manera que protegió a su hijo de más sufrimiento.

Bibliografía de consulta

American Academy of Pediatrics, Committee on Fetus and Newborn. Non- initiation or withdrawal of intensive care for high-risk newborns. Pediatrics 2007; 119: 401-3.

Campbell AGM. Quality of life as a decision making criterion I. En: Goldworth A, Silverman W, Stevenson DK, Young EWD (eds). Ethics and perinatology. Oxford: Oxford University Press, 1995; p. 82-98.

Chiswick ML. Withdrawal of life support in babies: deceptive signals. Arch Dis Child 1990; 65: 1096-7.

Chiswick M. End of life decisions in chronic lung disease. Semin Fetal Neonatal Med 2009; 14: 396-400.

Delaney-Black V. Delivering bad news. En: Donn SM, Fisher CW (eds). Risk management techniques in perinatal and neonatal practice. Armonk: Futura, 1996; p. 635-49.

Eden LM, Callister LC. Parent involvement in end-of-life care and decision making in the newborn intensive care unit: an integrative review. J Perinat Educ 2010; 19: 29-39.

Field D Managing death and end of life decisions in perinatal medicine. Semin Fetal Neonatal Med 2008; 13 (5).

Hawryluck L. Neuromuscular blockers—a means of palliation? J Med Ethics 2002; 28: 170-2.

Kuhse H. Quality of life as a decision making criterion II. En: Goldworth A, Silverman W, Stevenson DK, Young EWD (eds). Ethics and perinatology. Oxford: Oxford University Press, 1995; p. 104-20.

Larcher V. Ethical considerations in neonatal end-of-life care. Semin Fetal Neonatal Med 2013; 18: 105-10.

Perkin RM, Resnik DB. The agony of agonal respiration: is the last gasp necessary? J Med Ethics 2002; 28: 164-9.

Royal College of Paediatrics and Child Health. Withholding or withdrawing life sustaining treatment in children. A framework for practice. London: RCPCH, 2004.

Uthaya S, Mancini A, Beardsley C, Wood D, Ranmal R, Modi N. Managing palliation in the neonatal unit. Arch Dis Child Fetal Neonatal Ed 2014; 99: F349-52.

Verhagen AA, Dorscheidt JHHM, Engels B, Hubben JH, Sauer PJ. Analgesics, sedatives and neuromuscular blockers as part of end-of-life decisions in Dutch NICUs. Arch Dis Child Fetal Neonatal Ed 2009; 94: F434-8.

Warrick C, Perera L, Murdoch E, Nicholl RM. Guidance for withdrawal and withholding of intensive care as part of neonatal end-of-life care. Br Med Bull 2011; 98: 99-113.

Willems DL, Verhagen AA, van Wijlick E. Committee end-of-life decisions in severely ill newborns of Royal Dutch Medical Association. Infants' best interests in end-of-life care for newborns. Pediatrics 2014; 134: e1163-8.

95

Responsabilidad médica, documentación y gestión de riesgos

Steven M. Donn • Jonathan M. Fanaroff

I. Responsabilidad médica:
  A. Definición: responsabilidad que surge del hecho de brindar atención médica.
  B. Fundamentos legales de la mala praxis médica:
    1. Negligencia: la más frecuente.
    2. Incumplimiento del contrato.
    3. Consentimiento informado insuficiente.
    4. Fracaso de prevenir un daño previsible a terceras partes / deber de advertir.
    5. Sufrimiento emocional.
    6. Pérdida de oportunidad.
    7. Mala conducta intencional.
    8. Divulgación de información confidencial.
    9. Difamación.
  C. Perjuicio: un mal civil en el cual una persona ha incumplido un deber legal y ocasiona, así, daño a otro:
    1. Puede ser intencional o por negligencia.
    2. Roles definidos de demandante frente a demandado(s).
  D. Negligencia médica:
    1. Teoría predominante de mala praxis médica.
    2. El demandante debe establecer cada uno de los siguientes cuatro elementos por preponderancia de la evidencia (más probable que no/probabilidad > 50%):
      a. Deber del demandado para con el demandante. Los residentes supervisores o los profesionales de enfermería pueden ser suficientes para establecer el deber, incluso si el médico nunca ha visto al paciente.
      b. Incumplimiento: la atención proporcionada fue inferior a los estándares médicos aceptados (el "estándar de atención"), habitualmente definidos como lo que un profesional de la salud razonable haría ante circunstancias similares. Generalmente, se establece a partir del testimonio de un experto.
      c. Causa inmediata (el incumplimiento condujo directamente a una lesión).
      d. Daños:
        (1) Económicos: gastos médicos y costos de la atención. Los costos de la atención de por vida pueden ser muy elevados en casos neonatales.
        (2) No económicos: dolor y sufrimiento, aflicción emocional. Limitados en algunos estados.
        (3) Punitivos: conducta maliciosa o flagrante.
  E. Áreas de riesgo de mala praxis en neonatología:
    1. Tratamiento/resucitación en la sala de partos.
    2. Errores en la medicación: fármaco equivocado, dosis equivocada y paciente equivocado.
    3. Retraso en el diagnóstico/tratamiento: acidosis, hipotensión, sepsis, cardiopatía congénita, convulsiones, hipoglucemia, meningitis, ictericia y otros.

II. Documentación:
  A. Importancia del registro médico:
    1. Constancia de la estadía hospitalaria: "Si no fue documentado, no fue realizado".

2. Comunicación entre médicos y otros profesionales de la salud.
3. Elemento de prueba clave en caso de litigio.

B. Asuntos legales asociados con los registros médicos:
1. Confidencialidad.
2. Retención de registros.
3. Derechos del paciente.
4. Divulgación de los registros.
5. Registros médicos electrónicos.
6. Fraude y abuso.
7. Falsificación: alteración de los registros. Recordar que los registros médicos registran no solo qué fue documentado, sino también cuándo, dónde y por quién.

C. Comunicación a través del registro médico.

D. Documentación efectiva:
1. Cumple con las guías para evaluación y gestión (codificación y facturación).
2. Emplea habilidades de gestión de riesgos (*v.* más adelante).
3. Completa, fáctica y precisa.
4. Fechada (fecha y hora de todas las notas e instrucciones).
5. Original (tener cuidado con el "copiar y pegar").
6. Debe ser legible.
7. Objetiva.
8. Discusiones con los padres, en las que se incluya evidencia de consentimiento informado y denegación.
9. Corregir el registro médico adecuadamente. Dibujar una sola línea para que el registro siga siendo legible. Colocar fecha y hora de las nuevas anotaciones y explicar por qué es necesaria una corrección.

E. Situaciones por evitar:
1. Lenguaje que acepte o asigne culpa.
2. Modificadores superlativos (p. ej., "profundo", "grave", "de emergencia", etc.).
3. Lenguaje ofensivo.
4. Lenguaje crítico.
5. Especulación.

F. Notas de procedimientos:
1. Mencionar la indicación o indicaciones.
2. Consentimiento informado y tiempo de espera.
3. Describir el procedimiento y el equipamiento utilizados.
4. Anotar la tolerancia del paciente y las complicaciones, si las hay.
5. Documentar el estudio de seguimiento adecuado (p. ej., radiografía de tórax) y <u>la respuesta</u> ("Realización de radiografía → CVU retirado 2 cm").

III. Gestión de riesgos: proceso sistemático para identificar, evaluar y abordar problemas que pueden lesionar a los pacientes, conducir a demandas por mala praxis y ocasionar pérdidas financieras a los servicios de salud:

A. Elementos clave:
1. Identificación de riesgo potencial:
   a. Externo: acción legal y quejas del paciente.
   b. Interno (método preferido): informe de incidentes y evaluación de la manifestación.
2. Cálculo de la probabilidad de efectos adversos a partir del riesgo.
3. Estimación del impacto de efectos adversos.
4. Establecer una prevención de riesgos.

B. El éxito de la gestión de riesgos depende de los siguientes factores:
1. Actitud:
   a. Concientización acerca de la posible responsabilidad.
   b. Compromiso con una comunicación efectiva.
   c. Reconocimiento del impacto de "otras fuerzas" (p. ej., decisiones comerciales).
2. Conocimiento:
   a. Relación particular entre el servicio de neonatología y la familia.
   b. Consentimiento informado.
   c. Sistemas y habilidades de comunicación.
   d. Requisitos de documentación.
   e. Demandas por mala praxis neonatal.

3. Cultura:
   a. La cultura de la culpa y de señalar con el dedo conduce al silencio y a la repetición de errores.
   b. La cultura de la seguridad permite a los cuidadores discutir libremente los obstáculos a la atención segura.

C. Análisis de causa raíz (RCA): evaluación de los factores causales luego de que algo sale mal:
   1. Miembros del equipo de RCA:
      a. Individuos con conocimiento de los problemas involucrados en el incidente.
      b. Miembros del equipo de gestión de riesgos.
      c. Miembros del equipo de mejora de la calidad.
   2. Preguntas clave:
      a. ¿Qué sucedió?
      b. ¿Por qué sucedió?
      c. ¿Qué vamos a hacer para evitar que vuelva a suceder?
      d. ¿Cómo sabremos que los cambios que hacemos realmente mejorarán la seguridad del sistema?
   3. Posibles acciones para disminuir la probabilidad de un evento luego de un RCA:
      a. Capacitar al personal.
      b. Escribir nuevas normas.
      c. Disminuir la carga de trabajo.
      d. Listas de verificación.
      e. Estandarizar el equipamiento.
      f. Rediseñar el proceso para mejorar la seguridad.
      g. Simulación.

Bibliografía de consulta

Donn SM. Medical liability and the neonatologist. NeoReviews 2016; 17: e3-7.

Donn SM, McDonnell WM. When bad things happen: adverse event reporting and disclosure as patient safety and risk management tools in the neonatal intensive care unit. Am J Perinatol 2012; 29 (1): 65-70.

Fanaroff JM. Medical malpractice/expert testimony/disclosure of errors. Pediatr Rev 2010; 31: e24.

McAbee GN, Donn SM, editors. Medicolegal issues in pediatrics. 7ª ed. Elk Grove Village: American Academy of Pediatrics, 2011.

Sección 15

Investigación, calidad y bibliografía

96

Interpretación de la investigación clínica

C. Omar Kamlin • Peter G. Davis

I. Introducción:
  A. La investigación clínica ayuda a mejorar los resultados de los pacientes.
  B. Mantenerse actualizado es difícil debido a la velocidad a la cual se publican nuevas investigaciones.
  C. Es necesario que los médicos cumplan con lo siguiente:
    1. Identifiquen qué vale la pena leer en detalle.
    2. Aprendan e implementen una estrategia paso a paso para evaluar e interpretar la bibliografía médica.
    3. Determinen si los resultados deben cambiar su práctica.
    4. Hagan las preguntas:
      a. ¿Es válido?, ¿podemos confiar en los resultados?
      b. ¿Es importante? En caso de serlo, ¿es provechoso?
      c. ¿Es aplicable?, ¿puedo utilizar los resultados para ayudar a mis pacientes?

II. Investigación clínica:
  A. Al principio el lector debe identificar los objetivos del estudio y preguntarse "¿De qué se trata esta investigación?":
    1. ¿Está evaluando un nuevo tratamiento (p. ej., "¿reduce el óxido nítrico la mortalidad y la morbilidad en neonatos prematuros ventilados?")?
    2. ¿Está evaluando una nueva prueba diagnóstica (p. ej., "¿mejora la procalcitonina la precisión del diagnóstico de sepsis neonatal?")?
    3. ¿Está evaluando la casualidad (p. ej., "¿causan los esteroides posnatales parálisis cerebral?")?
    4. ¿Está determinando la historia natural o el pronóstico de un trastorno (p. ej., "¿cómo es la función respiratoria de niños con DBP durante la adultez?")?
  B. Estructura de un artículo y preguntas que uno debería hacerse antes de comprometerse a leer el artículo entero:
    1. Título: ¿es de interés para mí?
    2. Autores: ¿cuáles son sus antecedentes?
    3. Revista científica: ¿es una prestigiosa revista pediátrica o de medicina general?
    4. Resumen (*abstract*): ¿son la reseña y la sinopsis de la metodología lo suficientemente detalladas para interesarme en seguir leyendo?
    5. Métodos / diseño experimental: es la sección más importante de un artículo científico, en la cual es más probable detectar errores en el diseño. ¿Hay un grupo de control? ¿Se han aplicado métodos estadísticos adecuados en el análisis?
  C. Tratamiento:
    1. Posibles diseños experimentales, en orden decreciente de validez:
      a. Ensayo controlado aleatorizado (ECA).
      b. Estudio de cohortes (comparación de grupos de diferentes lugares o diferentes períodos de tiempo).
      c. Estudio de casos y controles.
      d. Serie de casos.
    2. Lista de verificación para la evaluación (validez, importancia y aplicabilidad) de un estudio sobre tratamiento:
      a. Los niños tratados y no tratados, ¿tienen igual riesgo de mal resultado antes del tratamiento? Esto se logra de manera óptima mediante la distribución aleatoria de los pacientes.
      b. ¿Hubo un resultado primario preespecificado?, y ¿se estimó el tamaño de muestra necesario para detectar una diferencia clínica importante en este resultado? ¿Se registró el estudio?

c. ¿Fueron tratados igualmente ambos grupos aparte del tratamiento en evaluación? Esto se logra de manera óptima con el "ciego" de los cuidadores.
d. ¿Se evaluaron resultados importantes (p. ej., muerte, neurodesarrollo en la infancia frente a cambios fisiológicos a corto plazo)?
e. ¿Se evaluó el resultado de interés de la misma manera en todos los grupos? Esto se logra de manera óptima con el "ciego" de aquellas personas que evalúan los resultados.
f. ¿Eran los niños del estudio similares a los que estoy tratando?
g. Si se informó una diferencia estadísticamente significativa en los resultados, ¿era la diferencia clínicamente significativa?
h. ¿La terapia está disponible y es asequible en mi práctica?
i. Al final del estudio, ¿se dio cuenta de todos los pacientes reclutados?

D. Pruebas diagnósticas: criterios para la evaluación de un estudio de pruebas diagnósticas:
1. ¿Se hizo una comparación ciega con un método de referencia?
2. ¿Eran los pacientes similares a los de mi práctica?
3. ¿Se definió el "rango" normal?
4. ¿Es la prueba diagnóstica precisa (reproducible), libre de sesgos y aplicable en mi área clínica?
5. Para determinar la importancia de los resultados, dibujar una tabla de 2 × 2 (Tablas 96.1 y 96.2).

E. Causalidad:
1. Tipos de estudio (en orden decreciente de validez):*
a. ECA.
b. Cohorte.
c. Casos y controles.
d. Serie de casos:
* Si bien un ECA es la prueba más sólida de causalidad, otros diseños pueden ser más útiles, particularmente cuando se buscan eventos infrecuentes.
2. Lista de verificación para la evaluación de un estudio que valora la causalidad:
a. ¿Se formó una cohorte de inicio (es decir, un grupo formado antes de la exposición), y los grupos expuestos y no expuestos eran similares en todas las características basales, además de la exposición al factor o factores evaluados?
b. ¿Se midieron las exposiciones y los resultados clínicos de la misma manera en ambos grupos?
c. ¿Fue el seguimiento suficientemente prolongado y completo?
d. ¿Es la asociación fuerte y biológicamente plausible? ¿La exposición precedió al resultado?

F. Pronóstico. Criterios para la evaluación de un estudio en el que se valora el pronóstico:
1. ¿Se formó una cohorte de inicio?

Tabla 96.1 Tabla de 2 × 2 para las pruebas diagnósticas

	Resultado del método de referencia		
	Enfermedad (+)	**Ausencia de enfermedad (–)**	
Prueba positiva (+)	a	b	Valor predictivo positivo: a/(a + b)
Prueba negativa (–)	c	d	Valor predictivo negativo: d/(c + d)
	Sensibilidad: a/(a + c)	Especificidad: d/(b + d)	

La sensibilidad se refiere a la proporción de sujetos con enfermedad que tienen una prueba positiva [a/(a + c)].
La especificidad se refiere a la proporción de sujetos libres de enfermedad que tienen una prueba negativa [d/(b + d)].
El valor predictivo positivo es la proporción de sujetos con un resultado positivo que tienen la enfermedad [a/(a + b)].
El valor predictivo negativo es la proporción de sujetos con un resultado negativo que están libres de enfermedad [d/(c + d)].
La precisión de la prueba se puede calcular examinando la proporción de resultados verdaderos (positivos verdaderos y negativos verdaderos) de todos los resultados [(a + d)/(a + b + c + d)].

Tabla 96.2 Utilización de una tabla de 2 × 2

	Resultado	
	Sí (+)	**No (–)**
Expuesto (+)	a	b
No expuesto (–)	c	d

En un ECA o estudio de cohortes, el riesgo relativo de que la exposición ocasione el resultado es [a/(a + b)] / [c/(c + d)]; en un estudio de casos y controles la probabilidad relativa es ad / bc.

2. ¿Fue el seguimiento suficientemente prolongado y completo?
3. ¿Fueron los resultados evaluados por individuos "ciegos" a la historia clínica del sujeto o a las intervenciones?
4. ¿Fue objetiva la evaluación?
5. ¿Son aplicables los resultados a mi propia práctica?, y ¿cómo afecta la evidencia lo que le digo a mis pacientes y a sus padres?

III. Consideraciones estadísticas:
   A. Una buena sección de "Métodos" describe de forma simple las pruebas estadísticas utilizadas.
   B. La elección inadecuada de las pruebas estadísticas puede conducir a una interpretación errónea de los resultados (¿se eligió la prueba únicamente porque reportaba una "valor de p significativo"?).
   C. Una prueba estadística brinda al lector una probabilidad, valor p, de los resultados (una diferencia entre los dos grupos) como resultado del azar puro. El valor de corte arbitrario pero universalmente aceptado es 0,05 (1 en 20). Cuando el valor de *p* es menor de 0,05, entonces se puede rechazar la hipótesis nula (ausencia de diferencia entre las dos intervenciones), y hemos concluido que una intervención es mejor que la otra.
   D. Los intervalos de confianza (IC) son una forma alternativa para evaluar la intervención del azar. El IC del 95% proporciona el rango de valores dentro del cual podemos tener una certeza del 95% de que se encuentra el valor verdadero. La ventaja de un IC sobre el valor p es que puede cuantificar el tamaño de la diferencia, y la amplitud del intervalo es un indicio de precisión de la estimación de dicha diferencia.

IV. Dónde buscar la evidencia:
   A. Biblioteca: física y *online*. Ante la amplia disponibilidad de computadoras y dispositivos portátiles, la búsqueda través de internet para acceder a artículos primarios se ha vuelto mucho más fácil utilizando motores de búsqueda tales como PubMed, Ovid, etc.
   B. Alertas electrónicas de tablas de contenidos (TdC): acceder a la página principal de la revista y registrarse para recibir alertas por correo electrónico. Un servicio típico incluye una TdC mensual (o semanal) para la versión impresa y un correo electrónico cuando un artículo recientemente aceptado está disponible *online*.
   C. Búsquedas guardadas: proveedores externos (p. ej., AMEDEO; www.amedeo.com) pueden buscar un amplio rango de TdC de revistas y filtrar los resultados según el campo de interés (como opción, existe un filtro para neonatólogos) y envía los resultados en un correo electrónico mensual. En PubMed (http://www.ncbi.nlm.nih.gov/pubmed/) se encuentran hipervínculos para el resumen de estos artículos.
   D. Búsqueda de evidencia preevaluada:
      1. Base de datos Cochrane de revisiones sistemáticas, base de datos TRIP (Reino Unido).
      2. Artículos de revisión.
      3. Guías de práctica clínica, que incluyen declaraciones de opinión de consenso.

V. Algunas dificultades reconocidas:
   A. No suponer que la significancia estadística es lo mismo que la significancia clínica (¡importante!).
   B. No suponer que los resultados de un estudio publicado son aplicables a mis pacientes.
   C. Los estudios sin un grupo de control no son confiables y son potencialmente engañosos.
   D. No olvidar considerar los potenciales perjuicios y efectos económicos de una intervención.
   E. Tener cuidado con los artículos de revisión: frecuentemente son opiniones sesgadas del autor y pueden no ser una evaluación sistemática de la bibliografía.
   F. Si bien las revisiones sistemáticas representan la cumbre de la pirámide basada en la evidencia, pueden no ser confiables, en especial si los estudios incluidos son pequeños o de poca calidad.

VI. Conclusión:
   A. "La Medicina basada en la evidencia es la integración de la mejor evidencia de investigación con la experiencia clínica y los valores del paciente".
   B. Una estrategia sólida y estructurada para la lectura de artículos científicos ayuda a determinar el mejor curso de acción que tomar con mis propios pacientes de una manera eficiente.

Bibliografía de consulta

Barrington KJ. How to find and how to read articles in neonatology. Semin Fetal Neonatal Med 2015; 20: 378-83.
Crombie IK. Pocket guide to critical appraisal. 2ª ed. London: Wiley, 2008.
Davis PG, editor. Clinical research. Semin Fetal Neonatal Med 2015; 20 (6): 377-441.
Haynes RB, Sackett DL, Guyatt GH, Tugwell P. Clinical epidemiology: how to do clinical practice research. 3ª ed. Philadelphia: Lippincott, Williams and Wilkins,2005.
The Cochrane Library. http://www.thecochranelibrary.com/view/0/index.html, http://neonatal.cochrane.org/.

97

Recopilación de datos y evaluación de resultados respiratorios

Alan R. Spitzer

I. Principios generales de la mejora de la calidad:
   A. Existen diferencias significativas entre la investigación médica y la mejora de la calidad.
      1. La investigación médica representa la evaluación de una nueva idea, tratamiento, técnica quirúrgica o dispositivo con el objetivo de determinar si esta nueva estrategia representa una mejor manera de proporcionar cuidados a un paciente o de tratar una enfermedad particular.
      2. La mejora de la calidad es la aplicación de una estrategia previamente establecida y evaluada a una población de pacientes con el objetivo de mejorar el resultado, ya sea en pacientes individuales o en grupos de pacientes:
         a. En algunos casos, puede haber más de una estrategia aceptada para un problema clínico. En casos como este, el límite entre investigación y mejora de la calidad puede volverse borroso si se evalúan simultáneamente varias estrategias de atención médica con el fin de determinar si una terapia puede ser más efectiva que otra.
         b. Tal evaluación cae en la categoría de investigación comparativa de resultados de efectividad, lo que indica el límite difuso entre evaluación de resultados de calidad e investigación en tales circunstancias.
   B. Nada es más valioso para mejorar los resultados futuros en una población de pacientes que conocer los resultados de pacientes tratados previamente:
      1. Respecto de la población de pacientes, si uno no sabe dónde ha estado es imposible determinar hacia dónde será capaz de ir. Los pacientes futuros pueden beneficiarse significativamente de la recopilación de información de pacientes previos (Figura 97.1). Si bien los datos independientes pueden ser muy valiosos, las comparaciones entre resultados locales y resultados establecidos o datos nacionales de referencia en UCIN similares pueden proporcionar una mayor comprensión del problema estudiado.
      2. La recopilación de información de resultados precisa y validada es la herramienta más importante que tiene el médico para mejorar la atención en la UCIN. Al recopilar los datos de resultados, cuanto mayor es el grado de inclusividad en la población de pacientes, más correcta será la evaluación del resultado. A veces, la edición de la información a través de la eliminación de algunos pacientes (derivaciones tardías, mortalidades tempranas, etc.) puede conducir a conclusiones erróneas acerca de los resultados.
      3. La aplicación de principios de atención previamente establecidos, basados en información de resultados precisos, por lo general, permite una mayor mejora clínica en el futuro inmediato que la aparición drástica de una nueva tecnología o terapia principal. Se ha sugerido que las innovaciones en la atención sanitaria, por lo general, tardan aproximadamente 10 años antes de tener un peso significativo en la práctica médica, incluso cuando los resultados iniciales son impresionantes. En Estados Unidos, la introducción de la terapia de reemplazo con surfactante no se produjo hasta principios de la década de 1990. Sin embargo, la aplicación de las estrategias ya establecidas empleadas en un proyecto de mejora de la calidad puede tener como resultado beneficios para los pacientes pocas semanas o meses luego de su aplicación.
   C. La recopilación de información puede ser exhaustiva (todos los pacientes tratados) o dirigida (grupos de pacientes seleccionados), pero para entender los resultados es esencial recopilar la información de <u>todos</u> los pacientes en la población deseada:
      1. Es muy probable que las recopilaciones parciales e incompletas de información conduzcan a conclusiones erróneas acerca de los resultados.
      2. Como ocurre frecuentemente con muchos proyectos de investigación, puede existir la tentación de recopilar información demasiado detallada y excesiva para el propósito de mejora de la calidad. En cualquier recopilación de conjuntos de datos, es más valioso recolectar información limitada y precisa que permita abordar preguntas

específicas en lugar de extensos volúmenes de información incompleta que no se pueden recopilar fácilmente o interpretar con exactitud.

3. Una reunión de planificación dirigida para determinar qué información debe ser recopilada es un ejercicio valioso para cualquier grupo que planifique un proyecto de mejora de la calidad. El tiempo invertido durante este proceso será más que compensado a la larga al evaluar los resultados de una población de pacientes y conocer la mejor forma de proceder con los propios pacientes.
4. Con cada transcripción de un conjunto de datos a efectos de la evaluación estadística, aumenta la probabilidad de transcribir imprecisiones. A mayor cantidad de información copiada y trasladada desde una fuente de almacenamiento a otra mayor es la probabilidad de que aparezcan imprecisiones y anomalías (resultados inesperados que difieren significativamente respecto de los resultados anticipados) dentro de un conjunto de datos.
5. En general, es probable que el uso de registros médicos electrónicos (RME) que permiten recopilaciones de conjuntos de datos extraídos y validados automáticamente proporcione la información más completa y con menos errores para la evaluación de resultados. Sin embargo, al igual que con cualquier método de recopilación de información electrónica, en los RME la calidad de la información que se puede extraer solo es tan buena como la confiabilidad de los puntos de información ingresados. Sin embargo, se debe revisar permanentemente el flujo de la información a través de los sistemas electrónicos para asegurarse de que toda introducción de datos fluya con exactitud a través de cada paso del sistema hacia el depósito de datos.
6. Es extremadamente útil asignar un miembro de un servicio para que actúe como coordinador de la mejora de la calidad en el grupo. Este individuo debe asumir la responsabilidad para que la introducción de datos en el RME (o cualquier proceso de recolección de datos que se esté utilizando) sea precisa y completa y debe actuar como "defensor" del proyecto de calidad. En todo grupo de neonatólogos, suele haber grados variables de exigencia acerca de la conservación de registros médicos. Es esencial que el coordinador del proyecto enseñe a todos los miembros del grupo a reconocer la importancia de mantener una introducción de datos precisa y completa que resulte en un elevado nivel de confianza en la información.
7. En la mayoría de los sistemas de calidad, la desidentificación de la información recolectada es valiosa, en especial si se considera la posible publicación de los hallazgos en el futuro. La desidentificación significa la eliminación efectiva de toda información que pueda ser utilizada para identificar posiblemente un paciente individual, incluso fecha de nacimiento, día de nacimiento, número de registro médico, etc. Proponer el proceso de desidentificación a un comité de revisión institucional (CRI) local o nacional puede ser útil para asegurar una adecuada recolección de datos.

II. Evaluación de los resultados respiratorios neonatales:

A. Debido a su papel crucial y central tanto en la sobrevida como en la calidad de vida, comprender e intentar mejorar los resultados respiratorios en toda población de pacientes neonatales representa una tarea esencial para la mayoría de los servicios de neonatología.

B. En general, a fin de mejorar la calidad en la UCIN, es mejor enfocarse en las enfermedades respiratorias que afectan a la mayoría de los pacientes tratados (p. ej., síndrome de dificultad respiratoria, aspiración de meconio y displasia broncopulmonar), en lugar de en enfermedades infrecuentes (p. ej., hernia diafragmática congénita y malformación congénita de la vía aérea pulmonar) que aparecen con una frecuencia mucho menor. Si bien el cuidado de problemas y enfermedades infrecuentes representa una característica distintiva de un servicio neonatal de alto nivel, la mayor ganancia se obtiene al mejorar los resultados de las enfermedades respiratorias más frecuentes. De modo similar, los tratamientos utilizados con mayor frecuencia en la UCIN serán más pasibles de una evaluación y mejora de la calidad. Esta afirmación representa una modificación del principio de Pareto, que dice que el 20% de los problemas típicamente son responsables del 80% de los resultados importantes en cualquier población de pacientes.

C. Por lo general, al intentar generar un impacto en los resultados existe la tendencia de enfocarse en los problemas más imprecisos e infrecuentes que aparecen en cada UCIN. Si bien es importante tener en cuenta estos problemas, las enfermedades raras y cómo influir de la mejor manera en sus resultados son más adecuados para la investigación que para la evaluación de la calidad.

D. Al evaluar los resultados respiratorios, dos áreas generales son las más fértiles para la valoración: medidas de procesos y medidas de resultados. Las medidas de procesos se refieren a las estrategias utilizadas por los médicos para tratar al paciente (p. ej., frecuencia ventilatoria utilizada en una población de neonatos prematuros y el uso de cánula nasal de alto flujo o presión positiva continua en la vía aérea [CPAP] en el tiempo), mientras que las medidas de resultados examinan los resultados de los cambios en el proceso (p. ej., tasas de mortalidad, tasa de displasia broncopulmonar e incidencia de apnea y bradicardia).

E. Como se mencionó previamente, el efecto de toda medida de proceso sobre el resultado se puede evaluar con una recopilación de datos definida y dirigida. Como ejemplo, si uno desea evaluar el efecto de una estrategia particular de manejo de los gases en sangre a lo largo de la duración de la ventilación, se puede recolectar un conjunto específico de datos para responder a esta pregunta. Sin embargo, se debe tener en cuenta que en un censo general de UCIN extraído de un RME, una recolección específica de datos es más difícil de mantener por períodos prolongados en comparación con recopilaciones más generales de datos menos completos pero más inclusivos.

F. Las recopilaciones de datos a lo largo del tiempo pueden ser especialmente útiles para supervisar los efectos de los cambios en el tratamiento sobre los resultados y son esenciales para evaluar si se ha logrado con éxito la mejora de los resultados o si es necesaria una estrategia de procesos alternativa (*v.* Figura 97.1).

III. Planificación de un proyecto de mejora de la calidad para resultados respiratorios:

A. El primer paso para definir un proyecto de mejora de la calidad (MC) es determinar el problema a estudiar. El problema puede ser un proceso o un resultado, pero debe haber un consenso general dentro el grupo de planificación de la UCIN acerca del problema a estudiar:

1. Para que el proyecto tenga el mayor valor en la UCIN, el problema por estudiar debe ser considerado actualmente importante por sus efectos en los resultados de los pacientes.
2. Es menos probable que la selección aleatoria de un problema por estudiar logre la aceptación de las diversas personas interesadas en la UCIN y es más probable que resulte en una incapacidad de lograr el objetivo deseado, ya que habrá poco deseo de "solucionar" el problema.

B. La estrategia más efectiva para lograr la aceptación de todos los interesados para la creación de un proyecto de MC es reunirse y discutir qué problema o problemas son de mayor importancia para la mayoría de los miembros del grupo. Si uno de ellos está interesado en lograr disminuir la tasa de DBP en la UCIN, por ejemplo, involucrar a algunos médicos en el proyecto será por lejos menos efectivo que un programa que incluya a todos los médicos, PEN (profesionales de enfermería neonatal), personal de enfermería, terapistas respiratorios, farmaceutas, etc. Sin embargo, hay que ser cautelosos con lo siguiente: si bien crear un comité para abordar el problema es esencial, se debe tener cuidado de no incluir demasiadas personas en el mismo hasta el punto de dificultar el consenso acerca de la estrategia, debido a la divergencia de opiniones que puedan surgir. Se ha fracasado en la materialización de demasiados proyectos de MCC (mejora continua de la calidad), y el proyecto se desarma antes de comenzar, debido a no poder lograr el consenso.

C. Como se mencionó previamente (principio de Pareto), se debe intentar controlar las pocas variables con mayor probabilidad de lograr un efecto positivo en los resultados, a diferencia de muchas variables que tienen menos probabilidad de lograr el efecto deseado. Si se desea reducir la tasa de DBP, los procesos bien estudiados e informados tales como un uso más frecuente de CPAP nasal y la reducción de la intubación inmediata en la sala de partos tienen más probabilidad de brindar beneficios que la modificación de otros procesos con menor impacto.

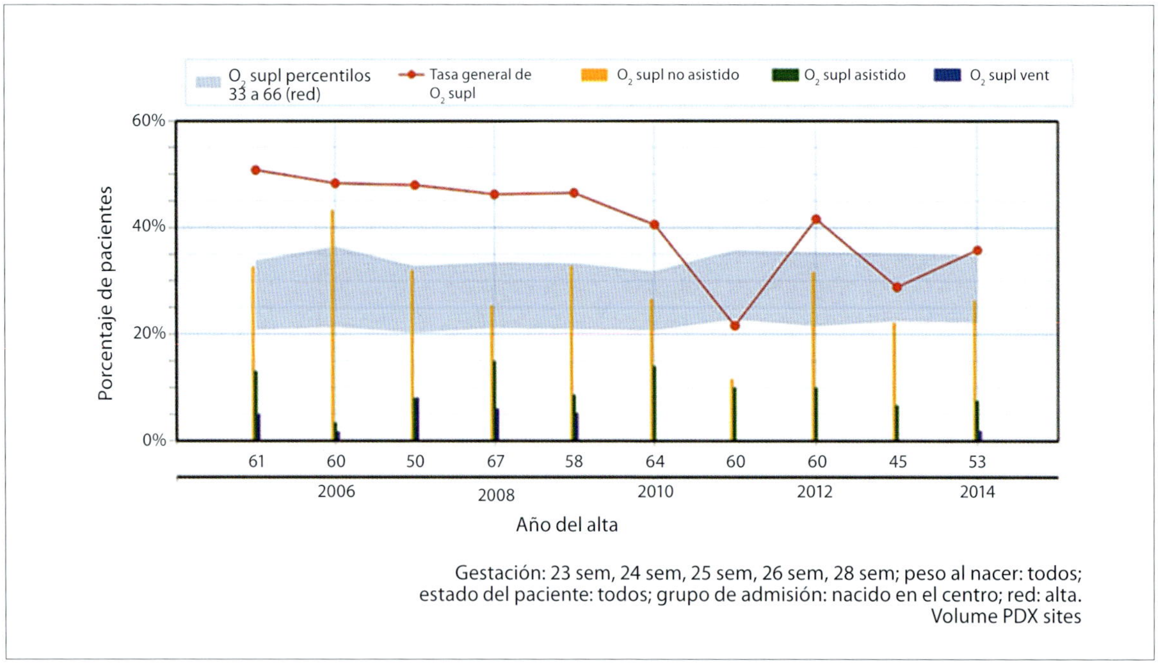

Figura 97.1 Tasas de displasia broncopulmonar (DBP) a las 36 semanas de edad gestacional en una UCIN individual, con comparaciones. La figura indica la incidencia (porcentaje de pacientes) de neonatos de 23 a 28 semanas de edad gestacional con DBP en un período de 10 años en una UCIN individual. La tasa general de DBP está indicada en rojo y se observa que disminuye en cierta medida durante este intervalo. La *barra color gris de fondo* es la tasa general de DBP para el grupo de comparación del percentilo 33 a 66, la cual es relativamente plana durante el mismo período. Además, la figura muestra una disminución del uso de asistencia ventilatoria en estos niños, con una elevación concomitante del empleo de administración asistida de oxígeno sin ventilador (CPAP nasal, cánula nasal de alto flujo). Los números debajo del eje X indican el número de pacientes tratados cada año.

D. En el estudio se debe incluir a todos los pacientes de la UCIN. Para la reducción de la DBP, se debe intentar estudiar a todos los niños de menos de 1250 g de peso al nacer, o de menos de 28 semanas de gestación, no solo pacientes ocasionales en esta categoría.

E. Si bien, como se mencionó, el consenso acerca de la estrategia y la aceptación de los partícipes interesados es crucial para el éxito, un único defensor del proyecto puede ser extremadamente útil para gestionar un proyecto de MC hasta su finalización. La ausencia de dicho individuo inevitablemente significa que nadie "posee" el proyecto y la oportunidad de éxito disminuye. Es necesario que alguien mantenga a los diversos individuos comprometidos con el programa hasta que se pueda analizar la información y actuar en consecuencia.

F. La comunicación entre los interesados durante todo el proyecto es importante para asegurarse que todos estén de acuerdo con lo largo de este. Un tablero de anuncios electrónico, o físico, puede ser muy útil a este fin. Sin embargo, se debe evitar el análisis demasiado frecuente de la información, ya que las mejoras son lentas en lograrse, en especial en etapas tempranas, y esto puede desalentar el compromiso de los participantes. Es útil establecer por adelantado un marco de tiempo consensuado para la evaluación de los resultados (p. ej., una vez por mes o cada cuatrimestre), para que el personal sepa qué esperar.

G. La estrategia más simple de MCC es el ciclo PDSA (Plan, Hacer [*Do*], Estudio [*Study*] y Actuar), observado en la Figura 97.2. El ciclo PDSA fue introducido por primera vez en la industria por Deming, pero también tiene una aplicabilidad ideal en los servicios médicos. En el ciclo PDSA, se identifica un problema y se diseña una estrategia inicial (Plan). Se implementa el proyecto y se recopila información (Hacer). Se realiza un análisis de los datos y se genera una valoración del impacto (Estudio). Por último, se toma una decisión acerca de si se ha logrado un éxito adecuado o si es necesario realizar algunas modificaciones e iniciar otro ciclo (Actuar):
   1. Parte del plan inicial debe ser una estimación razonable del tiempo necesario para alcanzar el objetivo deseado. Por ejemplo, no es esperable que la tasa de DBP disminuya en 3 meses, y sería demasiado temprano para determinar si alguna mejora lograda ha sido constante. Pueden ser necesarios 1 o 2 años antes de poder establecer el éxito de algunos proyectos, mientras que otros proyectos de MCC pueden mostrar resultados de una forma mucho más inmediata.
   2. Puede ser útil crear un gráfico de ejecución que muestre los resultados durante períodos deseados, para que todas las personas involucradas en el proyecto de mejora de la calidad puedan ver sus efectos (Figura 97.3).
   3. La anotación en el gráfico de ejecución de las intervenciones utilizadas para mejorar el resultado deseado es útil para detectar qué estrategias parecen ser las más efectivas.

H. Otras estrategias de MCC conducidas por la información también pueden aportar resultados significativos, tales como Seis-Sigma. En esta estrategia, se utilizan los siguientes conceptos, que no son tan distintos a los de PDSA:
   1. Énfasis en una tecnología conducida por la información (nuevamente, la recolección adecuada de la información es imprescindible).

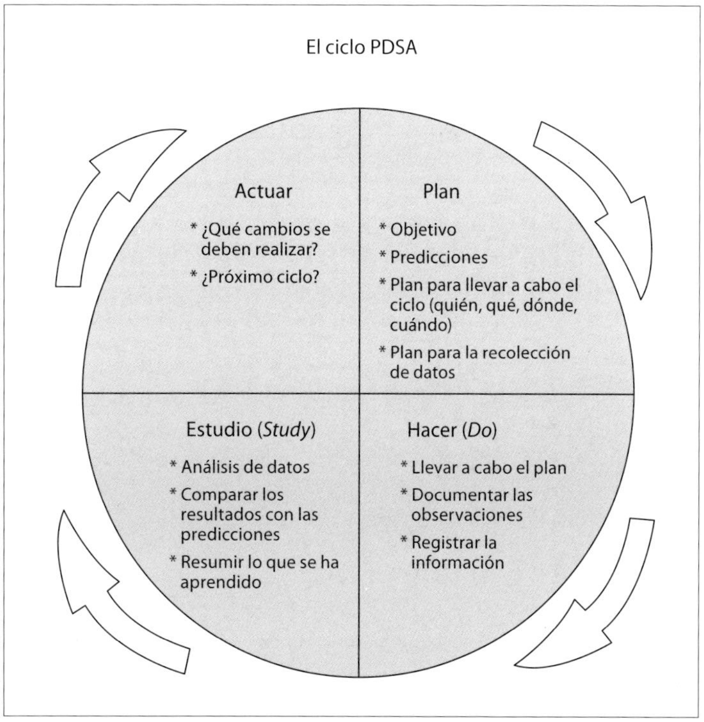

Figura 97.2 El ciclo PDSA.

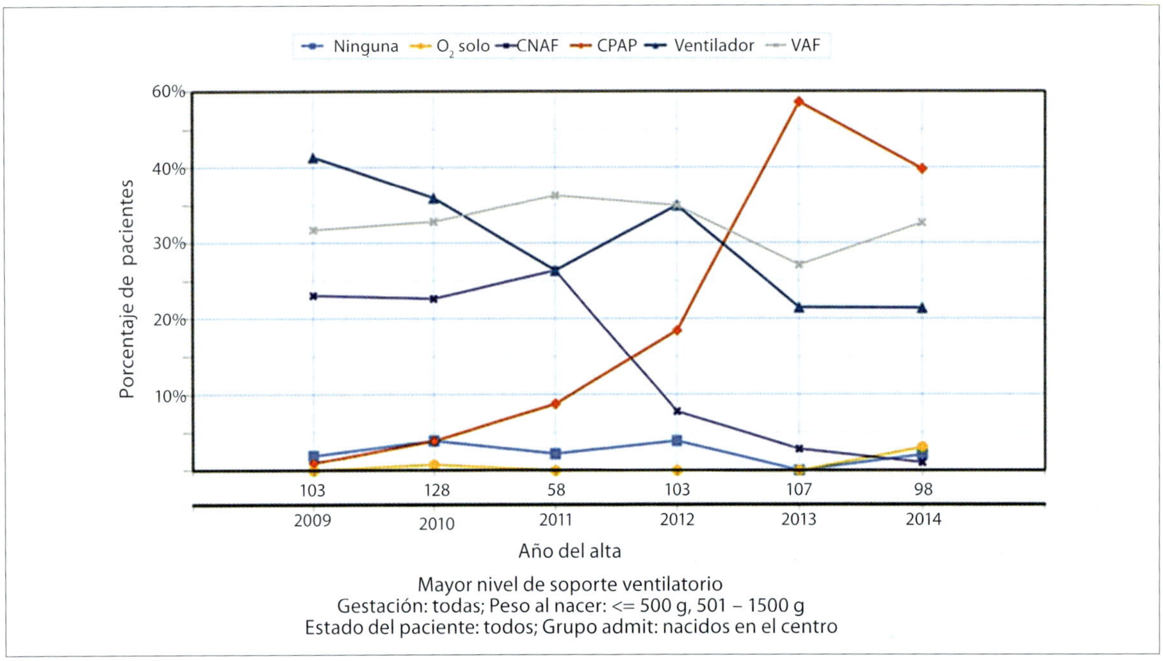

Figura 97.3 Gráfico de ejecución de cambios en el mayor nivel de asistencia ventilatoria en una UCIN. Diagrama de flujo de estrategias de asistencia ventilatoria. La figura indica los cambios en el mayor nivel de soporte respiratorio en una UCIN individual para neonatos de menos de 1500 g. Hay un incremento marcado en el uso de CPAP nasal (desde 0% hasta el 40% al 50%) así como una disminución en el uso de ventilación mecánica convencional (del 41% al 22%) y de cánula nasal de alto flujo (del 22% al 2%). El uso de otras modalidades terapéuticas parece ser relativamente constante. Los números debajo del eje X representan la cantidad total de pacientes tratados cada año en esa categoría de peso.

2. Definir las necesidades y expectativas para la población de pacientes.
3. Eliminar potenciales errores de proceso que puedan afectar los resultados.
4. Estructurar una estrategia clara para identificar las causas principales de los problemas.
5. Utilizar una metodología estadística adecuada para analizar los resultados.
6. Evaluar los resultados y los ahorros de costos que están en consonancia con los objetivos estratégicos de la institución.

I. La estrategia Seis-Sigma se integra bien con el Triple Objetivo del Institute for Healthcare Improvement (IHI) para definir la calidad de atención sanitaria:
   1. Mejorar la experiencia de atención general del paciente individual.
   2. Mejorar la salud de la población.
   3. Brindar atención de calidad al menor costo posible.

J. Si los objetivos del IHI se pueden alcanzar en una cantidad sustancial de resultados para una UCIN individual, es probable que la atención general en la UCIN represente una verdadera estrategia de calidad. Sin embargo, la mejora de la calidad nunca se termina. Resultados respiratorios: el servicio de neonatología sobresaliente estará constantemente buscando mejores métodos para cuidar de sus pacientes.

Bibliografía de consulta

Ellsbury D, Clark RH, Ursprung R, et al. A multi-faceted approach to improving outcomes in the NICU: the Pediatrix 100,000 babies campaign. Pediatrics 2016; 137 (4); pii: e20150389.

Spitzer AR, Ellsbury D. Quality improvement in neonatal/perinatal medicine. Clin Perinatol 2010; 37: 1-305.

Spitzer AR, Ellsbury D. Evidence-based neonatal pharmacotherapy. Clin Perinatol 2012; 39: 1-252.

Spitzer AR, Ellsbury D, Clark RH. The Pediatrix Clinical Data Warehouse—a unique national resource for improving outcomes for neonates. Indian J Pediatr 2015; 82: 71-9.

98

Aspectos prácticos de la mejora de la calidad en la UCIN

Michelle Nemshak • Rebecca Vartanian

I. Definición de mejora de la calidad (MC):
   A. La mejora de la calidad tiene muchas definiciones, entre las que se incluye "las medidas combinadas e incesantes de parte de todos (profesionales de salud, pacientes y sus familias, investigadores, aseguradoras, planificadores y educadores) para realizar los cambios que conduzcan a mejores resultados para el paciente (salud), mejor rendimiento del sistema (atención) y mejor desarrollo profesional".
   B. Aunque la MC está fuertemente arraigada en la industria y en las estadísticas, la incorporación de la metodología de MC en la atención sanitaria cobró importancia nacional cuando dos informes publicados por el Institute of Medicine reconocieron tanto fallas en el sistema que resultaban en perjuicio para el paciente como el "abismo" que existe entre la atención que podemos brindar y la que brindamos.

II. Fundamentos de la MC:
   A. En los ámbitos de atención sanitaria se encuentran diversas estrategias de MC (p. ej., el método Lean, el método Seis-Sigma y el Modelo de Mejora):
      1. Cada estrategia puede tener lenguajes y herramientas diferentes.
      2. Las similitudes incluyen un enfoque en el proceso que se está intentando modificar, la importancia de las mediciones y el uso de pequeñas evaluaciones de cambio.
      3. Observación del proceso e ir hacia la "primera fila" para ver, oír y aprender.
      4. Los prestadores de servicio deben familiarizarse con la estrategia utilizada en su sistema de salud para facilitar la comunicación con el personal y los directivos.
      5. El Institute for Health Improvement proporciona recursos gratuitos para que las personas entiendan los fundamentos de la MC (www.ihi.org).
   B. Conformación del equipo:
      1. La conformación del equipo es la clave para el éxito del proyecto de mejora, tanto en las fases de planificación como de implementación.
      2. Se debe tener en cuenta la incorporación de partícipes interesados y usuarios esenciales que serán afectados por los cambios, y directivos para garantizar la concordancia con los objetivos institucionales para la asignación de recursos.
      3. La Red Vermont Oxford también ha demostrado la importancia de incluir la opinión de la familia e incorporar a los padres al equipo de MC.
   C. Elegir qué cambiar para lograr el resultado deseado:
      1. Las nociones de cambio son grandes baldes que se llenan con ideas específicas para lograr dicho cambio.
      2. Los conceptos de cambio incluyen el proceso de trabajo, la limitación del despilfarro, la reducción de la variación y la disminución del error.
      3. Los cambios específicos pueden incluir guías estandarizadas para la alimentación de neonatos prematuros o la utilización de códigos de barras en la medicación para reducir el error.
      4. Con frecuencia los cambios son pequeños, incrementales y progresivos. Recordar que la mejora es un proceso, no un producto.
   D. El término "prácticas potencialmente mejores...":
      1. Las mejores prácticas, por lo general, están condicionadas.
      2. "Potencialmente" significa que la intervención puede ser efectiva.

3. El contexto es fundamental y debe ser examinado con cada práctica potencialmente mejor (p. ej., utilizar un soplador de nieve para limpiar 60 cm de nieve es una práctica potencialmente mejor que una pala; sin embargo, para una persona que vive en Miami o en Phoenix esta no sería una adquisición razonable. Incluso si nevara, el gasto de un soplador de nieve para la frecuencia y cantidad de nieve no sería efectivo).

E. Medidas:
1. Seleccionar medidas de proceso, de resultado y de compensación por adelantado permite recolectar información de referencia.
2. Medir si se produjo el cambio (¿realmente se hizo lo que se propuso hacer?) y qué impacto tuvo (¿se eligió el proceso adecuado a cambiar?) es una diferencia entre publicar una guía y realizar una MC.

F. Información:
1. El desarrollo de herramientas de auditoría durante la fase de planificación puede facilitar la recolección de información y la retroalimentación oportunas.
2. Utilizar presentaciones visuales de la información, como gráficos de ejecución con anotaciones o gráficos de control del proceso estadístico, permite a los equipos comprender la variación normal de su proceso antes de la intervención y evaluar la mejora durante los ciclos PDSA.

G. Colaboración:
1. Existen oportunidades de trabajar con otras UCIN a nivel regional, estatal y nacional, a través de diferentes organizaciones.
2. Esto permite compartir herramientas y experiencias para promover el proceso de mejora del centro individual.

III. MC como trabajo académico:
A. Hay bibliografía cada vez más abundante referida a la efectividad de las medidas de MC dentro del ámbito clínico.
B. Las guías SQUIRE 2.0 proporcionan un marco para la producción de resúmenes (*abstract*) y textos originales.
C. Hoy en día, en Estados Unidos para los neonatólogos la participación en MC es un requisito para mantener la certificación parte 4.

Bibliografía de consulta

Batalden PB, Davidoff F. What is "quality improvement" and how can it transform healthcare? Qual Saf Health Care 2007; 16 (1): 2-3.
Institute of Medicine (IOM). To err is human: building a safer health system. Washington: National Academy Press, 2000.
Institute of Medicine (IOM). Crossing the quality chasm: a new health system for the 21st century. Washington: National Academy Press, 2001.
Kaplan HC, Provost LP, Froehle CM, Margolis PA. The Model for Understanding Success in Quality (MUSIQ): building a theory of context in healthcare quality improvement. BMJ Qual Saf 2012; 21 (1): 13-20.
Lachman P, Jayadev A, Rahi M. The case for quality improvement in the Neonatal Intensive Care Unit. Early Hum Dev 2014; 90 (11): 719-23.
Langley GL, Moen R, Nolan KM, Nolan TW, Norman CL, Provost LP. The improvement guide: a practical approach to enhancing organizational performance. 2ª ed. San Francisco: Jossey-Bass Publishers, 2009.
Ogrinc G, Davies L, Goodman D, Batalden P, Davidoff F, Stevens D. SQUIRE 2.0 (Standards for Quality Improvement Reporting Excellence): revised publication guidelines from a detailed consensus process. Am J Med Qual 2015; 30 (6): 543-9.

99

Clásicos contemporáneos en la atención respiratoria neonatal

Rachel L. Chapman

Los siguientes artículos, ordenados alfabéticamente, han sido seleccionados como los 100 mejores artículos revisados por pares relacionados con la atención respiratoria neonatal y publicados en los últimos 10 años.

1. Ahmed SJM, Rich W, Finer NN. The effect of averaging time on oximetry values in the premature infant. Pediatrics 2010; 125: e115-21.
2. Ambalavanan N, Van Meurs KP, Perritt R, et al. Predictors of death or bronchopulmonary displasia in preterm infants with respiratory failure. J Perinatol 2008; 28: 420-6.
3. Ambalavanan N, Carlo WA, Wrage LA, et al. PaCO2 in surfactant, positive pressure, and oxygenation randomised trial (SUPPORT). Arch Dis Child Fetal Neonatal Ed 2015; 100: F145-9.
4. Ambalavanan N, Cotten CM, Page GP, et al. Integrated genomic analyses in bronchopulmonary dysplasia. J Pediatr 2015; 166: 531-7.
5. Baird R, MacNab YC, Skarsgard ED, et al. Mortality prediction in congenital diaphragmatic hernia. J Pediatr Surg 2008; 43: 783-7.
6. Ballard RA, Truog WE, Cnaan A, et al. Inhaled nitric oxide in preterm infants undergoing mechanical ventilation. N Engl J Med. 2006;355:343–53. Erratum in: N Engl J Med 2007; 357: 1444-5.
7. Barrington KJ, Finer NN. Inhaled nitric oxide for respiratory failure in preterm infants. Cochrane Database Syst Rev 2007; 1: CD000509.
8. Bassler D, Plavka R, Shinwell ES, et al. Early inhaled budesonide for the prevention of bronchopulmonary dysplasia. N Engl J Med 2015; 373: 1497-506.
9. Beardsmore CS, Westaway J, Killer H, et al. How does the changing profile of infants who are referred for extracorporeal membrane oxygenation affect their overall respiratory outcome? Pediatrics 2007; 120: e762-8.
10. Been JV, Rours IG, Kornelisse RF, et al. Chorioamnionitis alters the response to surfactant in preterm infants. J Pediatr 2010; 156: 10-5.
11. Bhandari V, Finer NN, Ehrenkranz RA, et al. Synchronized nasal intermittent positive-pressure ventilation and neonatal outcomes. Pediatrics 2009; 124: 517-26.
12. The BOOST II United Kingdom, Australia, and New Zealand Collaborative Groups. Oxygen saturation and outcomes in preterm infants. N Engl J Med 2013; 368: 2094-104.
13. Bose C, Extremely Low Gestational Age Newborn Study Investigators. Fetal growth restriction and chronic lung disease among infants born before the 28th week of gestation. Pediatrics 2009; 124: e450-8.
14. Breatnach C, Conlon NP, Stack M, et al. A prospective crossover comparison of neurally adjusted ventilatory assist and pressure-support ventilation in a pediatric and neonatal intensive care unit population. Pediatr Crit Care Med 2010; 11: 7-11, 164-6.
15. Checkley W, West KP, Wise RA, et al. Maternal vitamin A supplementation and lung function in offspring. N Engl J Med 2010; 362: 1784-94.
16. Cools F, Offringa M, Askie LM. Elective high frequency oscillatory ventilation versus conventional ventilation for acute pulmonary dysfunction in preterm infants. Cochrane Database Syst Rev 2015; 3: CD000104.
17. Consortium on Safe Labor. Respiratory morbidity in late preterm births. JAMA 2010; 304 (4): 419-25.
18. Crowther CA, Haslam RR, Hiller JE, et al. Neonatal respiratory distress syndrome after repeat exposure to antenatal corticosteroids: a randomised controlled trial. Lancet 2006; 367: 1913-9.
19. Dargaville PA, Copnell B, Mills JF, et al. Randomized controlled trial of lung lavage with dilute surfactant for meconium aspiration syndrome. J Pediatr 2011; 158: 383-9.

20. Davis PG, Schmidt B, Roberts RS, et al. Caffeine for Apnea of Prematurity trial: benefits may vary in subgroups. J Pediatr 2010; 156: 382-7.
21. De Visser YP, Walther FJ, Laghmani EH, et al. Phosphodiesterase-4 inhibition attenuates pulmonary inflammation in neonatal lung injury. Eur Respir J 2008; 31: 633-44.
22. Doyle AU, Davis LW, Morley PG, et al. Outcome at 2 years of age of infants from the DART study: a multicenter, international, randomized, controlled trial of low-dose dexamethasone. Pediatrics 2007; 119: 716-21.
23. Engel WA, The Committee on Fetus and Newborn. Surfactant-replacement therapy for respiratory distress in the preterm and term neonate. Pediatrics 2008; 121: 419-32.
24. Farhath S, He Z, Nakhla T, et al. Pepsin, a marker of gastric contents, is increased in tracheal aspirates from preterm infants who develop bronchopulmonary dysplasia. Pediatrics 2008; 121: e253-9.
25. Field D, Elbourne D, Hardy P. Neonatal ventilation with inhaled nitric oxide vs. ventilatory support without inhaled nitric oxide for infants with severe respiratory failure born at or near term: the INNOVO multicentre randomised controlled trial. Neonatology 2007; 91: 73-82.
26. Finer NN, Rich W, Wang C, et al. Airway obstruction during mask ventilation of very low birth weight infants during neonatal resuscitation. Pediatrics 2009; 865-9.
27. Friedrich AU, Pitrez L, Stein PMC. Growth rate of lung function in healthy preterm infants. Am J Resp Crit Care Med 2007; 176: 1269-73.
28. Gadgua MM, Cutter GR, Abman SH, Kinsella JP. Effects of early inhaled nitric oxide therapy and vitamin A supplementation on the risk for bronchopulmonary dysplasia in premature newborns with respiratory failure. J Pediatr 2014; 164: 744-8.
29. Greenough A, Dimitriou G, Prendergast M, Milner AD. Synchronized mechanical ventilation for respiratory support in newborn infants. Cochrane Database Syst Rev 2008; (1): CD000456.
30. Gupta S, Sinha SK, Tin W, Donn SM. A randomized controlled trial of post-extubation bubble continuous positive airway pressure versus infant flow driver continuous positive airway pressure in preterm infants with respiratory distress syndrome. J Pediatr 2009; 154: 645-50.e2.
31. Hansen AU, Wisbork K, Uldbjerg N, Henriksen TB. Risk of respiratory morbidity in term infants delivered by elective caesarean section: cohort study. BMJ 2008; 336: 85-7.
32. Henderson-Smart DJ, Cools F, Bhuta T, Offringa M. Elective high-frequency oscillatory ventilation versus conventional ventilation for acute pulmonary dysfunction in preterm infants. Cochrane Database Syst Rev 2007; 18: CD000104.
33. Hibbs AM, Walsh MC, Martin RJ, et al. One-year respiratory outcomes of preterm infants enrolled in the Nitric Oxide (to prevent) Chronic Lung Disease trial. J Pediatr 2008; 153: 525-9.
34. Higgins RD, Bancalari E, Willinger M, Raju TNK. Executive summary of the workshop on oxygen in neonatal therapies: controversies and opportunities for research. Pediatrics 2007; 119: 790-6.
35. Hintz SR, Van Meurs KP, Peritt R, et al. Neurodevelopmental outcomes of premature infants with severe respiratory failure enrolled in a randomized controlled trial of inhaled nitric oxide. J Pediatr 2007; 151: 16-22.
36. Hofmeyr GJ, Xu H. Amnioinfusion for meconium-stained liquor in labour. Cochrane Database Syst Rev 2010; (1): CD000014.
37. Huddy CL, Bennett CC, Hardy P, et al. The INNOVO multicentre randomised controlled trial: neonatal ventilation with inhaled nitric oxide versus ventilatory support without nitric oxide for severe respiratory failure in preterm infants: follow up at 4–5 years. Arch Dis Child Fetal Neonatal Ed 2008; 93: F430-5.
38. Hülskamp G, Lum S, Stocks J, et al. Association of prematurity, lung disease and body size with lung volume and ventilation inhomogeneity in unsedated neonates: a multicentre study. Thorax 2009; 64: 240-5.
39. Kattwinkel J, Stewart C, Walsh B, et al. Responding to compliance changes in a lung model during manual ventilation: perhaps volume, rather than pressure, should be displayed. Pediatrics 2009; 123: e465-70.
40. Kinsella JP, Cutter GR, Walsh WF, et al. Early inhaled nitric oxide therapy in premature newborns with respiratory failure. N Engl J Med 2006; 355: 354-64.
41. Kinsella JP, Cutter GR , Steinhorn RH. Noninvasive inhaled nitric oxide does not prevent bronchopulmonary dysplasia in premature newborns. J Pediatr 2014; 165: 1104-8.
42. Kirpalani H, Millar D, Lemyre B, et al. A trial comparing noninvasive ventilation strategies in preterm infants. N Engl J Med 2013; 369: 611-20.
43. Konduri GG, Vohr B, Robertson C, et al. Early inhaled nitric oxide therapy for term and nearterm newborn infants with hypoxic respiratory failure: neurodevelopmental follow-up. J Pediatr 2007; 150: 235-40.
44. Kribs A, Roll C, Göpel W, et al. Nonintubated surfactant application vs conventional therapy in extremely preterm infants: a randomized clinical trial. JAMA Pediatr 2015; 169: 723-30.
45. Kubicka, ZJ, Limauro J, Darnall RA. Heated, humidified high-flow nasal cannula therapy: yet another way to deliver continuous positive airway pressure? Pediatrics 2008; 121: 82-8.
46. Kugelman A, Feferkorn I, Riskin A, et al. Nasal intermittent mandatory ventilation versus nasal continuous positive airway pressure for respiratory distress syndrome: a randomized, controlled, prospective study. J Pediatr 2007; 150: 521-6.

47. Laughon M, Alldred EN, Bose C, et al. Patterns of respiratory disease during the first 2 postnatal weeks in extremely premature infants. Pediatrics 2009; 123: 1124-31.
48. Lavoi PM, Pham C, Jang KL. Heritability of bronchopulmonary dysplasia, defined according to the consensus statement of the National Institutes of Health. Pediatrics 2008; 122: 479-85.
49. Lemyre B, Davis PG, De Paoli AG, Kirpalani H. Nasal intermittent positive pressure ventilation (NIPPV) versus nasal continuous positive airway pressure (NCPAP) for preterm neonates after extubation. Cochrane Database Syst Rev 2014; 9: CD003212.
50. Litmanovitz I, Carlo WA. Expectant management of pneumothorax in ventilated neonates. Pediatrics 2008; 122: e975-9.
51. Lista G, Castoldi F, Bianchi S, et al. Volume guarantee versus high-frequency ventilation: lung inflammation in preterm infants. Arch Dis Child 2008; 93: F252-6.
52. Logan JW, Rice HE, Goldberg RN, Cotton CM. Congenital diaphragmatic hernia: a systematic review and summary of best-evidence practice strategies. J Perinatol 2007; 27: 535-49.
53. Mahut B, De Blic J, Emond S, et al. Chest computed tomography findings in bronchopulmonary dysplasia and correlation with lung function. Arch Dis Child 2007; 92: F459-64.
54. Manley BJ, Owen LS, Doyle LW, et al. High-flow nasal cannulae in very preterm infants after extubation. N Engl J Med 2013; 369: 1425-33.
55. Marlow N, Greenough A, Peacock JL, et al. Randomised trial of high frequency oscillatory ventilation or conventional ventilation in babies of gestational age 28 weeks or less: respiratory and neurological outcomes at 2 years. Arch Dis Child Fetal Neonatal Ed 2006; 91: F320-6.
56. McEvoy C, Schilling D, Spitale P, et al. Decreased respiratory compliance in infants less than or equal to 32 weeks' gestation, delivered more than 7 days after antenatal steroid therapy. Pediatrics 2008; 121: e1032-8.
57. Mercier JC, Hummler H, Durrmeyer X, et al. Inhaled nitric oxide for prevention of bronchopulmonary dysplasia in premature babies (EUNO): a randomised controlled trial. Lancet 2010; 376: 346-54.
58. Miller TL, Zhu Y, Altman AR, et al. Sequential alterations of tracheal mechanical properties in the neonatal lamb: effect of mechanical ventilation. Pediatr Pulm 2007; 42: 141-9.
59. Morley CJ, Davis PG, Doyle LW, et al. Nasal CPAP or intubation at birth for very preterm infants. N Engl J Med. 2008;358:700–8. Erratum in: N Engl J Med 2008; 358: 1529.
60. Murphy KE, Hannah ME, Willan AR, et al. Multiple courses of antenatal corticosteroids for preterm birth (MACS): a randomized controlled trial. Lancet 2008; 372: 2143-51.
61. Nixon PA, Washburn LK, Schechter MS, O'Shea TM. Follow-up study of a randomized controlled trial of postnatal dexamethasone therapy in very low birth weight infants: effects on pulmonary outcomes at age 8 to 11 years. J Pediatr 2007; 150: 345-50.
62. Patel DS, Rafferty GF, Lee S, et al. Work of breathing during SIMV with and without pressure support. Arch Dis Child 2009; 94: 434-6.
63. Patel DS, Sharma A, Prendergast M, et al. Work of breathing and different levels of volumetargeted ventilation. Pediatrics 2009; 123: e679-84.
64. Pfister RH, Soll RF, Wiswell T. Protein containing synthetic surfactant versus animal derived surfactant extract for the prevention and treatment of respiratory distress syndrome. Cochrane Database Syst Rev 2007; 4: CD006069.
65. Rabi Y, Rabi D, Yee W. Room air resuscitation of the depressed newborn: a systematic review and meta-analysis. Resuscitation 2008; 72: 353-63.
66. Ramanathan R, Sekar KC, Rasmussen M, et al. Nasal intermittent positive pressure ventilation after surfactant treatment for respiratory distress syndrome in preterm infants <30 weeks' gestation: a randomized, controlled trial. J Perinatol 2012; 32: 336-43.
67. Rojas MA, Lozano JM, Rojas MX, et al. Very early surfactant without mandatory ventilation in premature infants treated with early continuous positive airway pressure: a randomized, controlled trial. Pediatrics 2009; 123: 137-42.
68. Sai Sunil Kishore M, Dutta S, Kumar P. Early nasal intermittent positive pressure ventilation versus continuous positive airway pressure for respiratory distress syndrome. Acta Paediatr 2009; 98: 1412-5.
69. Salvo V, Lista G, Lupo E, et al. Noninvasive ventilation strategies for early treatment of RDS in preterm infants: an RCT. Pediatrics 2015; 135 (3): 444-51.
70. Schmidt B, Roberts RS, Davis P, et al. Caffeine therapy for apnea of prematurity. N Engl J Med 2006; 354: 2112-21.
71. Schmidt B, Roberts RS, Davis P, et al. Long-term effects of caffeine therapy for apnea of prematurity. N Engl J Med 2007; 357: 1893-902.
72. Scopesi F, Calevo MG, Rolfe P, et al. Volume targeted ventilation (volume guarantee) in the weaning phase of premature newborn infants. Pediatr Pulm 2007; 42: 864-70.
73. Sharma A, Greenhough A. Survey of neonatal respiratory support strategies. Acta Paediatr 2007; 96: 1115-7.
74. Sharma A, Milner AD, Greenough A. Performance of neonatal ventilators in volume targeted ventilation mode. Acta Paediatr 2007; 96: 176-80.

75. Singh J, Sinha SK, Alsop E, et al. Long term follow-up of very low birthweight infants from a neonatal volume versus pressure mechanical ventilation trial. Arch Dis Child Fetal Neonatal Ed 2009; 94: F360-2.
76. Stenson B, Brocklehurst P, Tarnow-Murdi W. Increased 36-week survival with high oxygen saturation target in extremely preterm infants. N Engl J Med 2011; 364: 1680-2.
77. Stevens TP, Harrington EW, Blennow M, Soll RF. Early surfactant administration with brief ventilation vs. selective surfactant and continued mechanical ventilation for preterm infants with or at risk for respiratory distress syndrome. Cochrane Database Syst Rev 2007; 4: CD003063.
78. Stevens TP, Finer NN, Carlo WA, et al. Respiratory outcomes of the surfactant positive pressure and oximetry randomized trial (SUPPORT). J Pediatr 2014; 165: 240-9.
79. Straustrup A, Trasande L. Epidemiological characteristics and resource use in neonates with bronchopulmonary dysplasia: 1993–2006. Pediatrics 2010; 126: 291-6.
80. Staustrup A, Tresande L, Holzman IR. Randomized controlled trial of restrictive fluid management in transient tachypnea of the newborn. J Pediatr 2012; 160: 38-43.
81. SUPPORT Study Group of the Eunice Kennedy Shriver NICHD Neonatal Research Network, Finer NN, Carlo WA, et al. Early CPAP versus surfactant in extremely preterm infants. N Engl J Med 2010; 362: 1970-9. Errata en: N Engl J Med 2010; 362: 2235.
82. SUPPORT Study Group of the Eunice Kennedy Shriver NICHD Neonatal Research Network, Carlo WA, Finer NN, et al. Target ranges of oxygen saturation in extremely preterm infants. N Engl J Med 2010; 362: 1959-69.
83. Sweet D, Bevilacqua G, Carnielli V, et al. European consensus guidelines on the management of neonatal respiratory distress syndrome. J Perinat Med 2007; 35: 175-86.
84. Tingay DG, Mills JF, Morley CJ, et al. Trends in use and outcome of newborn infants treated with high frequency ventilation in Australia and New Zealand, 1996–2003. J Paediatr Child Health 2007; 43: 160-6.
85. Telford K, Waters L, Vyas H, et al. Outcome after neonatal continuous negative-pressure ventilation: follow-up assessment. Lancet 2006; 367: 1080-5.
86. Tita AT, Landon MB, Spong CY, et al. Timing of elective repeat cesarean delivery at term and neonatal outcomes. N Engl J Med 2009; 360: 111-20.
87. Trevisanuto D, Cavallin F, Nguyen LN, et al. Supreme laryngeal mask airway versus face mask during neonatal resuscitation: a randomized controlled trial. J Pediatr 2015; 167: 286-91.
88. van den Hout L, Reiss I, Felix JF, et al. Risk factors for chronic lung disease and mortality in newborns with congenital diaphragmatic hernia. Neonatology 2010; 98: 370-80.
89. Vargas-Origel A, Gomez-Rodriguez G, Aldana-Valenzuela C, et al. The use of Sildenafil in persistent pulmonary hypertension of the newborn. Am J Perinatol 2010; 27: 225-30.
90. Vaucher YE, Peralta-Carcelen M, Finer N, et al. Neurodevelopmental outcomes in the early CPAP and pulse oximetry trial. J Pediatr 2014; 165: 240-9.
91. Vento M, Moro M, Escrig R, et al. Preterm resuscitation with low oxygen causes less oxidative stress, inflammation, and chronic lung disease. Pediatrics 2009; 124: e439-49.
92. Ventolini G, Neiger R, Mathews L, et al. Incidence of respiratory disorders in neonates born between 34 and 36 weeks of gestation following exposure to antenatal corticosteroids between 24 and 34 weeks of gestation. Am J Perinatol 2008; 25: 79-83.
93. Verlato G, Cogo PE, Balzani M, et al. Surfactant status in preterm neonates recovering from respiratory distress syndrome. Pediatrics 2008; 122: 102-8.
94. Walsh MC, Hibbs AM, Martin CR, et al. Two-year neurodevelopmental outcomes of ventilated preterm infants treated with inhaled nitric oxide. J Pediatr 2010; 156: 556-61.
95. Walsh MC, Laptook A, Kazzi SN, et al. A cluster-randomized trial of benchmarking and multimodal quality improvement to improve rates of survival free of bronchopulmonary dysplasia for infants with birth weights of less than 1250 grams. Pediatrics 2007; 119: 876-90.
96. Watson RS, Clermont G, Kinsella JP, et al. Clinical and economic effects of iNO in premature newborns with respiratory failure at 1 year. Pediatrics 2009; 124: 1333-43.
97. Wintermark P, Tolsa JF, Van Melle G, et al. Long-term outcome of preterm infants treated with nasal continuous positive airway pressure. Eur J Pediatr 2007; 166: 473-83.
98. Wyllie J, Perlman JM, Kattwinkel J, Neonatal Resuscitation Chapter Collaborators, et al. Part 7: neonatal resuscitation: 2015 international consensus on cardiopulmonary resuscitation and emergency cardiovascular care science with treatment recommendations. Resuscitation 2015; 95: e169-201.
99. Zivanovic S, Peacock J, Alcazar-Paris M, et al. Late outcomes of a randomized trial of highfrequency oscillation in neonates. N Engl J Med 2013; 369: 1425-33.
100. Zupancic JAF, Hibbs AM, Palmero L, et al. Economic evaluation of inhaled nitric oxide in preterm infants undergoing mechanical ventilation. Pediatrics 2009; 124: 1325-32.

Sección 16

Estudios de casos ventilatorios

100

Estudios de casos ventilatorios

Brooke D. Vergales • Jay P. Goldsmith

Caso 1

Niño A:

A. Información prenatal:
   1. Madre: 32 años de edad; G:6, P:2 → 3; se presentó a las 24 semanas de gestación con contracciones tipo Braxton Hicks y se encontró que tenía dilatación avanzada del cuello uterino.
   2. Sin tiempo para administrar corticoides antes del nacimiento; sin evidencia clínica de infecciones.

B. Información del paciente:
   1. Peso de 700 g, varón, nacimiento de emergencia por cesárea, debido a posición transversa. Puntuaciones de Apgar de 7 (1 min) y 7 (5 min).
   2. Intubado a los 4 min de vida, pulmones rígidos que requerían presiones ventilatorias elevadas.
   3. Surfactante administrado a los 14 min de edad en la sala de partos.

C. Hallazgos físicos:
   1. Dificultad respiratoria grave: retracciones, intercambio gaseoso insuficiente y rales húmedos bilaterales.
   2. Hipotonía adecuada para la edad gestacional.
   3. Párpados fusionados, escasa integridad cutánea y venas visibles.

D. Evolución clínica:
   1. Ventilación mecánica convencional (VMC; ventilación con volumen garantizado: incremento del soporte ventilatorio hasta un V_T de 6 mL/kg con presiones inspiratorias pico (PIP) de 25 cm H_2O a 30 cm H_2O, presión positiva al final de la espiración (PEEP) de 6 cm H_2O, frecuencia de treinta respiraciones por minuto (rpm), FiO_2 de 0,6 a 1,0 para mantener valores de gases en sangre aceptables. Se cambió a ventilación de alta frecuencia oscilatoria (VAFO), debido a volúmenes corrientes y PIP elevados.
   2. Disminución de la presión arterial. Se inició dopamina.
   3. Incremento de la retención de CO_2 a pesar del aumento de *DP* y de la presión media en la vía aérea (PMVA).
   4. Nueva administración de surfactante a través del tubo endotraqueal a las 12 h de edad.

E. Radiografías de tórax:
   1. Figura 100.1: Radiografía de tórax (RT) 1 h después del nacimiento que muestra síndrome de dificultad respiratoria (SDR) grave con aspecto de vidrio esmerilado, broncogramas aéreos y volumen pulmonar disminuido.
   2. Figura 100.2: RT tomada a las 15 h de vida que muestra microrradiolucencias generalizadas en todos los campos pulmonares, con áreas de bullas grandes e hiperinsuflación leve.

F. Valores de laboratorio:
   1. Hemograma normal, PCR < 0,3.
   2. Hipercapnia y acidosis crecientes con aumento del déficit de bases en las primeras 15 h de vida.

G. Diagnóstico diferencial:
   1. SDR grave complicado con enfisema intersticial pulmonar (EIP).
   2. Posible neumonitis necrosante (duda, demasiado temprano).
   3. Posible enfisema lobar o malformación pulmonar congénita (duda, proceso patológico demasiado generalizado).

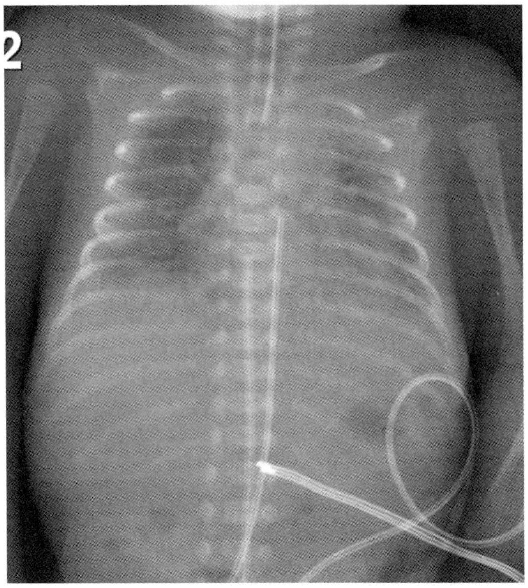

Figura 100.1 Radiografía de tórax 1 hora después del nacimiento, que muestra aspecto de vidrio esmerilado, broncogramas aéreos y volumen pulmonar disminuido, compatible con síndrome de dificultad respiratoria (SDR).

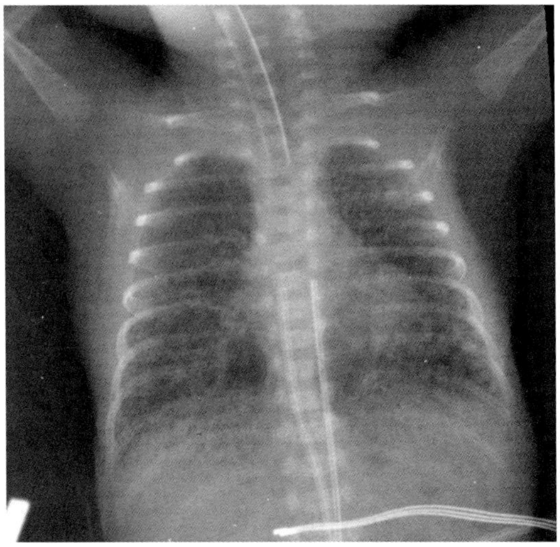

Figura 100.2 Radiografía de tórax tomada a las 15 h de vida que muestra microrradiolucencias generalizadas en todos los campos pulmonares, con áreas de bullas e hiperinsuflación.

H. Tratamientos posibles:
 1. Transición a ventilación *jet* de alta frecuencia (VJAF): estrategia de bajo volumen.
 2. Comenzar con heliox inhalado como estrategia para controlar la elevación de la PCO_2 y de la acidosis (aunque la FiO_2 es demasiado alta y su utilización en neonatos prematuros no está establecida).
 3. Pleurotomías lineales o escarificación pulmonar con creación de neumotórax y colocación de tubos torácicos.
 4. Terapia posicional o insuflación de un solo pulmón mediante intubación selectiva (funciona mejor en el EIP unilateral).
 5. Oclusión bronquial homolateral con catéter de Swan-Ganz (pocos casos informados en EIP unilateral).

I. Desenlace:
 1. Tratamiento conservador y ventilación de alta frecuencia oscilatoria sin éxito; transición a VJAF.
 2. El paciente desarrolló un neumotórax espontáneo a las 28 h (Figura 100.3), que fue mitigado mediante la inserción de un tubo torácico cola de cerdo (*pigtail*).
 3. Soporte ventilatorio prolongado con desarrollo de displasia broncopulmonar (DBP) y hemorragia intraventricular (HIV) grado 2.
 4. Dado de alta a los 5 meses de edad, con ventilación mecánica en el hogar y traqueostomía.

Bibliografía de consulta

Donn SM. Neonatal ventilators: how do they differ? J Perinatol 2009; 29: s73-8.
Greenough A, Dixon AK, Roberton NR. Pulmonary interstitial emphysema. Arch Dis Child 1984; 59: 1046.
Kezler M. State of the art in conventional mechanical ventilation. J Perinatol 2009; 1-14.

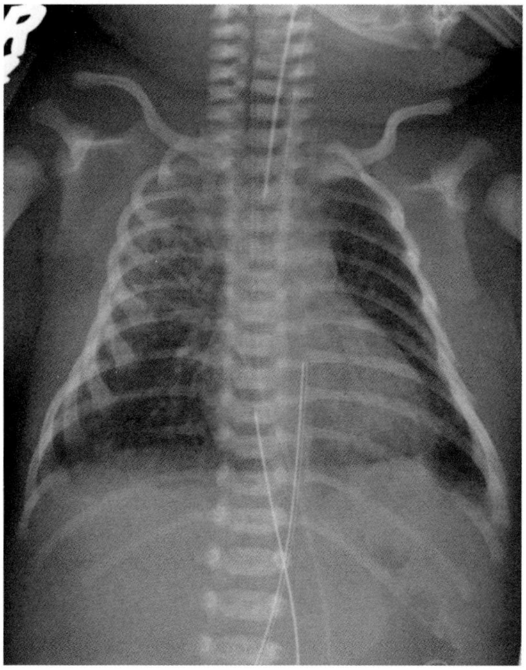

Figura 100.3 Radiografía de tórax luego de un neumotórax espontáneo del lado izquierdo a las 28 h de vida, que fue mitigado con la inserción de un tubo torácico cola de cerdo (*pigtail*).

Keszler M, Donn SM, Bucciarelli RL, et al. Multicenter controlled trial comparing high-frequency jet ventilation and conventional mechanical ventilation in newborn infants with pulmonary interstitial emphysema. J Pediatr 1991; 119: 85.
Phatek RS, Pairaudeau CF, Smith CJ, Pairaudeau PW, Klonin H. Heliox with inhaled nitric oxide: a novel strategy for severe localized interstitial pulmonary emphysema in preterm neonatal ventilation. Respir Care 2008; 53: 12.
Stefanescu BM, Frewan N, Slaughter JC, O'Shea TM. Volume guarantee pressure support ventilation in extremely preterm infants and neurodevelopmental outcome at 18 months . J Perinatol 2015; 35 (6): 419-23; doi:10.1038/jp.2014.228. pub 2015 Jan 8.
Verma RP, Chandra S, Niwas R, Komaroff E. Risk factors and clinical outcomes of pulmonary interstitial emphysema in extremely low birth weight infants. J Perinatol 2006; 26: 197-200.

Caso 2

Niño B:

A. Información prenatal:
   1. Madre: 18 años de edad; G:2, P:1 → 2; de término.
   2. Embarazo informado como no complicado.

B. Información del paciente:
   1. Peso de 3150 g, mujer, nacida por parto vaginal precipitado; presentación cefálica.
   2. Líquido amniótico meconial espeso.
   3. La niña estaba flácida y no respiraba al nacer; fue puesta sobre la cuna radiante.
   4. Estimulada y secada con toallas calientes luego de la aspiración orofaríngea.
   5. Puntuaciones de Apgar de 4 (1 min) y 9 (5 min).

C. Tratamiento inicial:
   1. Oxígeno a través de halo (FiO_2 = 0,4).
   2. Primer análisis de gases en sangre arterial a los 30 min de edad: pH = 7,19; $PaCO_2$ = 54 Torr; PaO_2 = 29 Torr.
   3. Intubación; ingresa a VMC: PIP de 20 cm H_2O, frecuencia de treinta respiraciones por minuto y PEEP de 4 cm H_2O.
   4. Estudios para sepsis → inicio de antibióticos.

D. Rx Tx inicial, antes de la intubación (*v.* Figura 23.9):
   1. Ocupación alveolar bilateral.
   2. Cardiomegalia leve.
   3. Hiperinsuflación: diafragmas aplanados.

E. Evolución clínica:
   1. Paciente tratada por síndrome de aspiración de meconio, (hipertensión pulmonar persistente del recién nacido [HPPRN]).
   2. La saturación de oxígeno disminuía a menos del 60% cuando la paciente se agitaba → se inició goteo de fentanilo a 1 mg/kg/h.

3. Aumentos de los parámetros respiratorios de la ventilación ciclada por tiempo y limitada por presión, hasta una PIP de 30 cm H_2O y FiO_2 de 0,6.
4. Gases en sangre arterial en estos contextos: pH 7,31; PCO_2 31; PO_2 28, EB –9.

F. Evaluaciones clínicas adicionales:
1. El ecocardiograma 2D reveló anatomía cardíaca normal y ausencia de *shunt* de derecha a izquierda.
2. Empeoramiento de la radiografía de tórax (Figura 100.4).
3. Análisis del gráfico de la onda pulmonar (*v.* Figura 22.5)

G. Opciones terapéuticas:
1. VAFO.
2. Surfactante.
3. Óxido nítrico inhalado (ONi).
4. Epoprostenol endovenoso o inhalado.
5. Permitir al paciente despertarse, normalizar los gases en sangre y destete rápido del ventilador utilizando los gráficos pulmonares y los gases en sangre para monitorear el atrapamiento de aire y el equilibrio V/Q.

H. Desenlace:
1. El ecocardiograma 2D normal y los gráficos pulmonares revelaron una presión arterial pulmonar normal.
2. Paciente con ventilación excesiva iatrogénica.
3. Se permitió a la paciente despertarse y respirar por su cuenta:
   a. Normalización del equilibrio V/Q.
   b. Destete rápido de los ajustes del ventilador.
4. Extubación de la paciente en las siguientes 24 h y dada de alta 6 días más tarde.

Bibliografía de consulta

Bhutani VK, Benitz WE. Pulmonary function and graphics. En: Goldsmith JP, Karotkin EH (eds). Assisted ventilation of the neonate. 5ª ed. Philadelphia: Elsevier, 2010; p. 306-20.
Donn SM. Neonatal and pediatric pulmonary graphics: principles and clinical applications. Armonk: Futura, 1997.
Kezler M, Abubakar MK. Physiologic principles. En: Goldsmith JP, Karotkin EH (eds). Assisted ventilation of the neonate. 5ª ed. Philadelphia: Elsevier, 2010; p. 19-46.

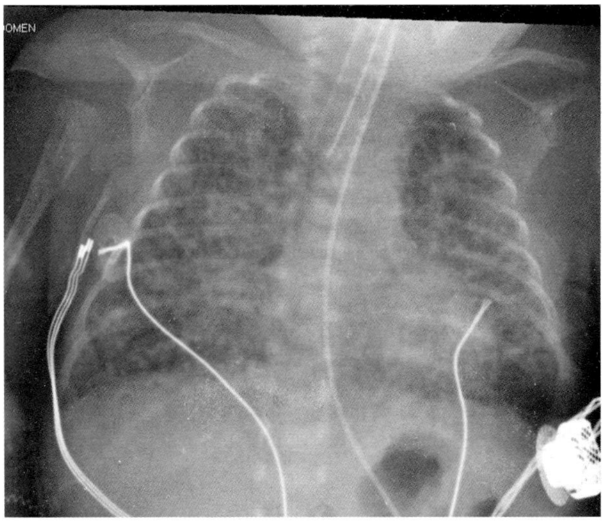

Figura 100.4 Radiografía de tórax a las 24 h, que muestra hiperinsuflación, corazón pequeño y ausencia de escapes de aire.

Caso 3

Niño C:

A. Información prenatal:
1. Madre: 37 años de edad; G:4, P:3 → 4; parto inducido a las 41 semanas de gestación.
2. Postérmino y movimiento fetal disminuido durante 2 días.

B. Información del paciente:
1. Peso de 3810 g, mujer, parto vaginal, presentación cefálica, asistida con extracción por vacío bajo anestesia epidural.
2. Circular de cordón ajustada.
3. Puntuaciones de Apgar de 4 (1 min) y 6 (5 min).

4. Valores iniciales de gases en sangre arterial en la primera hora con halo de oxígeno (FiO_2 de 0,4): pH de 7,12, $PaCO_2$ de 83 Torr y PaO_2 de 44 Torr.
5. Intubada, sometida a ventilación ciclada por tiempo y limitada por presión. Colocación de catéter arterial umbilical para monitoreo de la presión arterial y de los gases en sangre; catéter venoso umbilical doble lumen como vía de acceso.

C. Hallazgos físicos:
1. Dismadurez, descamación de la piel, tejido subcutáneo reducido y uñas largas.
2. Incremento del diámetro anteroposterior del tórax, rales gruesos inspiratorios y taquipnea.
3. Acrocianosis, hipotonía.

D. Resultados de la radiografía de tórax/de laboratorio:
1. Rx Tx: campos pulmonares algodonosos, diafragma plano y ausencia de escapes de aire (*v.* Figura 23.11).
2. Recuento de glóbulos blancos: 27 200 con desviación a la izquierda; plaquetas: 110 000.
3. Glucosa y calcio normales.
4. Perfil metabólico normal a las 12 h de vida.

E. Evolución clínica:
1. Administración de antibióticos, líquidos de mantenimiento a 80 mL/kg/día.
2. Sedación.
3. Recibió dos bolos de solución fisiológica normal, luego se inició dopamina para tratar la hipotensión.
4. Ecocardiograma 2D: incremento de la resistencia vascular pulmonar con *shunt* de derecha a izquierda en el foramen oval y del conducto arterioso.
5. La Rx Tx repetida mostró diafragmas aplanados, líquido intersticial, corazón pequeño y ausencia de escapes de aire.
6. La FiO_2 se elevó hasta 0,6, aumento de los ajustes ventilatorios hasta una PMVA = 16 cm H_2O. Incapacidad de oxigenar adecuadamente (PaO_2 menor de 50 Torr).

F. Diagnóstico:
1. HPPRN.
2. Sospecha de retorno venoso pulmonar anómalo total u otra anomalía cardíaca congénita (duda ante la observación de una anatomía cardíaca normal en el ecocardiograma 2D).

G. Tratamientos posibles:
1. Transición a VAFO.
2. Óxido nítrico inhalado (el uso de ONi a una menor FiO_2 en lugar de esperar a que la niña esté con oxígeno al 100% ha mostrado ser beneficioso).
3. Surfactante.
4. Flolan® (epoprostenol) inhalado o EV continuo.
5. Bosentán (antagonista del receptor de endotelina).
6. Oxigenación por membrana extracorpórea (ECMO).

H. Fracaso de la ventilación mecánica:
1. Incapacidad de lograr una oxigenación adecuada (PaO_2 inaceptablemente baja e índice de oxigenación alto).
2. Incapacidad de lograr una ventilación adecuada ($PaCO_2$ inaceptablemente alta).
3. Ajustes ventilatorios tóxicos (ocasionan secuelas pulmonares inaceptables) o parámetros ventilatorios predictivos de mal resultado.
4. Flujo sanguíneo pulmonar inadecuado.

I. Índices predictivos de mal resultado (neonatos de término o prematuros tardíos): indicaciones de ECMO:
1. Gradiente alvéolo-arterial de oxígeno ($AaDO_2$):
   a. $AaDO_2 = (760 - 47) - PaCO_2 - PaO_2$:
      760 mmHg = presión atmosférica
      47 mmHg = vapor de agua
   b. $AaDO_2 > 610$ mmHg × 8 h o > 605 mmHg × 4 h si PIP > 38 cmH_2O:
2. Índice de oxigenación (IO):
   a.
   $$IO = \frac{100 \times (PMVA) \times (FiO_2)}{PaO_2}$$
   PMVA = presión media en la vía aérea
   b. Un IO mayor de 40 en tres análisis de gases en sangre con una separación de 30 min es predictivo de alta mortalidad.
3. Refractario al tratamiento ($PaO_2 < 55$ Torr y pH < 7,25 × 3 h).
4. Barotrauma (escapes de aire múltiples o persistentes).
5. Inestabilidad hemodinámica incontrolable.

J. Desenlace:
1. Transición a VAFO y administración de ONi, 20 ppm.
2. IO mayor de 50 durante 3 h.
3. Inicio de Flolan® EV continuo.
4. IO mayor de 40 durante 3 h más.
5. Sometida a ECMO durante 140 h.
6. Decanulación y extubación sin dificultad.
7. Dada de alta con examen físico normal a los 17 días de edad.

Bibliografía de consulta

Arensman RA, Short BL. Extracorporeal membrane oxygenation. En: Goldsmith JP, Karotkin EH (eds). Assisted ventilation of the neonate. 5ª ed. Philadelphia: Elsevier, 2010.

Bendapudi P, Rao GG, Greenough A. Diagnosis and management of persistent pulmonary hypertension of the newborn. Paediatr Respir Rev 2015; 157-61.

Jain A, McNamara PJ. Persistent pulmonary hypertension of the newborn: advances in diagnosis and treatment . Semin Fetal Neonatal Med 2015; 20 (4): 262-71; doi:10.1016/j.siny.2015.03.001.

Kelly LK, Porta NFM, Goodman DM, et al. Inhaled prostacyclin for term infants with persistent pulmonary hypertension refractory to inhaled nitric oxide. J Pediatr 2002; 141: 6.

Roberts JD Jr., Fineman JR, Morin FC III, et al. Inhaled nitric oxide and persistent pulmonary hypertension of the newborn. The Inhaled Nitric Oxide Study Group. N Engl J Med 1997; 336: 605.

Steinhorn, RH. Neonatal pulmonary hypertension. Pediatr Crit Care Med 2010; S79-84.

UK Collaborative ECMO Trial Group. UK Collaborative randomised trial of neonatal extracorporeal membrane oxygenation. Lancet 1996; 384: 75.

Caso 4

Niño D:

A. Información prenatal:
1. Madre: 34 años de edad; G:2, P:1 → 2, con buen cuidado prenatal.
2. Ecografía a las 20 semanas: interpretada como normal.
3. Ecografías a las 28 y 32 semanas realizadas para evaluar el crecimiento, debido a la presencia de cordón con dos vasos, también interpretadas como normales.
4. Análisis de laboratorio prenatales: O+, hepatitis B negativa, VIH negativo y EGB negativo.
5. Trabajo de parto espontáneo en hospital nivel I a las 39 semanas de gestación.

B. Información del paciente:
1. Peso 3445 g, varón, nacido por parto vaginal espontáneo sin complicaciones.
2. Puntuaciones de Apgar de 8 (1 min) y 9 (5 min), con leves retracciones detectadas al nacer; frecuencia cardíaca mayor de 100.
3. La taquipnea y las retracciones empeoraron en las primeras 12 h de vida.

C. Hallazgos físicos a las 12 h de edad:
1. Dificultad respiratoria grave, retracciones profundas y ruidos respiratorios disminuidos del lado izquierdo.
2. Tórax en tonel y abdomen excavado.
3. Ausencia de soplo, pero ruidos cardíacos mejor auscultados del lado derecho del tórax.

D. Evolución clínica:
1. Se lo mantuvo en aire ambiente y tuvo saturación adecuada en la sala de partos. Se lo mantuvo en observación para detectar resolución de lo que se consideraba un caso de taquipnea transitoria del recién nacido.
2. El estado respiratorio empeoró en las siguientes 12 h y desarrolló retracciones graves y quejido con desaturación.
3. Hemograma completo, hemocultivo e inicio de antibióticos.
4. Rx Tx obtenida en el sector de observación de recién nacidos (Figura 100.5): intestino en el hemitórax izquierdo, compatible con hernia diafragmática congénita.
5. Intubado a las 12 h de vida luego del diagnóstico.
6. Colocación de tubo orogástrico para descompresión.
7. Transferido a una UCIN de nivel III.
8. Sometido a VAFO al ingresar a la UCIN de nivel III.
9. Requirió FiO_2 de 1,0; se inició ONi a 20 ppm: FiO_2 de 0,4.
10. Interconsulta con cirugía.

E. Diagnóstico: hernia diafragmática congénita izquierda.

F. Diagnósticos diferenciales:

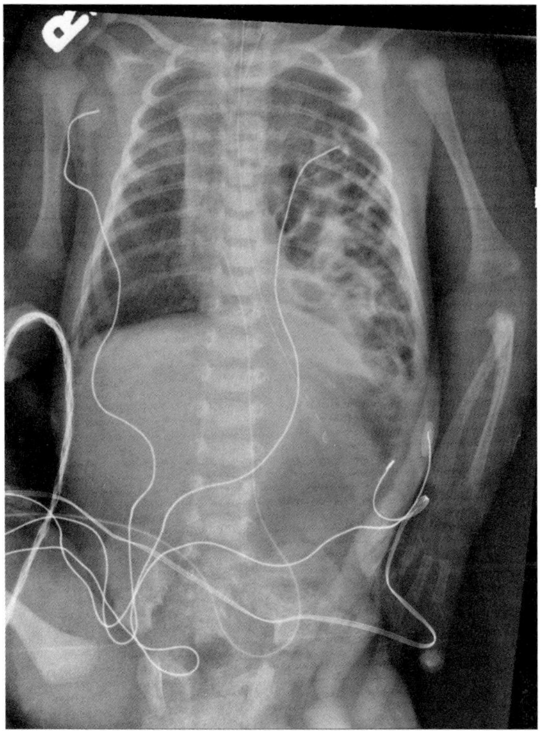

Figura 100.5 Radiografía de tórax a las 12 h de edad que muestra intestino en el hemitórax izquierdo y desplazamiento del mediastino hacia la derecha.

1. Lesiones quísticas pulmonares.
2. Antes de que el hemitórax muestre aire intestinal, un pulmón opaco se puede confundir con atelectasia o derrame.

G. Tratamiento:
1. Ventilación gentil:
    a. VAFO con PMVA para mantener una adecuada expansión torácica (8 a 9 costillas en la Rx Tx). La VJAF es una alternativa aceptable.
    b. Mantener el pH (7,30 a 7,35) y permitir una hipercapnia permisiva siempre y cuando el pH sea mayor de 7,30.
2. ECMO: si la VAFO junto con el ONi no pueden lograr un intercambio gaseoso adecuado. Además, el uso de ONi es controvertido en casos de HDC.
3. Cirugía electiva una vez el paciente está estabilizado con la ventilación y preferentemente sin ECMO (controvertido).

H. Desenlace:
1. Mantenido con ventilación gentil con VAFO y ONi. Sin necesidad de ECMO.
2. HDC reparada en la primera semana de vida.
3. Extubación a CPAP nasal a las 2 semanas de vida y aire ambiente a las 3 semanas de vida.
4. Dado de alta con alimentación enteral completa en el primer mes de vida.

Bibliografía de consulta

Chiu P, Hedrick HL. Postnatal management and long-term outcome for survivors with congenital diaphragmatic hernia. Prenat Diagn 2008; 28: 592-603.

Keijzer R, Puri P. Congenital diaphragmatic hernia. Semin Pediatr Surg 2010; 19: 180-5.

Migliazza L, Colombo A, et al. Retrospective study of 111 cases of congenital diaphragmatic hernia treated with early high-frequency oscillatory ventilation and pre-surgical stabilization. J Pediatr Surg 2007; 42 (9): 1526-32.

Puligandla PS, Grabowski J, Austin M, et al. Management of congenital diaphragmatic hernia: a systematic review from the APSA outcomes and evidence based practice committee. J Pediatr Surg 2015; 50 (11): 1958-70.

Caso 5

Niño E:

A. Información prenatal:
1. Madre: 28 años de edad; G:4, P:2 → 3; madre con cuidados prenatales limitados.
2. Estado fetal no alentador (líquido amniótico meconial) a las 39 semanas y 4 días de gestación.

B. Información del paciente:

1. Peso de 3200 g, varón, nacido mediante cesárea de urgencia en hospital de nivel II.
2. Puntuaciones de Apgar de 1 (1 min), 3 (5 min) y 7 (10 min).
3. Intubado y ventilado en la sala de partos; sin necesidad de medicación ni compresiones torácicas.
4. Extubación → CPAP +6; pH de 7,16 a 1 hora de edad → reintubación.
5. Transportado a una UCIN de nivel III.

C. Examen físico al momento de la internación:
1. Deprimido, con esfuerzo respiratorio limitado e hipotónico con reflejos deprimidos.
2. Dificultad respiratoria moderada: taquipnea, retracciones y rales en las bases pulmonares.
3. Hígado 4 cm por debajo del reborde costal derecho.

D. Radiografía de tórax al momento de la internación (*v.* Figura 23.8):
1. Hiperinsuflación.
2. Opacidades alveolares bilaterales de distribución parcheada, compatibles con síndrome de aspiración o retención de líquido pulmonar.

E. Valores de laboratorio:
1. Hemograma normal con trombocitopenia leve; paneles de función renal y hepática normales.
2. Excelentes valores de gases en sangre arterial a pesar del soporte ventilatorio mínimo (PMVA = 7 cm H_2O).

F. Evolución clínica:
1. Reunía los criterios y fue colocado en un colchón de hipotermia por encefalopatía durante 72 h.
2. Varios problemas técnicos con el tubo endotraqueal, que se consideraron secundarios a taponamiento o desplazamiento.
3. Soplo cardíaco detectado el día 3 → ecocardiograma bidimensional → normal.
4. Destete del enfriamiento el día 3 y se realizaron intentos de extubación entre los días 4 y 7 sin éxito a pesar de una PIP y una frecuencia bajas y adecuadas, con ventilación convencional.

G. Fracaso de la extubación: diagnóstico diferencial (*v.* Tabla 100.1).

Tabla 100.1 Principales causas de fracaso de la extubación

I. Pulmonares
A. Enfermedad pulmonar primaria no resuelta B. Atelectasia posextubación C. Insuficiencia pulmonar del prematuro D. Enfermedad pulmonar crónica E. Eventración, parálisis o disfunción del diafragma F. Neumonía
II. Vía aérea superior
A. Edema o exceso de secreciones traqueales B. Estenosis subglótica C. Laringotraqueomalacia D. Anillo vascular congénito E. Traqueobronquitis necrosante
III. Cardiovasculares
A. *Shunt* de izquierda a derecha: conducto arterioso permeable B. Sobrecarga hídrica C. Cardiopatía congénita con incremento del flujo pulmonar
IV. Sistema nervioso central (SNC)
A. Apnea, hipopnea (inmadurez extrema) B. Hemorragia intraventricular/leucomalacia periventricular C. Daño cerebral hipóxico isquémico/convulsiones D. Fármacos sedantes, depresores o narcóticos E. Infección del SNC F. Bloqueo neuromuscular prolongado
V. Misceláneas
A. Diagnóstico no reconocido (parálisis nerviosa, miastenia *gravis*, etc.) B. Sepsis/hipertermia C. Anomalía metabólica/desequilibrios electrolíticos graves/alcalosis D. Malnutrición/debilidad E. Distensión abdominal grave y diafragmas elevados

Modificado de: Goldsmith JP, Karotkin EH. Assisted ventilation of the Neonate, 5.ª ed. Filadelfia: Elsesvier, 2010; p. 123. Con autorización.

H. Nueva Rx Tx y TC a los 7 días de edad (*v.* Figura 23.26):
   1. Hiperinsuflación importante.
   2. Pérdida de volumen en ambos lóbulos superiores.
I. Complementos para el destete y la extubación exitosos:
   1. Transición a ventilación con presión de soporte o CPAP.
   2. Diuréticos y broncodilatadores.
   3. Metilxantinas, adrenalina racémica o corticoides sistémicos periextubación.
J. Diagnóstico diferencial y desenlace:
   1. Posible laringomalacia secundaria a encefalopatía (no tendría hiperinsuflación en la Rx Tx).
   2. Esofagograma con bario, cateterismo cardíaco → anillo vascular verdadero con arco aórtico doble.
   3. Disección quirúrgica del anillo vascular y ligadura del conducto arterioso logradas sin complicaciones.
   4. Paciente extubado con éxito luego del día 2 de posoperatorio.

Bibliografía de consulta

Browne LP. What is the optimal imaging for vascular rings and slings? Pediatr Radiol 2009; 39: S191-5.
Halliday HL. Towards earlier neonatal extubation. Lancet 2000; 355: 2091.
Sant'Anna GM, Keszler M. Weaning infants from mechanical ventilation. Clin Perinatol 2012; 39: 543-62.

Caso 6

Niño F:

A. Información prenatal:
   1. Madre: 16 años de edad; G2: P: 1 → 3; sin cuidados prenatales a las 27 semanas de gestación.
   2. Se presenta con trabajo de parto activo, completo y listo para el nacimiento en un hospital de nivel I.
   3. Gemelos no sospechados.
B. Información del paciente:
   1. Peso de 890 g, segundo gemelo varón, presentación cefálica, nacido por parto vaginal espontáneo.
   2. Puntuaciones de Apgar: 4 (1 min) y 6 (5 min).
   3. Dificultad respiratoria al nacer.
   4. Transporte a una UCIN de nivel III.
C. Hallazgos físicos:
   1. Dificultad respiratoria grave: retracciones profundas, intercambio gaseoso insuficiente y rales húmedos.
   2. Cefalohematoma y hematoma del torso.
D. Evolución clínica:
   1. Sometido a CPAP en la sala de partos.
   2. Dificultad respiratoria progresiva e incremento del trabajo respiratorio.
   3. Intubado a las 2 h de vida; administración de surfactante exógeno dos veces con 6 h de diferencia.
   4. Escasa respuesta a la VMC; transferido a VAFO, debido a retención de CO_2/acidosis.
   5. Soplo de conducto arterioso permeable (DAP) escuchado a los 3 días; intento con indometacina, dos dosis → sin efecto.
   6. Imposibilidad de destetar del ventilador a pesar de nutrición adecuada, transfusiones sanguíneas y metilxantinas; el paciente requería sedación/analgesia continua.
   7. Rx Tx a los 27 días (*v.* Figura 23.6): áreas de atelectasia alternadas con áreas quísticas y edema intersticial, compatible con DBP temprana.
   8. Un nuevo ecocardiograma 2D muestra un DAP de tamaño moderado con *shunt* I → D.
E. Diagnóstico:
   1. Rx Tx y evolución clínica compatibles con DBP.
   2. Definición del NIH de DBP para neonatos de menos de 32 semanas de gestación al nacer:
      a. Tratamiento con oxígeno > 21% durante al menos 28 días, más:
         (1) DBP leve: respirando aire ambiente a las 36 semanas de EPM o al alta
         (2) DBP moderada: necesidad de oxígeno < 30% a las 36 semanas de EPM o al alta
         (3) DBP grave: necesidad de oxígeno ≥ 30% o presión positiva a las 36 semanas de EPM.
      b. Evaluación fisiológica para el diagnóstico de DBP:
         (1) Los niños de 35 a 37 semanas de EPM que reciben ventilación mecánica, CPAP u oxígeno > 30% con SpO_2 < 96% tienen DBP.
         (2) Niños que reciben oxígeno < 30%, o ≥ 30% con SpO_2 > 96% en los que se evalúa la necesidad de oxígeno:
            (a) O_2 reducido progresivamente hasta 21%.

(b) Ausencia de DBP si la $SpO_2 > 90\%$ respirando aire ambiente durante 30 min.
3. Paciente ahora de 31 semanas de EPM: no cumple estrictamente con la definición de DBP, pero la Rx Tx sugiere proceso intrapulmonar evolutivo.

F. Opciones terapéuticas:
1. Descartar otras causas de dependencia del ventilador:
   a. DAP con flujo pulmonar que no permite el destete del ventilador.
   b. Nivel inadecuado de metilxantinas.
   c. SNC intacto: US craneal negativa para VIH/LPV.
   d. Infección.
   e. Anemia.
   f. Alteraciones electrolíticas.
2. El objetivo es extubar; se puede utilizar CPAP de burbuja o ventilación no invasiva para evitar atelectasias/apnea:
   a. Ligadura del DAP.
   b. Hipercapnia permisiva.
   c. Hipoxemia permisiva (objetivo de SpO_2: del 88% al 92%).
   d. Broncodilatadores (controvertidos).
   e. Calorías adecuadas con restricción de líquidos (120 mL/kg/día a 130 mL/kg/día) o diuréticos (no es una buena solución a largo plazo).
   f. Corticoides:
      (1) Ventajas: muy eficientes para el destete del ventilador.
      (2) Desventajas: a corto plazo: infecciones, hipertensión hiperglucemia y supresión suprarrenal. A largo plazo: asociados a disminución del crecimiento cerebral y somático e incremento de la incidencia de parálisis cerebral.
      (3) Se debe informar a los padres de los riesgos y beneficios antes de administrar corticoides.
   g. Ventilación con presión de soporte con ventilación mandatoria intermitente sincronizada (VMIS) con frecuencia baja y tiempo inspiratorio manejado por el paciente.

G. Desenlace:
1. Paciente transferido a VMIS con objetivo de volumen y presión de soporte (PS) a 12 cm H_2O y V_T de 4 a 6 mL/kg (*v.* Figura 22.10).
2. Durante los siguientes días la PS disminuyó y la FiO_2 descendió; destete de la sedación y la analgesia, luego, interrupción de estas.
3. Repetición de estudios de la mecánica pulmonar.
4. Interrupción de la VMIS 1 semana más tarde y paciente extubado a CPAP de burbuja dentro de las 48 h.
5. Alta del paciente a los 76 días de edad, con oxígeno mediante cánula nasal.

H. Controversia del tratamiento:
¿Habría evitado la ligadura temprana del DAP el desarrollo de DBP?

Bibliografía de consulta

Ambalavanan N, Schelonka RL, Carlo WA. Ventilation strategies (Chapter 15). En: Goldsmith JP, Karotkin EH (eds). Assisted ventilation of the neonate. 5ª ed. Philadelphia: Elsevier, 2010; p. 265-76.

Baraldi E, Filippone M. Chronic lung disease after premature birth. N Engl J Med 2007; 357: 1946-55.

Committee on Fetus and Newborn. Postnatal corticosteroid to treat or prevent chronic lung disease in preterm infants. Pediatrics 2002; 109: 330.

Donn SM, Becker MA, Nicks JJ. Special ventilation techniques: I: patient triggered ventilation. En: Goldsmith JP, Karotkin EH (eds). Assisted ventilation of the neonate. 5ª ed. Philadelphia: Elsevier, 2010; p. 220-34.

Ghanta S, Leeman KT, Christou H. An update on pharmacologic approach to bronchopulmonary dysplasia. Semin Perinatol 2013; 115-23.

Heuchan AM, Clyman RI. Managing the patent ductus arteriosus: current treatment options . Arch Dis Child Fetal Neonatal Ed 2014; 99 (5): F431-6; doi:10.1136/archdischild-2014-306176.

Mariani G, Cifuentes J, Carlo WA. Randomized trial of permissive hypercapnia in preterm infants. Pediatrics 1999; 104: 1082.

Martin RJ, Fanaroff, AA. The preterm lung: past, present and future. Pediatr Neonatal 2013; 228-34.

Walsh MC, Yao Q, Gertner P, et al. Impact of physiologic definition of bronchopulmonary dysplasia. Pediatrics 2004; 1305-11.

Apéndice

Tabla de conversión A

Torr → kPa

Torr	kPa
20	2,7
25	3,3
30	4,0
35	4,7
40	5,3
45	6,0
50	6,7
55	7,3
60	8,0
65	8,7
70	9,3
75	10,0
80	10,7
85	11,3
90	12,0
95	12,7
100	13,3
105	14,0
110	14,7
115	15,3
120	16,0
125	16,7
130	17,3
135	18,0

Tabla de conversión B

kPa → Torr

kPa	Torr
2,5	19
3,0	22,5
3,5	26
4,0	30
4,5	34
5,0	37,5
5,5	41
6,0	45
6,5	49
7,0	52,5
7,5	56
8,0	60
8,5	64
9,0	67,5
9,5	71
10,0	75
10,5	79
11,0	82,5
12,0	90
12,5	94
13,0	97,5
13,5	101
14,0	105

Índice de términos

E

T